U0267165

当代中医专科专病诊疗大系

肛肠病诊疗全书

主　审　田振国　庞国明　韩　宝

主　编　柳越冬　陶弘武　刘佃温　于永铎

中国健康传媒集团
中国医药科技出版社

内 容 提 要

　　本书是在广集中西医诊疗精华，结合现代临床实践和最新研究进展，系统编撰而成的学术专著。全书分基础篇、临床篇、附录三部分。基础篇分别论述了肛肠病的国内外研究现状及前景、诊断方法与思路、治则与用药规律、提高临床疗效的思路与方法；临床篇则分别论述各类肛肠病的病因病机、临床诊断、鉴别诊断、临床治疗、专方选要等。附录收录了临床常用实验室检查正常值，以及专病专科建设应注意的问题（数字资源），以方便实际工作中查阅参考。本书内容立足临床、翔实精炼，融中医、西医、中西医结合理论于一体，适合广大从事中西医肛肠病专科临床、科研、教学等人员阅读。

图书在版编目（CIP）数据

肛肠病诊疗全书 / 柳越冬等主编 . — 北京：中国医药科技出版社，2024.1
（当代中医专科专病诊疗大系）
ISBN 978-7-5214-4193-2

Ⅰ.①肛…　Ⅱ.①柳…　Ⅲ.①肛门疾病 – 中医诊断学 ②肛门疾病 – 中医治疗法 ③直肠疾病 – 中医诊断学④直肠疾病 – 中医治疗法　Ⅳ.① R266

中国国家版本馆 CIP 数据核字（2023）第 200760 号

美术编辑　陈君杞
版式设计　也　在

出版　**中国健康传媒集团** | 中国医药科技出版社
地址　北京市海淀区文慧园北路甲 22 号
邮编　100082
电话　发行：010-62227427　邮购：010-62236938
网址　www.cmstp.com
规格　787 × 1092mm $\frac{1}{16}$
印张　35 $\frac{3}{4}$
字数　893 千字
版次　2024 年 1 月第 1 版
印次　2024 年 1 月第 1 次印刷
印刷　三河市万龙印装有限公司
经销　全国各地新华书店
书号　ISBN 978-7-5214-4193-2
定价　**296.00 元**

获取新书信息、投稿、为图书纠错，请扫码联系我们。

《当代中医专科专病诊疗大系》
编委会

1

朱恪材	朱章志	朱智德	乔树芳	任 文	刘 明
刘 洋	刘 辉	刘三权	刘仁毅	刘世恩	刘向哲
刘杏枝	刘佃温	刘建青	刘建航	刘树权	刘树林
刘洪宇	刘静生	刘静宇	闫金才	闫清海	闫惠霞
许凯霞	孙文正	孙文冰	孙永强	孙自学	孙英凯
纪春玲	严 振	苏广兴	李 军	李 扬	李 玲
李 洋	李 真	李 萍	李 超	李 婷	李 静
李 蔚	李 慧	李 鑫	李小荣	李少阶	李少源
李永平	李延萍	李华章	李全忠	李红哲	李红梅
李志强	李启荣	李昕蓉	李建平	李俊辰	李恒飞
李晓雷	李浩玮	李燕梅	杨 荣	杨 柳	杨 楠
杨克勤	连永红	肖 伟	吴 坚	吴人照	吴志德
吴启相	吴维炎	何庆勇	何春红	冷恩荣	沈 璐
宋剑涛	张 芳	张 侗	张 挺	张 健	张文富
张亚军	张国胜	张建伟	张春珍	张胜强	张闻东
张艳超	张振贤	张振鹏	张峻岭	张理涛	张琼瑶
张攀科	陆素琴	陈 白	陈 秋	陈太全	陈文一
陈世波	陈忠良	陈勇峰	邵丽黎	武 楠	范志刚
林 峰	林佳明	杭丹丹	卓 睿	卓进盛	易铁钢
罗 建	罗试计	和艳红	岳 林	周天寒	周冬梅
周海森	郑仁东	郑启仲	郑晓东	赵 琰	赵文霞
赵俊峰	赵海燕	胡天赤	胡汉楚	胡穗发	柳忠全
姜树民	姚 斐	秦蔚然	贾虎林	夏淑洁	党中勤
党毓起	徐 奎	徐 涛	徐林梧	徐雪芳	徐寅平
徐寒松	高 楠	高志卿	高言歌	高海兴	高铸烨
郭乃刚	郭子华	郭书文	郭世岳	郭光昕	郭欣璐
郭泉滢	唐红珍	谈太鹏	陶弘武	黄 菲	黄启勇
梅荣军	曹 奕	崔 云	崔 菲	梁 田	梁 超
寇绍杰	隆红艳	董昌武	韩文朝	韩建书	韩建涛
韩素萍	程 源	程艳彬	程常富	焦智民	储浩然
曾凡勇	曾庆云	温艳艳	谢卫平	谢宏赞	谢忠礼

靳胜利　雷　烨　雷　琳　鲍玉晓　蔡文绍　蔡圣朝

臧　鹏　翟玉民　翟纪功　滕明义　魏东华

编　　　委（按姓氏笔画排序）

3

孙会秀	孙治安	孙艳淑	孙继建	孙绪敏	孙善斌
杜 鹃	杜云波	杜欣冉	杜梦冉	杜跃亮	杜璐瑶
李 伟	李 柱	李 勇	李 铁	李 萌	李 梦
李 霄	李 馨	李丁蕾	李又耕	李义松	李云霞
李太政	李方旭	李玉晓	李正斌	李帅垒	李亚楠
李传印	李军武	李志恒	李志毅	李杨林	李丽花
李国霞	李钎华	李佳修	李佩芳	李金辉	李学军
李春禄	李茜羽	李晓辉	李晓静	李家云	李梦阁
李彩玲	李维云	李雯雯	李鹏超	李鹏辉	李满意
李增变	杨 丹	杨 兰	杨 洋	杨文学	杨旭光
杨旭凯	杨如鹏	杨红晓	杨沙丽	杨国防	杨明俊
杨荣源	杨科朋	杨俊红	杨济森	杨海燕	杨蕊冰
肖育志	肖耀军	吴 伟	吴平荣	吴进府	吴佐联
员富圆	邱 彤	何 苗	何光明	何慧敏	佘晓静
辛瑶瑶	汪 青	汪 梅	汪明强	沈 洁	宋震宇
张 丹	张 平	张 阳	张 苍	张 芳	张 征
张 挺	张 科	张 琼	张 锐	张大铮	张小朵
张小林	张义龙	张少明	张仁俊	张欠欠	张世林
张亚乐	张先茂	张向东	张军帅	张观刚	张克清
张林超	张国妮	张咏梅	张建立	张建福	张俊杰
张晓云	张雪梅	张富兵	张腾云	张新玲	张燕平
陆 萍	陈 娟	陈 密	陈子扬	陈丹丹	陈文莉
陈央娣	陈立民	陈永娜	陈成华	陈芹梅	陈宏灿
陈金红	陈海云	陈朝晖	陈强松	陈群英	邵玲玲
武 改	苗灵娟	范 宇	林 森	林子程	林佩芸
林学英	林学凯	尚东方	呼兴华	罗永华	罗贤亮
罗继红	罗瑞娟	周 双	周 全	周 丽	周 剑
周 涛	周 菲	周延良	周红霞	周克飞	周丽霞
周解放	岳彩生	庞 鑫	庞国胜	庞勇杰	郑 娟
郑 程	郑文静	郑雅方	单培鑫	孟 彦	赵 阳
赵 磊	赵子云	赵自娇	赵庆华	赵金岭	赵学军

赵晨露　胡　斌　胡永昭　胡欢欢　胡英华　胡家容
胡雪丽　胡筱娟　南凤尾　南秋爽　南晓红　侯浩强
侯静云　俞红五　闻海军　娄　静　娄英歌　宫慧萍
费爱华　姚卫锋　姚沛雨　姚爱春　秦　虹　秦立伟
秦孟甲　袁　玲　袁　峰　袁帅旗　聂振华　栗　申
贾林梦　贾爱华　夏明明　顾婉莹　钱　莹　徐艳芬
徐继国　徐鲁洲　徐道志　徐耀京　凌文津　高　云
高美军　高险峰　高嘉良　高韶晖　郭士岳　郭存霞
郭伟杰　郭红霞　郭佳裕　郭晓霞　唐桂军　桑艳红
接传红　黄　姗　黄　洋　黄亚丽　黄丽群　黄河银
黄学勇　黄俊铭　黄雪青　曹正喜　曹亚芳　曹秋平
龚长志　龚永明　崔伟峰　崔凯恒　崔建华　崔春晶
崔莉芳　康进忠　阎　亮　梁　伟　梁　勇　梁大全
梁亚林　梁增坤　彭　华　彭丽霞　彭贵军　葛立业
葛晓东　董　洁　董　赟　董世旭　董俊霞　董德保
蒋　靖　蒋小红　韩圣宾　韩红卫　韩丽华　韩柳春
覃　婕　景晓婧　嵇　朋　程　妍　程爱俊　程常福
曾永蕾　谢圣芳　靳东亮　路永坤　詹　杰　鲍陶陶
解红霞　窦连仁　蔡国锋　蔡慧卿　裴　晗　裴琛璐
廖永安　廖琼颖　樊立鹏　滕　涛　潘文斌　薛川松
魏　佳　魏　巍　魏昌林　瞿朝旭

编撰办公室主任　高　泉　王凯锋
编撰办公室副主任　王亚煌　庞　鑫　张　侗　黄　洋
编撰办公室成员　高言歌　李方旭　李丽花　许　亦　李　馨
　　　　　　　　　李亚楠

5

《肛肠病诊疗全书》
编委会

坚持中医思维　彰显特色优势
提高临床疗效　服务人民健康

王　序

　　中医药学是中华民族的伟大创造，是中国古代科学的瑰宝，也是打开中华文明宝库的钥匙，为中华民族的繁衍生息作出了巨大贡献。党和政府历来高度重视中医药工作，特别是党的十八大以来，以习近平同志为核心的党中央把中医药工作摆在了更加突出的位置，中医药改革发展取得了显著成绩。2019 年 10 月 20 日发布的《中共中央　国务院关于促进中医药传承创新发展的意见》指出，传承创新发展中医药是新时代中国特色社会主义事业的重要内容，是中华民族伟大复兴的大事，对于坚持中西医并重，打造中医药和西医药相互补充协调发展的中国特色卫生健康发展模式，发挥中医药原创优势、推动我国生命科学实现创新突破，弘扬中华优秀传统文化、增强民族自信和文化自信，促进文明互鉴和民心相通、推动构建人类命运共同体具有重要意义。

　　传承创新发展中医药，必须发挥中医药在维护和促进人民健康中的重要作用，彰显中医药在疾病治疗中的独特优势。中医专科专病建设是坚持中医原创思维，突出中医药特色优势，提高临床疗效的重要途径和组成部分。长期以来，国家中医药管理局高度重视和大力推动中医专科专病的建设，从制定中长期发展规划到重大项目、资金安排，都将中医专科专病建设作为重要任务和重点工作进行安排部署，并不断完善和健全管理制度与诊疗规范。经过中医药界广大专家学者和中医医务工作者长期不懈的努力，全国中医专科专病建设取得了显著的成就。

　　实践表明：专科专病建设是突出中医药特色优势，遵循中医药自身发展规律和前进方向的重要途径；是打造中医医院核心竞争力，实现育名医、建名科、塑名院之"三名"战略的必由之路；是提升临床疗效和诊疗水平的重要手段；是培养优秀中医临床人才，打造学科专科优秀团队的重要平台；是推动学术传承创新、提升科研能力水平、促进科技成果转化的重要途径；是各级中医医院、中西医结合医院提升社会效益和经济效益的有效举措。

事实证明：中医专科专病建设的学术发展、传承创新、经验总结和推广应用，对建设综合服务功能强、中医特色突出、专科优势明显的现代中医医院和中医专科医院，建设国家中医临床研究基地，创建国家和区域中医（专科）诊疗中心及中西医结合旗舰医院，提升基层中医药特色诊疗水平和综合服务能力等方面都发挥着不可替代的基础保障和重要支撑作用。

《中共中央 国务院关于促进中医药传承创新发展的意见》对彰显中医药在疾病治疗中的优势，加强中医优势专科专病建设作出了规划和部署，强调要做优做强骨伤、肛肠、儿科、皮科、妇科、针灸、推拿以及心脑血管病、肾病、周围血管病、糖尿病等专科专病，要求及时总结形成诊疗方案，巩固扩大优势，带动特色发展，并明确提出用 3 年左右时间，筛选 50 个中医治疗优势病种和 100 项适宜技术等任务要求。2022 年 3 月国务院办公厅发布的《"十四五"中医药发展规划》也强调指出，要开展国家优势专科建设，以满足重大疑难疾病防治临床需求为导向，做优做强骨伤、肛肠、儿科、皮肤科、妇科、针灸、推拿及脾胃病、心脑血管病、肾病、肿瘤、周围血管病、糖尿病等中医优势专科专病。要制定完善并推广实施一批中医优势病种诊疗方案和临床路径，逐步提高重大疑难疾病诊疗能力和疗效水平。可以说《当代中医专科专病诊疗大系》（以下简称《大系》）的出版，是在促进中医药传承创新发展的新形势下应运而生，恰逢其时，也是贯彻落实党中央国务院决策部署的具体举措和生动实践。

《大系》是由享受国务院政府特殊津贴专家、全国第六批老中医药学术继承指导老师、全国名中医，第十三届和十四届全国人大代表庞国明教授发起，并组织全国中医药高等院校和相关的中医医疗、教学科研机构 1000 余名临床各科专家学者共同编著。全体编著者紧紧围绕国家中医药事业发展大局，根据国家和区域中医专科医疗中心建设、国家重点中医专科建设，以及省、市、县中医重点与特色专科建设的实际需要，坚持充分"彰显中医药在疾病治疗中的优势"，坚持"突出中医思维，彰显特色主线，立足临床实用，助提专科内涵，打造品牌专科集群"的编撰宗旨。《大系》共 30 个分册，由包括国医大师和院士在内的多位专家学者分别担任自己最擅长的专科专病诊疗全书的主审，为各分册指迷导津、把关定向。由包括全国名中医、岐黄学者在内的 100 多位各专科领域的学科专科带头人分别担任各分册主编。经过千余名专家学者异域同耕，历尽艰辛，寒暑不辍，五载春秋，终于成就了《大系》。《大系》的隆重出版不仅是中医特色专科专病建设的一大成果，也是中医药传承精华，守正创新进程中的一件大事，承前启后，继往开来，难能可贵，值得庆贺！

在2020年"全国两会"闭幕后，庞国明同志将《大系》的编写大纲、体例及《糖尿病诊疗全书》等书稿一并送我，并邀我写序。我不是这方面的专家，也未能尽览《大系》的全稿，但作为多年来推动中医专科专病建设的参与者和见证人，仅从大纲、体例、样稿及部分分册书稿内涵质量看，《大系》坚持了持续强化中医思维和中医专科专病特色优势的宗旨，突出了坚持提高临床疗效和诊疗水平及注重实践、实际、实用的原则。尽管我深知中医专科专病建设仍然不尽完善，做优做强专科专病依然任重道远。但我相信，《大系》的出版必将为推动我国的中医专科专病建设和进一步彰显中医药在疾病治疗中的独特优势，为充分发挥中医药在维护和促进人民健康中的重要作用，产生重大而深远的影响。

故乐以此为序。

国家中医药管理局原局长
第六届中华中医药学会会长　王国强

2023 年 3 月 18 日

陈 序

由我国优秀的中医学家、全国名中医庞国明教授等一批富有临床经验的中医药界专家们共同协力合作，以传承精华、守正创新为宗旨，以助力国家中医专科医学中心、专科医疗中心、专科区域诊疗中心、优势专科、重点专科、特色专科建设为目标，编撰并将出版的这套《当代中医专科专病诊疗大系》丛书（以下简称《大系》），是在 2000 年、2016 年由中国医药科技出版社出版《大系》第一版、第二版的基础上，以服务于当今中医专科专病建设、突出中医特色、强化中医思维、彰显中医专科优势为出发点和落脚点，对原书进行了修编补充、拾遗补阙、完善提升而成的，丛书名由第一版、第二版的《中国中西医专科专病临床大系》更名为《当代中医专科专病诊疗大系》。其内容涵盖了内科、外科、妇科、儿科、急诊、皮肤以及骨科、康复、针灸等 30 个学科门类，实属不易！

该丛书的特点，主要体现在学科门类较为齐全，紧密结合专科专病建设临床实际需求，融古贯今，承髓纳新，突出中医特色，既尊重传统，又与时俱进，吸收新进展、新理论和新经验，是一套理论联系实际、贴合临床需要，可供中医、中西医结合临床、教学、科研参考应用的一套很好的工具书，很是可贵，值得推荐。

今国明教授诚邀我在为《大系》第一版、第二版所写序言基础上，为新一版《大系》作序，我认为编著者诸君在中华中医药学会常务理事兼慢病分会主任委员、中国中医药研究促进会专科专病建设工作委员会会长庞国明教授的带领下，精诚团结、友好合作，艰苦努力多年，立足中医专科专病建设，服务于临床诊疗，很接地气，完成如此庞大巨著，实为不可多得，难能可贵，爰乐为之序。

中国科学院院士
国医大师 陈可冀

2023 年 9 月 1 日

王　序

　　传承创新发展中医药，是新时代中国特色社会主义事业的重要内容，《中共中央 国务院关于促进中医药传承创新发展的意见》明确指出"彰显中医药在疾病治疗中的优势，加强中医优势专科建设"。因此，对中医专科专病临床研究进行系统整理、加以提高，以窥全貌，就显得十分重要。

　　2000 年，以庞国明主任医师、林天东国医大师等共同担任总主编，组织全国1000 余位临床专家编撰的《中国中西医专科专病临床大系》发行海内外，影响深远。二十年过去，国明主任医师再次牵头启动《大系》修编工程，以"传承精华，守正创新"为宗旨，以助力建设国家、省、市、县重点专科与特色专科为目标，丰富更新了大量内容和取得的成就，反映了中医专科研究与发展的进程，具有较强的时代性、实用性，并将书名易为《当代中医专科专病诊疗大系》，凡三十个分册，每册篇章结构，栏目设计令人耳目一新。

　　学无新，则无以远。这套书立意明确，就其为专科专病建设而言，无疑对全国中医、中西医结合之临床、教学、科研工作，具有重要的参考意义。编书难，编大型专著尤难，编著者们在繁忙的医疗、教学、科研工作之余，倾心打造的这部巨著必将功益杏林，更希望这部经过辛勤汗水浇灌的杏林之树（书）"融会新知绿荫蓬，今年总胜去年红"。中医之学路迢迢，莫负春光常追梦，当惜佳时再登高。

中国工程院院士

国医大师　王琦

北京中医药大学终身教授

2023 年 7 月 20 日于北京

打造中医品牌专科　带动医院跨越发展

——代前言

"工欲善其事，必先利其器。"同样，肩负着人民生命健康和健康中国建设重任的中医、中西医结合工作者，也必当首先要有善其事之利器，即过硬的诊疗技术和解除亿万民众病痛的真本领。《当代中医专科专病诊疗大系》丛书（以下简称《大系》），就是奉献给广大中医、中西医结合专科专病建设和临床诊疗工作者"利器"的载体。期望通过她的指迷导津、方向引领，把专科建设和临床诊疗效果推向一个更加崭新的阶段；期望通过向她的问道，把自己工作的专科专病科室，打造成享誉当地乃至国内外的品牌专科，实施品牌专科带动战略、促助医院跨越式发展，助力中医药事业振兴发展。

专科专病科室是相对于传统模式下的大内科、大外科等科室名称而言的。应当指出的是，专科专病科室亦不是当代人的发明，早在《周礼·天官冢宰》就有"凡邦之有疾病者……则使医分而治之"。"分而治之"就是让精于专科专病研究的医生去分别诊疗。因此，设有"食医""疾医""疡医"等专科医生，只不过是没把"专科专病"诊疗分得那么细和进行广泛宣传罢了。从历代医家著述和学术贡献看，亦可以说张仲景、华佗、叶天士等都是专科专病的诊疗大家。因仲景擅伤寒、叶天士擅温病、华佗擅"开颅术"等，后世与近代的医学家们更是以擅治某病而誉满华夏，如焦树德擅痹病、任继学擅脑病等。因此，诸多名医先贤大家们多是专科专病诊疗的行家里手。

那么，进入 21 世纪以来，为什么说加强中医专科专病建设的呼声一浪高过一浪呢？究其原因大致有四：

首先是振兴中医事业发展、突出中医特色优势的需要。20 世纪 80 年代以后的中医界提出振兴中医的口号，国家也制定了相应的政策，中医事业得到了快速发展。但需要做的事还有很多很多。通过专科专病建设，可以培育、造就一大批高水平的中医、中西医结合专业人才，突出中医特色，总结实用科学的临床经验，推动中医、中西医结合专科专病的深入研究，助力中医药事业振兴发展！

第二是促进中西医协同、开拓医疗新领域的需要。中医、西医、中西医结合是健康中国建设中的三支主要力量，尽管中西医结合在某些领域和某些课题的研究方面取得了一些重大成就和进展，但仍存在着较浅层次"人为"结合的现象，而深层次的基础医学、临床医学等有机结合方面还有大量工作要做。同时，由于现在一些医院因人、财、物等条件的限制，也很难全面开展中西医结合的研究和临床实践。而通过开展专科专病建设，从某些病的基础、临床、药物等系统研究着手，或许将成为开展中西医协同、中西医结合的突破口，逐步建立起基于实践、符合实际的中西医协同、中西医结合的诊疗新体系，以开拓中医、中西医结合临床、教学、科研工作的新领域，实现真正意义上的中西医协同、中西医结合。

第三是服务于健康中国建设和人民大众对中医优质医疗日益增长新要求的需要。随着经济社会的发展和现代科学技术的进步，传统的医疗模式已满足不了人民群众医疗保健的需要，广大民众更加渴望绿色的、自然的、科学的、高效的和经济便捷的传统中医药。因此，开展中医专科专病诊疗，可以引导病人的就医趋向，便于病人得到及时、精准、有效的诊治；专科专病科室的开设，易于积累临床经验、聚焦研究方向、多出研究成果，必将大大促进中医医疗、医药、器械研发的进程，加快满足人民群众对中医药日益增长的医疗保健需求的步伐。

第四是提高两个效益的需要。目前有不少中医、中西医结合医院，尤其是市、县（区）级中医院，在当代医疗市场的激烈竞争中显得"神疲乏力"、缺少建设与发展中的"精气神"，竞争不强的原因虽然是多方面的，但没有专科特色、没有品牌专科活力是其重要的原因之一。"办好一个专科，救活一家医院，带动跨越发展"，已被许许多多中医、中西医医院的实践所证实。可以说，没有品牌专科的医院，是不可能成为快速发展的医院，更不可能成为有特色医院的。加强专科专病建设的实践表明：通过办好专科专病科室，能够快速彰显医院的专业优势与特色优势；能够快速提高医院的知名度，形成品牌影响力；能够快速带动医院经济效益和社会效益的提升；能够快速带动和促进医院的跨越式发展。

有鉴于上述四点，《大系》丛书，应运而生、神采问世，冀以成为全国中医、中西医结合专科专病建设工作者的良师益友。

《大系》篇幅宏大，内容精博，内涵深邃，覆盖面广，共 30 个分册。每分册分基础篇、临床篇和附录三大部分。基础篇主要对该专科专病国内外研究现状、诊疗进展以及提高临床疗效的思路方法等进行了全面阐述；临床篇是每分册的核心，以病为纲，分列条目，每个病下设病因病机、临床诊断、鉴别诊断、临床治疗、预后转归、预防调护、专方选要、研究进展等栏目，辨证论治、理法方药一线贯穿，使中医专科专病的诊疗系统化、规范化、特色化；附录介绍临床常用检查参考值和专科建设的注意事项（数字资源），对读者临床诊疗具有重要参考价值。

　　《大系》新全详精，实用性强。参考国内外书籍、杂志等达十万余册，涉及方药数万种，名医论点有出处，方药选择有依据，多有临床验证和研究报告，详略有序，条理清晰，充分反映了当代中医、中西医结合专科专病的临床实践和研究成果概况，其中不乏知名专家的精辟论述、新创方药和作者的独到见解。为了保持其原貌，《大系》各分册中所收集的古方、验方等凡涉及国家规定的稀有禁用中药没有做删改，特请读者在实际使用时注意调换药物，改换替代药品，执行国家有关法规。

　　本《大系》业已告竣，她是国内 1000 余位专家、学者、编者辛苦劳动的成果和智慧的结晶。她的出版，必将对弘扬祖国中医药学，开展中医、中西医结合专科专病建设，深入开展中医、中西医结合之医疗、教学、科研起到积极的推动作用，并为中医药事业的传承精华、守正创新和人类的医疗卫生保健事业做出积极贡献。

　　鉴于该《大系》编著带有较强的系统性、艰巨性、广泛性以及编者的认知差别，书中难免存在一些问题，真诚希望读者朋友不吝赐教，以便修订再版。

庞国明

2023 年 7 月 20 日于北京

编写说明

　　肛肠病是一种常见病、多发病，也是人类特有的疾病，严重危害着人类的健康和现代人的生活质量。中医肛肠学科是中国传统医学伟大宝库中极为珍贵的一部分，它是我国人民长期与肛肠疾病做斗争的智慧结晶，通过数千年的实践和发展，中医肛肠病学已逐步形成了完整的理论体系、独特的医疗技术和先进的宝贵经验，它在历史上为中华民族的繁衍昌盛做出了贡献，至今仍在为我国的医疗保健事业发挥着重要作用。因此，我们要发挥中医药在肛肠方面的独特优势，将中医肛肠学科发扬光大。

　　中医学历史悠久，源远流长，春秋战国时期，古代文献就提出了"痔""瘘"等肛肠病名，后来为世界医学界所采用，并沿用至今。如《山海经·卷一·南山经》说："南流注于海，其中有虎蛟，其状鱼身而蛇尾，其音如鸳鸯，食者不肿，可以已痔。"《庄子·列御寇》记载："秦王有病召医，破痈溃痤者，得车一乘，舐痔者，得车五乘。"《韩非子》中记载："内无痤疽瘅痔之害。"《淮南子》又有："鸡头已瘘。"1973年长沙马王堆三号汉墓出土的《五十二病方》记载了"牡痔""牝痔""脉痔""血痔""朐痒"（肛门痒）、"巢者"（肛门瘘管）、"人州出"（脱肛）等多种肛肠疾病及其治疗方法。汉代对痔瘘有了进一步的认识，在其分类、辨治、病因和药物治疗等方面，都有了明确的论述，并首创了肛门栓剂和灌肠术。

　　为了更好地总结前人关于肛肠病的研究成果，也为了现代肛肠病事业的发展，我们着手该书的编写工作。本书是《当代中医专科专病诊疗大系》丛书之一，是在专科专病建设热潮中应运而生的一本有关肛肠病专业的著作，该书汇集国内外从事肛肠病专科工作的医疗、教学、科研人员智慧于一体，从肛肠病的生理病理、临床诊疗、专科建设等方面做了详细的阐述。全书共分为基础篇、临床篇、附录三大部分。基础篇从肛肠病的国内外研究现状及前景、诊断方法与思路、治则与用药规律、提高临床疗效的思路与方法等方面进行全面系统的阐述；临床篇重点介绍各类肛肠病的诊疗，从病因病机、临床诊断、鉴别诊断、临床治疗、预后转归、预防调护、专方选要、研究进展等八项内容对每种疾病进行阐述；附录收录了临床常用检验正常值以及专病专科建设应注意的问题（数字资源）等。

全书融中医、西医、中西医结合三门学科观点为一体，整个撰写过程中立足临床，突出实用性和相关研究进展，内容上体现了翔实精炼的特点。书中涉及一些传统中药品种，如犀角、虎骨、穿山甲等，今已不再使用，但为保持传统处方原貌在本书中均予保留，请读者在临床应用时根据实际情况以其他药代替。

鉴于编撰者水平所限，加之医学进展日新月异，书中难免有不足之处，敬希广大同仁和读者提出宝贵意见，以便再版时修订。

编委会

2023 年 6 月

目　录

基础篇

临床篇

附录

数字资源

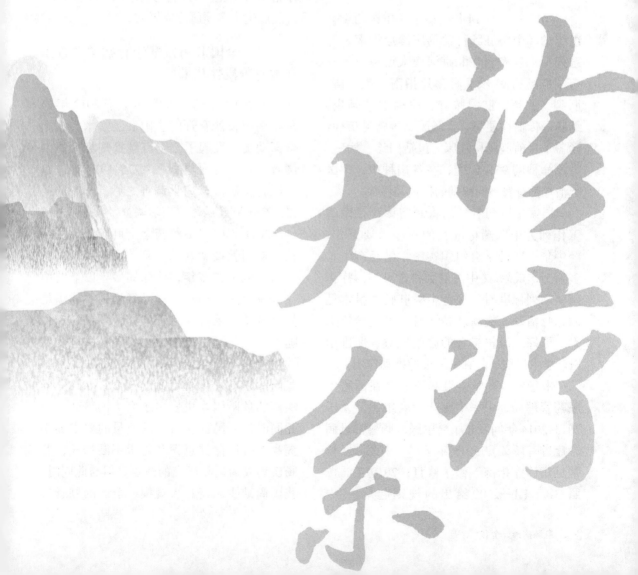

基础篇

第一章 国内外研究现状及前景

第一节 研究现状与成就

肛肠病学是研究结肠以下至肛门的疾病的学科。近年来，国内外对肛肠病的研究发展迅速，专科工作人员不断增多，专业杂志和文章不断涌现，许多医疗单位已逐步建立起了肛肠外科或肛肠专业组，在肛肠病的诊断与治疗方面取得了许多成就。

一、《中医肛肠科临床诊疗指南》发布

2012 年 7 月 14 日，由中华中医药学会组织的《中医肛肠科常见病诊疗指南》等系列标准发布会在北京河南大厦举行，发布了肛肠科 21 项病种诊疗指南，包括痔、肛裂、肛瘘、肛周脓肿、溃疡性结肠炎、结肠慢传输性便秘、直肠脱垂等常见疾病，涵盖了目前肛肠科临床（包括门诊、病房）就诊病种的 95% 以上，在各病种中，中医药治疗都有着不同程度的特色和优势。

国家中医药管理局将制定诊疗指南的工作列为中医药标准化的一项重要工作，经中华中医药学会组织实施，已经产生了多项工作成果。《中医肛肠科常见病诊疗指南》系列标准对于规范中医肛肠学科常见病诊疗活动、提高肛肠学科常见病诊疗水平、更好地维护患者的健康权益、促进中医药学术发展，起到了积极的推动作用。

中华中医药学会肛肠科分会在国家中医药管理局、中华中医药学会组织下，于 2013~2014 年间发布了《中医肛肠科常见病诊疗指南释义》；2015 年又对《中医肛肠科常见病诊疗指南》做了修订；2019 年，按照 GB/T 1.1—2009 给出的规则起草，《中医肛肠科临床诊疗指南》发布，该指南由中华中医药学会提出，修改了《中医肛肠科常见病诊疗指南·直肠癌》等内容。本次修订进一步丰富了指南的文献研究内容，使指南的修订工作更加严谨、规范，便于直肠癌指南的推广实施。除编辑性修改外，本次修订中的主要技术变化包括修改了定义、辅助检查、鉴别诊断、辨证分期、治疗、中成药；增加了某些新的其他疗法，删除手术内容，修改了放疗，增加了预防与调护；2020 年 1 月《中医肛肠科临床诊疗指南》实施。目前在这些文件的指导下，已经产生了多项研究成果。

二、全国肛肠疾病流行病学调查工作取得阶段性成果

中华中医药学会肛肠分会于 2012 年 11 月在湖南长沙召开的全国肛肠学术会议上全面动员，发起了全国肛肠疾病流行病学调查工作。这是继我国 1975~1977 年进行的肛肠疾病流行病学调查之后，开展的第二次全国肛肠病流行病学调查。

2011 年中华中医药学会肛肠分会的会长田振国教授就开始筹划此事，从事肛肠学术领域工作多年，他深知多年以前的第一次流行病学调查数据已经远远不能满足如今的临床和中医肛肠学科发展的需要。随着城市化进程的加快，我国人民群众的饮食结构、生活环境、工作方式及心理、行为等正在发生着巨大的改变，导致肛肠疾病的危险因素也发生了巨大的变化。与此同时，人民群众对生活质量的要求逐年提高，医疗保健意识和需求不断增长，肛肠疾病成为近年研究的热点。但与此同时，我国尚缺少系统、大规模、全面的肛肠疾

病流行病学调查。

2014年10月，"中国肛肠病流行病学调查总结表彰暨中华中医药学会肛肠分会2014年学术交流大会"于四川省成都市隆重召开，18日闭幕式上，田振国会长作总结，强调继续做好全国"流调"的最重要的总结收尾工作。2015年10月，"中华中医药学会肛肠分会2015年学术年会暨全国肛肠病流行病学调查发布会"在河南省郑州市举行，肛肠分会主任委员田振国教授在工作报告中对在全国开展的肛肠病"流调"工程进行了全面总结，再次强调了中华中医药学会肛肠分会指导今后一切工作。

经过多方合作与努力，全国肛肠疾病流行病学调查已完成最后的报告总结。本次全国肛肠疾病流行病学调查工作，吸收了最先进的流行病学思想和方法，采取按地区分层抽样的方法，通过样本测算总体，总计调查7万人。全国各地包括香港、澳门都参与了调查，是一次大样本、大规模、全覆盖的肛肠病普查。调查以问卷调查和体格检查相结合的形式，了解我国成年（18周岁以上）城镇社区及农村居民肛肠疾病患病情况和影响因素。在调查的同时还宣传了健康知识，举办了健康知识讲座及义诊，倡导群众形成健康的生活方式，更彰显了本次调查活动的社会效益。

流行病学调查结果已于中华中医药学会肛肠分会2015年学术交流年会（郑州）发布，并提出了相关疾病预防和治疗建议，以提醒人民群众关注自己的肛肠健康，提高生活质量和幸福指数。

三、专科建设卓有成效，形成网络覆盖全国

鉴于中医药在痔、瘘、裂、脱、溃疡性结肠炎及慢性便秘治疗中的独特效果，全国的中医肛肠重点专科协作组，从不同的侧重点出发，对肛肠科的重点病进行更加专业、深入的研究，共同探讨中医药在肛肠常见疾病治疗中新的有效途径，并积极推动肛肠专业标准化建设，并对肛肠疾病的诊疗规范和名词术语进行了规范化。各协作组间互相协作，共同进步，呈现出同行之间同心同德、同舟共济、共同发展的良好态势。

在中华中医药学会肛肠分会韩宝秘书长创建的"中华中医药学会肛肠分会官网"充分得到利用的同时，各省各专科医疗机构纷纷建立起信息网站，杨向东副会长投入大量人力、物力、财力建立起"中国肛肠网"，刘佃温副会长创建"中国肛肠病网"，民间肛肠联盟组织建立起"全国肛肠两千人技术群"。在网络上发布消息，搜索信息已经成为一种时尚。越来越多的人在网上探讨中医肛肠学术领域传统治疗经验和现代创新技术的临床应用等问题，交流中医肛肠学科手术图片与视频，收集与发布中医肛肠学科相关资料，网络信息技术的应用方兴未艾。

过往阶段，中医肛肠学科建设发展成绩斐然，"十二五"期间共有建成归口国家中医药管理局管理的16个重点学科、68个重点专科、16个国家临床重点专科、10个二级以上实验室，而肛肠分会常务理事以上名优专家有95%都是重点学科、重点专科建设的学术带头人，形成了一个向中医肛肠高端学术进军的强大阵势。

到了"十四五"期间，中医肛肠学科建设发展势头继续保持大好趋势。现在有22个省份、3个直辖市、5个自治区及1个特别行政区有中医药学会肛肠专业委员会；在重点学科、专科建设这个学术发展平台上，共有4家三级甲等中医专科医院及11家区域诊疗中心；经过国家中医药管理局确定的专科诊疗技术5项，中医肛肠优势病种诊疗方案19项，形成了较为鲜明的中医肛肠特色技术及优势。除此以外，中

医肛肠诊疗队伍也越来越壮大，硕士研究生、博士研究生、博士后及硕士研究生导师、博士研究生导师数量与日俱增，经过多年的传承发展和人才积淀，为中医肛肠事业的可持续发展注入了无限的生机与活力。中华中医药学会肛肠分会在培养人才、发现人才、推出人才这个战略任务中，充分发挥了摇篮作用。

四、基础与临床并重，发展肛肠专病建设

在基础理论方面，对痔的发病机制、盆底生理学、大肠癌的发病机制有了进一步的探讨。在诊断方面，各种先进技术、先进仪器不断涌现，促进了肛肠病学的发展，如排粪造影、电子结肠镜、腔内超声等，成为临床医师的得力助手；在治疗方面，对直肠癌的保肛术、腹腔镜的微创治疗、便秘的手术处理等都取得了很大进步，分述如下。

（一）痔的发病机制与治疗研究

1. 痔的发病机制研究

痔在肛肠病中发病率最高，所谓"十人九痔"。据统计，肛肠疾病在人群中是很常见的，国内对29个省、市、自治区普查资料表明，肛肠疾病的发病率达59.1%。近年来，对内痔的病因研究很多，相继提出了不少学说，如静脉曲张学说、痔静脉泵功能下降学说、肛管狭窄学说、肛垫下移学说等，但确切的病因尚不清楚。在各学说中，肛垫下移学说已逐渐引起人们重视。

2. 痔的治疗研究

近年来内痔治疗的观点主要有以下3点：

（1）痔无症状不需治疗，只有并发出血、脱垂、血栓形成及嵌顿才需要治疗。

（2）内痔的各种非手术疗法的目的，都在于促进痔周组织纤维化，将脱垂的肛管直肠黏膜固定在直肠壁肌层，以固定松弛的肛垫，从而止血和防止脱垂。

（3）当保守疗法失败，Ⅲ、Ⅳ期内痔周围支持的结缔组织被广泛破坏时才考虑手术。

总之，内痔治疗重在减轻或消除其主要症状，而非根治术；解除痔的症状比痔的大小变化更有意义，亦是评价疗效的标准。一般治疗包括改变饮食结构、多饮水、多进膳食纤维、保持大便通畅、防治腹泻、温水坐浴、保持会阴清洁等，是各种治疗方法的基础，尤其应保持排便通畅，改变用力屏气排便的习惯。

非手术疗法在痔的治疗上占有重要地位，非手术疗法包括口服药物、保护黏膜的栓剂、膏剂、硬化剂注射及其他各种疗法。内服药物较多，如中药槐角丸、化痔丸、脏连丸和西药痔根断、消脱痔、痔得消等。外用药有肛门栓剂、外敷膏剂、熏洗剂等。如普济痔疮栓、肛泰栓、肛泰软膏、痔疮宁栓、野菊花栓、马应龙麝香痔疮膏、0.5%硝酸甘油、复方角菜酸酯栓等。肛垫固定术包括硬化剂注射法、胶圈套扎法、红外线凝固、双极透热电凝器、冷冻疗法、微波疗法等。痔的硬化剂注射法是自19世纪初一直沿用至今的注射疗法，目前仍是全球广泛采用的有效方法，所异者只是注射药物成分的改变和操作方法的改进。注射疗法的原理是硬化注射液造成局部无菌性炎症而导致黏膜下组织纤维化、将脱出的肛垫附于肌面而生效。常用的注射液有：5%苯酚植物油、5%鱼肝油酸钠、5%盐酸尿素奎宁水溶液、4%明矾水溶液、消痔灵注射液等。注射疗法特别适用于一期内痔和肛门溢液，Ⅱ期内痔患者难以维持长期疗效。外痔和血栓性内痔是注射疗法的禁忌。

胶圈套扎疗法自1963年Barron介绍以来，至今仍不失为一种介于注射疗法和手

术疗法之间的有效疗法，国内外已普遍选用。这种方法简单、有效、费用低，因套扎点在齿线上方1cm以上，故通常是无痛的。其原理不是血栓形成，而是去除过多的组织。适用于各种内痔和混合痔的内痔部分。随着电子结肠镜广泛应用，近年日本有经电子结肠镜内痔注射的报道。在直肠腔内倒转电子结肠镜镜头后，在齿线上痔块根部上方黏膜下层注射硬化剂，由于在电视观察下操作，比经肛门镜注射位置更准确、疗效更可靠，而患者的不适感及并发症则较少。

手术治疗：主要适用于Ⅲ、Ⅳ期内痔、混合痔及包括外痔血栓形成或血肿在内的非手术治疗无效者。无论采用何种手术方法，均应注意避免术后出血、肛门狭窄、肛门功能不全及尿潴留等并发症。手术方式包括Milligan-Morgan法，Ferguson和Parks法，Whitehead、Klose法则属于切除痔核。就手术切除而言又可分为两类：一类以Milligan-Morgan为代表，属伤口开放；另一类以Parks和Whitehead及Klose法为代表，属伤口闭合（缝闭）。前者代表英国多数学者的主张，后者代表美国学者的倾向。这两种方法究竟何种方法更优，至今尚未获得一致意见。Milligan-Morgan法的最大缺点有二：一是当痔严重时，为了保留肛垫，往往需残留子痔，导致手术不彻底，让患者感到术后仍然有痔；二是肛垫保留太少以致引起狭窄。Parks法似乎更优，术后痛苦小、更经济、住院天数较少、恢复工作快。

汪建平报道国产分离式多次使用的管型吻合器已投入临床使用。价格低廉，适合国情，性能优越，供外科大夫广泛应用，造福患者；能同时完成闭合、切割、吻合的吻合器PPH也已经投入临床使用多年。陈少明发明了一次性全自动无钉套扎吻合器，并在此基础上设计了痔上黏膜环形错位套扎吻合技术（东方PPH），实现了无钉痔上黏膜吻合。

（二）肛周脓肿和肛瘘治疗研究

肛周脓肿和肛瘘是肛周感染的两个阶段，现在认为肛瘘大多与肛周脓肿有关，这类脓肿又称"原发性急性肛腺肌间瘘管性脓肿"，占急性肛周脓肿的大部分。两者除少数肛周脓肿早期经非手术疗法如抗炎、中药坐浴等可以治愈外，手术几乎无法避免。

1. 肛周脓肿治疗研究

肛周脓肿可予中西医结合治疗，包括内治、外治、手术疗法等。早期可内服中药，如阳和汤、五味消毒饮、凉血地黄汤、犀角丸等。有学者认为对肛门直肠脓肿应采取辨证论治，如虚寒型肛痈治以温中健脾，滋阴养血，以资生汤和青蒿鳖甲汤内服，实热型肛痈则应和解清热，解毒利湿，以小柴胡汤和内疏黄连汤加减为主。又有人认为属实证者当服用七味消毒饮和透脓散，属虚实夹杂型应选用托里消毒散内服。治疗时应重用槐花，因槐花含槲皮素及芸香苷，槲皮素能降低平滑肌张力而解痉，芸香苷可阻断多种酶的巯基，并与酶中主要金属离子复合而表现抗炎作用，对病毒起抑制作用，因此槐花能作用于毛细血管而加速炎症吸收，从而促进病情好转。外治可予熏洗、外敷药膏。如可采用蜂房地丁汤外洗，如意金黄膏、祛腐生肌散外敷等。脓肿一旦形成，就必须行手术疗法。目前趋向于肛周脓肿切开时同时探查寻找内口，作一期瘘管切除，可预防复杂性肛瘘形成。

2. 肛瘘治疗研究

对待肛瘘，长期以来不论采用瘘管切开术或瘘管切除术，术后创面敞开待其自然愈合是不变的处理原则。因为肛瘘是一感染伤口，肛门每天要排便，感染是不能避免的，缝合后一旦发生感染仍需拆除缝线敞开创面。因此，不但伤口的愈合旷日持久，患者的痛苦也是显著的。

在复杂性肛瘘、高位肛瘘手术中，需注意防止术后肛门失禁。中医的古老疗法——挂线疗法的应用在国内已十分普遍，其优点在于虽切断肛管括约肌，但不致因括约肌收缩过多而造成肛门失禁，同时又避免了二期手术。

对于低位或高位肛瘘手术后一期完全缝闭伤口的做法仍然被认为是不适宜的，一般还是采取开放伤口待其二期愈合。但可以采取伤口部分缝合，肛缘外的伤口不缝合，这样既可止血，并有利于引流，又可缩短愈合时间。具体来说，对低位较长的瘘管，采用开窗留桥挂线术；对单纯性高位肛瘘、内盲瘘，可行低位切除高位挂线术；而对于复杂性肛瘘及蹄铁形肛瘘，可应用改道挂线术，这又可依实际情况采用主管挂线支管引流术及主管挂线支管切开缝合术。

此外，十余年来，滑动性黏膜瓣前移闭合内口手术的应用也有增多，其实质是完整切除瘘管和内口后用黏膜瓣移位修补直肠处缺损。其优点在于保留大部分括约肌，而无须断离肛管直肠环，保留了术后肛门括约肌功能的健全，简化了术后伤口的护理，加速了伤口的愈合，因而适用于直肠阴道瘘及高位经括约肌肛瘘患者，瘢痕小、无解剖畸形。据报道该术式应用于高位经括约肌肛瘘效果良好，复发率仅2%。

肛瘘手术的成功有赖于对其内口及瘘管走向的准确定位，而复杂肛瘘的术前定位诊断常较困难。近年来这方面的重大进展是磁共振成像在肛瘘的应用。对复杂的继发性肛瘘、蹄形瘘、复发瘘等在临床难以准确定位瘘管的病例，磁共振有其绝对的优越性和准确性，既可提高手术成功率，又可用于检测复杂性肛瘘的愈合情况。

随着临床医生对肛周脓肿认识的深入，寻找内口方法的增多与准确度的提高，以及患者对一期根治处理肛周脓肿的渴望，寻求一次性治愈肛周脓肿的方法渐渐得到重视，并取得良好的治疗效果，大大缩短了治愈肛周脓肿的时间，降低了并发症的发生率。

（三）肛裂治疗研究

目前普遍认为肛管内括约肌痉挛及收缩是造成肛裂并引起肛裂症状的主要原因，因此肛裂治疗的关键在于解除内括约肌痉挛。急性期肛裂绝大多数经保守治疗能得到治愈。常规的措施包括口服溶剂性泻剂使粪便软化、养成有便即排的习惯，局部坐浴，外用乳膏、软膏，运用药物局部封闭或注射，穴位埋线等。在排便前局部应用利多卡因或口服镇痛药，甚至口服肌肉松弛剂等都是较有效的治疗措施。对亚急性或反复发作的肛裂可采用肛门扩张治疗，在局麻或骶麻下行扩肛至4~6指，并维持5~10分钟，绝大多数经扩肛后可以痊愈。但因其可撕裂肛门内、外括约肌，易引起局部出血、水肿，且复发率较高，多数只用作急性期肛裂的辅助治疗。对于慢性肛裂、瘢痕反应不严重者，可采用硝酸甘油软膏局部敷用，80%的患者可以痊愈，疗效较为肯定。

近年有人应用肉毒杆菌毒素注射治疗慢性肛裂取得了较好效果，原理是肉毒杆菌毒素在局部弥散，抑制乙酰胆碱在神经肌肉接头的突触间隙内释放，从而可引起局部肌肉暂时性的轻瘫，降低括约肌张力及肛管内压，促使肛裂愈合。其优点是方法简单、不损伤排便的肌肉和神经系统，故无引起肛门失禁之虑。但这种方法有一定的复发率，且此种治疗对部分患者无效，其远期疗效也未明确。对上述治疗无效的病例可采用内括约肌侧切术。目前仅对慢性肛裂呈严重瘢痕纤维化或伴肛乳头肥大者采用手术治疗，切除溃疡及瘢痕，在侧方切断内括约肌。为了促进肛裂切除后的创面愈合，可游离齿线处黏膜，拉下覆盖创面。以前多使用肛裂切除术或经后方内括约肌切开术，但容易引起并发症且复发率较高，现已逐渐被淘汰或仅作为一种辅助治疗手段。现在应用侧方内括约肌切开术能有效减少前两者的并发症和复发率，且操作简单，该术式伤口愈合快、患者痛苦少，但要求术者有较丰富的手术经验，否则可能出现肛门失禁。又有报道可用肛门皮瓣徙前术，疗效相似，可不发生肛门失禁，故可替代内括约肌切开术用于那些在内括约肌切开术后易发生肛门失禁的患者，如老年人、多产妇等。但此手术未能减轻内括约肌痉挛和肛管内高压，所以其远期疗效尚待进一步观察。

（四）直肠脱垂治疗研究

直肠脱垂的病因，近十余年来逐渐认为主要系乙状结肠—直肠套叠引起。非手术治疗中中西医结合中药注射是一大特色，采用明矾注射液，它对局部组织产生无菌性炎症，使蛋白质、胶体变性凝固，形成较强的瘢痕组织，以起到粘连固定直肠的作用，疗效较为显著。

成人直肠完全脱垂的治疗目前以手术为主。从乙状结肠直肠套叠的观点出发，现在国内外普遍采用以悬吊和固定直肠于骶骨等结构上为主的手术方法。至于具体术式则名目繁多，各有其优缺点，没有任何一种术式能适用于所有需手术的患者；即使是同一种术式，在不同报道中其复发率亦常相差较大。但不论何种术式都必须做到尽可能去除脱垂的病理改变，使直肠与被悬吊固定的组织牢固连接。有研究对治疗完全性直肠脱垂的手术方法进行了比较，认为 Delorme 手术复发率低，肛门功

能得以加强。用经腹腔镜，行直肠固定术，治疗完全性直肠脱垂，被认为该手术创伤小、术后疼痛轻，可早期下床活动，复发率低，适用于高龄患者，是一种很好的治疗完全性直肠脱垂的手术方法。

（五）便秘诊疗研究

便秘是最常见的慢性消化道症状，便秘的诊疗近年来有很大进展。既往慢性顽固性便秘大多被视为内科疾病，治疗也以导泻通便为主，少有手术治疗，长期以来，从未有外科医师去关心，更谈不上研究。但近年来随着排便生理学的研究进展，对顽固性便秘的认识已发生很大改变。目前普遍认为慢性便秘中出口梗阻型和慢传输型或两者兼有的患者适合手术治疗，约占慢性便秘患者中的 29%。

在便秘诊疗的进步中，结肠传输试验与排粪造影的推广起了重要作用，前者是诊断慢传输型便秘不可缺少的检查；后者通过动态监视排便时的肠道运动，可查出以往多不为人注意的出口梗阻性病变，如直肠前膨出、直肠内套叠、会阴下降、耻骨直肠肌综合征等。近年将排粪造影与盆腔造影相结合，从而能识别出肠疝、各种腹膜疝和盆底异常等，可以正确选择手术方案。近阶段，柯美云报道不透 X 线标志物胃肠通过时间测定（GITT）的检查，在诊断胃肠道动力异常中，可以作为首选，它不仅能帮助了解功能性排便障碍、腹泻、腹胀等症状及病理生理，还能鉴别排便障碍是结肠运输功能障碍还是直肠排空障碍（功能性出口梗阻），为临床诊断提供可靠依据。

当前在慢性顽固性便秘的治疗方面，国内外对其做外科处理正逐渐积极，已有较多的病例积累。其中对结肠慢传输型便秘，手术的疗效已较为肯定。因其是结肠功能性损害而非器质性病变，故对手术适

应证应严格掌握，必须具备以下几点方可考虑手术：

（1）有明确的结肠无张力的证据。

（2）无出口处梗阻的表现。

（3）肛管收缩有足够的张力。

（4）临床无明显的焦虑、抑郁及其他精神异常。

（5）无弥漫性肠道运动失调的证据，如肠易激综合征。

此外还需考虑：

（1）对发病时间短的患者不要轻率行结肠切除术。

（2）不要以单项检查来确诊出口梗阻性便秘。

凡轻型便秘患者，都要首先考虑保守治疗，只有长期保守治疗确实无效，才考虑手术治疗。手术方式中，国外应用最多的是全结肠切除回直肠吻合术，有效率达70%~90%，已成为治疗结肠慢传输型便秘的首选方法。但此术式，有一定的并发症，如1/3患者有顽固性腹泻，10%患者便秘复发。另外还有结肠次全切除加盲肠或升结肠－直肠吻合术及结肠部分切除术。国外报道结肠慢传输型便秘行结肠切除术后主要并发症为小肠梗阻，其发生率为8%~44%。

过去对出口梗阻性便秘这一组疾病认识不足，在教科书甚至肛肠外科专著上都很少提及。目前国内、外报道逐渐增多，而且愈来愈受到人们的重视。临床表现为排便在肛管、直肠处排出受阻，临床以排便困难为主要表现，其次有排便不尽感，有时需要手法协助排便。排粪造影是其诊断的得力助手。临床上常见的有直肠前膨出、直肠内套叠、耻骨直肠肌痉挛或肥大、肠疝及内括约肌痉挛性收缩。值得重视的是，单纯的直肠前膨出较少见，绝大多数合并有直肠内套叠、会阴下降、肠疝等疾患。以上疾患都应同时处理，否则将影响疗效。凡有症状的出口处梗阻性便秘均需

治疗。首先应行非手术治疗，包括饮食治疗，多饮水，多吃富含食物纤维的蔬菜及水果；必要时服缓泻剂；增加体育活动，如腹部按摩等。只有保守治疗无效时方可考虑手术治疗，可取得相当好的疗效。

必须指出的是，相当一部分患者同时存在慢传输与出口梗阻；出口梗阻中又常同时存在多种异常，针对单一病因的手术常疗效不佳，因此对慢性顽固性便秘，手术治疗的地位有待长期实践结果来确定。目前应严格掌握手术适应证，唯有经长期正规保守治疗失败者才可考虑手术治疗。手术治疗的规范化与合理化尚有待于国内外学者继续积累病例，深入研究。

（六）溃疡性结肠炎发病机制与治疗研究

1. 溃疡性结肠炎发病机制研究

溃疡性结肠炎病因至今仍未明确，可能与多因素有关，包括免疫因素、遗传素质、精神情绪、感染、过敏体质有关，研究比较活跃的是细胞因子、氧自由基及遗传因素与炎性肠病溃疡性结肠炎发病的相关研究，而且取得了一定进展。溃疡性结肠炎细胞免疫占重要地位，发生发展的病理基础是循环中免疫复合物的存在，以 $CD4^+$ 细胞增高，$CD8^+$ 细胞减少为特征，故外周血 T 淋巴细胞亚群的变化及淋巴细胞转化率可作为诊断病情及判断预后的指标。血浆蛋白、α_1－酸性糖蛋白（α_1-AG）、α_1－抗胰蛋白酶（α_1-AT），氧自由基都参与溃疡性结肠炎发病，$CD4^+$、$CD8^+$、$CD4^+/CD8^+$ 的改变与复发也有一定关系。

中医研究认为，湿热与血瘀是基本的病理因素。钡灌肠、气钡双重造影、钡餐、肠系膜上下动脉血管造影、内镜是诊断溃结的主要手段。内镜检查是最可靠的诊断方法，欧洲大多数的消化病学者认为，内镜可基本替代钡灌肠检查。

2. 溃疡性结肠炎治疗研究

在治疗方面，因本病呈反复发作或持续进展的慢性炎症过程，以急性暴发或持续消耗呈重症状态者亦非少见，故必须强调早期治疗，治疗必须延长到结肠镜检查所见病变完全消失为止；强调支持疗法、休息、镇静药、控制饮食、要素膳食，纠正贫血、低蛋白血症、水电解质平衡失调等措施。必要时让肠道休息，应予以TPN治疗。

本病以内科治疗为主，目前仍以氨基水杨酸类和类固醇皮质激素类药物为主。氨基水杨酸柳氮磺胺吡啶（SASP）用于直肠炎用栓剂，用于左半结肠炎型用灌肠剂。肾上腺皮质激素适用于重症和暴发性病例。甲硝唑治疗也收到一定效果。用异搏定、硝苯吡啶等钙离子通道阻滞剂，以达到止泻、止痛、抑制分泌，可改善症状。也有人应用桂利嗪、非类固醇性抗炎药、酮替芬、H受体阻滞剂类、超氧化物歧化酶（SOD）等治疗溃疡性结肠炎。

中医中药在此病的治疗中显示其独有的魅力，方法有多种：内服、灌肠、内服加灌肠、针灸等，可一法施治，也可多种方法联合治疗，其疗效可靠，不良反应较少。赵婕等将此病分为五型：脾胃虚弱型用参苓白术散加味；脾胃虚寒型用理中汤加味；肝郁脾虚型用痛泻要方加味；脾肾阳虚型用四神丸加味；脾虚湿盛型用葛根芩连汤加味。王志奎等认为将本病分为急性发作型、慢性虚弱型、邪留正虚型较为合理。其中急性发作型治宜清热化湿通便，选用白头翁汤或芍药汤加减，慢性虚脱型治宜健脾温肾，涩肠止泻，用参苓白术散合四神丸加减，邪留正虚型要复杂一些，可分为几个亚型：脾虚湿盛者健脾祛湿，选用四君子汤合胃苓汤。脾肾两虚，瘀阻肠络者双补脾肾、活血通络，用参芪地黄汤合四物汤。阳虚水泛者温肾助阳、化气

行水，可选用真武汤加减。中药保留灌肠有较高的症状缓解率，可辨证施治分型给药，湿热型采用三黄汤，虚寒型用四神丸加味，并可用中成药如云南白药、锡类散及单验方给药。现代药理研究证实，中药黄芪具有双向调节免疫作用，秦艽明显抑制T细胞增殖和分化作用，可以阻断活动期异常表现，淫羊藿及其提取物可调节非特异性免疫、体液免疫、细胞免疫，故中药组方中可加用上述药物。

溃疡性结肠炎患者中20%~30%将需要手术治疗。以往在内科治疗失败后，或合并肠梗阻、中毒性巨结肠、溃疡穿孔、瘘管和脓肿形成、大出血、腹膜炎及恶变等，才采用手术。这时患者常处于严重营养不良和虚弱状态，现在多主张较早施行手术。外科治疗在几十年前主要是选择性的病变肠道切除，以后发展到结直肠次全切除或全切除回肠造口或回肠肛管吻合术，但术后患者并发症多、营养障碍、电解质紊乱、排便次数多，且不能控制排便，护理、生活均困难。近几年来，开展了全结肠切除、直肠下端黏膜剥除、回肠贮袋经直肠肌鞘与肛管吻合术。该术式由于切除了全部大肠黏膜，排除了疾病再发与癌变的危险；同时避免了永久性腹部回肠造口，保持了较好的肛门功能，可以保留较好的排尿功能及男性性功能，又因其贮袋的贮粪功能可减少排便次数，生活质量较好，受到患者欢迎，是一种理想的术式。目前主要的争论在于回肠贮袋的形式，现有4种选择：J型、S型、W型、H型，各有优缺点，综合评估更难以做出绝对的结论。各家报道结果不一，但大量资料表明，至少目前尚不能证明何种类型的造口袋最为理想。多数学者在选作回肠袋时完全凭个人经验和喜爱。回肠贮袋的作用在于加强粪便贮存、控制排便，同时又能自行排空不发生滞留。从术后功能效果看，回肠袋肛管吻合术确

实优于回肠肛管直接吻合术，而且前者术后至少可获得持续 2 年的这种功能上的优越性。较多报道认为 W 型贮袋最佳，但其操作复杂、与吻合器配合困难、手术时间长。因此，目前临床上仍以操作简便、与吻合器配合方便的 J 型贮袋术式使用较广泛。最近，Meagher 等总结了 1310 例慢性溃疡性结肠炎施行 J 型回肠袋肛管吻合术长期随访的结果，总的回肠袋失败率为 10%，随着手术经验的增加，与回肠袋相关的并发症会减少，而回肠袋失败率则随之上升。总之，回肠袋肛管吻合术虽已被广泛采用，单这一手术尚非完美无瑕，有待进一步改进。

（七）大肠癌诊治研究

近十几年来，大肠癌在我国恶性肿瘤发病中的地位正迅速上升，其诊治也成为当前肛肠外科的重点。10 年前的流行病学调查表明大肠癌以直肠癌为主，但近几年文献报道提示，结肠癌在大肠癌中发病比例越来越高。

大肠癌的发病机制尚未清楚。研究发现大肠癌的危险因素为年老、家族遗传性息肉病、结肠腺瘤、高脂肪、红肉膳食、腹型肥胖及缺乏运动等，保护因素有蔬菜、水果、纤维质膳食，服用阿司匹林及非类固醇抗炎药等，起到预防作用的有钙、抗氧化剂（包括维甲类、维生素 C、维生素 E 和胡萝卜素）、多胺抑制剂、二巯硫酮及多聚酚等。减少消耗红肉及脂肪，增多摄入水果、蔬菜、谷物，避免肥胖，采取规律的体力活动可降低大肠癌危险。大肠癌是由正常结肠上皮细胞发展成息肉样腺瘤，并最终成为癌肿变化而来。在分子生物学的研究层面上，大肠癌基因分为三类：

（1）原癌基因。

（2）抑癌基因。

（3）DNA 修复基因。

K-ras 癌基因可在大部分大肠癌患者中检测到，而只有少数患者中可检测到 myc、myb 或 neu 癌基因；与大肠关系较为肯定的抑癌基因有 APC、p53、DCC、MADR2，可能有关的是 FHIT、MLH1、VHL、MCC、TGF、RB.BRCA2、nm23；DNA 修复基因失活可引起大肠癌；还有其他相关的基因：细胞周期调控基因、凋亡基因、端粒酶。这些基因的突变或失活，经过长期的累积过程，使正常结肠上皮细胞转变成息肉样腺瘤，并最终成为癌肿。利用基因检测方法确定个体患肿瘤的倾向是 21 世纪肿瘤防治的重要策略。随着分子生物学的发展，利用分子生物学检测和治疗方法，对大肠癌诊断、治疗及预后将有较大提高。现在研究最多的是多肿瘤抑制基因（MTS_1 基因），它在多种肿瘤细胞中有突变或缺失，与肿瘤发生发展有密切的关联。此基因产物 $p16^{INK4}$ 蛋白，可直接抑制周期蛋白依赖性激酶活性而抑制细胞周期从 G_1 期向 S 期的过渡，从而抑制其增殖。随着对其研究的不断深入，认识的不断完善，对其作用机制的理解也将得以全面掌握。这为大肠癌的治疗提供了一个全新的思路和途径，将为人类肿瘤的治疗与预防开创一个令人鼓舞的前景。

早期大肠癌的普查包括大便潜血检查、直肠指诊、脱落细胞学检查。将粪便 ras 基因检测作为早期大肠癌普查的方法。大肠癌的肿瘤标记物包括癌胚抗原（CEA）、糖链抗原（CA19-9）、CA50、组织胚胎抗原（TPA）、免疫抑制酸性蛋白（IAP）、β_2- 微球蛋白、神经元特异性烯醇化酶（NSE）。这些肿瘤标记物对大肠癌都缺乏特异性和敏感性，单用其中任何一种标记物均不能确诊，而几种标记物联合检测可提高诊断准确性，因此，目前临床上多采用多种肿瘤标记物联合检测。在内镜方面目前在临床上应用较多的是电子结肠镜及超声结肠镜，并先后发展到将电子内镜和超声结肠镜应用于早期大肠癌浸润层次的诊断。应用超声大肠镜可以清晰地显示肿瘤侵犯的层次，同时还可以判断有无淋巴结转移。对 60 岁左右患者，特别是男性患者，有胃与乙状结肠及直肠的息肉，其直径又在 11mm 以上，肉眼形态为有茎型、隆起型或隆起 + 陷凹型者，更应引起高度的警惕。这样，不仅可以提高早期癌、多发癌的诊断率，而且还能够预防腺瘤癌变。对体积小的息肉或经活检证实为良性腺瘤的息肉，也应进行长期和定期的预防。

直肠癌手术方面的改进一直是近几年胃肠外科的热点，原因在于：

（1）临床应用解剖技术的提高。

（2）对直肠癌特别是中下段直肠癌淋巴转移和局部浸润规律的认识。

（3）重视在保证根治的前提下，最大限度提高生活质量、保存生理功能。

外科医生正在经历从"解剖型手术"向"功能保护解剖型手术"的转变。一度被认为是直肠癌的"黄金标准手术"——腹会阴切除术已成为直肠癌中术式选择之一。进入 20 世纪 90 年代以来，直肠癌保肛手术的广泛应用已成潮流，中下段癌肿应用 Miles 术只占 11%，（只有少部分侵犯肛提肌或恶性程度高，又距齿状线较近的病例才实施此术）。保留肛门括约肌功能的手术最低限度要保留完整的内外括约肌、肛提肌、肛管及其支配神经，保留肛提肌部分的直肠（直肠反射性便意和排便动作）和肛管的移形上皮及齿状线（肛管急锐性便意）。距癌下缘的切断距离成了保肛术的焦点问题。对早期、低或中等恶性、隆起或盘状型癌，远端切除 2~3cm 已足够；对中等恶性的溃疡型癌，尤其溃疡已广泛浸润肠管者，则必须切除 5cm；对高度恶性、未分化或印戒细胞癌，最好切除 6~8cm。术中齿线上直肠剩余长度是决定手术方式的关键，凡剩余直肠 > 4~5cm 者，可用吻合器行低位和超低位吻合（Dixon 术），是保肛手术中占主导地位的手术；当剩余直肠 > 3~4cm 时，可争取用吻合器或作 Black-Soave 式（Welch）直肠拉出切除术；当剩余直肠 < 2~3cm 时，可行 Paiks 术、改良 Bacon 术、Ackerman 术或 Localio 术，其中 Parks 术远端切除较充分，肛门功能良好，术后并发症少，亦不复杂，为首选术式。对腹膜反折平面以下的高分化、隆起或盘状型、未侵及肌层的早期癌，瘤体 < 3cm 者，可作经肛门或骶尾部的肠壁全层局部切除术以保留肛门。有报道，直肠癌低位前切除后行结肠 J 型贮袋肛管吻合，较低位结、直肠端端吻合在排便控制、生活质量上有更好的远期效果。

20 世纪 80 年代以来，Heald 提出全直肠系膜切除（TME）。直肠系膜主要指直肠周围脂肪和连接组织，依此设计的术式在直肠癌转移、术后复发等方面的重要性已获得公认。完整切除直肠系膜可明显降低局部复发率，尤其在当前大力提倡直肠癌保肛手术的情况下，已有大量病例证实全直肠系膜切除对降低局部复发的重要意义。根据文献报道，TME 术式组术后随访 24~49 个月，无 1 例局部复发。目前 TME 在国内肛肠专科中正迅速推广。对于与邻近脏器、组织浸润明显的进展期直肠癌，现在的外科治疗态度已较为积极，只要能达到根治性切除，则倾向于行与 Miles 手术相结合的盆腔联合脏器切除。女性行后盆腔清除、男性行全盆腔内容切除在局部晚期直肠癌的治疗中已成为治愈性手段的一部分。

近年来，对结肠癌急性并发症的处理也日益积极，以避免二次手术风险、减少创伤、减轻患者痛苦。目前右半结肠癌梗阻、穿孔虽尚无定论，但也倾向一期切除吻合，特别是在与术中结肠灌洗相配合的情况下。对结、直肠癌肝转移的处理态度现在也日趋积极，倾向对可根治切除的肝转移灶在行结、直肠癌根治术的同时予以切除，术后常规 B 超检测极有必要，5 年生存率可达 40%。经过多种辅助治疗的综合措施，部分不能切除的病灶可转为能切除的早期手术。对直肠癌术后复发的病例，可以切除局部及邻近复发的病灶，加上有适应证的盆腔联合脏器切除，可取得较好的姑息性效果。有些医院用股薄肌和臀大肌代括约肌再造原位肛门进行了尝试。在晚期直肠癌的治疗对策上，提出了术中放疗（IORT）及盆腔脏器联合切除的观念，对生物治疗、免疫导向治疗及基因治疗也进行了广泛深入的研究和临床试验。

随着侧方淋巴清扫直肠癌扩大根治术的推广，为减少术后患者排尿及性功能的障碍、改善生活质量，保留自主神经的扩大根治术也日益增多，但此术式应掌握其适应证，包括：①绝大部分上中部直肠癌；②直肠下端癌，肿瘤小于 3cm，未穿透肠壁者。Miles 手术后肠造口患者的生活质量也日益引起重视。目前全国已有 21 个城市成立了"造口联谊会"以帮助肠造口患者的生活康复。近年来造口器材的进步很大，各种佩戴舒适、无漏无味且轻便的造口袋及各类造口护理专用器材纷纷面市，尤其是广泛采用专用灌洗装置对 Miles 手术患者经造口结肠灌洗，使患者规律排便、减少气味且行动方便，大大提高了生活质量。

虽然对大肠癌辅助治疗的地位尚有争议，但恰当地术前化疗与放疗均可使局部肿瘤缓解，有可能为保肛手术增加机遇。临床随机治疗研究表明，放疗无助于生存率的提高，但对大肠癌术后复发具有显著的抑制作用。而术前与术后放疗进行比较，在复发率方面差异无显著性意义。传统的化疗对大肠癌术后辅助治疗效果不尽如人意，但 5-Fu 门静脉灌注化疗对生存率的影响，使我们在对大肠癌辅助化疗的疗效上看到了希望。5-Fu 主要是通过杀灭隐性肝转移灶或术中随血流转移至肝脏的癌细胞这一途径，来达到预防或治疗肝转移、改善生存率的目的。最近的一些报道表明，除早期病变外，采用 5-FU 和左旋咪唑或 5-FU 和亚叶酸钙联合的化疗方案，对提高结肠癌的生存率，特别是 Dukes C 期病例的生存率具有较为肯定的疗效，是值得推广采用的辅助治疗。现在，有人提出大肠癌的手术免疫化学联合治疗，针对每一例癌症患者应根据具体情况制定合理的治疗计划。例如明确诊断后，立即化疗或放疗，控制病灶，然后用手术或放疗去除癌瘤原发病灶，再用化疗减少残留的癌细胞。因化疗缺乏特异性选择作用，在杀伤癌细胞的同时亦能杀伤正常细胞，使机体免疫功能下降，造成两败俱伤。故在化疗同时应联合应用免疫调节治疗，进一步消灭残留的癌细胞，并增强自身的抗癌能力。这种总体联合治疗计划为攻克癌症提供了新途径。

在保证根治的前提下，最大程度地减少手术创伤，这方面最引人注目的进展，当属经腹腔镜结、直肠手术的进展。此术式有腹壁创伤小和美观、术后伤口疼痛轻、肛门排气早、恢复正常活动快，以及住院时间短等优点和特征。世界上首例腹腔镜结肠手术是由 Fowler、Franclin 和 Jacobs 于 1990 年完成的。对于未突破 pT1 期（肿瘤直径小于 2cm，浸润未达肌层）的早期直肠癌，根治性局部切除的疗效是肯定的。经肛门内镜手术的进步，使局部根治性切除的范围已覆盖到整段直肠甚至乙状结肠下段。目前腹腔镜结、直肠手术的范围已包括左、右半结肠切除术，直肠癌 Mlies 术与 Dixon 术等。腹腔镜治疗结直肠癌存在的问题是：腹腔镜结直肠癌手术是否在肿瘤根治上达到与开腹手术相同的疗效；关于腹腔镜下结、直肠癌手术的切口种植问题，大部分学者认为此项手术技术并没有增加肿瘤的复发率。对进展期的结直肠恶性肿瘤，使用腹腔镜辅助下的切除术，其在成功地治愈和控制肿瘤方面的术后长期效果，目前尚不十分清楚。这就需要：

（1）严格选择患者，一般先选择 Duck B 期以内患者，取得经验后逐步放开指征。

（2）肿瘤从切口取出时，均需在切口处用塑料圈保护切口，或将肿瘤装袋取出。

（3）术中避免肿瘤细胞污染器械。

（4）已有文献报道，腹腔镜手术时避免用气腹，取而代之的是腹壁机械性提升装置，这种装置能使手术操作空间达到与气腹一样的效果。

腹腔镜结、直肠外科的发展离不开手术设备与器械的不断更新，先进的器械可使手术时间明显缩短，患者术后恢复更快，并发症更少，如各类腔内切割缝合器、吻合器等。特别是最新应用的超声刀更能有效地止血、切割，并缩短手术时间。另外腹腔镜手术中 B 超技术的应用也弥补了腹腔镜结、直肠手术中不能用于探查腹腔其他脏器的缺点，特别对于结、直肠癌患者。我们认为在现阶段，仍需要严格掌握腹腔镜结、直肠的手术指征，良性疾病原则上均可行腹腔镜手术，对于结、直肠癌患者，选择早期的体积较小的肿瘤行腹腔镜治疗，既可增加此类手术的经验，又能减少术后并发症的发生，同时积极开展新技术，引进新设备。我们相信，在不久的将来，腹腔镜结、直肠外科手术在各方面条件成熟后，将是外科手术学发展的必然趋势。

（九）肛门狭窄治疗研究

肛门狭窄的手术治疗方式较多，至今尚无统一的标准术式，每一种术式均有其优缺点及适应证，应根据其适应证选择相应术式。在行传统的外剥内扎手术时，过度追求肛门外观的美观而切除所有外痔和肛门皮肤是一个误区，我们应该以保留肛门皮肤，保留肛门正常功能为目标。

目前，随着人类基因组计划的完成，蛋白质组研究越来越引起人们的重视，从蛋白质水平探索疾病发生发展的分子机制已成为当前研究的热点，表达蛋白质组学是现今使用的最为广泛的蛋白质组学研究模式。

第二节　研究存在的问题

近年来，虽然中医肛肠学科的发展取得了较大进展，但仍存在不少问题。主要体现在：中医药标准化、规范化研究亟须完善；中医药学术水平、临床疗效和创新能力有待进一步提高，一些重大理论和关键技术虽取得了一定成绩，但尚未取得突破性进展；中医药特色优势尚未得到充分发挥等。

一、中医肛肠学科的标准化不足

2012 年《中医肛肠科常见病诊疗指南》发布，是中医肛肠学科标准化起步的一个重要标志。标准化是目前制约中医学包括中医肛肠科学学科发展的重要因素，中医肛肠学科迫切需要在继承传统、吸收现代研究成果、应用现代科研方法的基础上，研究和制定具有中医药特色、科学性强、严谨规范、能够为行业内实际应用、能被行业外广泛接受和认可的各项标准，以指导中医肛肠科临床诊断及辨证治疗，促进肛肠科医疗、科研、教学工作的规范和事业的发展。

肛肠外科经过多年的发展，取得的成绩是突出的，但也有未研究清楚的地方。在基础研究方面，近年来，随着人类基因组计划的完成，"天书"即将被破译，人——这一最复杂的生物的奥秘即将揭开，人类的各种疾病也将在进一步的研究中攻破。分子生物学的发展日新月异，21 世纪的医学是分子医学的世纪，肛肠外科分子生物学的研究并不透彻，尤其是大肠癌有关基因，如 MTS_1、p53 等抑癌基因的研究不到位，大肠癌的确切发病机制尚未清楚。对痔疮，其确切病因到底如何，也并不十分清楚。盆底病理生理学还需进一步的发展，在解释各种肛肠疾病时，还有不少欠缺。在中医药研究中，回顾性研究较多，辨证分型和疗效标准不统一，临床研究设计不够严谨，设对照组观察较少，临床与实验研究则更少。如，在溃疡性结肠炎的治疗中，中医辨证中的如何分型没有统一的认识标准，致使分型相对分散，各分型之间证候表现重复，因此用方杂乱。同时，中药药理研究仍然比较肤浅，使选方用药缺乏针对性，给进一步研究带来困难。因此今后的工作应侧重加强对溃疡性结肠炎的"证"的研究，找出"证"与溃疡性结肠炎之间本质的联系，制定溃疡性结肠炎"证"的诊断标准。在此基础上，筛选出针对溃疡性结肠炎的有效药物，加强药物作用机制方面的探讨与研究，使溃疡性结肠炎的治疗真正做到理、法、方、药融会贯通，切实有效。在高位复杂性肛瘘的治疗中，如何预防术后的肛门失禁及肛门变形，都还有大量的工作要做。便秘的手术治疗，其规范化与合理化尚有待于继续积累病例，深入研究。在大肠癌诊治方面，早期诊断率还不高，如何正确选择保肛手术和降低复发率已成为肛肠外科医师共同关心的问题。远端切除长度是一个比较引人注意的问题，但局部浸润深度，侧方扩散，肿瘤病期，有无淋巴播散，肿瘤的恶性程度，肿瘤细胞 DNA 含量倍体分析的结果，移行黏膜的情况，直肠系膜是否全部切除，以及手术操作本身包括挤压肿瘤或导致肿瘤溃破，吻合前远端直肠腔内脱落肿瘤细胞的灌洗清除，术中肠腔内化疗药物的应用，关腹前盆腔用何种溶液冲洗等都是需予考虑和注意的问题。保留肛门术及人工肛门术远期疗效尚不清楚。患者排便功能还不够理想，使其推广受到一定限制，故需进一步改进。这一切均需经循证医学的验证。

中医特色疗法的疗效是肯定的，但是怎样才能使之标准化，得到世界上的承认呢？首先必须先拿出一个具有中医特色的、被国际公认的、科学的评价标准。就目前情况，中医的疗效要得到国际的承认，必须服从西医的评价标准，这对中医是不合理、不科学的。反之，如果把西医理论和西药拿过来用中医的理论体系和评价标准进行评价，同样也是不合理。中医临床的关键问题有三个，即科学的临床、科研的设计和疗效的评价体系。这里最困难的就是迫切需要逐步建立规范的、符合中医特色的临床疗效评价体系。只有建立规范的、符合中医特色的临床疗效评价体系，并告知以中医肛肠治疗确切的疗效，才能让世界上更多的肛肠疾病患者接受中医药疗法。

二、科技创新与转化能力亟待提高

中医肛肠学科的科研意识不断增强，近年来也有大批论文、论著、课题、成果涌现，但转化成生产力后所带来经济效益很少，科研人员的市场观念比较淡薄，在研究工作中存在成本价值经济核算概念差、商品意识不强、忽视市场需求、基础与应用脱节等问题，造成科技成果往往被束之高阁而难以转化。加之科技成果转化需要大量的资金和技术、设备条件，并存在一定的风险，企业对科技成果转化为产品的前期投入积极性不够，也造成中医肛肠学科科研成果转化率较低的局面。

在中医肛肠学科的科研方面，如何根据学科自身的特色进行科学的设计，开展有针对性的研究还缺乏有效的方法，如何以科研指导临床、服务临床，通过科研不断提高中医肛肠科技人员的临床水平和临床创新能力的问题一直没有得到较好地解决，导致重大理论和关键技术未能取得突破性进展。同时，现行的科技项目招标、评审制度决定了项目指南政出多门，客观上造成创新战略目标与资金投入的分散局面。另一方面，中医肛肠学科与新兴学科的结合不够紧密，有突破意义的高水平成果较少。

中医药作为最具有自主知识产权和竞争力的产业，亟须建立与完善中医肛肠学术领域的创新体系，提高创新能力，更好地将创新科技转化为生产力。

三、中医药在治疗肛肠疾病中的优势未能充分发挥

现在许多的肛肠从业医师更愿意应用国外西医的现成疗法，认为这样快速、安全，而且疗效肯定。殊不知在中医方面，我们有得天独厚的优势。我们可以应用中医药的"治未病"思想理论作指导，研究出肛肠病防治保健健身器材、保健品和保健操，力争使国民的肛肠病发病率降低到最低水平。应用中医药的理论来丰富和发展肛肠学科。譬如应用中医的脏腑、气血、经络、脉象学说来研究直肠脱垂、盆底肌障碍综合征，寻求非手术疗法代替一些手术疗法，解决手术带来的弊端。应用先进的信息技术，把中医药在肛肠科方面的科学成果介绍到世界上并及时反馈信息，以此促进肛肠学科的纵深发展。

肛肠病是一种常见病、多发病，也是人类特有的疾病，严重地危害着人类的健康和现代人的生活质量。在国际上对疾病危害人类的程度，现已通行用生命致残率来进行统计，即仅仅依照死亡率多少而论，显然是很不全面的，还要评估疾病对生活质量的影响，而且随着人们生活观念的改变，将对生活质量会越来越重视。中国医学是一个长期实践的学科，总结了大量宝贵的经验。中医药学是一个伟大的宝库，中医肛肠是其中的重要组成部分之一。因此，我们要认清中医肛肠现在发展所遇到的困难，努力突破这些瓶颈，发挥中医药在肛肠方面的独特优势，将中医肛肠发扬光大。

第三节 研究的对策、前景与思考

一、提高中医药科技创新与转化能力

中医肛肠专科的课题研究，应立足于对于中医理论和中医方法的研究，以挖掘中医肛肠的优势和特色为己任。同时应结合西医学的新技术和新方法，将传统的中医研究与现代分子生物学、蛋白组学和代谢组学等研究结合起来，探索一条中医走向世界的道路。应高度重视中医肛肠学术领域知识创新，不断提升中医肛肠学科自主创新能力，倡导开发院内制剂及中药新药，主动与企业联合，运用会企联合新机制，创新合作方式，创立学、产、研新模式，开辟新途径。同时开展中医肛肠学科中药上市后再评价相关研究工作，促进中医肛肠学科中药产业的可持续发展。进一步促进科研与市场的结合，使科技成果转化步入良性循环。

外科细胞分子生物学与腔镜外科是21世纪的序曲。人类已进入到"后基因组时代"，所有疾病的发生都与遗传物质（DNA）直接或间接有关。基因诊断与基因治疗在21世纪应用将较为广泛。外科领域，分子生物学的研究更需大力加强。通过揭示肿瘤的分子发病机制，研制各种分子疫苗（包括DNA疫苗）和化合物，遏制癌基因的激活和突变，将对恶性肿瘤的预防起

到至关重要的作用；更有效的 DNA 芯片、循环肿瘤细胞检测 CTC 技术将减轻患者的痛苦，使检查更准确并提前预知可能发生的恶性肿瘤；早期癌有可能发生在细胞甚至基因改变阶段，采取基因诊断，对缺失基因的检测可以预测肿瘤高危个体，采用 DNA 芯片技术代替传统的、繁复的体格检查和疾病诊断方法，尽早预知疾病。在肿瘤治疗方面，通过刺激人体的自身免疫反应，有选择地消灭肿瘤细胞，或利用恶性细胞独特的遗传方式，对其进行生物治疗。不同阶段基因治疗可设想为：在大肠肿瘤早期，应着重于修复突变的肿瘤基因和消除肿瘤基因的过度表达；在腺瘤癌变阶段，除早期治疗外，应着重把丢失的抗肿瘤基因修复和促使其重新表达。虽然基因治疗尚存在许多理论性和技术性的难题，例如如何构建理想的目的基因，如何提高基因的转移效率，如何控制基因在体内的表达，如何保证基因治疗的安全性等等，但基因治疗的潮流是不可逆转的。分子影像技术是连接分子生物学与临床医学的桥梁，只要治疗开始得足够早，所有肿瘤都是可以治愈的，问题是我们能否在早期看到病变。此技术对现代及未来医学模式可能会有革命性的影响，我们需要大力开展此方面的研究。

在中医研究方面，我们应采取中医宏观与西医微观相结合的研究方法。从分子生物学和信息系统探讨证的发病机制是阐明证实质的突破口，分子生物学也是探讨中药疗效机制的有效措施。我们应切实采用循证医学，使中医药临床疗效研究取得突破，发扬中医药整体治疗的观念，才能充分突出其优势与地位。

未来的肿瘤防治形势是如何有效控制肿瘤浸润和转移，研究预防和治疗癌前病变的药物可能比寻找抗癌药进展更快，最终会影响饮食结构和生活方式，这方面中草药将发挥很大优势。对大肠癌，开展整体持续的合理综合治疗，运用现代科技发展中医肿瘤治则的研究，中医学与基因学相结合进行肿瘤防治，开展肿瘤扶正培本、活血化瘀、清热解毒、软坚散结、化痰祛湿、以毒攻毒、疏肝理气等治则与免疫调控、微循环、细胞生物学、分子生物学、生化学、基因工程学相结合。

腔镜外科是外科学发展的方向，我们应努力提高技术水平，熟练技术操作，科学总结实践经验，及时进行国内国外的学术交流，共同制定出腔镜外科手术的适应证、手术方法及各种并发症的防治。在提高技术的同时还要研究一些比较经济的、患者能负担的手术方法；还需加强与腔镜外科有关的科研和生产单位的努力合作，协作研制更适用的手术器械、腹腔镜超声刀、立体腹腔镜多用途吻合器等。

在其他方面，如盆底生理学、影像学、慢性便秘手术、低位直肠癌保肛、回肠贮袋、肠造口康复及电子结肠镜应用等，还需共同努力、深入研究，提出新观点，发展新技术，为广大肛肠病患者造福。

二、"全国学会，省为基础"，加强省级学术组织建设

（1）继续开展全国性肛肠专业技术队伍人员普查工作。以各省、自治区、直辖市为单位，对本地区肛肠学会的机构、专业梯队、结构、分布情况做出详尽统计，以利于宏观掌握全国肛肠学术队伍的发展概况。

（2）积极支持并充分利用中华中医药肛肠资料网站，并动员各省、各单位建立各省的信息网站，运用互联网，推动肛肠分会的信息交流。

（3）在"读中医经典，学中医名著"的读书活动中，肛肠分会系统收集、整理中医肛肠专业学术领域的中医古代文献，

已出版《古代肛肠疾病中医文献集粹》一书，供广大中医肛肠专业人员学习。

（4）积极开展"中医肛肠学科名专家"学术思想和学术经验的整理与总结工作。

（5）采取和利用一切有效机会和途径，开展国际的学术交流，积极引进和推广肛肠学术前沿知识和技术，对国际交流开展好的省和地区（单位），学会将专门进行总结，向全国推广。

三、在继承的基础上，走中西医结合的道路

手术方式的多种多样恰好也证明了没有一种方法适合于每一个患者，对于各种方法的优劣的评价需要大量的随机对照试验和临床观察来证明。目前临床上仍常用传统术式 Milligan-Morgan 术，其疗效好，复发率低；但其存在术后疼痛剧烈且时间长，伤口易水肿，创面愈合慢的缺点，如操作不当，切除的组织过多，术后可伴有一定程度的肛门失禁或肛管狭窄。痔的吻合器手术确有其严格的手术适应证，主要适应于Ⅲ、Ⅳ度环形内痔或以内痔为主的混合痔（对于外痔突出型环状混合痔效果并不理想），PPH 术是目前治疗环状混合痔的较为理想术式，它一方面保留了肛垫组织的完整性，另一方面又达到了解除痔症状的目的，与 Milligan-Morgan 术比较有微创、痛苦少、恢复快等优点，但其存在术后出血、感染，甚至因操作不当对阴道后壁造成损伤，引起直肠阴道瘘等严重并发症的问题，并且该术费用高昂、远期疗效不确切等不利因素影响了其在临床推广；随着对痔病各方面研究的进一步深入及新技术的不断产生，结合消除或减轻痔症状的治疗目的，创面小、痛苦轻、恢复快等微创类手术将成为今后肛肠外科手术的一个发展方向。

传统中医肛肠科主要局限于痔、肛瘘、肛裂等肛门部疾病的诊断和治疗，目前中医肛肠外科学，在继承传统中医肛肠疾病诊治的基础上，广泛吸收了西医学的新技术、新疗法和新观念，诊治的范围不断拓展，从肛门部疾病扩大至结直肠疾病，体现出中西医结合、中西医并举的特征。如在溃疡性结肠炎治疗中除辨证使用口服中药外，采用中医灌肠、针灸等方法，同时使用水杨酸类、免疫抑制剂等治疗。生物制剂治疗是新兴的治疗方法，TNF 单克隆抗体 infliximab 是第一个获准用于溃疡性结肠炎（UC）的生物药物，多种治疗手段互相取长补短，提高疗效，降低医疗费用。在便秘的诊疗过程中，盆底生理的检查已成为手术治疗的最基本的依据。西医要强，中医要有特色，走中西医结合的道路，是中医肛肠学科未来的发展方向。

主要参考文献

［1］汪建平，黄美近. 肛肠外科应用吻合器的现状和展望［J］. 大肠肛门病外科杂志，2003（S1）：1-2.

［2］陈少明，于庆环，顾培德，等. 痔上黏膜环形错位套扎术与环切钉合术疗效比较［J］. 中国中西医结合外科杂志，2014，20（3）：304-305.

［3］胡虞乾，袁汉创，任师颜. 肛周脓肿中西医结合治疗近况［J］. 广西中医学院学报，2005（4）：99-101.

［4］先征剑. 小切口切扩引流术与 A 型肉毒素注射治疗肛裂的疗效观察［J］. 结直肠肛门外科，2016，22（6）：616-619.

［5］魏晓玲，张志谦，耿学斯. 直肠脱垂的外科治疗进展［J］. 现代中西医结合杂志. 2019，28（10）：1128-1131.

［6］赵婕. 溃疡性结肠炎中医辨证论治文献研究［J］. 亚太传统医药，2014，10（2）：35-38.

［7］王志奎，辛召平，范叔弟. 溃疡性结肠炎

的中医治疗［J］. 世界华人消化杂志，2000（3）：340-341.

［8］苑伟，杨慧，傅颖珺. 中药对调节性 T 细胞免疫调节功能的研究进展［J］. 中成药，2014，36（5）：1041-1044.

［9］练磊. 溃疡性结肠炎手术关键——贮袋及贮袋失败的处理［J］. 中国实用外科杂志，2013，33（7）：612-614.

［10］喻德洪. 各种回肠贮袋肠襻的应用［J］. 中国实用外科杂志，1990（6）：323-326.

［11］田超，李立. 溃疡性结肠炎的外科治疗［J］. 中国普外基础与临床杂志，2007（1）：110-113.

［12］彭俊杰，朱骥，刘方奇，等. 中国局部进展期直肠癌诊疗专家共识［J］. 中国癌症杂志，2017，27（1）：41-80.

［13］黄陶承. 腹腔镜辅助下结肠直肠肿瘤切除术（文献综述）［J］. 国外医学. 外科学分册，2000（3）：153-155.

第二章　诊断思路与方法

第一节　诊断思路

一、明病识证，病证结合

对于肛肠疾病的诊断，应首先通过辨病来辨别出疾病的病名，以明确诊断。明确诊断以后，根据疾病表现出来的证候群来明确证型。如直肠前突病的辨病诊断依据为：

（1）排便困难，多为2日以上排便1次，每次排便时间明显延长，伴有肛门坠胀及便意不尽感。

（2）肛门指诊时直肠前方可触及明显凹陷。

（3）排粪造影示直肠下段呈囊袋状突向前方。根据这些临床表现及检查即可辨病诊断为直肠前突。直肠前突表现为神疲乏力，纳食欠佳，排便困难，伴肛门坠胀及便意不尽感，大便日行数次，质稀软，但解时困难。舌淡，苔薄，脉弱。就可辨证为脾气亏虚证。那么，这时的完整诊断，即为直肠前突病脾气亏虚证。

二、审时度势，把握演变规律

临床实践中，疾病的发生发展有其一定的规律性，应时刻审度病势，把握好疾病的演变规律。如患者肛门周围突然肿胀、疼痛，有结块，伴有发热，全身倦怠，大便困难等全身症状，检查可见肛门周围有突起肿块，局部红、肿、热、痛，体温增高等体征，即可辨病诊断为肛痈。病情进一步发展，进入中期阶段，疼痛更加剧烈，甚至患者不能入眠，疼痛有如鸡啄或跳痛，检查可见肛门周围肿块变软，中心有波动感，这时距初发时有5~7日，说明肛痈已经化脓。更进一步发展，肛周肿块溃破，脓液流出，大范围的肿块逐渐缩小，皮肤颜色由红变为接近正常，疼痛消失，局部不热，体温消退，半月后仔细触诊可见有条索状肿块通向肛内齿状线处的肛隐窝，说明肛痈成脓溃破后，已经形成肛瘘，所以，肛瘘是肛痈的后遗症，这就是由肛痈到肛瘘的演变规律。

三、审证求因，把握病机

对肛肠疾病进行辨病和辨证时，还应注意审视疾病的证候和病因，把握好发病的病因病机，以便更好地立法和指导用药。如患者表现为大便秘结，排出困难，面色萎黄无华，时作眩晕、心悸，甚则少腹冷痛，小便清长，畏寒肢冷。舌质淡，苔白润，脉沉迟。此为便秘脾肾阳虚证。其病因多为阳气虚衰，寒自内生，肠道传运无力，故大便秘结，排出困难；肾阳虚，阴寒内盛，气机阻滞，故见少腹冷痛，小便清长，畏寒肢冷；肾阳虚不能温心脉及华面，故见面色萎黄无华、眩晕、心悸；舌脉及阳虚寒盛之象。把握脾肾阳气衰弱阴寒内盛之病因病机，即可在治疗用药时采用补肾温阳之法，临床疗效较为确切。

四、注重引进诊断新技术

1. 纤维结肠镜检查

由于结肠内经常积存有粪便和不透明的液体，术前应进行肠道准备

2. X线排粪造影检查

排粪造影能对直肠肛门部的功能性和器质性病变做出明确的诊断，为临床治疗

提供可靠依据。特别是对功能性出口梗阻所致的长期顽固性便秘患者的诊断，此法明显优于普通钡灌肠、临床和内镜检查。

3. 肛肠动力学检查

排便和自制是肛管、直肠最重要的功能，是两个十分复杂、互相对立又互相依赖的生理过程。它不仅依赖有关组织器官解剖的完整性，还需要在生理功能完整的情况下才能实现。直肠和肛管解剖上互相重叠、生理上互相协调。除意志性控制外，两者间还存在一些常规方法难以发现的反射活动。这些活动可以表现为肛管、直肠中压力的不同变化，因而可以被测量、记录，供研究和诊断之用。

4. 盆底肌电图检查

肌电图技术对于研究和诊断盆底的神经肌肉病变十分重要。它可以精确地反映盆底肌的功能活动，尤其是运动中的功能活动情况，清楚地显示有些在形态学检查中无法发现的轻度异常，如在盆底横纹肌失弛缓综合征中盆底肌的反常电活动。可以用针电极探查肌电活动的存在与否及肌电活动的分布情况，来诊断先天性或创伤性盆底肌肉缺损并标明缺损范围。盆底肌电图更重要的用途是检查盆底肌支配神经受损的情况，如神经完全损害时电活动的消失，部分损害时的电活动减弱及病理性电活动。通过诱发肌电图检查运动潜伏期及某些固有反射潜伏期的延长，来判断是否有神经损害。单根肌纤维肌电图则为盆底提供了更为精确的检查手段，是检查神经源性或肌源性病变的最好方法。此外，以肌电为基础的生物反馈治疗也在盆底疾病的治疗中取得了较好的效果。

五、预后转归

预后转归，古称善恶顺逆，系指判断肛肠疾病的预后好坏。在肛肠辨证过程中具有一定的重要性。所谓"善"就是好的现象，"恶"就是坏的现象，"顺"就是正常的现象，"逆"就是反常的现象。善、恶、顺、逆系指病理过程的相对而言，其中的"善"和"顺"并不是指生理过程的正常情况，所以肛肠疾病在其发展过程中，按着顺序出现应有的症状者，称之为顺证；反之，凡不以顺序而出现不良的症状者，称之为逆证。在病程中出现善的症状者，表示预后良好；出现恶的症状者，表示预后较差。历代医家在长期临床实践中，由于不断观察的结果，总结出许多判断肛肠病预后好坏的具体内容，提出"五善七恶""顺逆吉凶"的辨证，善恶大多指全身症状的表现，顺逆多指局部而言。判断预后的好坏，既要观察局部症状的顺逆，又要结合全身症状的善恶，两者必须综合参看，加以分析，才能全面判断。

1. 辨善证——五善

（1）心善　精神爽快，言语清亮，舌润不渴，寝寐安宁。

（2）肝善　身体轻便，不怒不惊，指甲红润，二便通利。

（3）脾善　唇色红润，饮食知味，脓黄而稠，大便和调。

（4）肺善　声音响亮，不喘不咳，呼吸均匀，皮肤润泽。

（5）肾善　并无潮热，口和齿润，小便清长，夜卧安静。

善证是人体感受病邪后而发生一系列的局部和全身症状；但由于气血尚充，正气未衰，能与病邪相争，而且人体正气占优势地位，故发生肛肠疾病后容易向好的方面即顺证方面发展，而且正能胜邪，毒邪不易扩散，不至于侵及人体内脏，也无明显的全身症状。因此预后良好。

2. 辨恶证——七恶

（1）心恶　神志昏糊，心烦舌燥，疮色紫黑，言语呢喃。

（2）肝恶　身体强直，目难正视，疮

流血水，惊悸时作。

（3）脾恶　形容消瘦，疮陷脓臭，不思饮食，纳药呕吐。

（4）肺恶　皮肤枯槁，痰多音暗，呼吸喘急，鼻翼扇动。

（5）肾恶　时渴引饮，面容惨黑，咽喉干燥，阴囊内缩。

（6）脏腑败坏　身体浮肿，呕吐呃逆，肠鸣泄泻，口糜满布。

（7）气血衰竭（阳脱）　疮陷色暗，时流污水，汗出肢冷，嗜卧低语。

恶证是因人体感受病邪后，由于正气不充，在邪正相争的过程中，正不胜邪，而以病邪占优势地位。毒邪扩散，内侵脏腑，则恶证频现。如毒邪传心，"心为君主之官，神明出焉"，火毒炽盛，而致心功能失职，故见神昏谵语，心烦舌燥等症；如毒邪传肝，肝主身之筋，开窍于目，并为风木之脏，毒盛，阴血不充，无以滋养筋脉，上朝于目，故见身体强直，目难正视等；如毒邪传脾，脾主一身之肌肉，而主运化，毒盛而致脾败，运化失职，故见不思饮食；且所食之水谷，也无以化生精微，乃至形容消瘦；脾气不充，肌肉失养而致疮陷；臭脓也，为气血不充之症。如毒邪传肺，肺主一身皮毛，主呼吸开窍于鼻，毒盛而致肺功能失职，故呼吸急促，鼻翼扇动，不能水津四布，营养皮毛而皮肤枯槁；肺为贮痰之器，且为金脏，毒邪窒塞，津变为痰，则痰多而金实不鸣（音暗）。如毒邪传肾，肾为水火之脏，咽喉为足少阴肾经所主，肾气将衰，而且面黑囊缩。脏腑衰败之逆证，一般为疾病的后期才会出现，主要为脾肾阳虚。造成肛肠病的发病因素，湿热火毒者居多，由于火毒炽盛，通常首先伤及人体阴液，而后累及阳气之衰败，故为恶证中更为预后不良之兆。肾阳虚衰，水湿停滞而见身体浮肿；脾阳不振，清不升，浊不降则呕吐；口糜、泄泻，

乃属脾阳衰弱，湿浊上乘之证。阳脱之恶证更为凶险，汗出肢冷，嗜卧低语，为孤阳欲脱之症；气血两竭不能熟腐为脓，故时流污水。

在临床工作中应注意，即使见到预后良好的善证，也不能疏忽，应时刻预防转成预后不良的恶证。若见到恶证，也应沉着、细心，不可惊慌，应及时采取正确、有效的救治方法，如治疗得当，也能转为善证。

第二节　诊断方法

一、常用检查体位

为了利于检查，暴露病变部位，临床上常采用以下几种体位，各种体位均有一定的优点，应根据检查和治疗的要求选择不同的体位。

（1）侧卧位　患者向左侧或右侧卧于检查床上，上腿充分向前屈曲，靠近腹部，使臀部及肛门充分暴露。是常用的检查和治疗体位。

（2）膝胸位　患者跪伏在检查床上，胸部贴近床面，臀部抬高，使肛门充分暴露。适用于检查直肠下部、直肠前壁或身体肥胖的患者。

（3）截石位　患者仰卧于检查床上，两腿屈曲放在腿架上，将臀部移至台边缘，使肛门暴露良好，为肛门直肠手术时常用的体位。

（4）蹲位　患者蹲踞并用力增加腹压。为检查脱出性疾病的常用体位，可查到Ⅱ、Ⅲ期内痔、脱肛、息肉痔等。

（5）折刀位　患者俯伏于床上，髋关节屈曲，两腿随检查床下垂，臀部抬高，头部稍低。为肛门直肠手术时的常用体位。

（6）弯腰扶椅位　患者向前弯腰，双手扶椅，露出臀部。此种体位适用于团体检查。

二、常用检查方法

（1）肛门视诊　患者取侧卧位或膝胸位，医生用双手将患者臀部分开，查看肛门周围有无内痔、息肉脱出、直结肠脱垂、外痔、红肿、脓肿、瘘管外口、湿疹、白斑、肛管裂口等。

（2）肛门（直肠）指诊　患者取侧卧位或膝胸位，做深呼吸并放松肛门，医生将戴有手套或指套的右手或左手食指涂上润滑剂，轻轻插入肛门及直肠，进行触诊检查。了解肛管、直肠中下段和肛门括约肌、前列腺、子宫颈等周围组织器官有无异常改变，如触痛、狭窄、硬结、肿块、波动感、括约肌紧张等。若触及柔软、表面光滑、无压痛的黏膜隆起，多为内痔；若触及波动感，且伴触痛，多见于肛痈；若触及硬索并与齿线附近触及结节状凹陷，多为肛瘘；若触及柔软、光滑、活动、带蒂的弹性包块，多为息肉痔；若指诊引起肛门剧烈疼痛，多为肛裂，不应再勉强插入；如触及凹凸不平结节，质地硬，推之不动，且指套退出有褐色血液者，应考虑锁肛痔。指诊后指套带有黏液、脓血者，必要时应送实验室检查。约80%的锁肛痔可在直肠指诊时被发现，因此，肛门（直肠）指诊在肛肠检查中十分重要。

（3）肛门镜检查　患者取侧卧位或膝胸位，嘱患者做张口深呼吸，放松肛门，然后将肛门镜慢慢插入肛门内，应先向腹侧方向深入，待通过肛管后，再向尾骨方向推进，全部插入肛门后取出塞芯，在灯光照明下，观察直肠黏膜有无充血、溃疡、息肉、肿瘤等病变；再将肛门镜缓缓退到齿线附近，查看有无内痔、肛瘘内口、乳头肥大、肛隐窝炎等。

（4）纤维/电子结肠镜检查　适用于直肠和结肠的各种病变。尤其是对直肠和结肠肿瘤的早期诊断有重要意义。对原因不明的血便、黏液便、脓血便、慢性腹泻、里急后重、肛门直肠疼痛、粪便变形等，均应作纤维/电子结肠镜检查，以便早期明确诊断。但肛管狭窄，妇女月经期，精神病以及有严重的心、肺、肾病患者，高血压患者不宜做此项检查。操作方法为：检查前清洁灌肠，取膝胸位，将涂上润滑剂的结肠镜缓缓插入肛门、直肠与结肠，边退镜边观察黏膜颜色以及有无瘢痕、炎症、出血点、分泌物、结节、息肉、溃疡、肿块等病理改变。对于肿块、息肉、溃疡可做活体组织检查，以进一步明确诊断。术后应休息数小时，并观察患者有无腹痛、便血。必要时测血压及脉搏变化，有出血及肠穿孔时应及时处理。

（5）探针检查　是寻找肛瘘内口及管道的常用检查方法。操作时应耐心、轻柔，禁用暴力，以免造成人工管道而将真正的瘘管和内口遗漏。将球头探针自外口沿硬索状管道慢慢探入，同时以左手食指插入肛内作引导，协助寻找内口。通过检查可以探知肛瘘管道的走向、深度、长度以及管道是否弯曲、有无分支、与肛管直肠是否相通等。

（6）亚甲蓝染色检查　是寻找肛瘘内口常用的方法。肛管直肠内放置一纱布卷，从肛瘘外口注入亚甲蓝（俗称美兰）稀释液，缓慢取出纱布卷，观察有无染色及染色的部位，以此判定有无内口及内口的位置。

（7）X线检查　结肠运输试验和排便造影是肛肠科特有的检查，可诊断慢传输型便秘或出口梗阻型便秘。钡剂灌肠拍片可查得直肠和结肠的形状，肠内容物是否通过顺利，有无梗阻或狭窄。直肠和结肠外部病变，如骶骨前畸胎瘤，可见有直肠移位。复杂性肛瘘瘘管通道不清、内口不明的可用碘化油或15%碘化钠水溶剂从外口注入造影。直肠肿瘤与乙状结肠部位的息肉、肿瘤等均可通过摄片发现病灶。

（8）实验室检查 根据患者的具体情况做必要的化验检查。如血常规、出凝血时间、大小便常规、肝功能或其他检查。在手术前应进行血常规、凝血功能、心电图、肝脏 B 超及传染病检查等。

（9）其他检查 如直肠腔内超声检查、肛门直肠压力测定、排粪造影、结肠运输试验、CT、MRI、血管造影检查等，已越来越广泛应用于临床。

三、检查注意事项

肛门直肠疾病的诊断在详细询问病史后，必须进行必要的肛门直肠检查，才能做出正确的诊断。检查前要给予病员适当的解释与安慰，不可在病员毫无思想准备的情况下突然进行，以免病员不合作。操作时动作要轻柔，尽可能减轻患者的痛苦。做肛门、直肠检查时要嘱患者做深呼吸或进行努挣，在指套或肛门镜上涂以润滑剂，先将指端或镜头抵在肛门口，待肛门松弛时徐徐插入。

四、辨证诊断

（一）四诊合参

1. 望诊

（1）局部病变 肛肠疾病，反映在肛门和直肠周围症候为多。如内痔多发于截石位 3、7、11 点齿状线以上，血栓外痔多发于截石位 3、9 点肛缘处，结缔组织性外痔多见于截石位 6、12 点处，肛痈多发于肛门直肠周围。

（2）精神 主要望患者的精神状态，对判断疾病的预后有一定关系。《洞天奥旨》说："疮疡形容憔悴，精神昏短……死兆也。"又说："奇疼奇痛而有神气，此生之机也。"凡患者精神振作，形容自如，目光有神，呼吸均匀，是正气未衰，无论新久

疾病，皆属佳兆。若精神萎顿，形容憔悴，目陷精暗，呼吸急促或不均匀，是正气已衰，不论急慢性疾病，均属凶险。若精神昏糊不清，烦躁不安，为邪入营分，毒传心包的表现。

（3）舌苔 包括观察舌质、舌苔和舌的形态三方面的变化。舌为心之苗，苔为胃气之反应，因此脏腑气血的虚实，病邪的深浅，津液的盈亏，均在舌质和舌苔上表现出来。如舌质红，在肛肠急性病见之多属热证，慢性病见之多属阴虚；红而起刺者属热极，红而干燥者属热盛而津液不足；舌绛为邪热入营分。舌质淡红，一般多为气血两虚；如淡白而胖，多为阳虚，多见于脓肿溃后，脓出过多的患者。舌胖嫩而舌边有齿痕，多属气虚，阳虚。舌光如镜，舌质红绛，伴有口糜，为病久阴伤胃虚或应用大剂量抗生素之后，也能见到此种舌苔。青紫苔，多属瘀血征象，常见于瘀血流注。白苔，见于肛肠疾病兼有表证，或属寒证，或属脾胃有湿。黄苔多为邪热蕴结，肛痈在化脓阶段多见此苔。腻苔多为湿性重的征象，白腻为寒湿，黄腻为湿热。若黄苔不化，舌绛起刺，体温升高，肛痈兼见疮陷色暗，则为病情恶化，或并发内陷之象。黑苔有寒热之分，热者为苔黄乌燥，为热极似火，火过炭黑所致；寒者是苔黑而薄且湿润，为阳虚极寒，命门火衰，黑色上泛所致。

2. 闻诊

闻诊包括听与嗅两方面的内容，一是以听觉来辨患者的声音，如语言、呼吸、呕吐、呃逆等；二是以嗅觉来嗅辨患者分泌物的气味，如脓液、痰涕等。

（1）听声音

①语言：患者谵语狂言，多是走黄或内陷的症候之一；呻吟呼号，为肛痈毒势鸱张或溃烂时出现剧烈疼痛的表现。

②呼吸：患者气粗喘急，是走黄或内

陷，毒邪传肺的危重症候之一；气息低促，是正气不足的虚脱现象，多见于久病之人，如锁肛痔晚期。若急性病患者，由气粗喘息转为气息低促，为正气已伤，病情也更为严重。

③呕吐、呃逆：在疾病的不同阶段见到呕吐、呃逆，其发生原因也截然不同，肿疡初起见之，多为热毒炽盛；溃疡后期见之，多为阴伤胃虚。若锁肛痔及癥瘕晚期而见呃逆，为胃气已绝，预后不良。

（2）嗅气味　主要辨脓液。溃疡脓无特殊气味者，容易痊愈；如脓液腥臭难闻，病在深里，则较难愈。如肛门直肠周围脓肿溃脓臭秽，则易形成瘘管。

3. 问诊

问诊是通过询问患者或患者家属，以得知疾病的发生经过和症状。问诊的顺序包括现病史，如主要明显的痛苦感觉，发病日期，发病时的初起症状和病情演变情况，发病的可能原因和诱因，发病后的治疗经过。还应追询与现病有关的过去史，家庭中有无遗传性或传染性疾病，以及其他的个人史如月经史、职业等。肛肠疾病虽然大多有形可见，但对痛痒等自觉症状必须通过问诊。

（1）问寒热　形寒发热是人体与疾病抗争的反应，肛肠疾病有寒热标志着病邪鸱盛。发热通常分为三期，即上升期、持续期、下降期，这与肛肠疾病初、中、后期相一致。如肛痈阳证，初起体温逐渐上升，常在 37.5~38℃，多因火毒内发，外感风邪所致。如寒多热少，为风寒表证，热多寒少，为风温表证。中期发热持续不退，常为 38~39℃，兼之肛痈肿势逐渐增大，这是酿脓的征象。若脓泄而发热依然不退，是为毒邪未去，正气已衰，正不胜邪。肛痈阴证，初起一般多不发热，中期可有低热，后期则往来寒热。

（2）问汗液　若痈证而见汗出热退，是邪随汗泄，为消散征象；如汗出热不退，是邪盛难消，为酿脓的征象。

（3）问饮食　渴喜引饮，多为热重；渴不多饮，多为湿重。纳食有味，为脾胃运化功能正常，病情较轻；纳食不思，为脾胃已衰，病情较重。

（4）问二便　大便秘结，小便短赤黄浊，为火毒湿热内盛的现象；如大便溏薄，小便清长，为寒湿内蕴的表现。大便长期秘结，带血色鲜，便时疼痛，多为内痔、肛裂之症。大便形状变细，次数增多，里急后重，排便不尽感，粪便内有血脓、黏液，并有特殊臭味，为肛管直肠癌之症状。

（5）问病因或诱因　好食辛辣厚味，肠道湿热注于肛门，易生肛门直肠疾病。

（6）问旧病　如肛瘘患者流水清稀，曾患肺痨，一般治疗比较困难。肝肾宿疾而功能不佳者，对砒制剂的外用内服，以及黄药子的内服均属禁忌。

（7）问职业　某些长期外地出差的业务员容易有婚外性行为而致淋病、梅毒等性传播疾病。久坐办公室及职业司机容易患痔疮。

（8）问妇女月经　内服药物有些破瘀活血、行气通络之品，有碍胎气和影响月经，若不询问而草率施用，可能造成堕胎或崩漏之弊。

（9）问家族　有些肛肠疾病有遗传性，如家族性大肠息肉病。

（10）问不洁性交　梅毒、淋病、尖锐湿疣、艾滋病等性传播疾病，通过不洁性交传染。

4. 切诊

切诊包括切脉和触诊两大类。

（1）脉诊　肛肠疾病的发生与全身脏腑气血等有着密切的关系，它虽有局部症状可以辨证，但如不切脉，就无法详细辨识病情的变化。正如《疮医选粹》说："痈疽固有形之病，且可得而识也。其真元之虚实，治法泻补，不脉何以知之。"扼要地说明了脉诊对诊断与治疗均有指导意义。

①浮脉：肿疡脉浮有力，为风寒、风热在表，或为风热邪毒客于上部；脉浮无力，为气血不足，溃疡脉浮，若非外感之邪未净，则有续发的可能；若外感之邪已散，疡无续发则为气从外泄，是正虚而邪未去。

②沉脉：肿疡脉沉，是邪气深闭，病在深部，为寒凝络道，气血壅塞；溃疡脉沉，是遗毒在内，气血凝滞未解。

③迟脉：肿疡多为寒邪内蕴，气血衰少；溃疡脉迟，多是脓毒已泄，邪去正衰。

④数脉：肿疡脉数，为热邪蕴结，其势正盛，或为酿脓；溃疡脉滑而大，为热邪未退，或痰多气虚。

⑤滑脉：肿疡脉滑而数，为热盛、为有痰，或为酿脓；溃疡脉滑而大，为热邪未退，或痰多气虚。

⑥涩脉：肿疡脉涩，为实邪窒塞，气血凝滞；溃疡脉涩，为阴血不足之象。

⑦大脉：肿疡脉大，为邪盛正实；溃疡脉大，为邪盛病进，其毒难化。

⑧小脉：肿疡脉见细小，为正不胜邪；溃疡脉细而小，大多属气血两虚。

八脉之中可以单见，亦可兼见。如浮数互见属表病，沉迟互见属里病；并以浮数滑大为阳脉，多属热、属实、属阳；沉迟涩小为阴脉，多属寒、属虚、属阴。一般热实阳证易愈，寒虚阴证难治。切脉时还须辨明有力与无力，有余与不足，方可得出正确诊断。一般来说，肛肠疾病在邪盛之时，应见有余之脉，邪去正衰之际，应见不足之脉，如虚、弱、细、缓等脉，则为气血衰弱、毒深邪盛；若邪去正衰之际而见有余之脉，如实、弦、紧等脉，则为邪盛气滞难化。这都是不正常的征象。若在肿疡或溃疡之时，见到结代之脉，属气血衰弱、寒痰瘀血凝滞，为不良现象；

若在痛极之时，也可偶尔出现结、代之脉，但不一定是坏象。不论肿疡、溃疡见散、促之脉，为气血衰竭，脏腑之气将绝，且病邪尚在进展，预后每多不良。脉诊中除首先诊察脉象外，近年来对脉率也非常重视，它对临床诊断有一定价值。如阳证，初期一般脉率稍带数，常在 80~84 次 / 分；中期病情进展，则脉率较快，可在 84~100 次 / 分；后期肿块渐消之时，病情向愈，则脉率由数逐渐转缓；结核性肛瘘符合此种变化。若病情进展，脉率由数转为更数，常在 100~120 次 / 分。

总之，脉诊是四诊中重要诊断方法之一，必须结合望、闻、问三诊同时进行，才能全面深入地分析疾病的病因，确定病症的性质，从而得到正确诊断，指导具体治疗。此外，如遇脉证不符情况，有时要舍证从脉，有时要舍脉从证。

（2）触诊 是利用手的感觉触摸病变局部进行诊断的一种方法，肛肠疾病大多有形可见，因此，通过触诊检查可以确定疾病的性质。如触及明显肿块，界限分明、高肿、灼热、轻按即痛、重按剧痛拒按者，多为阳证、实证；如触之无明显肿块或肿块界限不清，平塌漫肿，不热或微热，重按隐痛或不痛，或喜按者，多为阴证、虚证。如触及肿块高低不平，坚硬如石，推之不移，肿块与周围粘连，多属岩性肿块。肛门直肠指诊检查，在肛肠科是最简单易行，经济实用的检查方法，通过指诊，可见到质软的痔核，质中硬的、肥大的肛乳头及乳头状瘤和直肠息肉，质硬而固定不移的锁肛痔，条索状肿物的肛瘘。

（二）辨症状

常见肛肠病的症状有便血、肿痛、脱垂、流脓、便秘、分泌物等，由于病因不同，表现的症状及轻重程度亦不一样。

1. 便血

便血是内痔、肛裂、大肠息肉、结直肠癌、结直肠炎的常见症状。血与大便相混，附于大便表面，或便时点滴而下，或一线如箭，血多而无疼痛者，多为内痔；便血少而肛门疼痛伴便秘者，多为肛裂；儿童便鲜血，大便次数和性质无明显改变者，多为直肠息肉；血与黏液大便相混，血色鲜，大便次数增多伴腹疼、腹胀者，多为溃疡性结直肠炎或息肉病；血与大便相混，其色晦暗，肛门有重坠感者，应考虑有直肠癌的可能。便血鲜红，血出如箭，并伴口渴、便秘、尿赤、舌红、脉数等症状，多属风热肠燥；便血色淡，伴有面色无华、心悸、神疲、乏力、舌淡、脉沉细等症状，属血虚肠燥。

2. 肿痛

肿痛常见于肛旁脓肿、内痔嵌顿、外痔水肿、血栓外痔等病。肿胀高突，疼痛剧烈，多为湿热阻滞。若伴胸闷腹胀、体倦乏力、身重、食欲不振、发热、苔黄腻、脉濡数等症状，常见于肛旁脓肿、外痔水肿。微肿微痛者，每因气血气阴不足，又兼湿热下注之虚中挟实证。若伴发热不高、神疲乏力、头晕、心悸、盗汗、便溏或干结、舌淡或红、苔黄或腻、脉濡数等症状，常为肛旁脓肿而症状不明显者或结核性肛周感染。

3. 脱垂

脱垂是Ⅱ、Ⅲ期内痔、直肠息肉、直肠脱垂的常见症状。脱垂而不易自行回纳者，多因气血两虚，中气下陷，无以摄纳，伴有面色无华、头晕眼花、心悸气短、自汗盗汗、舌淡、脉沉细弱等症状。内痔脱出，嵌于肛外，红肿疼痛，不易复位者，多为湿热下迫；若复因染毒、热毒熏灼则局部糜烂坏死，可伴有寒热烦渴、便血尿黄、舌红、苔黄或腻、脉弦数等症状。

4. 流脓

流脓常见于肛旁脓肿或肛瘘。脓出黄稠带粪臭者，多为湿热蕴阻肛门，热盛肉腐而成脓，伴有发热、口苦、身重体倦、食欲不振、溲赤、苔黄或腻、脉弦数等。脓出稀薄不臭，或微带粪臭，淋漓不尽，创口潜形，周围有空腔，不易敛合者，多为气阴两亏兼湿热下注之证，可伴低热盗汗、面色萎黄、神疲纳呆、舌淡红、脉濡细等。

5. 便秘

便秘是痔、肛裂、肛旁脓肿、肛管直肠癌的常见症状。腹满胀痛，拒按，大便秘结伴口臭、心烦、身热溲赤、舌红、苔黄燥、脉数等，多属肠胃实热。腹满作胀，喜按而不润者，多属血虚肠燥或脾虚不运，可伴面色㿠白、头晕心悸、神疲乏力、舌淡、脉细无力等。

6. 分泌物

分泌物常见于内痔脱出、直肠脱垂、肛瘘等。多为湿热下注或热毒蕴结所致，常伴有局部肿痛、口干、纳呆、胸闷不舒、便溏或便干、溲赤、舌红、苔黄腻、脉弦数。内痔、直肠嵌顿坏死及实证肛瘘多见。分泌液清稀不臭，多为气虚脱肛、内痔脱垂或虚证肛瘘。

（三）辨部位

肛门直肠疾病常有其好发部位，了解这些情况常有助于诊断治疗。以膀胱截石位表示，内痔好发于肛门齿线以上3、7、11点处，赘皮外痔多发于6、12点处，环形结缔组织性外痔多见于经产妇，血栓性外痔好发于肛缘3、9点处，肛裂好发于6、12点处。肛瘘瘘管外口发生于3、9点前面的，其管道多为直行；发生于3、9点后面的，其管道往往弯曲，且其内口多在6点附近；凡瘘管外口距肛缘近的，其管道也短，凡瘘管外口距肛缘较远的，则其管道也长，环肛而生的马蹄形肛瘘，其内口常在6点处附近。

（四）辨病因病机

肛门直肠疾病的病因病机分析，是对具体的症状和体征加以归纳，找出其致病因素和发病机制，从而"审因论治"，为治疗提出具体的方法。肛门直肠疾病常见的发病因素有风、湿、热、燥、气虚、血虚等，各种因素的致病特点及引起疾病的机制辨别如下。

1. 风

风邪可引起下血。风性善行数变，且每多挟热，热伤肠络，血不循经而下注，故风邪引起的下血，其色泽较鲜红，下血暴急呈喷射状。

2. 湿

湿分内外。外湿多因居处雾露潮湿之处而发病；内湿多因饮食不节，损伤脾胃，湿从内生。湿性重着，常先伤于下，故肛门病中因湿而发病的较多。湿与热结，致肛门部气血纵横，筋脉交错而发内痔；湿热蕴阻肛门，经络阻隔，气血凝滞，热盛肉腐而成脓，易形成肛门直肠周围脓肿；湿热下注大肠，肠道气机不利，经络阻滞，瘀血凝聚，发为直肠息肉。

3. 热

肛门病中因热致病者多见。热积肠道，易耗伤津液，而致热结肠燥，则大便秘结不通，便秘日久，导致局部气血不畅，瘀滞不散，结而为痔；热盛则迫血妄行，下溢则成便血；热与湿结，蕴阻肛门而发肛周脓肿。

4. 燥

引起肛门直肠疾病者，多为内燥。常因饮食不节，恣食醇酒厚味，过食辛辣之物，以致燥热内结，燥邪易耗伤津液，无以下润大肠，则大便干结；或素有血虚，血虚津亏，肠道失于濡润，而致大便干燥，临厕努挣，常使肛门裂伤或擦伤痔核而致

便血等。

5. 气虚

气虚在肛门病中也是发病因素之一。以脾胃失运，中气不足为主。妇人生育过多，小儿久泄久痢，老年气血衰退，以及某些慢性疾病，都能导致中气不足，气虚下陷，无以摄纳，而引起直肠脱垂不收，内痔脱出不纳；气虚则无力祛邪，在肛门直肠周围发生脓肿时，初期症状不明显，溃后气血不足，则脓水稀薄。

6. 血虚

失血过多或脾胃失运，生血乏源，常可导致血虚。肛门疾病中，常因长期便血而导致血虚，血虚则气亦虚，气虚则无力摄血而致下血，更导致血虚，如此往复，形成恶性循环。血虚生燥，无以润滑肠道，则大便干燥，易于擦破痔核，气血相依，血虚气也不足，故肛瘘多久治不愈，术后则腐肉不易脱落，新肌生长缓慢。

总之，上述各种致病因素，有的可单独致病，有的可多种因素同时存在。在病程中，有的为实证，有的为虚证，有的则为虚中挟实。所以在审证求因时，要进行全面的分析。

五、辨证与辨病相结合

肛肠科诊疗疾病的特点是辨病与辨证相结合，先辨病，后辨证。每一个疾病都有各自的病名，如肛裂、肛瘘、内痔等。因此，在临诊时，应先辨病，以明确诊断。但在同一疾病发病的不同阶段，或由于患者的个体差异，其临床症状迥异，治法也不相同，故在辨病基础上尚需辨证。

辨病就是辨识具体的疾病，任何疾病都有一定的临床特点，其发生、发展及转归、预后也有一定的规律。辨病的目的在于掌握疾病发生发展的规律，与相关疾病进行鉴别诊断，内痔和锁肛痔均为痔，但前者是良性的，后者是恶性肿瘤，其转归

预后也截然不同，必须尽早分明。在肛肠疾病中，辨病尤为重要。

辨证是在中医辨证理论指导下，运用正确的思维方法和"四诊"来收集与疾病有关的临床资料，然后依据八纲辨证、藏象学说、经络学说等进行综合分析和归纳，进而对其病变的病因病位、病变机制、功能状态及演变趋势等做出综合性的评定，从而得出一个证的概念。肛肠疾病多有局部症状及体征，因此，辨证不仅要辨全身症状，还要辨局部症状。如结核性肛瘘发病缓慢，局部不红不热，化脓也迟，溃后脓液稀薄如痰，不易收口，以阳证阴证来辨属阴证。但结合全身症状来辨，病的后期，如日渐消瘦，精神委顿，面色无华，形体畏寒，心悸，失眠，自汗，舌淡红，苔薄白，脉细或虚大者，属气血两亏；如午后潮热，夜间盗汗，口燥咽干，食欲减退，或咳嗽痰血，舌红少苔，脉细数者，属阴虚火旺。

主要参考文献

[1] 杨红，钱家鸣. 2018 年炎症性肠病诊断与治疗的共识意见解读 [J]. 中华炎性肠病杂志，2018（3）：145-6-7.

[2] 陈帅. X 线与超声在新生儿坏死性小肠结肠炎预后评估中的应用比较 [D]. 济南：山东大学，2018.

[3] 和灿琳，崔珊，胡浩，等. 腹部 B 超在新生儿坏死性小肠结肠炎诊断中的价值分析 [J]. 中外医疗，2018，37（31）：193-5.

[4] 卢任华，何继海，陈栋，等. DS-I 型排粪造影用装置和测量尺的研制 [J]. 中华放射学杂志，1994（9）：630-1.

[5] 佟印妮，郑吉敏. 功能性便秘诊断技术的进展 [J]. 临床荟萃，2020，35（6）：573-6.

[6] 薛亮亮，郭东强. 直肠黏膜脱垂患者排粪造影的 X 线表现分级研究 [J]. 国际放射医学核医学杂志，2014，38（6）：381-3.

[7] 卢任华. 排粪造影在肛肠外科的应用 [J]. 中国实用外科杂志，2002，22（12）：708-709.

[8] 郭俊渊. 现代腹部影像诊断学 [M]. 北京：科学出版社，2001：384.

[9] 李雨农. 中华肛肠病学 [M]. 重庆：科学技术文献出版社重庆分社，1990：448-449.

[10] 陆德铭. 中医外科学 [M]. 上海：上海科学技术出版社，1997：11-15，21-23，172-173.

[11] 黄乃健. 中国肛肠病学 [M]. 济南：山东科学技术出版社，1998：327-345，876-907，1438-1442，1115-1118.

[12] 李润庭. 肛门直肠病学 [M]. 沈阳：辽宁科学技术出版社，1987：132-144.

[13] 史兆岐. 中国大肠肛门病学 [M]. 郑州：河南科学技术出版社，1985：541-549.

[14] 王坤山. 中西医临床皮肤病学 [M]. 北京：中国中医药出版社，1996：159-176.

[15]（德）G. 薛特勒. 薛氏内科学 [M]. 北京：人民卫生出版社，1985：885-886.

[16] 安阿玥. 肛肠病学 [M]. 北京：人民卫生出版社，1998：224-225.

[17] 陈佑邦. 中医病证诊断疗效标准 [M]. 南京：南京大学出版社，1994：13-61.

第三章　治则与用药规律

第一节　治疗法则

一、常规治疗

（一）辨证治疗

肛肠疾病的治疗方法，分为内治法和外治法两大类。内治之法基本与内科相同，从整体观念出发进行辨证施治。但其中透脓、托毒等法，以及结合疾病应用某些方药，则有显著区别。而外治法中的外用药物、手术疗法和其他疗法中的药线疗法，则为肛肠外科所独有。在临床轻浅小恙或某些肛周皮肤疾患，可以单用外治获效，但肛肠外科疾病必须内外治并重，在具体应用时应根据患者体质的不同和致病因素差异，确定疾病的性质，然后立出内治和外治的法则，运用不同的方药，才能获得满意的疗效。

1. 内治法

（1）消法　是运用各种的治疗方法和方药，使初起的肿疡得以消散，是一切肿疡初起的治法总则。经云"坚者削之"。在病邪初聚之时，邪盛正实，应用消散祛邪的药物以消除邪毒及各种致病因素，解除气血经络之壅滞进而使疾病的形证一并清除之。《外科大成·内消内托法》曰："消者，减也。初起红肿结聚之际，施行气、活血、解毒、消肿之剂……使气血各得其常，则可内消也。"《疡科纲要》曰："治病之要，未成者必求其消，治之于早，虽有大证，而可以消散于无形。"肛肠科常用的治法包括清热除湿、清肠疏风、泻火解毒、清热凉血、活血化瘀、养阴清热、攻里通

下、理气宽肠、解表散邪等法。

1）清热除湿：适用于湿热下注大肠肛门所致的便血，肛门肿痛、下痢、脱出等疾病。凡便血色暗、肛门坠胀、灼痛或大便黏滞不爽、里急后重或脱出肿痛、肛门糜烂渗液、潮湿、瘙痒等均可使用此法。

由于肛肠病多属湿、热为患，故清热除湿是肛肠科最为常用的内治法之一。具体应用时应根据病位、病性的不同灵活应用。如湿热蕴结于肛门所致的肛门肿胀、内痔嵌顿、肛周脓肿等以肛门疼痛、便秘、尿赤为主证者，治以清热除湿、活血解毒、止痛消肿。如湿热留滞大肠，气血壅滞所致的痢下脓血、腹痛、里急后重、肛门灼热等症，治以清热化湿、调和气血。如肝经湿热，循经下注，侵及肛门所致肛周湿痒、肛门肿痛，治以清利肝胆湿热。如肛肠病术后排尿困难，或肛管部位的水肿疼痛、小便不利等，治以利尿渗湿、清热解毒。

2）清肠疏风：清者，清其热，脏腑有热则清之。经曰："热者寒之。"此法适用于风火交迫大肠的肠风下血等证，因风邪热毒壅于大肠，损络迫血，血渗肠间，故以清肠疏风为法。

本法所治之症，以便血初起为宜。临床应用不必拘于由便前或便后，血色鲜红或晦暗，凡下血证属风邪热毒所致者，皆可应用。但应注意，若便血日久，血色淡红，便下无力，神疲乏力，倦怠而见气虚者；或反复便血，口燥咽干，便结而成阴虚者，均不宜应用此法。由于本法所用方药，性味寒凉苦泄，不宜久服，应中病即止。

3）泻火解毒：适用于病变局部红、

肿、热、痛为主症的阳、热、实证。如肛周脓肿、肛瘘急性发作、肛肠病术后排尿困难，或肛管继发感染均可应用。正如《素问·至真要大论篇》所说："治热以寒"。

应用本法不必拘于红、肿、热、痛四症，只要正气不虚，热势较重者均可应用。应用时注意，服此类药剂不宜过久，中病即止。用于重证危证时，应及时配合全身疗法和应用抗生素等。

4）清热凉血：适用于高热、局部焮红灼热，热入营血之动血症。如因痔核或直肠脱垂注射引起感染，并发肠壁坏死而继发大出血，甚或有明显全身脓毒血症，或并发胃肠道黏膜应激性出血，症见高热口渴、舌红绛、苔黄厚、脉洪数或细数等。此刻，应重用苦寒泻火清热解毒之品，以遏制毒邪横逆，使热势得挫，邪得以除。

5）养阴清热：适用于某些肛肠病如复杂性肛瘘滋水淋漓、肠结核、结核性脓肿、结直肠癌术后阴液耗伤等。症见午后潮热、盗汗、颧红、舌红少津、脉细数等，治应养阴清热。

6）活血化瘀："气血中和，百病不生，一有怫郁，百病生焉。"肛肠病多因气血不畅，经络阻滞，湿热下注，血脉不通所致。依据《黄帝内经》提出的："坚者削之""客者除之""留者攻之"的治疗原则，采用活血化瘀法治疗某些肛肠病，常可收到良好的效果。活血化瘀法临床应用范围很广，可据病灶病性的不同，分清主次缓急。同时，不应拘泥于血瘀见症突出的病变，无论其证属热属寒，属虚属实，病在腑内或在皮肉，都应注意肛肠局部经络易阻、气血易滞的特点。在针对主症选方的同时，或在其他治法配以活血化瘀之味，以使标本兼治，瘀血诸症得以消除。炎性外痔、内痔脱垂、嵌顿等，可治以活血散瘀、消肿止痛。如热毒壅聚，气滞血瘀，热盛肉腐化脓或痛者，应以清热解毒为主，辅以

活血止痛。如湿与热互结于肛肠，经络阻隔而致肿痛者，治以清热除湿，活血止痛。如寒邪内中肛肠，经络凝滞不通所致诸证，治以散寒、温经、活血化瘀。如血瘀大肠而腹痛，便血紫黑，甚者腹中结块者，治以活血破瘀，止痛散结。腹部外伤，大肠受损者，亦可用活血化瘀之法。

7）行气法：用理气的药物使气机流畅，气血调和，从而达到消肿散结止痛的目的。

①疏肝解郁：用于大便滞涩，欲便不解，嗳气频作，胸胁痞满，甚则腹胀痛。纳食减少，舌苔薄腻，脉弦。

②理气宽肠：适用于消化不良引起的肠胀气，气机不畅之肠鸣腹痛，痛无定处，手术后腹胀、肠粘连、肠麻痹等。

8）软坚散结：以软坚散结的药物涤痰去积，通滞散凝，而达化痰消肿之目的。即"坚者软之""结者散之"。适用于结块坚硬，难溃难消，如肛周脓肿应用抗感染药物后，炎症已得到控制，但局部仍肿硬不消，可用之。亦用于肠道多发性息肉及某些恶性肿瘤等。选方如消瘰丸、犀黄丸、醒消丸等。

9）散寒通滞：适于体虚、寒痰凝结之证，如肛周脓肿患处漫肿，隐痛，不红不热，口不渴，形寒肢冷，舌苔白，脉迟等。宜温阳通脉、散寒通滞，方用阳和汤。常用药物有熟地黄、白芥子、炮姜、麻黄、甘草、肉桂、鹿角胶等。

10）通下法：下者，攻也，攻其热邪。此法是用泻下之药通降腑气、荡涤肠胃、除积导滞，使病邪外出。常用的攻下法有攻下、润下、温下和攻补兼施等。

①攻下法：适用于无表证之肠腑热结的里实证，即"实则泻之""其下者引而竭之"。若肛肠痈疡红肿热痛俱甚，燥热烦渴，便秘，溺赤，下腹胀痛，舌红苔黄甚或焦黑，脉沉实有力或数。治宜清热通里

攻下，选方如大承气汤、小承气汤、调胃承气汤、凉膈散、通便散等。常用药物如大黄、芒硝、厚朴、枳实等。

凡大便燥结而证属实热者，均可应用本法，但临床应根据兼症不同而灵活变通。如痞满燥实俱在者，常选用大承气汤；便闭，燥屎结而不坚者，选用小承气汤；燥实内阻而痞满较轻者，选用调胃承气汤；若便秘而身热较甚，胸膈烦热者，可用凉膈散；若肛肠病术后肛门疼痛、大便秘结者，可用通便散。应用本法应慎重选择适应证，不可乱投。对年老体衰、妇女妊娠或月经期者更应慎用。由于该法所用方药大多苦寒，易损耗正气，故应中病即止，不可过剂。尤其在疮疡化脓阶段，过下之则难腐难透，使病情加重。若属热毒较甚者，应适当配伍清热解毒之品。

②润下法：适用于津液不足，脾约肠燥，脘腹胀满，大便秘结，舌红苔黄少津者，选方如麻子仁丸、五仁汤、增液汤、润肠汤等。常用药物有火麻仁、郁李仁、生地、玄参、寸冬等。

③温下法：适用于冷积内停形成的里寒实证。症见大便不通、腹部胀痛、手足不温、舌淡苔白、脉沉。方用三物备急丸或大黄附子汤。常用药物有大黄、巴豆、附子等。

④攻补兼施法：适用于正虚邪实的大便秘结者。

a.益气通便法：用于气虚便秘证。每见大便困难，临厕努挣乏力，挣则汗出短气，面色㿠白，神疲肢倦，大便不硬，舌淡、苔白、脉虚。方用黄芪汤等。常用药物如黄芪、党参、火麻仁、蜂蜜等。

b.养血通便法：适用于血虚便秘证。多见大便秘结、面色无华、头晕目眩、心悸、舌淡苔白、脉细弱等症，方用四物汤加味。常用药物如生地、当归、白芍、火麻仁等。

c.滋阴通便法：适用于阴虚便秘证。凡大便燥结不行，下之不通，腹部胀满，面红口干，舌红少津者，宜增液承气汤治之。常用药物如玄参、麦冬、生地、熟大黄、芒硝等。

d.温阳通便法：适用于阳虚便秘证。凡大便艰涩，排出困难，小便清长，面色㿠白，四肢不温，喜热怕冷，腹中冷痛，或腰膝酸软，舌淡苔白，脉沉迟者，方取济川煎等。常用药物如肉苁蓉、牛膝、当归、肉桂、益智仁等。

11）解表法：是用解表发汗的药物，使邪从汗解，亦即汗法。经云："汗之则疮已。""邪在皮毛者，汗而发之。"凡肛管炎性疾病、肛周脓肿等，发病初期，表证明显，全身有恶寒发热现象，局部肿痛者，可用疏表发散之药，其意在解表散邪，促使炎症消退。表证又有风热风寒之别，风热者，治以疏风清热，以银翘散为主，可选用金银花、连翘、荆芥、牛蒡子、薄荷等药物。风寒者，治以解表散寒，方用荆防败毒散，可选用荆芥、防风、桂枝、细辛等。

肛肠科应用本法所治之表证，多为并发，使用时应审明表里主次。根据病情，或先表后里，或表里兼顾。术后发热不甚，口干、尿赤、舌红、苔薄、脉浮数，为手术后反应所致，也可用银翘散疏风散热以治之。据临床观察，疗效显著。但应注意，此时不可过汗，如疮疡溃后体虚者，亦应注意此点，以免误伤正气，影响创口愈合。

（2）托法 《外科启玄》云："托者，起也，上也。"托法是用透托和补托的药物使毒邪移深就浅，向外透达，或使扩散的证候趋于局限化，达到脓出毒泄的目的。托法有透托法和补托法之分。透托法适用于脓肿已成，毒盛而正气不虚，尚未溃破或溃而脓出不畅之实证，代表方如透脓散。常用药：当归、皂刺、穿山甲（用其他药代替）等。补托法适用于脓疡毒势虽盛，但正气已虚，不能托毒外出，以致疮形平塌，根盘散漫，难溃难腐，或溃后脓水稀少，低热缠绵，精神不振，代表方如托里消毒散。常用药：黄芪、党参、茯苓、川芎、皂刺、当归等。

应用托法应先辨虚实，正实不可施以补，正虚不可一味透，以免犯"虚虚实实"之戒。透托之法不可用之过早，否则易使毒邪扩散，变生他证。

（3）补法　补者，补其虚，经云："虚者补之，损者益之。""形不足者，温之以气；精不足者，补之以味。"《外科启玄》说："言补者，治虚之法也。"补法就是用补益的药物，恢复其正气，助养其新生，临床多用于气血虚损或痔瘘手术后调理。《外科正宗》云："凡疮溃脓之后，五脏亏损，气血大虚，外形虽似有余，而五内真实不足，法当纯补，乃至多生。"肛肠科常用的补法有：补中益气、养血益阴、温补脾肾等。

应用补法应密切注意邪正情况，若正盛邪实忌用此法；若邪实兼见正虚，应以祛邪为主，佐以补益，切忌大补，以免留邪。只有正虚邪退，以虚为主时方可专补。

①补中益气：适用于脾气虚弱，中气下陷所致的直肠脱垂、久泄、便血、失禁等肛肠疾患。方用补中益气汤、补气升阳汤、提肛散等加减。常用药物如人参、黄芪、白术、升麻、柴胡等。补中益气汤应用甚为灵活。如用于脾虚不运而致便秘者，本方倍升麻、柴胡、当归，煎成后调入蜜和麻油，意在清气一升，浊气自降。如下痢、里急而便频，甚至污染内裤者，本方去当归加木香、槟榔。用于久泻，清阳下陷，大肠不收而失禁、脱肛者，本方加诃子、五倍子、石榴皮、肉豆蔻、五味子、乌梅肉。

②养血益阴：适用于因长期便血或溃脓或泻痢致阴血亏虚之证。常选用四物汤、固阴煎、六味地黄丸、益胃汤等方。常用药物如当归、熟地、白芍、五味子、山萸肉等。

本法所用方药均有滋腻碍脾之弊，故用时应注意患者的脾胃功能。如脾胃运化较差者，可适当加入醒脾理气之药物。

③温补脾肾：适用于脾肾阳虚所致的便血、泻痢便秘、痈疡等疾患。如属脾阳不足，脾气失其统摄之权，而致便血者，可选用黄土汤以温阳健脾，养血止血。如属脾肾阳虚所致的泻痢可选用四神丸、真人养脏汤、右归丸等以温补脾肾、涩肠止泻。常用药物如附子、吴茱萸、肉桂、淫羊藿等。如属脾肾阳虚所致的便秘，可选用苁蓉润肠丸以补益脾肾，温通寒凝。

2.外治法

外治法是运用药物和手术操作等，直接作用于患者体表某部或病变部位，以达到治疗的目的的治疗方法。《医学源流》说："外科之法最重外治。"它不但可以配合内治法以提高疗效，而且某些疮疡可直接通过外治法而治愈。肛肠科常用的外治法有熏洗、敷药、灌肠、枯痔、注射、结扎、挂线、手术等。现根据临床实用，将其介绍如下。

（1）熏洗法　以药物加水煮沸或用散剂冲泡，先熏后洗，具有清热解毒、消肿止痛、收敛止血、祛风除湿、杀虫止痒等作用。适用于内痔脱垂、嵌顿、术后水肿、外痔肿痛、脱肛、肛周湿疹等。常用五倍子汤、苦参汤加减。

（2）敷药法　即以药物敷于患处。每日大便后先坐浴，再外敷药物，每日1～2次。方用九华膏、五倍子散、黄连膏、马应龙痔疮膏、消痔膏等，具有消炎、止痛、生肌、收敛、止血等作用。此外，尚有清热消肿的金黄膏，提脓化腐的九一丹，生肌收口的生肌散和白玉膏等。

（3）塞药法　将药物制成栓剂，纳入

肛内，可以溶化、吸收，直接作用于病变部位。一般用于内痔、肛裂、肛瘘、肛周脓肿、肛隐窝炎及其术后，直肠炎也可用栓剂治疗。常用的栓剂有马应龙痔疮栓、肛泰栓、九华栓等。

（4）灌肠法　灌肠法是指将药液借助灌肠器械经肛门灌入大肠，以达到治疗目的治疗方法。根据药液在肠腔中存留时间，可分为清洁灌肠和保留灌肠两种。清洁灌肠，灌注溶液量较多，常用于肛肠手术前或内镜检查前的肠道准备。

保留灌肠，灌注药液量较少，主要用于治疗大肠肛门炎性疾患，如慢性溃疡性结肠炎、直肠炎、肛窦炎及大肠肿瘤、便秘、肠道寄生虫等病。

临床常用的灌肠液有生理盐水、液体石蜡、中药煎剂等。

（5）枯痔法　传统治痔的主要疗法，因剂型和用药方式不同，又分枯痔散疗法、枯痔钉疗法、枯痔液疗法。所用枯痔药物有含砒（砷）和不含砒之别，如含砒枯痔散、枯痔钉和无砒枯痔散、枯痔钉等。含砒枯痔散以砒矾为主药，经过特制加工方可应用。枯痔液疗法为注射疗法之一种，在注射疗法中介绍。

①枯痔散疗法：枯痔散为掺药之一种，很早即用于治疗痔疮，具有独特之功效。应用时，取枯痔散适量以水或油调匀后涂于内痔表面，使痔核逐渐坏死脱落而痊愈。涂药前，先用护痔膏涂于内痔周围或用凡士林等纱条围于内痔周围，以防腐蚀正常组织。根据枯痔散效用大小，涂药次数不尽相同。可每日1次或几次，至痔核干枯变黑即可停药，待其自脱，后用生肌散收口。此法因疗程长，痛苦较大，目前已较少单独应用。

②枯痔钉疗法：亦称插药疗法，是将以药物制成的两端尖锐、质地较硬的药条，插入痔核或瘘管中，通过使病变组织坏死脱落达到治疗目的。如将其插入内痔后可使痔组织发生坏死或炎性反应，使痔核缩小或消失。如用于治疗肛瘘，又称脱管疗法，可用具有腐蚀性的药条插入瘘管，使管壁坏死剥落，再用生肌药收口，具体操作方法将在以后各病中介绍。

（6）注射法　该法将药液注入痔内使痔核萎缩或枯死，适用于内痔等。因注射药物不同，大体可分为硬化剂和枯脱剂。根据药物的作用，注射疗法可分两种。

①硬化萎缩法：主要用于治疗内痔、混合痔的内痔部分和直肠脱垂等。此法所用药液浓度较同类枯脱液为低，可称弱性溶液。如注射内痔，痔体小时一般注射1次，亦可重复注射，常用药液如消痔灵注射液、1%~4%明矾注射液、5%鱼肝油酸钠、5%左右的苯酚甘油或苯酚植物油等。

②坏死枯脱法：即注药后痔核发生坏死脱落，此即枯痔液疗法。此法所用较同类硬化剂浓度为高，可称强性溶液。每个痔核仅注药1次。常用药物有痔全息注射液、新六号注射液、内痔枯脱油、10%氯化钙等。具体注射方法详见各论。

（7）结扎法　结扎法是传统治痔的主要疗法，迄今已有近千年历史。如《太平圣惠方》即有"用蜘蛛丝缠系痔鼠乳头，不觉自落"的记载。至明代已普遍采用。最早的结扎法较简单，前人称此法为"系"，仅适于痔底较细的痔体，如谓："治外痔有头者，以线系之"。

所用结扎物品古代有蜘蛛丝、马尾、蚕丝、药线等，现一般应用医用丝线或药线，亦可用胶圈套扎。结扎方法较多，可分单纯结扎、贯穿结扎、套扎和外剥内扎等，结扎也可配合注射切割等措施。单纯结扎和贯穿结扎适于内痔、息肉、肛乳头纤维瘤、赘疣等治疗；套扎适于内痔和混合痔的内痔部分及息肉的治疗；外剥内扎适用于混合痔。此法疗效确切，一般无后遗症。具体操作详见本书有关章节。

（8）挂线法　该法是中医治疗肛瘘的传统疗法之一，早在明代已广泛采用，至今仍受重视并有所发展。所用物品古代多用药线，现主要应用具有弹性的橡皮筋条。挂线后通过橡皮筋自身之张力，缓慢勒开肛瘘管道，使其逐渐愈合，故又称为慢性切开法。主要用于治疗肛瘘，特别是高位肛瘘，肛周脓肿一次性治疗、肛管直肠狭窄、肛裂等亦可应用。此法操作较简单，疗效确实，痛苦较小，对组织损伤轻，无明显后遗症等。我国以挂线配合切割治疗高位复杂性肛瘘取得了突出成就。具体操作见本书有关章节。

（9）手术法　中医以手术治痔始于秦汉时期，如《五十二病方》即有此记载，至明清时期，手术治疗痔瘘和肛门畸形等已广泛应用并研制了专科器械等。肛肠疾病较重者多需手术治疗，因此本疗法是治疗肛肠病的重要手段。现在的手术疗法是现代医学治疗肛肠病的重要方法，而我国肛肠专科医师也都积累了丰富的治疗经验，手术方法和种类繁多，本书将在以后各章节作详细介绍。

（二）病证结合治疗

病证结合治疗，即是辨病与辨证相结合进行临床治疗。从目前临床实际来看，辨病与辨证相结合治疗主要有三种形式，一是在辨病的前提下分型辨证，也就是在明确西医诊断以后，再将病辨证分为若干证型，然后分型论治；二是以辨证为主要依据，辨病作参考；三是客观整体的辨证与辨病用药相结合，也就是从整体上调整人体阴阳的失调，同时在局部选用针对病的有效药物，并把二者结合起来。这是中医辨证论治与专方专药相结合的发展。

二、新动态与新疗法

随着肛肠专科的发展，肛肠医师专业队伍的不断壮大，肛肠科的新方法及新技术不断涌现，其中新动态及新疗法部分请参看临床篇各病种。

第二节　用药规律

一、辨病用药

辨病用药即是针对某一种疾病的临床特殊用药，也就是对某一疾病治疗效果较好的药物。中医治疗肛肠病有丰富的临床经验，不同历史时期的人们对肛肠病的认识有所不同，而用药特点也不尽相同。《神农本草经》对药物治疗肛肠疾病的发展做出了很大贡献。在该书所收集整理的汉以前有效药物365种中，主治范围涉及肛肠疾患的就有50种之多，其中可治"痔"的有黄芪、槐实、文蛤、猬皮、露蜂房等21种；可治"瘘"的有牡蛎、地胆等14种；"痔""瘘"同治的有黄芪、雄黄等42种；治"肠澼""泄利"的有禹余粮、黄连、龙骨等15种；治"下血"的有五色石脂、猬皮等6种；治"息肉"的有鳖甲、石灰、马陆3种；治脱肛的有蛞蝓1种。《备急千金方》进一步明确了五痔的首选主药，如鳖甲、猬皮、蜂房、蛇蜕等，是药物治疗肛肠病的又一进展。肛门栓剂和药物灌肠在《伤寒论》中即有记载，提出对津伤便秘者"不可攻之"，"宜蜜煎导而通之，若土瓜根及大猪胆汁，皆可为导。"此后葛洪在《肘后备急方》中详述了灌肠方法。曰："治大便不通，土瓜采根捣之，筒吹入肛中，取通"。中华人民共和国成立以后，肛肠病的治疗用药更加丰富多彩，例如痔的辨病用药。岳美中说："中医治疗，必须辨证论治与专方专药相结合，对于有确实疗效的专方专药必须引起高度重视。"治疗痔疮的专方专药较多，有的效果甚佳。痔灵丸（刺猬皮、生地、赤芍、白芷、黑槐花、黑地榆、当归、防风、丹参、五倍子、大黄）具有清热解毒、活血化瘀，软坚消肿，凉血止血之功，治疗初、中期内痔。消痔丸（大黄、槐角、猪大肠、黄芩、黄连、三七、丹皮、当归、党参、升麻、黄柏、麻仁）能消肿生肌，清热润便，止血止痛，以脏补脏。治疗痔疮肿痛，便秘，出血，脱肛不收以及肠风下血，积滞不化，痔瘘术后等。每丸9g，每服1丸，每日3次，小儿酌减，孕妇慎服。五炭止血汤（当归炭、地榆炭、荆芥炭、陈棕炭、血余炭、延胡索、虎杖、大黄）能凉血止血，收敛止痛，行气导滞，泻火通便。治疗湿热下注和气血两虚型内痔便血。消肿活血定痛汤（泽泻、赤小豆、木通、白芷、乳香、没药、牛膝、丹皮、实热重者加大黄）治疗炎性外痔，红肿热痛，大便燥结，疗效满意。另外，尚有许多方药，均有一定的疗效。至于栓剂、膏剂、散剂等外用药，此处不再赘述。

举例：常见肛肠疾病的辨病用药介绍如下。

1. 痔

彭显光等运用"消痔Ⅱ号"治疗Ⅰ、Ⅱ期内痔及Ⅲ期血管肿型内痔。经治疗及观察342例，近期治愈218人，占63.74%；显效81人，占23.68%；好转33人，占9.65%；无效10人，占2.93%；有效率不低于86.8%（$P < 0.05$）。共计随访104例，其中半年到1年追访25例，1~2年随访51例，2~3年随访28例。其中远期痊愈79例，占76%；复发25例，占24%。

2. 肛裂

应用痔全息注射液治疗肛裂，可使局部组织迅速发生干性坏死，并有麻醉止痛作用。将其注于肛裂基底及裂痔，使病变组织脱落，形成新鲜创面而愈合。

3. 肛隐窝炎

应用芒硝30~50g加开水1000ml，温热时坐浴。同时做提肛动作，对隐窝炎有较好治疗作用。

二、辨证用药

辨证用药即在辨证分型的基础上进行临床用药，是临床上进行整体辨证论治最常用的方法。

田景明把痔归纳为清、润、消、收、补五种方法。

清法：症见痔疮出血，色鲜红，喷射或全部下血，肛内灼热疼痛，心烦，脉数，舌质红者，用槐花散，凉血疏风止血。症见痔疮出血，血色暗红而黏，痔核肿胀，有黏液渗出，肛内疼痛，舌红、苔黄腻，脉滑数或濡数者，用彭显光研制的消痔2号（山豆根、马勃、朱砂莲、牡蛎），每次6片，每日服3次，15日为1个疗程。能清热解毒，活血化瘀，软坚散结，消肿止痛。症见实热便秘，痔疮肿胀，肛内疼痛，腹胀，口干，舌苔黄干，脉沉实有力或滑数有力者，用无极丸，清热通下止痛。

润法：症见便秘，便血鲜红，五心烦热，舌红少苔，脉象细数者，偏肾阴不足，用三地汤，养阴滋肾，润燥止血；偏血虚燥热者用四物汤以养血和血，滋阴润燥；偏大肠津枯者投五仁丸，润燥通下。

消法：症见痔核肿胀疼痛，舌有瘀斑的血栓性外痔及混合痔，用化瘀疗痔汤（地榆、槐角、苦参、制乳香、制没药、延胡索、桃仁、红花、丹皮、赤芍、鸡血藤、刺猬皮），活血化瘀，消肿止痛，清热燥湿，凉血止血。

收法：症见痔疮出血，反复发作，排便脱出不能自行还纳者，用玉关丸（枯矾3g，五味子、五倍子、诃子各15g，共为细末，制水丸），每服1g，每日3次，饭后服。

能收敛固脱，止血消痔。

补法：症见便后脱出可还纳，伴以出血，面色少华，舌质淡，脉缓无力的Ⅲ期内痔，用补中消痔汤〔黄芪20g，升麻10g，青箕（辣椒梗）60g，怀山药15g〕水煎服，以益气升提，养血止血。根据"气反者，本在此而标在彼也……病在下，取之上……下滞者宜其上也"的理论，采用下病上治法治疗痔疮。

根据肺的病变导致痔疮这一病机，证属肺经之热，下迫大肠者，用麻杏石甘汤清泄肺热，化瘀止痛而获效；证属表里同病，上下均实者，用黄连上清丸、防风通圣丸、牛黄解毒片等宣上清下，表里双解而获效。

根据脾的病变导致痔疾这一病机，证属脾不统血者，用归脾汤益气摄血，养血止血；证属年老体弱痔核Ⅲ度脱出者，用补中益气汤加减，健脾补中升阳益气。郭业昭根据"痔者乃素积湿热""热者寒之""痔以凉血为主"的理论用清法治疗痔疮。症见内痔肿胀脱垂，外痔水肿疼痛，用秦艽苍术汤或止痛如神汤以清热祛风利湿；症见痔疮便血鲜红及血栓外痔，用凉血地黄汤或槐角丸以清热凉血止血；症见内痔便秘实证用大承气汤或凉血地黄汤合脾约麻仁丸，以清热润燥通腑；症见热毒蕴结，气血凝滞所致之嵌顿性内痔、血栓性外痔炎肿，用仙方活命饮合止痛如神汤以清热活血消肿，多收良效。在痔疮应用中药的研究进展中，根据津停血瘀，经脉失和的病机，从津血调治，临床上用四物汤合增液汤治疗嵌顿性内痔，寓活血于养血之中，寄通幽于增液之中，津血同资，水肿消退嵌顿解，血栓化解疼痛定。根据气行血亦行，气滞血则凝的理论，从活血化瘀入手，临症求因治疗痔疮取得了一定疗效。症见气血功能逆乱，血液瘀滞不畅，以疼痛为主症的血栓性外痔，静脉曲张性

外痔，也可用桃红四物汤行血活血；根据气血互根，气行血行，气虚血滞的理论，对于久泻不止的长期内痔出血，顽固性脱肛，用补中益气汤加减以益气活血；根据血液在环流中盈则畅，亏则迟，对于年高体弱血亏，经脉失养，久成内瘀，症见消瘦，便血者，从补肾养肝入手，用六味地黄丸、回扬汤治之；根据脏腑气血功能失调，血流不畅，水液停留而成水肿，即"血不利则为水"的理论，用四苓汤加味治疗静脉曲张性外痔、炎性外痔引起的水肿，以渗利活血。对于内痔出血，证属肝经风热下注，大肠湿热内蕴，用荆枳汤加味，疏风凉血，清泄湿热而愈。脾虚中气下陷，用凉血地黄汤合补中益气汤加减，以疏肝凉血化湿，健脾补中升阳而愈。证属肝火内郁，侮金劫液，用化肝煎合养阴清肺汤加减，以疏肝解郁，清火润肺而愈。

史兆歧在痔的辨证施治中，把痔分为气滞血瘀、湿热蕴结、风燥中肠、气虚血瘀等四型，采用理气活血，行瘀消痔法；清热除湿，祛风润燥法；养血益气，化瘀固脱法。曹吉勋将痔分为五型：大肠实热型、湿热下注型、气滞血瘀型、气虚下陷型、阴虚肠燥型。张东岳把痔分为实热、虚寒、湿热、气血亏虚等四型，进行辨证论治。

从上述资料看，痔的内治法都是根据中医理论"魄门亦为五脏使""心火内炽""肺经遗热""中气下陷""肾经阴虚""肝经血热"及湿热风燥四气郁滞，气血下坠肛肠等不同病机分别进行论治的。其各有所长，均有良效。

此将肛肠病最常用的辨证用药总结如下，因辨证部分已在辨证治疗中列出，此处仅列出治法及药物。

1.清肠疏风

用于风火交迫证。

常选用槐角丸、槐花散等方剂。常用

药物有：槐花、槐角、地榆、黄芩、侧柏叶、荆芥穗、防风等。

2. 清热利湿

用于湿热下注肛门证。

常选用方剂如秦艽苍术汤、白头翁汤、芍药汤、龙胆泻肝汤等。常用药物有：黄连、黄芩、大黄、龙胆草、秦艽、地榆、白芍、木香、槟榔、黄柏、白头翁、苍术等。

3. 泻火解毒

用于火热证。

常用黄连解毒汤、五味消毒饮等方剂。常用药物如黄连、黄柏、栀子、野菊花、蒲公英、地丁、金银花、黄芩、大黄、黄柏等。

4. 清热凉血

用于热入营血之动血证。

常用犀角地黄汤等方剂。常用药物如水牛角、芍药、丹皮、赤芍、生地等。

5. 养阴清热

用于阴液耗伤证。

常用青蒿鳖甲汤及知柏地黄丸等方剂。常用药物如青蒿、胡黄连、银柴胡、鳖甲、知母、生地、黄柏、山萸肉、丹皮、泽泻、山药等。

6. 活血化瘀

用于肛肠瘀血证。

常用活血散瘀汤、仙方活命饮、止痛如神汤、少腹逐瘀汤、桃仁承气汤、复元活血汤等方剂。常用药物如：桃仁、红花、当归、川芎、丹参、赤芍、皂刺、延胡索、五灵脂、乳香、没药、土鳖虫、苏木、泽兰等。

7. 疏肝解郁

用于肝郁证。

常用逍遥散、六磨汤等方剂，常用药物如柴胡、郁金、枳壳、木香、香橼皮、陈皮、白芍、乌药、延胡索等。

8. 理气宽肠

用于肠道气机壅滞证。

常用木香顺气丸、厚朴温中汤、枳实导滞丸、行气止痛汤。常用药物有枳实、厚朴、枳壳、木香、香附、延胡索、乌药、陈皮等。

9. 软坚散结

用于痰凝肛肠证。

常用醒消丸、消瘰丸、犀黄丸等方剂。常用药物有水牛角、川贝、竹茹、胆南星、全瓜蒌、天竺黄、海藻、昆布等。

10. 散寒通滞

用于寒痰凝结肛肠证。

常用阳和汤等方剂。常用药物如熟地、肉桂、白芥子、麻黄、炮姜、鹿角胶、甘草等。

11. 通下法

用于腑气不通证。

（1）攻下法　用于肠腑热结证。常用大承气汤、调胃承气汤、凉膈散等。常用药物如大黄、芒硝、厚朴、栀子、连翘等。

（2）润下法　用于脾约证。

三、中西药合用

中西药合用源自《医学衷中参西录》，后经临床医师不断总结，日臻完善。所以，现代临床肛肠医师在临床实践中，大多使用中西药物合用。在中医辨证施治的指导下进行药物联合治疗，取西药之长，补中药之短，以便更好地提高临床疗效。现举例说明如下。

例如溃疡性结肠炎的治疗，各医疗单位的临床医师均采用中医辨证分型进行治疗，方法上使用口服药物和药物保留灌肠相结合。同时配合西药柳氮磺吡啶或5-氨基水杨酸口服治疗会取得更好疗效，详细治疗方案见溃疡性结肠炎的治疗。

四、特殊用药方法

1. 灌肠

将液体药从肛门内注入大肠，通过直

肠吸收治疗疾病或刺激排便的方法。常用的灌肠方法有保留灌肠法和非保留灌肠法。

（1）保留灌肠　主要是使用液体药物灌入大肠的病变部位，使药物直接接触病灶部位，吸收后起治疗作用。例如溃疡性直肠炎，可以采用结肠康复液 50~100ml，加入云南白药 2g，锡类散 2 支，庆大霉素 8 万单位，混匀后温热时保留灌肠。每日 1 次，睡前灌入，治疗溃疡性直肠炎效果很好。

（2）非保留灌肠法　主要是通过灌入软皂水或生理盐水，使残存大肠内的粪便尽快排出，用于便秘时大便排出困难，术前准备等。例如在直肠癌根治术前的肠道清洁灌肠准备，便秘患者的排便灌肠等。

2. 熏洗法

将药物煎汤，趁热在皮肤或者患处进行熏蒸淋洗和浸浴。熏洗法具有疏通腠理、流畅气血、清热解毒、软坚散结、消肿止痛、祛风除湿、杀虫止痒等作用，是肛门直肠疾病很常用的治疗方法，治疗效果很好。例如：肛裂可采用大黄、苦参、赤芍、地丁、冰片、蒲公英等清热解毒药煎汤熏洗浴，对止痛、消肿具有较好的作用。对肛门病术后患者采用参黄袋泡剂开水浸泡熏洗坐浴，具有较好的消肿止痛、收敛止血、促进创面愈合的作用。

3. 塞肛法

将栓剂药物塞入肛内的一种治疗方法。是肛门直肠疾病独特的治疗措施，栓剂药物作用于肛门直肠局部，病灶部位直接用药，有较好的临床治疗效果。如内痔、肛裂、隐窝炎使用化痔栓塞肛治疗，具有较好的止痛、止血、消肿作用。

主要参考文献

［1］黄卫平. 肛肠病专家彭显光教授学术经验与临证特色［J］. 中国农村医学，1997（3）：8-11.

［2］刘常君，丁兆阳. 痔全息注射液治疗肛肠疾病的临床观察［J］. 河北医学，1996（5）：444-5.

［3］田景明. 中草药内服治痔五法［J］. 贵阳中医学院学报，2000（3）：39-40.

［4］杨月波，王倚萍，宋锡均. 活血化瘀法治疗血栓外痔 101 例疗效观察［J］. 贵阳中医学院学报，1981（2）：40-1.

［5］孙洪涛. 混合痔的中药治疗［J］. 临床医药文献电子杂志，2014，1（9）：1557-8.

［6］胡阶林，王德贤. 直肠肛门疾病中西医结合治疗进展［J］. 人民军医，1994（7）：21-3.

［7］吕小凤，叶红传，胡苑坷，等. 曹吉勋教授基于"肺与大肠相表里"理论诊治便秘经验［J］. 亚太传统医药，2017，13（22）：102-3.

［8］颜帅，刘佃温，曾莉，等. 张东岳从脏论治便秘经验［J］. 中国中医基础医学杂志，2013，19（10）：1146，67.

［9］武汉医学院. 外科学［M］. 北京：人民卫生出版社，1980：500.

［10］黄乃健. 中国肛肠病学［M］. 济南：山东科学技术出版社，1998：844，646.

［11］王坤山. 中西医临床皮肤病学［M］. 北京：中国中医药出版社，1996：190-195.

［12］李雨农. 中华肛肠病学［M］. 重庆：科学文献出版社重庆分社，1990：633.

［13］陆德铭. 中医外科学［M］. 上海：上海科学技术出版社，1997：176.

［14］李润山. 辨证施治和专方专药对痔疮的治疗［J］. 中国肛肠病杂志，1990（3）：37-38.

第四章　提高中医药临床疗效的思路与方法

中医药学是中华民族在几千年的劳动实践中总结和探索出的一种治疗疾病的学科。它虽然与西方医学相比有很多不相同的地方，但随着不断深入的研究，越来越得到世人的瞩目，已经在世界医药学领域中占有自己的一席之地，越来越得到人们的认可与重视。怎样才能更好地挖掘和发挥中医药学的作用，是我们不可推卸的责任。

一、古代临床经验和现代临床研究成果

中医、中药是构成中医学的两大支柱。人才是中医学的宝库。由于封建社会的闭关自守，祖传世家几代、几十代而不相互交流，致使有些好的医术、方法失散民间或失传，给中医学带来不可估量的损失。充分挖掘当代名医，整理流散于民间的奇特的诊疗方法是十分迫切的，让这些失散的中医学瑰宝，重新发挥光和热，造福于民。

（一）发扬古代老中医的经验

中医学源远流长，名老中医数不胜数。如东汉时期张仲景的《伤寒论》中提出了对津亏便秘证使用蜜煎导法：即将食蜜炼后捻作挺，令头锐，大如指，长二寸许，冷后变硬，纳谷道（肛门）中。这是治疗便秘的良好的肛门栓剂。他又用土瓜根及大猪胆汁灌谷道中通便，从而又发明了灌肠术。由晋代葛洪写的《肘后备急方》中"治大便不通，土瓜根捣汁，筒吹入肛门中，取通"的记载来看，当时已有了灌肠器——筒。《伤寒杂病论》中还对下利、便脓血、便秘、便血、肠痈、蛔厥、痔等大肠肛门病，确立了辨证施治方法和立方用药的原则。

晋代皇甫谧《针灸甲乙经》记述了针灸治疗脱肛、痔、下利等肛肠疾病的方法。如："痔痛，攒竹主之；痔，会阴主之……脱肛，下次（刺）气街主之。"皇甫谧可算是针灸治疗痔病的先驱。同时，还记载了"凡痔与阴道相通者，死"。这是对肛肠病合并阴道、尿道瘘的最早论述。

隋代巢元方在《诸病源候论》中详列痢候40种，对肠道病进行了较全面的记述。对一些病的认识也较前深入。如脱肛候曰："脱肛者，肛门脱出也。多因久痢后大肠虚冷所为。"谷道痒候有："谷道痒者，由胃弱肠虚则蛲虫下侵谷道，重者食于肛门，轻者但痒也，蛲虫状极细微，形如今之蜗虫状也。"这些描述都很具体确切。在痔病诸候中，又提出了牡痔、牝痔、脉痔、肠痔、血痔等五痔的分类方法及其特有的症状。并指出"痔久不瘥，变为瘘也。""脓瘘候，是诸疮久不瘥成瘘。"实为现在肛瘘的最早病因记载。在防治上又最早倡导了导引法："一足踏地，一足屈膝，两手抱犊鼻下，急挽向身极势，左右换易四七，去痔、五劳、三里气不下。"

唐代孙思邈《千金要方》《千金翼方》首载了用鲤鱼肠、刺猬皮等治痔的疗法。以鼻、面、舌、口唇出现的粟疮、斑点诊断肠道疾病及寄生虫的经验。王焘《外台秘要》引许仁则论痔："此痔有内痔、有外痔，内但便时即有血，外有异。"已科学地将痔分为内外两种论治。该书引《古今录验》疗关格大小便不通方："以水三升，煮盐三合使沸，适寒温，以竹筒灌下部，立通也。"首创了利用竹筒作为灌肠器的盐水灌肠术。

宋、元、明时期我国肛肠专业有了很

大发展。首先是宋代的《太平圣惠方》（公元982~992年）创造了将砒溶于黄蜡中，捻为条子，纳入痔瘘疮窍中的枯痔钉疗法，并发展了痔的结扎术，如："用蜘蛛丝、缠系痔鼠乳头，不觉自落。"之后，南宋《魏氏家藏方》详载了使用枯痔疗法的具体方法："用篾子涂在痔上，周遭令遍，日参（三）上。须仔细看痔头颜色。只要色转焦黑，乃是取落之渐。至夜自有黄膏水流出，以布帛衬之。水尽多为妙，乃是恶毒之水。切勿它疑。至中夜，更上药一遍，至来日依旧上药。"从明代《普济方》记载的宋朝痔科专家临安曹五为宋高宗用取痔千金方治愈痔疾。由此可见，宋代已有治疗痔瘘的专科和专家了。

在诊断分类方面，宋代也有较深入的认识，如《太平圣惠方》已将痔与痔瘘分二章论述，指出："夫痔瘘者，由诸痔毒气，结聚肛边，有疮或作鼠乳，或生结核，穿穴之后，疮口不合，时有脓血，肠头肿痛，经久不瘥，故名痔瘘也。"对肛门瘘管的形成和症状已论述较详。南宋《疮疡经验全书》在痔基础上进一步将痔分为25种。它的分类方法是根据其形象、大小、部位、数目、症状不同而命名。这显示当时对痔瘘等肛肠疾病的临床表现已有非常细致的观察。如对"子母痔"等的描述，就正确反映了痔核之间的关系，一直为后世所沿用。明代徐春甫《古今医统大全》首载了《永类钤方》肛瘘挂线术："上用草探一孔，引线系肠外，坠铅锤悬，取速效。药线日下，肠肌随长，僻处既补，水逐线流，未穿疮孔，鹅管内消。"这一疗法成功地解决了高位复杂性肛瘘术后可能引起的肛门失禁问题。充分显示了我国医学家的聪明才智。

明代陈实功《外科正宗》全面总结了中医学外科成就，对肛肠疾病以痔瘘、脏毒分别论述，提出了一套内外兼治、辨证施治的完整方法，其方药至今仍为临床所采用，对后世影响很大。书中除发展了枯痔疗法、挂线疗法、内服外用药物之外，还详述了结核性肛瘘、肛门病兼杨梅下疳、砒中毒的防治等。明代《薛氏医案》提出肛肠疾病发生与局部气血运行不足有关。他说："臀，膀胱经部分也，居小腹之后，此阴中之阴。其道远，其位僻，虽太阳多血，气运难及，血亦罕到，中年后尤虑此患（指脏毒、痔、瘘）"。这种见解与近代学者依据动物无痔病和通过解剖学观察，认为痔是人类直立后，局部进化未跟上，易产生静脉回流受阻，血流运行阻滞，而致生痔的观点似有相同之处。

清代祁坤的《外科大成》成绩最为突出。他对肛门直肠癌、肛裂的描述尤为生动。如："锁肛痔，肛门内外如竹节锁紧，形如海蜇，里急后重，便粪细而带匾，时流臭水，此无治法。"又说："钩肠痔，肛门内外有痔，折缝破烂，便如羊粪，粪后出血，秽臭大痛。"《古今图书集成·医部全录》系统整理了历代文献，其所集治方法就有内治、外治、枯痔、结扎、熏洗、熨贴、外敷、针灸、导引等10余种，载内服方242个，单验方317个，总计559个。为我们今天的研究工作提供了很多方便。吴谦等在《医宗金鉴》中对便血、泄泻、肛门痈疽和痔疮等肛肠疾病，从病因、病机和辨证施治上进行了系统的讨论，并绘图说明，其中对24痔更是做了形象的描绘。值得提出的是高文晋的《外科图说》绘有我国自己创造设计的多种手术器械。其中肛肠器械有：弯刀、钩刀、柳叶刀、笔刀、尖头剪、小烙铁、探肛筒、过肛针等。这些器械设计独特，精巧实用，至今仍被沿用。赵濂的《医门补要》对肛瘘挂线、异物入肛和先天无肛症的手术方法等有进一步的改进，反映出我国痔瘘学科在清代有新的进展。

（二）继承发扬当代名老中医师经验

有很多名老中医很好地继承了中医学，继续使其发扬光大，有些是传承了几代的医学世家，有些是自学成才的一代名医，有些是学院培养的莘莘学子。在全国肛肠疾病防治队伍中，可以说人才辈出，群英荟萃。

原南京市中医院肛肠科主任医师丁泽民，是我国著名痔瘘专家。1989年出版了《丁氏痔科学》，为我国肛肠学科的发展做出了较大贡献。第九代传人丁义江、丁义山教授，对于痔、肛瘘等肛肠疾病的治疗均有独到之处。

原中国中医研究院广安门医院肛肠科史兆歧，主编《中国大肠肛门病学》《大肠肛门疾病问答》等多部著作，发表论文数十篇。他发明了消痔灵注射液。

辽宁省肛肠医院原院长田振国教授多年来一直致力于中医肛肠学术领域的医疗、教学、科研及管理等工作。在国内外建立了很高的学术声誉和影响力，为国内外患者、同行所公认。田振国教授创立了"宣通气血、寒热并用"治疗炎症性肠病，"以补为通，以补治秘"治疗慢性便秘等学术思想，以及创新电子结肠镜下"硬化收缩"技术治疗大肠息肉、创新"分段结扎单纯内括约肌松解"技术治疗环行混合痔等多种治疗肛肠疾病的技术。其中"宣通气血、寒热并用"治疗炎症性肠病的学术思想已被收入《中西医结合肛肠病学》。相关专著《大肠炎性疾病的诊断与治疗》获辽宁省政府科技进步三等奖。

天津市原滨江医院名誉院长张庆荣主任医师，是我国肛肠外科创始人之一，学术造诣颇深，对推动和促进我国肛肠外科的发展做出了突出贡献。在国内首先提出肛瘘98%都有内口，它的解决与否是手术成败的关键，在国内率先开展股薄肌移植治疗外伤性和医源性肛门失禁，在国内外首创腹会阴切除、股薄肌移植、肛门括约肌成形术治疗直肠下段癌和肛管癌等，受到外科学界的普遍重视与广泛应用。

沈阳市肛肠医院原院长，主任医师李润庭，著有《肛门直肠病学》《大肠肛门病图谱》等多种专著，为肛肠学科的发展做出了显著的成绩。

解放军291医院院长金虎主任医师，潜心研究中西医结合治疗肛肠疾病的新疗法、新器械，临床治疗十余万例，治愈率达96%以上，被人们称为治疗肛肠疾病的"华佗"。

河南中医学院第一附属医院原大外科主任，主任医师王旭教授，编写《痔瘘问答》《中医外科理治》《最新针灸疗法》等书。肛肠科原主任张东岳教授、主任医师，在国内肛肠学科享有一定声誉，研制的"脱能康"注射治疗直肠脱垂获省科技进步三等奖。

郑州市大肠肛门病医院院长、宋光瑞主任医师，从事肛肠专业数十年，编写有《中国大肠肛门病学》等书，擅长用中西结合治疗肛肠疾病。

此外还有受过周总理接见的全国著名的痔瘘专家陆琦主任医师、黄济川主任，自学成才，发明"微型除痔钳"，第39届尤里卡世界发明博览会及比利时国王颁发的骑士勋章获得者，成都空军重庆痔瘘研究所所长唐维礼中校等。

二、中药学的挖掘与利用

中药学与中医学一样渊源远流长，是广大劳动人民生活经验的总结，目前已形成了在世界范围开发与利用中药材的热潮。

（一）从先人遗产中吸取精华

我们的祖先，在劳动中总结出很多行之有效的方剂，如二阴煎、二妙散、九华膏、三黄膏、脏连丸等，我们当认真学习，传承精华，守正创新。

（二）从现代名老中医中寻找改进方药

现代名老中医有些是在家传方的基础上结合自己的临床实践改进了原有方剂和配伍，有些是在经过与现代医学知识相结合，把传统的药方经过改进，或与现代医学融为一体。通过对现代名老中医经验的学习和总结，寻找改进方药。

（三）部分新药研究

（1）珠黄八宝散　珍珠、牛黄、炉甘石、琥珀、石膏、龙骨、冰片、朱砂。

（2）康复新液　美洲大蠊干燥虫体提取物、乙醇。

（3）龙珠软膏　人工麝香、人工牛黄、珍珠、琥珀、硼砂、冰片、炉甘石。辅料：凡士林、羊毛脂。

（4）肛肠洗剂（湘潭市中医院药剂科）　金银花30g，黄柏30g，蒲公英20g，黄芩10g，花椒10g，苍术10g，黄连6g，五倍子10g，枳壳10g，侧柏叶10g，防风10g，玄明粉30g，明矾10g，甘草15g。

（5）龙血竭胶囊　补骨脂、益母草、金钱草、海金沙、琥珀、山慈菇。

（6）京万红软膏　地榆、地黄、罂粟、当归、桃仁、黄连、木鳖子、血余炭、棕榈、半边莲、土鳖虫、穿山甲（以他药代替）、白蔹、黄柏、紫草、金银花、红花、大黄、苦参、五倍子、槐米、木瓜、苍术、白芷、赤芍、黄芩、胡黄连、川芎、栀子、乌梅、冰片、血竭、乳香、没药。

（7）黄参消痔膏　苦参、蛇床子、黄柏、黄芩、大蓟、乳香、没药、地榆、冰片等。

三、充分发挥和利用中医学中的诊疗技术

中医学在几千年的历史长河中，不但形成了自成体系的中医药理论等，而且也形成了相应的诊疗技术、诊疗器械和独具特色的治疗方法。这些特色疗法、诊疗技术与诊疗器械是中医学中不可缺少的组成部分。如针灸、食疗、推拿、药浴、气功、经络收放疗法等在临床中广为应用并取得了独特的效果。

针灸包括针法与灸法，两者各有其适应证。在外科方面，古代多采用灸法，但近年来针法较灸法应用广泛，很多疾病均可配合针刺治疗而提高临床疗效。灸法是用药物在患处燃烧，借着药力、火力的温暖作用，可以温阳祛寒、活血散瘀、疏通经络、拔引蓄毒。灸法治疗可使肿疡未成者易于消散，既成者易于溃脓，既溃者易于生肌收口。

食疗是对患者的饮食进行正确调理，达到配合治疗促进康复的方法。《素问·脏气法时论篇》说："毒药攻邪，五谷为养，五果为助，五畜为益，五菜为充，气味合而服之以补益精气。"说明药物攻邪与食物补养两者之间的密切关系。《外科证治全书》亦云："古人治病，虽赖乎药，亦资于饵，药之所忌，关乎人之死生，饵之宜忌，涉乎病患轻重。"中医学历来主张无病要注意饮食调节，有病要先用食疗，食疗不愈，而后用药，即防患于未然，不滥用药物。饮食卫生是饮食护理的前提，调理脾胃是饮食护理的关键。由于饮食因素对外科疾病的发生、发展、变化起着重要作用，因此，饮食宜忌是肛肠外科护理的重要内容之一。相宜的饮食能强身治病，后世谓之食养或食疗；不相宜的饮食则可能妨碍健康的恢复，甚至加重病情，这也就俗语所说"要懂得忌口"。临床应根据疾病不同性质和不同阶段调理饮食，注意饮食与药物及食物之间的相互配伍，并结合患者体质、年龄以及地域习俗等多种因素，合理运用饮食宜忌。

四、中医学与现代科学的有机结合

中医学与现代科学的有机结合是当今世界医学的发展趋势。中医学要发展，必须学习、吸收现代科学先进的技术；现代医学要深入各个民族、地区，必须借鉴、整理本民族的传统医学成果。

（一）针灸

针灸是中医学的一枝奇葩。目前使用的针灸针，不论从材料上，还是使用方法上都有所改进。过去使用的器具为木质或铁质，现在多为不锈钢或合金材料制作，另外现在有的可配电针，大大地节省了医务人员的劳动强度，并且由于电刺激的节律规则，轻重适度可调，效果比人工更为理想。

（二）经络

上海某研究所生产的经络治疗仪，在经络导平方面用现代科技手段，改善了人力工作的强度，而且治疗效果良好。

（三）拔罐及针灸

拔罐与针灸相结合而发明的某某五行针，不但使两个技术有机结合，而且使针灸与火罐技术普及到了家庭。

主要参考文献

［1］中国民间中医医药研究开发协会. 肛肠病独特秘方绝招［M］. 北京：中国中医药出版社，1996：1–285.

［2］贺执茂. 肛肠疾病的诊疗与预防［M］. 北京：中国中医药出版社，1997：1–22，276–287.

［3］韩书恩. 肛肠疾病防治手册［M］. 兰州：甘肃科学技术出版社，1992：344–3.

［4］刘克基. 肛肠病药物疗法荟萃［M］. 沈阳：辽宁科学技术出版社，1990：43–47，309–334.

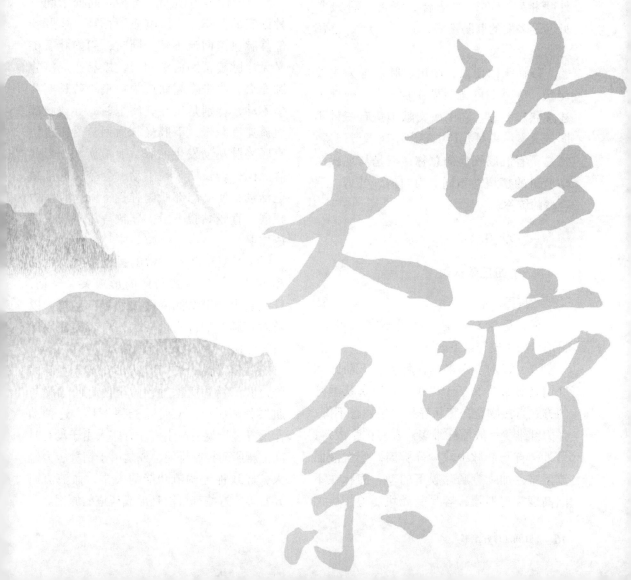

临床篇

第五章　痔

传统认为痔是人体直肠末端黏膜下和肛管皮肤下静脉丛发生扩大、曲张所形成的柔软的静脉团，目前多数认为痔是肛垫病理性肥大、移位及肛周血管丛血流瘀滞形成的团块、肛管周围皮下血栓形成及肛缘结缔组织增生形成的皮赘。又称痔疮，分内痔、外痔、混合痔三种。内痔是由血管静脉丛扩张、纤维支持结构松弛、断裂而形成的肛垫移位及病理性肥大形成的软团块；外痔是由肛周皮下血管扩张、炎性肿胀而隆起的软团块；混合痔则是内痔与外痔相对应部位的融合。痔是一种最常见、最多发的肛肠疾病，故有"十人九痔"之说。

痔临床以便血、脱出、肿痛等为主要症状。痔早期可无明显症状，中、晚期上述症状较明显。在中医文献中痔有三种不同的含义：一是九窍中突出小肉者皆曰痔；二是所有肛肠疾病的总称；三是与现代医学所讲的痔概念相同，为内痔、外痔、混合痔的统称。

一、病因病机

（一）西医学认识

1.病因

现代医学对痔的病因尚不完全明了，目前认为主要与以下因素有关：

（1）解剖学因素　直肠上、下动脉和肛门动脉最终交汇于齿线处，以窦状静脉的方式直接吻合，窦状静脉肌层发育不好，弹力纤维少，胶原纤维多，容易扩张成痔；另外，直肠静脉中缺少静脉瓣，使血液回流困难；加之直肠黏膜下的动、静脉在不同高度穿过肌层，容易受粪块压迫，更加影响血液回流，容易造成肛门直肠静脉丛迂曲、扩张。

（2）感染因素　痔静脉的感染和血栓形成是形成痔的原因，炎性外痔常因肛门局部外伤和大便擦伤肛缘皮肤和皮下组织或皮赘；直肠下部周围组织发炎；肛裂、内痔脱出、肛门部湿疹等病变的分泌物的反复刺激皮赘增生，炎症水肿消退，但增生的皮肤及结缔组织不能消退或吸收；排便努挣或用力咳嗽等使肛门皮下小静脉破裂而血栓形成，局部充血。

（3）行为习惯　人体长时间处于同一种固定的姿态，可影响血液循环，使肛肠部静脉血液回流不畅。同时，门静脉系统又无静脉瓣帮助血液回流，极易造成痔静脉充血、曲张隆起而成为痔疮。若长期久坐不动，特别是坐在软座上时，导致腹部血流速度减慢，下肢静脉血回流受阻，使直肠静脉丛易发生曲张，血液淤积，形成静脉团；若长期久站不动，会令肛门部缺乏活动，使肛门部肌肉弹性下降，收缩力减弱，直肠黏膜下滑，导致痔疮生成或痔疮加重。

（4）便秘和不正常的排便方式　便秘和不良的排便方式与痔的形成关系密切，排便费力，干结的粪便损伤局部肠道，以及对直肠壁的冲击力较大，较容易使局部血管受压，而不良的排便习惯，久蹲厕所，可使腹压增高，肛门直肠部充血，静脉曲张，肛门括约肌松弛，甚至使直肠黏膜与肌层分离脱出，肛管随粪便下移，这种动作反复进行就易产生痔。有些人由于没有时间上厕所而控制排便，或是由于精神压力过大，导致神经调节功能的失常，血液流通异常等，这些都可能是形成痔疮的原因。

（5）直立体位　痔是人类特有的疾病，其他哺乳类动物并不患痔，这可能是因为动物靠四肢行走，肛门位置较高，有利于肛门直肠的血液回流。而人类的直立状态，肛门位置相对较低，可影响肛门直肠部血液回流，在地心引力作用下而易于充血成痔。

（6）饮食习惯　食用粗纤维含量较多的食物，粪便量多质松，在肠道运行时间短，排便畅快，不会发生便秘；而精细饮食中，粗纤维缺乏，粪便量少质硬，易发生便秘，干硬粪便对直肠壶腹施加的压力大大增加，因而容易生痔。饮酒过多、喜食辛辣食物，如常吃芥菜、酒、葱、辣椒等均可直接刺激肛门直肠黏膜，对痔的诱发或加重有一定的作用。

（7）遗传因素　关于遗传因素，西医观点尚不统一，需进一步验证。有人认为痔疮在某一个家族中发病率较高，可能与遗传因素有关。

（8）妊娠和分娩　怀孕时胎儿压迫盆腔静脉，使直肠下部瘀血，引起血管扩张；加之孕激素、松弛素等使血管扩张；增大的子宫压迫肠管可导致排便障碍，排便费力；孕期活动减少，可引起便秘，从而引起痔的发生或加重。

（9）疾病因素　一些能增加腹压的疾病，如腹部和盆腔的肿瘤、长期咳嗽、长期腹泻，可造成腹压增高，痔静脉受压而瘀血、曲张，导致痔的发生和加重。另外肝硬化、门静脉血栓炎等，引起门静脉高压，门静脉系统缺乏静脉瓣，可直接导致痔静脉丛压力上升，也是内痔发生和加重的原因。

（10）年龄因素　儿童、青少年很少患痔疮，而成年人易患痔疮，可能与儿童肛肠血管弹性好，加上活泼好动，体位多变，不易形成肛门部瘀血有关；而成年人血管弹性相对较差，同时活动减少，易形成肛门部血行不畅，瘀而成痔。

综上所述，痔的病因是复杂的，与多种因素有关，往往是几种因素互相作用的结果，肛门直肠部血管的特殊结构，门静脉系统中缺少静脉瓣，人的直立状态使直肠静脉压上升等解剖学方面因素是痔形成的内因；而便秘、排便时间过长是主要的诱因；其他因素对痔的发展也有一定的影响。

2. 发病机制

痔的发病机制，目前最主要有以下四种学说。

（1）静脉曲张学说　很早人们已认识到痔核内静脉呈不连续扩张，从而认为痔是由肛管黏膜下静脉曲张所致。认为痔内静脉丛扩张是内痔形成的主要原因，其根据主要有以下3点：一是肛门直肠血液循环的解剖特点：直肠上静脉行程长而无瓣膜，使静脉血回流困难，位于直肠下端黏膜下层的直肠静脉丛以及位于齿线、肛管上皮、肛缘皮下的肛门静脉丛缺乏支持作用的弹性纤维易引起直肠静脉丛和肛门静脉丛的血管扩张。二是人类处于直立姿势：血管内的血液形成液柱，产生向下的静脉压，排便时向下用力使肛腔内增高的压力传至肛门直肠静脉，久则使直肠末端静脉丛扩张。三是痔组织可观察到有扩张的静脉。

静脉曲张学说虽然由来已久，但不断有学者提出异议。1958年，Hunt报道，门静脉高压的患者痔的发病率并不高，而且由门静脉高压造成的肛门静脉瘤与痔并不相同，因此，痔静脉高压造成静脉曲张而发展成痔的静脉曲张学说，在此难以解释。

另外，许多学者观察到：从初生婴儿到成人，痔静脉丛的静脉扩张现象是恒定存在的，因此痔组织内有扩张的静脉这一事实并非痔所独有。

（2）血管增生学说　18世纪欧洲有许多学者认为痔组织与海绵组织结构相似，

是一种勃起组织，其本质是血管瘤。

肛管黏膜下组织非常厚，其内有动静脉的直接吻合，此类血管称窦状血管，也即常称的窦状静脉，有小动脉直接注入其中，使肛管黏膜的血液供应大大超过它本身代谢的需要，从而使肛管黏膜具有了勃起组织的特性。某些学者认为窦状血管管壁胶质纤维多，肌层发育不好，容易瘀血，是产生内痔的解剖学基础。

（3）肛垫下移学说　该学说认为在人体的直肠末端，位于右前、右后和左侧有三块软垫样组织，称为衬垫，具有协助关闭肛门的作用，其由血管、平滑肌（Treitz肌）、弹性纤维和结缔组织构成。如果各种原因导致衬垫下移，就形成了内痔。其主要依据有以下几点：①母痔区符合衬垫所在的部位；②痔切除术后，肛门自制功能会出现不同程度的损害；③Treitz肌在黏膜下层中缠绕静脉丛中的静脉下行，形成静脉支架，具有支持作用；④应用注射疗法治疗痔获得成功，是使脱垂的衬垫产生纤维化而固定。

肛管黏膜下组织高度特化的血管肛垫学说，给黏膜滑动学说以有力的支持。根据这种学说，许多临床现象得到合理的解释，如母痔的好发部位与衬垫分右前、右后、左前位是一致的。分叶状的肛门衬垫，是使肛管黏膜适应肠腔大小及变化的最理想的装置，它对协助关闭肛门及维持肛门的自制起重要作用。临床上发现痔的产生与过度用力排便或不规则的排便习惯有关，这与黏膜滑动学说也是符合的。不规则的排便习惯或过度用力排便将衬垫推出而成痔。

（二）中医学认识

痔是中医学最早认识的疾病之一，对痔的记载和治疗堪称是世界上最早、内容最丰富、方法最具体的国家，使得中医肛肠学科一直成为中医学的优势而发展至今，在世界肛肠学科中占有突出的地位。

中医学对痔的形成多责之于饮食不节，过多食用厚味肥腻之品或大量饮用烈酒及嗜食辛辣之品，大便失调，长期的便秘及腹泻，久坐久立，负重远行，妊娠多产等诸多因素，致使燥热或湿热内生，下迫大肠，经络阻滞，血液回流受阻，邪热与瘀血结滞郁积成痔。

（1）湿热蕴结　饮食过饱、过多，食用厚味肥腻之品，大量饮用烈酒及嗜食辣椒等，积生湿热，下注大肠，使局部气血瘀滞，形成肿块，并可刺激肛门直肠黏膜，使之充血灼热疼痛。如《外科正宗·痔疮篇》"夫痔者，乃素积湿热，过食炙煿；或因久坐而血脉不行，又因七情而内伤，以及担轻负重，竭力远行，气血纵横，经络交错；又或酒色过度，肠胃受伤，以致浊气瘀血流注肛门，俱能发痔。"

（2）阴虚肠燥　肺与大肠相表里，肺热炽盛，灼伤津液，肠燥不能润便，造成习惯便秘，粪便蓄积直肠，使肛门局部血行受阻，淤积成痔。

（3）感受外感六邪　久坐湿地，或外感风热之邪，使局部气血瘀滞而为痔。

（4）久坐久行及负重　这些会造成肛门气滞，血脉不行，气血纵横，经脉交错，以致浊气瘀血流注肛门而发病。

（5）泻痢日久或咳嗽　《医宗金鉴》曰"久泻、久痢而生痔"，"久病咳嗽而生痔"。

（6）妊娠　妇女因难产久坐或经行时气怒，或生产用力太过，受冷受湿，瘀血渗出肛边而生痔。

（7）先天因素　《疮疡经验全书》："父子相传者，母血父精而成"。

（8）脏腑虚弱　《丹溪心法》："痔者，皆因脏腑本虚，外伤风湿，内蕴热毒，醉饮交接，多恣自戕，以致气血下坠，结聚肛门宿滞不散而冲突为痔也。"

二、临床诊断

（一）辨病诊断

痔的诊断主要是依据病史、症状和体征，诊断并不困难，对于无症状的患者，仅根据体征即可做出诊断。

1.临床表现

（1）内痔的症状和体征

①内痔的症状：便血、脱出、肛门坠胀、肿痛、黏液流出、潮湿、瘙痒、贫血。

便血：内痔最主要的症状。早期内痔以经常间断性便血为主，血色鲜红。量少者，仅大便带血丝或手纸染血，量多者则可见滴血、射血或纯下鲜血，出血系曲张的痔静脉破裂所致，便秘或排便用力可加重出血。晚期内痔因痔黏膜表面纤维化严重，便血反而减少或不出血。

脱出：脱出是内痔发展到中、晚期（Ⅱ、Ⅲ期）的主要症状。Ⅱ期内痔便时痔块脱出肛外，便后能自行还纳，Ⅲ期内痔则需用手还纳或卧床休息后方能还纳，严重时，在平时活动、久立、劳累或咳嗽时也可脱出，若患者不能将痔块及时还纳，可发展为嵌顿痔，引起剧烈的疼痛。

肛门坠胀：各期内痔都可出现不同程度的肛门坠胀。Ⅰ期、Ⅱ期较轻，晚期较重，劳累或久蹲久立后加重。

肿痛：内痔一般无疼痛，若发生嵌顿、感染或血栓形成，可引起剧烈疼痛。

黏液流出、潮湿、瘙痒：Ⅱ、Ⅲ期内痔因痔块反复脱出，肛门括约肌松弛，造成肠腔内分泌物流出，致潮湿、瘙痒。

贫血：内痔出血量多可引起失血性贫血，为继发性贫血。出现倦怠乏力、头昏、便秘，血色素降低。

②内痔的体征：肛门镜检查见齿线上方黏膜隆起，大小不等，小者如花生米大，大者可充满镜野。黏膜隆起色鲜红或紫暗，

可有表面糜烂或渗血，若表面纤维化明显者则颜色略灰白，或有明显上皮样改变。3、7、11点为内痔好发部位，此区又称母痔区。

（2）外痔的症状和体征

①结缔组织外痔：结缔组织外痔仅有轻度异物感，或因存在皮赘而难于擦干净肛门致便后有内裤易污的表现。检查时可见肛缘存在散在或呈环状或不规则状的皮赘，触之柔软无疼痛。经产妇好发于肛门前位。肛裂时伴发的赘皮外痔在肛门前、后位，称哨兵痔。

②静脉曲张性外痔：有轻度的肛门坠胀不适感。检查时可见肛门两侧有柔软的半圆形隆起，便后、久蹲、久立后更加明显，休息后减轻，无压痛。

③血栓性外痔：用力排便或剧烈运动后，肛缘皮下突然起一圆形肿物，剧烈疼痛，检查发现圆形肿块，位于皮下，色紫红，稍硬，可移动，触疼明显。

④炎性外痔：肛门皮赘红肿隆起，灼热痒痛，检查时可见肛门皮赘或皱襞红肿充血，触疼明显。

（3）混合痔的症状和体征

混合痔兼有内痔和外痔的症状和体征，检查时除了有内痔及外痔的症状和体征外，还可见齿线沟消失。

2.临床分类

现代医学对痔的分类是按其部位来分类的，分为内痔、外痔、混合痔三大类。

（1）内痔　内痔位于齿线以上，由黏膜下痔内静脉丛扩大和曲张而形成，初起时不脱出肛外，中、晚期可脱出肛外，能自行回纳，以便血和脱出为主要临床症状。内痔又可分为四期。

Ⅰ期：排便时带血、滴血或喷射状出血，无内痔脱出，便后出血可自行制止。

Ⅱ期：排便时带血、滴血或喷射状出血，伴内痔脱出，便后可自行还纳。

Ⅲ期：便时带血，滴血，伴内痔脱出或久站、咳嗽、劳累、负重时内痔脱出，便后不能自行还纳，须手托方能回纳肛内。

Ⅳ期：内痔脱出不能还纳，可伴嵌顿。

（2）外痔　外痔位于齿线以下，由痔外静脉丛曲张或肛缘皮肤皱襞发炎、肥大、结缔组织增生或血栓淤滞而成的肿块。外痔表面盖以皮肤，不易出血，以疼痛或异物感为主症。外痔可分为四类。

①结缔组织外痔：又称赘皮外痔，是由肛缘皮肤及皮下组织受慢性炎症刺激，结缔组织增生所致，皮下无静脉曲张、血管较少。肛缘可见单发或环状的皮肤隆起或脱垂。一般只有肛门异物、不适感，发炎时才疼痛。

②静脉曲张性外痔：是由痔静脉丛曲张所致，在肛缘形成半圆形或椭圆形柔软肿块，经久蹲或吸肛器吸肛后较明显，呈暗紫色。一般只感肿胀不适，排粪时加重，发炎时才疼痛。

③血栓性外痔：肛门缘静脉破裂，在肛缘皮下形成血栓而成，可见肛缘呈圆形的明显隆起，暗紫色，为皮下触痛性肿物硬结节，界限清楚。

④炎性外痔：肛缘皮赘或皮肤皱襞因感染发炎、增生而成，有明显充血、水肿、触压痛，便时加重。

（3）混合痔　混合痔由痔内、外静脉丛同时扩大和曲张相互沟通吻合成为一整体者，齿线沟消失，临床表现同时具有内痔、外痔两种症状。

（二）辨证诊断

应根据痔的临床表现和证候，辨证分型诊断。

1. 四诊

望诊：急性发作时表情痛苦，大便下血色鲜红，长时间出血可出现失血面容。舌质红，舌苔白腻或黄腻。

闻诊：或呻吟或口臭，或无。

问诊：大便下血，呈点滴状、喷射状或手纸带血，无肿物脱出或有肿物脱出，或便后肿物不能自行回纳，无恶心呕吐，喜食辛辣厚味，或牙龈出血，或大便干，或小便黄。

切诊：肛门可触及质硬或软的赘生物，可有压痛或无。脉洪数或濡数，或弦数。

2. 辨证分型

（1）血热风燥型

临床证候：内痔便血色鲜红，滴血或射血，时作时止，或内痔脱出，糜烂渗血，或外痔红肿充血，触痛，或伴口渴喜饮，大便秘结，小便短赤等，舌质红、苔黄，脉洪数等。

辨证要点：血色鲜红，外痔红肿充血，疼痛，口渴喜饮，尿黄，便干，舌红苔黄，脉数。

（2）湿热下注型

临床证候：内痔便血色鲜，或痔核脱出，黏膜糜烂，分泌物较多，外痔红肿或有糜烂，坚硬肿痛，坐卧不安或伴大便黏滞不爽，肛门坠胀，潮湿不适，舌质红、苔黄腻，脉濡数或滑数。

辨证要点：便血色鲜，分泌物多，外痔肿痛糜烂，大便黏滞不爽，肛门坠胀，舌质红、苔黄腻，脉滑数。

（3）气血郁滞型

临床证候：肛缘肿胀，或外痔水肿或见血栓，质硬，触压疼痛，或内痔嵌顿，不能回纳肛内，表面紫暗糜烂，舌质暗红，或有瘀斑，苔薄，脉弦微数。

辨证要点：肛缘水肿，血栓，或内痔嵌顿，色暗，疼痛剧烈。血暗红或有瘀斑，脉弦。

（4）气血两虚型

临床证候：内痔便血日久，患者面色苍白，或萎黄无华，神疲乏力，头昏眼花，心悸失眠，纳呆食少，内痔脱出而色淡，舌质淡、苔薄，脉细弱或芤。

辨证要点：内痔便血日久，痔核脱出色淡，面色苍白，神疲乏力，头昏眼花，舌淡，脉细弱或芤。

（5）气虚下陷型

临床证候：内痔脱出或脱出后不易复位，肛门松弛，肛周皮下静脉曲张团隆起明显，患者少气懒言，肛门坠胀，面色萎黄无华，舌质淡、苔薄，脉缓无力或细弱。

辨证要点：内痔脱出后不易复位，肛门松弛，坠胀，少气懒言，面色萎黄无华，舌质淡，脉缓无力或细弱。

（6）阴虚肠燥型

临床证候：便血色鲜，量少，大便干结难解，形体瘦弱或伴口咽干燥，潮热盗汗，舌质红、苔薄，脉细数。

辨证要点：便血量少色鲜，便干，口干，潮热盗汗，舌质红，脉细数。

三、鉴别诊断

便血、脱出、肛门肿痛是痔的主要临床表现，可见于多种疾病，临床上易与下列疾病相混淆，应予鉴别。

1. 低位直肠息肉

易与内痔相混淆，直肠息肉多见于儿童，为直肠黏膜赘生物，单发息肉多带细蒂，色紫红，易出血，指诊可扪及；多发息肉则个体较小，分布于整个肠腔，易出血，多无射血、滴血。

2. 直肠脱垂

易与内痔相混淆，直肠脱垂是直肠黏膜及直肠全层甚至乙状结肠脱出肛外，脱出物是直肠黏膜，呈环状，或圆柱状，表面光滑柔软，为正常黏膜色，很少有出血，可回纳入肛。

3. 肛裂

易与内痔、外痔及混合痔相混淆，肛裂可有便血、皮赘和疼痛。但其便血量少；皮赘仅位于前、后正中位，且见梭形裂创；

疼痛是伴随排便而出现的周期样疼痛。

4. 肛管直肠癌

易与内痔相混淆，肛管及低位直肠癌有便血和齿线上或下方肿块隆起，但其便血多为暗红色或黏液鲜便，肿块质硬，表面不光滑，呈菜花状，表面有溃疡，与周围组织粘连，推之不能移动。

5. 下消化道出血

痔出血特点是随排便滴血或射血，血色鲜红，与粪便不混；肠道炎性出血则多为脓血或黏液血便，与粪便相混，进一步的确诊需肠镜、钡灌肠及大便细菌培养。

6. 肛周脓肿

肛周脓肿表现肛周隆起、疼痛，部分可见发热、恶寒，检查时肛周局部红肿、触痛，成脓时波动感明显。

四、临床治疗

（一）提高临床疗效的基本要素

痔的治疗以消除痔引起的出血、脱出、肿痛等症状为目的，而不是消除痔核本身，即以每一例患者的具体体征的病变为依据，选择能保证疗效和安全的方法，对没有明显体征和症状的痔患者，不必采用繁杂的治疗或手术，即使患者检查发现了明显的内痔和外痔，只要没有出血、脱出、疼痛等症状，可不必治疗。有症状者，治疗后只要症状与体征消失即达到了治疗目的，因而治疗时应先采用内服及外用药疗法及其非手术疗法，如无效再考虑手术疗法。在实际处理时，应根据不同的情况选择不同的治疗方法，以尽可能获得较好的疗效。

在具体运用时，我们建议采取以下方案：

各类痔的急性炎症期宜采用保守治疗，具体疗法有药物的内服和外用以及针灸、按摩等。

内痔，可采用套扎术、注射术疗法。

混合痔，外痔，Ⅲ期内痔已纤维化者，可采用外剥内扎术、切除术、结扎术等手术疗法。

（二）辨病治疗

西医对痔的治疗主要有保守疗法、注射疗法、扩肛疗法、套扎疗法、结扎疗法、切除疗法、外剥内扎法以及红外线凝结疗法、冷冻疗法等。

1. 保守疗法

对无自觉症状的痔一般不需治疗。若患者出现便血、脱出症状，或肛门肿痛、便秘等可予口服润肠通便药，如麻仁胶囊，每日1~2次，每次2~4粒。1：5000的高锰酸钾温水溶液坐浴，每日1~2次。肛门外用栓剂，常用普济痔疮栓、牛黄痔清栓、复方角菜酸酯栓、九华痔疮栓、马应龙麝香痔疮栓、洗必泰痔疮栓、痔疮宁栓、消炎痛栓等，每日1~2次，纳肛内。

2. 注射疗法

分硬化萎缩法，坏死枯脱法两种。适用于Ⅰ、Ⅱ期内痔和内痔出血、静脉曲张性混合痔或作为暂时不能接受手术治疗患者的一种姑息疗法，Ⅲ期、Ⅳ期内痔和混合痔仍以手术为主。用于注射的药物非常多，凡能致内痔核硬化或坏死的药物都可以用来作注射剂，常用药物如：消痔灵、5%苯酚植物油、维生素C、50%葡萄糖、25%葡萄糖酸钙、非那根等，根据药物对痔组织产生的作用不同，把引起痔组织坏死的称坏死剂，使痔组织产生炎性反应，导致纤维化而不引起坏死的称硬化剂，由于使用坏死剂常发生感染和出血，特别是广泛的组织坏死感染不但治疗时间长，而且瘢痕收缩可造成直肠狭窄等后遗症，因此多数学者主张采用硬化剂。硬化萎缩法是目前国内外广泛采用的痔注射法，该法是将硬化剂注射于内痔，使组织产生无菌性炎症反应，然后逐渐纤维化。这种纤维化组织可有两种重要作用。

（1）包绕痔内的静脉及小动脉，在其周围形成一层保护层，使薄弱的血管避免因排便等因素的损伤而出血，同时纤维化组织可使血管腔闭塞消除或减轻痔静脉的扩张或充血，使痔体发生萎缩，这是硬化注射疗法的主要机制。

（2）由于纤维化形成，可将已松弛的黏膜借纤维组织重新固定于肛管的肌壁上，从而消除了痔脱出症状，故纤维化组织形成越充分，硬化作用越好。目前我国公认疗效最好，应用最广的是北京广安门医院史兆歧教授发明的消痔灵注射液，注射方法如下。

消痔灵的四步注射法：药物为1：1的消痔灵（即一份消痔灵加一份等量的1%利多卡因）。第一步注射于痔上动脉区的黏膜下层，药量为2~4ml，此步可使动脉产生无菌性炎症栓塞，将进入内痔的动脉血流阻断。第二、三步注射于痔体，分黏膜下层和黏膜固有层，注药量为5~8ml，此步可使痔体全面萎缩。第四步注射于齿线稍上方的痔的最低点，既窦状静脉区，药量为2~3ml，此部注射可使窦状静脉硬化萎缩，能提高疗效，防止复发。尤其对混合痔，必须重视第四步注射，并且要加大剂量，可使松弛的肛管皮肤外肌群重新粘连，拉紧而阻断进入外痔部分的血液，使外痔也消失。操作时应注意，注射部位不要在同一平面上，否则易出环状瘢痕，引起肠腔狭窄；注药深浅要合适，过深进入肌层或过浅注在黏膜表层，都易引起坏死。

3. 扩肛疗法

扩肛疗法适应于Ⅰ期、Ⅱ期内痔合并绞窄者，但肛门失禁者、老年人、产妇、腹泻者不宜用此法。操作：局麻、腰麻或骶麻，将肛管扩张至4~6指，感觉指下有纤维撕裂感，一般一次即可；或用双叶肛门镜扩肛，持续5分钟，每周1次，1个疗程为2~3周。喻德洪认为扩肛后对痔核大脱出者，可加用套扎或注射法，则可提高疗效。

4.套扎疗法

该法是在各种套扎器协助下使用胶圈将内痔套扎，使其缺血枯死脱落。用于各期内痔、混合痔的内痔部分、直肠黏膜脱垂、直肠息肉。

5.结扎疗法

该法是将丝线或肠线结扎于痔核的基底部，阻断痔核的血液供应，产生缺血性坏死，使痔核脱落愈合，达到治疗目的。适用于各期内痔及混合痔的内痔部分，尤以Ⅰ、Ⅱ期内痔及纤维化内痔为宜。操作：局麻下，用止血钳夹紧痔块基底部，在齿线处皮肤黏膜交接处剪开一小口，用丝线在止血钳下方结扎，或用圆针贯穿"8"字结扎。

6.手术疗法

分外痔切除法、结扎切除法和切除缝合法。适用于外痔、混合痔。

（1）外痔切除法　适于单发的静脉曲张性外痔、结缔组织性外痔和血栓性外痔。麻醉下将外痔部分直接切除。

（2）结扎切除法　适于混合痔，是将肛缘外痔皮肤和肛管皮肤剪成尖端向外的"V"形切口，直至齿线，再结扎痔黏膜部。使切口成为开放性切口，优点是不易感染，操作简便，并发少，缺点是治愈时间长。

（3）切除缝合法　适于混合痔，是将血管钳夹住痔最突出处，向外牵拉，再用血管钳夹住其根部，剪去外痔部分至齿线处，"8"字形贯穿结扎，切除被扎之痔核，用肠线纵行连续缝合全部创面，优点是治愈时间短，术后瘢痕小，缺点是操作复杂，易于感染，并发症较多。

7.其他疗法

主要有电子痔疮治疗机疗法，红外线凝结疗法，冷冻疗法，射频治疗机疗法等。

（1）电子痔疮治疗机疗法　适用于各期内痔，主要是利用低电压电流作用，通过尖电极把电流集中送到痔的供血部位，使其供应痔的血管栓塞，痔组织变性，逐渐萎缩脱落。

（2）红外线凝结疗法　适用于各期内痔，主要是红外线通过光导管产生高温，短时地烧灼痔核，使痔组织及蛋白质凝固、变性，痔血管堵塞，痔逐渐萎缩。

（3）冷冻疗法　适用于各期内痔。利用液氮变成气体在挥发的瞬间，可使局部温度骤降至 −196℃，使内痔冷冻成冰球，蛋白质变性，细胞破坏，使痔组织坏死液化。

（4）射频治疗机疗法　适用于红肿热痛的炎性外痔、血栓痔、痔脱出嵌顿、肛缘水肿等症，主要通过微波的热效应作用，促进局部血液循环，改善局部组织营养，加速代谢产物及炎性产物的排泄，调节白细胞及抗体，增强机体防卫能力，从而达到消炎杀菌、解痉止痛的目的。

（5）铜离子电化学疗法　适用于混合痔内痔部分的治疗。铜离子作用于痔后，痔区铜离子浓度升高，引起痔区血管收缩和痉挛，血管管腔狭窄，导致痔区血液流速变慢。同时引发痔体内的微血管壁无菌性炎性反应、微血栓形成及纤维病变，从而达到治疗痔出血和脱出的目的。

（6）自动弹力线痔疮套扎器治疗痔疮　中山大学许瑞云教授在2000年发明的胶圈套扎器的基础上进一步改进，2014年研制出第四代自动弹力线痔疮套扎器，通过套扎痔核基底部，阻断静脉倒流，减少瘀滞，使痔核组织缺血、坏死、萎缩、脱落，通过套扎痔上黏膜，上提肛垫，消除症状。

1）适应证：各期内痔；各期混合痔；对经痔上黏膜环切或其他疗法治疗后痔块或肛垫回缩不全者；直肠局灶良性病变，如直肠息肉。

2）禁忌证：环形痔嵌顿或绞窄；存在出血性疾病。

3）操作步骤：常规消毒、铺巾后，了解痔核分布和脱垂程度，拆除推线管固定夹，发射头对准痔核基底部黏膜或痔上黏膜处，待负压表指针上升至 –0.08~0.1MPa 之间并维持不动时，转动驱动轮360°至红点回归原位，弹力线环套即被发射；推动推线管释放轮至数字"1"，可释放第一根推线管，同理类推；左手持推线管，右手捏紧弹力线尾部并用力做对抗牵引以收紧弹力线前端环套至牢固；打开负压释放开关，左手继续持推线管并稍用力往后抽拉，露出弹力线前端，剪短打结处（留线4~5cm），余步骤相同。对于重度环形脱垂性痔疮，可先行痔上黏膜交错套扎6~8个点，再做痔块套扎3~4个点。

4）操作要点与注意事项：①对于轻度内痔，一般采用痔块基底套扎法即可，而对于中重度内痔，联合采用痔块基底套扎法与痔上黏膜套扎法效果更好；②套扎点至少应位于齿线上方1.0cm，切勿扎住齿线或肛管皮肤，否则引起疼痛或重度坠胀感，严重者甚至出血与感染；③套扎点一般选择膝胸位1~2点、5~6点和9点，可依痔块具体而定；④术后保持大便通畅。

（三）辨证治疗

中医的治疗方法，重视整体与局部的关系，内治与外治相结合。

1.辨证施治

（1）血热风燥型

治法：清热凉血，祛风润燥。

方药：凉血地黄汤加减。当归20g，地榆20g，生地30g，槐花30g，花粉30g，黄芩30g，枳壳10g，甘草5g。便血较多者可加侧柏叶10g、田三七3g；外痔红肿疼痛较甚者可加清热解毒之品，蒲公英15g、紫花地丁15g；口干便秘者加天花粉15g、大黄

3g，后下。

（2）湿热下注型

治法：清热利湿消肿。

方药：龙胆泻肝汤加减。龙胆草30g，车前子20g，生地12g，黄芩12g，泽泻12g，木通12g，当归15g，柴胡6g，甘草6g。分泌物较多，外痔肿痛糜烂较甚者，可加白头翁20g、猪苓20g、泽泻15g。

（3）气血瘀滞型

治法：行气活血化瘀。

方药：桃红四物汤加减。熟地15g，川芎8g，白芍10g，桃仁6g，当归12g，红花12g。灼热肿痛较甚者，加丹皮10g；便干者加大黄3g、瓜蒌仁10g，或槟榔10g。每日1剂，水煎服。药渣加水再煎，熏洗肛门。

（4）气血两虚型

治法：益气养血。

方药：八珍汤加减。当归10g，白术10g，白芍8g，熟地15g，人参3g，茯苓8g，川芎5g，甘草5g。血虚较甚者加阿胶10g，炖服；便秘者加何首乌20g；气虚较甚者，加黄芪30g。

（5）气虚下陷型

治法：补中益气。

方药：补中益气汤。黄芪20g，甘草5g，白术10g，人参10g，当归10g，陈皮6g，升麻3g，柴胡3g。

（6）阴虚肠燥型

治法：滋阴清热润燥。

方药：增液承气汤。玄参30g，麦冬25g，细生地25g，大黄9g，芒硝5g。便血色鲜可加生地榆20g、槐花20g、侧柏炭15g；潮热盗汗者加黄柏15g、知母30g、地骨皮20g。

2.外治疗法

（1）熏洗法　用中药煎汤熏洗会阴部，具有清热解毒，疏风胜湿，行气活血，消肿止痛，收敛生肌，杀虫止痒的作用。常

用的中药熏洗药，清热利湿解毒类有：黄连、黄柏、大黄、黄芩、地榆、槐角、苦参、朴硝、马齿苋、防风、蒲公英、野菊花等。行气活血类有：枳壳、厚朴、木香、红花、川芎、归尾、赤芍、丹皮、刘寄奴、泽兰、郁金等。疏风止痒类：蛇床子、苦参、地肤子、威灵仙、五倍子、白矾、艾叶、花椒、当归、苦胆、荆芥、防风等。

（2）塞药法　目前常用的栓剂主要有普济痔疮栓、马应龙麝香痔疮栓、消炎止血栓、复方角菜酸酯栓、牛黄痔清栓等，对初期内痔及Ⅰ、Ⅱ期内痔有止血、止痛、收敛、消炎等作用，对全身症状和直肠炎症也有治疗作用。虽然目前单纯依靠栓剂还不能根治，但作为保守的简便，易行，有效方法，仍有着实用价值，特别是对老年患者和不愿接受用手术的患者更为适用。

（3）外敷药　主要用于炎性外痔、血栓外痔及各类痔术后，使药物直达患处。常用中药制剂有：五倍子散、黄连油膏、金黄散、生肌玉红膏、珍珠散等。

（4）针灸疗痔　针灸对痔出血、脱出、肿痛、肛门下坠均有良好效果，常用穴位有攒竹、燕口、龈交、长强、承山、会阳、委中等。

（5）挑治疗法　对初期内痔、中晚期内痔、发炎血性外痔疼痛有较好疗效。分痔点挑治，穴位挑治，区域挑治三种。痔点挑治在上起第七颈椎棘突平面，下至第二骶椎棘突平面，两侧至腋后线的范围内找痔点，其特点是形似丘疹，稍突起于皮面，如针头或小米粒大，圆形，略带光泽，颜色可为灰白，棕褐或淡红色不等，压之不褪色，选痔点应与痣、毛囊炎、色素斑鉴别，有时背部可能同时出两、三个痔点，应选用其明显的一个，痔点越靠近脊柱，越靠下效果越好。穴位挑治可选肾俞、大肠俞、长强等。区域挑治在第三腰椎至第二骶椎之间左右旁开 1~1.5 寸的纵行线上，任选一点挑治，越靠下腰部效果越好。操作：取侧卧位，局部用碘酒消毒后，用三棱针或手术刀片，快速挑开表皮，伤口与脊椎平行，长约 0.5cm，挑治的深度为 0.2~0.3cm，挑治时针尖与脊柱平行，从浅向深部挑，太长者也可剪去，如患者能接受，最好把纤维挑起弹几下再挑断，以加强刺激，直至挑尽为止，伤口一般无出血或稍有出血，最后用碘酒消毒，外盖胶布，每个患者约需 15 分钟，效果差者，可在 1 周后再挑治 1 次。

（6）枯痔法　首见于《魏氏家藏方》，是中医治疗痔疾的传统疗法之一，具有蚀肉枯痔，活血祛瘀，解毒止痛的作用，主要药物有雄黄、朱砂、硫黄、黄丹、乳香、冰片、蝎尾、巴豆、赤石脂、天灵盖、草乌、蟾酥、硼砂、黄连、白及、炉甘石、乌梅肉等。目前很少使用。

①枯痔散疗法：以枯痔散用水或油调涂于内痔表面，使痔核逐渐坏死脱落而痊愈。其作用机制是通过敷药后，使药力透到痔组织内，产生痔血管内血栓形成，阻断痔血流，痔组织发生干性坏死，接着坏死组织与健康组织分离，脱落，创面修复而愈。枯痔散适用于Ⅲ期内痔，最适于急性嵌顿性内痔，出现较严重炎症和坏死，此时若采用枯痔散治疗，多能在 1 周内使痔核枯黑坏死脱落而痊愈。但枯痔散存在着较大的弱点，有砷中毒的可能，上药期间患者疼痛较甚，上药不当易损伤周围正常组织或痔核坏死脱落不全，目前枯痔散疗法已渐被其他疗法所代替。

②枯痔钉疗法：以药钉插入痔核内，使痔发生坏死，脱落或萎缩，继而痊愈的一种治疗方法，是中医治痔独具特色的传统方法。本法适用于内痔及混合痔的内痔部分，伴有严重心、肝、肾、血液系统等疾病者禁用。对于患有急性传染病、腹泻、

肛门直肠急性炎症，以及内痔绞窄，坏死者应暂缓使用。操作在局麻下进行，将钉与直肠壁平行或不超过30°插入内痔，必须在齿线上0.1~0.2cm，勿插入肌层，以不穿透痔核为度，钉尾保留0.1~0.2cm，其余剪除。一般Ⅰ期内痔可插入2~3条，Ⅱ期内痔可插入4~7条，Ⅲ期内痔可插入8~10条。一次治疗，插钉数量不可超过20条，术后，24小时内禁解大便，每天便后坐浴，纳痔疮栓1枚。

（7）推拿疗法

1）按摩反射区

反射区部位肾上腺区：位于第一、二跖骨间中部偏上偏内侧。

输尿管区：位于双脚掌肾反射区至膀胱反射区连成一斜线之区域。

肾区：位于双脚脚底中央的深部。膀胱区：位于双脚脚掌内侧舟骨下方拇展肌之侧45°处。

直肠区：位于左脚跟骨前缘，呈带状区域。

肛门区：位于左脚掌根骨前缘直肠反射区之末端，偏近于内侧。

直肠肛门：位于胫骨内侧后方，趾长屈肌腱间，约在踝骨后方4cm之长度。

2）按摩方法：在脚部反射区进行按摩有两种方法，必须结合运用。

①按摩：被按摩者取坐位，脚放在按摩者的膝盖上方或小凳上，按摩时，应在反射区上擦上油膏，根据各个反射区的部位不同，可绕圈式揉搓，或向前滑动，或上下挤压。

②踏板按摩：把脚部反射区的位置和板上凸块对正确，全身肌肉放松，刺激适当强一点上下踩踏。

3）按摩力度：力度要先轻后重逐渐增加力度，直至增加到患者能接受的最大限度为止。

4）按摩时间：肾脏、输脉管、膀胱反射区必须按摩5分钟，其他按摩区3~5分钟，每次按摩30分钟，每天按摩1~3次，在饭后1小时为宜。

3.成药应用

①普济痔疮栓：清洁肛门后直肠给药，每次1粒，1日2次，给药后平卧1~2小时。

②龙珠软膏：由麝香、珍珠、冰片、琥珀、硼砂、炉甘石等组成。涂抹在适当大小的无菌纱条上并贴敷于创面。

③生肌止痛栓（辽宁省肛肠医院制）：冰片、白及、朱砂、黄连、煅龙骨、煅炉甘石。具有消肿止痛、收敛止血、清热解毒、生肌敛疮的治疗作用。外用：每日清洁肛门后，采取侧卧位或胸膝位，将生肌止痛栓推进肛门内2~3cm处。1次1粒，1日2次。

④化痔片：一次6片，一日3次，口服。

⑤三九化痔丸：口服，一次3g，一日2~3次。适用于外痔疼痛，内痔出血脱出。

⑥脏连丸：口服。大蜜丸一次1丸，一日2次。本品清肠止血。用于肠热便血，肛门灼热，痔疮肿痛。

⑦草木犀流浸液片：痔疮急性发作时，每日3次，每次4片；病情稳定后，每日3次，每次2片。

⑧马应龙痔炎消片：口服。一次3~6片，一日3次。

⑨痔疮宁栓：便后纳肛内，1日2次，每次1粒。

⑩野菊花栓：纳肛，每次1粒，一日1~2次。

⑪马应龙麝香痔疮膏：便后挤入肛内，一日2次。

⑫痔疮栓：便后纳肛内，一日2次，每次1粒。

⑬槐角丸：每次1丸，每日2次，口服。

⑭地榆槐角丸：每次1丸，每日2次，口服。

⑮痔瘘丸：每次1丸，每日2次，口服。

⑯消痔丸：每次1丸，每日2次，口服。

⑰痔疮丸：每次2丸，每日2次，口服。

4.单方验方

①消痛汤：大黄15g，地榆15g，五倍子15g，冰片10g，黄柏10g，花椒10g，芒硝20g，熏洗，每日2次。治疗混合痔术后肿胀疼痛。

②祛毒洗剂：黄柏、芒硝、防风、地榆、花椒、甘草等。熏洗，每日2次。用于治疗混合痔术后肛门疼痛。

③化瘀止痛洗剂：川乌、草乌、牡丹皮、赤芍、红花、冰片。熏洗，治疗痔术后疼痛，具有活血化瘀、清热止痛功效。

④熏洗一号：金钱草、黄柏、虎杖、苍术、明矾、冰片、赤石脂等。熏洗，治疗环状混合痔术后疼痛水肿，能有效缓解疼痛，减轻创缘水肿，促进伤口愈合。

⑤硝矾洗剂：朴硝20g，硼砂、明矾各15g，在开水中溶解，然后先熏后洗，每日2次，每次10分钟，治疗Ⅱ、Ⅲ期内痔及痔嵌顿者。

⑥桃红四物汤加味：桃仁15g，红花15g，当归15g，赤芍15g，川芎15g，血竭15g，地榆15g，五倍子15g，冰片15g，熏洗治疗混合痔术后疼痛。

⑦自制中药坐浴方：炒海螵蛸13.5g，枯矾13.5g，冰片3g，用1000~1500ml温水溶解后熏洗治疗混合痔术后疼痛。

⑧金玄痔科熏洗散：由玄明粉、马齿苋、金银花、枯矾、荆芥等组成。1袋（55g）用1000ml沸水冲开，趁热先熏后洗患部，每次30分钟，每日2次。

⑨痔科洗液：五倍子、乌梅、大黄、土茯苓、苦参、蛇床子。功能解毒止痛、收敛生肌。用于痔疮、肛裂、肛瘘、肛周脓肿及肛肠病术后。每瓶药液加入等量开水稀释，加热至沸后，先利用热气熏蒸肛门，待药液稍凉后再坐浴。每日2次，每次

10分钟，每瓶药液可连用2~3天。

⑩苦参汤：苦参、菊花各60g，蛇床子30g，金银花30g，黄柏、地肤子、白芷各15g，石菖蒲9g，加水2000ml，煎煮，先熏后洗，每日2次，每次0.5小时，治疗Ⅱ、Ⅲ期内痔及痔嵌顿者。

⑪消炎止痛洗剂：川乌、草乌各20g，马齿苋、蛤蟆草各50g，加水2000ml，煎煮，先熏后洗，每日2次，每次0.5小时，治疗嵌顿痔、炎性外痔、血栓外痔。

⑫硝黄洗剂：芒硝、金银花、蒲公英、马齿苋、苦参各30g，大黄15g，加水2000ml，煎煮，先熏后洗，每次0.5小时，每日2次，治疗炎性外痔、混合痔、内痔嵌顿者。

⑬五倍子汤：五倍子、朴硝、桑寄生、莲房、荆芥各30g，加水煎煮，先熏后洗，每日2次，每次0.5小时，治疗内、外痔及内痔嵌顿者。

⑭熏痔汤：苦桃皮、李根皮、萹蓄、苦参各30g，全捣碎，加水3000ml煎至2000ml，去渣，先熏后洗，治内痔出血，外痔疼痛。

⑮黄连液（经验方）：术后肛门下坠，不同程度的急便感，本液保留灌肠1~2周后逐渐缓解。

⑯花椒水：取花椒10g加水2000ml用武火烧沸后改用文火煎煮20分钟，倒入盆中，置于坐浴凳上，先用热蒸汽熏蒸，然后调节水温适宜（一般43~47℃）时将肛门会阴部放入盆内坐浴，每次20分钟，每日2次。

⑰槐花茶：将槐花晒干，研成细末，每次取10克，用开水冲泡，代茶频饮，治疗痔疮出血。但槐花较甜，糖尿病患者要限制饮用量。过敏性体质的人也应谨慎食用槐花，脾胃虚寒者慎服。

⑱金银花三黄愈疡方洗剂：以金银花、黄柏、黄芩、黄连、连翘、丹皮、赤

芍、乳香、没药等在内的十二味中药制取。具有祛湿解热、活血化瘀、止痛、清洁肛门的作用。每次取洗剂125ml，将其加入1000ml的开水，待温度降到45℃，于早起后、晚睡前分2次进行坐浴治疗，每次持续20分钟，6天为1个疗程，治疗2个疗程。

⑲祛毒汤：花椒15g，侧柏叶15g，秦皮15g，五倍子15g，芒硝30g，黄柏15g，苍术15g，防风15g，马齿苋20g，地榆20g，枳壳15g，加水煎制500~800ml溶液。每日早晚及排便后以水温40~50℃，坐浴15~20分钟后，再以马应龙痔疮膏换药，7天为1个疗程。

⑳自制坐浴中药方剂（龙泉驿区中医医院）：生大黄30g，五倍子、地榆、防风、地肤子、野菊花、黄柏各20g，冰片（后下）3g。水煎取汁500ml，便后坐浴15分钟。具消肿止痛之效。

㉑自拟中药外洗方（广西中医附属第一医院）：苦参30g，十大功劳30g，七叶莲20g，两面针20g，芒硝15g，冰片1g。水煎取2000ml，坐浴15~20分钟，每日1剂，坐浴每天2次。

（四）新疗法选粹

1. 矾藤痔注射疗法

矾藤痔注射液是一种较为新型的硬化剂，由黄藤素、赤石脂、白矾三种成分组成，具有"三重固脱，治脱不留瘀"的作用特点。第一重固脱：固化。第二重固脱：生肌。第三重固脱：重构。其作用机制为注射区域的组织反应导致痔黏膜血管闭锁、微血管纤维化、瘢痕化形成结缔组织结构，使松弛脱出的组织固缩，部分脱出的组织收缩回纳肛内。由于药物作用在黏膜下，对于具有很强修复能力的黏膜，不仅无损伤，而且消除了来自黏膜下血管的高压作用，使原来糜烂、破溃的内痔黏膜组织得到完整修复。

（1）适应证　适用于内痔、混合痔的内痔部分及直肠脱垂的治疗。

（2）禁忌证　直肠及肛管有严重的感染，严重心脑血管疾病，严重肝肾功能不全，孕妇及婴幼儿。

（3）操作步骤　常规消毒，铺巾；无麻（或使用0.5%利多卡因肛周局部麻醉）下，肛门镜下血管钳钳夹碘伏棉球消毒直肠黏膜，适当扩肛；使用5ml注射器抽取矾藤痔注射液2ml与2%利多卡因注射液2ml（1∶1比例）配置，用5号留置针头于内痔核中下1/3处以15°~30°角度进针刺入痔黏膜下组织；稍退针后注射药液或边缓慢退针边注射；注入0.3~1.46ml，以痔块呈半透明半球状膨胀为准。内痔注射区黏膜呈现微黄或白色半透明；退针后用棉球或纱布轻压痔核至无明显出血，操作完毕后退出肛门镜纳入痔疮栓；对混合痔的内痔部分作扇状注射，药量相应加大，必要时作痔核基底部加强注射以增加固脱效果，对混合痔的外痔部分予以常规切除。

（4）操作要点与注意事项　矾藤痔注射液注射过程中要准确把握注射部位和注射剂量，错误的注射部位可能会导致黏膜溃疡、发热和前列腺炎。药物注射过浅，容易造成黏膜坏死脱落，形成溃疡；药物注射过深，注射入肠壁肌层或直肠外，由于瘢痕形成而造成狭窄或直肠穿孔；药物注射过量或扩散到敏感的上皮区，易引起肛门坠胀感及疼痛等。

2. 痔上黏膜环切钉合术（PPH）

（1）适应证　主要适用于环状脱垂的Ⅲ、Ⅳ度内痔，反复出血的Ⅱ度内痔，直肠黏膜内脱垂或以内痔为主的混合痔。

（2）禁忌证　为Ⅰ度内痔和初发的Ⅱ度内痔，凝血功能障碍，瘢痕体质，严重肝、心、肾疾病者。孤立的脱垂性内痔一般不采用本手术。外痔不适用本手术，嵌顿性内痔应当在炎症消退后再行本手术。

（3）操作方法 术前进行肠道准备，选择连续硬膜外麻醉或骶管麻醉，患者取折刀位或截石位，常规消毒会阴部皮肤和直肠腔。手术时用无创伤钳分别在3个母痔处夹住肛缘处皮肤（避免夹住痔核，以免引起出血），使痔核及直肠下端黏膜轻度外翻。将特制的用于PPH手术的透明环形肛管扩张器插入肛管，取出内栓，将肛门镜缝扎器（PPH吻合器配套产品）插入肛管扩张器内。在齿状线上约4cm处用2-0进口缝线或国产7号丝线通过旋转缝扎器顺时针做1圈或2圈黏膜下荷包缝合。取出肛门镜缝扎器，将PPH吻合器张开到最大限度后，经肛管扩张器将其头端伸入到荷包缝合线上方，收紧缝线并打结。用配套的持线器通过PPH吻合器侧孔将缝线拉出，适当牵引结扎线，使脱垂的黏膜进入吻合器套管，收紧痔吻合器并击发，同时完成直肠下端黏膜的切除和缝合。吻合器击发后，保持其在关闭状态约20秒，防止出血。将痔疮吻合器部分打开，轻轻拔出，检查吻合环部位是否有出血，如果有出血，局部外加丝线缝合止血。

此法通过切除直肠壶腹与肛管之间的环状松弛脱垂的直肠黏膜及黏膜下层组织，上提了肛垫，同时阻断了黏膜下动静脉吻合的终末支，减少黏膜下血流，恢复肛管直肠的正常局部解剖结构，改善肛门的功能，降低肛管内压，调整内外括约肌的活动，最终达到有效控制痔病、控制症状的目的。与传统手术相比（如外剥内扎手术）黏膜及黏膜下层组织环切手术有手术时间短、疼痛轻、恢复快等优点。

（4）操作要点与注意事项 黄美雄教授指出，透明肛镜的正确置入和显露痔上黏膜是手术成功的必需，对于脱垂较重的Ⅲ、Ⅳ度痔在置入透明肛镜时常被痔组织阻挡，显露痔上黏膜、荷包缝合困难，宜用无创钳向肛管外牵拉痔组织，固定后将牵出组织复位，充分显露痔上黏膜，而痔上黏膜的荷包缝合是手术成功的关键，应于齿状线上2.5~4.0cm做荷包缝合。

3. 电针治疗痔疮

迟旭等将50例痔疮患者随机分为两组，治疗组25例取穴长强斜刺，得气后加电针，同时配用多功能微波治疗仪距肛门处10cm处照射10分钟，两者没有先后顺序之分，每天1次，5次1个疗程，治疗2个疗程。对照组25例外用药膏，涂于患处或注入肛内，每天早晚各1次，两组总有效率经Ridit分析治疗组疗效优于对照组。

4. 开环式微创痔吻合术（TST）

采用开环式选择性切除吻合术，运用特制的肛门镜形成开环式的窗口，只暴露有痔区的痔上黏膜，选择性切除吻合痔上黏膜，保留了部分黏膜桥，减少了钛钉的数量，避免环形瘢痕的产生。

5. 经导光肛门自动牵开镜改良外剥内扎加悬吊术

置入导光肛门自动牵开镜（多数使用二叶镜），拟于脱出明显的2~4处痔核做悬吊术，一般先做母痔区。将导光肛门自动牵开镜旋转镜头对准截石位7点处，撑开镜叶充分暴露病灶，在距齿状线上约3.0cm处触摸痔动脉搏动情况，以组织钳钳夹痔动脉区的直肠黏膜，用3.0可吸收缝合线呈小"8"字形深达肌层缝扎，不剪线，同时结扎痔动脉，该针缝线平行向左1.0~1.5cm，再深达肌层行小"8"字缝扎，形成上端的悬吊支撑点（脱出较轻者只做单处悬吊支撑点）。然后用该针线从左呈45°角到右下至齿状线上约0.5cm处，平行向左1.0~1.5cm，向右呈45°角至右上开始缝扎痔动脉下缘出针（针线均走行于直肠黏膜下）呈大8字形，适度收紧缝线达到悬吊目的，与起始线缝扎固定。据外痔大小及多少，选择2~4个手术区域做"V"形小切口（每个皮桥宽度≥1.0cm），肛管上端创缘用

3.0 非吸收缝线缝合，齿状线外保留的正常肛管皮肤边缘力求平整，远端创面可旷置。

此法痔硬化萎缩主要靠的是可吸收缝合线的异物刺激作用以及缝合线对痔及痔上黏膜的压榨和部分血流阻断作用。手术在导光肛门自动牵开镜协助下进行，能准确定位，方法简便，微创快捷，悬吊效果明显，可达到肛管组织整体上移后脱垂内痔及直肠黏膜、下移肛管复位、外痔回缩显著的目的。因内痔悬吊后脱出肛外的巨大痔核缩小，故在外痔剥切、皮瓣矫治缝合时也较容易。

6. 一效散治疗炎性外痔

辽宁省肛肠医院院内制剂一效散具有祛湿收敛、止痛止痒的功效。其药物组成为滑石粉、炉甘石、朱砂、冰片。将粉剂用香油调和，外敷于炎性外痔上，按摩 3~5 分钟，每日数次，配合中药熏洗，疗效更加显著。

（五）医家诊疗经验

1. 尹伯约治痔经验

（1）生活习惯和局部用药　让患者养成良好的生活习惯，饮食宜清淡，忌食辛辣刺激；定时排便；局部用药采用中药煎剂苦参汤熏洗坐浴、外敷中药膏、纳入痔疮栓等。

（2）中西医结合，内外兼顾　主要强调与湿热、瘀血相关，但久病耗气伤血，也有虚实夹杂之证。自研消痔丸，选用槐角、地榆、牡丹皮、三颗针皮、大黄、黄芪、白及、防己、白术、当归、火麻仁（炒黄）、动物大肠等药，清利湿热、活血化瘀。对痔疾肿痛、便秘出血、脱肛不收，以及肠风下血、积滞不化等肛肠科常见症状都有良好的治疗效果。对Ⅱ、Ⅲ度内痔和各型混合痔多采用 Milligan-Morgan 痔切除术。术中外痔用Ｖ字形切口，双层结扎，倒Ｖ字形剪下标本，防止结扎线滑脱

出血。充分扩肛，解除括约肌痉挛，促进静脉回流。

2. 张东岳治痔经验

（1）痔瘘外洗通用方

处方：当归 15g，苏木 15g，红花 15g，荆芥 12g，防风 12g，马齿苋 30g，黄柏 20g，苦参 30g，芒硝 30g，甘草 20g。若痒甚加川椒 15g、蛇床子 20g。

用法：上药加水 3000ml，煎至 1500ml 先熏洗后坐浴，每日 1~2 次，每次 20~30 分钟。

功能及主治：清热解毒，消肿止痛，软坚润燥。用于痔瘘发炎或肛门病术后。

（2）葱硝汤

处方：大葱 100g，芒硝 50g。

用法：上药加水 3000ml，煎至 2000ml 熏洗坐浴。

功能与主治：清热解毒，活血消肿，软坚润燥。用于痔瘘发炎或肛门病术后。

五、预后转归

各种类型及不同分期的痔采取相应正确的治疗方法，基本都可以得到治愈，预后良好。但痔是一种复发性疾病，且可以因反复发作，症状会逐渐加重，患者经一次治愈后，如生活不注意调适，往往形成痔的复发和加重。

六、预防调护

（一）预防

勿暴饮暴食或恣食肥腻，辛辣，烈酒，可避免肠道的充血、水肿等炎性刺激；及时治疗肠道炎症和肛门周围炎症，如腹泻、痢疾等；便后及时清洁肛门，临睡前温水坐浴，对预防各种肛门病都很有益处；当肛门不适时，可用 1∶5000 的高锰酸钾温水坐浴；调整饮食结构，防止大便秘结；加强体育锻炼，保持心情舒畅，劳逸结合。

（二）调护

（1）痔是一种较易复发的疾病，预防有着非常重要的意义，防重于治，以免痔的发生和加重。

（2）多食蔬菜、粗粮、豆类、水果等纤维素含量高的食物，保持大便通畅，养成定时排便习惯，防止便秘。习惯性便秘的患者更应注意进食此类食物，并且要养成每天早上定时排便的习惯，可晨起喝一杯凉开水，刺激肠道运动，防止便秘，各种体育活动也有益于防止便秘。勿久忍大便，有便意感要立即去排，否则易引起习惯性便秘，排便时要集中注意力，不要看书看报，久蹲不起或过分用力。

（3）痔疮术后要每日中药坐浴，换药，保证休息，饮食以清淡为主，勿久蹲大便。痔疮患者应适量的运动，合理的有氧运动可以加快新陈代谢，促进血液循环，提高自体的能力，对痔疮的恢复也会很有帮助。

（4）每日早晚做两次提肛运动，吸气、紧提肛，吸气控制在2~3秒内，呼气、松肛，呼气亦控制在2~3秒内。一提一松为一次，每次练功30~50下，也有防止痔的作用。

（5）《本草纲目》评价猪大肠可润肠治燥，调血痢，治脏毒，故取猪大肠同气相求的效果，在治疗痔上发挥较高的治疗作用，可单用炖、煲、酿、煮，也可再加入其他药物配合使用。

七、专方选要

（1）清热凉血法组方　金银花、蒲公英、紫花地丁、野菊花、仙鹤草、火麻仁、白芍各12g，槐花、木香、地榆、千里光各10g，甘草8g。每天1剂，水煎，待冷后加蜂蜜30g，分早晚2次服。主要治疗风热肠燥型痔疮。

（2）清热化瘀汤　败酱草20g，蒲公英15g，夏枯草15g，赤芍药15g，丹参20g，三棱10g，当归15g，黄芪20g，枳壳10g，甘草6g。每日1剂，水煎取汁300ml，分2次服。12日为1个疗程。治疗炎性、血栓性外痔，能迅速有效减轻肛门疼痛，并使痔核消失快而不伤正气，疗效较好。

（3）牝痔汤　太子参、白术、苍术、升麻等水煎提取，每日1剂，8天为1个疗程。主要用于治疗脾虚气陷型痔。

（4）双乌止痛散　制草乌40g，制川乌40g，土木鳖40g，金银花30g，连翘20g，上药加水至1000ml，先用武火煎沸，改用文火煎30分钟，去渣取汁800ml，加开水稀释至2000ml，先熏后洗，每天20~30分钟，熏洗7日为1个疗程，1个疗程结束后判断疗效。伤口疼痛不明显，肛缘水肿轻，消退时间为2~3日，伤口愈合时间为8~20日，术后肛区的水肿和疼痛减轻有效，创口愈合时间缩短有效。

八、研究进展

在痔的研究进展中，人们重点集中在各类药物的研制上，如各种外用药及新型注射药物的发明和改进，以尽可能地避免手术带来的痛苦及并发症，同时改进各类手术方法能使创面早日愈合及防止术后并发症的产生。对于痔的发病机制的研究，此类报道目前较少。

（一）病因病机

杨昌谋等通过研究发现痔病患者活化部分凝血活酶时间（APTT）缩短，表明痔病患者处于血栓前状态，且血小板活化功能明显增强，普遍存在继发性纤溶功能亢进的病理生理改变，并可能与病变程度正相关，支持痔病患者存在瘀毒互结的病理状态。

日本学者经过大量的直肠肛门部微细血管组织学的研究，发现直肠上下动脉和肛门动脉的终末部都集中在齿线附近，直肠上动脉的细小动脉与静脉连接方式不是通过毛细血管网，而是以动脉—静脉直接吻合的方式相连接，此种特殊血管称洞状静脉。洞状静脉的瘀血是产生内痔的解剖学基础。长期用力排便可促使洞状静脉压力增高，洞状静脉扩张而发生内痔。

（二）手术方式的改进

于亚男等外剥内扎、肛门括约肌检括术配合无水乙醇注射治疗环状痔：于截石位 6 点处纵行切开内外括约肌的肌膜，长度内至齿线，外至肛缘，长 2~3cm，于切口中央横缝一针。以母痔为中心，按痔的自然分界将环状痔分为 3~6 段，每段以两把组织钳提起，剪开相邻两段的黏膜皮肤，使环状痔分成 3~6 个孤立的痔块，剪开外痔部分的皮肤，将其余痔部分用双 10-0 丝线 8 字缝合，同法处理所有痔块。在结扎线上方以 95% 乙醇注射痔核，剪去多余痔核，但残端不能过短，以防结扎线脱落。缝时带些许内括约肌，以防切口粘连，可有效解除术后括约肌痉挛引起的疼痛，且可起到扩肛作用，防止肛门狭窄。

姜艳辉等将 140 例重度痔疮患者随机分为选择性痔上黏膜切除吻合术（TST）组和吻合器痔上黏膜环切术（PPH）组，结果发现 TST 组术后出血、尿潴留、肛门疼痛等并发症的减轻都优于 PPH 组（$P < 0.05$），同时 TST 组有操作简单、损伤少等优点。

聂静好等采用 STARR 手术治疗直肠脱垂和直肠前突。直肠下端黏膜切除术（Stapled trans anal rectal resection，STARR）是近年来意大利学者 Longo 提出的新术式，主要用于直肠脱垂和直肠前突的治疗，该术式同时使用两把 PPH 吻合器，分别切除直肠中下端前壁及后壁冗长、脱垂的黏膜、黏膜下层及部分肌层组织，从而最大限度地消除了直肠前突与合并的直肠黏膜脱垂。

用该方法治疗的 55 例重度混合痔患者，术后均无肛门狭窄或失禁、大出血、直肠阴道瘘、肠瘘等严重并发症的出现。其中有 16 例患者出现肛缘水肿，12 例患者出现肛门坠胀感，均很快恢复，疗效满意。

毛国红等研究认为，超声多普勒引导下痔动脉结扎术治疗总有效率为 93.33%，且术后并发症发生率明显降低。

自动痔疮套扎术（RPH），也称橡胶圈结扎术（RBL），是传统胶圈套扎术经技术改良后兴起的一种痔疮新疗法。其原理是通过套扎器的自动套扎去除内痔组织及松弛过多的痔上黏膜，采用标准范围的负压，套扎适宜的组织，在黏膜下注射硬化剂的一种方法。该法通过套扎痔核或痔上黏膜组织，将肛垫上提固定在较高的位置，同时利用胶圈的弹性阻断内痔的血供，加上黏膜下注射硬化剂，使痔组织产生无菌性炎症反应，然后逐渐纤维化，使下移的肛垫固定在肌层上，达到消除痔出血和脱垂的症状。

（三）并发症预防

臧传波等在操作中体会，每缝合一针，最好轻轻提一下线，一方面可以检查缝合深度，另一方面也可以检查缝合高度是否符合要求。防止阴道损伤：由于女性患者多为经产，直肠阴道壁较薄，所以击发前一定要经阴道检查确定黏膜光滑，连续。吻合口出血：吻合后多数患者吻合口有 1~2 处搏动性出血，但均可在直视下缝扎止血。对于小的渗血不必一一止血，可给予填塞油纱条压迫 12 小时效果较好。

章礼和等认为：女性患者牵拉线应避免位于直肠前壁，关闭吻合器及吻合器击发前应检查阴道后壁是否被牵拉至吻合器内，防止直肠阴道瘘。

王锐等认为对于 PPH 手术，临床医生需同时考虑手术并发症及临床疗效两方面因素，针对性实施个性化治疗方案，灵活把握吻合的深度及高度。周成志等认为PPH术中少用或者不用缝线缝合，术后疼痛坠胀明显减少，术后恢复快。对于传统外剥内扎术，李国栋等认为术中保留齿线明显减少了术后肛门坠胀及肛门狭窄的发生。

主要参考文献

[1] 韩滨泽，杨铁军，何瑾，等. 矾藤痔注射液注射法与胶圈套扎法治疗各期痔疮的疗效对比观察[J]. 中国临床新医学，2019，12（2）：179–182.

[2] 高记华，张虹玺. 矾藤痔注射疗法专家共识[J]. 中医临床研究，2018，10（15）：106–107.

[3] 迟旭，欧阳多利，江会容. 电针加微波治疗痔疮疗效观察[J]. 中国当代医药，2010，17（12）：172.

[4] 陈丽荣，李明哲，王波，等. 耳穴压籽法联合醋氯芬酸胶囊治疗肛肠术后疼痛的疗效观察[J]. 中国现代药物应用，2018（1）：129–131.

[5] 李淑霞. 尹伯约教授治痔经验[J]. 中医研究，2011，24（6）：63–64.

[6] 韩柯，张宇翔. 张东岳教授治疗肛门直肠狭窄临床经验点滴[J]. 中国中医药现代远程教育，2008，6（2）：129.

[7] 于亚男，侯卫学，刘庆华. 外剥内扎、肛门括约肌检括术配合无水乙醇注射治疗环状痔的临床分析[J]. 河北医药，2012，34（16）：2505.

[8] 姜艳辉，孙伟，彭程，等. TST与PPH治疗痔的效果对比[J]. 中国现代普通外科进展，2015，18（5）：365–367，372.

[9] 聂静好，沈家华，杨新庆. STARR术在重度混合痔治疗中的应用[J]. 中国现代医药杂志，2013，15（2）：67–68.

[10] 汤献忠，李兴谦，杨清，等. STARR手术治疗排便障碍综合征的临床疗效观察[J]. 结直肠肛门外科，2010，16（4）：217–219.

[11] 毛国红. 多普勒超声引导下痔动脉结扎术治疗痔病临床观察[J]. 结直肠肛门外科，2016，22（S1）：77–78.

[12] 丁杰，丁曙晴. 分段齿形结扎皮桥整形加括约肌侧切术治疗环状混合痔50例[J]. 结直肠肛门外科，2010，16（5）：305–307.

[13] 周成志，胡森懋，郑涛，等. 混合痔PPH术后肛门疼痛坠胀原因初探及处理对策（附286例分析）[J]. 内蒙古中医药，2014，33（17）：135.

[14] 李国栋，袁正，笪霞. 外剥内扎保留齿线治疗环状混合痔的临床观察[J]. 中国伤残医学，2014，22（7）：69–70.

第六章　肛门直肠周围脓肿

肛门直肠周围脓肿简称肛周脓肿，是因肛腺感染、化脓蔓延而发生在肛管直肠周围间隙的急慢性化脓性感染。特点是多数发病急，疼痛剧烈，伴发热，延期不治，形成肛瘘。本病可发生于任何年龄，20~40岁青壮年居多，婴幼儿也有发病，男性多于女性。

中医学称为肛门直肠周围痈疽，因发病部位不同，名称各异，有"穿裆发""坐马痈""跨马痈""下马痈""上马痈""悬痈""臀痈""涌泉痈""脏毒"等。如肛门痈，生于大肠尽头处；涌泉痈生于尾骨前长强穴处；臀痈生于臀上胯下近大腿处；骑马痈生于阴囊之旁，大腿根内侧骨缝夹空中；上马痈，生于左臀之下皱纹处；下马痈生于右臀之下皱纹处；坐马痈生于尻骨略上方；悬痈生于前后阴、后阴前会阴穴处，肿垂若悬；鹳口疽：又名锐疽，生于尻尾骨尖处；脏毒：有内外、阴阳之别，发生于直肠外者，属阳易治；发生于直肠内者，属阴难治。

一、病因病机

（一）西医学认识

现代医学认为感染是引起肛周脓肿的主要原因，其次是损伤因素、肿瘤、性激素因素和其他原因：

1. 感染

（1）肛腺感染　是肛周脓肿最常见的发病因素，临床上99%的肛周脓肿的发生与肛腺感染、化脓有密切关系。正常的肛腺位于内外括约肌之间，经肛腺导管开口于肛隐窝处，分泌黏液，润滑大便。当粪便中的细菌进入肛隐窝，形成肛隐窝炎，感染可进一步沿肛腺导管进入肛腺，引起肛腺的感染化脓。肛腺周围有丰富的淋巴组织和血管，肛腺的炎症又可通过淋巴、血管向肛管直肠周围间隙扩散，从而形成相应间隙的脓肿，向上可达直肠周围形成高位肌间隙脓肿或骨盆直肠间隙脓肿；向下可达肛周皮下，形成皮下间隙脓肿；向外可穿过外括约肌，形成坐骨直肠间隙脓肿；向后可形成肛管后间隙脓肿或直肠后间隙脓肿。且炎症刺激引起括约肌痉挛，压迫肛腺管，肛腺液潴留感染形成肛门周围直肠脓肿。

（2）皮肤感染　肛周的化脓性汗腺炎、毛囊炎、皮脂腺炎、蜂窝组织炎以及尖锐湿疣、血管瘤的感染等均可引起肛周非瘘管性脓肿。

2. 损伤因素

外伤或直肠内异物，或燥粪损伤肛管，甚至会阴部手术不当都可引起感染，可向深部组织扩散，形成肛周脓肿。

3. 肿瘤因素

肛管直肠癌破溃或波及深部、平滑肌瘤、血管瘤、骶骨前畸胎瘤等的破溃及感染，都可引起肛周脓肿。

4. 性激素因素

肛腺的发育和功能主要受人体性激素的调节。随着年龄的变化，性激素亦有相应的变化，直接影响肛腺的增生与萎缩，因肛周脓肿多与肛腺感染有关，故其发病率也随性激素的变化而升高和降低。新生儿或婴幼儿体内，有一段时期雄激素水平较高，此时其皮脂腺特别发达，如有感染因素，则易患肛周脓肿。青春期性激素水平又开始增高，肛腺的发育、增生、分泌又趋旺盛，此期也是肛周脓肿发病的高发期，并且男性多发于女性。

5.其他因素

某些全身性疾病，如糖尿病、白血病、慢性肾小球肾炎、再生障碍性贫血等，由于严重的营养不良，抗感染能力低下，可并发肛周脓肿。

（二）中医学认识

中医学认为，此病为外感风热、毒热、湿邪或饮食醇酒厚味，大肠湿热，流注肛门，湿热下注，经络阻隔，瘀血凝滞，热胜肉腐成脓而发为痈疽。肛门为足太阳膀胱经所主，湿热易聚膀胱，故此处生痈。

本病有虚实之别，实证多因过食醇酒厚味，湿热不化而生，或由内痔、肛裂感染诱发，起病急骤，局部表现红肿高起，灼热疼痛，周围界限清楚，易脓易溃，溃后脓液稠厚，多属阳证、热证；虚证多因肺、脾、肾亏损，湿热乘虚下注而成，起病缓慢，病程较长，局部表现为漫肿平塌，皮色不变，不热少痛，难腐难脓难溃，溃后脓水清稀，久不愈合，多属寒证、虚证。

二、临床诊断

（一）辨病诊断

1.临床表现

肛周脓肿多来源于肛窦感染，肛窦感染转化为肛周脓肿分几个阶段，第一阶段：直肠内的感染物或者细菌进入肛窦，形成肛窦炎或肛隐窝炎（肛窦和肛瓣发炎水肿）。第二阶段：肛窦炎继续扩散引起肛腺管炎、肛腺炎，炎症刺激括约肌引起痉挛，压迫肛腺管使被感染的肛腺液不能迅速排出，再经淋巴组织向肛门直肠扩散形成肛门周围炎，此为脓肿的前驱期。若前驱期炎症不能有效控制，炎症加重，组织液化，则脓肿形成。

（1）症状 肛门周围出现肿块，继则进行性加重疼痛，红肿发热，坠胀不适，坐卧不安，伴恶寒发热；部分患者疼痛不明显而表现为肛门坠胀，小便不利等。肛周脓肿一般一周左右成脓，在肛门周围或直肠内指诊时可以摸到波动、柔软的包块，经切开或自溃后有黄色、稠厚脓液流出，疼痛消失或减轻，全身情况好转，脓肿若经手术切除可转变为肛瘘。结核性肛周脓肿患者常呈慢性发病，经数月后才形成脓肿，疼痛不剧烈，可有潮热、盗汗等症状。破溃后流出清稀色白之脓液，夹有干酪样坏死物，形成结核性肛瘘。

（2）体征 肛门局部红肿，触疼明显，或有溃口溢脓。肛内指诊在内口部位可有明显压痛，探针可探查脓腔之深浅、大小。肛镜下可见肠黏膜充血、水肿，内口部隐窝充血、肿胀，可有脓液溢出。

（3）辅助检查

①实验室检查：白细胞总数和中性粒细胞比重升高。

②细菌培养：常见致病菌有金黄色葡萄球菌、链球菌、大肠埃希菌、铜绿假单胞菌、变形杆菌、产气荚膜杆菌、结核杆菌等。

③超声检查：直肠腔内超声可明确诊断，肛周脓肿未形成期（前驱期）彩超表现为形态不规则，回声均匀，边界模糊的低回声团，内无液性暗区；脓肿形成后有液性暗区。腔内超声在诊断以及判断疾病的转归的时候，可数字量化肿块大小，比触诊精确；并可明确是否液化成脓，比触诊是否有波动感准确；为临床医师提供更为直观且精确的指标。

④CT：多层螺旋CT造影能多个方向、多个平面观察脓肿位置、波及间隙及与肛提肌周围毗邻情况，各脓腔大小及与肛门边缘的距离，有无内口及内口位置、数量（有内口者造影剂可进入直肠壁甚至腔内），及时判断有无瘘管存在，对盆腔脓肿尤其

有诊断价值。

⑤病理检查等也可作为本病的辅助检查。可明确脓肿所在的间隙、位置，与肛门括约肌的关系，还可明确引起脓肿的病原菌的性质。

2. 临床分类

目前最普遍的分类方法是按部位分类：根据脓肿发生的病位分为肛提肌下脓肿（低位脓肿）和肛提肌上脓肿（高位脓肿）。

（1）低位脓肿

①肛周皮下脓肿：位于肛周皮下。

②低位内外括约肌间脓肿：位于内外括约肌间。

③坐骨直肠间隙脓肿：位于坐骨直肠间隙内。

④肛门后深、浅间隙脓肿：位于肛门后深、浅间隙内。

⑤低位马蹄形脓肿：位于一侧坐骨直肠间隙脓肿，脓液经过肛管后深间隙蔓延至对侧坐骨直肠间隙内。

（2）高位脓肿

①直肠黏膜下脓肿：位于直肠黏膜下。

②骨盆直肠间隙脓肿：位于骨盆直肠间隙内。

③直肠后间隙脓肿：位于直肠后间隙内。

④高位马蹄形脓肿：两侧骨盆直肠间隙脓肿凭借直肠后间隙而相通。

（二）辨证诊断

肛周脓肿在临床上多急性发作，属中医学"肛痈"范畴。应根据其临床表现和证候，辨证分型诊断。

1. 四诊

望诊：发作时多因疼痛而表情痛苦，肛周可有包块突出皮肤，皮色发红或不红，有时可有黄色或血性脓液自肛内流出。舌质红、苔白腻或黄腻。

闻诊：大声呻吟或口臭。

问诊：肛周持续性肿痛，坐卧不宁，夜不能眠，不发热或高热，喜食辛辣厚味，或大便干，或小便黄赤。

切诊：肛周或肛内可触及包块，皮温或肛温高，有波动感，压之痛剧，肛周皮温或肛温高。脉数或弦数，或细数。

2. 辨证分型

（1）火毒蕴结型

临床证候：肛门周围突然肿痛，持续加剧，伴有恶寒、发热、便秘、溲赤。肛门红肿，触痛明显，质硬，表面灼热，舌红、苔薄黄，脉数。

辨证要点：肛周肿痛持续加剧，恶寒、发热、便秘、溲赤，舌红、苔薄黄，脉数。

（2）热毒炽盛型

临床证候：肛门肿痛剧烈，可持续数日，痛如鸡啄，夜寐不安，伴有寒战高热，口干便秘，小便困难，肛周红肿，按之有波动感或穿刺有脓，舌红、苔黄，脉弦滑。

辨证要点：肛门肿痛如鸡啄，寒战高热，有脓，舌红、苔黄，脉弦滑。

（3）阴虚毒恋型

临床证候：肛门肿痛，灼热，表皮色红，溃后难敛，伴有午后潮热，心烦口干，夜间盗汗，舌红、少苔，脉细数。

辨证要点：溃后难敛，午后潮热，夜间盗汗，舌红、少苔，脉细数。

三、鉴别诊断

（一）一般性鉴别诊断

1. 化脓性汗腺炎

好发于肛周皮下，有广泛的病区和多个流脓的疮口，疮口间可彼此相通，形成皮下瘘管，但瘘管不与肛门直肠相通，病变区皮肤增厚，有广泛慢性炎症和瘢痕形成。

2. 肛旁疖肿及毛囊炎

好发于肛周皮下及尾骨处，肛旁肿物

红肿，疼痛较轻，中心有脓栓，易溃易敛，一般不会形成肛瘘。

3. 骶尾部畸胎瘤

骶尾部畸胎瘤溃后感染与直肠后脓肿易混淆。但骶尾部畸胎瘤的直肠后肿块光滑，无明显压痛，有囊性感及分叶。X线检查可见骶骨前有肿物将直肠推向前方或一侧，可见散在的牙齿等钙化阴影。

（二）各类型脓肿鉴别

1. 肛周皮下脓肿

发病急，以局部肿痛为主症。初起时即有疼痛，并同时出现肛旁肿块，质较硬，触痛明显，拒按。5~7日局部红、肿、热、痛加重，肿势高突，痛如鸡啄，按之软而应指已成脓。全身症状较轻，亦可不出现全身症状。

2. 坐骨直肠间隙脓肿

病起觉肛门部酸胀不适，继则臀部一侧胀痛，并逐渐红肿隆起，两侧臀部不对称，可伴见发热、恶寒、头痛、身倦等全身症状。7日左右成脓，局部症状及全身症状进一步加重，局部红、肿、热、痛甚，患者行走困难，坐卧不宁。

3. 肛管后间隙脓肿

自觉肛门坠痛甚，骶尾部酸楚疼痛，肛门后压痛明显。如为肛管后浅间隙脓肿，起病即可在肛尾沟处触及一肿块，无全身症状，或出现较晚；而肛管后深间隙脓肿初起时局部肿块不显，而有发热等全身症状。

4. 直肠黏膜下脓肿

发病时局部症状不明显，高热，恶寒，头痛，周身不适，乏力等。继则直肠内重坠胀痛，便意频数，排便时症状加重。轻者全身和局部症状可不明显。指诊时可发现肠腔病变处有一包块，触痛，初期稍硬，中期变软、有波动。肛肠镜下可见肿块表面黏膜充血、糜烂，表面有时可见黄白脓苔。

5. 骨盆直肠间隙脓肿

先出现寒战、高热、周身疲倦等全身症状。局部症状出现较晚，表现为里急后重，便意频繁，排便时肛周隐痛，肛旁可有深部压痛。初始肛周外观常无异常，脓成后一侧或两侧臀部漫肿，界限不清，病变区皮色暗褐，压痛明显，灼热。有时可见排尿困难。指检可在直肠肠腔内一侧触及包块，有压痛。

6. 直肠后间隙脓肿

初起即见寒战、高热等全身症状，肛门下坠，骶尾部酸困、钝痛，疼痛可向股部放射。指检时常在肠腔后方触及包块，指压肛尾沟可有深部压痛感。

四、临床治疗

（一）提高临床疗效的基本要素

肛周脓肿的治疗应注意以下几方面，方能提高疗效。

1. 要及时排脓

肛周脓肿一旦形成必须立即切开排脓，千万不可在成脓后仍坚持单一的抗炎治疗。因为肛门周围均是环形肌束围成的肛门周围间隙，而且皮肤较坚韧，脓液易沿肌间隙向深部及左右两侧扩散，使病情复杂化。

2. 引流要通畅

为使引流通畅，切口要大，避免无效腔；黏膜下脓肿要将脓肿下缘完全切开，以免留下袋状创口，脓液不能通畅外流，形成内盲瘘。

3. 处理原发病灶

对于低位脓肿，要争取找到原发病灶，切除彻底，以免形成肛瘘。

4. 保护肛门功能

对于高位脓肿，不能一次切开，如果切断了肛门括约肌深部或肛提肌，会引起肛门失禁。最好分次手术，以保证肛门功能为前提。待炎症消退，病灶局部纤维化位置固定之后，再做肛瘘手术，或采用低位切口引流、高位挂线疗法。

5. 找准内口

正确判断内口位置是脓肿根治术成功的关键，在寻找内口时可使用下列方法来协助。

（1）指诊法　食指伸入肛内，触压脓肿波动最明显处、压疼最明显处即是内口，低位小脓肿常在相应位置肛隐窝处，高位脓肿常在正后位。

（2）压迫排脓法　用肛门镜暴露脓肿部位的肛隐窝，压迫脓肿，观察脓液排出的部位，即内口所在，而且内口部位一般充血明显，隐窝加深形成明显凹陷。

（3）探针检查　探针顺脓肿溃口或引流口探入，动作轻柔，以食指在肛内触摸，探针能顺利探入之处或探头下最薄处，即是内口。

（4）加压注入亚甲蓝注射液，寻找着色肛隐窝，用内钩针探入内口并作放射状切口，切开脓肿与内口会师；但注射亚甲蓝后见多个内口着色，内口超越肛管直肠环者，不宜全层切开，宜挂线术处理。

（5）若探查确无明显内口，则左手食指探入脓腔最顶端，探针沿食指尖前方最薄弱或隐窝凹陷处黏膜下穿出即可。

（二）辨病治疗

西医对本病的治疗分为保守疗法和手术疗法两大类。

1. 保守疗法

（1）药物治疗　初起形成硬结肿块，尚无明显红肿、化脓症状者，根据不同的致病菌选用磺胺类、青霉素类、头孢菌素类等治疗。包括口服、静脉滴注、肌内注射，有条件者根据细菌培养结果选择用药。

（2）局部处理　可选用鱼石脂软膏、消炎止痛膏等外敷，1∶5000高锰酸钾坐浴，脓肿破溃后，应用生理盐水或过氧化氢彻底冲洗，后期以九一丹或消炎生肌膏提脓祛腐生肌。局部理疗（如微波、红光）改善局部微循环，促进炎症吸收和消散，减轻疼痛。

2. 手术疗法

（1）切开排脓法　最常用的一种手术方法，患者所有急性症状可随切开引流而消失，此法适应于各种类型的脓肿。原则上是切开排脓后不致形成肛瘘后遗症。当内口寻找困难，为防止扩散，可先行切开排脓。一般在麻醉下进行，小的脓肿用皮下局部浸润麻醉，大而深的宜用骶麻或腰麻。切口应选在脓肿波动最明显处，做放射状切口，将脓液排出，充分敞开脓腔，以利引流，并用手指分离脓腔间隔，用过氧化氢和生理盐水冲洗脓腔，然后放置引流条，敷料包扎固定。

①高位黏膜下脓肿切开法：可不用麻醉，在肛门镜下沿直肠纵轴平行切开直肠内脓肿区最隆起部位，最好切至脓肿上、下缘的尽端，使引流通畅，注意止血。

②骨盆直肠间隙脓肿切开法：宜在骶麻或腰麻下进行，在肛门外侧，放射状切开皮肤、皮下至坐骨直肠间隙，切口足够长，术者右手食指伸入直肠内作引导，触及脓肿后，右手用血管钳钝性分开耻骨直肠肌、肛提肌，穿入骨盆直肠间隙，撑开钳嘴，即可出脓，再用手指予以协助，使脓腔排出通畅，术毕，置引流条，每日冲洗。

③高位后马蹄形脓肿切开法：如果两侧骨盆直肠间隙同时或先后形成脓肿，即成马蹄形脓肿，两侧脓肿通过直肠后间隙相通，引流切口宜选在肛门两侧距肛缘2cm处和骶尾骨间沟内作纵行切口，分别做放射状切口，切开皮肤、皮下，用血管钳钝性分离，插入脓腔，扩大切口，使引流通畅，冲洗，放置多孔硅胶管入脓腔以利引流。

对急性肛周脓肿均需作切开排脓的紧急处理，尽量找到原发内口，彻底清除，争取一次性根治，若不能一次性根治者，可在内口处留置挂线标志，等待第二次手术。

（2）一次性根治法　凡肛周脓肿无严重的全身疾病及并发症者都适宜。

①一次切开法：适用于低位肛周脓肿。麻醉下，先在脓肿波动最明显处切开，用手指钝性分离各脓腔间隔，待脓液引流干净后，用探针仔细寻找内口，内口一般在脓肿相应位置肛窦处，肛窦处向上扩创0.5cm，两侧相邻肛窦作结扎处理，将内口切开，全部敞开脓肿切除部位，使创面呈"V"字形以利于引流。

②切开挂线术：适用于高位肛周脓肿。挂线原则是炎症浸润范围越大，脓腔越深，挂线宜松，反之宜紧；脓腔位置较高，距肛门较远，挂线宜紧，反之宜松。一般认为挂线必须在脓腔最高、最深处，使括约肌与周围组织发生粘连，边勒开边修复，故无出血及肛门失禁等危险。由于挂线的紧缩刺激使肛门括约肌与周围粘连，边勒开边修复，不至于括约肌急剧断裂发生出血和肛门失禁的危险，最后勒开内口而脱线，也不易造成假愈合，消除了形成肛瘘的基础。

麻醉下，于脓肿最明显处行放射状切开，以手指钝性分离各脓腔间隔，充分排脓，以球头探针自切口处插入，沿脓腔底部轻柔而仔细向直肠内探查，以另一手指肛内作指示，可于肛直环以上找到内口或最薄处找到内口，将探针穿出，挂以皮筋，橡皮筋两端收紧后血管钳钳夹，血管钳下方以丝线结扎两次，橡皮筋顶端以丝线结扎，丝线留长2cm做标记，便于换药消毒及二次紧线时使用，切开皮筋所挂之处的皮肤，修剪创面，使之呈"V"字形。

切口的选择：①两侧脓肿的坐骨直肠间隙、骨盆直肠间隙脓肿，应行弧形切口，距肛缘2.5cm，由前向后纵行切开，避开同侧坐骨结节，避免损伤括约肌，从而又能保证引流通畅；②后位脓肿（直肠后间隙），则宜行放射状切口，距后位肛缘2.0cm，略偏向一侧，最大限度保留肛门括约肌功能，避免损伤肛尾韧带，因肛直角轻微变异，肛门后位结构稳定会失衡，造成肛门向前移位；亦有行后位肛尾韧带横行切断使后位各部通畅，但韧带切口仅做一般搔刮，不做过多组织剔除；③马蹄形脓肿宜行后位放射状切口，加两侧弧形切口，使三切口相通，保留皮桥不应小于2.0cm。

（三）辨证治疗

1.辨证施治

（1）火毒蕴结型

治法：清热泻火，凉血解毒。

方药：五味消毒饮合凉血地黄汤加减。

黄柏、赤芍、丹皮各20g，槐角15g，生榆15g，金银花15g，紫花地丁15g，生地15g，川牛膝9g。大便秘结者加生大黄3g（后下），玄明粉3g（冲服）；小便短赤者加赤苓、车前草各20g。

（2）热毒炽盛型

治法：消肿散结，解毒透脓。

方药：仙方活命饮加减。

穿山甲（以他药代替）10g，皂角10g，当归12g，乳香12g，没药12g，金银花20g，天花粉20g，赤芍15g，陈皮15g，防风10g，白芷10g，甘草6g。

（3）阴虚毒恋型

治法：滋阴清热，除湿软坚。

方药：滋阴除湿汤合清骨散加减。

赤芍15g，生地15g，黄柏15g，泽泻15g，知母30g，地骨皮20g，柴胡12g，炙鳖甲12g，当归12g。肺虚者加沙参20g，麦冬20g，旱莲草20g；脾虚者去知母、黄柏，加白术 15g，山药 30g，白扁豆 15g；肾虚者加川断 20g，狗脊 20g，补骨脂 15g。

2.外治疗法

（1）熏洗法　适用于各期脓肿，具有清热解毒，活血消肿，散结止痛之功，常用方剂有黄连解毒汤、桃红四物汤等。

（2）外敷法　初起实证用金黄膏或玉露膏；虚证用冲和膏、油调散；已成脓但未溃者用千捶膏。

（3）阿是穴拔罐法　根据治疗面积选择大、中或小罐，备好长镊子、95% 乙醇、棉球、火柴、面粉 50g（用冷水调合成团），备皮。用闪火法首先在肛周脓肿突出部位拔罐，然后在脓肿周围 3~4 处拔罐。每次留罐 10~20 分钟，每日拔罐 3~4 次，10~15 次为 1 个疗程。在拔罐时为了防止漏气，影响疗效，采用备皮并用面粉团垫于肛周凹陷的地方，使病变部位平整，利于拔罐。

（4）体针疗法

①选穴：百会、神阙、气海、关元、肛门四周。方法为肛门四周 45° 角各刺 3~5 分，速刺不留针；其他穴用补法，留针 40~60 分钟，出针后加灸 10~15 分钟。

②选穴：长强，承山（双）、环门（位于肛门两侧，赤白肉际分界处）。方法：用补法，留针 3~5 分钟。

③选穴：百会、长强、大肠俞、足三里为主穴；承山、三阴交为配穴。方法：常规消毒后，用 28 号 1 寸毫针快速刺入穴位，行补法，得气后即出针，注意刺长强穴时，针尖方向沿尾骶骨，切勿刺入直肠，以免引起感染。

（5）电热针法　提肛为主穴，配穴取长强、命门、次髎、大肠俞、承山、委中，大便不规律者加天枢、足三里。

（6）电针法　主穴取长强、会阴。方法：进针 1.5~2 寸，然后连接针麻仪导线正负极；连续频率升到 8Hz，疏密、继续频率开到 18~26Hz，输出交流电或直流电 2~3

档，各频率持续刺激 5 分钟，隔日一次。配穴取双侧承山，进针 2~2.5 寸，快速提插强刺激，不留针；百会穴针 1~1.5 寸，留针 10~15 分钟，隔日 1 次。10 次为 1 个疗程，一般 1~2 个疗程即愈。辅助治疗：取明矾 20g，石榴皮 9g，核桃 5 个，水煎熏洗局部，1 天 3 次，至痊愈为止。

（7）穴位注射法

①选穴：长强。方法：病人取膝胸位，局部严密消毒，防止感染。术者将左手食指插入肛门直肠内置于 12 点位，然后将抽吸盐酸普鲁卡因的注射器接 7 号针头，刺入长强穴，针与尾骨角度平行，进针后回抽无血，将针尖轻轻移动位置，禁止反复乱刺，避免刺伤神经血管，针尖部呈扇面状注射药液。一般 3~5 岁小儿可封闭用 20ml；5~15 岁可用 30ml，7 日为 1 个疗程，未愈者可间隔 7 日再封闭 1 个疗程。

②选穴：长强。方法：病人取跪伏位，长强穴及周围用 1：1000 新洁尔灭消毒，以 5ml 注射器接 6 号针头吸入维生素 B_1 100mg（小儿酌减），在长强穴处向尾骨方向迅速刺入 2~3cm，当患者肛门处有酸、麻、重、胀等得气感，抽无回血时，快速将药液注入。退针后以左手中指点压按摩穴位，使刺激加强，药液扩散充分。2 分钟后用无菌敷料覆盖，隔日 1 次，2 次为 1 个疗程。

3.成药应用

①水调散（辽宁省肛肠医院）：黄柏、煅石膏。功效清热解毒、消炎止痛。用于一切阳性疮疖初起未破者，红肿、高大，疼痛难忍。用法：将药面用适量凉开水调成膏状敷于患处，每日 1~2 次。

②痔洗二号散：每日 2 次，坐浴。

③二丁颗粒：一次 1 袋，一天 3 次。口服。功效清热解毒。

④如意金黄膏：每日 1 次，外敷患处。

⑤三黄膏：每日 1 次，外敷患处。

⑥复方消炎止痛软膏：取薄荷脑 5g，冰片 5g，克林霉素 25g，消炎痛 15g，甲硝唑 15g 和丁卡因 2.5g 研匀、搅拌，加上凡士林而成。用于脓肿、痔疮等肛肠病术后止痛治疗。每日二次，敷于患处。

⑦抗炎止痛生肌膏：由乳香 30g，没药 30g，白芷 20g，血竭 20g，黄连 30g，黄柏 30g，黄芩 30g，栀子 30g，羊毛脂 200g，凡士林 530g 制成。用于脓肿、痔疮等肛肠病术后止痛治疗。每日二次，敷于患处。

4. 单方验方

①连栀矾溶液：黄连、栀子、白矾。200ml 兑水坐浴，具有清热利湿、活血化瘀、消肿止痛的功效，用于肛周脓肿术后促进创面愈合。

②二花坐浴方：红花 15g，金银花 15g，蒲公英 15g，椿根白皮 15g，艾叶 15g，丝瓜络，炙乳香、没药各 15g。加水适量，煎煮，先熏后浴，每日 1 次，每次 30 分钟。

③消肿止痛洗剂：金银花 30g，蒲公英 30g，紫花地丁 30g，苦参 30g，大黄 15g，芒硝 30g，苏木 30g，当归 15g，红花 15g。加水适量，先熏后洗，每日 1 次，每次 30 分钟。

④祛毒汤洗剂：马齿苋 15g，瓦松 15g，甘草 15g，川蛤壳 10g，花椒 10g，苍术 10g，防风 10g，葱白 10g，枳壳 10g，侧柏叶 10g，芒硝 30g。熏洗坐浴。

⑤金黄散：大黄 20g，天花粉 15g，连翘 20g，青黛 50g，芙蓉叶 10g，当归 50g，黄柏 20g，金银花 10g，姜黄 5g，白芷 20g，七叶一枝花 20g，败酱草 10g，皂角刺 5g，冰片 5g。研末，用麻油或蜂蜜调敷，外敷，每日外敷 4~8 小时，清热解毒，软结消肿，祛风燥湿，有"推陈致新"之效用，连用 5~7 日后再行手术治疗，有助于术后缩小创面。

⑥中药洗剂：苦参 30，蛇床子 30，蒲公英 20g，赤芍 20g，大黄 15g，黄柏 15g，

黄连 15g，白芷 15g，黄芩 5g，重楼 3g，五倍子 25g。熏洗治疗肛周脓肿术后，具有清热解毒、止痛消肿功效，可促进伤口愈合，防止并发症的发生。

⑦胡连肛痈汤：胡黄连 9g，细川黄连 9g，川黄柏 9g，金银花 9g，京赤芍 9g，粉丹皮 9g，败酱草 15g，地丁草 15g，蒲公英 15g，木芙蓉叶 15g，生地榆 15g，大生地 15g，紫丹参 15g，生石膏 60g，生甘草 3g。内服。

⑧消痈汤：金银花 15g，紫花地丁 15g，蒲公英 15g，乳香 12g，没药 12g，当归 12g，赤芍 12g，穿山甲（以他药代替）15g，漏芦 12g，天花粉 20g，川贝母 12g，陈皮 10g，白芷 10g，防风 10g，甘草 5g，川牛膝 12g。内服。

⑨肛痈湿敷方：胡黄连 9g，细川黄连 9g，枯矾 9g，炙刺猬皮 9g，蒲公英 9g，地丁草 9g，金银花 9g，苦参 9g，皮硝 9g，炉甘石 30g，冰片 15g。用水 500ml，煎取汁 300ml，用纱布浸入药汁内取出后湿敷患处，每日 3~4 次。

⑩蜣螂瘘管丸：炙蜣螂 12g，川黄连 9g，胡黄连 9g，象牙屑（以他药代替）9g，炒槐角 9g，金银花 9g，净连翘 9g，香白芷 9g，炙刺猬皮 15g，生地榆 15g，煅龙骨、牡蛎各 30g，生川大黄 3g。上药共研细末，水泛为丸，每日 3 次，每次服 3g，1 个月为 1 个疗程。

⑪三七血伤宁散：选用三七为主药，配以重楼、黑紫藜芦、大叶紫珠、冰片、朱砂等中草药。敷于纱条嵌入脓腔，每日 1~2 次。活血化瘀，祛瘀生新。

⑫柏消祛毒洗剂：白芷 20g，金银花 20g，防风 12g，三七 15g，苦参 20g，当归 12g，花椒 20g，菖蒲 15g，红花 12g，黄柏 20g，紫草 20g，蝉衣 15g，白花蛇舌草 20g，白及 20g，连翘 20g，菊花 20g。药液加开水稀释至 1000ml，药液温度调至

50~70℃，通过蒸汽先熏后洗。熏洗时间不宜超过10分钟，过热易将肛门部位皮肤烫伤，过冷则疗效差。

⑬熏洗液：苦参15g，黄柏15g，五味子10g，蒲公英30g，马齿苋10g，花椒10g，乳香10g，没药10g，芒硝10g，黄芪30g，冰片3g。将上药（芒硝、冰片除外）加水3000ml浸泡30分钟，先用武火煎沸，后文火煎10分钟，去渣滤液，冲入芒硝、冰片融化其中，倒入盆内熏洗。

⑭祛腐生肌汤：黄芪30g，黄柏30g，马齿苋30g，大蒜瓣5g，牡丹皮15g，茜草10g，炉甘石30g，坐浴冲洗创面，并用该液浸泡的纱条填塞脓腔引流，可促进创面愈合。

⑮马钱子鸡蛋：制马钱子3g，将鸡蛋顶部打一小孔，将马钱子放入，然后用面糊将鸡蛋糊住，放入火炉中烘烤至鸡蛋烤熟，剥开蛋皮，将鸡蛋吃掉，每日1次，10日为1个疗程，治疗各类肛周脓肿。

⑯蜈虎油：蜈蚣、壁虎二虫在桐油内浸泡。脓肿切开引流后，每日蘸此油填塞创口脓腔，使创口早日愈合，且不形成肛瘘。

（四）新疗法选粹

1. 一次性切开挂线对口引流术

（1）适应证　适用于坐骨直肠脓肿、骨盆直肠间隙脓肿、直肠后间隙及肛管后深间隙脓肿等多间隙复合性脓肿，脓肿脓腔通常与前后位相通者；对范围较大的脓腔，如蹄铁型肛周脓肿，行虚挂橡皮条对口引流，可保护肛门括约肌功能。

（2）操作方法　食指探入肛内，摸清脓肿部位及范围，于肛缘脓肿最高点做一放射状小切口，根据新内口定位理论（即肛周脓肿感染脓腔不与前后位相通，其内口位置在脓肿中心相对应的齿线处，如感染脓腔与前后位相通，其内口位置在前后位齿线处），查找原发内口，在内口与小切口之间沿探针切开皮肤和皮下组织，引入橡皮筋结扎固定，再根据脓腔的大小，在距内口处切口3cm处作一切口并与内口处的切口相通，用橡皮条在两切口间悬挂引流，如果脓腔较大如马蹄铁型脓肿，可多作几个切口，各切口之间以橡皮条悬挂引流，将脓腔内的坏死组织搔刮干净，用过氧化氢、生理盐水冲洗脓腔，各切口之间以油纱条填塞止血，包扎固定。张艳丽等使用该法治疗肛周脓肿，治愈率100%。

2. 旷置疗法

（1）切开虚挂引流术

①适应证：适用于高位肛周脓肿。

②操作方法：在脓肿隆起最明显处作一长约2cm的放射状切口，切开皮肤、皮下组织直至脓腔，分离纤维隔，排尽脓液，用刮匙搔刮脓腔内坏死组织，以中弯钳探入脓腔，食指在肛内应诊，初步确定内口后于内口相对应的肛缘处做一长3~4cm切口，切开皮肤、皮下组织及部分内括约肌，暴露中央间隙和内外括约肌间隙，充分引流内口处感染灶，以此切口作为主引流切口。自主切口以中弯钳探入脓腔达脓腔顶部，以双股橡皮筋自脓腔顶部穿出，将橡皮筋自直肠经肛门牵出，与主切口内橡皮筋另一端会合结扎，橡皮筋呈松弛状态。据脓腔间隙的大小，可做多个放射状引流小切口，各引流切口与主切口间均以橡皮筋做对口引流。当间隙和瘘管内肉芽填满后，抽去线或橡皮筋，不勒断括约肌，充分保证了括约肌的完整性，从而保证了肛门括约功能完好，舍弃了传统实挂线的慢性勒割作用。

（2）切开置管引流术

①主要是对内口处理上，在彻底清除内口和脓腔内的坏死组织等感染源后，再在一般换药难及的深部脓腔内置入橡胶导

尿管，在脓腔顶端置管，以实现彻底引流。

②操作方法：先寻找感染内口，脓道经过肛门外括约肌深部以下者，予一次切开内口；脓道经过肛门外括约肌深部以上者低位部分（肛门外括约肌深部下缘以下部分）切开，高位部分可结合虚挂线，同时彻底清除内口附近的感染坏死组织，对蔓延至坐骨直肠间隙顶部或直肠后间隙等深部的脓腔做充分搔刮、冲洗后，置入橡胶导尿管达脓腔顶部后固定。本法是在彻底清除内口和脓腔内的坏死组织等感染源后，再在一般换药难及的深部脓腔内置入橡胶导尿管。

3. VSD 负压引流术

张科等用采用 VSD 负压引流术治疗肛周脓肿，在脓肿波动最明显处切开皮肤，引流尽脓液后，探查脓腔并充分分离脓腔内纤维间隔，刮匙搔刮坏死组织，过氧化氢清洗脓腔，按脓腔大小及形状裁剪 VSD 负压引流材料，放入脓腔后，在距切口 1cm 处做一小切口，将引流管引出并固定。缝合脓腔切口，半透膜完整覆盖，术后取屈膝平卧体位或侧卧体位，引流管连接，中心负压持续吸引，负压条件为 $-20\sim-40\text{kPa}$，每日生理盐水 500ml 冲洗脓腔 1 次。该术式能完好地保存肛门括约肌的功能，有效缩短愈合时间，减轻患者的痛苦，降低术后复发率。

4. 艾条温和灸促进肛周脓肿术后创面愈合

杨丽霞等采用艾条温和灸促进肛周脓肿术后创面愈合，治疗组 40 例，两组均手术采用一期肛周脓肿戳洞负压引流内口修补术，术后给予足量抗生素，每天用适量祛毒汤（五倍子、川椒、防风、朴硝、苍术、甘草、枳壳、侧柏叶、葱白、马齿苋等），经引流管灌洗脓腔 2 次，之后予生肌玉红膏换药。而治疗组术后第 2 天起，行艾条温和灸创面局部，距离创面 2~3cm 熏灸，

以肛门部温热舒适为度，每次 15~20 分钟，每日 1 次。结果温和灸组创面愈合时间明显缩短（$P < 0.05$），术后疼痛、水肿评分均低于对照组（$P < 0.05$）。有研究表明，温和灸在创面组织修复过程中有促进创面愈合、提高创面愈合质量的作用，与其调节创面肉芽组织中成纤维细胞、巨噬细胞、Ⅰ型及Ⅲ型胶原含量和 VEGF 表达、CD3、CD4 计数以及改善创面局部微循环和血管生成有关。

5. 湿润烧伤膏促进低位肛周脓肿术后创面愈合

许博佳等认为，肛周脓肿术后创面的用药选择，应着重于止痛、抑菌、促进创面生长及减少瘢痕形成四个方面。而临床上多数仍停留在运用传统的痔疮膏来预防术后创面的并发症，但痔疮膏是用于治疗痔疮的药物，主要功效为消肿收敛，术后痔疮已结扎或切除，因此各种传统痔疮膏对于术后的肛门创面修复的治疗效果并不理想。湿润烧伤膏不仅在烧伤领域广泛应用，而且在褥疮领域也有较好效果，它能有效地解决开放创面的几大难题，例如感染、疼痛、创面疤痕愈合以及创面继续进行性坏死等，这些与肛肠术后创面愈合的诉求不谋而合。

6. 自拟中药熏洗方应用于肛周脓肿术后

邢一凡等人认为，本病在术前多为实证，但在术后由于机体元气创伤，气血失养，故术后应在清热解毒燥湿、凉血止血止痛、收敛消肿生肌的基础上，酌情加调和气血、健脾益气之品。而中药熏洗是中医特色外治疗法，熏洗药物具有疏通局部经络、清热解毒、收敛止血的效果，可加速创面愈合。方中所用金银花功效解毒去脓，为痈疮圣药，《本经逢原》中有明确记载；黄芩、黄连、黄柏，味苦性寒，苦能燥湿，四药合用共奏清热燥湿、泻火解毒之功效。姜黄活血止痛，桃仁性平味苦甘，

其药性和缓，无峻利克伐之弊，二药合用，共奏活血之功，以促进局部微循环，加速创面修复，有助于病情向愈。白及味苦、甘、涩，性微寒，质黏而涩，功专收敛止血，又能消肿生肌；延胡索味辛苦，性温，辛散温通，活血散瘀，理气止痛。当归味甘、辛，性温，甘温和血，既能补血又能活血；川芎味辛，性温，行气止痛，二药伍用，气能行血，血能载气，气血兼顾。苍术益气健脾，脾气得以健运，清阳之气来复。以上药物合用，清热毒而不伤正，祛脓腐且助生肌。

（五）医家诊疗经验

喻世万

喻世万认为在术后早期，根据患者体质及病情选用补益气血及透脓之法，以扶助正气，托毒外出，避免毒邪内陷，选用托里解毒汤、透脓散等方加减；后期则以健脾益气生肌为法，方用生肌汤加减取得较好疗效。

五、预后转归

肛周脓肿一旦形成，很难自愈，必须经过手术治疗方可治愈。脓肿经自溃后或仅行一般的切开排脓而不处理内口，几乎都要形成肛瘘。只有将内口清除干净，脓肿才可彻底治愈，否则易形成反复发作的肛瘘。另外治疗肛周脓肿强调，成脓后必须立即切开，否则会形成在深度、广度都进一步加重的高位复杂性肛瘘。

六、预防调护

（1）防治便秘、腹泻及肠道炎症性疾病　便秘和腹泻可使粪便堵塞肛隐窝，引起隐窝炎，是形成肛周脓肿的根源；燥粪还可擦伤肛隐窝，引起感染，最终导致肛周脓肿。

（2）坚持肛门清洁，每日坐浴，夏季是肛周脓肿的高发季节，更应注意肛门部卫生。

（3）如肛门灼热不适，应及时到专科就诊。

（4）忌食辛辣之品，烈性酒类，以免引起肠道炎症。

（5）食疗法

①药茶

组成：绿茶 3g，甘草 10g，白花蛇舌草 100g。

方法：先将甘草、白花蛇舌草加水浸过药面，文火煎至 100ml，捞出渣后，加入绿茶，分 4 次服，每日 1 剂。

适应证：肛门直肠周围脓肿初期。

②药粥：将白及 5g、大米 100g（洗净），加水同煎 30 分钟，每日服用 2 次，一般连服 3~5 日，可用于治疗肛门直肠周围脓肿。

③药酒：将槐花 100g 浸泡在低度酒 500ml 中，1 周后饮用。每次 20ml，每日 2 次。可用于治疗肛周脓肿的初期。

七、专方选要

（1）托里透脓散基础方　人参 12g，白术 12g，穿山甲（以他药代替）12g，白芷 12g，升麻 9g，甘草 9g，当归 15g，黄芪 15g，皂角刺 10g，青皮 10g；湿热蕴结者加黄连 12g，黄芩 12g，黄柏 12g，浙贝 10g，薏苡仁 10g，夏枯草 12g；热毒炽盛者加浙贝 12g，薏苡仁 12g，柴胡 10g，栀子 10g，大黄 10g；阴虚毒恋者加丹皮 15g，芍药 15g，生地 15g，犀角（以水牛角代）15g；肺虚者加沙参 12g，麦冬 12g；脾虚者，加白术 12g，山药 12g，扁豆 12g；肾虚者，加龟甲 12g，玄参 12g，生地改熟地 12g。煎服方法：用开水 500ml 煎煮 20 分钟，取汁 200ml，同法煎煮 3 次，早中晚饭后各取 200ml 一次温服，14 天为 1 个疗程，共服 2 个疗程。

（2）生肌玉红膏　当归10份，白蜡10份，甘草6份，白芷2份，血竭2份，轻粉2份，紫草1份，麻油180份。将当归、白芷、紫草、甘草入麻油内浸3天，置铜锅内慢火炸至微枯，去渣滤清，复入锅内煎滚，再入血竭化尽，次入白蜡，微火化开，冷却后下研细轻粉，搅匀，放入纱布，制成油纱，消毒后备用。嵌入肛门创面基底部，外用无菌敷料包扎固定，每日便后换药1次。治疗肛周脓肿能明显促进创面生长与愈合，减轻患者痛苦，缩短疗程。

八、研究进展

（一）病因病机

周凯亮等观察发现，肛周脓肿组织组IL-2、IL-12水平均明显高于肛周正常组织，提示免疫功能异常与肛周脓肿的发病有关。

LiuCK等通过对临床183例未合并糖尿病的肛周脓肿患者进行病理观察后发现：大肠埃希菌是非糖尿病患者肛周脓肿的主要病原菌。而肺炎克雷伯菌是肛周脓肿合并糖尿病患者的主要致病菌。

梁珣通过对平均年龄在43.2日的100例肛周脓肿男性婴幼儿进行入院前雄激素检测的临床试验分析后得出结论：婴儿期雄激素增高，包括一过性雄性激素增高及母体携带的雄性激素，可导致肛腺增生和分泌旺盛，黏液排泄不畅而堵塞导管，形成肛周脓肿。

（二）手术方式的改进

夏萍尝试用超声清创技术用于肛周脓肿创面处理的报告，认为肛周脓肿术后创面使用超声清创具有清创更彻底、去除创面细菌效果更好的作用。

李南等采用挂线引流术，利用中医"水逐线流"的原理，在治疗时只挂线而不紧线，引流顺利，有利于切口愈合、减轻术后疼痛，同时保证术后肛门功能恢复。

仲贵香对比研究隧道式拖线术与传统切开或挂线术治疗复杂性肛瘘疗效，发现两种方法的治愈率差异无统计学意义，但是通过术前术后肛管直肠测压显示，隧道式拖线术对肛门括约肌的损害程度明显小于传统术式。梁宏涛等亦进行了类似研究，结果表明拖线疗法治疗高位复杂性肛瘘具有治愈率高（89%）、复发率低、治愈时间短、内外括约肌损伤程度小、患者痛苦小等优势。

王琛客观评价了拖线疗法在肛瘘治疗中的应用与发展，认为该方法在以下疾病中应用疗效较好：蹄铁型肛周脓肿、克罗恩病肛瘘、肛周急性坏死性筋膜炎、骶尾部藏毛窦；但对于肛提肌以上、内口位于直肠的肛瘘或者脓肿，单纯的拖线疗法疗效欠佳。

孙薛亮等通过改良LIFT术治疗复杂性肛瘘患者20例的临床疗效观察，治愈率达90%，患者术前与术后肛门括约肌功能无显著差异。

刘海龙等通过运用VAAFT术式治疗复杂性肛瘘11例，治愈率为73%，术后无一例术后排粪失禁，能很好地保护肛门括约肌功能。

主要参考文献

[1] 张科，徐君毅，王炜. VSD负压引流术治疗肛周脓肿的临床研究 [J]. 结直肠肛门外科，2014，20（1）：65-66.

[2] 杨丽霞，赵瑞琴，林洁. 艾条温和灸促进肛周脓肿术后创面愈合的疗效分析 [J]. 上海中医药杂志，2013，47（7）：77-78.

[3] 许博佳，柳越冬. 湿润烧伤膏促进低位肛周脓肿术后创面愈合的临床研究 [J]. 中医外治杂志，2020（1）：58-60.

[4] 周凯亮，伍仕敏，邹贤军，等. 肛周脓肿

患者局部组织中 IL-2、IL-12 的表达及其意义 [J]. 医学临床研究，2016，33（4）：661-662，666.

［5］夏萍，曾攀，徐岩，等. 超声清创对肛周脓肿术后创面的疗效观察 [J]. 中国医学装备，2016，13（6）：84-87.

［6］李南，刘慧峰，孙红兰. 肛管直肠周围脓肿治疗中挂线引流术应用及创面愈合情况研究 [J]. 中国现代普通外科进展，2016（10）：811-813.

［7］仲贵香. 隧道式拖线术治疗复杂性肛瘘 50 例 [J]. 陕西中医，2012，33（3）：319-

322.

［8］王琛，姚一博，董青军，等. 拖线疗法在肛瘘治疗中的应用与发展 [J]. 中华胃肠外科杂志，2015，18（12）：1203-1206.

［9］孙薛亮，文科，杨柏霖，等. 改良括约肌间瘘管结扎术治疗复杂性肛瘘 [J]. 中华普通外科杂志，2016，31（5）：398-401.

［10］刘海龙，肖毅华，张勇，等. 一种新型视频辅助肛瘘治疗技术治疗复杂性肛瘘的初步疗效分析 [J]. 中华胃肠外科杂志，2015，18（12）：1207-1210.

第七章　肛门直肠瘘

肛门直肠瘘简称肛瘘，是直肠内和肛门外相通的异常管道，直肠内的疮口称为内口，肛门外的疮口称外口，内口与外口之间相通的管道称为瘘管。

肛瘘临床以反复的肿痛、流脓，经久不愈等为主要症状，还可兼见潮湿、瘙痒及部分全身症状。肛瘘是常见的肛门直肠病，在我国发病率占肛门直肠疾病的 1.67%~3.6%，发病年龄以 20~40 岁青壮年为主，婴幼儿发病者不少见，男性与女性的比例为 5：1。我国是世界上最早认识"瘘"的国家，常命名为"漏"或"瘘"。

一、病因病机

（一）西医学认识

西医认为肛瘘是肛门直肠周围脓肿的后遗疾患，肛门直肠周围脓肿 95% 来源于肛门腺感染，主要原因如下。

（1）肛周脓肿的后遗症　隐窝炎导致肛腺炎，化脓，破溃，流脓，是引起肛瘘的最主要原因。

（2）直肠肛门损伤，细菌侵入伤口即可引起。

（3）肛裂反复感染并发皮下瘘。

（4）会阴部手术不当，穿透肠壁。

（5）其他　结核菌感染、克罗恩病、肛管直肠癌、血行感染等。

肛门直肠周围脓肿破溃后不能自行愈合的原因有以下几方面。

（1）原发内口继续感染，直肠内的污粪不断从内口进入感染病灶。

（2）长期慢性炎症以及反复感染，使局部病灶形成纤维化管壁，管道弯曲狭窄，引流不畅。

（3）肛周括约肌收缩可致管道排脓不畅，使感染沿括约肌间隙蔓延。

（二）中医学认识

中医学对瘘的最早记载见于《山海经·中山经》"食者不痛，可以为瘘"，因本病主要症状是脓血污水，不时淋漓而下，如破顶之屋，雨水时漏，古人形象地命名为漏或瘘。本病的中医病因主要责之于风、热、燥、火、湿；痔久不瘥；饮食醇酒厚味，劳伤忧思，便秘，房劳过度及局部气血运行不足，造成营气不足，逆于肉理，乃生痈肿，陷脉为瘘。

二、临床诊断

（一）辨病诊断

1. 临床表现

肛瘘的诊断主要依据症状、专科检查、X 线造影，病理检查可对肛瘘的定位和定性有一定帮助。

（1）症状　本病的症状分局部和全身症状，在非急性炎症期，主要以局部症状为主，急性炎症期和反复发作复杂性瘘管，可伴有全身症状，主要症状如下。

①流脓：一般呈间歇性溃口流脓。急性炎症期脓多，且常有臭味；慢性炎症期流脓少，时有时无；脓水相对稀淡或呈米泔样分泌物，可能有结核菌感染；脓液色黄而臭，多属大肠埃希菌感染；混有绿色脓汁可能有铜绿假单胞菌混合感染。

②肛门湿痒：分泌物刺激，肛门瘙痒，潮湿不适，有时形成湿疹。

③疼痛：一般无疼痛，只觉肛门部坠胀不适，如引流不畅，分泌物堵塞，或反

复发炎可引起疼痛或肛门灼痛,大便不适,脓液流出后疼痛可缓解。

④全身症状:炎症期有发冷发热,长期化脓的复杂性肛瘘,可伴有贫血、消瘦、食欲不振。结核性肛瘘患者则可能伴有两颊潮红、午后低热、盗汗等症状。

（2）体征检查

①视诊:主要是观察外口的位置、数量及脓液情况。外口距肛门较近,表明瘘管较简单,外口距肛门较远者,表明瘘管较复杂。对于外口与内口的关系 Goodsall 于 1900 年提出,通过肛门的中心作一横线,在该线上方的瘘管外口其方向通常是垂直于肛管,而该线以下的外口则多为弧形,其内口多位于肛管后壁的正中附近。通过观察发现:横线以前,外口在距肛门 5cm 以内,管道多表浅、直行,内口位置在肛内相应位置齿线处,但如果外口位置在距肛门 5cm 以外,管道则较深、弯曲,内口在后正中线附近;高位肛瘘的管道大多弯曲,内口多集中在后正中线处。

②触诊:主要感知管道的走行、深浅、内口的位置。从外口向肛缘可触及明显条索状管道,说明瘘管较浅,重压才能感到条索状物或不明显的,表示瘘管较深;指诊肛内,如在齿线触及硬节或凹陷,且压疼较明显,应疑为内口。另外嘱患者用力紧收、放松肛门,来确定肛周括约肌功能。

③探针检查:主要是为了明确瘘管走行和内口位置。用探针从外口顺瘘管走向探入,另食指伸入肛内接触探针尖端,确定内口部位,注意动作必须轻缓,避免强探,以防造成假道。

④亚甲蓝检查:可明确管道走行、管腔范围、内口位置。即先用纱布填入肛内,再加压往瘘管内注入亚甲蓝,可用此法明确瘘管内口,纱布上染蓝之处,即是内口之处,手术中可用此法,不仅能明确内口,还可防止遗留腔道,达到一次治愈的目的。

（3）辅助检查

①瘘管 X 线造影或螺旋 CT、MRI:为确定复杂性肛瘘的走向、分支、空腔分布及内口位置,可由外口注入复方泛影葡胺等造影剂,行 X 线正、侧位片,或采用螺旋 CT、MRI,但后者费用较高,不适用于低位单纯性肛瘘。

②肛管腔内超声:可充分显示瘘管形态、走向及内口位置,已成为临床上最常使用的术前诊断方法。郑潇潇等提出采用 H_2O_2 造影直肠腔内超声可提高肛瘘诊断的准确性及支瘘管的检出率。

③病理检查:确定肛瘘性质,有无癌变,是否结核等。

2. 临床分类

（1）Parks 分类法 1976 年,Parks 根据瘘管与括约肌的关系,将肛瘘分为 4 类。

①括约肌间肛瘘:最常见,多为低位肛瘘,瘘管只穿过内括约肌,外口只有一个,距肛缘较近,3~5cm。少数瘘管向上,在直肠环肌和纵肌之间形成盲端或穿入直肠形成高位括约肌间肛瘘。

②经括约肌肛瘘:瘘管穿过内括约肌、外括约肌浅部和深部之间,外口常有数个,有支管互相沟通。外口距肛腺约 5cm。

③括约肌上肛瘘:瘘管向上穿过肛提肌,然后向下至坐骨直肠间隙穿透皮肤。

④括约肌外肛瘘:瘘管穿过肛提肌直接与直肠相通,常为骨盆直肠脓肿合并坐骨直肠间隙脓肿的后果,临床最少见。

（2）国内分类法 1975 年全国肛肠协作组河北衡水会议对肛瘘进行了统一的分类,具有非常重要的临床意义。

①低位肛瘘:包括低位单纯性肛瘘和低位复杂性肛瘘。

低位单纯性肛瘘:内口在肛隐窝,仅有一个管道并通过外括约肌深层以下。

低位复杂性肛瘘:有一个或两个以上内口在肛隐窝处,有两处或两个以上的管道与外口，瘘管管道在外括约肌深层以下。

②高位肛瘘：包括高位单纯性肛瘘和高位复杂性肛瘘。

高位单纯性肛瘘：内口在肛隐窝，仅有一个管道，走行在外括约肌深层以上，或窜行于直肠黏膜下而不穿过肌肉者。

高位复杂性肛瘘：有一个或两个以上内口，有两个以上管道并有支管空腔，其主管道过外括约肌深层以上。

（二）辨证诊断

肛门直肠瘘多由肛周脓肿破溃而致，属中医学"肛漏"范畴，应根据其临床表现和证候，辨证分型诊断。

1. 四诊

望诊：表情正常或痛苦，肛周有溃口或硬结，溃口有少量脓性或血性分泌物溢出，溃口局部皮色发暗。舌质红，舌苔白腻或黄腻。

闻诊：可有口臭或无。

问诊：以前曾有肛周肿痛史，肿块自行破溃或人为切开后症状缓解，肛周有溃口，可有脓性或血性分泌物溢出，或可伴有肛周瘙痒，喜食辛辣厚味，或大便干，或小便黄。

切诊：肛门可触及质硬的溃口，并沿溃口可触及条索状物通向肛内。脉滑数或弦数，或细数。

2. 辨证分型

（1）湿热下注型

临床证候：肛门肿痛，坠胀，漏下脓液黄白，稠厚，量多味臭，大便不畅，小便短赤，舌苔黄腻，脉滑数或弦滑。

辨证要点：肛门坠痛，漏脓，舌苔黄腻，脉滑数或弦滑。

（2）热毒蕴结型

临床证候：外口闭合，伴有发热，烦渴欲饮，头昏痛，局部红肿热疼痛，大便秘结，小便短赤，舌红苔黄，脉弦数。

辨证要点：外口闭合，局部红肿热痛，口干，便秘，尿黄，舌红苔黄，脉弦数。

（3）阴虚邪恋型

临床证候：外口凹陷，周围皮肤色晦暗，脓水清稀，如米泔样，形体消瘦，潮热盗汗，心烦不寐，口渴，食欲不振，舌红少津，少苔或无苔，脉细数。

辨证要点：脓水清稀，形体消瘦，潮热盗汗，舌红少津，无苔或少苔，脉细数。

（4）气血两虚型

临床证候：肛瘘经久不愈，反复发作，溃口肉芽不鲜，脓水不多，形体消瘦，面色无华，气短懒言，唇甲苍白，纳呆，舌淡苔白，脉细弱无力。

辨证要点：肛瘘经久不愈，反复发作，形体消瘦，面色无华，气短懒言，舌淡苔白，脉细弱无力。

三、鉴别诊断

1. 化脓性汗腺炎

这是最易被误诊为肛瘘的肛门皮肤病。二者区别在于化脓性汗腺炎的病变在皮肤及皮下组织，病变表浅，范围广泛，可有较多的窦道开口，但不与直肠相通。

2. 肛门周围窦道

该病是肛门部外伤形成的窦道，不与肛内相通，可经冲洗、换药而痊愈，但如果窦道长久不愈，往往是因引流不畅或存有异物所致。

3. 骶尾部囊肿

这是一种先天性疾病，无感染时可无症状，囊肿长大或感染后，则出现发热、局部红肿、疼痛等症状，溃破后或切开后，形成瘘管，无内口。二者的主要区别在于：前者常有骶尾部胀痛，其瘘口多在臀正中缝，距肛门较远而离尾骨尖较近，有上皮组织向瘘口内延伸，瘘口不会自行闭合，探针探入可向骶骨前肛门后深达10cm左右，与直肠不通，X线可发现不定形的散在钙化阴影，可见骨质或牙齿，经病理检查可确诊。

四、临床治疗

（一）提高临床疗效的基本要素

（1）原则上说，根治肛瘘必须通过手术治疗，保守治疗一般不能根治。保守治疗主要是控制感染，减轻症状，控制发展，但不能治愈，或一时相对治愈，但很容易复发。

（2）准确地找到内口并彻底地清除，是治疗肛瘘的关键。

近代学者几乎一致认为肛腺的感染是形成肛瘘的主要原因，彻底切除感染的肛腺就是将肛瘘的原发灶清除，此是手术成败的关键，肛瘘复发的主要原因在于对原发灶的处理不彻底，因此术中必须找到真正的内口并彻底清除之。

（3）应把保护肛门正常的括约肌功能作为手术的最基本点。

无论治疗肛瘘手术的成败与否，都必须保护肛门正常括约肌功能。除癌变者外，手术中应保证不严重损伤肛门括约肌功能，以免造成肛门失禁。必须遵守以下原则：切开外括约肌皮下部不会引起肛门失禁；切开外括约肌浅层，会造成患者肛门不完全性失禁；切开外括约肌深层，会造成肛门完全失禁。因此，肛瘘在肛管直肠环以下的管道可用切开法，而肛瘘在肛管直肠环以上的管道必须用挂线法。

（4）切开或挂线术后，肛瘘创面必须保持引流通畅，防止假性愈合。

（二）辨病治疗

西医对肛瘘的治疗包括非手术疗法和手术疗法。

1. 非手术疗法

①抗菌药物：治疗肛瘘的急性发作期。由于致病菌多为大肠埃希菌、变形杆菌、结核杆菌，常选用对革兰阴性杆菌敏感的抗生素或广谱抗生素，如庆大霉素、喹诺酮类抗生素。

②外用药物：高锰酸钾 1∶5000 坐浴。抗生素软膏外用，如红霉素软膏外用。

2. 手术疗法

①低位肛瘘切开法：适于管道穿过肛直环以下的肛瘘。取侧卧位，局部消毒，麻醉，将探针由外口探入，沿管道轻柔从内口探出，并将探针拉出肛外，沿探针切开瘘管，若有支管，应将支管一一切开，搔刮坏死组织，结扎止血，敷料固定。每日便后高锰酸钾溶液坐浴，换药，直至痊愈。

②高位肛瘘低切高挂法：适于管道穿过肛门直肠环以上的肛瘘，包括骨盆直肠窝肛瘘、高位后马蹄形肛瘘、高位直肠后间隙肛瘘等，肛直肠环以下部分切开，以上部分挂线，即凡主管贯穿外括约肌深层和耻骨直肠肌以上的管道与直肠内口相通的部分，采用橡皮筋挂线，以一次或多次紧线的方法缓慢勒开高位括约肌。二者结合运用。

术前准备：通过详细的专科检查及碘油造影 X 线片，明确管道走行、支管分布及内口位置。清洁灌肠，备皮。

麻醉：一般采用腰麻或骶管麻醉。目前河南中医学院一附院常采用硬膜外麻醉置长效麻醉泵，对于术后止疼可达 10 日左右。

具体操作：麻醉后，术野消毒，再次详细查出管道走行、支管分布及内口位置，用亚甲蓝染色来明确标识。将高位肛瘘的低位部分，即通过外括约肌皮下层、浅层和内括约肌的管道切开，同时切开肛瘘支管和空腔，清除腐败组织。对贯穿外括约肌深层和耻骨直肠肌以上的管道与直肠内口相通的部分采用挂线，即先用探针从高位管道至内口穿出,在探针头结扎一粗丝线,再在线上结扎一橡皮筋,然后,将探针从管道退出,使橡皮筋留置在管道内,剪开橡皮筋以上皮肤部分,尽量拉紧橡皮筋,用一止血钳夹住橡皮筋两端根部,再在钳下方用一条粗丝线将橡皮筋结扎。清除较硬的瘘管组织,修剪伤口,使之呈"V"字形。术后每日坐浴,换药。

③低位肛瘘切开缝合法:适用于管道较长的低位单纯性肛瘘,是将病变组织彻底切除干净后,将创面缝合。术前清洁灌肠,备皮,麻醉后,确定内口,从外口探入探针,内口探出,将探针从肛内拉出,切开整个管道,并将管道全部切除,结扎内口两侧感染的肛隐窝,止血,冲洗创面,缝合,控制排便5～7日后拆线。

(三)辨证治疗

1.辨证施治

(1)湿热下注型

治法:清热解毒,除湿消肿。

方药:五味消毒饮加减。

黄柏20g,赤芍20g,丹皮20g,槐角15g,生地榆15g,金银花15g,紫花地丁15g,生地15g,川牛膝9g。大便秘结者加生大黄3g(后下),玄明粉3g(冲服);小便短赤者加赤苓、车前草各20g。

(2)热毒蕴结型

治法:清热解毒,透脓托毒。

方药:仙方活命饮加减。

穿山甲(以他药代替)10g,皂角10g,当归12g,赤芍12g,乳香12g,没药12g,天花粉20g,金银花20g,陈皮15g,防风10g,白芷6g,甘草6g。

(3)阴虚邪恋型

治法:养阴托毒,清热利湿。

方药:青蒿鳖甲汤。

青蒿30g,鳖甲15g,生地20g,知母20g,丹皮12g。有虚热者加地骨皮20g、银柴胡12g。

(4)气血两虚型

治法:补益气血,托里生肌。

方药:十全大补汤加减。

党参30g,白术、当归各15g,茯苓20g,炙甘草9g,川芎9g,熟地12g,白芍25g,黄芪25g,肉桂3g。

2.外治疗法

(1)脱管法 砒霜15g,红矾37g,黄丹18g,水飞2次焙干,蝎梢8个瓦上焙干,草乌头6g,去皮使用,烧制而成,研细用皮纸裹之,插入瘘管次日见疮口成黑色,待腐肉脱落,出现鲜红色肉时可换用生肌散治疗;或用信石3g,白矾6g,密陀僧、辰砂各1.5g,烧制后,研细加入白面粉混合,做成锭子,插入瘘管;或用一般枯痔钉,插入瘘管,当腐肉被破坏后,出现鲜红色肉芽时,用生肌散治疗。

(2)熏洗法 用于治疗各期肛瘘,可清洁局部,消肿止痛,散结敛口,常用瓦松、马齿苋、甘草各15g,五倍子、川椒、防风、苍术、枳壳、侧柏叶、葱白各9g,朴硝30g,上药加水煎后,先熏后坐浴,每日2次,每次30分钟。

(3)挂线法 利用挂线逐渐收缩的机械作用,使挂线内的组织因缺血逐渐坏死,瘘管慢慢被剖开,使引流通畅,从而防止急性感染的发生。由于被挂线以内的组织在逐渐切开的过程中,基底创面也逐渐愈合,括约肌虽然被切断,但断端已被瘢痕组织所固定,断端不致因切断而回缩,致使分离太大,愈合后瘢痕小,不会引起肛门失禁。具体操作:麻醉下,持拴有丝线、橡皮筋的探针从肛瘘的外口探入,由内口探出,使橡皮筋挂在肛瘘内,剪开肛瘘上方的皮肤部分,双手牵拉橡皮筋,拉紧,然后在橡皮筋的基底部夹一把止血钳,并在钳下用10号丝线结扎固定。

3. 成药应用

①脏连丸：每日 2 次，每次 5g，口服。

②二妙丸：每日 2 次，每次 5g，口服。

③十全大补丸：每日 2 次，每次 1 丸，口服。

④玉露膏：每日 2 次，涂抹患处。

⑤四黄膏：每日 2 次，涂抹患处。

4. 单方验方

①痔瘘外洗通用方：当归 15g，苏木 15g，红花 15g，荆芥 12g，防风 12g，马齿苋 30g，黄柏 20g，苦参 30g，芒硝 30g，甘草 10g。若痒甚加川椒 15g，蛇床子 20g。水煎坐浴，每日 1~2 次，每次 20~30 分钟。

②祛毒汤：瓦松 15g，马齿苋 15g，甘草 15g，五倍子 9g，川椒 9g，防风 9g，苍术 9g，枳壳 9g，侧柏 9g，葱白、朴硝各 30g。水煎熏洗，每日 2 次。

③葱硝汤：芒硝 50g，大葱 100g，加水 2500ml，煎至 2000ml，外洗坐浴，每日 2 次。

（四）新疗法选粹

1. LIFT-Plug 术

王振军采用 LIFT-Plug 术治疗肛瘘取得了良好的临床效果，该术式是将 LIFT 术和脱细胞材料联合应用的一种新型疗法。

①适应证：肛瘘。

②操作方法：麻醉，取侧卧位，首先，用探针从瘘管外口插入，探查瘘管走向及内口，在瘘管上方沿括约肌间沟作一长 1.5~2cm 弧形切口，沿内外括约肌分离瘘管，尽量向内括约肌和直肠黏膜侧和外括约肌侧分离瘘管，切断瘘管，取 3 号可吸收线缝扎内括约肌处瘘管，向外分离切断外括约肌侧瘘管，并切除 1~2cm 瘘管组织，刮匙分别刮除内外括约肌间以及皮下至外括约肌间瘘管内的感染肉芽组织，予甲硝唑生理盐水冲洗瘘管；其次，从瘘管外口引入脱细胞真皮基质材料，3 号可吸收线将

其一端与外括约肌缺损处一起缝闭，将其另一端从瘘管引出，修剪外口处补片使其与外口处皮肤平齐，内外括约肌间切口予间断疏松缝合。

2. 关节腔镜下窦道切除闭式引流术

郑雪平等采用关节腔镜下窦道切除闭式引流术治疗高位复杂性肛瘘，效果满意。

①适应证：高位复杂性肛瘘。

②操作方法：术前由外口注入亚甲蓝标记瘘管，从主管道的外口插入关节镜，开启刨削刀头，边切边吸，直至暴露出新鲜的正常组织为止，若瘘管的弯曲度较大，则另取位于同一直线角度的切口入镜，一直沿主管道切到内口，若镜下内口切除困难，可经肛门配合开放性挖除，最后取 3 号可吸收缝线缝闭内口，主管道创口内放置双套管引出，外部创周皮肤适当游离后予以一期缝合，术后 7~15 日即可拔除内置双套管。

3. 生物蛋白胶封堵术

杨中权等采用生物蛋白胶封堵术治疗高位肛瘘取得满意效果。

①适应证：高位肛瘘。

②操作方法：腰麻下，持探针于肛门外口探入检查瘘管，切开外口至齿线部位内口的一段瘘管，扩大外口切口，充分暴露高位瘘管，刮匙刮除瘘管内坏死组织及分泌物，切除高位瘘管管壁，彻底清除潜在感染灶，确保无无效腔存在，将输液头皮针去除针头后，置入瘘管最深处，将创面外口作荷包缝合并收紧打结，最后将生物蛋白胶注入腔内，10~20ml，直至有生物蛋白胶自外口溢出，边注射边拔管，取吸收性明胶海绵堵塞外口处创面，余创面可用油纱外敷。

③注意事项：术后 3 天控制排便，防止排便时因肛旁肌肉收缩引起腔内凝胶外漏。因纤维蛋白封堵剂的主要成分为蛋白质，且酒精、碘与之接触会引起蛋白质变

性，因此术后仅用生理盐水纱布外敷创面即可。

4.瘘管同步愈合术

龚希峰等运用瘘管同步愈合术微创治疗肛瘘，治愈率为98.67%，且术后肛门括约肌功能及疼痛程度等均明显优于常规切开挂线治疗。它包括微创同步愈合术、内切外同步愈合术、内切缝合外同步愈合术、内口逐渐外移同步愈合术4种不同术式。

（1）微创同步愈合术

一条瘘管建立两个外口，如只有一个外口，则需人工建立一个外口（脓腔、深位盲端的瘘管或近内口瘘管变外围瘘管皆需人造外口与原外口相通）。

操作方法：选择数根经过祛腐生肌类中药浸泡后的10号丝线，及两根直径约2mm圆柱状具有一定硬度的乳胶线，探针从一个外口探入，从另一个外口探出，把3~5根药丝线和两根乳胶线全部引入瘘管内，分别将药丝线、双根胶线的两端在瘘管外合并，用药丝线结扎，形成松弛的环状，修剪创缘，术毕。

（2）内切外同步愈合术

①适应证：适用于瘘道经过外括约肌深浅层之间以下的括约肌外侧瘘。

②操作方法：探针由外口探入内口探出，沿探针切开内口，放射状切开肛管皮肤至肛缘，切断部分外括约肌浅部及皮下部和部分外括约肌深部，使探针外移至肛缘，判断切断部分括约肌不影响肛门收缩功能，把内口移至肛缘，余下窦道处理同微创同步愈合术，修剪创缘，保证切口引流通畅。

（3）内切缝合外同步愈合术

①适应证：适用于瘘管经过外括约肌深层一层或全部的括约肌外侧瘘。

②操作方法：在不影响肛门收缩功能的前提下，最大限度地切断部分内括约肌、部分外括约肌浅部及皮下部，内口仍不能

移至肛白线以外，此时清创内口感染组织，探针紧贴切开伤口基底拉出肛管外，缝合已切开的肛管组织，使切开伤口的基底部分与未切开的瘘管共同形成一个外围瘘管，余同微创同步愈合术。术后5~7天拆线。

（4）内口逐渐外移同步愈合术

操作方法：探明内口后，清除内口原发病灶，切断部分内括约肌，用丝线将割引线的游离端与内口的探针端连接，从外口撤出探针，把割引线从内口沿瘘管向外口引出，在外口与肛缘之间皮肤置割引垫，将紧线勾端接近外口，割引线压在割引垫上，紧拉割引线游离端，把拉出外口的割引线游离端固定于紧线勾上，减去多余游离胶线，术后10~15天根据内口的外移位置考虑停止切割。

5.分段开窗旷置结合切扩挂线置管引流术

何永恒等采用分段开窗旷置结合切扩挂线置管引流术治疗复杂性肛瘘120例，临床痊愈率为95.8%。

①适应证：复杂性肛瘘。

②操作方法：常规消毒后，于外口注入亚甲蓝，确定内口，探针自外口探入，根据内口确定主管道与支管道，圆形切除直径2~3cm外口处组织，在内口附近做一切口以利引流，注意管道创面与开窗口之间的皮肤、皮下组织、肌肉、神经、血管等，根据管道的数量决定旷置数目；将探针带橡皮筋从残余主管探入，内口探出，切开内外口之间的皮肤及皮下组织，拉紧橡皮筋，止血钳钳夹橡皮筋紧贴挂线组织处，在止血钳下方用丝线将拉紧的橡皮筋结扎2次，剪去多余丝线，将内口、肛管直肠环、残余主管一并挂开；若有多个内口且距离相近时，可以采用主管挂实线，支管挂虚线；对于旷置管道需用刮匙充分刮除管壁内坏死组织，内置引流管，以过氧化氢＋生理盐水、甲硝唑注射液冲洗。

③优点：对正常肛门组织结构损伤小，且术后内口、主管及各支管愈合良好，保证了患者术后良好的肛门功能和外形。

（五）医家诊疗经验

1. 张东岳

肛瘘的手术原则为：①对于主管在肛管直肠环上方或通过环上 2/3 处的肛瘘，可采用挂线法；②主管位于肛管直肠环以下或通过环下 1/3 处的肛瘘，可采用切开法；③将瘘管全部切开，或间断切开，开窗留桥，清除管壁周围瘢痕组织，务必使引流通畅；④瘘管尚未形成，有较大脓腔存在或瘘管继发感染有急性炎症时，不要急于根治手术，待炎症消失后再手术；⑤正确处理内口；⑥大汗腺炎性肛瘘，大面积受侵犯者，可采用"保健除腐法"治疗，清除坏死腐败组织，保留健康"皮桥"，减少损失，促进愈合；⑦高位肛瘘或穿臀瘘或穿臀串腿，直肠瘘等，可采用"开窗留桥法"，以断绝污源，保健除腐，清道除瘀，减少损失，促进愈合。

2. 柏连松

为克服术中或术后，发生橡皮筋自行断裂的问题，柏教授独创了"双线切挂法"，就是橡皮筋、丝线交错加固结扎挂线的手术方法，在保证疗效、保护肛门功能的基础上，又简化了操作步骤，缩短了手术时间。此外，柏连松通过借鉴现代医学的解剖学原理，在原有手术基础上又运用"隧道法"治疗高位复杂性肛瘘，即：彻底切除感染的原发病灶——感染的肛隐窝、肛腺导管和肛腺，低位瘘管切除呈开放创面，高位瘘管（即肛管直肠环后方及上方的瘘管）剥离切除呈隧道状，已在临床取得了满意疗效。

五、预后转归

肛瘘治疗的关键在于正确地寻找内口，如果切开、处理内口准确、及时，术后防止感染，常规换药，防止术后桥形愈合，一般都能一次彻底治愈。若脓肿期仅切开排脓引流，即会遗留肛瘘，肛瘘内口处理不准确或在手术中另造假道，也可造成肛瘘反复治疗不愈，甚至需要多次手术治疗才能治愈。

六、预防调护

（1）防治便秘、腹泻及肠道炎症性疾病。便秘和腹泻可使粪便堵塞肛隐窝，引起隐窝炎，是形成肛周脓肿的根源；燥粪还可擦伤肛隐窝，引起感染，最终导致肛周脓肿。肛周脓肿是肛瘘的前期病变，因此预防肛周脓肿也是预防肛瘘的重要一环。

（2）一旦形成肛周脓肿或肛瘘要及时手术，以防反复感染，形成高位复杂性肛瘘。

（3）如肛门灼热不适可及时放入痔疮栓以达到消炎的目的。

（4）忌食辛辣之品，烈性酒类，以免引起肠道炎症。

七、专方选要

（1）加减止痛如神汤　桃仁、泽泻各 12g，皂角刺、苍术、防风、黄柏、当归尾、槟榔、黄芩、血竭、生蒲黄各 9g，乳香、没药、黄连各 10g，秦艽、苦参各 15g。具有解毒燥湿、化瘀生新之效，早晚各坐浴 1 次，每次 20 分钟，用于治疗肛瘘术后疼痛，促进术后创面愈合。

（2）黄术合剂加减方　黄芪 25g，黄柏 9g，苍术 9g，白术 9g，野菊花 12g，茯苓 16g，牡丹皮 6g，厚朴 6g，甘草 3g。可健脾益气、清热利湿、行气活血，每日 1 剂，1 剂两袋，每袋 100ml，分早晚两次温服。术后第 4 天开始服用，连服 7 天。用于湿热下注型肛瘘患者术后，防止术后创面感染，加快创面愈合时间。

八、研究进展

（一）主要机制的研究

贝绍生等发现24例小儿肛瘘患者均伴有不同程度的肠道菌群失调，认为小儿肛瘘的产生与腐败菌的有害代谢产物堆积影响密切相关，并推测在小儿肛瘘的治疗过程中，纠正肠道生态失调或肛管直肠下段菌群失调将具有重要意义。

（二）手术方式的改进

唐智军等采用肛门修整术加一期切开或切除瘘管术治疗外口距肛缘3cm以上的肛瘘：在腰俞穴麻醉下，准确找到内口，对低位单纯性肛瘘行一期切开或切除瘘管，低位复杂性肛瘘行转移外口切开引流术，瘘管切开者需彻底清除瘘管内坏死组织，使创底组织新鲜，备行肛门修整术：再次消毒肛周及创面，更换无菌巾单及手套，用3-0可吸收线间断梯形缝合外括约肌浅部以上肛管侧瘘管，即缝合后使肛管侧开放创面呈内高外低的梯形斜坡状，直至肛外2cm处，针间距5mm，肛外3cm以外创面以4号丝线行全层间断缝合，针间距10mm，均注意勿留无效腔，对行转移外口切开引流者，可用3-0可吸收线"8"字缝闭主、次瘘管交叉口，对外口急性炎症明显者，可仅缝合瘘管中段，而外口处创面保持开放以利引流。术毕直肠内塞双氯芬酸栓一粒以止痛，塔形纱布、丁字带加压包扎24小时以上。5~7日拆除缝线。本组197例，全部治愈，术后住院天数10~28日，平均15日，肛门修整伤口一期愈合191例。

柳越冬等治疗高位复杂性肛瘘通常采用挂线疗法治疗，对口引流法是在挂线疗法基础上的改良与创新，是现代肛肠科治疗高位复杂性肛瘘应用最多的疗法其中之一，具有中医特色与现代医学相结合的优势。操作方法：麻醉成功后取截石位，术区常规消毒后于肛旁适当位置向肛内方向做一放射状切口，持探针从切口处向肛内探查，可探及各窦道走向，于主窦道近端适当位置偏前处做一梭形切口，食指于肛内做引导，探针从内口探出，切除内外口之间皮肤，引入橡皮筋松紧度适宜挂紧。再于其余各窦道外口处做一梭形切口，每两个切口之间用止血钳钝性分离炎性组织，剔除瘘管壁部分炎性组织，并于每两个切口间引入橡皮胶膜以充分引流，引流条可自由转动以充分促进分泌物排出。最后以止血灌肠散（院内制剂）于油纱条中嵌入创腔。最大限度地避免了大面积的肛门损伤，创口小、损伤少、疗效高。

田磊等则采用瘘管切除缝合术治疗低位单纯性肛瘘，并与传统肛瘘切开挂线术相比较，二者疗效相当，但前者术后愈合时间及术后疼痛均优于后者，防止肛门变形，保护肛门功能。操作方法为：取左侧位，常规消毒铺巾后，于外口处寻索条切开至对应的内口处，完整切除瘘管管道索条，清除所有炎性及瘢痕组织至创面呈新鲜健康组织为止，用0.5%甲硝唑冲洗，分别缝合离断的外括约肌浅部、皮下脂肪组织及皮肤，无菌纱布覆盖，包扎。术后予抗感染、换药治疗，术后7天左右拆线。

周春根等采用括约肌间瘘管结扎术（LIFT）治疗肛瘘，即搔刮、清除瘘管内感染和上皮化的组织，沿括约肌间沟切开，在靠近内括约肌处切断、结扎瘘管，扩大外口，缝合切口。分析251例行LIFT术患者发现，中位随访71个月的治愈率为87.65%，其中低位经括约肌瘘、括约肌间瘘、高位经括约肌瘘、半马蹄形瘘和马蹄形瘘的愈合率分别为92.1%，85.2%，

60.0%，89.0% 和 40.0%。提示 LIFT 适用于经括约肌瘘，不适用于复杂性肛瘘。Stellingwerf 等系统回顾了 LIFT 和黏膜瓣推移术（MAF）治疗复杂性肛瘘的疗效，发现两者总体成功率和复发率无明显差异，但 LIFT 术后的失禁率更低。因此，LIFT 有肛门功能保护好、术后疼痛轻、创面愈合快、并发症少等优点。

冯彬采用 Hanley 手术治疗低位复杂性肛瘘取得满意疗效，68 例患者均一次性手术全部治愈，且无复发，无肛门功能失禁等并发症。探明内口及瘘管走形后，在内口处作一外宽内窄的切口，切开部分内括约肌及肛门后间隙，将两侧瘘管的外口切除，刮匙彻底刮除瘘管壁及炎性坏死组织，将原发内口扩创使其呈底小口大形以充分引流，纱条嵌入肛内，包扎固定。术后予补液、抗感染、换药等对症治疗。

章阳等采用丁氏痔科中位挂线改良紧线法治疗高位复杂性肛瘘取得满意效果：侧卧位，常规消毒铺巾后，持探针从外口探入，探明内口位置及瘘管走向后，沿探针走向于肛缘作一放射状切口，切开外口及部分主瘘管至肛门直肠环，修剪搔刮瘘管内坏死组织，使肛直环以下的管道扩创引流，适当保留皮桥，若有其他支管则一并切除；对高位残余瘘管予以搔刮冲洗，清创至创面新鲜无硬结为度，于肛窦部内口引入橡皮筋 1 枚，术中不紧线，修剪创面，油纱填塞创面。术后换药时用 0.5% 甲硝唑溶液冲洗创面，待创面肉芽组织生长至挂线部位是予以紧线，直至挂线脱落。

（三）术后用药的研究

张光哲等肛瘘术后 1~5 日采用常规康复新及重组人表皮生长因子换药外每次加用藻酸钙敷料，第 6 日起用康复新及重组人表皮生长因子至创面愈合，术后平均住院时间短，渗液明显减少时间短，创面频繁渗血减少，换药后创面疼痛轻，创面完全愈合时间快，创面无过敏。藻酸钙敷料就是一种新型湿性敷料，主要为钙离子和甘露糖醛酸混合物，藻酸钙敷料能有效清创。其特征：①有效清创：伤口表面的细胞残屑、细菌微生物等被包裹并锁定在凝胶体；②促进止血：藻酸钙与伤口渗液中的钠离子结合形成凝胶，同时将钙离子释放出来，伤口表面钙离子的大量集结可加速创面止血；③促进创面愈合：凝胶体柔软湿润，为伤口提供湿性修复环境，加速肉芽组织的生长和上皮的形成减轻疼痛。④减少神经末梢的刺激，减轻局部疼痛；⑤安全耐受性好：长期使用不会引起伤口部位皮肤敏感或过敏反应等不良症状。但是该材料费用高，一般患者不易接受。

刘宇等采用当白生肌膏治疗肛瘘术后继发瘢痕，其药物组成：当归、白芷、紫草、甘草各 60g，血竭 25g。上述药物制成膏剂后，将其均匀浸满于无菌纱条，制成当白生肌膏纱条备用，换药时将其覆盖于瘢痕组织上，每次至少保留 2 小时，每日 2 次，15 日为 1 个疗程，有效率 92.85%，可有效缓解疼痛瘙痒症状，抑制纤维组织增生，促使瘢痕组织消散。

蓝菲等采用五倍子汤加减熏洗促进肛瘘术后创面愈合，其药物组成：地榆、五倍子、黄柏、荆芥、鱼腥草、蒲公英、莲房、苦参各 30g，芒硝 15g。将上述药物煎煮为 2500ml，以热汽进行患处熏蒸，在药液温度降低至 40℃ 左右时开始进行坐浴，每次坐浴时间 25 分钟，每天 1 次，持续治疗 1 周。可更好地减轻肛瘘术后创面未愈患者的疼痛，改善其生活质量。

李丽等采用痔疮散熏洗坐浴配合一效膏外敷治疗低位单纯性肛瘘术后。其药物组成：一效膏组方：朱砂、炉甘石（煅）、冰片、滑石粉。痔疮散组方：芒硝、白矾、硼砂。具体方法：将痔疮散25g加入温开水1000ml溶解后，置于适当大小的器皿中，患者蹲坐于器皿上先熏后洗各15分钟。痔疮散熏洗坐浴既能清热解毒、消肿止痛，又能减轻局部炎症反应，促进创面分泌物吸收及肛缘水肿的消退，从而大大提高了创面愈合率，加快了创面愈合速度，缩短了创面愈合时间。

陈稳等采用重组人碱性成纤维细胞生长因子（rh-aFGF）治疗肛瘘术后创面，可有效促进创面缩小，缩短肉芽开始生长时间及愈合时间，有效缓解创面疼痛。方法：常规消毒后，将rh-aFGF 4ml溶于15~40ml生理盐水中冲洗创面，喷洒壳聚糖长效抗菌材料于创面上，无菌纱布覆盖包扎，将适量rh-aFGF直接喷洒于纱布上，每日1次换药。其原理为rh-aFGF对皮肤有极大的亲和力，能主动与伤口附近细胞膜上的特异性受体结合，诱导附近组织细胞的分裂、增殖，加速胶原纤维的合成，促进皮肤和黏膜创面愈合，减少瘢痕挛缩和皮肤畸形增生。

关威等采用穴位灸结合创面灸法促进低位肛瘘术后愈合，方法：患者取侧卧位，艾条对准手术创面进行艾灸，距离约30mm。每处创面艾灸10分钟。医护人员在治疗过程中注意观察患者创面皮肤颜色的变化，防止烧烫伤。2日1次，连续3周为1个疗程。取仰卧位灸足三里穴，俯卧位灸肾俞穴，2日1次，连续3周为1个疗程。穴位灸结合创面灸治疗加中药坐浴加专科换药常规治疗对低位肛瘘术后愈合具有良好的疗效。

（四）物理疗法的进展

罗维民等采用中药联合激光坐浴治疗肛瘘术后切口取得良好的临床效果。所有患者均采用挂线手术，术后24小时开始中药联合激光坐浴治疗，将一次性软塑料坐浴盆（激光坐浴机专用）套在仪器座椅的孔状凹陷上，倒入200ml痔冲洗洗剂及800ml温开水，设定温度为43℃，自动清洗时间为10分钟，让患者坐盆，肛门伤口没入药液内，打开激光坐浴机，机器会自动恒温清洗，当清洗完毕时，激光坐浴机自动排水，并进行热风吹干3分钟。坐浴后给予常规伤口换药，2次/日，7日为1个疗程，可有效促进创面修复，缩短创面愈合时间。

任虎林等采用CO_2激光手术治疗肛瘘：确定瘘管走形及内口，外口封闭者予激光烧灼切开外口，持探针从外口探入，内口探出，若管壁剔除困难，可用手术刀锐性破坏或激光烧灼，最后根据具体情况选择相应式式，或完全切开，或部分切开后挂线。治疗165例，其中159例治愈，6例复发，再次手术后治愈。

主要参考文献

［1］郑潇潇，刘民生，王满，等. H_2O_2造影直肠腔内超声对肛瘘诊治的意义［J］. 中国中西医结合外科杂志，2014，20（3）：246-248.

［2］童晓萌，柳越冬. 柳越冬治疗高位复杂性肛瘘经验［J］. 实用中医药杂志，2018，34（3）：381.

［3］田磊，于洪顺，于国志，等. 低位单纯肛瘘瘘管切除缝合术的临床疗效［J］. 结直肠肛门外科，2014，20（2）：141-142.

［4］周春根，倪敏，朱勇，等. 肛瘘微创治疗的研究进展［J］. 临床外科杂志，2020，28（2）：190-192.

［5］蓝菲，石天竹. 五倍子汤加减熏洗促进肛瘘术后创面愈合效果评价［J］. 辽宁中医药大学学报，2020，22（4）：185-188.

［6］李丽. 痔疮散熏洗坐浴对低位单纯性肛瘘术后创面影响的临床疗效观察［D］. 沈阳：辽宁中医药大学，2017.

[7] 陈稳, 陈逸飞, 王明祥. 重组人酸性成纤维细胞生长因子治疗肛瘘术后创面的随机对照试验 [J]. 中国药师, 2014, 17 (6): 975-977.

[8] 关威, 李师, 张晓明. 穴位灸结合创面灸法对低位肛瘘术后愈合疗效观察 [J]. 辽宁中医药大学学报, 2018, 20 (5): 107-110.

[9] 罗维民, 温翠婷. 中药联合激光坐浴防治Ⅲ～Ⅳ期混合痔术后并发症的疗效观察 [J]. 广西医学, 2020, 42 (8): 1039-1041.

[10] 任虎林, 杨斌, 朴光洙. CO_2 激光手术治疗 165 例肛瘘的体会 [J]. 中国实用医药, 2014, 9 (32): 77.

第八章　肛裂

肛裂是指发生在齿线以下肛管皮肤处的纵行裂开性溃疡，表现为肛管皮肤全层破裂。肛裂以疼痛为主症，患者多为青年和中年，儿童和老人少见。发病部位在肛管的前中、后中位置，在两侧的较少，此病发病率高，可列为肛门三大主病之一。

中医学文献中虽没有肛裂的病名，但是对肛裂的病因、临床表现及治疗都有较详细的记载，认为此病属于"痔"的范畴，并称之为"钩肠痔""裂痔"。

一、病因病机

（一）西医学认识

西医学对本病的病因进行了较为详细系统的研究，提出了外伤学说、感染学说、解剖缺陷学说、括约肌痉挛学说等，从各方面论述了本病的病因病机。

1. 外伤学说

干硬粗大粪便擦伤，妇女分娩时用力撕裂肛管，肛门镜操作粗暴，肛门手术后引起肛管狭窄或伤口感染及各种肛门外伤，都可以引起肛管裂开，裂开创面一旦感染，形成不愈合的溃疡则成肛裂。

2. 感染学说

肛腺的感染引起皮下脓肿，脓肿破溃后形成肛管溃疡，溃疡因感染和排便损伤久不愈合，最终形成肛裂，并发肛隐窝炎、肛乳头炎和前哨痔。

3. 解剖因素

肛管方向是指向脐的，因此而形成的肛直角使肛管后部承受的压力最大，而肛门外括约肌在肛管后部形成一定空隙，不如肛门两侧坚强，因此肛管后部最易被撕裂，撕裂后因缺血而不易愈合，所以临床上常见肛裂在肛管的后正中位，其次在前正中位，就是这个原因。

4. 内括约肌痉挛学说

肛裂患者有不正常的内括约肌反射性过度收缩现象。反射性刺激所致的内括约肌痉挛，当前被国内外大多数学者认为是肛裂不易愈合的重要原因。

5. 固有肛管肛窦残留上皮学说

埃及开罗大学 Shafik 提出发生肛裂的原因除解剖学等因素外，还有固有肛管肛窦残留上皮以致创口难以愈合。当肛管皮肤浅表损伤时，未暴露其下方的肛窦上皮，肛裂可很快愈合；肛管皮肤一旦深度裂伤，加之感染，暴露的肛窦上皮就像死骨片存在于感染处一样，使伤口长期难以愈合，然而有少数的慢性肛裂，由于严重的感染破坏了上皮残留，有时可自行愈合。

实质上肛裂的发生常是感染、损伤的综合结果。因此，在病理改变上常具有综合征特点。临床上常把肛管裂口、前哨痔、肛乳头肥大称为"肛裂三联征"。

（二）中医学认识

肛裂在中医上称为"钩肠痔""裂痔"。清《外科大成·痔疮篇》："钩肠痔，肛门内外有痔，折缝破烂，便如羊粪，粪后出血，秽臭大痛。"中医学认为本病的原因是血热肠燥，大便秘结，排便努挣，引起齿线以下的肛门皮肤破裂，湿毒之邪乘虚侵入皮肤筋络，局部气血瘀滞，运行不畅，破溃之处缺乏气血营养，经久不敛而发病，《医宗金鉴·外科心法要诀》云："肛门围绕折纹破裂，便结者，火燥也。"

二、临床诊断

（一）辨病诊断

1.临床表现

肛裂诊断一般依据典型的症状及必要的体征即可明确诊断。患者一般有便秘史，并有与排便密切相关的典型的周期性疼痛，检查时可发现肛管皮肤裂损。

（1）症状　肛裂有三大主症，即疼痛、便血、便秘。

①疼痛：肛裂主要的症状，是一种典型的伴随排便而出现的周期性疼痛。特点是开始排便即疼痛，排便后有一短暂疼痛减轻的间歇期，接着又出现更加剧烈的持续疼痛，可长达数小时至1天，形成所谓的"肛裂疼痛周期"，肛裂的排便时疼痛一般认为是创伤性疼痛，便后持续疼痛是内括约肌痉挛所致，直至括约肌疲劳，疼痛才会缓解。

②出血：由于粪便损伤创面所致，一般血量不多，为鲜血点滴而下或手纸带血。

③便秘：患者因恐惧排便疼痛而有意推迟排便时间，减少排便次数，结果使粪便在直肠内停留时间延长，水分被完全吸收，大便变得越发干硬，一旦排便就会更加使裂口加深，疼痛加重，形成肛裂引起疼痛→怕痛不大便→大便越干硬→肛裂愈加深→疼痛愈加重的恶性循环，为使大便变软，患者多长期服用泻剂，还会因长期腹泻，致肛管狭窄和形成泻剂依赖性顽固性便秘。此种便秘称为直肠型便秘，粪便堆积于直肠处，滞留过久，排出困难，患者有肛门下坠感、排便不净感、残留感，直肠指诊可触及粪块，但患者排便意识淡漠，不能适时地对进入直肠的粪便产生排便反射。

④肛门发痒：肛裂溃疡面和皮下瘘的分泌物可刺激肛缘皮肤引起肛门湿疹和肛门瘙痒，并污染内裤，肛门常潮湿不适。

⑤全身症状：剧痛可影响患者休息，加重精神负担，甚至引起神经衰弱，有的患者会因排便恐惧，有意减少进食量，长期下去，可引起轻度贫血和营养不良，妇女还可出现月经不调，腰、骶部疼痛，肛裂感染期可有发热，肿痛和流脓血等。

（2）体征　肛裂检查以视诊为主。患者放松肛门，医生用双手拇指将肛缘皮肤轻轻向两侧分开，可见肛管皮肤前位或后位呈梭形开裂，急性肛裂的特点是裂口新鲜，色红，底浅，边缘柔软。慢性肛裂的裂口呈梭形，色白，底深，边缘不整齐，质硬。裂口旁结缔组织增生而形成"哨兵痔"。指诊时因肛门括约肌痉挛可引起剧烈疼痛，肛镜检查可引起疼痛，故可省略不做。

2.临床分类

（1）根据肛裂发病的缓急分类

①急性肛裂：肛裂裂口新鲜，无乳头肥大和哨兵痔等并发症。

②慢性肛裂：肛裂裂口陈旧，形成溃疡，合并有创口硬结、乳头肥大和哨兵痔。

（2）根据肛裂发病的病程分类

①早期肛裂：裂口新鲜，尚未形成慢性溃疡，疼痛较轻者。

②陈旧肛裂：裂口已呈梭形溃疡，同时有哨兵痔，肛窦炎或肛乳头肥大，并有周期性疼痛者。

（3）根据创面情况分类

一期肛裂：即新鲜肛裂或早期肛裂，肛管皮肤表浅损伤，创口周围组织基本正常。

二期肛裂：肛管已形成溃疡性裂口，但尚无并发症，无肛乳头肥大，哨痔及皮下瘘。

三期肛裂：裂口呈陈旧性溃疡，合并肛乳头肥大及哨兵痔。

四期肛裂：裂口呈陈旧性溃疡，合并

肛乳头肥大，哨兵痔，皮下瘘和肛隐窝炎。

（二）辨证诊断

中医学中虽然没有肛裂的病名，但对其临床表现、症状、治疗方法都有比较详细的记载，认为此病属于痔的范畴，称为"钩肠痔""裂痔"或"裂口痔"等。应根据其临床表现和证候，辨证分型诊断。

1. 四诊

望诊：急性发作时表情痛苦，尤以排便时为甚，大便带血，量少色鲜，大便干结或正常，肛门前后位伴有柔软赘生物，肛门前后位可看到纵行溃疡面。舌质红，舌苔白腻或黄腻。

闻诊：或低声呻吟或口臭，或无。

问诊：大便困难，排便时肛门呈周期性剧痛，常持续数小时乃至数十小时，大便时带少量鲜血，喜食辛辣厚味，或大便干，或小便黄。

切诊：肛门前后位可触及梭形硬结及柔软赘生物。脉数、弦数或细数。

2. 辨证分型

（1）燥火内结型

临床证候：大便秘结坚硬，便时肛门剧痛便后稍有减轻，继则持续疼痛数小时，甚至整日不减，鲜血随粪便点滴而下，常因便燥，心烦意乱，口苦咽干，舌苔黄燥，脉数。

辨证要点：大便秘结坚硬，口苦咽干，舌苔黄燥，脉数。

（2）湿热蕴结型

临床证候：便时腹痛不适，排便不爽，肛门坠胀疼痛，时有黏液鲜血，或带脓液，舌苔黄厚腻，脉弦滑。

辨证要点：肛门坠胀疼痛，排便不爽，舌苔黄厚腻，脉弦滑。

（3）血虚肠燥型

临床证候：便时疼痛，流血，大便燥结，皮肤干涩，口干舌燥，心烦失眠，午后潮热，舌红少苔，脉细数。

辨证要点：便血疼痛，皮肤干涩，午后潮热，舌红少苔，脉细数。

三、鉴别诊断

1. 肛门皲裂

皲裂是发生在肛缘和肛管处皮肤任意部位的浅表裂口，不局限在前位或后位，多较表浅，局限于皮下，不涉入肌层。常呈放射状裂口，多见于肛门皮肤病，如湿疹、皮炎及肛门瘙痒症等。虽也有疼痛，但无肛裂的典型的周期性疼痛，局部常可见丘疹、角质化和增生等皮肤病变。

2. 肛管损伤

可发生于肛门的任何部位，有外伤史和便秘史，特点是新鲜表浅撕裂、色鲜红，有出血，一般可自愈。

3. 结核

裂口可发生于肛周任何部位，溃疡面呈干酪样坏死，边缘呈潜行性，呈卵圆形，病理可确诊结核病。

4. 梅毒

溃疡常发生在肛门两侧，裂口一般不痛，常有少量分泌物，呈菱形，边突起，色红，底灰白色，常伴有腹股沟淋巴结肿大，卡恩试验阳性。

四、临床治疗

（一）提高临床疗效的基本要素

肛裂的治疗应以止痛和促进溃疡愈合为目的。肛裂早期一般采用保守治疗，可使大便保持稀软，如局部用药，扩肛及注射等；陈旧性肛裂必须采取手术疗法方能取得可靠的疗效。

（二）辨病治疗

西医对本病的治疗分为保守疗法和手术疗法两大类。

1.保守疗法

（1）内服药物 口服缓泻剂，避免便秘，是肛裂保守治疗的基本原则，若能避免粪块对肛管的损伤，多数表浅性肛裂常可不用任何治疗而愈合，可口服果导片等，但不能单纯依靠服用泻剂，长期服用泻剂，可形成顽固性泻剂依赖性便秘，而且长期腹泻还会引起肛管狭窄，所以服用泻剂的时间不宜过长，最好是通过饮食调理和定时排便，保持大便通畅。

（2）外用药物

①坐浴法：1:5000的高锰酸钾溶液坐浴，每日1~2次。

②敷药法：红霉素软膏、马应龙痔疮膏外用患处，或局部涂抹利多卡因、丁卡因等麻醉性药物。

③腐蚀法：陈旧性肛裂可用10%硝酸银溶液或硝酸银棒，涂抹溃疡创面，然后用生理盐水冲洗，通过烧灼作用，将肛裂的老化组织去掉，重新生长出新的组织。

（3）局部封闭法

①长效止痛剂封闭法：常以0.2%复方亚甲蓝注射液。消毒，距肛裂下端1cm处进针，针头由浅入深达到肛门括约肌，沿肛裂基底及两侧作扇形注射，每次5~10ml，每周1次，注射1~2疗程即可痊愈。

②乙醇封闭法：由于乙醇可引起神经组织纤维形态上明显的退行性变化，因此有人称此法为一完美的化学"神经切断术"。肛裂处先后注射普鲁卡因和乙醇，由于乙醇对神经组织的影响，解除了疼痛和括约肌痉挛，增进了组织营养，兴奋了再生过程，因此收到应有的效果。具体操作：局部消毒后，在距肛裂外端1cm处注入1%~2%普鲁卡因10ml，浸润于肛门皮下组织和部分括约肌内，针头不必取出，继而将70%~95%的乙醇1ml注于裂损下1cm深处。

③其他还有激素封闭法、消痔灵封闭法、复方枸橼酸液封闭法等，具体操作方法大致相同。

（4）肛管扩张器疗法 使用扩张器放入肛管内，则可扩张肛管，预防括约肌痉挛，又可保持肛裂创面肉芽组织从基底向外生长，促进肛裂愈合。一般扩张器每日扩张2次，每次1~2分钟。

（5）烧灼法 以高热烧焦裂伤，然后焦痂脱落逐渐形成新鲜创面治愈。目前使用二氧化碳激光束对准裂伤处进行烧灼。术后第2天便后坐浴，局部用烫伤灵油纱条换药，直至创面愈合。

2.手术疗法

本法较多地适用于慢性肛裂及有并发症者。手术方法据统计有32种之多，目前主要运用的有以下几种。

（1）扩肛术 适于没有严重哨兵痔、硬节瘢痕和潜行瘘道的单纯肛裂。局麻下用双食指在3、9点相反方向扩张肛门，等肛门松弛后再逐渐伸入二中指，维持扩张3~4分钟，将肛门缓慢扩张，可并容四指为度，本法简单易行，无严重并发症和痛苦，目前广泛采用。

（2）肛裂切除术 适于二、三期肛裂，具有潜行瘘管、哨兵痔和肥大乳头的肛裂，本法能一次根治，具有创面引流良好，复发率低等优点。局麻下在肛裂正中作纵行切口，上自齿线，下到肛缘偏外，切开栉膜及部分内括约肌，将哨兵痔、肥大肛乳头、瘘管，一并切除，再将溃疡边缘的结缔组织切除，修剪创缘。

（3）括约肌切除术 目前采用较多的是后方正中位内括约肌切断术和侧方位内括约肌切断术。不管是后方正中位内括约肌切断术或侧方正中位内括约肌切断术，均在肛管外侧1.5cm处局麻下将肛门内括约肌在正后位或侧位切断，注意被挑出切断的肌束要深达齿线。另外将肥大肛乳头及皮下瘘一并切除。

（4）纵切横缝术　局麻下，上自齿线下至肛缘将肛缘及其下病理组织切除，切断栉膜及部分内括约肌，同时将哨痔及肛乳头、瘘管切除，然后，将黏膜与皮瓣做横行缝合3~5针，5~7天拆线。

（5）其他　如皮瓣移植术，有皮肤移动术和纵切横缝皮肤移动术，操作复杂，恢复快，但不易成功，临床上应用不多。

（三）辨证治疗

1. 辨证施治

（1）燥火内结型

治法：凉血润燥，止血止痛。

方药：凉血地黄汤加减。

生地20g，归尾12g，地榆15g，槐角15g，天花粉15g，黄连10g，生甘草10g，赤芍10g，枳壳6g，黄芩6g，荆芥6g。便结者加芒硝3g以软坚散结。

（2）湿热蕴结型

治法：清热化湿通便。

方药：内疏黄连汤加减。

黄连6g，桔梗6g，薄荷6g，大黄6g，甘草6g，栀子9g，黄芩9g，木香9g，槟榔12g，连翘12g，当归12g，乌药15g。湿重者加苍术12g、茯苓30g以健脾燥湿；大便出血者加大黄炭、侧柏炭以清热利湿、凉血止血。

（3）血虚肠燥型

治法：养血生津，润肠通便。

方药：润肠汤加减。

当归15g，生地12g，枳壳12g，火麻仁20g，桃仁20g。津亏者加玄参、麦冬各30g以养阴生津润肠；血虚者何首乌、赤芍各20g养血补血；气血两亏者配服十全大补丸以气血双补。

2. 外治疗法

（1）熏洗法　此法具有活血化瘀，消肿止痛，收敛生肌的功能，可促进裂口愈合。芒硝30g，丹皮15g，红花10g，川乌10g，荆芥10g，金银花30g，马齿苋30g，煎水坐浴，瘙痒时可加花椒10g，苦参30g，白矾10g，对早期肛裂有止痛收敛止痒的作用。

十味熏洗汤：车前草45g，枳壳20g，五倍子30g，无花果60g，黄柏30g，薄荷15g，荆芥15g，威灵仙15g，艾叶15g，煎汤熏洗，每日2次。

祛毒汤：马齿苋、瓦松各15g，川文蛤、川椒、苍术、防风、葱白、枳壳、侧柏叶各9g，芒硝30g，煎汤熏洗，每日2次。

（2）外敷药　生肌玉红膏、四黄膏、九华膏、蛋黄油、马应龙痔疮膏外涂，其中蛋黄油外用创面，疗效颇佳，即以熟蛋黄在文火上煎，完全炭化后，继续煎，即可有黑红色浓稠蛋黄油，清洁肛门后，外用于肛裂创面，每日1~2次。

黄连油：黄连粉15g，地榆粉15g，冰片0.5g，上药加麻油1000ml调和即成，外用肛裂伤面，每日2次。

生肌膏：冰片1g，煅龙骨、儿茶、象皮面、炙乳香、炙没药、血竭、赤石脂各3g。上药研细末，混匀，外撒患处。

（3）针灸疗法　通过对经络俞穴的刺激，疏通经络，调理气血，从而达到止痛止血和促进愈合的作用，常用穴有长强、白环俞、承山等，采用强刺激。

（4）推拿疗法

①双拇指推拿法：患者取胸膝位，先按长强穴数秒钟，再用两拇指分别沿肛周移动推压至会阴穴后，按拿数秒钟，如此重复推拿5~10分钟；再按摩肛周1分钟。

②单手推拿法：将右食、中、环指并拢稍弯曲，用三指三端先按压会阴穴数秒钟，再沿左侧曲周移动至长强穴，再按压长强穴数秒钟。

（5）气功疗法

运肛转肠功法：第一步为转肠法，入

静后，双手叉腰，虎口向下，大拇指贴于前腰部，另4指贴于后腰部，头面下肢基本不动，使腰部转动呈梭子状，先右后左，配合均匀呼吸，各转动100次；第二步为提肛法，要求呼吸均匀细长，吸气时意念内气由肛门逐渐上升至百会，同时缓缓提肛，呼气时沉肛，意念内气由百会逐渐下降至肛门，同时肛门也要微微降到底部，如此一升一降，不少于30次。

3. 成药应用

①麻仁润肠丸：每次1丸，每日2次，口服。

②栀子金花丸：每次6g，每日2次，口服。

③龙珠软膏：适量外涂，早晚各一次。

4. 单方验方

①蒜梗30g，无花果叶30g，葱白5根，煎水外洗，每日2次。

②荆芥30g，防风30g，花椒30g，透骨草45g，艾叶45g，煎水熏洗，每日2次。

③枳壳、蛤蟆草各30g，煎水外洗，每日2次。

④二黄一花汤：大黄20g，黄柏40g，金银花60g，煎水熏洗，每日2次。

⑤肛裂1号洗剂：苦参30g，芒硝30g，黄柏20g，白矾10g，马齿苋30g，白及30g，煎水外洗，每日2次。

⑥肛裂2号洗剂：当归15g，桃仁15g，大黄15g，花椒30g，食盐10g，煎水外洗，每日2次。

（四）新疗法选粹

1. 纵切横缝皮瓣转移术

王生采用纵切横缝皮瓣转移术治疗后位陈旧性肛裂，效果满意。

（1）适应证　陈旧性肛裂。

（2）操作方法　扩肛使括约肌松弛，暴露肛裂大小位置，自肛裂上端约0.3cm至肛裂下缘外0.5~1.0cm做一纵行梭形切口，切至黏膜下层，切断肛门内括约肌下端、部分外括约肌皮下部，切除裂口深部的瘢痕组织、肥大的肛乳头和前哨痔，以及裂口下方潜行瘘管。内括约肌切断长度0.5~1.0cm。创缘修剪整齐，在肛缘创面下皮肤处做倒"U"形切口，整个切口呈倒"丫"形，将肛门外的"U"形皮瓣充分游离，牵至肛管内纵切口处，并与两侧皮肤缝合，皮瓣中央纵行固定加压缝合1针，整个切口变为"八"形。

（3）注意事项　为了预防水肿，可在皮瓣中央做0.5cm切口减压。若前位有肛裂，可沿肛裂做梭形切口，完整切除肛裂。

2. 挂线疗法

刘仍海等采用挂线疗法治疗肛裂取得满意效果。

（1）适应证　肛裂。

（2）操作方法　取截石位，常规消毒、局麻后，扩肛，在后位距肛缘1cm处作长约0.5cm的放射状切口，左手食指伸入肛内引导，右手持小蚁式钳穿过裂口的基底部，从6点位肛窦处穿出，夹住药线的一端拉出，钳夹药线两端并结扎。

3. A型肉毒素内括约肌侧方注射＋病灶扇形小切口切扩引流术

何永恒等用A型肉毒素内括约肌侧方注射＋病灶扇形小切口切扩引流术治疗肛裂，取得满意效果。

（1）适应证　肛裂。

（2）操作方法　扇形切开肛裂两侧皮肤及皮下组织，使切口与裂口纵轴重叠，向下切至距肛缘1.5~2.5cm处，向上切至齿状线上0.3~0.5cm处；用组织钳提起该皮肤及皮下组织，并进行锐性分离，若伴有肛乳头肥大可一并切除；探针探查肛裂顶端的肛隐窝，若有皮下瘘则切除，充分扩创以保证有效引流；左手食指伸入肛内括约肌处引导，右手持装有50U A型肉毒素的1ml注射液，于截石位3、6、9点距肛缘

0.5~1.0cm 处向上进针，进针至内括约肌肌肉组织内，3、9 点各注射 0.2~0.3cm，6 点注射 0.5ml；检查无活动性出血后，纱布覆盖加压包扎，术毕。

（五）医家诊疗经验

陈民藩

陈民藩治疗一期肛裂常从调理大便着手，以清热凉血、养阴生津、活血止血、润肠通便为主，并配合局部熏洗、换药治疗；二~四期肛裂则以手术治疗为主，辅以润肠通便；并结合当地地理气候特征及个人体质，采用综合疗法，效果满意。其中内治方常用增液汤加减，以滋阴濡润，兼清热利湿止痛；外治方用自制紫白膏（紫草、白及、煅石膏、大黄、冰片），减轻裂口疼痛，且可止血消肿、祛腐生肌；熏洗方常用清消洗剂（马齿苋、大黄、鱼腥草、苍术、芍药、白芷），具有清热解毒、消肿止痛之效；对于无肛乳头肥大及赘皮性外痔的陈旧性肛裂患者，常用 10% 硝酸银液或 30% 三氯醋酸涂擦裂口，生理盐水冲洗，或用红升丹、七三丹等腐蚀性药物，腐蚀裂口表面使之形成新鲜创面，其后改用生肌玉红膏涂擦，至创面完全修复。

五、预后转归

本病各期经合理的治疗一般可获得痊愈，后遗症及并发症较少发生，只要手术得当，比如内括约肌下缘充分切断，或者是栉膜带完全切除，一般是不会复发。复发的因素往往与手术保守，不能充分手术到位有关，如内括约肌下缘未充分切断，或者是栉膜带未完全切除，使术后症状复发。

六、预防调护

（1）保持大便通畅，干硬粪便可损伤肛管，形成肛裂。

（2）及时治疗肛隐窝炎，防止感染后形成溃疡和皮瘘。

（3）做肛门检查时，一定要动作轻柔，切忌粗猛用力，损伤肛管。

七、专方选要

（1）肿痛消熏洗方 当归 30g，黄芩 30g，地榆 30g，花椒 20g，术后第二天排便后，煎汤熏洗，每次 15~25 分钟，每日 2 次。本方具有清热解毒、消肿止痛、收敛止血之效，可促进肛裂术后创面愈合。

（2）敛裂膏 由血竭、炉甘石、冰片、黄连、黄柏、黄芩、大黄、凡士林油制成，坐浴后取适量敛裂膏涂擦于肛裂溃疡处，7 日为 1 个疗程，共 2 个疗程。诸药合用，可清热解毒、活血化瘀、消肿止痛、收敛生肌，适用于二期肛裂。

八、研究进展

（一）病因病机

近年陈淑玲等认为肛裂与体质有关，体质是一种客观存在的生命现象，具有相对稳定性和可调性，这种特质决定着人体对某种致病因子的易感性及其病变类型的倾向性，所以对肛裂患者来说，存在患该病的易感体质。如素体阴液不足，血虚津亏而生燥，或素体血热，耗伤阴液成燥，均可致无水行舟而大便干结，损伤肛门而致肛裂，而素体气血不足亦致裂口生长缓慢，经久难愈。

安阿玥经过长期的临床观察，认为肛裂的发病原因是肛裂溃疡的反复炎症刺激导致肛门内括约肌表面纤维化所致，由于纤维化增生使裂口部位血液循环变差，所以裂口久不愈合，因此手术时只需将内括约肌表面的纤维化组织切断，肛门内括约肌即可得到松弛，并在此理论上创建了肛裂原位切除、内括约肌松解术。

（二）药物治疗的研究进展

徐利等采用锡类散、复方麝香愈肛膏、自制芎元膏等中药膏剂治疗肛裂，与马应龙痔疮膏、复方麝香愈肛膏、九华膏等传统的肛裂外用药膏进行对比研究，发现中药膏剂临床疗效明显，并在出血、疼痛情况及愈合天数上均明显优于对照组，说明中药膏剂能改善肛裂溃疡面的血运，促进炎症的吸收与溃疡的愈合，起到清热解毒、消肿止痛、活血生肌等作用。

徐卫峰等采用硝酸甘油软膏治疗慢性肛裂120例，其方法是0.2%硝酸甘油软膏（成分为硝酸甘油、白凡士林、羊毛脂和液体石蜡）每次用药挤入肛门1.0~1.5cm条状软膏，3次/日；疗程共8周。

张蕉等采用活血生肌汤对创口处进行熏洗治疗肛裂术后创面，活血生肌汤药用：当归15g，生地15g，赤芍15g，乳香10g，没药10g，牡丹皮12g，地榆10g，血竭10g，黄芩10g，金银花20g，冰片15g。将上药煎取药汁300ml，熏洗前加热水至1.5~2L，先行熏蒸5~10分钟，后待水温降至40℃左右再行坐浴10~15分钟，每日1次。熏洗后上药加凡士林做成的药膏纱条进行换药。

（三）手术方式的改进

王振宜等采用肛裂切除黏膜下移术治疗陈旧性肛裂与肛裂切除术相比较，在术后创面愈合时间、术后疼痛及出血等方面具有明显优势，目前已在西方国家普遍应用。其原理是在肛裂切除的基础上把直肠黏膜下移覆盖在裂口创面上，减少手术损伤范围，且有效减少术后粪便对切口的刺激及括约肌痉挛，利于创面快速愈合，减轻术后疼痛感。其方法是在切除裂口后，游离皮瓣，切断裂口下部分内括约肌，松解肛门至肛管上端，取2把组织钳固定皮片

并切开，第3把组织钳固定黏膜，充分分离黏膜后将其下移，用0号丝线分别缝合3~6针，使其充分固定在暴露的齿线下内括约肌上，用可吸收棉花和纱布外固定。

曾晓峰采取滑动皮瓣移植法治疗重度肛裂，发现可以有效减少术后复发及瘢痕形成。首先，将肛门扩肛至约容纳3~4指，于截石位8或9点位切断内括约肌下端1/3约1cm，纵行切开裂口，解除肛管狭窄；其次，伴有并发症者可一并切除，用可吸收线横行缝合黏膜及皮肤，注意缝合时上端应缝合在内括约肌断端；最后，在缝合下方距肛缘约1.5cm处作一弧形切口切开皮肤，使皮肤稍向肛门内侧滑动，以减少缝合张力；止血，敷料加压固定。

王洋等采用改良纵切横缝术治疗慢性肛裂患者39例。其方法是顺肛裂裂口正中位实行纵行切口，长度为齿线以上5mm至肛缘处，并将内括约肌切断，同时将痔疮、肥大肛乳头、肛窦切除，并行溃疡边病变组织及增生结缔组织清理。随后，对患者进行扩肛，充分松解肛管。最后分离出肛裂两侧黏膜，于切口上中段横向缝合，长度为30~40mm，中央处不缝合，同时于切口下段做引流口，长度约20mm，手术结束。术后1周可拆线。

陈莹璐等认为采用后位内括约肌节段式部分切开术治疗慢性肛裂，可有效避免对肛门后位正常组织的过多损伤，减少创面愈合时间，最大限度的保护肛门功能。操作方法：骶麻后取右侧卧位，常规消毒，铺巾，于后位肛缘作一长约2cm的放射状切口，将血管钳由该切口插入，至内括约肌下缘，钝性分离内括约肌，将游离的内括约肌下缘挑出切口外，挑出的内括约肌下缘以宽约1.0cm，厚约0.4cm为宜，用剪刀在游离的内括约肌下缘上0.5cm处分别做3段切开，每段间隔0.5cm，将游离的内括约肌还纳切口内，若伴有哨兵痔和肛乳头

肥大者予结扎切除，修剪创缘，充分引流。

应光耀等采用自制喙状刀治疗Ⅱ期肛裂取得满意效果：扩肛后，左手食指伸入肛内引导，右手持喙状刀于截石位5点处刺入，沿肛门内外括约肌间隙进入至齿线处，将喙状刀旋转90°，刀刃向上，回拉刀片切断部分内括约肌，注意防止刺破肛管皮肤黏膜造成感染，松解内括约肌下缘，以左手食指有明显松弛感为度，缝合喙状刀入口处创面，无菌纱布覆盖包扎。术后予常规抗炎、换药治疗，3日后拆除缝线。

丁婷等认为早期肛裂的治疗以保守治疗为主，手术上采取肛裂扩肛术，方法为：术前排空二便，取左侧卧位，予以长效局麻，双手食指、中指涂以凡士林或液体石蜡，先将右手食指伸入肛内以润滑肛门，再将左手食指背向伸入轻轻向两侧偏后撑开肛管，并维持3~5分钟。然后将双手中指伸入肛内，根据肛裂的位置不同选择用力方向，如肛裂在后正中位，靠近病变处的两指向下外方用力，如肛裂在前正中位，则向上外方用力，维持扩肛5分钟。术后可配合便后熏洗坐浴，痔疮栓纳肛治疗。

（四）物理疗法的进展

刘洪波等采用微波配合序贯扩肛治疗陈旧性肛裂：取膝胸位，常规消毒铺巾，局麻（取2%利多卡因，0.75%丁哌卡因及生理盐水以2∶1∶1的比例配制），扩肛至纳入4指而无紧缩感，采用TLGW-920型多功能微波治疗仪，用微波探头电烧功能切除肥大肛乳头及哨兵痔，同时处理肛裂创面及出血部位。取针式辐射器以30~40mA强度沿裂口基底部纵行辐射，切断栉膜带及部分内括约肌，宽约1cm，取1%亚甲蓝2ml与局麻药以1∶2的比例混合，于裂面创缘及创面行局部封闭。术后每日用盘式辐射器在术区局部皮肤来回移动，强度为10~20mA，辐射时间为300秒，

持续一周。术后第8及第16天分别再次扩肛，每次5分钟，常规换药至痊愈。

周春来等采用CO_2激光治疗肛裂680例：局麻，扩肛，将CO_2激光设置为波长10.6μm，输出功率15W，光斑直径0.5mm，激光束距肛裂创面0.5~3.0cm，照射时间根据病灶大小自行设定，由后位肛缘1.5cm处从外向内梭形切除裂口表面及边缘的灰白组织，切至齿线处为止，若有肥大肛乳头、哨兵痔者一并切除，直视下切除白色纤维组织，注意扩大创面保证引流通畅，使切口呈"V"形。术后保持大便通畅。其中一期治愈675例，二期治愈5例，愈合病变时间2~3周，病程平均20日。其治疗肛裂的优势主要为：切割效果好，不伤及周围组织；止血迅速且效果持久；具有良好的抗感染作用，有效防止细菌侵入；凝固裸露的神经末梢，减轻疼痛；减少液体渗出，防止术后创面水肿，但其术后创面愈合时间长于传统手术刀切割愈合时间。

祖洋等运用揿针疗法缓解肛裂术后疼痛取得满意疗效：即术前在双侧手臂二白穴处进行揿针埋针处理：患者采取仰卧位或坐位，局部皮肤进行常规消毒，准确刺入双侧二白穴，医用脱敏胶带进行固定，中等力度按压5分钟左右，以患者得气为度（酸麻胀重感或出现寻经感传）。术后每隔2小时及换药和大便前30分钟按压1次，按压5分钟/次。针体留置48小时后取出，并于相同位置重新刺入揿针并留针，操作方法同前。每个疗程为1周，1周后定效。如有脱落，立即重新施针。揿针疗法在缓解肛肠科手术术后疼痛上具有良好的疗效，并且具有缩短麻醉起效时间、减少口服止痛药服用数量等一系列优点。

孟繁会等采取耳穴压籽护理干预联合背部穴位挑治法治疗肛裂。方法：患者反坐在靠背椅上，充分暴露背部。寻找痔点，痔点一般位于第七颈椎至四、五腰椎中下

部，在背部可能同时存在几个痔点，一般选择靠近脊柱下方的痔点，每次只挑选1个，若无法找到痔点，可选择第二腰椎至第四骶椎之间的夹脊穴进行挑刺。确定痔点后，使用酒精棉球对皮肤进行消毒，然后使用三棱针将痔点的表皮挑破，然后向内深入，挑出白色纤维样物，挑尽后使用纱布进行覆盖，并使用胶布进行固定。挑治后3天内禁止水洗局部，以避免伤口的感染，并尽量禁止烟酒、辛辣食品的摄入。采用耳穴压籽护理干预联合背部穴位挑治法治疗肛裂能有效缓解患者的疼痛，改善患者的肛门功能，疗效确切，并发症少。

主要参考文献

[1] 薛伟彩，辛兴涛，张丙贵，等. 肿痛消熏洗对肛裂术后创面愈合的临床观察 [J]. 河北中医，2014，36（10）：1486，1539.

[2] 彭军良，陆金根，姚向阳，等. 敛裂膏外敷治疗Ⅱ期肛裂临床随机对照研究 [J]. 上海中医药杂志，2014，48（11）：64-66，77.

[3] 陈淑玲，单苏圆. 肛裂的病因病机与中医外治法 [J]. 内蒙古中医药，2020，39（3）：151-153.

[4] 徐利. 锡类散治疗Ⅰ期、Ⅱ期肛裂的临床疗效观察 [J]. 中成药，2016（2）：470-472.

[5] 徐卫峰，黄华丽，毛龙飞，等. 硝酸甘油软膏治疗慢性肛裂的临床研究 [J]. 临床合理用药杂志，2016，9（15）：30-32.

[6] 张蕉，陶凤杰，聂敏，等. 综合护理结合中药熏洗治疗肛裂术后临床研究 [J]. 辽宁中医药大学学报，2018，20（12）：218-220.

[7] 王洋. 改良纵切横缝术对慢性肛裂患者炎症指标的影响 [J]. 医学食疗与健康，2020，18（11）：49，51.

[8] 陈莹璐，徐月. 后位内括约肌节段式部分切开术治疗慢性肛裂的疗效观察 [J]. 重庆医学，2014，43（24）：3180.

[9] 丁婷，柳越冬，叶艳，等. 浅谈早期肛裂的治疗经验 [J]. 内蒙古中医药，2014，4：20-21.

[10] 祖洋，唐雪松，李聪，等. 揿针疗法缓解肛肠科手术后疼痛临床效果观察 [J]. 社区医学杂志，2019，17（10）：606-609.

[11] 孟繁会. 耳穴压籽护理干预联合背部穴位挑治法治疗肛裂的临床疗效观察 [J]. 中国冶金工业医学杂志，2018，35（1）：91-92.

第九章 直肠脱垂

直肠脱垂为直肠肛管甚至部分乙状结肠移位下降和外脱的一种疾病，分为完全性直肠脱垂和不完全性直肠脱垂两大类，各种年龄均可发病，但多发于小儿、老人，经产妇及体弱之人。

中医称此病为"脱肛"，我国是世界上最早记述直肠脱垂的国家。我国最古老的方书《五十二病方》云"人州出不可入者，以膏出者，而倒悬其人，以寒水溅其心腹，入矣。"

一、病因病机

（一）西医学认识

现代医学认为本病是一种不常见的疾病，占肛肠疾病的 0.4%~2.1%，将此病分为不完全性直肠脱垂（直肠黏膜脱垂）和完全性直肠脱垂（直肠全层脱垂）。

1. 不完全性直肠脱垂

此型多见于小儿，发病高峰为 6 个月~2 岁的婴儿，其主要成因有以下几种。

（1）骶骨曲未形成　婴儿期骶骨曲尚未形成，骨盆和直肠几乎笔直，直肠被支撑的力量较弱，随着骶骨的发育完善，发病率随之降低。

（2）肛门括约肌无力和直肠周围脂肪含量过少　老年人体弱无力，括约肌松弛，骨盆直肠窝，坐骨直肠间隙脂肪量减少，使直肠的被支撑作用也减弱。

（3）肛门直肠部手术损伤　痔环切术后或肛门直肠环的破坏，会导致直肠黏膜脱垂。

（4）骶尾神经损伤　可使肛提肌麻痹。

（5）其他　长期腹泻，便秘，慢性咳嗽，妇女分娩等，也可导致本病的发生。

2. 完全性直肠脱垂

多见于青壮年及老年，发病高峰为 40~70 岁的成人，其发病因素主要有两种学说。

（1）滑动性疝学说　1912 年 Moschcowitz 提出直肠脱垂是直肠在盆腔陷凹的腹膜皱襞逐渐下垂后，使覆盖于腹膜部分之直肠前壁压于直肠壶腹内，形成肠套叠，从肛门脱出。

（2）肠套迭学说　1968 年 Broden 及 Snellman 认为直肠脱垂是乙、直肠套叠，开始于乙、直肠交界处，套叠后，乙、直肠的附着点将下拉，由于反复向下拉，直肠逐渐拉向远端，当肠套叠向下进行到达侧神经血管柄部位时，由于此处有较强的筋膜附着，因此要通过较为困难，需要一定时间，由于反复的腹内压增加，及排便时用力使韧带处变弱，套叠通过此处，从肛门口脱出，则形成完全性直肠脱垂。

近年来，许多学者认为滑动性疝学说和肠套叠学说基本上是一回事，只不过是程度上的不同，如滑动性疝型，直肠前壁陷入直肠壶腹处，也可以说是一种肠套叠，只不过是没有影响到肠壁整个周径。此外，引起脱垂的因素还有：盆腔组织和肛管的松弛无力。Jeannei（1986）提出由于骨盆底肌群和肛管松弛，失去支持固定直肠的作用。在腹压增高时，直肠发生移动而引起脱垂。

另外，直肠乙状结肠息肉，可引起直肠脱垂的现象也是存在的。

（二）中医学认识

中医对本病的成因主要责之于全身的气血不足，脏腑虚损，气虚下陷，固摄失职，而不能升提固涩，局部功能异常之固涩不牢，升举无力，收缩弛张。《疮疡经验全书》有"妇人产育过多，力尽血枯，气虚下陷，及小儿久痢，皆能使肛脱出。"《疡科心得集》："老人气血已衰，小儿气血未旺，皆脱肛。"

（1）中气不足，气虚下陷，不能收摄是引起直肠脱垂的主要原因。

（2）小儿气血未充，元气不实，脏腑娇嫩，形气未充，不能对肛管直肠承担充分的支持固定作用，稍感外邪，即可引起脱肛。

（3）老年人气血衰退，或妇女分娩过多，用力耗气，致气血亏损，升举无力，导致直肠下垂。

（4）慢性腹泻、便秘、痢疾及长期咳嗽均可气虚下陷，导致脱肛。

二、临床诊断

（一）辨病诊断

1. 临床表现

显性直肠脱垂的诊断较易，依据对脱出物的视诊一般即可确诊，隐性直肠脱垂的诊断则需进行直、乙状结肠镜检查和X线摄影等才能发现。

（1）症状和体征

①脱出：直肠脱出肛外是直肠脱垂的主要症状，轻者在排便增加腹压时，直肠脱出肛外，初起能自行还纳，以后渐渐不能自行还纳，须用手还纳，重者直肠黏膜和肛门括约肌松弛，除大便时直肠脱垂，在打喷嚏、咳嗽、排气、工作劳累、走路、久站久坐时直肠都能脱出肛门外。

②排便异常：可有便秘、腹泻、大便失禁、里急后重等，其中便秘最多，约占50%~70%，直肠黏膜出血和黏液便也颇常见。

③局部症状：由于直肠黏膜长期受到异物刺激，使直肠黏膜充血，水肿严重时表面溃疡，出现黏液分泌多，肛内坠胀，酸痛，尿频，腹胀等，严重者可出现嵌顿。

④体征：本病无明显体征，一般仅表现为脱出直肠呈半球状、牛角状等，常伴有黏膜的充血、水肿。指检可发现肛门括约肌松弛，收缩力减弱。肛门镜可见直肠内黏膜折叠。

（2）临床分度

Ⅰ度直肠脱垂：为直肠黏膜脱出，脱出物呈淡红色，长3~5cm，触之柔软，无弹性，不易出血，便后可自行回复。

Ⅱ度直肠脱垂：为直肠全层脱出，长5~10cm，呈圆锥状，色淡红，表面为环状而有层次的黏膜皱襞，触之较厚，有弹性，肛门松弛，便后有时需用手托回。

Ⅲ度直肠脱垂：为直肠及部分乙状结肠脱出，长达10cm以上，呈圆柱形，触之很厚，肛门松弛无力。

2. 相关检查

（1）X线检查　排粪造影是内脱垂的主要检查方法，在排粪造影过程中，力排钡剂，使其排出肛门外，同时肛门外出现圆柱或圆锥形黏膜皱襞及大小长度不等的肿物，即可诊断为直肠黏膜外脱垂；内脱垂的典型X片表现是直肠侧位片上呈漏斗状影像，部分患者有骶骨分离现象。

（2）肛门直肠测压　①静息压下降，反映由脱垂肠管机械性扩张及其在远端直肠引起持续反射性内括约肌抑制所致的内括约肌功能障碍，其程度与肛门失禁相关。②肛管最大收缩压下降，反映由脱垂肠管机械性扩张及阴部神经伸展损伤所致的外括约肌等盆底横纹肌功能障碍。

（二）辨证诊断

我国是世界上最早记述直肠脱垂的国家，把直肠脱垂称为"人州出"。应根据其临床表现和证候，辨证分型诊断。

1. 四诊

望诊：急性嵌顿时痛苦不堪，排便后有圆锥状或柱状肿块自肛内脱出，长达数厘米乃至数十厘米，色鲜红或暗红，表面可有糜烂。舌质淡或红，舌苔白或黄腻，或边有齿痕。

闻诊：或呻吟，或无。

问诊：有长期脱出病史，便后肛门有肿物脱出，甚则咳嗽、行走或劳累后即可脱出，或大便干，或小便黄，或小便频。

切诊：肛门可触及质硬或软的肛内脱出物。脉细弱、沉弱或濡数。

2. 辨证分型

（1）气虚下陷型

临床证候：便后肛门有物脱出，甚则咳嗽、行走、排尿时即脱出，劳累后加重，伴有脘腹重坠，纳少，神疲体倦，气短声低，头晕心悸，舌质淡体胖，边有齿痕，脉弱。

辨证要点：肛门肿物脱出，脘腹重坠，神疲体倦，舌质淡体胖，边有齿痕，脉弱。

（2）肾气不固型

临床证候：直肠滑脱不收，伴有肛门下坠，腰膝酸软，面白神疲，听力减退，小便频数或夜尿多，久泻久痢，舌淡苔白，脉沉弱。

辨证要点：直肠滑脱不收，腰膝酸软，舌淡苔白，脉沉弱。

（3）气血两虚型

临床证候：直肠脱出无华，伴有面白萎黄，少气懒言，头晕眼花，心悸健忘或失眠，舌质淡白，脉细弱。

辨证要点：直肠脱出无华，面白，头晕眼花，舌质淡白，脉细弱。

（4）湿热下注型

临床证候：直肠脱出，嵌顿不能还纳，伴肛门肿痛，面赤身热，口干口臭，腹胀便结，小便短赤，舌红，舌苔黄腻或黄燥，脉濡数。

辨证要点：直肠脱出不能还纳，肛门肿痛，便结尿赤，舌红，苔黄腻或黄燥，脉濡数。

三、鉴别诊断

1. 肠套叠

发生在结肠与乙状结肠的套叠，部位较高，有剧烈的腹痛和酱红色血液，直肠脱垂发生在直肠与乙状结肠，部位较低，且无腹痛，无溃疡时很少便血。

2. 内痔

直肠脱垂，特别是直肠黏膜脱垂，从古至今与内痔脱出混为一谈，被统称为脱肛。实则二者是完全不同的疾病，内痔脱出物为充血肥大痔块，呈梅花状或环状，可见有出血，痔核之间凹陷。

四、临床治疗

（一）提高临床疗效的基本要素

直肠脱垂的治疗应根据不同的类型，采用合理的综合治疗方法。

小儿直肠脱垂与骶骨曲发育不完善有关，因此随着年龄的增长，骶骨曲发育逐渐完善，使得小儿直肠脱垂有自愈倾向，所以应以保守治疗为主，去除原发因素和局部处理并举。如因直肠息肉、腹泻、便秘、痢疾、咳嗽等疾病引起的脱垂，治愈原发病后，脱垂即可自愈。另外可用纱布垫固定在肛门两侧，阻止肛门下移，如仍不起效，可进行注射治疗。

成人直肠黏膜脱垂应以注射疗法为主。同时可配合针灸或括约肌电刺激疗法，对肛门括约肌松弛者可采用肛门直肠紧缩术或括约肌折叠术。

成人完全性直肠脱垂可选用注射疗法和手术疗法。注射疗法是一种非常优良的非手术疗法治疗直肠脱垂的途径，取得了很好的临床经验。手术疗法的原则是还纳脱出的直肠并使其与周围组织固定，收缩强化松弛的骨盆及肛门括约肌群，将乙状结肠下部与直肠固定，闭锁直肠子宫凹陷，切除过长肠管使直肠恢复正常的状态，而不引起并发症、后遗症及不复发等，多数学者认为应综合多种最合适的术式加以运用才能取得理想的疗效。

（二）辨病治疗

1. 手法复位

患者取侧卧位，术者用手指压迫脱垂的顶部，缓缓推入直肠内，如果脱出的时间较长，黏膜充血水肿，复位困难，可在局麻下进行。术后切忌大便用力、下蹲，防止腹泻、便秘。同时嘱患者加强肛门括约肌群的运动，多做提肛运动，每日 3~5次，每次 30~50 次。

2. 注射疗法

主要用于不完全性直肠脱垂的治疗，常用药物有消痔灵、6% 明矾注射液、50% 葡萄糖、5% 鱼肝油酸钠等。这些药物具有良好粘连硬化，抑菌作用。注射方法分直肠黏膜下注射和直肠周围注射法两类，直肠黏膜下注射又可分为点状注射和条状注射两种，直肠周围注射法包括两侧直肠骨盆间隙注射和直肠后间隙注射。消痔灵注射疗法治疗直肠脱垂已成为我国治疗直肠脱垂的主要手段。下面以消痔灵为例详细介绍注射疗法。

适应证：直肠黏膜脱垂、直肠全层脱垂、直肠全层合并部分乙状结肠脱垂。

治疗原则：直肠黏膜脱垂采用直肠黏膜下多点注射。直肠全层脱垂采用直肠黏膜下多点注射并在直肠周围三间隙注射。直肠全层合并乙状结肠脱垂，在进行上述两种注射的基础上，辅以肛门紧缩术，或括约肌折叠术。

术前准备：1：1 消痔灵。备皮，清洁灌肠。

（1）直肠黏膜下注射法 局麻或不用麻醉，消毒肠腔后，由齿线以上 0.5cm 部位起进针，点状将药液注射于黏膜下层，每点注药 0.1~0.5ml，点距 0.5~1.0cm，术后服抗生素，氯己定痔疮栓纳肛。

（2）黏膜下条状注射法 用长针头进入直肠黏膜下层后，从上向下，边注药，边退针，在黏膜下层条状注入药液，一般可注药 3~5 条，使形成几条使黏膜与肌层粘连固定的条柱，不复脱出。

（3）直肠周围注射法 经直肠外将药液注入两侧骨盆直肠间隙及直肠后间隙，使直肠高位与周围组织两侧直肠侧韧带及前筋膜，通过药物产生的无菌性炎症，产生纤维化，从而达到直肠与周围组织粘连固定的目的。本操作要有严格的无菌要求，术前术后均给予抗生素预防感染，绝不能将药液误注入肠壁肌层，骶前筋膜和腹腔内，不能刺穿肠壁，这些是防止感染的关键。注意观察药物注入骶骨直肠间隙和直肠后间隙时，有无异常感觉，如药液误注到骨盆神经丛或骶神经，则会出现腿痛，骶骨痛，下腹痛，应更换注射部位。消毒后，在肛缘 3、6、9 点处作浸润麻醉，麻醉深度宜在提肛肌以下，先于肛缘一侧 3 点或 9 点 1.5cm 处进针，用 7.5cm 腰穿针，经皮下，肛门外括约肌至肛提肌，当通过肛提肌有落空感时，即进入骨盆直肠间隙，此时，用左手食指伸入直肠壶腹，触摸针尖部位，证实针位于直肠壁外，未通过直肠时，再将腰穿针全部刺入，并用手紧压针柄，针进入 7.5cm，加压后可深入 1cm，约进入 8.5cm，在准确定位后再将药物注入骨盆直肠间隙，应边退针，边注药，使呈扇形均匀分布，一侧总量为 10~18ml。直肠后间隙注射时，在肛门与尾骨间皮肤中点穿刺，针刺沿骶骨曲进行，用食指直肠壶腹引导，针进入6~7cm，证实针未穿通直肠壁，未穿入骶骨前筋膜，活动于直肠壁后，即表示已达直肠后间隙，方可边退针，边注药，注药量为5~7ml。以上三个部位总量为25~45ml。

注意事项：注射疗法最严重的并发症是术后感染，一旦发生术后感染，轻则形成高位直肠间隙脓肿或黏膜下脓肿，重则并发脓毒血症，因此术前、术后均应给予抗生素预防感染。术中应严格无菌操作，且注意不能将药液误注入肠壁肌层骶前筋膜和腹腔内，不能刺穿肠壁；药物浓度以低浓度、大剂量为宜，高浓度易引起坏死、感染和大出血。

3. 手术疗法

手术方法很多，约有80多种，大体分为七类：肛门或直肠紧缩术，肠管切除术，直肠膀胱（子宫）凹陷封闭术，直肠悬吊固定术，骨盆底加固成形术，经肠系膜缝缩固定术或肠管逆套叠术等。手术途径有：经腹部、经会阴部、经骶部、经腹会阴部。

（1）肛门紧缩术　将银丝、铬制线、硅橡胶圈等植入肛门周围皮下组织，使松弛的括约肌缩紧，从而阻断直肠脱出的一种方法。

（2）脱出肠管切除术　将脱出肠管切除，然后将各层缝合，手术方法简单，可及时处理脱出肠管的水肿，坏死或粘连，但有一定的复发率和并发症，所以近代主张与其他方法并用。

（3）结扎法　主要适用于直肠黏膜脱垂。常规消毒麻醉后，以组织钳将右前区黏膜牵出肛外，于齿线上约3cm处，按内痔结扎法行"8"字结扎或套环结扎，结扎之黏膜可剪除或不予剪除，以同法处理右后、左侧黏膜，结扎后，将结扎之黏膜或黏膜残端纳入肛内；如为直肠全层脱垂，可在齿线上1.5cm处，分别在正中、左前、右前3个点，用长直止血钳，沿直肠纵行夹

住直肠黏膜5~6cm，在止血钳上注射枯痔液达到黏膜膨胀，变成灰白色，再用止血钳挤压，然后用圆针和7号丝线，在止血钳下，做分段贯穿结扎，使之成柱状结扎。操作中注意，3个结扎点要避开3个母痔区，同时结扎点之间要保留足够的黏膜，术中以指诊通畅为度，3个结扎起点齿线上不应在一个水平线，贯穿缝扎不得穿入直肠肌层，夹住黏膜的止血钳应与肠壁垂直。

（4）直肠悬吊固定术　分直肠后位悬吊术，直肠后方固定术，腹直肌前鞘带直肠悬吊术，直肠前位固定术。

①直肠后位悬吊术：用阔涤纶带包绕上部直肠，将其固定缝合在骶骨隆凸下的骶前筋膜上，或将直肠悬吊在腰大肌，悬吊物可用金属环、聚四氯乙烯环、海绵、纺绸和涤纶等，或用后位缝合的方法，或应用腹直肌前鞘悬吊。②直肠后方固定术：采用下腹部正中切口，在直肠两侧，沿直肠平行切开后腹膜，在直肠子宫（膀胱）凹陷横连切开线，剥离直肠全周，前壁剥离不宜过深，后壁可将尾骨前筋膜充分剥离到尾骨尖附近，后将尾骨纵韧带与直肠后壁缝着3~6针加以固定然后缝合腹膜切开缘。③腹直肌前鞘带直肠悬吊术：用腹直肌前鞘代替丝绸或阔筋膜悬吊直肠，一方面可减少患者取大腿阔筋膜的创伤和痛苦，另一方面又是自体组织作悬吊带，愈合后牢固可靠，稳定性强。④直肠前位固定术：把涤纶带缝合在直肠拉向下前方，重建肛直角，最后把涤纶带缝合在耻骨上。

（5）直肠前壁折叠术　在腹部左旁正中切口，显露直肠膀胱陷凹，沿直肠前壁腹膜最低处向直肠上段两侧，作弧形剪开腹膜；分离腹膜后疏松组织，直达尾骨尖部，再分离直肠前疏松组织，直达提肛肌边缘；提高直肠膀胱（或直肠子宫）陷凹，将原来切开的直肠膀胱陷凹前腹膜向上提起，用丝线间断缝合于提高后的直肠前壁

上；折叠直肠前壁，将乙状结肠下段向上提起，在直肠上段和乙状结肠下段前壁自上而下或自下而上地作数层横形折叠缝合，每层用丝线间断缝合5~6针，每折叠一层可缩短直肠前壁2~3cm，每两层折叠相隔2cm，肠壁折叠层数一般为脱垂的两倍，肠壁折叠的陷凹必须向下，缝针不得超过肠腔，只能穿过浆肌层，手术的着重点是将直肠后壁固定于前筋膜上，使之粘连固定。

（三）辨证治疗

中医治疗本病，内服药治疗直肠脱垂是中医的主要治法，以"虚则补之""下者举之""酸主收"为依据。升提固托是治疗的基本原则，治疗时应注意攻、补适宜，灵活运用。常用方剂有补中益气丸、金匮肾气丸、桂附八味丸等。

1. 辨证施治

（1）气虚下陷型

治法：补气升清，升举固托。

方药：补中益气汤加减。

黄芪25g，人参30g，生白术15g，升麻7g，柴胡12g，陈皮12g，当归身12g，炙甘草6g。腹胀纳呆者，加鸡内金15g，神曲15g、炒麦芽15g、山药15g；中气虚寒者加炮姜15g、茯苓15g、五味子15g；气虚久脱不收者，加止涩之品，如五倍子15g，乌梅15g，金樱子15g；产后中气下陷，直肠子宫并脱者，用醋炒升麻15~30g。

（2）肾气不固型

治法：补肾固摄。

方药：肾气丸加减。

熟附子12g，怀山药30g，茯苓10g，山茱萸10g，炙黄芪25g，升麻15g。泄泻者加补骨脂12g，肉豆蔻12g；大便干结者加火麻仁12g，胡桃肉12g；滑脱不收者加金樱子12g、乌梅12g；老人元气虚，精血衰少者，加鹿茸粉2g，每日2次，吞服。

（3）气血两虚型

治法：补益气血。

方药：八珍汤加减。

人参30g，炙黄芪25g，熟地黄12g，生白术12g，茯苓10g，当归身10g，白芍、升麻各10g，生甘草7g。大便干结者加火麻仁15g，柏子仁15g；血虚有热，口干心烦者加玉竹15g、生首乌15g、知母15g；夜寐不安者加酸枣仁20g、远志9g。

（4）湿热下注型

治法：清热泻火，行气利湿。

方药：凉膈清肠散加减。

生地15g，黄连9g，黄芩10g，香附10g，川芎10g，白芷10g，当归身10g，荆芥10g，防风10g，升麻7g。肛门肿痛灼热刺痒者，加金银花12g、黄柏12g、栀子12g；大便不通者加草决明20g、大黄3g（后下）；尿黄者，加滑石20g、车前草20g；嗜酒者加葛花20g。

2. 外治疗法

常用的有熏洗法和外敷法，多用酸收固涩药物，取其"酸能收敛，涩以固脱"，常用药物有五倍子、白矾、石榴皮、乌梅、苦参、蛇床子、诃子肉等。若有肿痛、溃疡、糜烂、流水，宜清热解毒与固涩并重，上述药物再加黄连、黄芩、白茅根等。另外，针灸疗法也是一种常用的外治疗法。

（1）熏洗法

①张东岳总结的熏洗药物较多，可辨证采用。脱出无炎症时，可用五倍子10g，白矾15g，朴硝30g，生甘草、薄荷各10g，水煎熏洗；若有肿痛、溃疡、糜烂、流水，宜清热解毒与固涩并重。方用：乌梅、五倍子各10g，草河车30g，生甘草10g，煎汤熏洗。炎症重者，可用苦参汤：苦参15g，黄连、黄芩各10g，枳壳15g，甘草、荆芥各10g，赤芍15g，车前子、白茅根各10g，水煎熏洗。洗后还可用收肛散外用，将脱出直肠还纳，外用纱布垫加压固定在

肛门两侧，使肛门紧闭，阻止再度脱出。

②石榴皮洗剂：石榴皮 30g，明矾 15g，磷硝 30g，黄柏 20g，加水适量，水煎外洗，每日 1 次，1 次 30 分钟。

③老枣树皮洗剂：老枣树皮 30g，石榴皮 30g，明矾 15g，加水适量，水煎外洗，每日 1 次，1 次 30 分钟。

④脱肛洗剂 1 号：明矾 30g，石榴皮 15g，五倍子 15g，生百部、土大黄、诃子、赤石脂各 15g，加水适量，水煎外洗，每日 1 次，1 次 30 分钟。

⑤脱肛洗剂 2 号：朴硝、五倍子、苦参、马齿苋各 30g，白矾、生甘草各 10g，苏木 20g，加水适量，水煎外洗，每日 1 次，1 次 30 分钟。

⑥二皮汤加味洗剂：老枣树皮 60g，石榴皮 30g，五倍子 30g，黄芪 50g，升麻 10g，防风 10g，明矾 10g，加水适量，水煎外洗 10 分钟，坐浴 30 分钟，每日 1 次。

（2）外敷法

①五倍子 10g，煅龙骨、木贼炭各 60g，上药共研细末，撒药少许托纳直肠。

②五倍子、明矾、冰片，共研细末，撒布患处，还纳复位。

③酸石榴皮 20g，乌梅炭 20g，枯矾 20g，五倍子 20g，共研细末，撒布患处，还纳复位。

④诃子、赤石脂、龙骨，共研细末，撒布患处，还纳复位。

⑤马勃末、木贼烧灰存性，共研细末，撒布患处，还纳复位。

⑥脱肛膏：蝉蜕 15g，煅龙骨 30g，蛇蜕 9g，冰片 0.5g，将上药焙干，加入冰片，共研细末，撒布脱出的直肠，还纳肛内，再以上药加凡士林调成软膏，涂在脱出直肠周围，纱布丁字带固定。

⑦乌龟头膏：乌龟头 2 个，纸包泥封，文火烧，存性，研细末，撒布脱出的直肠上，托上即可，每日 2~3 次。

⑧收肛散：五倍子、诃子肉、乌梅各 5g，枯矾、龙骨各 3g，共研细末，撒布脱出的直肠上，还托直肠，每日 2 次。

⑨五倍子散：五倍子 5g，枯矾 2.5g，冰片 0.25g，共研细末，撒布脱出的直肠上，托上即可，每日 2 次。

（3）针灸法

①针灸法或结合电刺激有增强肛门括约肌收缩功能的作用，能改善局部症状。常用穴位有：百会、关元、长强、提肛、气海、足三里、天枢等。唐泗明等采用艾灸关元穴治疗直肠脱垂：点燃艾条对准关元穴，距离以患者自觉局部温热舒适，略有灼热感为度，每次施灸 60~120 分钟，每日 2 次，5 次为 1 个疗程，共 4 个疗程，治疗 57 例，痊愈 47 例，好转 10 例，且无不良反应，易于推广。

②耳针：取直肠下、神门、皮质下。

③梅花针：肛门周围皮肤刺打，以增强括约肌及盆腔肌肉对直肠的支持固定。

3. 成药应用

①补中益气丸：每日 3 次，1 次 2 丸，口服。

②麻仁润肠丸：每日 3 次，1 次 2 丸，口服。

③十全大补丸：每日 3 次，1 次 2 丸，口服。

④金匮肾气丸：每日 3 次，1 次 2 丸，口服。

4. 单方验方

①石榴皮 30g，明矾 15g，水煎外洗，适用于脱肛不收。

②马勃 15g，焙干，研末，香油调，外用，适用于脱肛不收，肛门红肿。

③王不留行 30g，研细末，每日 2 次，口服，适用于便秘脱肛。

④生黄芪 15g，升麻 9g，五倍子 30g，水煎服，适用于气虚脱肛。

⑤芪仁固脱宝：黄芪 30g，益智仁

30g，当归 15g，党参 20g，乌梅 10g，白术 30g，升麻 10g，五味子 10g，砂仁 12g，陈皮 12g，枳壳 12g，甘草 6g。每日 1 剂，水煎早晚分服，适用于中气不足，肛肠下陷脱出。

（四）新疗法选粹

1. 三维固脱法

廖明等采用三维固脱法即近心端瘢痕固定术、直肠柱状结扎固定术、直肠黏膜下注射术、肛门紧缩术四种术式联合运用治疗完全性直肠脱垂，治愈率达 96.87%。

（1）适应证　完全性直肠脱垂。

（2）操作方法　侧卧位，常规消毒麻醉，等距离选取脱出直肠顶端同一平面 3、7、11 点，血管钳钳夹黏膜，钳下予八字贯穿缝合结扎。以结扎点为标记，在齿线上由近心端向远心端纵行排列缝扎 3~6 针，呈 3 条纵行柱状链条，注意两针间应保留少量正常黏膜，将芍倍注射液原液（Ⅱ度脱垂者芍倍注射液量为 40~60ml，Ⅲ度脱垂者芍倍注射液量为 60~80ml）注射于结扎点黏膜下，形成 3 条柱状粘连带，复位脱出直肠后，于肛门镜下将芍倍注射液原液注射于直肠下端黏膜（以黏膜呈粉红色泡沫状为度），若伴有肛门括约肌松弛则在结扎注射后加用肛门紧缩术。

（3）注意事项　术后 3 天予全流食，常规抗生素静点，避免腹压增加。

2. 中西医结合疗法

丁建明用中西医结合疗法治疗完全性直肠脱垂：中药口服可实现盆底组织的功能性恢复，消痔灵注射法及肛门紧缩术可以达到盆底组织的解剖学重建，二者联合应用，疗效明显优于单一治疗。

（1）适应证　完全性直肠脱垂。

（2）中药治疗方药　中药以补中益气，升阳举陷为法，方用补中益气汤，即：黄芪 30g，甘草 5g，党参 20g，当归 10g，橘皮 10g，升麻 6g，柴胡 10g，白术 10g。每日 1 剂水煎服。

（3）手术操作方法　常规消毒铺巾，在肛门镜下行直肠黏膜多点注射术：第一次于齿线上方 10cm 处（1、3、5、7、9、11 点位）直肠黏膜下分别注射 1∶1 消痔灵 1ml，第二次于齿线上 9cm 处（2、4、6、8、10、12 点位）直肠黏膜下注射，第三次于齿线上 8cm 处（1、3、5、7、9、11 点位）注射，直至注射于齿线上方，注射总量为 40~60ml。注射后纵行钳夹脱出的直肠黏膜远端 3、9、12 点位，长约 8~12cm，0 号肠线于黏膜基底部间断"U"形缝扎 3~5 针，将直肠还纳肛内，重新消毒后，取 9 号腰穿针行双侧骨盆直肠间隙注射术及直肠后间隙注射术，最后行肛管紧缩术：自 3、9 点肛缘外 1cm 至尾骨之间做一"V"形切口，钝性游离皮瓣，分离外括约肌皮下部及浅部，用 4 号线将外括约肌的皮下部、浅部及深层纵向间断缝合 3~4 针，使肛尾三角变小紧贴肛管，4 号线缝合皮肤切口，缝至肛缘时，由齿状线向下做一倒"V"形切口，并与原切口形成一梭形切口，最后继续由远端向近端缝合，直至切口顶端，肛内置橡胶管一根以引流，纱布覆盖，丁字带固定。

3. 直肠周围间隙八点注射消痔灵注射液

崔国策等用直肠周围间隙八点注射消痔灵注射液治疗完全性直肠脱垂，直肠黏膜脱出及症状、体征均明显改善，术后 2 年随访复发率 19.05%。

（1）适应证　完全性直肠脱垂。

（2）操作方法　腰麻成功后，患者取右侧卧位或膀胱截石位，肛门会阴部常规碘伏消毒。按直肠周围 8 点注射法（截石位 1~2 点、3 点、4~5 点、6 点、7~8 点、9 点、10~11 点、12 点）进行注射，直肠黏膜下层不予注射。每点注射消痔灵原液约 20ml，使药液重点分布在两侧骨盆直肠间隙，直肠后间隙，直肠前间隙等部位。

（3）注意事项　术后禁食 3~5 天，予抗生素及肠外营养支持治疗，控制排便 5 天。第 1 次排便如排出困难则用温 0.90% 氯化钠溶液 1000ml 灌肠。嘱患者注意卧床休息，避免用力下蹲及过度增加腹压。

（五）医家诊疗经验

史兆岐经验

史兆岐采用中西医结合的方法，合用明矾液注射治疗直肠脱垂 214 例，取得了满意的效果，具体方法：采用直肠周围高位注射和直肠黏膜与肌层间的注射，214 例全行直肠周围高位注射术，其中 23 例并用直肠黏膜与肌层间注射，82 例原有肛门不完全失禁者中，在明矾液注射的同时，有 25 例并行肛门紧缩术，一次注射治疗者 165 例，二次注射者 49 例，治疗天数最长 49 天，最短 5 天，平均 19 天，治愈率为 99.50%。并对 214 例作了远期随访，获得结果者 137 例，其中痊愈 96 例，好转 18 例，复发 23 例，经过多年随访，全部病例均无直肠狭窄、结肠功能紊乱、排便障碍、性功能减退等后遗症。

五、预后转归

直肠脱垂经注射、三联术等手术治疗，并口服补中益气汤等，经过一段时间后一般均可治愈。愈后，应注意休息，排便时不可努挣，3 个月内不干重体力劳动，以防病情复发。但也存在一定问题，一是复发率较高，手术复发率为 16.80%，注射复发率为 16%；二是并发症多，常见的有术后感染、大出血、肠麻痹、粪嵌塞、排尿障碍、大便失禁，甚至死亡等。

六、预防调护

（1）加强营养，增强体质，防止脱肛。
（2）及时治疗肠炎、痢疾等腹泻性疾病，小儿尤其要注意。
（3）防治便秘，切忌过分努挣。
（4）妇女分娩后要充分休息，勿劳累过度。
（5）提肛运动有增强肛门括约肌的功能，对防治直肠脱垂有一定作用。

七、专方选要

（1）扶脾丸汤　白术 20g，茯苓 20g，藿香 10g，炙甘草 20g，肉桂 5g，干姜 5g，炮姜 6g，陈皮 20g，法半夏 20g，炒神曲 20g，炒麦芽 20g，乌梅肉 20g，诃子 7g。水煎，每日 1 剂，分早中晚 3 次口服。适用于脾胃虚寒型脱肛。

（2）补中益气汤　黄芪 15g，党参 15g，白术 10g，炙甘草 15g，当归 10g，陈皮 6g，升麻 6g，柴胡 12g，生姜 9g，大枣 6 枚，上药水煎 3 次，前 2 次混匀分早中晚 3 次口服，第 3 次水煎 10 分钟后，熏蒸肛门 10 分钟，待药液温热时，坐浴 10 分钟，每日一次。本方可升举固脱，适用于小儿脱肛等证属气虚者。

（3）一效散　煅炉甘石 30g，滑石 700g，朱砂 10g，冰片 10g，共研极细面而成。取适量外敷于肛周及脱出的直肠黏膜上，立即将脱出物手法送回，用丁字带固定，以助祛湿收敛，止痛止痒。

八、研究进展

（一）造影检查

李华山等将 27 例完全性直肠脱垂作为研究对象，其中女性 15 例，男性 12 例，治疗前进行盆腔双重造影及三重造影检查，即将全消化道小肠造影、排粪造影与阴道造影相结合，提出双重造影应作为直肠脱垂患者的常规检查，三重造影可作为女性直肠脱垂患者的重要检查。这是因为影响直肠脱垂治疗效果及复发的原因除了与手术方式及医师技术操作水平有关外，还与是否合并其他盆腔器官的脱垂相关，因此，治疗前弄清直肠脱垂及盆底器官的情形显得至关重要。而目前直肠脱垂的辅助检查均不能全面反应直肠脱垂患者的盆底功能状态，须联合应用盆腔双重或三重造影，从而客观地评价多个器官的脱垂。

（二）药物治疗的研究进展

叶玲等用紫及清解灌肠液保留灌肠治疗湿热下注型直肠内脱垂：每日睡前中药紫及清解灌肠液全成分颗粒剂 1 剂（紫草 15g，白及 15g，败酱草 15g，蒲公英 15g，紫花地丁 15g）冲开水 100ml，待温度下降后倒入消毒的器皿中，摇匀。取双膝屈曲位，将药液倒入袋内，以液体石蜡润滑灌肠袋管前端，嘱患者张口呼吸，使灌肠袋管轻轻插入肛门约 10~15cm，松开调节器，使药液直达于肠，灌完后拔出灌肠袋管。灌肠者需要垫枕抬高臀部 10cm，时间至少 1 小时，治疗 2 周。治愈 4 例，显效 20 例，有效 16 例，总有效率 100%。

方磊等用芍倍注射液治疗直肠脱垂：嘱患者取右侧卧位，肛周皮肤常规消毒后行局部麻醉。嘱患者屏气以增加腹压、使直肠脱出肛外，将黏膜表面用碘伏溶液进行消毒并擦净。在确认脱出直肠的外形后，按肛门截石位 3 点，用 5 号注射器抽取芍倍注射液适量在 3 点进行黏膜注射，然后从直肠近心端至远心端多点注射，每点注射药量为 2ml，注射后退针，将脱垂直肠还纳肛内。其中 I 度直肠脱垂芍倍注射液的用量为 15~30ml，II 度直肠脱垂芍倍注射液的用量为 40~60ml。经治疗后，临床痊愈 22 例，有效 14 例，无效 1 例，总有效率为 97.30%。

（三）手术方式的改进

于永铎等人采用选择性直肠黏膜切除

吻合术联合消痔灵注射治疗直肠黏膜脱垂，效果极佳：麻醉成功后，取截石位进行常规 TST 手术操作，术后查看吻合口，确认无出血后重新消毒，在吻合口上下分别选 1~2 个平面，每平面取 23 个点，各点距离交错，点状注射 1 : 1 消痔灵溶液（消痔灵注射液与 0.5% 利多卡因 1 : 1 溶液），每个吻合口上下共注射 1~2ml，注射深度达黏膜下层为宜，勿过深达肌层或过浅只及黏膜层，总注射量不超过 10ml，查无活动性出血后取出扩肛器，再次消毒，凡士林油纱条包裹肛管纳肛，起到充分引流及辅助排气作用，塔形纱布压迫，丁字带固定后，术毕。总有效率达到 100%。

马存林等采用改良 Delorme 术（经会阴直肠黏膜切除肌层折叠术）治疗成人完全性直肠脱垂 16 例，取得良好效果：取截石位，常规消毒，硬膜外麻醉，于齿线上脱垂直肠黏膜下层均匀注射 1 : 200U 肾上腺生理盐水，使黏膜与肌层分离，用超声刀在齿线上 1.5cm 处做环形切口，切至黏膜下层，牵拉并分离近心端呈套筒状脱垂黏膜及黏膜下层，至脱垂顶端反折上 2cm 处，暴露直肠环肌层，环形离断黏膜，取 4 把止血钳对称钳夹断端直肠黏膜，彻底止血，用 0 号可吸收线纵行缝合折叠直肠环肌层，使直肠肌肉折叠、缩短、套入，置入吻合器，荷包缝合近心端及齿线上直肠黏膜，收紧、击发吻合器，吻合断端黏膜，若同时伴有肛门括约肌功能不全，则行肛门括约肌折叠缝合术。术后控制饮食及排便时间，常规应用抗生素 5~7 天。

孙双玉等人采用 PPH 联合聚桂醇注射治疗直肠黏膜内脱垂 30 例，获得了良好的疗效：患者采用腰硬联合麻醉或骶管麻醉，取左侧屈髋屈膝卧位。常规消毒铺巾，以手指扩肛至能容纳五指，将扩肛器置入肛内 5 分钟，并缝合固定于肛周，以 3-0 可吸收缝线在齿状线上 3.5cm 处沿截石位 12 点顺时针方向作一黏膜下荷包缝合，将吻合器头部置入荷包缝合上方，收紧荷包并打结，用配套的带线器通过吻合器侧孔将缝线拉出，旋紧吻合器尾部旋钮至中间安全窗范围，打开保险并击发，击发后保持吻合器关闭状态60秒，逆时针旋开吻合器并退出肛管，检查吻合口有无出血，检查切除黏膜标本是否完整均匀。如果肛缘伴有较大皮赘，一并予以切除。PPH术后，以注射器抽取聚桂醇注射液10ml，用5号细长针头于吻合口上下约1cm处分别注射于1、3、9、11点，各点注射约2.5ml，以注射点黏膜隆起呈灰白色水泡状、血管纹理清晰为标准。检查无活动性出血，肛内放置复方角菜酸酯栓2枚，凡士林纱条引流，加压包扎。治愈28例，好转2例，治愈率93.30%，总有效率100%。

邢念国等人采用直肠黏膜柱状缝扎加生物补片肛门环缩治疗直肠脱垂，使术后肛门因环状无菌炎症狭窄紧缩，达到治疗直肠脱垂的目的：患者硬腰麻醉成功后，取截石位，碘伏消毒肛周及直肠，肛内指诊无异常后，将脱出的直肠黏膜用弯钳纵向钳夹，用7号丝线行8字贯穿缝扎，一个平面缝3个柱，由近至远交错进行，直到齿状线上1cm，全部缝扎完成后送入肛内。利用骨骼肌的特性，定位肛门外括约肌皮下部，沿外括约肌皮下部外侧缘分别于3点及9点作一切口，打通一环形隧道，充分止血及消毒后，将裁剪合适的生物补片绕肛一周，使肛管仅能容一指节，缝合固定补片，缝合切口。术后患者卧床休息，常规饮食，保持排便通畅，术后一周内排便前用2支开塞露引导，防止大便干燥，术后常规补液，使用抗生素3~7天。术后随访复查2个月至2年，好转率为100%，治愈率为92.90%。

孙华文等人采用经肛"瓦"形直肠脱垂吻合器切除术治疗直肠脱垂，效果良好：患者腰麻或硬膜外麻醉后取截石位，消毒直肠及会阴，充分扩肛后，使用数把组织钳将脱垂的直肠完全拖出肛门外，使用丝线固定牵拉直肠。根据直肠脱出的程度分为几个切开的点位，一般2~4个，若2个点位则选择6和12点位置，若3个点位则选择11、3和6点位置。采用75mm的直线切割吻合器打开脱垂的直肠壁，注意切缘顶点约在齿状线上1.5cm。更换钉仓切割直肠壁完成后，将拖出的直肠分为数片瓦形部分。裁剪完毕后使用弧形切割吻合器于齿状线上方1cm左右分别切割上下部分冗长的直肠并完成钉合。女性患者需注意保护阴道。完成吻合后使用4-0可吸收缝线间断加固吻合口和缝合止血。31例患者中24例痊愈，7例好转。

沈江立等人采用四联疗法治疗Ⅱ度、Ⅲ度直肠黏膜脱垂是安全及有效的手术措施：腰麻成功后，患者取截石位，常规术区消毒，铺无菌手术巾。①消痔灵原液和生理盐水1:1稀释后，自距离肛缘1.5cm处，左手食指在直肠内指引，以7号腰穿针分别在截石位3点、6点、9点肛周直肠间隙给药，确保药物到达双侧骨盆直肠间隙（进针深度7~9cm），双侧坐骨直肠间隙（5~6cm），及直肠后间隙（进针深度5~7cm），定位好回抽无回血后，缓慢注药，定位骨盆直肠间隙时可通过穿刺针突破肛提肌时特有的落空感来掌握，注意7号腰穿针要和直肠纵轴保持平行进针，每点肛周直肠间隙注入药量为10ml。②手法将脱垂的直肠黏膜还纳复位，插入喇叭肛门镜，将1:1消痔灵原液和生理盐水混悬液在截石位1、3、5、7、9、11点黏膜下注入，每注约2ml，间隔1cm，在截石位2、4、6、8、10、12点黏膜下给药，给药总量约40~50ml。③肛门外括约肌折叠术：分别在截石位3点及9点做半环形切口，长约1.5cm，暴露肛门外括约肌，以薇乔做折叠缝合。④以非可吸收丝线（4号线）6股自截石位 3 点的半环形切口大皮针沿逆时针方向做环形缝合,全层缝合截石位 3 点及 9 点皮肤切口,将环形缝合线包埋。术后禁食及限制排便 3 天,3 天后改半流食,补液及预防性抗感染治疗,术后 10 天拆线,采用无菌换药处理。术后随访 6 个月到 3 年。总有效率 100%,治愈率 92.97%,无术后并发症发生。

(四)中西医结合治疗

马兆哲等采用选择性直肠黏膜切除吻合术联合术后自拟通瘀益气汤治疗直肠黏膜脱垂,疗效显著:骶管麻醉后,取截石位,进行常规 TST 手术治疗,术后口服中药汤剂通瘀益气汤,方药组成:当归 30g,生地黄、白术、杏仁、赤芍、麦冬各 20g,桃仁、清半夏、柴胡、升麻、黄芪、黄芩、枳壳、川芎、炙甘草各 15g;中医辨证加减:气虚血瘀加党参 20g;气滞血瘀加厚朴、木香各 20g;津亏血瘀加黄精、火麻仁各 20g;热盛血瘀加牡丹皮 20g;寒凝血瘀加吴茱萸 15g。水煎 300ml,每次 100ml,每日 3 次,口服,连续服用 2 周。在 60 例患者中,痊愈 40 例,显效 14 例,有效 6 例。术后随访 6 个月,复发 3 例,总有效率 95%。

姚远等人采用三联手术和中医疗法结合治疗直肠脱垂,效果明显:将 70 例患者根据编号分为两组,对照组患者采用三联手术治疗的方法,麻醉后,常规术区消毒,对患者直肠黏膜部位进行结扎治疗,采用点状注射的方式治疗患者,对患者肛门采取紧缩治疗。观察组在三联手术治疗的基础上采用中医治疗方法,患者定期服用黄芪(一般 30~60g),水煎,每日 2 次,连续服用 3 周。对照组总有效率 80%,观察组总有效率 97%。效果显著,值得临床推广。

主要参考文献

[1] 崔国策,祝子贝,李华山. 消痔灵直肠周围间隙八点注射法治疗完全性直肠脱垂的疗效观察 [J]. 中华中医药杂志,2017,32(5):2315-2318.

[2] 刘学夫,李忠卓. 一效散及膏的药物解析和在肛肠科的运用 [J]. 中医药临床杂志,2016,28(11):1570-1572.

[3] 叶玲,吴才贤,高献明,等. 中药保留灌肠治疗 IRP 的临床疗效与盆底表面肌电图相关性的探讨 [J]. 世界最新医学信息文摘,2019,19(4):33-35,52.

[4] 方磊,邢海滨. 芍倍注射液治疗直肠脱垂的疗效研究 [J]. 中西医结合心血管病电子杂志,2017,5(18):20-21.

[5] 于永铎,尹玲慧,姚秋园,等. TST 术联合消痔灵注射治疗直肠黏膜脱垂临床疗效观察与评价 [J]. 辽宁中医药大学学报,2017,19(1):10-12.

[6] 孙双玉. PPH 联合聚桂醇注射治疗直肠黏膜内脱垂 30 例临床分析 [J]. 中国肛肠病杂志,2018,38(12):23-24.

[7] 邢念国,高连刚. 直肠黏膜柱状缝扎加生物补片肛门环缩治疗直肠脱垂 28 例疗效观察 [J]. 中国肛肠病杂志,2018,38(4):39-40.

[8] 孙华文,王琦,杨厚来,等. 经肛"瓦"形直肠脱垂吻合器切除术治疗直肠脱垂的疗效观察 [J]. 中国普外基础与临床杂志,2017,24(9):1095-1099.

[9] 沈江立,李娜,乔西民. 四联疗法治疗 II 度、III 度直肠黏膜脱垂 128 例临床观察 [J]. 陕西医学杂志,2016,45(2):191-192.

[10] 马兆哲. TST 术联合通瘀益气汤口服治疗直肠黏膜脱垂临床疗效评价 [J]. 辽宁中医药大学学报,2016,18(11):162-164.

[11] 姚远,胡占起,田振国. 三联手术配合中医疗法治疗直肠脱垂疗效观察 [J]. 辽宁中医药大学学报,2015,17(2):76-78.

第十章　肛隐窝炎及肛乳头炎

肛隐窝炎是由肛窦、肛门瓣发生急慢性炎症而出现感染、水肿，又称肛窦炎。肛乳头炎是肛乳头出现红肿、肥大、增生、发炎。肥大的肛乳头又可继发为乳头状纤维瘤。肛窦、肛门瓣和肛乳头在解剖上关系密切，发病时原因相同，症状相似。临床特点：排便不尽感或异物感，肛门坠胀或隐痛，肛门潮湿或瘙痒，便后明显，持续时间不定。

肛窦炎和肛乳头炎是常见病、多发病，且可互为因果。此病由于症状比较轻微而常被患者和医生忽视，但本病是引起肛肠外科疾患的主要感染原因，有肛门疾病"发源地"之称，据统计约85%的肛门直肠疾病都是由肛窦感染所引起的，因此肛窦炎和肛乳头炎的早期诊断和治疗，对预防许多肛肠疾病的发生，具有重要的意义。

一、病因病机

（一）西医学认识

肛窦又称肛隐窝，位于直肠柱之间，肛瓣之后的小憩室，是由于直肠管径在接近肛管时骤然缩小，黏膜形成似松紧带样纵行皱褶，其外缘通过肛门瓣相接近。人类正常有6~8个肛隐窝，呈倒置的漏斗状"囊袋"，上口朝向肠腔的内上方，窝底伸向外下方，在窝底有肛腺的开口，比较大而恒定的肛隐窝通常在肛管的后壁，因此据统计临床上肛窦炎的发病率有85%位于肛管后方，13%发生于前方。直肠内的粪便和异物积存其中，因而阻塞肛隐窝致使肛腺分泌的黏液引流不畅，引起感染；另外，肛乳头常被粪块擦伤，造成细菌感染，引起炎症水肿、纤维组织增生，以上

为引发肛隐窝炎的原因。

Shafik提出肛隐窝是胚胎遗迹，是后肠与原肛套叠形成的环状凹陷，由于直肠柱的出现，才将此凹陷分割成许多小室，肛直肠套叠指肛管形成的过程，在胚胎发育期原肛凹向上套入后肠的下端，在套叠处形成两个环状间隙外侧为肛直窦，内侧为肛旁窦隙。肛直窦是后肠黏膜的折叠部分，肛旁隙位于肛管上皮和肛直窦之间，以后肛直窦闭合，肛管壁外移，并逐渐与直肠壁融合，结果肛旁隙消失，肛管腔变宽，肛管形成；如果肛旁隙继续保留，将会导致先天性肛门狭窄。肛直窦是肛直肠套叠的显著标志。在发育过程中，因前方有前列腺（男）和阴道（女）的影响，故肛管后壁的肛隐窝较前壁发育为好。

肛隐窝本身有引流不畅和被堵塞的特点，在一般情况下，排便时肛隐窝呈闭合状态，粪便不易进入，又由于排便时的努挣，引起肛门和直肠下端被动充血，或干硬粪便通过肛管时超过了肛管能伸张的极限，使肛隐窝和肛门瓣受到损伤，引起肛窦炎和肛乳头炎。腹泻时稀便容易进入肛窦存积，导致肛窦炎，肛腺和肛瓣感染产生的炎性刺激，可使大便次数增多，感染不易控制，形成恶性循环。即一旦受到细菌感染，即不易被清除，因此，当粪便积存于肛隐窝时，更有利于细菌的侵入和繁殖，从而导致受侵犯的肛隐窝产生炎症、水肿及渗出液增多，炎症继续向外扩散到肛腺周围，肛瓣和肛乳头常因分泌物的刺激而增生肥大。

肛腺的发育主要受人体性激素的调节，性激素的高低直接影响着肛腺的增生与萎

缩，因此性激素的水平与肛窦炎的发生有密切关系，而性激素中以雄激素的影响最大。

（二）中医学的认识

中医学认为本病皆因饮食不节，过食醇酒厚味、辛辣肥甘；或虫积骚扰，湿热内生、下注肛门；或因肠燥便秘，破损染毒而成。

肛隐窝炎属中医学脏毒范畴，多因饮食不节，过食醇酒厚味、辛辣炙煿或虫积骚扰，湿热内生，下注肛门所致；或因肠燥便秘，破损染毒，故湿热、热毒之邪蕴聚肛门，气血失和、经络瘀滞而发。治宜清热利湿、散瘀止痛。

二、临床诊断

（一）辨病诊断

1. 症状

本病可发生于任何年龄，以青壮年为主，女性发病多于男性，临床上以排便不尽、疼痛、瘙痒为主要表现。

（1）疼痛　疼痛是肛窦炎最常见的症状，一般为撕裂痛或烧灼样痛，由于排便时因粪便或者局部炎性水肿对肛隐窝的压迫与刺激，患者往往会感觉到肛门胀痛，一般不很剧烈。由于疼痛的产生与排便密切相关，因此患者会有惧便感，从而忍便而导致便秘，这种恶性循环加重了症状。肛窦炎会出现反射样疼痛，可通过阴部内神经和第2~4骶神经向尿生殖器部位反射，或通过髂腹下神经和肛尾神经向骶骨和尾骨反射，或通过坐骨神经向下肢反射。它还可以引起消化道症状，如消化不良、排气多或便秘排便时症状加重，加重痛苦。

（2）排便不尽感　肛管中有丰富的神经纤维，既有无髓鞘神经纤维，又有髓鞘

神经纤维，还有较多的神经节，形成肛唇反射中的一种重要的感受装置，它与口唇的神经支配有明显的相似之处，不仅可以区别肠内容物的性质，还具有某种保护功能，可以说是一种附属的感觉器官。所以肛窦炎和肛乳头炎的患者往往有排便不尽感、肛内异物感和下坠感，严重者伴有里急后重感。

（3）瘙痒、潮湿　常与疼痛、排便不尽感等表现混杂出现，此瘙痒与肛外皮肤瘙痒症不同，由于该瘙痒从肛管内齿线下传出，患者常诉瘙痒伴胀痛感，瘙痒而无法抓挠。此瘙痒由肛窦、肛乳头炎的炎性水肿，产生肛门闭锁不全，炎症性渗出物对肛门的刺激而引起，所以还可见肛门周围皮肤潮湿，皮肤呈潮红色。

（4）会阴部不适　肛窦炎常出现反射性疼痛，疼痛可向泌尿生殖区、骶、尾区或下肢反射，另外还可引起消化不良，矢气多，便秘等，亦影响整个机体的健康，被称为直肠神经衰弱，这可能是刺激内脏和脊神经的结果。

诊断要点：①肛门处坠胀和隐痛，排便时加重；②便不尽感；③肛门指诊检查：括约肌紧张、肛窦及肛乳头硬结及触痛；④肛门镜检查：肛窦、肛乳头充血和红肿。

2. 体征

肛门镜下可见患者肛窦部充血、水肿、颜色发红或暗红，触之易出血，且有压痛，或有黏液从窦口流出；肛乳头肥大，有比较明显的尖端，呈黄白色或淡红色，肛瓣肥厚、充血。用肛窦钩或探针检查时，能顺利的探入肛窦内较深的部位，而在正常的肛窦口则不易探入。指诊时在齿线上可摸到有硬的隆起或凹陷，并有轻微压痛。

附：根据1997年国家中医药管理局颁布的《中医病证诊断标准》中关于肛隐窝

炎的诊断标准如下。

主要症状：肛门坠胀、疼痛，排便时加重，排便后向会阴、臀部放射。指诊可摸到硬结或凹陷，肛窦部有明显触痛或压痛，指套可见脓性分泌物。肛门镜下见：肛窦充血，红肿或糜烂，有脓性样分泌物。

（二）辨证诊断

中医学认为：本病的形成，多因饮食不节，过食辛辣厚味等刺激性食物，致"大肠热结"，"湿热下注"而发病。应根据其临床表现和证候，辨证分型诊断。

1. 四诊

望诊：肛周皮肤潮湿，可呈潮红色，有时可有白色肿物自肛内脱出，或有脓性或脓血性黏液自肛内流出，实证者黏液稠厚而黏，虚证者质稀薄，舌质红，舌苔白或黄腻。

闻诊：虚证者分泌物无异常，肛乳头肥大，色淡红或乳白；实证者味臭，肛乳头潮红、充血。

问诊：肛门潮湿，瘙痒，或有隐痛，便时加重，肛内有黏液溢出，喜食辛辣厚味或无，或大便干，或小便黄。

切诊：肛内可触及质硬的小硬结。脉濡滑或细数。

2. 辨证分型

（1）湿热下注型

临床证候：肛门潮湿，瘙痒，有黏液自肛内流出，肛内坠胀，肿痛，排便时加重，伴里急后重，便干或溏而不爽，口渴口苦，心烦，小便短赤，舌红、苔黄腻，脉濡滑。

辨证要点：肛门潮湿，肿痛，伴里急后重，口苦心烦，舌红、苔黄腻，脉濡滑。

（2）阴虚内燥型

临床证候：肛门不适，隐隐作痛，便时加重，肛门黏液溢出，混有血丝，五心烦热，口燥咽干，大便秘结，舌红、苔黄或少苔，脉细数。

辨证要点：肛门不适，黏液溢出，伴有五心烦热，口燥咽干，舌红、苔黄或少苔，脉细数。

三、鉴别诊断

1. 疾病鉴别

肛窦炎和肛乳头炎需与直肠息肉、内痔、绒毛乳头状瘤、肛裂相鉴别。

直肠息肉：发生在直肠黏膜部分，表面红嫩易出血，分有蒂与无蒂两种。

内痔：圆形，柔软结节，多发生齿线部位3、7、11点，易出血。

绒毛乳头状瘤：有蒂，肿物表现呈海绵状或细绒状，易出血，常有大量黏液。

肛裂：疼痛较剧烈，典型的周期性疼痛，局部检查可见裂口。

2. 分期鉴别

（1）急性期　肛管灼热，发胀下坠，刺痛，排便时疼痛加剧，肛窦分泌物增多，渗出少量脓性或脓血性黏液。

（2）慢性期　常有肛内轻微隐痛、坠胀或不适之感，肛腺分泌减少，肛管干涩等，病史多较久。

四、临床治疗

（一）提高临床疗效的基本要素

早期应尽快消除炎症，便后用温水或1∶5000的高锰酸钾溶液（或中药煎剂：大黄20g，明矾15g，防风15g，五倍子15g，马齿苋20g。）坐浴，保持肛门部清洁卫生。保持消化道正常生理功能，避免便秘、腹泻，及时治疗原发病，防止炎症扩散。

（二）辨病治疗

1. 内治

选用肠道抗生素，诺氟沙星0.2g，一日

3次，口服。便秘者给予缓泻药，如果导片2片，一日3次，口服。

2. 外治

1：5000高锰酸钾坐浴，红霉素软膏外用。或给予热理疗，如射频照射治疗。

3. 手术疗法

药物治疗无效，可行肛窦切开引流术、肛乳头切除术。

操作方法：术前嘱患者排尽大便，取患侧卧位，对皮肤及直肠进行常规消毒，局部浸润麻醉，以分叶肛门镜扩开肛门，显露出有病变的肛窦和肛乳头，沿肛窦作纵行切开，使引流通畅；刮除创面腐肉，感染的肛腺导管及肥大肛乳头一并切除，创口不缝合，创面压迫包扎。术后控制大便1~2天，便后药液坐浴，连续换药3~5天。

（三）辨证治疗

1. 辨证施治

（1）湿热下注型

治法：清热利湿。

方药：龙胆泻肝汤或止痛如神汤加减。

龙胆草30g，车前子20g，生地12g，黄芩12g，泽泻12g，木通12g，当归15g，柴胡6g，甘草6g。分泌物较多、肿痛较甚者，可加白头翁20g、猪苓20g、泽泻15g。

（2）阴虚内燥型

治法：滋阴清热，凉血止痛。

方药：凉血地黄汤加减。

玄参30g，麦冬25g，生地25g，大黄9g，芒硝5g。潮热盗汗者加黄柏15g、知母30g、地骨皮20g。

2. 外治疗法

（1）熏洗　用苦参汤，先熏后洗，每日2次，每次10~15分钟；或以祛毒汤：甘草、枳壳、川椒、五倍子、防风各10g，苍术15g，葱白3根，马齿苋20g，朴硝12g，侧柏叶16g，先熏后洗，每日2次以清热解毒，消肿止痛；或以葱硝汤：大葱3棵，芒硝50g，煎水坐浴，每日2次，每次20~30分钟；或用马齿苋、金银花各30g，黄连、红花各15g，防风、荆芥各10g，煎水坐浴。

（2）外敷　选用马应龙麝香痔疮膏、九华膏、红霉素软膏外用。

（3）塞药　化痔栓、痔疮栓、痔疮宁栓等，每日坐浴后纳入肛内。

（4）药物保留灌肠　方选用三黄汤加减：黄柏、黄芩各15g，大黄10g，金银花30g，板蓝根20g，山豆根30g，水煎去渣，用时加温，每次用50~100ml。

3. 成药应用

①牛黄痔清栓：每次1粒，每天2次（或早晚各1次）。具清热、解毒、祛湿、消肿镇痛之功效，适用于湿热瘀阻引起的慢性肛窦炎。

②肛泰软膏：经直肠给药，每次1粒，每天2次（或早晚各1次）。

③马应龙麝香痔疮栓，肛内纳药，每天1次。

④痔疮宁栓：便后纳肛内，每天2次，每次1粒。

⑤痔瘘外洗1号：便后加水坐浴，每天1次，每次30分钟。

⑥龙胆泻肝丸：口服，每次6g，每天2次。

4. 单方验方

①栀子金花汤：栀子20g，黄连20g，黄柏15g，黄芩15g，大黄10g。浓煎取汁50ml保留灌肠，每天1次。

②远兴常安液：取由三七、鸡血藤、黄柏、栀子、地榆、艾叶、两面针、九里香、山芝麻等组成药液10ml与0.20%甲硝唑液10ml混合后保留灌肠，每日1~2次，10天为1个疗程。

③肛愈汤：黄柏20g，黄连20g，枯矾20g，败酱草10g，槟榔10g，木香10g，当归10g，赤芍10g，儿茶15g。每剂水煎

80ml，每晚睡前保留灌肠。

④清热除湿汤：地榆 10g，赤芍 10g，当归尾 10g，皂角刺（炒）6g，生甘草 6g，知母 10g，黄柏 10g。疼痛甚者加延胡索、红花；肛门坠胀甚者加乌药、枳壳；肛门潮湿者加薏苡仁、茯苓等。水煎服，每日 1 剂，两次分服。

⑤白七散：白及、三七、苦参、大黄分别研末并分装瓶中灭菌后备用，取苦参 4 份，三七、大黄、白及各 2 份，加冰片少许，兑适量甲硝唑液调成稀糊状肛内用药。

⑥清肛煎：金银花 30g，连翘 15g，黄柏 15g，大黄 10g，乳香 15g，延胡索 15g，炉甘石 20g。水煎成 500ml，每次 20~50ml，保留灌肠，肛内保留 20 分钟，早晚两次灌肠，10 天为 1 个疗程，共治疗 3 个疗程。

⑦清热解毒活血止痛方：蒲公英 10g，鱼腥草 10g，防风 10g，乳香 6g，没药 6g。水煎至 200ml，早晚各 100ml 直肠滴注，控制滴速每分钟 30~40 滴，保留灌肠，10 天为 1 个疗程。

⑧五味消毒饮：金银花 18g，蒲公英 15g，野菊花 15g，紫花地丁 15g，紫背天葵 15g；肛门下坠明显者加黄柏 15g；疼痛重者加延胡索 15g；有分泌物者加白头翁 15g。加水浓煎至 80ml，药液控制在适当温度保留灌肠，每日 2 次，1 周为 1 个疗程，治疗 2 个疗程。

⑨溃疡散：寒水石、冰片、雄黄、朱砂、石决明、麝香。取 4g 加 0.90% 氯化钠注射液 50ml，加温至 38℃左右，每晚睡前保留灌肠一次，10 天为 1 个疗程，间隔 5 天行第 2 疗程。

⑩败酱草汤：败酱草 15g，鱼腥草 9g，蒲公英 12g，紫花地丁 12g，连翘 9g，黄芩 12g，黄连 12g，黄柏 15g，苦参 9g，白鲜皮 6g，秦皮 6g，牡丹皮 12g，赤芍 9g，白茅根 15g，金银花 12g，甘草 6g。将药放入 1200ml 水中，文火煎 30 分钟，然后过滤去渣，使药液为 180ml，35℃，90ml/ 次，灌肠，每日 2 次，连用 3 天为 1 个疗程。

⑪大黄连菊汤：大黄 12g，川黄连 8g，红花 10g，当归 25g，野菊花 25g。肛门疼痛明显者加延胡索 25g；大便溏烂者，加白术 20g；瘙痒者加蛇床子 25g，地肤子 30g；肛门坠胀者加枳实 25g。用 38~40℃ 的中药液 100~200ml 保留灌肠，臀部抬高 15cm 左右。治疗 1 个疗程后未愈者，停药 3 天，进行第二个疗程，共治疗 3 个疗程。

⑫复方紫草膏：紫草 30g，地榆 30g，钩藤 30g，白芷 30g，当归 30g，每次 10ml，每日早、晚 2 次轻轻注入肌内，或涂擦于创口、肿物表面，儿童酌减。

⑬自制剂祛毒汤：枳壳 16g，川椒 16g，防风 16g，苍术 16g，五倍子 16g，侧柏叶 16g，薤白 8g，朴硝 5g。加水先熏后洗，每次 15 分钟。熏洗后再将涂上液体石蜡的微波探头插入肛内 6~7cm，功率为 25W，每次 30 分钟，每日 1 次，1 周为 1 个疗程。

⑭桃红四物汤加减：桃仁、红花、川芎、当归、生地、赤芍。湿热型加黄芩、泽泻、龙胆草；热毒型加黄连、栀子、黄芩、甘草；湿浊型加薏苡仁、泽泻、通草；虚火型加麦冬、玄参。配合自拟灌肠方（赤芍、当归、大黄、黄柏、败酱草）灌肠，每日 1 次，10 天为 1 个疗程，共 1~2 个疗程。

⑮三黄液：大黄 60g，黄连 100g，黄柏 100g，煎汤留液 50~100ml，每晚保留灌肠。

⑯二花公英汤：金银花 60g，蒲公英 60g，马齿苋 60g，乌梅 30g，加水煎煮，留液 50ml，每晚保留灌肠。

（四）新疗法选粹

1. 参柏汤保留灌肠联合生物刺激反馈仪

陈波等观察参柏汤保留灌肠联合生物刺激反馈仪治疗湿热下注型肛窦炎的临床疗效，总有效率达到 96%。

（1）适应证　湿热下注型肛窦炎。

（2）操作方法　治疗组采用参柏汤保留灌肠联合生物刺激反馈仪治疗，灌肠药液组成：苦参30g，黄柏30g，金银花20g，野菊花20g，白芷10g，蛇床子10g，龙胆草10g，鱼腥草10g。每日灌肠结束后1小时左右行生物刺激反馈仪治疗，患者取左侧卧位，将刺激电极置入患者肛门内并连接好电极线，将刺激电极片贴至患者的髂前上棘处，选择预定的治疗方案（20分钟每次，每日1次，刺激参数：30Hz）。治疗2周为1个疗程。

2. 穴位埋线、龈交穴挑刺配合中药保留灌肠

张承国等观察穴位埋线、龈交穴挑刺配合中药保留灌肠治疗慢性肛窦炎，疗效确切，治疗组总有效率为97.60%。

（1）适应证　慢性肛窦炎。

（2）操作方法　①穴位埋线：治疗组取大肠俞、关元、承山。常规皮肤消毒后，采用带有针灸针的7号注射针头将"0"号医用羊肠线快速刺入穴位皮肤所需的深度，稍做提插，出现针感后推动针芯将羊肠线留入穴内，再将注射针头连同针灸针一起拔出，用棉签按压针口，伤口贴上创可贴。每10天治疗1次，共治疗2~3次。②龈交穴挑刺治疗：取龈交穴。常规消毒后，采用皮试针头进行挑刺，出血2~3滴后用棉签按压针口。每10天治疗1次，共治疗2~3次。③中药保留灌肠：中药药物组成为石菖蒲15g，炒白术10g，炒白芍15g，防风10g，地榆10g，陈皮10g，木香5g，黄连6g，黄芩10g。先将这些药材加水煎熬后取汁450~500ml，患者排便后在治疗台上取侧卧位，此时护士再抽取药汁45~50ml，利用导尿管注入肛门6~7cm，促使药液顺利流入直肠中，患者平躺30分钟后起身。每日1次，10次为1个疗程，共治疗2~3个疗程。

3. 芍倍注射液

赵凤莉运用芍倍注射液（主要成分是芍药苷、没食子酸、甘草等）配合中药保留灌肠治疗慢性肛窦炎42例。疗程结束后，注射和中药保留灌肠组总有效率为95.20%，庆大霉素保留灌肠组总有效率为79.60%，差异有统计学意义（$P < 0.01$），中药保留灌肠组对于肛门坠胀不适、肛门灼热刺痛及大便夹带黏冻等症状的缓解明显优于对照组。

（1）适应证　慢性肛窦炎。

（2）操作方法　于肛窦炎病灶上方相对应内痔黏膜及黏膜下层间注入药液3~5ml，以局部饱满为度。另配合中药保留灌肠。

4. 耳穴贴压配合复方黄柏液保留灌肠

刘德武采用耳穴贴压配合复方黄柏液保留灌肠治疗肛隐窝炎33例，愈显率为90.90%。能提高疗效，缩短疗程。

（1）适应证　肛隐窝炎。

（2）操作方法　治疗组采用复方黄柏液保留灌肠。加用耳穴（选材王不留行籽，耳穴配伍：肛门穴、脾穴、大肠穴、肺穴、直肠穴、肾穴、神门穴、交感穴等），根据患者症状、体征辨证论治，每次选用3~4个穴，每3日贴一次，每3次后休息1日，双耳交替贴压。

五、预后转归

本病积极治疗一般可痊愈，但一定要彻底治疗，以免反复发作。若反复发作则易形成乳头肥大，更易引起本病的发作，且本病若不及时治疗，进一步发展，则是形成肛周脓肿的先期原因。

六、预防调护

（1）调摄精神，保持心情舒畅，经常参加体育锻炼。

（2）饮食宜清淡为主，禁辛辣肥腻之

品，应多食新鲜蔬菜和水果，并大量饮水。如有便秘可食高纤维食物，腹泻改为少渣饮食，避免刺激性食物。忌饮酒和吸烟，因为烟酒中的有害物质会刺激肠黏膜。若饮酒过量或过食辛辣，可口服龙胆泻肝丸6g，每日3次以祛除湿热之邪。

（3）养成定时排便的习惯，避免大便秘结或腹泻。便秘时，可每日服用麻仁丸10g；或液体石蜡，或蓖麻油30ml；或晨起饮凉开水1杯。若大便次数增多时，可口服小檗碱3片，每日3次。

七、专方选要

（1）三黄败毒汤　大黄10g，黄连10g，黄柏10g，败酱草10g。三黄败毒汤直肠滴灌治疗肛窦炎，控制滴速每分钟15滴，每日1次，用药期间停用其他治疗药物。14天为1个疗程，共治疗1个疗程。

（2）加味苦参汤　苦参、白芷各20g，菊花、金银花、薏苡仁、蒲公英、红藤、败酱草各15g，黄柏、薄荷各10g。用法：文火煎煮至100ml，每日1剂，保留灌肠，灌肠前需嘱患者排空大小便，将加味苦参汤预热至37℃，患者取左侧卧位，臀部垫高15cm，将肛门管插入肛门约5cm，再将灌肠液经灌肠器缓慢注入直肠内。灌肠完毕后，为促进药物吸收与利用，取膝胸卧位10~15分钟，保留1小时以上。7天为1个疗程，共治疗2个疗程。用药期间，注意禁烟酒、油炸、辛辣等刺激性食物，多食蔬菜、水果等。

（4）三黄洗剂　黄芩、黄连各50g，黄柏、延胡索、苍术、苦参各30g，百部20g，川芎30g，土茯苓20g，五倍子、白及、双花、乳香、没药各30g。制备成水煎液，100ml/袋，术后第1天换药前治疗。将100ml药液兑入2000ml开水中，熏蒸肛门局部，待水温降至39~42℃，嘱患者坐浸药液，每次5~10分钟，7天为1个疗程。

（5）痔疮散　朴硝50g，硼砂30g，明矾20g，冰片20g，粉碎成末并混合均匀。取本品30g加沸水1000ml浸泡，趁热先熏蒸患处，后坐浴15分钟，每天早、晚各1次，7天为1个疗程，一般用1~3个疗程。坐浴不方便者可用毛巾蘸药液局部湿敷或用喷壶进行清洗。

八、研究进展

西医学认识认为，肛窦易发炎与其解剖特点有关。因窦底在下，开口朝上，呈袋状，不仅引流差，而且容易损伤，肛瓣也容易受到干粪块的擦伤或排便时撕裂。如果患肠炎、腹泻等，频繁刺激肛窦和肛瓣也容易发炎。身体和局部抵抗力降低，或有周身慢性消耗性疾病，粪便和异物存积肛窦，窦内受到阻塞，使肛腺分泌的肛液引流不畅，加上粪便分解，病菌繁殖，肛窦即发炎肿胀。常见的致病菌有大肠埃希菌、葡萄球菌、变形杆菌、产气杆菌、链球菌、铜绿假单胞菌等，其中大肠埃希菌占60%~70%。

肛窦炎发病后常病程迁延较久，患者可伴发精神方面症状如焦虑、烦躁、失眠等，常对该病的治疗失去信心，因此治疗上应给予精神疏导。对于焦虑症状明显者可酌情配合口服氟哌噻吨美利曲辛（黛力新），有时可以收到意想不到的效果。肛窦炎症状加重蔓延可引发其他肛门直肠疾病，如肛周脓肿、肛乳头肥大、肛瘘等，所以肛窦是潜在的感染病灶。对本病及早做出诊断，选择恰当的治疗方法具有积极的临床意义。肛窦炎的治疗方法主要有内治法和外治法，各个方法都有其特点，其中外治法的应用较多，疗效更确切，治愈率相对较高。若采用保守治疗无效时，手术方法是治疗肛窦炎的备选及有效方案，手术中探查确定感染的肛窦病灶，不切错、不漏切甚为重要。然而，术后局部瘢痕形成对部分患者仍可引起肛门不适等症状，应在术前向患者讲明以做好充分沟通，因此手术治疗该病应慎重选择。

符春平等采用民间清火汤加减保留灌肠治疗肛隐窝炎 100 例。治疗组予清火汤保留灌肠，基本方：金盏银盘 15g，地瓜根 15g，鬼针草 15g，千里光 15g，无花果 15g，马兰 15g，天胡荽 15g，叶上珠 15g，土大黄 15g。随证加减：火毒内甚加三颗针；湿热下注加车前草；阴虚内热加红脚鸡；气虚下陷加黄芪、升麻。用法用量：每日 1 剂，水煎两次共 200ml，分 2 次早晚各 100ml 保留灌肠，每次保留半个小时以上。对照组予甲硝唑保留灌肠，每天 2 次，每次 100ml，每次保留半个小时以上。治疗组治愈 35 例，显效 42 例，有效 18 例，未愈 5 例，总有效率为 95%。

刘光等观察采用复方黄柏液涂剂低位保留灌肠配合双氯芬酸钠栓纳肛治疗 50 例。观察组将复方黄柏液涂剂加热至 37~40℃左右后倒入 50ml 到医用阴道冲洗器内，之后用液状石蜡润滑其喷嘴部位，润滑之后将药液一次性注入肛内，嘱患者注入药液后先左侧卧位保持 15 分钟后转换为右侧卧位保持 15 分钟，患者排便后以温水清洗肛门后予以双氯芬酸钠栓纳肛，每次 1 粒，每日 1 次，7 天为一个疗程，共治疗 2 个疗程。观察组治愈 32 例，好转 16 例，未愈 2 例，总有效率为 96%。

马茜等人对槐芩软膏治疗肛窦炎的临床疗效进行了观察。治疗组使用槐芩软膏进行纳肛治疗，嘱患者治疗期先排空大便，以痛痒消洗剂坐浴，保持肛周清洁，后取侧卧位或膝胸位，操作者将槐芩软膏缓慢注入患者肛门内，患者用药后可保持膝胸位 3 分钟左右以延长药物在病变部位的作用时间。每日 2 次，早晚各 1 次，连续治疗 15 天为一个疗程。两个疗程后，治疗组 50 例患者中治愈 25 例，有效 24 例，总有效率

为 81.67%。随访 6 个月治疗组总有效病例 49 例，复发 2 例，复发率为 4.08%。

张志谦等观察美沙拉嗪口服联合中药保留灌肠治疗肛隐窝炎 65 例。中药灌肠液组成：黄芩 20g，黄连 15g，黄柏 20g，延胡索 15g，白芷 16g，加水煎至 200ml，便后左侧卧位屈膝，37℃保留灌肠 60 分钟，早晚各 1 次，一个疗程 1 周，连续 3 个疗程，同时口服美沙拉嗪肠溶片 0.75g，每日 3 次。总有效率为 93.75%，3 个月后随访，复发率为 10%。

吴金文等观察肤痔清软膏联合吲哚美辛三七冰片栓治疗肛隐窝炎的临床疗效。嘱患者排净大便，给先予盐水肛门局部坐浴熏洗 15 分钟后，将肤痔清软膏适量涂于肛门内，间隔 2 个小时后再将吲哚美辛三七冰片栓 1 枚纳入肛门内，每日 2 次。在用药时期禁用其他药品，并嘱患者忌食辛辣、荤腥及炙热等刺激性食品。50 例患者中治愈 32 例，有效 14 例，无效 4 例，总有效率为 92%。

胡建文等采用痔瘘洗剂联合加味四黄膏对肛窦炎患者进行临床治疗，患者症状得到明显改善。观察组将痔瘘洗剂（黄柏 30g，两面针 20g，毛冬青 30g，芒硝 30g，五倍子 20g，防风 20g，苍术 20g。加水 1.5L，煎至约 200ml）200ml 倒入干净盆中，加开水 1000ml，坐于盆上熏蒸 10 分钟，再坐浴患处 10 分钟，每日 2 次，然后常规消毒肛门及创面后用甘油注射器装入加味四黄膏（大黄 15g，黄连 15g，黄柏 15g，黄芩 15g，绿豆 30g，冰片 5g 研粉，加入凡士林搅拌而成），缓慢注入肛门直肠内或直接敷于肛门痔核或创面上，以敷料固定，每次 5~10g，每日 2 次。7 天为 1 个疗程，连续治疗 2 个疗程，随访 6 个月。观察组总有效率为 96%，6 个月后复发率为 2%。

陈啸等采用肛窦切除术联合康复新液外敷治疗肛窦炎，收效较好。患者取侧卧

位，麻醉（插喉罩全麻或腰硬联麻）后，常规消毒铺巾，扩肛至四指，于半边肛门镜（PPH 半边镜）下暴露并找到病灶肛窦（结合术前经直肠腔内彩超或盆腔增强 MRI 定位），以肛窦钩（倒钩探针）自病灶肛窦的开口处探入并提起，以电刀沿探针提起方向由内向外放射状切开窦道，再切除切口相邻两侧的肛腺、肛瓣、肛乳头及炎性组织，术中注意止血，修剪切口至引流通畅。术后除常规抗炎、止血治疗外每日以康复新液浸泡纱条外敷切口（敷药时必须以探针将纱条送入肛内完全覆盖至肛窦切口处）。39 例患者中痊愈 36 例，好转 3 例，总有效率为 100%。

陈光华等观察平窦膏外用治疗湿热毒瘀型肛隐窝炎 40 例。治疗组运用自拟方平窦膏进行治疗，基本药物组成：金银花 30g，赤芍 12g，蒲公英 30g，紫花地丁 30g，天花粉 30g，野菊花 10g，当归 10g，白芷 10g，五倍子 10g，生甘草 10g，玄明粉 6g，冰片 6g，白醋 15ml。上述诸药（冰片、玄明粉、白醋除外）分二次煎煮，再合并，过滤，浓缩成清膏，再取等量基质蜂蜜、聚乙二醇，基质在水浴上加热至全熔，纳入冰片、玄明粉和白醋，制成混合液，冷却，待完全凝固后制成膏剂。治疗时用平窦膏 10g，每日 2 次，早晚用注肛器注入肛内，10 天为 1 个疗程。治愈 18 例，显效 16 例，有效 4 例，无效 2 例，总有效率为 87.50%。

祝颂等采取安肛乳剂肛内灌注治疗肛隐窝炎 30 例。嘱患者每晚睡觉前排空二便，洗净肛周，取制备好的安肛乳剂（秦艽 12g，赤芍 24g，葛根 18g，黄柏 15g，升麻 9g，防风 12g，金银花 18g，白及 12g）1 袋，适当加温，使药液温度呈（38±2）℃（或以患者自觉与皮肤接触温度适中）后，灌入灌注器内，取左侧卧位，保留灌肠。嘱患者继续保持头高臀低左侧卧位约 10 分钟，然后保持平卧，尽可能使药物保留时间延长，每晚 1 次。7 天为 1 个疗程，每疗程结束后休息 3 天，观察病情变化，再进行下疗程治疗，共治疗 2 个疗程。总有效率为 86.90%。

主要参考文献

[1] 陈波，张晟，王秋平，等. 参柏汤保留灌肠联合生物刺激反馈仪治疗湿热下注型肛窦炎的临床研究 [J]. 世界中西医结合杂志，2018，13（4）：514-516，520.

[2] 张承国，窦蕾. 穴位埋线、龈交穴挑刺配合中药灌肠治疗慢性肛窦炎疗效观察 [J]. 上海针灸杂志，2016，35（11）：1345-1347.

[3] 刘德武，秦平勇. 复方黄柏液保留灌肠配合耳穴治疗肛隐窝炎 65 例临床疗效观察 [J]. 世界最新医学信息文摘，2018，18（73）：133-134.

[4] 陈笑吟，孙婉瑾，金实，等. 加味苦参汤治疗肛窦炎湿热下注证临床研究 [J]. 中医学报，2017，32（7）：1187-1191.

[5] 郭智慧，于永铎，荣誉. 三黄洗剂熏洗坐浴治疗肛肠术后并发症随机平行对照研究 [J]. 实用中医内科杂志，2016，30（6）：31-33.

[6] 符春平，刘喜. 民间清火汤加减保留灌肠治疗肛隐窝炎 100 例 [J]. 中医外治杂志，2019，28（5）：22-23.

[7] 刘光，赵昂之. 中西医结合治疗肛隐窝炎 50 例 [J]. 江西中医药，2019，50（9）：43-44.

[8] 马茜，黄晓明，郭亚芹，等. 槐芩软膏治疗肛窦炎 60 例疗效观察 [J]. 中国肛肠病杂志，2018，38（12）：47-49.

[9] 张志谦，郭毅，魏晓玲. 美沙拉嗪口服联合中药保留灌肠治疗肛隐窝炎 65 例 [J]. 中医临床研究，2018，10（31）：92-94.

[10] 吴金文，赖象权. 肤痔清软膏联合吲哚美辛三七冰片栓治疗肛隐窝炎的临床疗效观

察［J］．世界最新医学信息文摘，2018，18（72）：205，207．

［11］胡建文，梁小霞，文桂香．痔瘘洗剂联合加味四黄膏治疗肛窦炎临床研究［J］．中国中医药信息杂志，2016，23（7）：22-25．

［12］陈啸，高献明．肛窦切除术联合康复新液外敷治疗肛窦炎临床疗效观察［J］．实用中西医结合临床，2016，16（9）：48-49．

［13］陈光华，吴云翔，李晓芳．平窦膏治疗湿热毒瘀型肛隐窝炎40例［J］．中国民族民间医药，2016，25（24）：97-98，102．

第十一章　肛门直肠狭窄

肛门直肠狭窄是指肛门、直肠、肛管因某些原因造成的腔道变窄，大便不能顺利通过，而出现排便困难、肛门疼痛、出血、粪便变细、变形、腹胀不适等症状，以直肠、肛管管径变小为主要的病理特点。而肛门直肠肿瘤所导致的狭窄（压迫性狭窄）及先天性肛门畸形、炎症性肠病表现的狭窄，将分别于结、直肠肿瘤及先天性肛门直肠畸形的相关章节中详细叙述，此章节叙述肛门狭窄、直肠狭窄。

第一节　肛门狭窄

肛门、肛管因腔道直径变小、狭窄，粪便通过受阻，排出困难，称之为肛门狭窄或肛管狭窄。

肛门狭窄临床上以排便不畅，排出困难，腹胀，肛门直径变小、狭窄为主要临床表现。中医学无肛门狭窄的病名，多称之为"大便困难""谷道狭小"等。

一、病因病机

（一）西医学认识

1. 先天性肛门狭窄

为儿童时期肛门狭窄的常见病因。在胚胎时期直肠与肛管之间的肛门直肠隔膜发育失常，出生后此膜尚未消失或开裂不全，形成肛门闭锁或肛门狭窄。出生后肛门闭锁处理不当，往往形成狭窄。

2. 外来伤害

如外伤、战伤、交通事故、烫伤、烧伤、化学伤、工伤、炎性溃疡等均可形成肛门瘢痕而狭窄。

3. 医源性损伤

肛门及周围组织损伤过多，如多次行痔手术，手术中未能适当保留皮桥，肛管皮肤损伤过多；环状混合痔切除术，术后损伤组织修复、瘢痕挛缩引起肛管狭窄。大部分混合痔外剥内扎术后发生肛门直肠狭窄中，大多数是由于环状混合痔手术切口过大过多，未行分段结扎，损伤过大所致。或因注射疗法中，硬化剂或坏死剂注射在同一平面上时硬化组织与肛门括约肌粘连，出现环状瘢痕，引起肠腔狭窄；或固定在一个部位注药易引起局部硬结和坏死，药液注射过深进入肌层或过浅注在黏膜表层，都易引起坏死，导致狭窄。后马蹄形肛瘘手术切断肛尾韧带，使肛管向前上方移位，改变了肛管与直肠的生理角度。有人认为 PPH 术治疗痔和直肠黏膜脱垂可引起轻至中度直肠吻合口狭窄，多是由于吻合口处炎症严重或吻合不理想，引起吻合口组织增生变厚、挛缩。

以上情况均可形成医源性瘢痕或肛管移位影响肛门舒张而造成肛门狭窄。

4. 炎症性肛门狭窄

肛门周围脓肿、肛瘘、血吸虫病、放线菌、结核、霍奇金病、局部感染，均可损害肛门括约肌弹性，致使纤维化增生而影响肛门舒张，造成狭窄。

5. 压迫性肛门狭窄

肛门与肛管被周围肿瘤压迫，包括良恶性肿瘤，如畸胎瘤、囊肿、鳞癌、肉瘤、类癌等，或肛门静脉曲张，下蹲腹压增加时曲张更甚，使肛管肛门受压，影响排便而狭窄。

总之，肛门部炎症或损伤在组织修复、治疗和炎症愈合的过程中，炎性细胞浸润，纤维组织增生，瘢痕组织形成而致肛管全层的病理改变，常可形成不同程度的肛门狭窄。

（二）中医学认识

中医学认为，肛门狭窄的发生多为先天不足，发育异常或外伤后反复染毒，筋脉阻滞，气血不畅，或脏腑伤热，热结肠燥，气滞血瘀，气机不畅，或湿热蕴结，肠道瘀血内阻而成癥瘕痞块，阻于肛门，致肛门闭塞，大便不通，或外感毒邪，或因外伤失治，大便细而不畅，而表现"大便困难""谷道狭小"。

二、临床诊断

（一）辨病诊断

1. 临床表现

根据病史、主诉及临床症状和体征，诊断肛门狭窄并不困难。患者主诉肛门局部患有炎症，有肛门手术史、注射疗法和外用腐蚀性药物的病史，或有进行性排便困难病史；由肠道炎症引起的患者多有腹痛、黏液脓血便史；肌肉痉挛性狭窄引起的患者多有排便时肛门剧烈疼痛和少量鲜血便史；其他如手术、烧伤、放疗或损伤性狭窄均有明确的病史；性病性淋巴肉芽肿引起的肛门直肠狭窄有冶游史。

（1）症状

①排便不畅或排便困难，粪便变扁、变细或仅能排出少量粪汁，排便时间长，需如厕努挣或长期服用泻药、灌肠或注射开塞露帮助大便排出。

②常见伴有腹胀、腹痛，尤其左下腹处明显。

③当肛门有裂口时肛门疼痛，排便前后明显，肛门灼热、异物、余便感等，疼痛重者形成习惯性便秘，亦可伴有不全梗阻或慢性肠梗阻症状。

④或伴便血，肛门瘙痒、潮湿、皮肤破损、糜烂、溃疡、炎症性肠病者可见黏液样血便。

⑤假性失禁：因肛门弹性差，肠内压升高时，部分肠液、大便被挤出。

（2）体征 分开臀部，可见肛门有分泌物及上皮组织脱落；指诊检查发现肛门变细变窄，食指不能顺利通过肛管，或勒指感特别明显，肛管皮肤组织变硬，触及无弹性瘢痕，坚硬的纤维环状狭窄，腹部检查可见腹胀。

2. 相关检查

直肠镜、乙状结肠镜和纤维结肠镜检查可见肠腔缩小，表面黏膜的糜烂、溃疡及出血，狭窄近端肠腔扩张，同时活组织检查有助于了解狭窄的性质，尤其是直肠癌保肛手术后狭窄，更应排除局部复发的可能。

气钡灌肠双重造影检查则可帮助了解狭窄的位置、范围和程度，并可以检查直肠、结肠有无病变。某些特异性感染如结核、阿米巴痢疾、血吸虫病等常需行细菌培养和涂片、活检等检查方可确诊。

直肠腔内B超、盆腔B超对直肠或肛门外肿块压迫所致的肛门狭窄有较重要的参考价值。直肠腔内超声检查，可以鉴别是囊性还是实质性，有的还可鉴别良恶性，以及肿瘤侵犯的范围和侵犯肠壁的深度，并了解淋巴结转移情况。

CT、MRI检查是鉴别良恶性狭窄的重要方法，并了解直肠、肛门狭窄的程度及括约肌的情况，了解肿瘤的侵犯范围和深度，对判断病情及制定手术方案提供帮助。

病理组织学及实验室检查诊断：对肛管局部病变可取活检作病理组织学检查，可鉴别瘢痕性狭窄与肛管癌所致狭窄。除应做必要的常规化验和生化检查外，对可疑有性病者应做血清梅毒试验，血清冷凝集试验、Freire试验等项检查。

（二）辨证诊断

1. 四诊

望诊：表情痛苦，舌红或淡红、苔白或黄腻厚或薄黄少津。

闻诊：病程长者口气秽臭；病程短者语言及气味无明显异常。

问诊：大便不畅、困难、粪便变细、变扁或仅排少量粪便，腹胀、纳差，肛门部灼热、潮湿、余便感、疼痛、出血，患者往往非常痛苦。

切诊：肛门变细变窄变小，指诊时食指不能通过肛门或有勒指感，肛门周围有瘢痕、无弹性，脉弦细或数或濡数。

2. 辨证分型

（1）气滞血瘀型

临床证候：肛门狭窄，大便不畅或干燥，大便困难，伴腹胀、肠鸣、肛门坠胀、里急后重等，局部瘢痕呈半环状，镰状或环状而孔隙可容食指通过者。舌红或有瘀点、苔白，脉弦细。

辨证要点：肛门狭窄，大便不畅或困难。舌红或有瘀点，脉弦细。

（2）热结肠燥型

临床证候：轻度狭窄，大便秘结，肠燥津少，腹胀，口干。舌淡红、苔薄黄少津，脉数。辨证要点：轻度狭窄、便秘、腹胀。舌苔薄黄少津，脉数。

（3）肠道湿热型

临床证候：大便不畅、稀便、黏液、脓血、大便次数多、低热身乏、肛门潮湿、糜烂、疼痛。舌红、苔黄腻厚，脉濡数。

辨证要点：大便不畅、次数多，肛门糜烂、疼痛，舌红、苔黄腻，脉濡数。

（三）分类

1. 临床根据狭窄分类

（1）轻度狭窄　病变累及肛门和肛管一部分，肛门直径约 1.5~2.0cm，但食指可通过肛管。排便不畅或排便困难、粪便变扁、肛门有灼热、异物及余便感，肛门狭窄可伴发肛裂，便时或便后肛门疼痛、瘙痒、潮湿。

（2）中度狭窄　病变累及肛门和肛管半周，肛门直径约 1.0~1.5cm，食指不能通过肛管。排便困难，粪便变细，或只能排出少量稀便，排便次数多，伴有黏液、脓血，肛门坠胀，里急后重。肛门常因溢液而引发湿疮，或皮肤破裂、糜烂、溃疡、出血、疼痛，还可有便秘、腹胀、腹痛等。

（3）重度狭窄　病变累及肛门和肛管全周，肛门直径约 1.0cm 以下，小指不能进入肛管。排便极其困难，仅能解少许稀便，甚则仅有少许粪汁排出，常有黏液、脓血及稀粪流出，肛门皮肤红肿、糜烂。还可有纳差、恶心、低热、体重减轻、腹胀、贫血等。

2. 按狭窄形态分类

①环状狭窄：直肠腔由周围向内缩小，主要环绕肛管直肠周径发生，呈环状，其上下累及范围不到 2.5cm，肛门直径在 1.0cm 以下，多见于直肠切除术后，直肠肛管吻合处较多见。

②管状狭窄：主要沿肛管直肠纵轴发生，其上下累及范围超过 2.5cm，多由炎症引起，较少见。

③线状狭窄：指肛管直肠部分狭窄，或仅累及肛管直肠的一部分，呈半环形，多见于外伤、痔瘘术后和肠腔外肿瘤压迫。

除以上分类方式外，还有按狭窄性质、狭窄部位、狭窄程度等分类的方式。

三、鉴别诊断

对于肛门狭窄的诊断并不困难，首先应确定有无狭窄，进一步诊断其性质是良性或恶性，其程度和范围，以确定治疗方法。

四、临床治疗

（一）提高临床疗效的基本要素

1. 辨证要准确

肛门狭窄临床上应根据患者表现出的证侯，望闻问切四诊合参，辨证施治。只有辨证准确，治法用药合理，才能提高临床效果。从临床实际来看，热结肠燥和湿热下注肠道较为常见。热结肠燥时应用峻下热结，行气润肠，但亦应中病即止，克伐太过，容易造成便稀便频，刺激肛门和直肠，继发局部感染，使狭窄的同时伴有失禁，进一步增加患者痛苦。湿热下注时应清热解毒化湿，佐以行气活血，内服药物应和外用熏洗、坐浴相结合。

2. 中西医结合，内治和手术疗法并重

本病的治疗，在辨证施治内服药疗法的同时，进一步根据狭窄发生的病因，选择适当的手术方法治疗效果更佳。

3. 见微知著，巩固防变

本病不论内服药物保守治疗或手术治疗以后，都要注意调整肠道功能，尽量使肛门排便时顺利、通畅，及时应用养阴润肠通便及缓泻药物，有助于保持大便通畅。

对医源性狭窄应强调以预防为主，尽可能保留足够的肛门皮肤，尽量减少正常组织的损伤，保留足够皮肤和黏膜桥。具体预防方法有：①完善的术前准备，术前清洁灌肠；②术中彻底止血，避免大块钳夹和缝合组织，剥离创面过于广泛，防止肠内容物污染伤口；③手术范围较大，如环状外痔切除时，切口应为锯齿状、放射状，并缝合切口，以免形成较大瘢痕等。环形内痔结扎时，分段应不少于4个，每段中间要留有正常黏膜，如果肛管损伤较重者，应该进行肛管重建；④手术结束时，在麻醉情况下常规检查，肛门可同时伸入两指为度。换药期间应注意检查，对有粘连和狭窄趋向者，要及早纠正，争取在出院前或门诊治疗结束前将问题解决；⑤熟练掌握药物注射技术，注射不宜过深，一次药量不能过大，避免在同一平面重复注射，如确要注射应间隔2个月以上；⑥术后尽可能少用导泻药，有利于肛管早期扩肛；⑦必须严格无菌操作，术后切口感染，应及时加以控制，引流要通畅，防止引起大面积组织坏死；⑧积极治疗肠道炎症性疾病，如慢性溃疡性结肠炎和克罗恩病等。

（二）辨病治疗

根据肛门狭窄的原发疾病，狭窄性质、程度、范围和治疗史，选择相应的治疗方法。对于轻、中度肛门狭窄应先采取非手术治疗，如痔切除术后形成的狭窄，应先行扩肛疗法；若3个月以上保守治疗症状无好转时，才考虑外科手术治疗。对于需要手术治疗的患者，控制局部炎症，做好手术期的处理是手术成功的保证。

1. 非手术一般保守治疗

（1）抗感染治疗　对炎性疾病或各种损伤合并感染时，采用抗生素治疗。如甲硝唑、庆大霉素、链霉素等，必要时作局部细菌培养，针对敏感菌使用有效抗生素。激素类药物坐浴熏洗可减少瘢痕组织形成，促进愈合。

（2）局部治疗　包括硫酸镁热敷、激素类药物熏洗、坐浴、TDP神灯照射理疗、伤口换药等。

（3）扩肛治疗　适用于肛门或肛管轻度狭窄的患者，采用手指或器械对狭窄部位进行扩张。操作：常规消毒肛周皮肤和肛内，术者右手戴上手套，涂润滑剂，缓慢伸入肛内，轻轻向四周按压每次3~5分钟，每天1~2次。也可用肛门镜或扩肛器，根据肛管直径选择适宜的器械，遵循由小到大的原则进行扩肛每次扩10~15分钟。开始每天扩1次，3~5日后每周扩3~4次。

一般需 6~8 周可愈，还可配合局部理疗、热敷。此法简便易行，术后不需要换药及特别护理，如痔环切术后定期扩肛可以预防和治疗狭窄，还能消除肛缘水肿，并有止痛效果。对狭窄的恢复期可以给粗纤维饮食，因成形大便可起到扩张肛门的作用。但应注意动作轻柔，粗暴扩肛可引起局部撕裂，此法适应证窄，且操作难以标准化，易复发，复发率为 22%~55%，且随着随诊时间的延长而狭窄倾向升高。急性炎症期禁用此法。

（4）肛管排气液法　中重度狭窄而腹胀明显、排便困难者，可将肛管插入并通过狭窄部位，排气及稀便，或作灌肠清洗肠道之用。

2. 手术治疗

根据狭窄原因、部位、程度、性质以及并发症等情况确定采取一期或分期手术治疗。

（1）扩肛术　适用于预防肛肠术后肛门瘢痕狭窄。手术操作：取侧卧位或截石位，局部常规消毒，肛周局部浸润麻醉，在肛门后正中线上切开皮肤，皮下及外括约肌一部分，使肛管扩大，能顺利通过两个手指为限，然后外用油纱条充填压迫创面，纱布敷盖创面。术后每日便后坐浴，换药，根据病情需要定期扩张肛门。

（2）放射切口瘢痕松解术　适用于肛门轻中度狭窄。操作时：经术前常规准备后，在骶管麻醉下，将瘢痕分段 1~4 个放射状切口，松解瘢痕，解除狭窄。常将瘢痕中部切口加深延长，切开肛门梳硬结，部分内括约肌和外括约肌皮下部，使肛门肛管松弛，手指可放入 2~3 指。肛管顶端狭窄，松解瘢痕时切口以切断瘢痕为度，不能过深伤及耻骨直肠肌或外括约肌深部。

（3）Z 形片肛管成形术　适用于环状狭窄的患者。在肛缘皮肤与瘢痕交界处做两个相反方向的切口，长 2cm，其间距依狭窄程度而定，切至皮下及黏膜下，剥离使其成皮瓣，移动位置后缝合，使腔径增长。瘢痕大、狭窄严重者不应采用此法。

（4）S 形皮片肛管成形术　适用于肛门狭窄，合并严重皮肤缺损的患者。切除肛门的瘢痕组织在肛门前后做 S 形切口至皮下，使其做成一宽蒂全厚皮瓣，与已游离的直肠壁缝合。术中严密止血，防止感染，是手术成功的关键。

（5）带蒂皮瓣移植法　用于肛管因狭窄皮肤缺损超过 1/2 周径者，其做法是在患处肛缘外做成一个矩形皮瓣，切口深达皮下脂肪组织，带皮下蒂血管向肛管内推进，其大小依据缺损程度而定。手术时可切断部分括约肌。此术因供血良好，游离皮瓣易于存活。

（6）V-Y 带蒂皮瓣肛门成形术　适用于肛管管状狭窄。

术前准备：术前 3 日，给患者进无渣流质饮食，口服新霉素或磺胺脒肠道消毒剂。手术前清洁灌肠、备皮。

操作方法：在低位骶管麻醉下，患者取截石位，于肛管前、后正中切开瘢痕，上达正常的直肠黏膜，下至肛门皮肤。用手指探查狭窄的范围和程度，并向切口两侧彻底切除瘢痕组织。扩肛，以容 2~3 指为度，但不要损伤肛门内、外括约肌。将直肠黏膜用组织钳提起，潜行向上游离 2cm，彻底止血。在肛周皮肤两侧各作 2~3 个联合 V 形皮肤切口，直至皮下组织。尖端向外，皮瓣最大宽度为 3~5cm，潜行游离皮瓣四周约 0.5~1cm。皮瓣中心应与皮下相连，以防供血障碍。将皮瓣内缘和拖出的直肠黏膜，以"0"肠线或细丝线间断缝合，再将皮肤切口用细丝线作 V-Y 间断缝合，肛门皮肤即向肛管内滑动成为新的肛管皮肤。肛管内置入外包凡士林油纱条的橡皮管，用以压迫止血、固定皮瓣和排气。肛门外以敷料覆盖，宽胶布压迫固定。

术后处理：术后控制大便3~4日，给流质或无渣饮食。便后用1:5000高锰酸钾溶液坐浴，肛门皮肤缝合处常规消毒，保持清洁。肛内注入九华膏，放复方紫草油纱条，5~7日拆线。

（7）丌形有蒂皮瓣移植术　适应用于肛门环状狭窄。

操作方法：经常规术前准备，在低位骶管麻醉下取截石位，常规消毒铺巾后再用75%乙醇及1‰新洁尔灭消毒肛门局部，切除部分瘢痕组织，扩大肛门可进入两指。在肛缘近处选切"丌"形与切除瘢痕大小形状相等的有蒂皮瓣，转移覆盖缝合在被切除的创面上，再缝合皮瓣创面，外加压包扎。

术后处理：术后抗感染治疗，控制大便3~4日，进食少渣饮食，6~7日拆线。

（8）肛门Y-V成形术　适用于齿线以下镰状或环状肛门狭窄。

操作方法：常规准备后，患者在低位骶管麻醉下，取截石位。常规消毒铺巾后，探查狭窄部位。于肛管前后方各做一切口，长约1~2cm，其尖端进入肛管顶端，使之成Y形，切开皮下组织后，游离皮片，将皮片尖端拉至肛管顶端，覆盖肛管切口尖端后，再将皮片尖端与直肠黏膜用"4"号丝线间断缝合，两侧皮肤对位间断缝合使"Y"形切口变成"V"形，扩大肛管直径，松解前、后瘢痕，以增大肛管和肛门。

（9）纵切横缝术　适用于轻、中度肛门狭窄。

此将狭窄处瘢痕纵行切开，然后横行缝合切口，使肛管直径扩大，解除狭窄。操作步骤：于瘢痕组织最明显处作纵行切开，上至瘢痕上0.5cm，下至瘢痕下1.0cm，使切口贯穿瘢痕组织，切口深至健康组织，游离切口下端皮肤，以减轻张力，用圆针带"4"号线从切口上端进针，通过基底部从切口下端穿出，拉拢丝线两端结扎，使纵切口变为横行，间断缝合5~8针。

（10）括约肌侧切术加挂线术　适合于肛门或肛管轻度或中重狭窄，高位直肠环状瘢痕狭窄。

操作方法：是于肛管正后位行放射状切口，切开瘢痕组织，切断部分内括约肌和外括约肌皮下部，同时用橡皮筋将狭窄部位的瘢痕组织勒开使肛门和肛管松弛的一种手术方法。挂线法原理同肛瘘，其用于肛门狭窄的优点是缓慢切割压迫止血，减少损伤，简便安全，根据狭窄的范围，也可同时几处挂线，以解除环状高位狭窄而减少直肠出血或肛门失禁可能。本法切口处切开扩大以利引流，不做缝合，若是切扩挂线术，可用喇叭镜、肛门镜扩肛5分钟。

（三）辨证治疗

1. 辨证施治

（1）气滞血瘀型

治法：宽肠理气，祛瘀软坚。

方药：自拟通肛汤加减。

木香15g，槟榔15g，厚朴15g，当归15g，鳖甲12g，炮山甲（以他药代替）6g。大便干燥明显者加大黄6g、火麻仁10g、白芍12g；腹胀呕吐明显者加大黄10g、枳壳10g。

（2）热结肠燥型

治法：峻下热结，行气润肠。

方药：复方大承气汤加减。

厚朴30g，炒莱菔子25g，枳壳9g，桃仁9g，赤芍15g，大黄（后下）15g，芒硝10~15g。腹胀、便秘严重者，可加用番泻叶15g、栀子10g、木香10g。

（3）肠道湿热型

治法：清热解毒化湿，佐以调气和血。

方药：芍药汤加减。

白芍15g，黄芩15g，金银花15g，丹参10g，大黄10g，当归10g，黄连10g，黄柏 12g，槟榔 12g，木香 12g，肉桂 3g，甘草 6g。黏液脓血明显者，加黄柏 12g、白及 12g；大便次数多、潮湿、糜烂者，加泽泻 12g、车前子 10g。

2. 外治疗法

（1）熏洗法　肛门周围潮湿、瘙痒、糜烂、疼痛者，可使用参黄袋泡剂加水熏洗。每次 5 包，加开水 2000ml 浸泡，先熏后洗，每日 3 次。

（2）理疗法　①肛门周围潮湿、瘙痒、糜烂、疼痛者，可用以上方法熏洗后，再用 TDP 神灯照射理疗。每次照射 15 分钟，每日 2 次。②红外线照射及电透热疗法，对轻度狭窄有一定疗效，一般每日 1 次，每次 20~30 分钟，连续 4~6 周。

3. 成药应用

①麻子仁丸：每次 6g，每日 2~3 次，口服。

②通便灵胶囊：每次 3 粒，每次 3 次，口服。

③马应龙麝香痔疮膏：适量外涂肛门处，每日 1 次。

④槐角丸：每次 6g，每日 2~3 次，口服。

⑤麻仁胶囊：每次 3~5 粒，每日 3 次，口服。

4. 单方验方

①大黄 6g，泡水服，适用于大便干结难排者。

②青黛 10g，外搽肛门处，适用于肛周潮湿、瘙痒者。

③番泻叶，每次 10g，泡水服，适用于大便干结，排便困难。

五、预后转归

经药物治疗，临床症状可明显改善，排便困难情况有所缓解。一般肛门局部炎症控制后，如经保守治疗效果不理想，都要行手术治疗，一般预后良好，肛门功能改善或恢复，如狭窄特别严重无法恢复肛门排便功能时，将作永久性人工肛门。

六、预防调护

（一）预防

（1）清除病因，及时治疗可造成狭窄的肠道炎性疾病和肠内外肿瘤；内痔和黏膜结扎时不可过多过深，结扎位置不能处于同一平面，而且结扎时一定要注意保留黏膜桥；多个内痔结扎时，注意不能在同一平面进行结扎，应保留足够的黏膜桥防止感染，常规使用预防性抗生素，尤其是行 PPH 术后；避免长期腹泻及滥用泻药。

（2）加强责任心，杜绝差错，避免滥用、误用放射及化学腐蚀药物。

（3）注意安全，防止外伤、烧伤、烫伤等意外事故。

（4）严格掌握手术操作规程，熟练操作，防止误治和手术不当过多损伤肛门直肠组织，术前肠道清洁准备，防止感染的发生；根据病情、患者的个体情况，加强局部伤口换药，必要时进行扩肛治疗。

（二）调护

（1）加强护理责任心，术前术后患者按规程进行调护。

（2）饮食以易消化、粗纤维食物为佳。

（3）嘱患者经常用温水或药物肛门局部坐浴，保持肛门局部清洁干爽，预防术后感染。

（4）指导患者树立战胜疾病的信心。

七、研究进展

（一）治疗方法研究

在中高位的先天性肛门直肠畸形（ARM）的治疗中于 2000 年有报道采用腹腔镜辅助肛门成形术（LAARP），该法是目前中高位 ARM 的主流术式。此法可清晰地看到直肠泌尿系瘘管，且直视下可行离断缝扎及能准确地将直肠末端置于肛提肌与外括约肌中央。术后肛门功能不良除了与括约肌的功能障碍、相关器官的功能障碍及术中医源性损伤有关以外，还与患儿直肠末端所处位置有关，目前认为低位 ARM 可行一期经会阴肛门成形术，用该法可区分直肠末端生理结构组织，充分保留直肠末端感受器，使术后患儿能更快地适应控便排便反应。

张道树对 82 例肛门直肠术后肛门直肠狭窄的患者给予中药治疗并进行对照观察，对照组通过饮食调理或用手指、扩肛器等治疗方式，扩肛时间为 5 分钟 / 日，每日 2 次，直至患者排便正常。观察组在对照组的基础上对患者辨证论治分别给予不同的中药汤药治疗，结果采用中西医结合治疗的观察组总有效率显著高于对照组。通过结合中医辨证论治治疗方案，可减少患者肛门坠胀、便血、大便不通、口舌发苦等伴随症状，从整体上改善患者因肛门直肠狭窄而出现的其他症状，发挥中医中药的整体治疗优势。

据患者的肛门狭窄情况以及患者的其他伴随症状制定个体化的治疗肛门直肠狭窄方案，可使肛管直肠环受力均匀，扩肛持续时间长，扩张到位，无括约肌、直肠环、黏膜、血管、皮肤撕裂之弊，还可改善患者的其他的不适症状，防止术后肛门坠胀、大便秘结、排便不畅等。

李俊娇等采用芍倍注射液结合瘢痕松解术治疗瘢痕性肛门狭窄对照观察 30 例，治疗组根据狭窄环的瘢痕轻重程度不同确定手术切口及深度、具体注射药物药量，在截石位 3、6、9、12 点处做放射状切口，深度以切至瘢痕下组织为宜，部分切开瘢痕环及环周增生组织，取芍倍注射液 1 支，以 0.50% 的利多卡因按 1：1 稀释，并于狭窄环处均匀注射，注射时注意退针给药，注射后肛门镜可通过狭窄环，肠腔暴露，

指诊触及原狭窄环较前明显变软，甚或狭窄环消失，食指及肛门镜均可正常通过。对照组只做瘢痕松解术。术后 1 个月总有效率均为 100%，治愈率分别为 93.30% 和 80%，好转率分别为 6.70% 和 20%，半年随访结果，治愈率分别为 86.70% 和 60%，好转率分别为 13.30% 和 33.30%。

此治法通过瘢痕松解术解除了内括约肌的痉挛，局部血液循环得到改善，肛管压力得到减轻，为瘢痕炎症充分吸收与创面生长创造了有利条件。切开瘢痕组织后，通过注射芍倍注射液又能促进瘢痕的软化与吸收，切开瘢痕既能创造引流条件，又能促进新鲜肉芽的生长，瘢痕切开与药物注射相辅相成。

李志磊比较采用皮瓣转移和内括约肌切断术治疗肛门狭窄。内括约肌切断术是根据肛门狭窄程度作两个放射状切口于狭窄处或肛门后方及两侧。在一侧切口处，用血管钳挑起或切断部分内括约肌，然后用 2~3 指进行扩肛。皮瓣转移术是在肛门狭窄处做一长约 2cm 的放射状切口，在切口外侧向两侧作长约 6cm 的斜形切口，若患者创面存在较多皮肤缺损，可行菱形皮瓣转移治疗，即将一块与创面形状、大小相同的有蒂全层皮瓣游离、移植至创面上，然后缝合创面和皮瓣两侧，并靠拢缝合创面与移植皮瓣。

作者认为手术是治疗肛门狭窄最有效的方式，目前手术方式有很多，内括约肌离断术是传统术式，但术后需多次扩肛。相对而言，皮瓣转移术可用带蒂皮瓣或 V 型皮瓣修复创面瘢痕，既可减轻肛管或肛门皮肤的缺损，又可使肛门有效扩大，进而减轻肛门狭窄。通过研究比较发现，皮瓣转移术较内括约肌切断术具有疗效好，住院时间短，病症复发率低的优势。

林中超等针对各类肛门狭窄 268 例患者随机采用小针刀法治疗 134 例（治疗组）

和止血钳法治疗 134 例（对照组），以了解小针刀在治疗肛门狭窄中的适用范围及禁忌证。对比观察发现：两种疗法对Ⅰ度肛门狭窄效果良好，疗效相近，可能是急慢性肛裂患者肛门无皮肤狭窄，仅由内括约肌痉挛肥厚所致，故两种疗法适用Ⅰ度肛裂患者。对部分Ⅱ度肛门狭窄有效，可能是Ⅱ度肛门狭窄不仅有内括约肌痉挛肥厚，同时存在肛管皮肤不够，即皮肤狭窄，手术及创伤过大，肛门肛管皮肤缺损过多，或瘢痕过重。治疗组、对照组无效例数占Ⅱ度肛门狭窄的（6/29）20.69% 和（10/32）31.25%，无显著性差异。对Ⅲ度肛门狭窄，两种治疗方法无法使用，改用肛门大成形术治疗，说明不适用于Ⅲ度肛门狭窄。研究发现小针刀侧方潜行切断内括约肌方法对Ⅰ度、Ⅱ度肛门狭窄有效。

中西医结合治疗肛门狭窄有其独特之处，治疗思路和方案为：肛门狭窄较轻者，一般采用保守治疗的方法进行治疗，口服中药，以调整机体状况，保持大便正常，同时加用器械扩肛或手法扩肛，但大多数肛门狭窄患者，需手术进行治疗，手术后则需依靠中药、中成药调理大便，使大便松软正常，每日换药时用肛门镜扩肛，以防瘢痕再次粘连形成狭窄，同时可使用中成药肛肠熏洗剂进行熏洗，促进瘢痕软化。

先天性肛门直肠畸形目前病因未明，但是越来越多的证据提示基因作为致病的主要因素，其表型的不同与一系列涉及后肠生长发育的关键信号系统的参与及交叉调控相关。从现有研究来看，先天性肛门直肠畸形多涉及在发育期胚胎尾端浓度较高的基因、影响中线器官融合 / 细胞黏附融合的基因及调节尾端外胚层发育的基因。随着候选基因的筛选和基因功能研究的深入，可望进一步阐明先天性肛门直肠畸形的发病机制，并为先天性肛门直肠畸形提供可能的防治策略。

第二节　直肠狭窄

直肠狭窄是指直肠肠腔缩窄、变细，粪便通过受阻，排出困难，称之为直肠狭窄。

直肠狭窄临床上以排便不畅、困难，腹胀，直肠肠腔变小变细、狭窄为主要临床表现，通常狭窄发生于齿线上 2.5~5cm。中医学虽无直肠狭窄的病名，但多称之为"大便艰难""谷道狭小"等。

一、病因病机

（一）西医学认识

1. 手术或外伤

直肠瘢痕狭窄，较为多见，如直肠肿瘤切除，损伤直肠黏膜过多；或因放射灼伤直肠；痔环切手术，直肠黏膜脱垂作黏膜环状切除术，易形成环状瘢痕致环状狭窄。

2. 肿物压迫

肛门直肠部的良性肿瘤，如平滑肌瘤、畸胎瘤、骶前囊肿、直肠息肉等也可引起直肠狭窄。肠外邻近组织肿物压迫，如前列腺肿瘤、卵巢囊肿、子宫肿瘤、子宫后屈后倾等也是造成直肠狭窄的常见病因。

3. 炎症狭窄

慢性炎症或溃疡粘连瘢痕挛缩、组织增生是直肠狭窄的常见病因。如肛门直肠周围脓肿、复杂性肛瘘、直肠结核、溃疡性结肠炎、放射性溃疡、放线菌病、阿米巴肉芽肿、性病性淋巴肉芽肿、血吸虫肉芽肿、克罗恩病等，使直肠失去弹性和肠腔变窄。

4. 药物使用不当

浓酸浓碱等腐蚀药物误入直肠，引起坏死；直肠内或直肠外注射大剂量、腐蚀性药物（如坏死剂或硬化剂），引起直肠壁广泛硬化或感染坏死，均可导致管状狭窄。

（二）病理

直肠黏膜因慢性炎症病变或损伤，使直肠各层组织充血水肿，白细胞和淋巴细胞浸润，结缔组织增生，相互粘连形成瘢痕，肠壁组织变硬，变厚，失去弹性，僵硬而造成肠腔狭窄。根据狭窄形态的不同和纵径长短，可将直肠狭窄分为三类：

（1）环形狭窄　狭窄病变为1周，纵径在2.5cm以下。

（2）管型狭窄　狭窄病变为1周，纵径在2.5cm以上。

（3）部分狭窄　狭窄病变范围只占据直肠一部分，不累及全周，又称半环形狭窄。

（三）中医学认识

中医学认为，本病多由热结肠燥，气滞血瘀，气机不畅，湿热积聚而癥瘕痞块阻于直肠，或因外伤失治所致，故称"谷道狭小""大便艰难"。

二、临床诊断

（一）辨病诊断

根据患者有进行性排便困难的病史和局部检查，本病容易诊断。

1. 临床表现

（1）症状　直肠狭窄的主要症状是排便困难或不畅、粪便变形，甚至肠梗阻。症状因狭窄程度而不同，多为慢性进行性排便困难。

①轻度狭窄：排便不畅或排干便困难、粪便变扁。常在直肠内有灼热、异物及余便感。

②中度狭窄：排便困难、粪便变细，或只能排出少量稀便。稀便长期外溢，刺激肛门部皮肤，湿润、发痒。或皮肤破损、糜烂、溃疡、出血和疼痛，同时出现左下

腹部坠胀疼痛、肠内胀气、食欲不振、体重减轻，消瘦等全身症状及轻度不完全性肠梗阻症状。常并发直肠炎，而出现肛门直肠坠胀、里急后重、便次增多、黏液及脓血便。

③重度狭窄：排便极其困难，仅能排出少量稀便，甚至仅有少量粪汁排出，局部及全身症状明显，甚至有假性肛门失禁症状，常有黏液、脓血及稀粪流出，肛门皮肤红肿糜烂。还可有低热、乏力、纳差恶心、体重减轻、贫血、腹胀等全身症状及慢性肠梗阻症状。

（2）局部检查　指诊，肛门括约肌松弛，肛管上方、直肠段内可触到狭窄，狭窄处有异常紧缩感，弹性差，管腔狭窄严重者不能顺利通过1指。直肠壁变硬、无弹力。并可触到狭窄范围、肿物、溃疡等，指套染血或有黏液。

2. 相关检查

（1）结肠镜检查　结肠镜插入肛门即开灯，直视下进镜，遇有阻力，则不能强行插入，以防造成直肠穿孔或破裂，一般在结肠镜下，只能看到狭窄下端，黏膜肥厚、粗糙，如已形成瘢痕，则呈黄白色。

（2）钡剂X线检查　钡剂灌肠，此法可查明狭窄的部位、长短程度和范围。环状狭窄显示哑铃状，管状狭窄显示漏斗状；部分狭窄显示残缺不规则的影像。

（二）辨证诊断

1. 四诊

结合近代临床研究辨证分型诊断如下：

望诊：表情痛苦，腹部稍胀，舌红，苔黄腻厚。

闻诊：口中秽臭或语言及气味无明显异常。

问诊：大便不畅，排便困难，粪便细而扁或仅排少量粪便，纳差，腹胀，直肠部灼热，潮湿，出血。

切诊：指诊时可触及狭窄的直肠壁，且变硬无弹性，脉弦细或数。

2. 辨证分型

（1）气滞血瘀型

临床证候：直肠轻度狭窄，大便不畅或干结，大便困难，伴腹胀、肠鸣、直肠坠胀、里急后重，局部瘢痕呈半环状、镰状或环状而肠腔可容食指通过者。舌红或有瘀点、苔白，脉弦细。

辨证要点：直肠轻度狭窄，大便困难、不畅。舌红有瘀点、苔白，脉弦细。

（2）热结肠燥型

临床证候：轻度狭窄，大便秘结，肠燥，腹胀，口干。舌淡红、苔薄黄少津、脉数。

辨证要点：轻度狭窄，便秘，腹胀。舌淡红、苔薄黄，脉数。

（3）湿热阻滞型

临床证候：大便不畅、困难，稀便，黏液，脓血，大便次数多，低热乏力。舌红、苔黄厚腻，脉濡数。

辨证要点：大便困难，稀便，脓血与黏液，舌红、苔黄厚腻，脉濡数。

三、鉴别诊断

（一）西医学鉴别诊断

对于直肠狭窄的诊断，根据病史和检查，并不困难。在确定良性或恶性狭窄的前提下，根据病程和范围，制定相应治疗方法。

（二）中医病证鉴别

直肠狭窄以狭窄、排便不畅和排便困难为主要症状。

排便困难尚应与便秘从病因病机和主证上做如下鉴别。

1. 病因病机

直肠狭窄之排便困难，多由先天因素和外伤失治或热结肠燥，气滞血瘀，气机不畅，湿热积聚而癥瘕痞块阻于肛门所致。便秘之排便困难是由胃肠燥热、气机郁滞、气血两亏、阴邪凝结等致肠燥津亏，传导失常，气血两虚，温煦无权，从而形成大便秘结，排出困难。

2. 主症

直肠狭窄以排便困难、不畅、大便变细、变窄、肛门潮湿、糜烂、瘙痒，局部肛门指诊狭窄为主症。便秘以排便困难，大便干结难排或排便费力，甚则汗出，局部指诊检查未见肛门狭窄为主症。

四、临床治疗

（一）提高临床疗效的基本要素

1. 辨证要准确

直肠狭窄临床上应根据患者表现出的证候，望闻问切四诊合参，辨证施治。只有辨证准确，治法用药合理，才能提高临床效果。从临床实际来看，热结肠燥和湿热下注肠道较为常见。热结肠燥时应用峻下热结，行气润肠，但亦应中病即止，克伐太过，容易造成便稀便频，刺激肛门和直肠，继发局部感染，使狭窄的同时伴有失禁，进一步增加患者痛苦。湿热下注时应清热解毒化湿，佐以行气活血，内服药物应和外用熏洗、坐浴相结合。

2. 中西医结合，内治和手术疗法并重

本病的治疗，在辨证施治内服药疗法的同时，进一步根据狭窄发生的病因，选择适当的手术方法治疗效果更佳。

3. 见微知著，巩固防变

本病不论内服药物保守治疗或手术治疗以后，都要注意调整肠道功能，尽量使肛门排便时顺利、通畅，及时应用养阴润肠通便及缓泻药物，有助于保持大便通畅。

对医源性狭窄应强调以预防为主，尽可能保留足够的肛门皮肤，尽量减少正常

组织的损伤，保留足够皮肤和黏膜桥。具体预防方法有：①完善的术前准备，术前清洁灌肠；②术中彻底止血，避免大块钳夹和缝合组织，剥离创面过于广泛，防止肠内容物污染伤口；③手术范围较大，如环状外痔切除时，切口应为锯齿状、放射状，并缝合切口，以免形成较大瘢痕等。环形内痔结扎时，分段应不少于4个，每段中间要留有正常黏膜，如果肛管损伤较重者，应该进行肛管重建；④手术结束时，在麻醉情况下常规检查，肛门可同时伸入两指为度。换药期间应注意检查，对有粘连和狭窄趋向者，要及早纠正，争取在出院前或门诊治疗结束前将问题解决；⑤熟练掌握药物注射技术，注射不宜过深，一次药量不能过大，避免在同一平面重复注射，如确要注射应间隔2个月以上；⑥术后尽可能少用导泻药，有利于肛管早期扩肛；⑦必须严格无菌操作，术后切口感染，应及时加以控制，引流要通畅，防止引起大面积组织坏死；⑧积极治疗肠道炎症性疾病，如慢性溃疡性结肠炎和克罗恩病等。

（二）辨病治疗

1. 药物治疗

（1）便秘　应用缓泻药物通便，口服液体石蜡。每日1次，1次30ml。

（2）控制肠道感染　口服小檗碱、诺氟沙星。0.1%乳酸依沙吖啶溶液，0.9%盐水溶液清洁灌肠后肛内放入氯己定痔疮栓、红霉素栓。

2. 直肠扩张法

适应于狭窄部位在齿线之上6cm以内者，可用直肠扩张器，2~3日扩张1次，每次30分钟，持续3个月。操作要细致，以免撕裂或穿孔。

3. 手术治疗

适用于经非手术疗法久治无效，或有肠梗阻表现，或直肠高位的环状狭窄及管状狭窄者。

（1）挂线疗法

适应证：低位环状狭窄，接近齿状线处。

手术操作：患者取截石位，局部消毒、麻醉下。在狭窄部位用两把组织钳夹住黏膜，将圆针丝线从狭窄上缘穿入，穿过基底从下缘穿出，丝线一端系一橡胶条，从下缘引出，再用丝线将橡胶条一次扎紧。术后每日坐浴，局部外用油纱条。待橡胶条脱落后，定期扩张直肠。

（2）切开缝合术

适应证：直肠下1/3环状狭窄和直肠下端镰状狭窄。

手术操作：取截石位，局部消毒。局麻后，在分叶式肛门镜直视下，于狭窄后部作一纵切口，以不切透直肠壁为度，如瘢痕较厚，可以做人形切口。切除一部分瘢痕组织，使肠腔扩大，剥离切口上部黏膜下组织，游离一部分直肠黏膜，再将圆针丝线穿过黏膜，通过切口基底部从切口下端穿出结扎。

（3）直肠狭窄松解术（直肠后部纵切横缝术）

适应证：腹膜返折部下方狭窄。

手术操作：取左侧卧位，由尾骨至肛门2.5cm处作一切口，切除尾骨或一部分骶骨，切开直肠后部组织，露出直肠。剥离直肠两侧组织，使直肠后部及两侧充分暴露，再将一金属扩张器由肛门伸入直肠，通过狭窄部位，然后在直肠后壁作一纵切口，切开狭窄，切口宜经过狭窄上下健康肠壁，再将金属扩张器取出，将橡胶管围以凡士林纱布，由肛门伸入狭窄上方，然后将切口两边向两侧牵开，使纵切口变成横切口，将此切口用线缝合，先缝合肌层，再缝合筋膜，然后缝合皮肤切口，上部放一引流条，24小时后，拿去引流条，直肠内胶管5日取出。

（三）辨证治疗

1.辨证施治

（1）气滞血瘀型

治法：宽肠理气，祛瘀软坚。

方药：自拟通肛汤加减。

木香15g，槟榔15g，厚朴15g，当归15g，鳖甲12g，炮山甲（以他药代替）6g。大便干燥明显者加大黄6g、火麻仁10g、白芍12g；腹胀呕吐明显者加大黄10g、枳壳10g。

（2）热结肠燥型

治法：峻下热结，行气润肠。

方药：复方大承气汤加减。

厚朴30g，炒莱菔子25g，枳壳9g，桃仁9g，赤芍15g，大黄（后下）15g，芒硝10~15g。腹胀、便秘严重者，可加用番泻叶15g、栀子10g、木香10g。

（3）肠道湿热型

治法：清热解毒化湿，佐以调气和血。

方药：芍药汤加减。

白芍15g，黄芩15g，金银花15g，丹参10g，大黄10g，当归10g，黄连10g，黄柏12g，槟榔12g，木香12g，肉桂3g，甘草6g。黏液脓血明显者，加黄柏12g、白及12g；大便次数多、潮湿、糜烂者，加泽泻12g、车前子（布包）10g。

2.外治疗法

（1）灌肠法　对于轻、中度狭窄均可用温热（42℃）生理盐水灌肠清洗肠道，以缓解症状；对阿米巴、血吸虫、放射性溃疡等可用中药复方大承气汤或大黄汤保留灌肠，配合治疗。

（2）指扩法　医生戴手套，涂以液体石蜡，以食指缓慢伸入患者肛门，肛管或直肠下段狭窄区内，轻轻转向四周按压，每天1~2次，连续2~3周，再改为每周1~2次，持续扩张6~8周。

注：本病成药应用及单方验方以及预后转归、预防调护等均可参照肛门狭窄一节。

七、研究进展

（一）病因及治疗研究

临床中根据狭窄产生的不同病因、位置、程度及范围等情况采取不同的治疗方案。轻度狭窄可以保守治疗为主，主要包括膳食及药物调理，指法或器械扩肛，坐浴熏洗等物理疗法以保持大便通畅，中、重度狭窄在保守治疗无效时，应结合狭窄的严重程度合理选择不同的手术方式。

在胃肠外科中结肠狭窄不论是良性还是恶性都是很常见的情况。良性狭窄通常是内镜下气囊扩张而较少用支架。对于恶性狭窄不论是肠内还是肠外一般用支架的较多。

宋智琼采用增液承气汤联合手术治疗肛管直肠狭窄性便秘28例，组方：大黄15g，芒硝10g，玄参15g，生地15g，麦冬15g。1剂/日，分3次水煎服。轻度狭窄者可用逐步扩张法治疗，先用小号扩张器，每2天扩张1次，使狭窄逐渐扩大；如能伸入手指时再以手指扩张，可间隔数日1次；待能排出成条正常粪便时，改为每周1次手指扩张。大部分患者用扩张法可以治愈。对重度狭窄的患者，可在肛管后方切开一纵切口，然后再用扩张法逐步扩张；如因纤维带或纤维薄膜造成的狭窄，予以手术切除。结果28例患者1个月后观察治疗疗效，临床治愈10例，好转18例。

隋婷婷等通过对72例直肠狭窄的患者用常规侧切术和肛门括约肌松解术的疗效观察，两组都对肛乳头进行适当切除。手术后根据患者的肠道功能指导患者规律饮食，多食用粗纤维食物、服用调节菌群功能及通便润肠药物，以防止大便过干。指导患者排便后用肛肠熏洗剂做伤口药浴，以促进恢复。结果显示相对于侧切术，肛门括约肌松解术在手术出血量、肛门愈合时间及疼痛时间上效果均较好。

龚华成根据不同狭窄原因、部位、程度在经过2个月的非手术治疗后，对直肠狭窄者采用狭窄环的瘢痕松解术，轻中度肛门狭窄采用纵切横缝术，中重度肛门狭窄采用皮瓣推进成形术（Y-V皮瓣成形术），重度肛门直肠狭窄采用经腹会阴联合直肠切除术（Miles手术）或经腹直肠切除吻合术（Dixon手术）。结果17例患者中，10例术后第1次排便均较术前明显通畅，便条变粗。随访1个月至4年，14例食指、中号肛镜通过顺利，完全治愈，1例转留大便，2例术后又有瘢痕形成，轻至中度直肠狭窄，食指通过困难，排便稍不畅，但较术前明显改善，给予定期扩肛2~3个月好转。

主要参考文献

［1］张道树. 肛肠疾病术后肛门直肠狭窄的治疗体会［J］. 健康前沿，2017，26（3）：226.

［2］李俊姣. 芍倍注射液结合瘢痕松解术治疗瘢痕性肛门狭窄的疗效观察［D］. 北京：北京中医药大学，2014.

［3］李志磊. 皮瓣转移术治疗肛门狭窄的疗效分析与临床研究［J］. 数理医药学杂志，2019（8）：1126-1128.

［4］林中超，彭洪，祝秀华. 小针刀法治疗肛门狭窄的临床研究［J］. 西部医学，2011，23（1）：96-100.

［5］宋智琼. 增液承气汤联合手术治疗肛管直肠狭窄性便秘28例疗效观察［J］. 实用中西医结合临床，2014，14（4）：60-61.

［6］隋婷婷，刘芮含. 肛门括约肌松解治疗直肠狭窄的效果及其护理分析［J］. 实用临床护理学电子杂志，2019（38）：21-23.

［7］龚华成. 肛门直肠狭窄17例临床分析［J］. 中国肛肠病杂志，2016（1）：68-69.

［8］李雨家. 中华肛肠病学［M］. 重庆：科学文献出版社重庆分社，1990：452-457.

第十二章　肛门失禁

肛门失禁是指肛门不能随意控制肠内容物的排泄而自然溢出者，包括粪便、肠液、气体，又称大便失禁。大便的贮存功能、直肠反射弧的完整性、括约肌功能因素中的任何一个因素发生障碍，都可引起不同程度的肛门失禁。本病常见于至少4岁以上患者，至少1个月以上有反复发生的不能控制的排便，临床上对于神经发育尚未健全，偶尔出现稀便和排气失控，肛门仅有黏液溢出或肛肠术后近期肛门不洁，均不视为肛门失禁。

一、病因病机

（一）西医学认识

临床上括约肌损伤、结肠疾病、神经系统疾病、先天性疾病和其他疾病可引起肛门失禁，这些影响机制表现有很多，如粪便的质地、直肠的容积、肛门直肠部的感觉、神经反射、肛管的张力、耻骨直肠肌、肛管外括约肌的神经系统健全程度等。

1. 损伤

主要是括约肌的损伤。

（1）先天性肛门直肠畸形及其修复手术不当　据统计，肛肠先天性畸形占新生儿的万分之一。无论是高位还是低位畸形，患儿仍存有括约肌组织，在修复手术时，如果不重视括约肌的处理，特别是下移直肠未经过肛门直肠环，术后发生失禁，常是不可避免的。

（2）医源性损伤　在各种原因所致大便失禁的住院患者中，因手术治疗引起的大便失禁占多数。

（3）外伤　由工伤、交通等事故或战伤所致的外伤，比如刺伤、割伤、撕裂伤、灼伤、电伤和化学伤等，可以直接损伤肛门括约肌，也可因肛周组织破坏、瘢痕形成而影响括约肌收缩功能，造成失禁。因此，在肛门直肠外伤的抢救治疗中，要考虑肛门修复后的功能恢复。

（4）产伤　产后肛门失禁最常见、最重要的原因为肛门括约肌损伤，包括明显的和隐性的括约肌断裂，其中隐性肛门括约肌损伤是指临床不易发现，而仅依靠超声显像检查出来的肛门括约肌撕裂，大部分发生于初产妇。而阴道分娩中盆底神经的拉伸和第二产程胎头下降、胎儿娩出过程中易发生会阴神经损伤。

2. 肛门直肠疾病

肛门直肠病变侵及直肠下段、肛管或括约肌均可造成维持排便的感觉和运动异常。如复杂性肛瘘炎症蔓延广泛，瘘管分支多，瘢痕化严重都能影响括约肌收缩，使肛门闭合不全；严重的经常性的内痔脱出、直肠脱垂，使肛门括约肌松弛，均可诱发和加重肛门失禁；肛管直肠炎性疾病和肿瘤累及括约肌以及频繁稀便也会出现控制失常。

3. 神经源性失禁

（1）精神性　常见于老年性痴呆、脑动脉硬化、脑萎缩等。

（2）中枢性　如脑梗死、脑外伤、脑肿瘤、脊髓瘤和脊髓结核等。

（3）末梢神经性　如马尾神经炎和损伤、肛门直肠盆腔及会阴部神经的损伤，特别是肛门皮肤、直肠黏膜和括约肌均存在，但无控便能力。

4. 其他

如先天性括约肌缺陷；如肛门直肠神经症，属于心身疾病，检查无异常发现。

正常排便活动是在神经内分泌调节下条件反射的随意活动，是多系统参加的复杂生理过程。结肠内粪便或气体，随着结肠节律性收缩运动和胃结肠反射的不自主活动到达直肠下段后，刺激直肠壁压力感受器。当腔内压力达到一定阈值，交感神经兴奋，使直肠扩张、内括约肌收缩，肛隐窝受到刺激而产生便意感。这一冲动沿内脏传入神经骶副交感神经，传入腰髓的排粪中枢，再传入大脑皮层感觉区和运动前区。当大脑皮层解除排便的抑制时，外括约肌和耻骨直肠肌松弛，即可出现排便活动。如果中枢神经功能失调或传递神经和末梢神经发生障碍，或控制排便的结构——括约肌损伤，均可引起排便失控。由于损伤原因不同，产生失禁各异。神经损伤较肌肉损伤修复更为困难。对括约肌的损伤，以往认为耻骨直肠肌的完全切断会造成完全性失禁。Shafik 研究结果认为外括约肌和耻骨直肠肌组成的三肌袢系统，其中保留一个肌袢即可以不引起失禁，即所谓"单袢自制"。他认为之所以切断外括约肌深部和耻骨直肠肌造成肛门失禁，是因为切断此肌束的同时，中间和基底袢也被一起切断。关于大便失禁的机制，目前尚未完全揭示。

（二）中医学认识

中医学认为，大便失禁是由于气血亏耗、年老体弱、中气不足、气虚下陷、固摄失司或外伤"失治"所致，肛门收摄无力，谷道洞开，流粪滴水泄气。

久痢滑泻：痢疾日久，伤脾损肠，甚至脱肛不收，形体消瘦，精神萎靡，食少体倦，乃中气下陷，锁肛不收则排便失禁。

脾肾亏虚：脾主肌肉，肾司二便，脾虚肌肉萎缩，肾亏后阴失约，肛门收缩无力或不能控制，则大便失禁。

二、临床诊断

（一）辨病诊断

1. 临床表现

（1）症状表现 患者不能随意控制排便和排气，肛门部常有粪便、黏液、分泌物污染，肛门周围潮湿，久之瘙痒、糜烂或出现湿疹。

完全失禁：完全不能随意控制排粪，排粪无次数，咳嗽、走路、下蹲、睡眠时都可有粪便和肠液流出，污染衣裤和被褥。

不完全失禁：不能控制稀粪，干粪能控制。

感觉性失禁：不流出大量粪便，当稀粪时，排便前常不自觉有少量粪便和黏液溢出，污染内裤，腹泻时更重。常有黏液刺激皮肤。

（2）体征 视诊常见肛门张开呈圆形，或有畸形、缺损、瘢痕，肛门排出粪便、肠液，肛门处皮肤可有湿疹样皮损，分开双臀，发现肛门闭合不严，外翻，甚至可直视肠腔。指诊肛门松弛，无紧缩感，嘱收缩肛门时括约肌收缩力减弱或完全无收缩功能，损伤引起者可触及挛缩的瘢痕组织。

2. 相关检查

（1）窥镜检查 直肠镜观察肛管处有无畸形、直肠黏膜颜色，有无溃疡、出血、肿瘤、狭窄和窦道情况；结肠镜检查观察有无克罗恩病、肠息肉、结直肠癌肿等。

（2）肛管直肠测压 测压包括肛门内括约肌控制静息压，肛门外括约肌随意收缩时最大压力，舒张时刺激的知觉阈。在肛门失禁时肛管基础压和收缩压下降，内括约肌反射松弛消失，直肠感觉膨胀耐受容量减少。

（3）肌电图检查 是反映盆底肌肉及

括约肌的生理活动，测定括约肌功能范围，了解神经和肌肉损伤部位与恢复程度的客观依据。该技术是将表面电极贴在肛管周围或肛管内，采集局部肌电图信号，在评估的同时还可进行生物反馈治疗。

（4）腔内超声检查法 产后肛门括约肌损伤后进行肛门内括约肌缺损的腔内超声检查，包括测量括约肌缺损的位置、厚度、长度，可以预测肛门失禁。产后括约肌缺损的超声检出率为 19%~67%。

（5）排粪造影检查 此种影像学检查方法是排粪时动态变化的记录，通过直肠角改变，可以推测耻骨直肠肌的状态和损伤程度，观察有无失禁和严重程度，随意漏出大量造影剂是失禁的标志。

（6）生理盐水灌肠试验 检查时，令患者坐位，用细导管置入直肠，注入生理盐水 500ml，记录漏出量和最大保留量，大便失禁时保留量下降或为零，从而了解排便自控能力。

（7）神经传导检查 阴部神经末梢运动原潜伏期测定（PNTML）是一种利用特定的记录电极来测定神经末梢的传导速度之方法，鉴定是否存在支配盆底肌肉的神经损伤，它主要用于括约肌修补术的术前评估。

（二）辨证诊断

肛门失禁一般分完全失禁、不完全失禁、感觉性失禁三种类型。中医学多称为"滑脱不禁"。

1. 四诊

望诊：面色无异常，舌质淡，苔薄白。

闻诊：语言无明显异常，不卫生之人可闻及粪臭味。

问诊：大便不能控制，头晕，神疲乏力，或有泄泻、脱肛。

切诊：肛门指诊肛门括约肌收缩无力，肛管松弛，脉弱或沉细无力。

2. 辨证分型

（1）脾虚不固型

大便不能完全控制，伴有神疲乏力，纳谷欠佳，或有泄泻、脱水。肛门指检肛管松弛。舌淡、苔薄、脉弱。

辨证要点：大便不能完全控制，肛门指检肛管松弛、舌淡、苔薄、脉弱。

（2）肾虚不固型

大便不能控制，病程较长，伴有头晕乏力，腰酸耳鸣。肛门指检肛管松弛。舌淡、脉沉细无力。

辨证要点：大便不能控制，肛门指检肛管松弛。舌淡，脉沉细无力。

三、鉴别诊断

（一）西医学鉴别诊断

肛门失禁明确诊断后，应注意鉴别失禁的程度，失禁的性质和直肠感觉情况。

1. 失禁的程度

（1）完全失禁 不能控制干便、稀便、肠液及气体的排出。

（2）不完全失禁 对稀便、气体都不能控制，干大便无失禁现象。

2. 失禁的性质

（1）运动性失禁 主要指肛门括约肌、肛提肌的损伤。

（2）感觉性失禁 肛门括约肌存在，由于肛管和直肠下段黏膜缺损造成感觉障碍而失禁，当稀便已到肛门口时，括约肌才收缩，此时已有少量稀便流至肛门外。

3. 直肠感觉

（1）真性失禁 指中枢神经系统疾病所致，粪便通过直肠时，患者无感觉，或无足够的随意收缩，如脊髓瘤。

（2）部分失禁 气体或稀便通过肛门时患者无感觉，或无足够的收缩，或两者同时存在，见于内痔环切术后，或肛门括约肌部分损伤的患者。

（3）溢出性失禁　由于直肠过度扩张，肛门内外括约肌松弛或疲劳无力收缩。如老年人或术后直肠内粪便堆积嵌顿，只有黏液和稀便自肛门溢出。

（二）中医病证鉴别

肛门失禁和肠炎、痢疾均有大便次数多，便意急迫的特点。但肛门失禁有外伤、手术史、神经性疾病和先天性疾病史，指诊检查时，肛门括约肌张力低、松弛，大便化验多为正常。而痢疾肠炎多有饮食不卫生病史，大便化验时有脓细胞和白细胞，指诊检查时，肛门括约功能正常。

四、临床治疗

（一）提高临床疗效的基本要素

1. 辨证准确，先天后天并重

患者表现出肛门失禁，久泻、脱肛、神疲乏力、纳差等中气虚弱症时，应重点采用补中益气之法进行治疗。但脾虚日久易致肾虚，后天失养则先天失充，故易造成脾肾两虚，故治疗时在补中益气的同时，也应温肾助阳，以脾肾双补。先天得充，后天得益，则失禁易治。

2. 标本同治，涩肠止泻固脱

在辨证准确，脾肾双补治本的同时，采用涩肠止泻固脱等治标之法，往往能收到事半功倍之效。

（二）辨病治疗

对不同损伤所致的失禁，治疗上要根据损伤部位、程度、范围和患者年龄、生活习惯，以及术者的经验采取不同的治疗方法。临床常用的治疗方法可分为保守疗法和手术疗法两大类。

1. 保守疗法

对于大便失禁患者，术前应先进行一段时间的保守治疗。保守疗法也是手术前的准备工作之一。

（1）调整饮食　避免食用粗糙和有刺激性食物。

（2）清洁局部　会阴部应保持清洁干燥，便后坐浴。大便过频时洗肠，有湿疹时予锌霜外用。应用柔软、透气、高吸水性等特性的尿布和随身粪便收集器，用于少量大便漏出者。

（3）及时清除嵌顿粪便　对直肠内干粪便嵌顿引起的大便失禁，单纯洗肠不能奏效，需戴手套用手将干粗粪块分割后再灌肠排出。

（4）针灸按摩治疗　对末梢神经损伤所致失禁，可行针灸治疗，选穴如长强、百会、承山等，配合臀大肌按摩，锻炼肛周肌群，增加肛周随意肌的强度。

（5）肛门括约肌收缩功能练习　对术后轻度失禁，可试行此种方法，每日练习收缩数十次，亦可在汤药熏洗时反复练习提肛运动。

（6）止泻剂应用　对全结肠切除术后或腹泻的患者，可予樟脑酊、复方地芬诺酯、碱式碳酸铋、洛哌丁胺进行治疗。

（7）灌肠法　教会患者自行在家中灌肠，用于治疗肛门失禁伴便秘和因骶神经病变引起的直肠无感知或括约功能几近丧失及非手术治疗无效的患者。

2. 手术治疗

（1）围手术期的处理　各种肛门成形括约肌重建和加强手术方法的选择固然重要，但手术成败与术前肠道准备、术中严格无菌操作和术后的严密观察、妥善处理也密切相关，术前控制饮食。机械性或化学性的方法准备肠道（同直肠癌术前准备）。要无菌操作，术中注意保护手术区不受肠内容物或阴道分泌物的污染，严密止血，缝合张力不宜过大，瘢痕组织予以彻底清除，以利于伤口的愈合。一般术后输液5~7日，予抗生素治疗。有稀便排出时予以止泻剂，如樟脑酊。放置导尿管 5~7 日，每日擦拭伤口，预防伤口感染是手术成功的关键。

（2）手术治疗的要求　手术应力求恢复肛门直肠和括约肌的正常解剖和生理状态，括约功能恢复有赖于：

①将直肠恢复成一个足够大而能扩张的容器，并恢复其顺应性。

②重建肛直角，靠人工肛管直肠环，使肛直角恢复到 90° 左右。

③修补、加强或重建内括约肌结构。手术时，解剖层次力求清楚，对感觉性失禁，则实行皮肤的移植或移位术。术后要重视功能锻炼，使排便功能易于恢复。

（3）手术疗法

1）肛门括约肌修补术

适应证：肛门括约肌断裂所致的肛门失禁。

手术操作方法：患者截石位或侧卧位，常规消毒，骶管麻醉下，直肠内用碘伏（或氯己定）消毒，于肛门括约肌断端瘢痕外侧 1cm 处，作半环形切口，切开皮肤及皮下组织，找到括约肌的两个断端，并将括约肌与周围瘢痕组织分离，适当地切除一部分括约肌断端之间的瘢痕组织，但不宜切除过多，以免缝合时撕裂括约肌的断端。然后用 0-0 号铬制肠线或丝线作"U"字形缝合，最后缝合皮下组织和皮肤，有时只缝合一部分皮肤，以便引流，外覆盖无菌敷料。术后 5 日控制大便，进全流质食物 2 日，术后 5~7 日拆线。如有感染可提前拆线，以便引流。

2）肛门紧缩术

适应证：括约肌松弛，不完全性失禁，无瘢痕缺损者。

手术操作：参见直肠脱垂的肛门紧缩术。

3）括约肌折叠术

适应证：肛门括约肌松弛，收缩无力，未断裂的肛门完全性失禁。

手术操作：参见直肠脱垂中的肛门括约肌折叠术。

4）肛门环缩术

适应证：肛门括约肌松弛无力的失禁。

手术操作：骶管麻醉，麻醉成功后，患者取截石位，常规消毒，铺巾。于肛门 6、12 点位距肛缘外约 1.5cm 处各做一长约 0.5~1cm 的放射状切口，动脉瘤针自 6 点位切口插入，沿一侧括约肌外缘皮下，于 12 点位切口穿出，引入环缩管（丝线、肠线等材质均可用，推荐用一次性输液器细塑料管），同法于对侧引出环缩管，使之皮下成环，以食指纳肛宽松为度。塑料管两端收拢成平行接头，慕丝线双重结扎（通常要结扎 3~4 点，每点相距 0.3cm，以防滑脱）。缝合切口。

5）骶尾韧带移植术

适应证：直肠全层脱垂，肛门完全失禁。

禁忌证：有严重的全身疾病，痢疾，肠炎、腹泻者。

手术操作：患者取膝胸位，或倒置位，髋关节弯曲，两膝跪于床端，头部稍低，取 1% 利多卡因作骶管阻滞麻醉。局部常规消毒，麻醉下，在骶尾部距肛门皮下括约肌 2cm 处，作 7cm 长的纵行切口，切开皮肤、皮下组织，用剪刀钝性剥离切口两侧的皮瓣各 2cm，显露出骶尾韧带，在骶尾韧带的中心线外，纵行切开 7cm，并将韧带的外侧和上端处切断，分别游离出两个 7cm 长，1.5cm 宽的韧带。

在肛门前面会阴皮肤部位作一 2cm 长切口。用弯止血钳在肛门右侧皮下作一隧道，从骶尾皮下与筋膜之间穿出并夹在左侧筋膜带的上端，将筋膜带从隧道中牵到会阴切口部位，以同样的方法将右侧筋膜从肛门左侧的皮下隧道牵引到会阴部切口部位，使两个筋膜带呈交叉会合并用丝线 8 字缝合，在缝合时肛门口通过食指为宜。

先缝合会阴部皮肤切口，再缝合骶尾部皮肤切口并在下部放一胶条引流（术后1天取出），外盖无菌敷料固定。

术后注意预防局部感染，用抗炎药物，可禁食3~5日，控制不排大便。

6）会阴修补术

适应证：分娩造成的三度会阴裂伤，阴道后壁和直肠断裂，括约肌断裂造成的失禁。

术前准备：术前2日进半流质食物术前6小时清洁灌肠。

手术操作：患者取截石位，局部消毒，局麻，先将两侧小阴唇缝于大腿上，用作牵引，用剪刀剪除直肠阴道下部的瘢痕组织，以钝性和锐性解剖分离，使阴道后壁与直肠前壁分开，切口边缘上的瘢痕组织均予切除。以丝线作间断缝合，将直肠前壁重新修补，下至肛门边缘，找出括约肌断端，用丝线缝合2~3针，再缝合提肛肌，然后修补阴道后壁，间断缝合阴道黏膜和会阴部皮肤，伤口用灭菌纱布覆盖。

7）臀大肌移植括约肌成形术

适应证：括约肌损伤或先天性无括约肌以及不能用括约肌修补术治疗的肛门失禁。

手术操作：患者取截石位，局部消毒，麻醉下，于尾骨至坐骨结节之间臀部两侧各作一斜切口，长5cm，切开皮肤，皮下组织，露出臀大肌，从两侧臀大肌内侧缘分离出两条2~3cm宽的肌束，与坐骨结节相连端切断，保留后端与尾骶骨相连，将断端肌束牵拉在肛门后方交叉，绕过肛管，在肛管前方于对侧肌束交叉缝合。覆盖无菌敷料，术后应用抗生素控制感染，5~7日拆线。

8）Parks肛门后方盆底修补术

适应证：适用于原发性失禁、扩张术引起的失禁和肛管直肠脱垂直肠固定术后仍有失禁的患者。

手术操作：

①距肛门2~3cm作肛门后方弧形切口。

②向前翻转皮片，在内外括约肌之间向上分离。

③将内括约肌和肛管拉向前方，向上继续分离到耻骨直肠肌上方，显露直肠后方脂肪、髂骨尾骨肌、耻骨尾骨肌。

④间断缝合两侧耻骨直肠肌，使其作用缩短，肛直肠角前移，同法折叠缝合松弛的外括约肌。缝合皮肤切口。

注意事项：本术式的盆底修补从耻直肠肌直至外括约肌浅部、皮下部，除可使肛直角前移变锐外，还可增加肛管高压带的长度，即功能性括约肌区长度，以改善肛门自制状况，但术后疗效仍取决于阴部神经等的损伤程度。

9）股薄肌移植外括约肌重建术

适应证：

①先天性直肠肛管畸形手术损伤肛门括约肌，肛门会阴部外伤破坏肛门外括约肌所致的肛门失禁。

②先天性脊髓脊膜膨出所致神经性肛门失禁。

③肛门括约肌缺损或功能严重障碍造成肛门失禁者。

④患儿年龄在5岁以上者。

术前准备：

①术前应全面了解肛门失禁程度及有关情况，根据临床表现、钡灌肠、外括约肌肌电图、直肠肛管测压等检查结果，选择手术方式。

②凡有直肠黏膜外翻、肛门瘢痕狭窄、肛周皮肤糜烂或炎症者，应矫治痊愈后方可行肌移植术。

③如两侧股薄肌发育不同，应选用较发达的一侧，并于术前在内收大腿、弯曲小腿时绘出该肌走行。

麻醉：持续硬脊膜外腔阻滞麻醉。

体位：先取仰卧、双下肢外展位，后

改截石位。

手术步骤：

①取肌肉发育较好一侧股薄肌下 1/3 即膝关节内侧上方处作一 3cm 长纵行皮肤切口（中切口），沿肌肉走行方向向下于胫骨内髁处作一 3cm 长的下切口，于股薄肌上 1/4 处作一长 3cm 的上切口。

②经上切口，在内收长肌内下方，显露并游离出股薄肌，以纱条牵引之。

③经中切口在缝匠肌后方找到股薄肌，以血管钳挑动肌腱，可见上切口之股薄肌移动，确认后游离之。

④食指钝性游离上、中切口之间的股薄肌。

⑤经下切口显露扁平之股薄肌肌腱，并游离与中切口间肌束，以骨膜剥离器分离其附着于胫骨之肌腱。

⑥整剥离肌腱根部并切断之。

⑦将已完全游离的股薄肌全部由股上部两切口分段拉出。用盐水纱布包裹，以备移植。关闭中、下两切口。

⑧对侧耻骨结节处，作 3cm 长纵行切口。

⑨以血管钳向肛门方向潜行分离会阴浅横肌上方，作隧道。

⑩改为截石位，重新消毒铺巾。在肛门前方和后方中线稍偏一侧，距肛门 2cm 各作一 2~3cm 长纵行切口。

⑪由肛门前后切口，以钝钳或食指在白线水平，围绕肛门两侧各作一隧道，并经前切口于皮下潜行分离至耻骨结节（会阴浅横肌上方）及股部上切口。隧道大小以能使股薄肌自由活动为度。

⑫以血管钳将股薄肌下端经上切口潜行拉出肛门前切口。

⑬继续将股薄肌经隧道环绕肛管，于前方交叉后，再经隧道于耻骨结节下切口牵出。

⑭改平卧位，使股薄肌完全松弛，尽量

拉紧肌束，使置于肛管内之手指有明显紧缩感，将其断端固定于耻骨结节骨膜或内收长肌起点处。

⑮关闭各切口，肛门后正中切口可置橡皮引流片。

术后处理：

①术后卧床 1 周，给予肠道收敛剂如洛哌丁胺、复方樟脑酊控制排便。

②术后 36~48 小时拔除橡皮引流片，及时更换敷料，保持各伤口清洁干燥。

③术后 2 周开始训练收缩肛门，培养定时排便习惯。有排便感时，可嘱患者内收两侧大腿，躯干变向前方，用手压迫下腹部，帮助排便。一般外展小腿可使肛门紧缩，内收大腿和弯曲躯干时，可使肛门松弛。

④术后 2 周肛管指诊，若有狭窄可行扩肛，但应循序渐进，以食指末节能通过即可。

注意事项：

①股部游离股薄肌时，应注意避开大隐静脉，并保护维持股薄肌运动和营养的神经血管束，以免影响术后该肌的运动功能。

②肛门前、后方的切口应偏一侧，并向一侧剥离皮下，避免切开或损伤肛门前后正中缝，后者在术后对移植后的股薄肌起固定和滑车作用。

③男性患者在将肌腱缝合于耻骨结节骨膜时，应将精索推向内上方。

④患者矮小肥胖、肌腱较短者，可将肌腱固定于坐骨结节和肛提肌，这时不作耻骨结节下切口，而在对侧坐骨结节处作一切口，显露出骨结节骨膜和肛提肌，并在肛门前切口间作一隧道，将肌腱通过隧道后分其末端为两半，分别固定于坐骨结节骨膜和肛提肌。

10）带蒂臀大肌移植外括约肌重建术

适应证：同股薄肌移植外括约肌重建术。

麻醉：持续硬脊膜外腔阻滞麻醉。

体位：俯卧位，臀部抬高，两下肢稍分开。

手术步骤：

①从骶尾关节开始，分别向两侧坐骨结节方向各作一弧形切口。切开皮肤、皮下，显露臀大肌内、下缘。

②在两侧臀大肌内下缘各游离一条宽3cm、厚2cm的带蒂肌瓣。注意保留肌瓣内侧近中线处的臀下动脉供养支和神经，在大转子附近切断肌瓣外侧端。

③分别于3点、9点处肛门外2cm各作一皮肤横切口，以术者左手食指插入肛管直肠内作引导，紧靠直肠前、后壁钝性分离直肠前、后方组织，形成隧道。先将左侧肌瓣绕过直肠前壁，根据直肠内手指感觉收紧肌瓣，将其断端缝合固定于对侧臀大肌肌瓣起点处，使直肠充分向后移成角。

④在上一缝合之下方，将右侧肌瓣经直肠后隧道交叉拉至左侧，同样以直肠肛管内手指作引导调节其长度，将断端缝于左侧臀大肌肌瓣起点处，使直肠肛管向前成角。

⑤如此则左、右两肌瓣在不同高度环绕直肠，成绞锁式关闭直肠。肛门旁切口置橡皮引流片，缝合各皮肤切口。

术后处理：同股薄肌移植外括约肌重建术。

注意事项：

①为使两肌瓣能无张力地环绕直肠一周，应先做好环绕直肠之隧道，并预先计算好肌瓣所需长度。

②钝性分离直肠周围脂肪，主要是后方，因系"直肠系膜"所在，应妥为止血，且不宜分得过宽，以免影响肠壁血供，并避免分破肠壁。

③分离直肠前方时，以钝性推剥为主，注意勿伤尿道。隧道以肌瓣能自由通过为度。

总之，肛门失禁的治疗和手术方法很多，根据不同病情选择相应手术方式及术后的辅助治疗，这是治疗成败的关键。同时，在肛门直肠手术中预防肛门失禁的发生是临床医学应高度重视的问题。术者应熟练掌握肛门局部解剖知识，避免在术中损伤肛管直肠环或切除过多肛管皮肤及周围组织，更要具有高度责任心，切忌鲁莽行事，杜绝医源性事故，以免给患者生活带来极大的痛苦和终身残疾。

（三）辨证治疗

1. 辨证施治

（1）脾虚不固型

治法：补中益气，升阳举陷。

方药：补中益气汤合真人养脏汤加减。

黄芪30g，炒白术15g，党参10g，云苓10g，升麻10g，柴胡10g，陈皮10g，木香10g，诃子10g，当归12g，煨肉蔻12g，罂粟壳6g；纳差明显者，可加焦三仙各15g，鸡内金10g。

（2）肾虚不固型

治法：补肾益脾，纳气固脱。

方药：金匮肾气丸加减。

熟地15g，山药15g，山萸肉15g，丹皮15g，云苓15g，泽泻12g，肉桂6g，制附子10g。可酌加煨肉蔻15g，诃子10g。

2. 外治疗法

（1）按摩法　按摩两侧臀大肌、提肛穴、长强穴。

（2）针刺法　①体针：白环俞、承山、百合、复溜。②耳针：直肠下段、肛门、坐骨神经。

（3）提肛法　早晚各1次，每次30回。

3. 成药应用

①补中益气丸：每次8丸，每日3次，口服。

②金匮肾气丸：每次8丸，每日3次，口服。

4. 单方验方

①枳壳 10~20g。水煎服，每日 1 剂。

②黄芪 30g，升麻 10g。水煎服，每日 1 剂。

③枯矾 10g，五倍子 10g。水煎服，每日 1 剂。

（四）新疗法选粹

1. 人工肛门括约肌植入术

人工肛门括约肌技术经过改良，制作基础上，在袖套式肛管套囊部位加装一个微型压力感受器，模拟人体正常"内括约肌松弛反射"。当直肠内聚集物达到一定量时，压力感受器发出信号到达接收信号的微型信号扩增器，人体接收到信号后即可操纵控制系统，随时开放以排出粪便。

（1）适应证　人工肛门括约肌可用于肛门括约肌破裂和撕脱等各种情况引起的失禁，如分娩产伤、严重外伤、先天性肛门闭锁、脊柱裂伤、脊髓肿瘤，还有其他医源性损伤等。对严重外伤所致的肛门变形、大便失禁，由于创面过大，必须等待肛门周围软组织修复后才可植入套囊，分期进行手术。首先松解粘连变形的肛门，肛门周围缺损部分通过转移皮肤和臀部软组织（不含肌肉）的巨大 C 型皮瓣修复，然后安放肛管套囊。对于因生育产伤造成括约肌损伤、几经修复未果的患者，此法也非常有效，通常可以实现完全控制排便。

（2）禁忌证　①严重心血管和呼吸疾病；②年龄小于 16 岁或大于 75 岁；③患者存在严重的感染；④肠克罗恩病；⑤进展期肿瘤，低分化和未分化癌；⑥术后需放射治疗的患者，盆腔或直肠有放射治疗史，会阴部有瘢痕等。

（3）操作步骤　在全麻状态下进行，首先完成腹壁结肠造口术。先前已行直肠癌 Miles 手术的患者也可延期手术治疗。术中广泛地游离结肠脾曲有助于将结肠残端转移至会阴平面，肛门旁开一 3cm 切口，高度达肛提肌水平，在直肠前后潜行分离出可容纳套囊的间隙，将套囊从切口放入直肠周围间隙。随后在下腹壁耻骨上做半月形横切口，将贮液囊置于耻骨后膀胱前间隙，控制泵置于男性阴囊或女性大阴唇内，从肛门会阴部放入硅橡胶管连接贮液囊和控制泵。当控制泵将贮液囊内液体注入肛管套囊，压力达到 60~90cm H_2O 时即可控制排便。

（4）术后处理　术后无渣流质 24 小时，静脉止痛 24~48 小时，常规应用抗生素 7 日，6 周后即可启动括约肌装置，平均 19 周关闭腹壁造口。

（5）注意事项　此技术作用是可以肯定的，但由于括约肌长期植入体内，套囊反复活动，对组织经常性刺激产生炎性反应，加之套囊的高压作用，导致组织的装置撤除、再次手术、术后感染、腐蚀、慢性疼痛、伤口裂开、便秘、套囊滑动和机械故障等一系列并发症，从而限制了其在临床的广泛应用。控制泵安装在阴囊会阴处，随时启动还是给患者带来不便。微技术遥控系统有望解决这一问题，使人工肛门括约肌功能更便捷实用。

2. 生物反馈式人工肛门反馈系统

其理论基础是操作条件反射。借助生物反馈治疗仪的训练，通过本体感觉的反馈即意志控制来完成。将机体平时不易感觉到的一些生物信息如脑电、肌电等，用专门设备进行探测、放大，使转变为可以被患者感知的信号显示出来，且让患者感觉到这些信号是与机体功能变化相联系的，患者可自行调节这些功能而达到治疗的目的。有效的前提条件是患者需具有一定程度的直肠感觉功能和自主收缩功能，所以急迫性失禁患者的疗效优于被动失禁者。对于产科相关的肛门失禁，生物反馈疗法结合肛门括约肌锻炼具有一定的治疗效果。

训练内容包括：①感知直肠内充气小球的容量变化；②对感知到的直肠膨胀做出快速而持久的收缩反应；③括约肌收缩时不要用腹压。

对于直肠低位吻合及直肠脱垂术后肛门失禁患者的治疗特别有价值，比单纯会阴训练有效。训练可分为三个阶段：第一阶段提高肌肉张力，采用 Kegel 法训练；第二阶段训练患者肛门自主收缩时括约肌与直肠的协调性，采用生物反馈触发电刺激训练法，以患者能耐受为限度，通常刺激强度为 8~20mA，刺激时间为 20 分钟，频率为 5~10Hz；第三阶段以引起直肠扩张感的容量阈值开始扩张直肠，只要直肠扩张，肛门外括约肌就反射性收缩，防止大便失禁。肛门生物反馈疗法结合肛门括约肌锻炼和电刺激疗法比阴道生物反馈疗法结合肛门括约肌锻炼更具有短期的效益，但远期效果尚需继续观察。

3. 自体括约肌紧缩术

（1）适应证　成人完全直肠脱垂的肛门失禁，老年肛门失禁。

（2）操作方法　截石位，常规消毒、铺巾，消毒肛管及直肠下段。沿肛周 3、9 点位，距肛缘 0.5~1.0cm 处作"V"形切口，用阿力氏钳夹住皮瓣向上牵拉，分离皮瓣，暴露肛门外括约肌及肛门后三角间隙。将松弛的外括约肌皮下层及深层括约肌肌束，用阿力氏钳向下牵拉。用 1 号丝线缝合 3~4 针，闭合部分括约肌及肛门后三角间隙，使肛门向前移位。再将皮肤层作全层缝合，肛门大小以肛管内可伸入 1 横指半至 2 横指为宜。最后将前壁多余的皮瓣切除，使肛管内切口对合良好，缝合 1~2 针。肛管内插入油纱条压迫，外敷纱布，用宽胶布固定。

4. 磁性控便装置

磁性控便装置包括腹壁和原位两个部位。磁性造口装置最早出现于 20 世纪 70 年代，由磁环和磁盖两部分组成，腹部造口时将磁环置于腹外斜肌腱膜的深面，然后将腱膜的切缘与其深面的腹壁肌层相缝合，使磁环完全被覆盖并固定。将结肠末端引至腹壁造口处，通过磁环中心穿出腹壁，手术结束时将造口肠管末端切缘与造口皮肤切缘作全层直接缝合。使用时将磁盖的中心柄插入造口内，在磁场作用下磁环与磁盖相互吸引，使磁盖紧紧覆盖在造口表面，防止肠道内容物溢出。排便时只需取下磁盖即可。

磁性肛门括约肌（MAS）是另一种磁性控便装置，装置由一串带有磁性核心的钛珠构成。装置的植入手术先在会阴部做一横向切口，仔细分离直肠阴道隔至 3~5cm 深，尽量靠近肛管上缘。朝着骶尾骨方向用手指引导分离肛管侧方和后方，形成一条环绕肛管的隧道。将测量工具从隧道左侧穿入，右侧穿出，紧贴肛管环绕一圈，并确保相邻钛珠之间紧密相连。计算出钛珠数量后将测量工具撤出，植入具有相应钛珠数量的装置，然后将装置两端的缝线绑在一起，使其固定在肛管周围。磁性造口控便装置适用于末端结肠造口的患者，利用磁物质的相互吸引力起到对造口的封堵作用。MAS 适用于重度大便失禁患者，旨在增强括约肌收缩力，协助其闭合肛管。

五、预后转归

（1）肛门失禁经保守治疗后，一般情况下可适当减轻，但往往效果不理想，也不彻底。需经过手术治疗才能解决问题，但部分病例可能疗效不佳。

（2）手术时应先对原发病进行治疗，不同的严重程度及全身状况的差异，在手术前需要进行分析、评估，原发病治疗后肛门失禁可能随之消失或好转，常需配合保守治疗。

六、预防调护

（一）预防

1.肛门直肠损伤的处理

肛门直肠损伤造成的肛门功能损害，与其损伤的原因和程度有关，因此，及时、正确的处理损伤，常常是保存排便功能的重要环节。妇女分娩时注意保护会阴部不受损伤；在急救手术时，须彻底清创，清除失去生机的组织。对伤后8小时内，污染不严重者，可做一期括约肌修复缝合，术后如有感染，应及时切开引流。对创伤感染严重，括约肌受损较重者，应作暂时性腹部结肠造口术，以利于创伤的修复。

2.重视肛肠疾病的治疗

及时彻底地治疗肠道疾病，如久痢滑泻，痢疾反复发作，直肠脱垂等；肛门先天性畸形在做修复成形术时，必须重视原有肛门括约肌的利用，特别是肛管直肠环的重建，是术后恢复排便功能的关键。对高位肛瘘需要切开肛门括约肌时应注意保留肛管直肠环的完整，不能将括约肌斜形切断。对两处以上的多发肛瘘要施行挂线治疗，不应同时切开。对痔环切术，应慎重选用。对新疗法，如内痔不同药物的注射疗法，要在了解其药理作用，操作方法以及并发症的处理之后，方能用于临床，防止因注射严重感染而引起难以治愈的肛门失禁和肛门直肠狭窄。

（二）调护

（1）饮食应以保持大便成形为主，进食易消化、含纤维素多的食物，勿暴饮暴食，一日三餐有规律。忌食生冷及过食油腻。

（2）便后药物坐浴或温盐水坐浴，以免稀便反复刺激肛门周围引起湿疮。

（3）嘱患者早、中、晚常做提肛运动，以锻炼肛门括约肌。

（4）注意劳逸结合，勿过度增加腹压、减轻压力、更换体位、加强营养、注意卫生预防感染。

（5）心理疏导　给予充分的理解，及时处理疾病的困窘，增强他们战胜疾病的信心，鼓励他们多与社会接触，转移其注意力。

七、研究进展

（一）病因及治疗研究

1.病因研究

（1）女性发生肛门失禁的机制　随着对女性产后生活质量的关注，发现女性肛门失禁的发病率远比我们想象得多，女性经历妊娠以及分娩过程中所产生的一系列变化导致肛门失禁的发病率高达13%~20%。目前较公认的观点认为，阴道分娩通过两个途径损伤正常的肛门控便结构：①肛门括约肌肌肉的机械性创伤；②支配肛门的括约肌和盆底肌神经的损伤。

具体表现为：①肛门括约肌损伤可引起肌源性肛门失禁。内括约肌的全部横断可使肛管闭合压的控制能力降低50%~70%，但如有一个完整、正常的外括约肌，则很少出现失禁。由于肛管静息压的下降，导致气体和液体不自主的自肛门排出。通常外括约肌皮下部损伤引起肛门失禁的可能性很小，但若为深部括约肌损伤，如过分牵拉、扯开或切断外括约肌的中间襻、上襻和有关肌群，则不可避免地会导致完全性肛门失禁。当有括约肌损伤和没有括约肌损伤的产妇均发生肛门失禁时，前者肛门失禁症状出现的频率是后者的2倍。②肛管上部具有丰富的神经末梢和感受器，有区分液体与气体的功能，对肛门控制功能具有重要作用。在分娩过程中对会阴神经的挤压或牵拉会导致盆底神经支配异常，尤其是产程延长或者需要产钳助产、生产巨大儿等。6%产科损伤的患者出现会阴神经损害，如分娩后会阴神经末梢运动潜伏期延长，提示有会阴神经损伤。③会阴体下降，指会阴体上缘水平下降低于坐骨结节平面，和第二产程延长有直接关系，常继发肛门失禁和便秘。

Rhianon等建议在孕期和分娩后进行盆底肌训练以预防和治疗失禁。在这22项试验涉及8485名妇女的观察中发现，产前接受盆底肌训练的产妇在产后6个月内发生尿失禁的可能较小。预防尿或便失禁分为三个阶段，为初级预防、二级预防和三级预防。初级预防主要是去除致病因素；二级预防旨在发现无症状的功能障碍并尽早治疗，停止进展；三级预防是治疗现有症状，以预防疾病的进展。

（2）女性盆底"整体理论" 肛门直肠功能和功能障碍的肌性弹力机制的"整体理论"框架认为，盆底悬吊韧带的松弛和肌肉的损伤是女性肛肠功能障碍的病因。悬吊韧带的松弛导致与之锚定的肌肉群不能正常收缩，如果植入人工韧带修补韧带，则能使组织学上已经受损严重的肌肉群逐渐恢复功能。肛门犹如中空的管道，需在其弹性范围内被牵拉，从而使肛门变得十分刚性，成为粪便的光滑通道，并有效闭合。"整体理论"将女性肛门失禁分为两大类：①正常盆底功能：直肠内容物的性质，直肠顺应性异常，直肠敏感性异常。②异常盆底功能：盆底结构的损伤（肛门内外括约肌损伤），盆底肌肉去神经化，遗传性和不明原因。

作用机制：①会阴体是阴道和肛门末端的关键锚定点，会阴隔膜和肛门外括约肌锚定于肛门末端，会阴深横肌将会阴体上部锚定在耻骨降支上；②肛门因耻骨直肠肌的收缩而固定不动，耻骨尾骨肌的前部向前收缩，向前牵拉阴道末端和肛门前壁，形成了半刚性排便通道。肛门纵肌在收缩时使肛提肌的顶端向下成角，从而形成肛门直肠角；③耻骨直肠肌有力挤压肛门的侧壁，并锚定肛门后壁。耻骨直肠肌锚定于耻骨下方，向前牵拉直肠后壁，耻骨尾骨肌通过耻骨尿道韧带锚定于耻骨后方，和向后的肌力提肌板形成水平肌力，维持直肠的水平固定，同时肛门纵肌提供向下的肌力，保持肛门的纵向固定，在静息状态下，肛门直肠角度维持在90°以保证控便。排便时，耻骨尾骨肌和耻骨直肠肌松弛，使得肌力的合力向后下方向，肛门直肠角消失而排便。但是如果耻骨尿道韧带松弛，使耻骨尾骨肌无法锚定肌力，同样会造成肛门直肠角的消失。即韧带的损伤导致肌肉锚定点的松弛，从而破坏了三种定向肌肉群的收缩可导致肛门直肠功能失调，从而提出采用经阴道的悬吊术以重建受损的韧带。

（3）李春雷等对90例肛门直肠畸形术后便失禁患者进行相关影响因素分析，发现术后便失禁的发生与临床分型、成形次数、伤口愈合等级及并发症四个因素密切相关。高位畸形患儿发生便失禁率为87.50%，而低位中发生便失禁率为14.89%，从胚胎发生学看该类患儿临床分型与肛周肌肉发育密切相关。先天性肛门直肠畸形术后约2/3有便失禁的经历，其中四成患儿表现相当严重，按临床分型统计便失禁发生率有统计学意义。临床分型是判断肛门直肠畸形患儿术后便失禁发生率的主要指标，而分型越高其肛周肌肉发育越差，直肠与耻骨直肠肌的位置关系越不正常。肛门成形术次数越多对肛门括约肌及周围神经等重要结构的损伤便越大，进而便失禁发生率相应较高。无论瘢痕性肛门口过大或过小，都会造成排便障碍，瘢痕性肛门口过大时肛门收缩无力造成便失禁，过小时由于狭窄，排便淋漓不净造成便失禁。

对合并骶部疾病、脊髓栓系综合征的患儿污粪率达 100%。

2. 治疗研究

（1）韩庆增选取 60 例女性肛门失禁的患者分别行成人造直肠括约肌（ABS）和磁性肛门括约肌（MAS）手术。手术操作完成后，MAS 装置被立即启动，从而强化原位的括约肌。患者在排便时，无须对该装置进行调整或控制，该装置可自动地打开，且在排便完成后又自动恢复到关闭状态。所有患者至少接受 1 日以上的留院观察，并进行常规的 X 射线检查以确定并记录该装置的位置。而接受 ABS 的患者在术后应先使装置关闭，待 6 周后无任何并发症才启用。所有的植入、启动以及之后的调整或移除均由经验丰富的医生完成。结果显示两种方式均能达到改善肛门失禁状况，但是 MAS 装置侵入少，操作简单，是一种有前途的新型治疗方案。

（2）林宏城等采用股薄肌肛门原位成形术治疗肛门失禁 5 例，首先在大腿作三切口，从肌肉远端开始游离股薄肌，结扎股薄肌远端血管鞘，并以近端血管神经鞘为支点将游离的股薄肌转移至会阴部，可依 γ、α、ε 法将股薄肌肌瓣围绕直肠（γ 法：股薄肌肌瓣从肛门前绕肛管一周缝合到对侧坐骨结节；α 法：股薄肌肌瓣从肛门后绕肛管一周缝合到同侧坐骨结节；ε 法：股薄肌肌瓣从肛门前绕肛管两周缝合到对侧坐骨结节）。术毕放置引流管。4 例患者行 γ 法股薄肌肛门原位成形术，1 例患者行 α 法股薄肌肛门原位成形术。术后会阴部引流管持续负压引流，引流液减少至 5ml 以下可拔除引流管。术后伤口愈合时间 32 日（24~51 日），无明显并发症；术后 3 个月和术后 1 年的 Wexner 评分分别为（8.0 ± 0.4）分和（6.7 ± 1.4）分，术后患者的肛管静息压和肛管长度较术前明显改善。

股薄肌肛门原位成形术适用于外伤、先天性畸形手术造成的括约肌广泛缺损，以及其他括约肌成形术失败者。股薄肌是由 II 型纤维组成，可快速有力收缩，但易疲劳，短暂收缩以辅助髋关节和膝关节的内收、弯曲、旋转运动。股薄肌肌瓣切取后仍有众多的协同肌，不会影响下肢功能。对于需切除肛门治疗的患者来说，股薄肌肛门原位成形术可以利用自身肌肉来代替肛门外括约肌，能最大限度地还原肛管直肠解剖生理以减轻患者的心理负担，但没有 I 型纤维慢抽搐、耐疲劳的优点。在 5 例的股薄肌肛门原位成形术中，对股薄肌肌肉较长的病例，做 γ 环，而对于肌肉较短的病例，首选 α 环。

（3）鲍俊涛等通过回顾性分析 27 例先天性肛门直肠畸形术后肛门失禁患儿采用改良股薄肌转移肛门外括约肌成形术疗效，术后联合生物反馈电刺激训练进行综合性治疗。结果 27 例改良股薄肌移植肛门外括约肌成形术均成功，有 5 例患儿术后出现肛周感染，经清创处理后好转，无移植肌肉坏死。

（4）Schrag 等利用动物实验，在人工肛门括约肌装一压力感受器，当其运行时套囊压力在 24~58mmHg（1mmHg=0.133kPa），可以减少肠壁缺血损害。这与套囊压力相比确有明显降低，但能否有效控制排便，尚待临床证实。

（5）Luo 等使用形状记忆合金材料的人工肛门括约肌（SMA），对猪模型进行 4 周的观察后发现该装置降低了对肠道及周围组织的压力，且能很好地控制排便，但仍出现了热灼伤等问题。

（6）申喜琴对 16 例肛门失禁的患者根据病因不同采用不同的手术方案。肛管侧方或前方的一部分括约肌损伤，无功能部分未超过 1/3~1/2 者，可行括约肌修补术。分娩或外伤造成的会阴撕裂，可行会阴缝合术。肛管直肠脱垂、会阴异常下降等引起的括约肌松弛，可行经肛门前方、侧方或侧方的括约肌折叠术。肛门括约肌损伤或缺损，无功能部分超过 1/3~1/2 者、先天性括约肌缺如、肛门神经损伤或疾病、肛管极度松弛者，可行肌肉移植括约肌成形术。感觉性失禁或肛门部瘢痕形成影响闭合者，可行皮肤移植肛管成形术。因不能切除的肛管直肠癌等破坏肛门自制机制，肛门部无法手术者，只能行结肠腹壁造口术。结果痊愈 8 例，显效 5 例，有效 3 例，经手术治疗均有效，总满意率为 87.5%。作者认为恢复直肠、肛管、盆底肌和肛管皮肤的正常解剖和生理状态，可根据发病原因或损伤情况采用不同的术式治疗。

（7）谢承通过肌电刺激生物反馈评估先天性巨结肠术后患儿肛门失禁情况。共选取了 39 例巨结肠术后 2 年肛门失禁的患儿分为两组进行观察。一组行肛门主动收缩训练，2 次/天，每次 50~100 下。另一组采用生物电刺激反馈训练仪进行括约肌电刺激的生物反馈训练，1 次/日，10 次为 1 个疗程。1 个月后再进行下个疗程训练，2 个疗程后进行肌电评估，直肠测压评价。结果训练后，肌电活动评估行括约肌肌电刺激组收缩期肌电值高于肛门主动收缩训练组，直肠测压的肛管直肠静息压、收缩压均高于训练前，但肌电刺激组的肛管直肠收缩压显著高于肛门主动收缩训练组。

（8）赵雨等对功能性大便失禁通过针灸疗法观察其作用效果，取穴分别为次髎、长强、天枢、气海。次髎取 0.25mm×75mm 一次性无菌针灸针向脊柱方向呈 60°~75° 角斜刺，快速破皮入第 2 骶后孔中，进针 50mm 左右。长强取 0.25mm×50mm 一次性无菌针灸针向肛门方向斜刺 45°，快速破皮进针 30mm 左右，三穴进针后均采用提插捻转法使患者有向肛门及直肠等部位扩散的得气感。留针 20 分钟，期间每 8 分钟左右行针 1 次，施小幅度捻转补法，共行针 2 次后取针。取针后患者呈仰卧位，天枢常规消毒后取 0.25mm×50mm 一次性无菌针灸针直刺 40mm 左右，采用提插捻转法使患者有得气感，留针 15 分钟，期间每 5 分钟左右行针 1 次，采用小幅度提插捻转补法，共行针 2 次后取针，留针期间，取清艾条 2 支点燃，对准气海穴行温和灸 10 分钟，以患者感舒适为度。

研究者认为该病病位在大肠（肛门），故研究穴位处方以"前后配穴"结合局部解剖取穴为指导思想，腹部取大肠募穴天枢穴，手法以深刺补法为主，并配合气海穴温和悬灸，希望通过深刺与温灸调整大肠蠕动、肠道分泌及肠道吸收；背部取次髎穴与长强穴深刺，希望通过对肛门神经及肛周肌肉的刺激改善盆底屏障（肛门括约肌、耻骨直肠肌）的松弛或直肠容积及感觉异常的病理状态。

（9）文金明等对肛门失禁患者通过西医常规口服药物治疗，予以患者欧车前或甲基纤维素，如病情需要可加服止泻剂，与中医采用辨证论治方法治疗进行疗效对比。对于中气下陷患者，给予补中益气汤剂，组方：人参 15g，黄芪 30g，山药 20g，牡蛎及龙骨各 30g，酸枣仁及诃子各 15g，陈皮 12g，当归 12g，茯苓 12g，白术 12g，升麻 10g，柴胡 5g。1 剂/日，煎汁服用。对于脾肾亏虚患者给予四神丸合参苓白术散治疗，牡蛎 30g，山药 15g，莲子肉 15g，龙骨 30g，诃子 15g，补骨脂 15g，扁豆 15g，白术、人参、山茱萸、附子、茯苓以及泽泻均 12g，五味子 6g，肉豆蔻 8g 以及甘草 5g。1 剂/日，煎汁服用。同时每日配合壳皮汤进行熏洗坐浴，并予以针灸治疗（命门、肾俞、足三里、百会、关元、三阴交、承山以及八髎等穴位）。通过补中益气汤具有扶正、益气、收敛之效；四神丸合参苓白术散具有止泻固肠、补脾益肾之效；壳皮汤熏洗坐浴法可起到消肿止疼、收敛固脱、除湿止痒的良好效果；针灸疗法可以通过经络传导作用，刺激患者肛门括约肌的周围神经，以提高其神经敏感性，从而控制排气排便。

（二）诊断研究

1. 盆底影像

CT、MRI及生物朔化等技术建立的女性盆底肌的三维模型，较系统地描述了盆底肌及邻近组织结构，使其更加形象化，更易于理解盆底的复杂解剖结构。肛提肌的漏斗形空间结构在肌肉和盆底骨骼的三维重建模型中更加逼真、形象，但CT检查软组织对比较差，因其有电离辐射及仅显示横断面等缺点而未普遍开展。

Gartner等观察肛门闭锁行会阴成形术后康复良好的成人患者并发肛门失禁的MRI表现，发现MRI成像可用于确定其残留的盆底肌及肛门括约肌的范围并评估其质量。15例中11例（79%）肌肉变薄，以外括约肌变薄最常见（10例），提肌板变薄最少见（4例），仅1例所有肌群均变薄。

2. 动态MRI扫描

MRI扫描有助于观察正常人与盆底功能性疾病患者的肛提肌解剖结构及盆腔器官位置的运动变化，分析排便前、会阴收缩期、排便期肛直肠解剖及周围结构与肛管直肠角的关系，有助于评价盆底肌在动态影像上的功能变化，使动态MRI研究肛提肌解剖与功能变化成为可能，评价这些肌肉的变化有助于理解有关盆底功能紊乱患者的肛提肌形态学变化，有学者提出肛提肌由两部分组成，即下内侧部的耻骨直肠肌及上外侧部的髂骨尾骨肌，而且还观察到耻骨直肠肌的不对称性，指出右侧的耻骨直肠肌较左侧薄等。利用MRI的软组织及空间分辨力高的优势，可充分显示排粪造影过程中盆底解剖结构细微形态变化，可精确定量、直观分析排粪造影前后肛直角、肛提肌上下空间结构的变化及肠疝、膀胱突出、阴道穹窿脱垂等，比排粪造影更准确，其敏感性和特异性都大大高于排粪造影检查。

3. 产伤性括约肌损伤的超声诊断

研究发现产伤性括约肌损伤的危险因素包括会阴切开术、初产妇、器械助娩、胎儿出生体质量＞4Kg、第二产程延长、肩难产及持续性枕后位等。产伤性括约肌损伤可表现为孤立的外括约肌损伤，也可表现为外括约肌与内括约肌的复合性损伤，声像图表现为损伤部位括约肌连续性中断或变薄，对侧未受损部位肌肉增厚，表现为"半月征"，Ⅳ度会阴撕裂时，还可见肛门黏膜形状异常。

除了观察肛门括约肌之外，应用经阴道超声（TVUS）可动态观察会阴体、耻骨直肠肌、盆底及盆底器官之间的互动关系。在TVUS检查过程中，探头对会阴体的压力过大或声束的入射角度不当，均有可能导致图像失真。此外，TVUS的主要缺点在于分辨率较低，不易区分肛管黏膜及黏膜下层、联合纵肌、会阴浅横肌及测量腹侧外括约肌的长度。

国外学者应用三维肛管超声对经阴道分娩72小时内的初产妇进行检查，发现产伤性括约肌损伤的发生率为12%。Oom等采用Kappa检验分析二维肛管超声与三维TVUS诊断肛门括约肌损伤的一致性，发现两者一致性好。目前三维TVUS已应用于观察肛管的解剖与功能，但在产伤性括约肌损伤的诊断研究中的应用有限。

（四）诊断评价

盆腔造影结合排粪造影检查能对除膀胱尿道和阴道疾病以外的盆底部疾病尤其是盆底疝做出较全面、准确的诊断。其优点是能显示腹膜，能勾画出肠疝和盆底疝疝囊，是目前评价盆底功能性疾病较为全面的一种检查方法，可用于全面评价复杂盆底的功能性疾病，且不易遗漏伴发的盆腔疾病，但该方法操作复杂，检查有创，并且辐射量较大等缺点不易被患者接受。

盆底动态 CT 和 MRI 通过观察盆底肌肉和邻近结构的形态变化，进一步了解盆腔精细解剖结构，更完整、充分地展示盆底解剖结构，可对肛管直肠和盆底疾病做出完整、系统的评价，是多重造影检查的重要补充。但 CT 对盆底功能疾病的诊断有待进一步认识。动态 MRI 优点是该法在不需要任何对比剂的情况下能够很好地显示不同组织，且无辐射、无损伤等。

动态 MRI 排粪造影术检查非常接近生理排便过程，能真实反映盆底结构在静息和最大用力时的动态变化过程。腔内磁共振成像评价肛门外括约肌萎缩有独特的价值。

腔内超声是一种无创伤的影像学检查方法，国内对其在直肠肿瘤诊治中的应用已有较多的研究和报道，并取得较好的临床效果，但有关其在大便失禁诊断中的应用则未受到重视。由于它能精确地显示肛管的各层结构以及括约肌损伤的程度和范围，在诊断肛管括约肌损伤方面要优于目前应用较多的直肠指诊、肛管测压、EMG、PNTML 等检查，有助于发现无明显临床表现的和深部的肛管括约肌损伤，以便及时有效地采取治疗措施，因而对特发性和创伤性大便失禁均具有重要的诊断价值。该方法简便安全、快速准确，患者痛苦小，并可与 EMG、PNTML 等检查联合应用，互为补充，提高诊断正确率，是一种有较好应用前景的新方法。

主要参考文献

［1］肖钟. 原位植入式智能人工肛门括约肌系统的研制［D］. 广州：南方医科大学，2013.

［2］肖钟，黄宗海，史福军，等. 生物反馈式人工肛门感知系统的研制及效果［J］. 中国组织工程研究，2013（5）：894-901.

［3］田锋，项林海. 自体肛门括约肌紧缩术治疗肛门失禁疗效观察［J］. 临床医学研究与实践，2017，36：70-71.

［4］林羽. 磁性控便装置的研究进展［J］. 外科理论与实践，2014，19（3）：263-265.

［5］韩庆增. 人工直肠括约肌与磁性肛门括约肌对肛门失禁的治疗效果［J］. 河北医药，2018，40（12）：1807-1811.

［6］鲍俊涛，张书峰，王晓晖，等. 改良股薄肌移植联合生物反馈对肌源性肛门失禁患儿肛门节制的疗效［J］. 广东医学，2014，35（3）：430-432.

［7］申喜琴. 肛门失禁手术治疗方法分析［J］. 中国卫生标准管理，2014，24：155-156.

［8］谢承，刘昇，郭碧霞，等. 肌电刺激生物反馈治疗巨结肠患儿术后肛门失禁的效果观察［J］. 中外医学研究，2018，16（1）：1-3.

［9］赵雨，罗云婷，闫江华，等. 针灸治疗功能性大便失禁：随机对照研究［J］. 中国针灸，2015（7）：30-34.

［10］文金明，文晨，李红娟，等. 中医治疗肛门失禁患者的疗效观察［J］. 中西医结合心血管病杂志，2015，12（6）：129-130.

第十三章　先天性肛门直肠畸形

先天性肛门直肠畸形，是胚胎期发育异常造成的，在新生儿中占 0.20%。先天性肛门直肠畸形在临床上以低位肠梗阻为主要症状。由于畸形类型不同，有无瘘管及瘘管的粗细位置不同，临床症状也有很大差别。一般多于出生后 1~2 天出现急性完全性低位肠梗阻而就诊，早期表现为无胎粪排出，喂奶后呕吐，呕吐物为奶并有胆汁，以后可吐粪样物，腹部逐渐膨胀、失水。表现为肛门直肠狭窄、肛膜闭锁、遮盖性肛门、肛门前异位、肛门会阴瘘、直肠前庭瘘、直肠阴道瘘、直肠尿道瘘、直肠膀胱瘘、肛门闭锁 10 种类型。中医学虽无此病名，但属于"肛门皮包""肛门内合""无谷道"等病范畴。

先天性肛门直肠畸形中有 45%~65% 伴发相关畸形，称为非孤立性先天性肛门直肠畸形，非孤立性先天性肛门直肠畸形可被归为 5 类：①染色体异常的先天性肛门直肠畸形；②综合征性先天性肛门直肠畸形（非染色体性）；③复合畸形中的先天性肛门直肠畸形（非染色体性）；④多发性先天畸形（非综合征性）的先天性肛门直肠畸形；⑤环境因素影响的先天性肛门直肠畸形。

一、病因病机

（一）西医学认识

1.先天性肛门直肠畸形病因病机

肛管上部、直肠和部分泌尿生殖器官是胚胎时期后肠的衍生物。在胚胎早期，尿生殖窦后部与后肠远端部分相接而共同形成泄殖腔。此膨大的囊腔前接尿生殖窦，后通肠管，由泄殖腔肛膜与体外相通。肠管扩展超过泄殖腔者，成为尾肛。在胚胎第七周，中胚层组织向下生长，将尾肠与尿生殖窦完全隔开，后者发育成膀胱、尿道、阴道，尾肠则向会阴部发展为直肠，在尾肠和尿生殖窦分开同时，出现原始会阴，而在会阴部后来的肛门部再现一凹陷，称为原始肛道。肛道向体内与尾肠相通，最后肛道与尾肠之间仅有一膜，称为肛膜。约在胚胎第 8 周，肛膜破裂，尾肠与肛道相通，即是直肠与肛管。肛门、直肠先天性畸形的胚胎学基础是后肠发育障碍。

2.肛门直肠狭窄病因病机

先天性肛门直肠狭窄可以发生于肛门、直肠的各个区段，大体可分为肛门狭窄、肛管狭窄、肛管直肠交界处狭窄、直肠狭窄、肛管直肠狭窄等。除肛门狭窄临床多见外，其他各型都极为罕见。肛门狭窄属于低位畸形，是胚胎发育后期，肛膜吸收不全或生殖皱襞过度融合，遮盖部分肛门所致。其狭窄的部位多见于肛管或肛门口，长度短，呈环形，又称肛门膜状狭窄。肛管狭窄也属低位畸形，整个肛管口径都窄小，狭窄段呈管状。肛管直肠交界处狭窄属于中间位畸形，肛管与直肠发育基本正常，但肛管皮肤与直肠黏膜连接处有一环状或镰状的索带。直肠狭窄属于高位畸形，多发生于直肠壶腹上部，呈环状或管状。肛管直肠狭窄多波及肛门口至直肠下段数厘米长，呈管状，狭窄直肠多已通过耻骨直肠肌环，其起始部位常位于肌环处，因此也多属于高位畸形。

3.肛膜闭锁病因病机

肛膜闭锁属于低位畸形，是一常见类型，因胚胎后期发育障碍，原始肛道与直肠末端之肛膜吸收异常所致。有时可合并向肛前走行的皮下潜性瘘管，肛管直肠发育基本正常，一般不合并其他畸形。

4. 遮盖性肛门病因病机

遮盖性肛门属于低位畸形，在胚胎发生后期，由于会阴巨状突发育不全，生殖皱襞增生肥大形成会阴，过度肥大的生殖皱襞在会阴中线融合时，覆盖于正常肛门部位，遮盖了肛门出口。此类畸形直肠的发育正常，耻骨直肠肌及肛门外括约肌的发育和排列也基本正常，一般不合并其他畸形。

5. 肛门前异位病因病机

肛门前异位属于低位畸形，是胚胎发育后期，会阴发育不全，肛门没有正常后移所致。直肠发育基本正常，已穿越耻骨直肠肌环，但其下段位置靠前，开口于正常肛门位置前方。外括约肌发育通常已有相当的厚度。

6. 肛门会阴瘘病因病机

肛门会阴瘘属于低位畸形，是胚胎发育后期，肛管直肠未在正常肛门位置与外界相通，其盲端在会阴部、外阴部或阴道前庭部形成异常开口，瘘管多位于皮下。直肠发育基本正常，穿行于耻骨直肠环内，外括约肌分布及发育也基本正常，一般不合并其他畸形。

7. 直肠前庭瘘病因病机

直肠前庭瘘属于中位畸形，肛门肛管未发育，直肠盲端位于阴道下端附近，其瘘管开口于阴道前庭舟状窝部，耻骨直肠肌已包绕直肠远端。

8. 直肠阴道瘘病因病机

直肠阴道瘘是胚胎发育早期，尿生殖隔形成下降过程发生障碍所致，属于高位或中间位畸形。高位畸形，肛门发育不全，直肠末端位于耻骨直肠肌上方，向前开口于阴道后壁穹隆部，又称高位直肠阴道瘘，常伴有外括约肌、外生殖器发育不良。中位畸形肛门未发育，直肠末端已下降到耻骨直肠肌环内，开口于阴道后壁下 1/3 段，又称低位直肠阴道瘘。临床上低位直肠阴道瘘较为多见。

9. 直肠尿道瘘病因病机

直肠尿道瘘合并于肛门闭锁或肛门直肠闭锁，前者属于中间位畸形，后者属于高位畸形。肛门闭锁的病例，直肠发育基本正常，其末端已降至耻骨直肠肌环内，位置较低，瘘管开口多位于尿道球部（又称直肠尿道球部瘘）。肛门直肠闭锁直肠的末端位置较高，在耻骨直肠肌上方，瘘管开口多位于尿道前列腺部（又称直肠尿道前列腺部瘘）。常伴有尿道下裂，隐睾等，骶骨发育与会阴神经支配可有缺陷。

10. 直肠膀胱瘘病因病机

直肠膀胱瘘合并于肛门直肠发育不全，属于高位畸形，是因胚胎早期，尿生殖隔下降过程发生障碍，尿生殖窦与直肠窦之间相通，致直肠开口于膀胱，瘘口多位于膀胱三角区，主要见于男婴，多同时合并尿道下裂、隐睾等畸形，骶骨发育与盆腔肌肉的神经支配常有缺陷。罕见的女婴直肠膀胱瘘的病例，多同时合并多角子宫或双子宫。因直肠发育不全，其盲端位于耻骨直肠肌上方。

11. 肛门闭锁的病因病机

肛门闭锁属于中位畸形，临床常见。大多由于胚胎第 7~8 周原始肛道发育障碍所致，未向内凹入形成肛管。如为尾肠和原始肛道发育不全，肛膜未破裂，则形成各种类型的肛门闭锁；如肛膜仅部分消失，则形成肛管与直肠交界部位的先天性狭窄。直肠发育基本正常，盲端在尿道球海绵肌边缘，或阴道下端附近，耻骨直肠肌包绕直肠远端。会阴往往发育不良，呈平坦状，肛区为完整皮肤覆盖。可合并尿道球部，阴部下段或前庭瘘管。

（二）中医学认识

中医学对先天性肛门直肠畸形认识较早，分属于"肛门皮包""肛门内合""无谷道"等病范畴。明代徐春甫（1556）《古今医统·小儿初生总论篇》中说："小儿出生无谷道，逾旬日必不可救至腹胀不食乳，则成内伤，虽通谷道似不胜其治矣。必须早用刀刺之，要对肠孔，亲切开通之，后用绵帛如榆钱大，卷如指，以香油浸透插之，使其再不合缝，四旁用生肌散搽之自愈。"明代孙志宏著《简明医彀》云："罕有儿，初生无谷道，大便不能者，旬日后必不救，须用细刀割穿，要对孔亲切，开通之后，用绢帛卷如小指，以香油浸透插入，使不再合，旁用生肌散敷之自愈。"明代王肯堂（1602）《证治准绳·幼科》说："肛门内合当以物透而通之，金簪为上，玉簪次之，须针刺入二寸许，以苏合香丸纳入孔中，粪出为快。"清代顾世澄（1760）《疡医大全·小儿初生谷道不通》说："小儿初生谷道不通，有一种内有薄膜遮住，胎粪不能屙下，通之胎粪自利可生，有一种肛门长皮并无窍眼者，唯有用金刀割开，胎粪自利，亦有生者。必须知觉早方能有救。若迟延胸腹胀突，面色青白，不能吮乳者，不治。曾有一儿肛门内有一隔膜，大便泻时尚不啼哭，遇大便干结时必啼哭喊叫，面色紫胀，挣下大便如刀劈开者，三四岁时一医以金刀割开隔膜，出血以黑药止血，不过燉肿数日全安。简便方曰所闷脐生者，小儿初生粪门有一膜遮住儿气，故不能出声，拍之则膜破而能啼哭，须用轻巧妇人以银簪脚轻轻挑破甚便。"清代赵濂（1883）《医门补要·肛门皮包》中说："初生婴儿，肛门有薄皮包裹，无孔，用剪刀剪开薄皮，以药速止其血，则肛自通。"这些记载充分反映了中医学对先天性肛门直肠畸形进行了深入细致的观察，对其病因病机、临床表现、治疗及预后等，已有深刻的认识，为后世的研究奠定了良好的基础。

二、临床诊断

（一）辨病诊断

1.症状及体征

先天性肛门直肠畸形的主要症状为低位肠梗阻表现。由于畸形类型不同，有无瘘管及瘘管的粗细位置不同，临床症状也有很大差异。一般多于出生后1~2日出现急性完全性低位肠梗阻而就诊，早期表现为无胎粪排出，喂奶后呕吐，呕吐物为奶并含有胆汁，以后可吐粪样物，腹部逐渐膨胀，失水。如延误治疗可造成肠穿孔、腹膜炎、吸入性肺炎等并发症，6~7日即可死亡。少数狭窄较轻，或瘘管粗大的患儿，短期内尚可排便排气，而在数周、数月甚至数年后才出现排便困难、便秘、粪石形成、继发性巨结肠等慢性肠梗阻征象，或以排便部位异常而就诊。个别病例伴有很大的阴道瘘或舟状窝瘘，粪便可以通畅地由瘘管排出，没有任何慢性肠梗阻表现，甚至于能形成较好的排便自制功能，可以长期无症状或症状轻微。

2.各种先天性肛门直肠畸形的临床诊断

（1）先天肛门直肠狭窄的临床诊断

症状体征：因狭窄程度不同而表现各异。重度狭窄出生后即有排便困难，表现为排便时努挣，啼哭，可在数日至数月出现低位肠梗阻征象。轻度狭窄者稀软便能正常排出，仅在大便成形时出现排便费力，粪便呈细条形，经常性便秘，甚至发生粪嵌塞。也有直到成年才因长期解便困难而就诊者。长期排便不畅可引起近端直、结肠逐渐扩大而导致继发性巨直结肠症。肛门局部可见肛门狭小，甚至仅有一小孔，连导尿管也不能插入。高中位狭窄，肛门外观可正常，但指检时第五指不能通过狭窄段。

诊断：有排便不畅史，结合局部检查即可确诊。在难以判断狭窄区段时，可用钡灌肠摄片帮助确诊。

（2）肛膜闭锁的临床诊断

症状体征：出生后无胎粪排出，啼哭不安，呕吐，腹胀。在正常肛门位置有明显凹陷，肛管被一层隔膜覆盖。隔膜有时很薄，能透过它看见存留在肛管直肠内的深蓝色胎粪。病儿哭闹时隔膜明显向外膨出，手指触及有明显冲击感，刺激肛周可见括约肌收缩。

诊断：无胎粪排出，肛门有薄膜覆盖。穿刺检查，膜的厚度多在 0.5mm 以内，指诊患儿哭闹时肛区有明显冲击感，一般不需作倒置位摄片。

（3）遮盖性肛门的临床诊断

症状体征：出生后无肛门，无胎粪排出或仅见点状粪迹，很快出现低位肠梗阻表现。会阴中央略为高突，有一色素较深的皮肤小嵴沿会阴中缝线向前延伸到阴唇后联合，或阴囊根部，甚至于到阴茎根部。可合并皮下细小瘘管，外口很小，可开口于中缝线的任何部位。开口处可见溢出的微少粪便，形成"蝇粪斑"样外观。有时瘘管表现仅覆盖一层很薄的皮肤，其下方有狭窄的暗绿色胎粪形成的"珍珠串"样改变，与前端的小开口连通（国际分类：肛门皮肤瘘）。也有一些病例，在正常的肛门位置上，有一细小的孔隙，胎粪从遮盖物两侧挤出（国际分类：肛门狭窄）。在女性，条索状物将肛门外口拉向前方，有时可抵达阴唇系带处，形成类似异位肛门的状况（国际分类：肛门外阴瘘）。

诊断：出生后无肛，会阴中缝线有条索样皮肤小嵴。合并瘘管者，经瘘口插入探针，探针紧挨皮下向背侧行走到肛区凹陷处，手指于肛区凹陷处可触及探针头，X

线倒置位摄片显示肠道盲端于耻骨尾骨线下方。穿刺检查，盲端距肛门区皮肤多在 1cm 以内。

（4）肛门前异位的临床诊断

症状体征：肛门外形与正常肛门相似，肛缘皮肤有放射性皱襞，色素较深，但其位置靠前侧，一般位于正常肛区与阴囊根部或阴唇后联合之间，称为会阴前肛门。在女孩，部分患儿开口可紧靠阴唇后联合处的外阴部，又有前庭肛门、外阴部肛门之称。肛管内覆以上皮，一般都有外括约肌环绕，其排便功能可以完全正常而无其他临床症状，部分患儿由于开口较窄小而有排便困难的表现。少数病例因肛管未穿越外括约肌中心，常有流粪等部分失禁的表现。

诊断：肛门形态与正常肛门相似，仅仅开口位置异常，肛管内有上皮覆盖。

（5）肛门会阴瘘的临床诊断

症状体征：出生后无肛门，正常肛区有一凹陷，皮肤常可见放射性皱纹，刺激该区可见有括约肌的环形收缩，婴儿哭闹或腹压增高时，凹陷外突，扪及该处有明显的冲击感，有时肛区仅为一层薄膜覆盖，能隐约看到肠道的胎粪。在男婴，瘘口常位于正常肛区与阴囊根部之间。女婴瘘口则多位于正常肛区与阴唇后联合之间，也有位于外阴部大阴唇后侧或位于阴道前庭处。瘘口从针尖大小到 1cm 左右不等，大者在婴儿期通过瘘口尚可维持排便，小者出生后即有不同程度的排便困难，有些病例很快即出现低位肠梗阻。瘘口周围常有粪便存留，如护理不当，粪便污染可引起生殖道、泌尿道感染，尤其是女婴多见。

诊断：无肛，正常肛区位置有一凹陷，为一层皮肤或纤维条索物，或薄膜覆盖，增加腹压时该处有明显的冲击感。经瘘口轻柔插入探针至肛管，显示瘘管位于皮下，方向指向患儿背侧，肛区可扪及探针头。

穿刺检查，肠道盲端到肛门皮肤的距离在1cm以内。倒置位X片或经瘘口造影均显示肠道盲端位于耻尾线之下方。

（6）直肠前庭瘘的临床诊断

症状体征：会阴无肛门，正常肛门部位稍凹陷，患儿哭闹时凹陷处可外突，扪之有冲击感。前庭舟状窝处可有粪便存在，仔细检查可在阴道口后方正中或侧发现瘘口。瘘口大小不一，大者婴儿早期基本可以维持排便，瘘口窄小者则可在几天内很快出现低位肠梗阻症状。由于瘘口无括约肌制约，经常有粪便流出，污染外阴部，可致外阴部皮肤潮湿糜烂，容易继发生殖、泌尿道感染。

诊断：出生后无肛门，前庭部瘘口流粪，探针检查，经瘘口插入探针后，探针向患儿头侧方向走行，肛区不能触及探针头，如经瘘口造影摄片或倒置位X线摄片，直肠末端正位于耻尾线或稍下方。

（7）直肠阴道瘘的临床诊断

症状体征：正常肛门位置为皮肤覆盖，平坦无肛门，患儿哭闹时，会阴部不外突，手指触摸此处也无冲击感。因无括约肌控制，粪便常从阴道内流出。少数瘘口大者，患儿早期基本能维持正常排便，对发育影响不大，甚至较大儿童或成人患者也能正常排便，或只有部分失禁情况。瘘口小者则多在出生后几个月内出现不同程度的排便困难，尤其在患儿大便由稀软逐渐变干成形后，排粪不畅越来越重。可逐渐继发巨直、结肠症，表现为腹部膨隆，左下腹常可触及巨大粪块。患儿全身情况不佳，有慢性中毒表现，影响其生长发育。如合并处女膜闭锁，则粪便积存于阴道，处女膜膨胀外突，切开处女膜即有粪便流出。由于粪便污染常可继发阴道炎、尿道炎以及泌尿、生殖道的逆行感染。

诊断：无肛门，粪便从阴道排出，或处女膜闭锁外突，内有胎粪即可诊断，但须进一步确定其位置高低。用鼻窥镜从阴道外口即能看到瘘口位置及大小，直肠阴道下段瘘有时直接从阴道外口即能看到瘘口。X线倒置位摄片或经瘘口插管造影摄片可以了解直肠末端位置以及与耻骨直肠肌的关系。瘘口位于阴道后穹窿，直肠末端在耻尾线以上为高位畸形；瘘口位于阴道下1/3段，直肠末端位于耻尾线或其稍下方者为中间位畸形。

（8）直肠尿道瘘的临床诊断

症状体征：肛门局部表现与肛门闭锁、肛门直肠闭锁相同，尿液中混有胎粪为其主要特征。但与直肠膀胱瘘的全程粪尿不同，直肠尿道瘘仅在排尿开始时混有少量的胎粪排出，尿的中后段基本澄清，因无括约肌控制，尿道口排气与排尿动作无关。同时由于瘘管及尿道细小，排粪不畅，出生后早期即可发生肠梗阻。还常发生逆行尿路感染。

诊断：无肛，前段尿含有胎粪，中后段尿液澄清，如瘘管较粗，经尿道插入导尿管，可沿尿道后壁经瘘管进入直肠，造影可显示瘘管及直肠盲端位置。如粪迹不明显，尿液显微镜检查，可了解有无粪质成分。尿道造影时，造影剂可能填充瘘管或进入直肠，但阴性结果仍不能否定瘘管存在。X线倒置位摄片可以确定直肠盲端高度，对判断瘘管的高低有所帮助。

（9）直肠膀胱瘘的临床诊断

症状体征：局部可见会阴平坦，无肛门，正常肛区皮肤色素较深，可有一浅窝，患儿哭闹及增加腹压时，该处不外突，扪及此处也无冲击感。从尿道口排气和胎粪是其主要表现。因胎粪进入膀胱与尿液混合，患儿在排尿全过程中尿液呈绿色，尿的最后部分颜色更深，同时可排出膀胱内的气体，若压迫膀胱区，则胎粪和气体排出得更多。在不排尿时，因膀胱括约肌控制，无气体排出。由于瘘管粗细不同，或瘘口被黏稠胎粪所堵塞，因此粪便排出的程度是不同的，有时甚至完全不出现肉眼粪尿，因此常规检查尿液中有无胎粪成分是很必要的，一次尿检阴性也不能完全排除瘘管的存在。由于瘘管细软，几乎都有肠梗阻的存在，泌尿系感染也是常见的并发症。

诊断：无肛，局部可见会阴平坦，无肛门，正常肛区皮肤色素较深，可有一浅窝，患儿哭闹及增加腹压时，该处不外突，扪及此处也无冲击感。排尿时经尿道口排气，尿液全程混有胎粪。X线平片膀胱内有气体或液平面，肠腔内有钙化影。尿道膀胱造影摄片，造影剂往往仅充填瘘口部，出现憩室样阴影，如造影剂能直接进入直肠，则可显示瘘管走行及直肠盲端与肛门皮肤的距离。

（10）肛门闭锁的临床诊断

症状体征：患儿出生后无胎粪排出，很快出现呕吐、腹胀等低位肠梗阻症状，局部检查，会阴中央呈平坦状，肛区部分为皮肤覆盖。部分病例有一色素沉着明显的小凹，并有放射状皱纹，刺激该处可见环肌收缩反应。婴儿哭闹或屏气时，会阴中央有突起，手指置于该区可有冲击感，将婴儿置于臀高头低位在肛门部叩诊为鼓音。

诊断：出生后无胎粪排出，肛区为皮肤覆盖，哭闹时肛区有冲击感。倒置位X线侧位片上，直肠末端正位于耻尾线或其稍下方，超声波、穿刺法测得直肠盲端距肛区皮肤1.5cm左右。

3. 先天性肛门直肠畸形的分类

（1）按解剖形态不同分，四型分类法

第Ⅰ型：肛门或肛管直肠交界处狭窄，即肛门已形成，肛门和直肠均未闭锁，但肛管和直肠下段先天狭窄。

第Ⅱ型：肛门膜状闭锁，即在原来肛门的部位有一薄膜覆盖。

第Ⅲ型：直肠肛门闭锁，此时直肠盲端距肛门皮肤有相当距离，肛门处有凹陷，常并发大小不同的瘘管，有点甚至可以维持排便功能。

第Ⅳ型：直肠闭锁，即直肠下段闭锁，肛管和直肠上段均正常，二者之间无肠腔。

（2）二类八型分类法　余亚雄等（1964）根据直肠盲端处于盆腔底耻骨直肠肌之上或下，将畸形分为低位和高位两大类，然后再根据形态分为八型，便于选择手术方式。盆底水平以耻尾线为标志，在新生儿该线距会阴肛区皮肤约1.5cm。二类八型分类法曾得到国内小儿外科专业的肯定，被广泛地采用。

低位畸形：

第Ⅰ型：肛门直肠低位闭锁（有或无会阴瘘）。

第Ⅱ型：肛门膜状闭锁。

第Ⅲ型：肛门狭窄或肛管直肠交界处狭窄。

第Ⅳ型：肛门闭锁合并低位直肠阴道瘘或肛门舟状窝瘘或泄殖腔畸形（女）。

高位畸形：

第Ⅴ型：肛门直肠高位闭锁（偶有会阴瘘）。

第Ⅵ型：直肠闭锁。

第Ⅶ型：肛门直肠闭锁合并直肠膀胱瘘、直肠尿道瘘。

第Ⅷ型：肛门直肠闭锁合并高位直肠阴道瘘、直肠细长舟状窝瘘或泄殖腔畸形（女）。

（3）国际分类法　1970年在澳大利亚召开的国际小儿外科学会议，一致同意Santulli等人提出的分类法：即以直肠末端与肛提肌，特别是耻骨直肠肌的关系来划分高、中、低位。在倒置位骨盆侧位X线照片上，从耻骨体中点到骶骨尾骨之间的连线即耻尾线，是耻骨直肠肌位置的标志。直肠末端在此线以上者为高位畸形，位于此线或稍下方者为中位畸形，低于此线者为低位畸形，其分类如下：

1）高位畸形：肛提肌上畸形，肠道终止于骨盆底之上方。

①肛门直肠发育不全（肛门直肠闭锁）

a.无瘘管。

b.有瘘管：男性：直肠膀胱瘘，直肠尿道瘘；女性：直肠膀胱瘘，直肠泄殖腔瘘，直肠阴道瘘（高位）。

②直肠闭锁（肛管存在）。

2）中位畸形：肠道为耻骨直肠肌包绕。

①肛门发育不全（肛门闭锁）

a.无瘘管。

b.有瘘管：直肠尿道球部瘘；女性：直肠阴道瘘（低位），直肠前庭瘘。

②直肠肛门狭窄（肛管存在）。

3）低位畸形：经肛提肌畸形，肛管终止于骨盆底下方。

①在正常肛门部位

a.肛门隔膜。

b.肛门狭窄。

②在会阴部

a.肛门皮肤瘘。

b.会阴前肛门。

③在外阴部

a.外阴部肛门。

b.肛门外阴瘘。

c.肛门前庭瘘。

肛门皮肤瘘、外阴前肛门、会阴部肛门、肛门外阴瘘、肛门前庭瘘习惯上通称为肛门会阴瘘。由于该分类法比较合理，既充分反映了解剖形态学改变，又能指导选择治疗方法，估计预后、评价和比较各类畸形的治疗效果，因此为国内外学者所采纳。

4）其他：不属于上述各类不常见畸形，如肛膜闭锁、泄殖腔外翻等，而合并其他畸形常见先天性心脏病、食管闭锁、肠闭锁、四肢畸形等。

4.相关检查

（1）X线检查 临床上先天性肛门直肠畸形的诊断一般并不困难，但更重要的是准确的测定直肠闭锁的高度，了解直肠末端与耻骨直肠肌的位置关系以及有无泌尿生殖系瘘和腰骶椎畸形的存在，以便更合理的选择治疗措施，因此X线检查是不可缺少的。

1）倒置平片：目前最广泛采用的检查手段。先于肛门凹陷上放置一金属物，胶布固定，以为标记，将出生后24小时左右新生儿置于头低、双足向上倒悬位置1~2分钟，也可倒置前轻柔按摩腹部5~10分钟，使气体能升入盆腔，分别前后位、侧位摄片。此法一方面通过金属物与充气直肠的距离间接表明肛门皮肤平面与空气影响的关系，一方面借助骨骼标志来确定畸形的高低。根据Stephen提出的PC线作为标准来确定肛门闭锁的类型，PC线是指从耻骨联合上缘至骶尾关节的连线，相当于耻骨直肠肌；I线即经过坐骨结节与PC平行的连线；M线是PC线与I线的中线。M线以上为高位，I线以下为低位，M线与I线之间为中位。

值得注意的是，X线片显示直肠盲端气体到会阴皮肤平面距离有时与实际情况不一致，误差大，其原因可能与以下几点有关：

①检查过早（生后12小时内）婴儿吞咽的气体尚未达到直肠；倒立时间不足（倒立不宜超过3分钟）。

②检查过晚，大量稠厚的胎粪聚集在直肠内，流动缓慢，气体不易到达直肠盲端。

③婴儿倒置位时，由于腹内压变化、横膈位置高低、肛提肌收缩等因素均影响婴儿会阴和盆腔的伸展，故也影响到直肠盲端气体的高低水平。

④X线射入的角度、球管与身体间的

距离，可使 X 线上阴影的大小与实际距离有所差异。倒置位片上若同时发现膀胱内有气体或液平面，或在肠腔内有钙化的胎粪等改变，是诊断泌尿系瘘的可靠依据。此外，骶椎如有改变也可同时显示。当 X 线平片所显示的盲端太高时，应怀疑肠闭锁同时存在的可能，必要时可在摄腹部立位平片，观察结肠充气的情况和肠梗阻的部位，若见小肠有高位或低位的液平面，结肠内无气体，则合并肠闭锁的诊断成立。

2）瘘管造影：对有会阴、舟状窝或阴道瘘管的患儿，可经瘘口插入适当大小的导管，注入造影剂，会阴肛区放置金属标记，作 X 线摄片，以测定直肠盲端的高低及肠腔扩张情况，了解瘘管粗细、长短和与直肠的关系。

3）膀胱尿道造影：自尿道注入碘化钠溶液摄 X 线片，可了解瘘管情况及与直肠的关系，但阴性结果不能排除诊断。

（2）B 超测距法　使用 B 超可以准确测定直肠盲端与会阴肛区皮肤的距离，应用 B 超探头直接在会阴肛区皮肤作矢状切扫描，即可获得肛门直肠声像图。如果皮肤回声显示不清，可在皮肤表面加水囊检查。直肠表现为直径约 1cm 的管状结构，这是根据肠腔内胎粪的回声进行判断的。因此无瘘口或瘘口小不能排出胎粪者可得到可靠的结果，瘘口大或已行结肠造瘘减压的病例，则难以获得正确的结果。B 超测距与手术实测距离的误差一般在 0.3cm 以内，检查时无损伤，不受时间限制，不需倒置体位，因此是一种安全可靠的检查方法，诊断低位肛门闭锁的正确率明显高于 X 线，但是对膀胱瘘及尿道球部瘘易漏诊。

（3）CT 检查　能够避免伴随瘘管的漏诊，其独特的优势在于对软组织的分辨率高，能够清晰地显示肛门括约肌、肠管及肌肉数量的解剖，反映骶骨是否畸形，术后能够扫描到肠管是否正确穿过横纹肌复

合体，有利于评估术后肛门功能的恢复情况，但对其伴随瘘管及闭锁水平的显示有一定的局限性。

（4）穿刺抽吸法　应用消毒注射器接粗针头，从相当于正常肛门位置的中心向后上方刺入，边进针边抽吸，当针头进入直肠末端时即有胎粪或气体抽出。针刺深度即直肠盲端到皮肤的距离，穿刺成功后还可直接注入造影剂进行摄片。使用该法需注意进针方向和深度，避免损伤其他脏器发生危险。

（5）探针检查　应用探针检查瘘管的走行、长短、粗细也是常用的检查方法。同时用指尖在肛区触摸探针头可粗略了解盲端与皮肤的距离。操作时注意动作一定要轻柔，不可勉强插入，防止造成假道和损伤。

（6）窥镜检查　对直肠阴道瘘患儿可用鼻窥镜直接观察瘘口位置和大小。

（7）肌电图检查　应用平面电极肌电图技术检查患儿肛门外括约肌发育情况及其位置，对于选择手术方式有一定帮助。

（8）MRI　能全面反映患儿直肠盲端的位置、瘘管的类型、括约肌的发育情况及伴随的畸形。但是 MRI 对泌尿系瘘口的入口显示不清楚，而且费用高。

（9）直肠肛门测压法　反映出肛管静息压力、肛门反射抑制能力、高压带的长度，这些内容均能够帮助我们评估不同手术方式治疗的效果，利于选择最优的手术方式。

（二）辨证诊断

由于本病属先天性疾病，中医学对此辨证分型诊断较少，治疗效果不佳，故有关中医药方面内容从略。

三、鉴别诊断

本病属先天性畸形疾病，鉴别诊断时

主要分清畸形的类型和位置的高低。各种先天性肛门直肠畸形在临床诊断及现代仪器诊断中已有很详细的论述（参见本章临床诊断中各种先天性疾病的症状、体征及诊断），一般不难做出鉴别诊断。

四、临床治疗

（一）提高临床疗效的基本要素

此类先天性疾病，要提高临床疗效，首先应该诊断明确，分型清楚，然后才能针对不同的畸形类型选用恰当的手术治疗方法。手术的技巧、手术方式的选择，是临床疗效的关键。积极治疗原发病，防治并发症是提高临床疗效的基本要素。

（二）辨病治疗

1. 先天性肛门直肠畸形的治疗概述

先天性肛门直肠畸形一般都需采取手术矫治，应根据畸形的类型、瘘管大小以及患儿的全身情况综合考虑，以选择合适的手术时间及术式。治疗的目的是解除梗阻，重建肛门直肠功能，消除异常的通道。

先天性肛门直肠畸形最常发生不同程度的低位肠梗阻，是造成死亡的主要原因。因此，对已发生和可能发生肠梗阻者，都要采取紧急措施解除梗阻，可根据具体情况选用扩肛术、肛门成形术或结肠造瘘术。轻度肛门直肠狭窄，或合并有较大瘘管的患儿，早期可采用扩肛术，如能维持排便，可待到6个月后再施行肛门成形术；低位畸形一般可采用会阴肛门成形术；中间位畸形一般采用骶会阴肛门成形术；高位畸形多采用腹会阴或腹骶会阴肛门成形术，或先行结肠造瘘术，以后再作二期肛门成形术。高位畸形（包括部分中间位畸形）是否在新生儿期行一期肛门成形术，这在学术界存在着不同的看法。

（1）一些人主张先做结肠造瘘，待到6个月~1岁时再行肛门成形术，其理由如下。

①大年龄手术，患儿骨盆增大，组织发育较好，便于手术操作，使直肠更容易通过耻骨直肠肌环，减少术后肛门失禁的发生。同时患儿对手术的耐受力增加，大大降低了手术死亡率。

②由于造瘘手术的改进，术后并发症已显著减少。

③对伴有泌尿系统瘘管者，造瘘术后清洁末端结肠，能改善泌尿道感染情况，有时甚至在造瘘时即可先切断瘘管，封闭异常通道。

④在1岁左右时，对患儿排尿控制以及是否伴发其他畸形等情况容易了解。

⑤1~1.5岁时对排便功能没有影响。

⑥由于已有造瘘，无粪便污染的危险，减少肛门切口感染。

⑦术后可以缓慢扩肛，以免一期手术撕裂或过度伸展耻骨直肠肌环，影响排便控制能力。

⑧利用结肠造瘘做造影，可正确判断畸形类型和瘘管的位置，纠正倒置位X片可能的误差，并有充分的时间研究选择最适宜的手术方式。

（2）主张在新生儿期作一期肛门成形术的人认为

①在新生儿期手术，肠段容易游离，骨盆腔较浅，容易解剖分离直肠盲端和瘘管。

②新生儿结肠造口的并发症很多，死亡率也较高，而且也不易为家长接受。

③结肠造口术后，增加了第二次手术的困难。

④伴有直肠泌尿系瘘管者，若仅先作结肠造口，容易并发泌尿系感染，甚至发生高氯性酸中毒。

⑤在新生儿期做肛门成形术，术后患儿更早地经肛门排便，能够早期锻炼肛门周围肌肉排便功能，防止肛门括约肌群的

废用性萎缩，容易建立正常的排便功能。

目前，随着诊断、手术、护理技术的提高，越来越多的作者倾向于认为，高位畸形的患儿在新生儿期可以选择性地施行一期肛门成形术。反之，如畸形类型或瘘管位置不清楚，患儿全身情况较差（早产或就诊较晚已有严重肠梗阻），或合并其他严重畸形、并发症等，则以先作结肠造口为好。无论采用一期还是分期手术，均需在术前充分完善检查，明确诊断、分类以及是否合并其他系统的畸形。当然，更重要的是术中精细的操作、术后随访、正确的扩肛及对患儿排便功能的训练等。

各种肛门成形术不仅在于解除患儿的肠梗阻，更重要的是重建肛门排便自制功能。目前，先天性肛门直肠畸形术后肛门失禁的情况相当普遍，对患儿的生长发育和身心健康都有很大影响。虽然近年来有不少作者就此不断改进手术方式，但仍未能根本解决肛门失禁的问题。临床资料分析表明，术后肛门功能好坏与直肠盲端的位置高低直接相关。Lwai 等报道一组肛门直肠畸形病例，术后排便控制良好率在低位畸形为 92%，中位畸形为 55%，高位畸形为 23%。低位畸形患儿的肛门内外括约肌发育基本正常，直肠盲端已穿越耻骨直肠肌环，一般不合并其他畸形，排便控制功能基本正常。加之肛门成形术操作是从会阴部进行，损伤括约肌和神经的可能性很小，因此术后肛门功能一般都较为满意。

高位畸形患儿自身就存在着不同程度的排便功能障碍，如内括约肌缺如、外括约肌发育不良、骶骨畸形、盆腔肌肉的神经功能缺陷、肛门直肠感觉和运行功能不良等。这些发育缺陷有时难以通过手术得以矫治，因此常发生程度不同的肛门失禁。有不少的学者就认为，严重畸形（如盆腔肌肉的神经功能缺陷）的患儿，腹部造口的功能比会阴造口的功能更好。多数高位

畸形术后的肛门括约功能依赖于耻骨直肠肌，因此手术时必须使肠管通过该肌环内。但是，耻骨直肠肌位于直肠盲端下面，紧附于尿道（阴道）后方。在新生儿期，无论从会阴还是从腹部进行手术，都难以暴露和分离此肌环。有些手术时直肠盲端并没穿过肌环，而是通过其后方拉至会阴，术后肛门功能当然受影响。此外，游离直肠时造成的耻骨直肠肌损伤和盆丛神经的损伤都是影响肛门括约功能的因素。为了更好地暴露耻骨直肠肌，避免或减少肌环的损伤，有不少学者提出了经骶部或尾部入路的手术方式。骶会阴或腹骶会阴肛门成形术一般在半岁以后进行，因此新生儿期需做结肠造口。经骶部入路的术式比较容易暴露和分离耻骨直肠肌，骶会阴肛门成形术主要适用于中位肛门直肠畸形的患者，包括直肠尿道球部瘘、直肠前庭瘘和直肠阴道瘘。该手术保留了完整的外括约肌，使外括约肌及会阴的本体感受仍存在，但是该操作是在非直视下将直肠盲袋从骶骨前面分离，未能使直肠正好通过肌肉复合体的中间，术后肛门功能情况差异较大。术中要翻动体位，增大手术创伤，延长手术时间，增加感染机会，因而也有其不利的一面。

重建肛门排便自制功能当今仍是肛门直肠畸形，尤其是高位畸形治疗上的一个难题。术前进行盆部神经功能和肛门外括约肌功能的测定，明确诊断，选择适宜的术式；术时尽力保护耻骨直肠肌和肛门括约肌，并使肠管通过肌环到会阴；避免广泛分离，防止损伤肌肉和神经组织，减少术后瘢痕组织粘连压迫；尽量保留封闭的直肠末端，转移肛区皮瓣到肛管内，以增加肛门直肠的感觉能力；术后正确地进行排便训练等，通过各个环节的努力，可以减少失禁的发生或减轻失禁的程度。

对于畸形合并的各种瘘管，一般都主

张在肛门成形的同时予以切除，避免发生其他并发症。

新生儿期通过倒置位X线摄片确定的直肠盲端位置有时存在着误差，片示的直肠盲端与肛门皮肤的距离往往比实际的距离大。因此，手术时一般应从会阴部开始，如探查发现直肠盲端位置较低，则只需从会阴手术完成肛门成形，可避免开腹给患儿带来不必要的损伤和危险。

2. 术后并发症

各种肛门成形术后都可因感染、直肠回缩等导致肛门狭窄、肛门失禁、瘘管复发以及直肠黏膜外翻等并发症。

（1）肛门狭窄　肛门狭窄是肛门成形术最常见的并发症，其原因有：

①术中未充分游离直肠，勉强在有张力的情况下缝合，缝线多在2~3天时将嫩弱的直肠壁组织切割开，此时肠壁尚未与周围组织粘连固定，直肠回缩，创面内瘢痕组织填充，导致狭窄。

②伤口感染，直肠回缩。

③新建的肛管直肠隧道窄小。

④术后未坚持扩肛，直肠周围环形瘢痕挛缩导致狭窄。

术后肛门狭窄一般都采用扩肛法治疗，初次扩肛可在麻醉下进行，以后每天扩肛1次，并根据排便情况逐渐减少到每周1次，至少持续3个月。经扩肛后，肛门狭窄仍无明显好转，可于术后6个月，再行瘢痕切除松解肛门成形术。但手术次数越多，对肛门功能的影响也越大。

（2）肛门失禁　肛门失禁也是肛门直肠畸形术后常见的并发症，畸形位置越高，失禁发生率越高。失禁的原因如下。

①合并盆底肌肉、肛门括约肌以及神经支配发育缺陷。

②手术损伤肛门括约肌、耻骨直肠肌、盆丛神经。

③高位畸形直肠未经耻骨直肠肌环穿过。

④肛门口过大、松弛，不能严密闭合。

⑤肛管周围因感染或直肠回缩而形成较厚硬的瘢痕，肛管闭合不严并常伴有狭窄。术后肛门失禁有相当部分病例是暂时的，随着时间延长，各种代偿功能的建立，失禁可以好转，部分轻度失禁的病例可以完全恢复正常。

对肛门失禁患儿的处理，应仔细分析原因，包括进行肛门直肠神经、肌肉功能的测定等，然后针对病因治疗。常用的措施有调整饮食、排便训练、电刺激治疗、理疗促使瘢痕软化、括约肌紧缩术、肌肉移植括约肌成形术、骶会阴肛门成形术使直肠穿过耻骨直肠肌环等。对盆神经功能缺陷所致的完全性肛门失禁，可以考虑永久性结肠造口。

（3）瘘管复发　肛门直肠畸形合并的各种瘘管在术后可能复发。复发的原因有：①伤口感染；②直肠回缩；③肛门狭窄，直肠内压增高；④尿液引流不畅等。

对于瘘管复发一般不应急于手术修补，应积极控制感染，继续扩肛，保持排便通畅。对泌尿系的瘘管应注意保持膀胱造瘘口的引流通畅，使尿流改道，如能保持膀胱造口引流通畅并控制感染，同时坚持扩张肛门防止狭窄，则以后肉芽增生，部分病例瘘口可以自行闭合。如瘘口长期不愈，可在6个月后瘢痕软化时再予以手术修补，如切除瘘管，牵拉游离的直肠前壁向下遮盖。

（4）直肠黏膜外翻　术后黏膜外翻常导致黏膜的水肿、发炎、糜烂、出血等，所分泌的黏液引起会阴潮湿、皮疹等。黏膜外翻的原因有：①肛门口径过大或外括约肌收缩无力；②直肠脱出过长；③肛门部瘢痕所致肛门闭合不严，直肠黏膜外脱。

直肠黏膜外翻一般采用非手术治疗，可用温盐水坐浴、理疗等促使瘢痕软化，较大儿童可以做提肛运动锻炼肛门的括约肌，随着瘢痕软化的括约肌功能恢复，多数患儿症状可以缓解。对少数非手术治疗无效的患儿，可采用外翻黏膜切除、括约肌修补、瘢痕松解等手术矫治。

（5）便秘　术中括约肌损伤以及神经功能损伤导致患儿存在直肠排空能力异常、直肠感觉迟钝、排便动力异常等复杂的肛门直肠和神经功能改变，术后肛门瘢痕挛缩及未予以肛门扩张等因素可能造成肛门狭窄，进而导致便秘。严重便秘可引起污便和假性便失禁，易与术后肛门括约肌功能不良所致便失禁相混淆。

注意培养患者良好的排便习惯，固定时间排便，使用泻药辅助患者排便等改善便秘。而术后按时行肛门扩张术对避免肛门狭窄很重要。心理疏导缓解患儿不愿意排便的恐惧，教育患儿父母鼓励患儿排便，使患儿形成一个正常反射性主动排便。

（6）继发性巨结肠　先天性肛门直肠畸形的患者术后直肠排便自制及完整的直肠储备控制发生了改变，造成肛门周围肌肉神经分布及本体感觉、肛门直肠抑制反射功能等均异常，这些感觉异常造成肠蠕动功能减弱、大便滞留，特别是在存在神经异常的条件下，术后直肠的蠕动障碍更容易导致大便滞留，直肠膨胀，最终导致继发性巨结肠，术后解决便秘能有效改善巨结肠。有学者指出若患者术后发现便秘合并巨结肠，且在解决便秘后巨结肠改善不佳时，需将病变肠管切除，并将损伤的肛门结构进行重建。

（7）结石形成　手术切断瘘管到尿道之间仍有一段残留管道，术后形成连同尿道的囊袋，积液日久而成。治疗可做敞开手术。

3. 各种先天性肛门直肠畸形的具体治疗

（1）先天性肛门直肠狭窄的治疗　应根据狭窄的程度和类型选择适当的治疗方法。轻度狭窄的病例采用反复持久的肛门扩张术，多数能恢复正常的排便功能。重度狭窄的病例则需行手术治疗，手术时机尽可能选在梗阻发生之前。单纯肛门膜状狭窄可行隔膜切除术；肛管狭窄选择纵切横缝术或松解术效果很好。直肠狭窄松解术不易达到目的，术后仍有瘢痕挛缩而再度狭窄。

①肛门扩张术：适应于轻度肛门直肠狭窄和各种肛门成形术后。侧卧位或截石位，用特制的金属探子（Hegar 探子），也可采用顶端为圆弧形的大小适应的钢笔竿，外涂润滑剂，自肛门缓缓插入直肠，最初一个月每日 1 次，每次留置 15~20 分钟，以后根据排便困难的改善情况逐渐改为隔日 1 次或每周 2 次，一般持续 6 个月左右。探子由小到大，直到狭窄段能顺利通过食指，排便通畅并保持不复发为止。应教会患儿家长自己操作，定期到医院复查咨询，接受医生指导，关键要长期坚持。如反复扩肛仍不能维持正常排便者，须及时选择其他手术方法治疗。

②隔膜切除术：切除狭窄膜环，适当保留肛缘皮瓣，将肛管皮肤稍加游离，然后与肛缘皮瓣交叉对合缝合，使缝合后切口呈星形，防止愈后瘢痕挛缩狭窄。

③纵切横缝术：在肛门后侧纵行切开皮肤皮下组织，上至狭窄段上缘，下至肛缘外 1cm。扩肛使食指能通过肛管，游离切口周围皮下，将直肠后壁黏膜与肛管皮肤横向间断缝合。

④肛管 Y-V 皮瓣成形术：截石位，在肛周后侧作倒"Y"形切口，中心位于肛缘，肛管内切口需超越狭窄段，肛缘外切口长 2cm 左右，夹角 90°~100°。扩肛使肛管能容纳食指，充分游离肛门外三角形皮瓣，上移入肛管内对合缝合，缝合后切口呈倒"V"形。

⑤狭窄松解术：通过肛门暴露肛管直

肠交界处的狭窄环，一般在环的后侧作纵行切口，切断狭窄的纤维环，扩肛使狭窄区能通过食指，然后稍游离直肠黏膜，将切口上下黏膜对合横向缝合。如狭窄程度重，可在环的两侧加作切口，以利松解。

（2）肛膜闭锁的治疗　因闭锁位置低，手术操作容易，一经确诊，即可行肛膜切开或切除术。

①肛膜切开术：于会阴肛区凹陷处取前后纵切口或十字切口切开肛膜，使肛门内外相通。然后扩肛至能放入食指即可。术后早期即需开始扩肛，直到排便正常为止。但有不少人认为，仅单纯切开肛膜，远期效果不好，常常后遗肛门狭窄而再次手术治疗，因此已很少使用该法。

②肛膜切除术：切开肛膜，吸尽胎粪后，沿肛缘剪去肛膜，扩肛使肛管能通过食指，稍游离直肠下端黏膜，然后将直肠黏膜松弛地缝于肛周皮肤。术后10日开始扩肛，每周2~3次，直至肛门无狭窄，排便通畅为止。

（3）遮盖性肛门的治疗　遮盖性肛门一般采用隔膜切除会阴肛门成形术治疗。合并肛门前异位者，参照肛门前异位治疗。

隔膜切除会阴肛门成形术：从阴囊根部或阴唇后联合处，将会阴区皮嵴连同下方瘘管一起切除，也可仅从瘘管外口处切除皮嵴。在正常肛门位置十字形切开皮肤，经外括约肌中心与上方肛管连通。剪除皮瓣上的纤维索带隔膜，注意尽量保留肛缘的正常皮肤，将肛缘皮瓣与上方肛管皮肤缝合，如有张力可适当游离肛管直肠末端。术后2周起开始扩肛，持续3~6个月，防止瘢痕挛缩引起狭窄。

（4）肛门前异位的治疗　肛门轻度前异位，排便功能基本正常者，不须治疗。若开口较小，排便不畅，可用扩肛治疗（参照肛门直肠狭窄）。但由于扩肛不能矫正肛管前倾畸形，有些病例仍存在一定程度排便困难，对反复扩肛仍难维持正常排便，或开口太小，排便困难者，可作肛门后切术，纠正肛管前倾畸形，扩大肛门口径。对肛管未穿过外括约肌而有流粪漏液者，宜待到半岁以后行肛门后移术。

①肛门后切术：沿前移肛门外口后侧后切1~2cm至正常肛门位置，切开肛管后壁，扩肛至食指能顺利插入，稍微游离直肠后壁，将直肠后壁与切开之肛门后方皮肤对合，间断缝合。也有作者主张仅在肛门后皮肤纵行切开，不游离直肠，仔细止血后伤口不做缝合，术后反复扩肛，待到5岁左右，根据排便控制的好坏，部分病例可不做处理，部分病例可行二期肛门移位术。

②肛门后移术：沿前移肛门口环形切开肛缘皮肤，向上游离肛管约2cm，然后以正常肛区外括约肌环形收缩的中心区为中点，"X"形切开皮肤约1.5cm，分离皮下组织，仔细寻找外括约肌，用血管钳经括约肌中心向上钝性分离，扩张，使之形成肌管隧道，经括约肌上方将游离肛管引入肌管隧道，在肛管四周与外括约肌固定数针，肛管外口与新建肛门皮瓣交叉对合缝合固定，前侧切口分层缝合。

（5）肛门会阴瘘的治疗　一般采用手术治疗，手术时机取决于瘘口的大小以及对排便的影响。少数患儿瘘口较大，无排便困难，可以不行早期手术。注意会阴区的清洁，加强护理，防止和积极治疗生殖道、泌尿道的感染。偶有便秘时，可给予行气宽肠、润肠通便的中药，如麻仁丸等，也可给予轻泻剂。等到4岁左右再做瘘管切除肛门成形术，这样更有利于手术操作，便于护理，可以增加成功的机会。临床上多数病例瘘口在0.5cm左右，新生儿期尚能维持排便，以后则不可避免地发生排便困难。这类患儿宜从早期开始用瘘口扩张术扩大瘘口。防止排便困难引起低位梗阻或继发巨直、结肠症，维持到半岁以后再行手术。若瘘口很小，出生后即有排便困难者，或保守治疗期间发生排便困难者都须及时手术。瘘口距肛区较近的患儿，可采用瘘口后切术；瘘口距肛区在1cm以内的病例可采用瘘口后切术；瘘口距肛区在1cm以上的病例可采用瘘管切除肛门成形术。

①瘘口后切术：方法与肛门后切术相似，沿瘘口后切1.5cm左右，切开瘘管和肛门外口，修整肛门周围皮瓣，将肛管皮肤与肛缘皮肤对合缝合。

②瘘管切除肛门成形术：方法是沿瘘管走向切开皮肤皮下组织，剔除瘘管。然后在肛区"十"字切开与肛管相通，稍游离肛管皮肤，与肛缘4个皮瓣交叉对合缝合，闭合瘘管切口。

（6）直肠前庭瘘的治疗 以手术治疗为主，手术时机同肛门会阴瘘，一般选用瘘管后移肛门成形术。在新生儿期，此手术较易失败，造成瘘管复发，应尽可能在6个月后进行。也可采用骶会阴肛门成形术。

瘘管后移肛门成形术：

①解剖瘘管：在舟状窝沿瘘口周围环形切开，游离瘘管至直肠，注意不要损伤阴道后壁和肛门外括约肌。如游离困难，可在瘘管周围注入少量0.5%普鲁卡因，使组织与瘘管分离。

②会阴部切口：会阴肛区作"X"形切口，切开皮肤及皮下组织，以外括约肌中心向上分离，找至直肠盲端。仔细游离直肠前壁及两侧壁，前壁游离至瘘管上方1.5~2cm，后壁稍加游离，将已游离的瘘管及直肠盲端后移到会阴切口。

③肛门成形：将直肠肌层与周围皮下组织缝合固定数针，十字切开瘘管至直肠壁，使直肠末端口径能放入一个食指。直肠壁与肛区皮瓣交叉对合缝合。将瘘管切口皮下软组织及肌肉组织间断横向缝合数针，填充于阴道与直肠之间的空隙内，皮肤切口间断缝合。

（7）直肠阴道瘘的治疗 以手术治疗为主。少数患儿瘘口较大，排便无困难，可不必手术，注意加强护理，积极治疗和预防泌尿生殖道感染，待到3~5岁再做手术，这样既有利于手术操作，也增加成功的机会。低位直肠阴道瘘如瘘口较小，但尚能排便者，可用瘘口扩张术扩大瘘口，维持到半岁后再手术。若瘘口很小，或高位直肠阴道瘘无法行瘘口扩张术者，则应力争在梗阻发生前行手术治疗，手术方式一般选择骶会阴肛门成形术（参照下文直肠尿道瘘）。低位直肠阴道瘘也可采用瘘管后移肛门成形术，高位直肠阴道瘘还可采用腹会阴或腹骶会阴肛门成形术。

（8）直肠尿道瘘的治疗 以手术治疗为主，以往直肠尿道球部瘘多采用会阴肛门成形术，直肠尿道前列腺部瘘多采用腹会阴肛门成形术。但是，会阴肛门成形术和腹会阴肛门成形术暴露耻骨直肠肌和处理瘘管都较困难，近年来很多作者都主张采用骶会阴肛门成形术。骶部切口可以比较清晰地辨别耻骨直肠肌，游离直肠和处理瘘管也比较容易。手术适宜年龄为6个月以上。由于直肠尿道瘘的瘘管较纤细，很容易发生肠梗阻，尿路感染也在所难免，因此新生儿期须先做结肠造瘘，待肛门成形术后3个月，再闭合造瘘口，也可采用横口尾路肛门成形术。

1）骶会阴肛门成形术

①俯卧位，耻骨垫高，尿道置导尿管，由结肠造瘘口向远端置入粗肛管到直肠盲端作为标记。

②骶部切口：在骶尾部作3~5cm长的纵行切口，下端距肛门缘1cm，切开皮肤皮下组织后，横行切开骶尾软骨，连同肛提肌向下拉开，切开椎前筋膜，暴露直肠盲端。注意不可损伤两侧的骶神经会阴支。

③游离直肠：紧贴直肠钝性分离，用

手指或刀柄先游离直肠后壁，继之游离直肠两侧，最后分离直肠前壁。因前壁与尿道间有瘘管存在，粘连较多，剥离困难，应细致操作，要特别注意瘘管、尿道、直肠三者间的解剖关系，切勿损伤尿道。

④处理瘘管：瘘管分离后，结扎并切断。结扎时不可距尿道太近或太远，太近易引起尿道狭窄，太远残留的瘘管术后可形成憩室。有时直肠盲端与尿道粘连紧密，无法了解瘘管走向，分离困难，可先从直肠盲端纵行切开，在肠腔内找到瘘口。沿瘘口作球拍状切开，翻开直肠，再分离瘘管然后切断，缝扎或缝合残端。直肠盲端切口暂时缝闭，并留牵引线，继续分离直肠至需要长度。

⑤分离耻骨直肠肌：在高位直肠尿道瘘，耻骨直肠肌位于直肠盲端下，紧绕尿道后方。在低位直肠尿道瘘，耻骨直肠肌正包绕直肠盲端。暴露耻骨直肠肌后，用直角钳仔细地伸入肌环内，并轻柔地向尾端推进钳子，一直到会阴体。扩张直角钳的二叶，然后将钳的顶端转向后方到会阴肛区。

⑥建立肌性隧道：在会阴肛区作"X"形切口，长约1.5cm，用血管钳经外括约肌中间向上分离，与上方直角钳沟通，缓慢扩张外括约肌，耻骨直肠肌隧道，以能通过直肠为度，一般直径为1.2cm即可。经隧道穿过带子，分别从骶部及会阴口引出作牵引用。

⑦直肠下降、肛门成形术：牵拉牵引带，扩张肌环，从会阴切口用血管钳穿过肌环，将直肠缓慢拉至肛门口。抽出带子后，直肠壁与肛门四周皮下组织间断缝合几针。将直肠远端十字形切开，与肛周皮瓣交叉对合缝合，黏膜皮肤缝合后呈齿状伸向肛管。

⑧关闭骶部切口：骶部直肠与周围组织固定数针，缝合肛尾筋膜，逐层关闭切口，切口内置引流条。

2）横口尾路肛门成形术：北京儿童医院采用横口尾路肛门成形术治疗中间位畸形的直肠尿道瘘、直肠阴道瘘、直肠前庭瘘或直肠会阴瘘。切口长约5cm，两侧达髂骨，切断尾骨连同肛提肌向下拉开。暴露并分离直肠，结扎瘘管。直肠经肛提肌较厚处的分裂孔向下拖出，会阴部肛门成形。这一方法暴露直肠清楚，游离比较充分，新生儿期亦可一期完成。少数患儿术后有直肠回缩、切口粪瘘、前庭瘘复发、暂时性尿潴留或腹泻等。术后观察2年以上，小孩排便功能基本满意，但由于肛门直肠内感觉功能不健全，有时偶有不自觉排便，腹泻时较明显。

（9）直肠膀胱瘘的治疗 以手术治疗为主，常用的手术方式有腹会阴肛门成形术。也有些作者认为腹会阴入路直肠不易穿过耻骨直肠肌，术后大便控制差，而主张采用腹骶会阴肛门成形术。

①腹会阴肛门成形术：参见肛门直肠闭锁。治疗应常规作耻骨上膀胱造瘘，经会阴探查后，从左下腹旁正中切口进入腹腔，游离直肠前壁时应仔细寻找瘘管，直肠膀胱间瘘管多位于膀胱三角区基底部、输尿管口狭窄，断端用苯酚处理。直肠端瘘口暂时封闭，缝线留作牵引线。有时瘘管太短，或粘连严重，可先切开直肠盲端，沿瘘口环形切开肠壁，游离翻开直肠后再分离结扎瘘管。然后，继续游离直肠和乙状结肠至所需要的长度，建立肌性隧道，直肠下降，肛门成形，关闭腹部切口。

②腹骶会阴肛门成形术：取俯卧位，按骶会阴肛门成形术方式，建立耻骨直肠肌、外括约肌隧道，并在其中穿过牵引带子，一头留在骶部切口，一头留在会阴切口，然后关闭骶部切口。置患儿于仰卧位，从左下腹旁正中切口进入腹腔，游离直肠，处理瘘管。向下分离与耻骨直肠肌、外括

约肌隧道相通。以隧道内牵引带子作导引，下降直肠至会阴切口。然后按腹会阴肛门成形术步骤作肛门成形、关腹。

（10）肛门闭锁的治疗　确诊后应尽早行手术治疗，一般施行会阴肛门成形术，也可采用骶会阴肛门成形术。

会阴肛门成形术：

①切口：在会阴中央或可激发环形收缩区的中间，做"X"形切口，长约1·5cm。切开皮肤，翻开4个皮瓣，其下方可见环形外括约肌纤维。

②寻找游离直肠盲端：用蚊式血管钳经括约肌中间向深层钝性分离软组织，可找到呈蓝色的直肠盲端，在盲端肌层穿2根粗丝线作牵引。因直肠盲端正位于耻骨直肠肌环内，因此应紧贴肠壁向上分离。游离盲端约3cm，使直肠能松弛地拉至肛门口，游离直肠一定要有足够的长度，如不充分游离而勉强拉下缝合，术后极容易发生肠壁回缩，造成瘢痕性狭窄。分离时还应避免损伤尿道、阴道和直肠壁。

③切开直肠：在直肠盲端作"十"字形切口切开，用吸引器吸尽胎粪，或让其自然流出拭净。注意保护创面，尽量避免污染。如发生污染，应仔细用生理盐水冲洗。

④吻合固定：将直肠盲端与周围软组织固定数针，用细丝线或肠线间断缝合肠壁与肛周皮肤8~12针。注意肠壁与皮肤瓣应交叉对合，使愈合后瘢痕不在一个平面上。术后10日左右开始扩肛，防止肛门狭窄。

（三）新疗法选粹

1.一期会阴肛门成形术

对于低位肛门直肠畸形的患者，无论是否伴有瘘管，均主张行会阴肛门成形术。这种方法简单、方便、术后并发症少。

（1）适应证　低位肛门直肠畸形。

（2）操作方法　在正常肛门位置行"+"

切口，充分游离直肠，暴露直肠盲端和瘘管，将瘘管结扎，行肛门成形术。

2.后矢状入路肛门成形术（PSARP）

（1）操作方法　术中行后正中切口，切口从骶骨至会阴（即肛门隐窝处），在电刺激仪下辨别肌肉收缩最明显的位置，沿中线将尾骨切开，在中线位置上切开肛提肌和横纹肌复合体，使直肠盲端暴露，将与肛提肌相邻的直肠锐性分离，尽量保存纤维组织及周围的神经，若是存在前列腺瘘或者尿道球部瘘，切开肠管盲端至背侧的瘘管，若是尿道、膀胱瘘，则直接将瘘管结扎。

（2）优点　该手术的优点在于肛提肌和括约肌能够重建在新成形肛门的直肠周围，术后避免了肠管脱垂和狭窄，同时有助于排便功能的恢复。

（3）缺点　将肛提肌和横纹肌复合体完整暴露，肌肉的愈合情况没有保证，所以在肛门成形术后仍需要保留一个造口进行大便的排泄。

3.腹腔镜辅助下肛门成形术（LAARP）

操作方法：该手术在脐部做切口，放入5mm Trocar，置入CO_2压力8~10mmHg，然后在离脐左侧2cm处及左下腹各放置一Trocar为操作孔，解剖直肠系膜及乙状结肠系膜至腹膜反折处，横向分离系膜，辨认直肠尿道瘘、阴道瘘和膀胱瘘，在腹腔镜辅助下用5mm Trocar在电刺激辨别的肛门肌肉组织中心分离成盆底通道，此通道可通过F14肛管，随后在肛门隐窝处行"×"切口，将直肠远端拉入成形肛门。

有学者认为中位肛门闭锁患者不宜采用腹腔镜手术，因为中位肛门闭锁的类型不需要开腹手术，也有学者认为术后在肛门静息和自主挤压时，肛管压力更高，这有利于避免术后发生大便失禁。

有研究显示，在LAARP和PSARP两种手术方式的适应证方面：应用LAARP术治疗高位先天性肛门直肠畸形合并泌尿生殖系统瘘管的患儿有明显的优势，中位先天性肛门直肠畸形患儿选择 LAARP 手术则需要较多游离，可能损伤盆底组织及神经丛，影响患儿术后排便功能，故相比之下中位先天性肛门直肠畸形行 PSARP 术治疗损伤更小。

五、预后转归

一般先天性肛门直肠畸形经早期手术治疗，术后肛门直肠功能恢复尚可，但也易形成肛门狭窄、肛门失禁、瘘管复发、直肠黏膜外翻等并发症。

六、预防调护

（一）预防

因属先天性疾病，应做好孕期保健防护。

（二）调护

（1）手术后应注意保持肛门局部清洁，严格无菌操作技术。

（2）术后未清醒前禁食、去枕平卧，防止窒息；将婴儿双下肢分开固定（如蛙式仰卧），术后有肛门狭窄者应按时扩肛，调节保持大便通畅，保持肛门、会阴局部清洁。

（3）排便的训练应尽早进行，使患儿养成定时排便的习惯，并发肛门狭窄时应及时扩肛。

七、研究进展

（一）病因病机、诊断

先天性肛门直肠畸形（ARM）是胚胎发育过程中出现异常而引起肛门直肠发育障碍。在胚胎期，泄殖腔膜及邻近的泄殖腔背侧发生缺陷是导致先天性肛门直肠畸形的最早原因；先天性肛门直肠畸形的家族性发病表明其与遗传因素相关，存在常染色体显性遗传模式，患儿中已发现多种染色体畸形，与 8 号染色体三体嵌合体、Down 综合征，以及脆性 X 综合征相关。近几年从 DNA- 编码 RNA- 蛋白表达 -ARM 这一主线入手，对疾病调控过程中的转录、转录后蛋白表达调控水平进行了大量研究，发现了多种信号通路及信号分子基因：Wnt 信号通路、Shh 信号通路；Hoxd-13 基因、Bmp-4 基因等，它们参与了多细胞有机体的受体激活、生肌调控、生长发育等过程，当这些信号通路/基因异常时可能导致 ARM 的发生。

曲颜等人应用 HE 染色观察胶质细胞源性神经营养因子（GDNF）及其酪氨酸激酶受体 RET 在不同胎龄先天性肛门直肠畸形（ARM）胎鼠直肠末端的表达和分布情况发现，GDNF 及其酪氨酸激酶受体 RET 在不同胎龄正常胎鼠与 ARM 胎鼠直肠末端表达均有一定的时间相关性；GDNF 及其酪氨酸激酶受体 RET 在 ARM 胎鼠直肠末端表达较正常胎鼠明显降低，异常表达可能影响其肠神经系统发育。

P2Y2（嘌呤受体亚型）作为 ATP 重要的受体之一，在胃肠道内分布最为广泛，其受体的多少可以间接反映肠道 ATP 神经递质的功能。高明娟等人运用苏木素 - 伊红（HE）染色、免疫组织化学（IHC）、免疫荧光、Western blot 检测 HuD 蛋白、嘌呤受体亚型（P2Y2）受体在中高位先天性肛门直肠畸形（ARM）患儿直肠末端以及正常结肠的表达发现，中高位 ARM 患儿直肠末端 HuD 蛋白、P2Y2 受体的表达明显低于正常结肠，两者可能对 ARM 患儿肠神经系统发育有一定影响。

侯金平等人对 72 例（低位组 32 例、中高位组 40 例）先天性肛门直肠畸形术后 6 个月至 1 年排便功能 Kelly 评分：3~6 分（功能优良）的 72 例（低位组 32 例、中高位组40例）患儿行高分辨率肛门直肠测压检查，通过三维图像判断肛门括约肌功能显示，低位肛门直肠畸形患儿平均静息压、最大静息压、肛管有效长度及直肠肛门抑制反射恢复率较中高位肛门直肠畸形高，认为高分辨率肛门直肠测压可作为先天性肛门直肠畸形术后评估患儿排便功能的依据之一。

先天性肛门直肠畸形目前病因未明，但是越来越多的证据提示基因作为致病的主要因素，其表型的不同与一系列涉及后肠生长发育的关键信号系统的参与及交叉调控相关。从现有研究来看，先天性肛门直肠畸形多涉及在发育期胚胎尾端浓度较高的基因、影响中线器官融合/细胞黏附融合的基因及调节尾端外胚层发育的基因。随着候选基因的筛选和基因功能研究的深入，可望进一步阐明先天性肛门直肠畸形的发病机制，并为先天性肛门直肠畸形提供可能的防治策略。

在诊断上，由于新生儿期的MRI显像质量有明显下降，因此对于3个月内的ARM患儿都应该进行脊柱的超声检查，了解圆锥的形状和位置，观察有无异常的椎管内组织和液体积聚。如果超声或临床检查结果有异常，那3个月后应当进行MRI检查。朱才娣等人报道MRI检查能准确判断畸形类型，与手术的符合率达100%，评价横纹肌复合体发育情况，特别是对中高位型ARM，可显示部分瘘管，诊断符合率为53%，能很好地判断泌尿生殖系统畸形以及脊髓椎体异常，可为手术方式的选择及术中需注意的情况提供重要信息。

（二）治法研究

Brisighelli等报道，先天性肛门直肠畸形并直肠尿道瘘行一期改良PSARP术后并发症的发生率为26%。段利琼等人对近十年来一期PSARP治疗中高位先天性肛门直肠畸形术后并发症行Meta分析，得出其术后总并发症发生率为28%的结论，其中发生率最高的是污粪（8%），大便失禁次之（7%），第三位并发症是直肠黏膜脱垂（5%），故改良PSARP治疗先天性肛门直肠畸形，疗效令人满意，在实践中是合理、可行的。

高威等人回顾性分析276例先天性肛门直肠畸形患儿的临床特征、预后及其影响因素。低位畸形171例，中高位畸形105例，139例患儿合并其他先天畸形，包括心血管畸形、泌尿生殖系统畸形、脊柱四肢畸形等。253例患儿中163例行经会阴肛门成形术，48例行PSARP术，11例行LAARP术。另有19例患儿在接受结肠造瘘术后，前往北京、上海等地儿童医院行肛门成形术治疗，有12例患儿因尚未达3月龄或营养状况欠佳，暂未返院做进一步治疗。术后成功随访210例，经Kelly评分以及多因素Logistic回归分析显示临床分型、合并畸形、成形次数是影响术后肛门功能的主要危险因素，畸形位置越高其肛周肌肉的发育越差，伴发畸形越多，患儿病情越复杂，使手术难度加大，成形次数越多的患儿术后功能也就越差。

吴财威等人将148例先天性高位肛门直肠畸形肠造瘘患儿根据造瘘方式分为3组：A组采取结肠袢式造瘘（A1组：横结肠袢式造瘘术；A2组：乙状结肠袢式造瘘术）；B组采取乙状结肠分离、远端缩窄式造瘘；C组采取单纯乙状结肠分离式造瘘，对各组手术时间、造瘘口脱垂、造瘘口内陷、远端粪石残留、Ⅱ期术前评估及手术难易等进行比较分析，发现新生儿期先天性肛门闭锁单纯乙状结肠分离式造瘘效果优于结肠袢式造瘘及乙状结肠分离远端缩窄的造瘘方式，乙状结肠近降结肠处造瘘，可降低二期手术难度。

陶然等人对 42 例患儿术后 3 个月行 MRI 扫描，分析直肠肛管与高位横纹肌复合体及低位横纹肌复合体的位置关系、肛管直肠角、直肠最大径、直肠肛管与横纹肌复合体间有无脂肪疝入、盆底肌肉发育情况等，结果显示直肠肛管偏离高位横纹肌复合体，提示患儿预后不良，而盆底肌肉发育良好并不足以保证术后排便功能良好，术后 MRI 图像所测得肛管直肠角可作为判断预后的客观指标。

鲁玉姣等人用中文版 QOL 普适性核心量表（PedsQL™4.0）对 100 例 2 岁和 5 岁先天性肛门直肠畸形术后儿童进行问卷调查，发现 2 岁先天性肛门直肠畸形患儿的 QOL 受到家庭居住地和排便障碍的影响，5 岁先天性肛门直肠畸形患儿的 QOL 受到母亲职业、临床分型和排便障碍的影响，应针对这些影响因素给予积极干预，从而提高患儿的 QOL。

主要参考文献

［1］杨红梅，刘琴，孙瑛，等. 随访干预对先天性肛门直肠畸形术后恢复的影响［J］. 当代护士（中旬刊），2017（4）：57-58.

［2］杨中华，王大斌，刘丹，等. 先天性肛门直肠畸形术后合并便秘患儿排便功能评定及病因探讨［J］. 临床小儿外科杂志，2020，19（1）：18-25.

［3］李帅，汤绍涛. 腹腔镜辅助肛门成形术与后矢状入路肛门成形术治疗中高位先天性肛门直肠畸形的评价［J］. 发育医学电子杂志，2016，4（1）：16-19，33.

［4］张艳莉，任红霞. 先天性肛门直肠畸形基因异常及其致病因素研究进展［J］. 中华胃肠外科杂志，2016，19（1）：113-117.

［5］曲媛，贾慧敏. Wnt 信号通路及环状 RNA 调控先天性肛门直肠畸形发生的研究进展［J］. 发育医学电子杂志，2018，6（2）：106-111.

［6］曲颜，刘远梅，毛羽晨，等. 胶质细胞源性神经营养因子及其酪氨酸激酶受体 RET 在不同胎龄先天性肛门直肠畸形胎鼠直肠末端的表达［J］. 中华实用儿科临床杂志，2016，31（23）：1829-1833.

［7］高明娟，刘远梅，姜琳耀，等. HuD 蛋白和嘌呤受体亚型受体在中高位肛门直肠畸形患儿直肠末端的表达［J］. 中华实验外科杂志，2018，35（7）：1332-1334.

［8］侯金平，迭小红，孙静，等. 高分辨率肛门直肠测压在先天性肛门直肠畸形术后患儿排便功能评估中的应用［J］. 第三军医大学学报，2019，41（8）：805-809.

［9］朱才娣，肖新兰，丁山，等. MRI 诊断先天性肛门直肠畸形的价值［J］. 放射学实践，2018，33（1）：74-79.

［10］段利琼，任红霞，孙小兵. 一期改良后矢状入路肛门成形术治疗中高位肛门直肠畸形术后并发症的 Meta 分析［J］. 中华胃肠外科杂志，2016，19（12）：1400-1405.

［11］高威，李静，刘翔，等. 先天性肛门直肠畸形的临床特征及预后研究［J］. 安徽医科大学学报，2018，53（2）：316-318.

［12］吴财威，杨少波，朱海涛，等. 先天性高位肛门直肠畸形不同结肠造瘘方式的对比研究［J］. 临床小儿外科杂志，2019，18（6）：480-483+497.

［13］陶然，李顺，袁新宇，等. 先天性肛门直肠畸形经腹腔镜辅助肛门成形术后 MRI 表现与排便功能的关系［J］. 中华放射学杂志，2019（6）：502-506.

［14］鲁玉姣，钟燕，康如彤，等. 先天性肛门直肠畸形儿童生存质量影响因素研究［J］. 国际儿科学杂志，2016，43（4）：311-316.

第十四章 结直肠息肉

结直肠息肉，又称大肠息肉，指大肠黏膜表面突向肠腔内的隆起物。息肉的2/3生长在直肠和乙状结肠，其中腺瘤约90%以上分布在直肠。结直肠息肉临床上以大便带血为最主要症状，多数患者便血发于便后，但色鲜红，不与粪便相混。

中医学无结直肠息肉的病名，多称之为"息肉痔""樱桃痔""珊瑚痔"等。

一、病因病机

（一）西医学认识

结直肠息肉按其病理性质可分以下四类：①肿瘤性息肉：包括管状腺瘤（管状结构在80%以上），绒毛状腺瘤（绒毛结构占80%以上），绒毛管状腺瘤（两种成分不应少于25%），家族性息肉病，以及其他息肉状肿瘤。②错构瘤性息肉：包括幼年型息肉、黑斑息肉病等。③炎性息肉：包括溃疡性结肠炎、克罗恩病、痢疾等各种炎性肠病引起的息肉。④增生性或化生性息肉。

本章主要讨论管状腺瘤、绒毛状腺瘤、幼年型息肉、炎性息肉及增生性息肉。

1. 管状腺瘤的病因病机

大肠腺瘤发现时大多超过1cm，据统计约3/4为单发，但多发者也不少见。腺瘤与结肠癌并发时，常为多发性。小腺瘤在肠黏膜表面隆起如米粒或黄豆大，表面光滑或呈细颗粒，颜色接近正常黏膜，质软；大腺瘤如樱桃或草莓，表面有浅沟或分叶状，色暗红。肿瘤大多有蒂，蒂为黏膜覆盖的血管纤维组织，与周围正常结肠黏膜无异，是正常黏膜被牵拉形成，表面蒂不属腺瘤结构。肿瘤的镜下形态可有不同程度改变，轻者为轻度腺体增多，上皮细胞无异常，重者不仅腺体明显增生，上皮细胞的形态及染色也呈不典型改变，核分裂增多，进一步发展出现腺体细胞多形性，间质浸润，即被认为是重度不典型增生或癌变。腺瘤发生癌变后，侵及蒂部及基底部者并不多见，据统计仅约1%。

2. 绒毛状腺瘤的病因病机

绒毛状腺瘤的特点是，90%为广基无蒂，瘤体很软，因而指诊时容易遗漏，有的瘤体较大，甚则占满肠腔。病理特点是：表面的肠黏膜上皮呈乳头状或绒毛状增生隆起。有人认为本瘤不同于腺瘤，为一种独立的腺瘤，病变范围限于黏膜层。常可呈现不典型增生和癌变，癌变率约40%。此瘤很少为多发性，但结、直肠可以同时有腺瘤性息肉并存。

3. 幼年型息肉的病因病机

该病的发病机制尚无定论。Sauer认为息肉的病因有：①炎症的增殖性反应。②肠管壁的胚胎时残留。③先天性因素加慢性刺激。④遗传性家族性因子。

息肉呈球形或卵圆形，直径不超过1cm，表面光滑，一般均有细长的蒂，蒂为正常黏膜组织。息肉本身为细胞、血管组织，有急慢性炎症细胞浸润，并有大小不等的囊腔，腔壁为分泌黏液的柱状上皮。病理学上认为，此种息肉是一种正常组织的异常组合，称其为错构瘤。与腺瘤不同，不发生癌变。有一种观点认为此病属炎性范畴。还有人认为息肉具有嗜酸性细胞浸润，并常具有个人和家族过敏史，因此考虑为一种过敏反应。也有人注意到了免疫缺陷和家族遗传，如在幼年型息肉的病例中30%的患者可并有先天性缺陷，如：先天性心脏病、颅骨大小与形态异常、胃肠转位、梅克尔憩室、隐睾等。仅约1/3的病例其家族中有本病患者，因而尚无足够的证据证明其为遗传疾病。

4. 炎性息肉、增生性息肉的病因病机

炎性息肉是由于大肠黏膜炎性溃疡，肉芽组织增生、修复、愈合过程而形成的息肉，病变组织呈慢性炎性反应，有纤维肉芽组织增生，间质水肿，细胞浸润。

增生性息肉病因不清。病理可见腺管排列不致密，可有延长，管腔扩张，呈锯齿状的凹凸不平。

5. 家族性息肉病的病因病机

发病原因不明，但有以下几种假定的学说。

（1）遗传。有人认为该病是一种常染色体显性遗传性疾病，与自发性基因突变有关，与性染色体不相联，父母均可遗传，子或女发病机会相等。婴幼儿时期并无息肉出现，因此不属于先天性疾病。也有人认为婴儿在胚胎时上皮细胞即有易感性，这种易感性上皮细胞在青春期快速生长成为息肉样瘤，同一家族中多见。

（2）有人认为肠壁的先天缺损、慢性刺激、慢性炎症如慢性溃疡性大肠炎均可导致。

（3）因血吸虫病感染或痢疾所致。

（4）Stiffman 提出息肉病的发生，除基因异常外可能还存在其他未知的促发因素。90%以上的息肉病都发生于直肠和乙状结肠，有的全部肠受累，或胃、小肠、大肠均受累。也有人提出只累及大肠而不累及小肠，这可能和小肠检查手段受限有关。息肉的形态、大小不一，肉眼可见在肠黏膜上有许多散在的豆粒大的息肉群生，或多发的小息肉在肠黏膜上呈绒毡状。小息肉有蒂者极少，镜下结构与腺瘤样息肉相同。此病的严重性在于癌变，而且癌变常不限于一处，为多中心。患者12岁、13岁

即可出现腺瘤，20岁时息肉已遍布大肠，如不及时治疗，40岁以后几乎不可避免地出现癌变。据文献记载，大肠腺瘤演变为癌需5~15年。癌变发生的部位和一般大肠癌规律类似，直肠和乙状结肠多见，来自息肉病的腺癌，发病早、发展快、易扩散，手术切除后的5年生存率也较低。特别是家族性腺瘤发生癌变的可能性最大，故应给予早期治疗。

（二）中医学认识

1. 邪气积聚

六淫邪气及内聚横逆之气，气机郁阻或凝聚，就会积聚而起，形成肿瘤，发为息肉。

2. 气滞血瘀

气滞血瘀于肠间，内著于脉道，使血行障碍，经络阻塞，气机不利，瘀血浊气积聚则可隆起为息肉。

3. 湿热下注

湿热内生，下迫大肠，致肠道气机不利，经络阻滞，瘀血浊气凝聚而成，正如《灵枢·水胀》篇所说："寒气客于肠外，邪气相搏，气不得荣，因有所系，癖而内著，恶气乃起，息肉乃生。"

二、临床诊断

（一）辨病诊断

1. 临床表现

（1）管状腺瘤　又称腺瘤性息肉。有记载管状腺瘤最为多见，一般占全部腺瘤的75%左右，是大肠内最常见的息肉状病变。多见于男性青壮年，儿童偶发。大便带血为最多见的症状，多发生于便后，血色鲜红，不与粪便相混。在排除痔核出血后，下消化道出血的病例中30%为腺瘤引起。如息肉表面感染、糜烂，则大便表面有黏液和血丝。息肉大，位置低，常有排

便不畅、便条有压痕沟、下坠、里急后重等不适感。大便时可发现有红色肉样肿物从肛门脱出。根据病史和检查所见，易诊断。息肉位置低者，排便时可见红色肉样肿物脱出肛门外。如息肉蒂部纤维化，血运减少，则变成黄白色。距肛缘 8cm 以下有息肉，指诊检查肠腔内可触到质软、有或无蒂、活动、表面光滑的球状肿物，并能确定所在的位置。指套上常带血。

（2）绒毛状腺瘤　又称乳头状腺瘤，是一种比较少见的腺瘤，约占腺瘤的 10%，多见于老年人，很少发生在 40 岁以下，儿童和青少年少见，男性多于女性。90% 的绒毛腺瘤发生于直肠和乙状结肠下段，约占直肠和乙状结肠下端肿瘤的 1%~3%。以黏液血便为主要症状，便血率 70%~80%，有时便血量明显增多。排便不畅，里急后重，腹泻、便次增多，晨起排出大量蛋清状的黏液便为其特点，致使蛋白质和电解质及水的丢失，久之引起低血钾症，表现为低钾性心律失常，无力，体瘦，易疲劳，临床有时误诊为黏液性和溃疡性结肠炎。腹泻在本病中的发生率可达 50% 以上。息肉位置低者也可部分或全部脱出肛门，呈海绵状肉红色肿物，易出血。根据病史和检查易诊断。有慢性黏液血便，有时大量便鲜血。位置低者，指诊可触到肠腔内有柔软、分叶、蒂短或无蒂的肿物。

（3）幼年型息肉　又称先天性息肉、潴留性息肉。主要发生在 10 岁以下儿童，平均发病年龄 5 岁，男孩多于女孩。约 70%~80% 发生在直肠，且 60% 距肛口 10cm 以内，多为单发，青春期后有自然消失趋向，成年人也可发生，但较少见。主要症状是大便带血或便后滴血，血色鲜红，与大便不混，出血量一般不大，很像内痔出血，因此，儿童期有类似内痔出血时，应考虑直肠息肉的可能。低位息肉，用力排便时可脱出肛外，便后又缩回。依据发病年龄、临床症状及直肠指诊扪及带蒂、活动的球形息肉，不难诊断。特别是将息肉剖开可见充满黏液的囊腔、壁光滑、呈灰白色是其特点。病理组织检查可确诊。

（4）炎性息肉、增生型息肉　炎性息肉，又称假性息肉。与大肠黏膜炎性病变有关，多见于溃疡性结肠炎、阿米巴痢疾、肠结核、克罗恩病、血吸虫病等。增生性息肉，又称化生性息肉。多发生在直肠，40 岁以后发病，随年龄增长，发病率增高。炎性息肉一般症状不明显，常以腹泻、黏液便、血便为主。息肉呈灰白色，多无蒂。伴有炎性肠病病史，结合病理检查可确诊。增生性息肉数目虽多，但无明显症状，偶有大便带鲜血。

（5）家族性息肉病　家族性腺瘤性息肉病，又称家族性大肠息肉病或多发性息肉病，最先由 Vischow 在 1863 年发现。这是一种常染色体显性遗传性疾病，好发于青年，一般 15~25 岁青春期开始出现临床症状，30 岁左右最为明显。大肠内布满息肉状腺瘤，具有很高的癌变倾向，统计表明有 40%~50% 的病例可转变为腺癌。息肉病早期症状不明显，以腹泻、腹痛、便血为常见症状。若便血为主症，则多达本病后期，常并有恶变发生。继发感染后，症状加重，大便稀软、味臭、带有泡沫，有时带黏液脓血。亦有时大便秘结并有里急后重感。直肠下端瘤体大者，便后可脱出肛外，呈暗红色、乳头状肿物。患者由于长期消耗而贫血，体重减轻。多发生在 20~40 岁左右。腹部检查一般无明显症状。家族性息肉病，病变仅限于直肠和结肠，肠外无病变。指诊直肠，可触到许多大小不等的肿物，质软。

2. 相关检查

（1）管状腺瘤　结肠镜检查可发现高位的息肉和低位较小手指触不清的息肉。镜下可见隆起或球状息肉，表面易出血，有时可见溃疡面。年龄偏大者，腺瘤发生于右半结肠者居多。X线气钡灌肠造影，可发现肠壁有充盈缺损。病理检查为腺瘤样组织，外有包膜，组织排列正常，即可诊断为腺瘤性息肉。

（2）绒毛状腺瘤　窥器检查，可见海绵状或绒毛样肉红色肿物于直肠壁广泛附着，表面易出血。气钡灌肠造影或纤维结肠镜可发现较高位置的息肉，70%~80%的绒毛状腺瘤分布在左半结肠、乙状结肠和直肠。病理检查可确诊。

（3）幼年型息肉　直肠镜下可见突出肠腔的带蒂肿物，蒂较长，色红。表面光滑。

（4）炎性息肉，增生性息肉　结肠镜下可见息肉体积小、均等。表面光滑、蒂短。病理检查可诊断。

（5）家族性息肉病

①乙状结肠镜检查，可见肠壁上布有形状不一的肿物，呈红色或黄白色，有蒂与无蒂息肉并存，有的表面糜烂并有分泌物，息肉数目足超过一般散在多发性息肉，甚至黏膜表面密布大小息肉，难以看到正常黏膜。

②X线钡剂造影和充气造影，表现为圆形或椭圆形充盈缺损或杯状影像，提示肠内有占位性病变。

③病理改变为腺瘤，癌变倾向显著。

依据以上3项检查结果，患者有无家族史均可诊断。

3. 伴发疾病

根据息肉病伴发的不同肠外表现，又有以下几种综合征：

（1）加德纳综合征（Gardner syndrome）又称"肠息肉病合并多发性骨瘤和多发性软组织瘤"，大肠多发息肉伴：①骨瘤或骨疣，主要在上下颌骨及颅骨；②上皮样囊肿；③软组织纤维瘤；④硬纤维瘤；⑤术后的肠系膜纤维瘤病。

牙齿异常，有埋伏齿、过剩齿、痕迹齿。发病年龄比家族性腺瘤发病晚，多在30~40岁，息肉在结肠、直肠内较分散，小肠也可以有，癌变率达45%。此综合征与家族性腺瘤不属于同一遗传基因，也有人主张两病本质上属同一范畴。

（2）特科特综合征（Turcot syndrome）指息肉病伴有中枢性神经系统肿瘤（包括脊髓母细胞瘤或胶质母细胞瘤），为常染色体隐性遗传，此综合征与家族遗传有关，属家族性腺瘤病的范畴，多发生于25岁以下。必须具备下列条件之一：①腺瘤数 > 100个；②有遗传倾向（家族史）的患者，腺瘤数 > 20个。

（3）波伊茨－耶格综合征（Peutz-Jeghers syndrome）又称"黑色素斑、胃肠多发性息肉综合征"或"黑斑息肉综合征"，系一显性遗传性疾病，其特征是特定部位的多发性黑色素沉着斑和胃肠道多发性息肉，如色素斑可分布于上下口唇周围，也可扩延至整个口腔黏膜，并可发生于手指、足趾、手掌背面、眼、鼻及肛周等处有棕色或黑色素沉着斑点，儿童及青春期色素斑浅，至成年期逐渐变深，到老年又变淡，呈圆形、卵圆形或不规则形，息肉属错构瘤性，极少癌变。发病年龄在20~25岁，有家族遗传性。

波伊茨－耶格综合征恶变问题至今尚有争议，无统一定论。虽然早年认为有一些病例发生了癌变，但Bartholomen等认为本病很少发生癌变并指出以往所谓发生癌变的病例均未证明有淋巴结、肝脏、腹膜的转移，亦即这些病例未因癌变致死。

（4）卡纳达－克朗凯特综合征（Cronkhite-Canada syndrome）　色素沉着、脱毛、指（趾）甲萎缩、胃肠道息肉病为其特征。临床表现为腹泻、黏液血便、脂肪样便等。由于腹泻和吸收不良，造成低蛋白血症、维生素缺乏、电解质紊乱等。此征的息肉不一定全属腺瘤性，也可以是错构瘤，与幼年性息肉相似，很少癌变。发病年龄较晚，多在50~60岁。严格地讲，此征不应包括在家族性息肉病内。

（5）多发性结构瘤综合征（multiple hamartoma syndrome）　息肉可波及口腔、胃、小肠等除食道外的全部消化道。伴多发性先天畸形、甲状腺肿瘤、乳腺纤维囊性病。息肉属错构瘤性，极少癌变。

（二）辨证诊断

结直肠息肉临床上按其病理性质一般分为肿瘤性息肉、错构瘤性息肉、炎性息肉、增生性或化生性息肉等4种类型。多属于中医学"息肉痔""樱桃痔""珊瑚痔"范畴。病名虽有不同，但辨证分型均以病机为据，故辨证诊断全面论之。

1.四诊

望诊：面色如常，久病失血多者面色苍白，舌质红、紫或淡、苔白或薄黄或薄。

闻诊：口气无异常，语言及气味无明显异常。

问诊：便血、色鲜红，便后肿物脱出，或不脱出。

切诊：有时肛门直肠指诊可能及软或稍硬的肿物。脉浮数、涩或弱。

2.辨证分型

（1）风伤肠络型

便血鲜红，滴血或带血。息肉表面充血明显，脱出或不脱出肛外。舌红、苔白或薄黄，脉浮数。

辨证要点：便血鲜红，息肉表面充血明显，舌红、苔白或薄黄，脉浮数。

（2）气滞血瘀型

肿物脱出肛外，不能回纳，疼痛甚，息肉表面紫暗，干紫，脉涩。

辨证要点：肿物脱出，疼痛，表面紫暗，舌紫脉涩。

（3）脾气亏虚型

肿物易于脱出肛外，表面增生粗糙，或有少量出血，肛门松弛，舌淡、苔薄，脉弱。

辨证要点：肿物脱出，表面粗糙，肛门松弛，舌淡苔薄，脉弱。

三、鉴别诊断

（一）西医学鉴别诊断

1.管状腺瘤的鉴别诊断

（1）直肠癌　指诊可摸到坚硬不规则、活动范围小、基底粘连而压痛的肿物。晚期，指诊可摸到周边隆起而坚硬的溃疡，指套可带脓血分泌物，有特殊臭味。病理检查可明确诊断。

（2）肛乳头肥大　位置低，在齿线处，质韧，表面光滑，椭圆形，呈灰白色，压痛，不出血，可脱出肛外，常伴有肛裂。

（3）粪块　摸到圆形肿物，活动范围广而无固定，在直肠无附着处，指压可变形，灌肠或排便后可消失。

2.家族性息肉病的鉴别诊断

（1）肛乳头肥大　位置低、固定于齿线附近，质地较硬，表面光滑、椭圆形、压痛，手指可将肿物抠出肛外，呈灰黄色，一般不易见血。

（2）幼年息肉　多见于儿童，发病年龄在2~8岁，好发部位以直肠下段最多见，发生于直肠者占75%以上。息肉数目可达数十个。息肉一般不超过2cm，形状规则，无分叶状态，多呈椭圆形，蒂细。直肠X线钡灌肠所见，充盈缺损，边缘完整。病理检查不是腺瘤而是错构瘤，不具备真性肿瘤的基本特征。一般来说与癌的关系不甚密切，因此很少恶变。

（3）肠气囊病　此病罕见。患者有慢性病容，但很少出现恶病质或迅速贫血，黏液血便少于息肉病，腹痛轻，腹胀重。

结肠镜可见肠黏膜突起，似葡萄状，不规整，颜色正常，柔软，不易出血。如刺破，气体逸出，肿物缩小。X光检查，肠腔内可见大小不等的透明囊泡状影，透光区可延伸到钡充盈的轮廓之外，基底宽，黏膜表面光滑。如误为息肉做电切，易造成肠穿孔。

3. 伴有消化道息肉综合征的鉴别诊断

见表 14-1。

（二）中医病证鉴别

结直肠息肉病以便血为最主要，临床表现应与内痔、肛裂、直肠癌及溃疡性结肠炎相鉴别。

1. 内痔

血不与大便相混，附于大便表面，或便时点滴而下，或一线如箭，血多而无疼痛者，多为内痔。肛镜检查时，可见位于点状线以上红色肿物，多位于截石位 3、7、11 点。

2. 肛裂

便血少而肛门疼痛，伴有大便干结者多为肛裂。肛门检查时，可见肛管有梭形创面，多位于截石位 6、12 点。

3. 结直肠癌

血与黏液相混，其色晦暗，便次增多。直肠指诊可发现质硬肿物，结肠镜检可见，菜花状肿物。

4. 溃疡性结直肠炎

便次增多、血与大便相混，可伴有黏液，或脓血。结直肠镜检：可见散在或成片溃疡面。

四、临床治疗

（一）提高临床疗效的基本要素

1. 辨证准确，重用活血化瘀

本病病机最终是气机不利，经络阻滞、瘀血浊气凝聚而成，所以不论哪种证型，均应重用活血化瘀法才能取得较好疗效。

2. 内外结合，双管齐下

在辨证施治的原则指导下，一方面药物煎服使用，对于结肠疾病，还可以采用药物保留灌肠疗法，使药物直接接触病变部位，直达病所，恰到好处地发挥作用。

3. 中西合璧，手术治疗更有效

对于药物保守治疗效果不佳者，采用手术切除或镜下套扎或烧灼的方法治疗本病，效果更佳。

（二）辨病治疗

结直肠息肉在治疗前应仔细询问家族史，进行详尽的临床检查以及全面的消化

表 14-1　伴有消化道息肉综合征的鉴别诊断

病名	组织学特点	分布	其他表现	潜在恶变率	遗传性
家族性息肉病	多个腺瘤性息肉	结肠	无	高	+
加德纳综合征	散在的腺瘤性息肉	结肠、偶在胃及小肠	多发性骨瘤病和体表多发性软组织肿瘤	高	+
特科特综合征	散在的腺瘤性息肉	结肠	中枢神经系统肿瘤	高	+
波伊茨－耶格综合征	黏膜肌层错构瘤	胃小肠及结肠	黏膜及皮肤色素沉着	无或很少	+
卡纳达－克朗凯特综合征	幼年性息肉	胃小肠及结肠	有外胚层缺陷，如脱发，指甲营养障碍、过多的皮肤色素沉着，偶有蛋白质丧失、肠病	无或很少	−

道检查（X线和内镜等）以排除伴发消化道其他部位息肉和伴发其他脏器的肿瘤的可能。对儿童期息肉，如为错构瘤性息肉，一般不需治疗，因这种息肉蒂常逐渐缩小而自动排除。儿童期需治疗的息肉，宜行内镜摘除，尽量避免剖腹探查。成人大肠的任何息肉一经发现，均应予以摘除送组织学检查。确定组织学类型后，决定最终治疗方案。

1. 一般原则

息肉治疗的一般原则应从以下方面考虑。

（1）组织学类型　增生性、错构瘤性和淋巴性息肉虽常为多发性，但很少有恶变倾向，尽可能经内镜摘除。管状腺瘤恶变率低，宜行经肛或内镜肿瘤摘除。广基绒毛状腺瘤癌变概率高，宜考虑手术切除治疗。

（2）息肉的大小　直径在1.0cm以下的息肉，经内镜摘除较易完成；直径大于4.0cm时，宜考虑不同径路的手术切除。

（3）息肉的形状　带蒂息肉易于经内镜摘除。平坦、弥漫性生长或浸润性病变，以及大而无蒂的息肉，多为绒毛状腺瘤或癌，应行手术切除。

（4）息肉的数目　多个结肠息肉，如50个以上，应考虑为息肉综合征，在详细追寻家族史、病史，细致全面查体的同时，应先取1枚或数枚行组织学检查，然后再决定治疗方案。

（5）病灶部位　由于肛门功能的特殊需要，对直肠息肉或累及直肠的息肉病的治疗，病灶的部位对术式选择具有一定的影响。如在处理结肠较大的绒毛状腺瘤时，宜行肠段切除，而在处理直肠内此类病变时，如其他因素允许，应首先考虑经肛肿瘤切除术。

2. 癌变息肉的处理

经内镜咬取组织学证实腺瘤已恶变时，只要可能（除非为难以经内镜完整摘除或确诊为浸润癌者）应将整个息肉摘除行组织学检查，以供病理医师向临床提供完整的组织学资料，因仅以息肉的某一部分活检资料而行大的外科治疗是盲目的，尤其是肿瘤位于直肠而治疗直接关系到肛门功能的情况下，更是如此。冰冻切片也具有片面性，应有充分的时间使病理医师对肿瘤做出全面的评价后再决定治疗方案。

（1）癌的浸润深度　局限于黏膜内的原位癌，不具有转移能力，如已进行完整的腺瘤切除，则不需要再行肠切除术。已浸润到黏膜肌层的浸润性癌，广基者应行包括第1站淋巴结在内的肠切除术。有蒂但切线距息肉癌变区甚近，癌残留的危险性增加，必须进行肠切除术，否则可观察随访。Cooper在决定是否行进一步手术治疗时，强调蒂长度的意义，他将息肉茎分为长茎（≥3mm）、短茎（<3mm）和无茎，其资料显示：癌变局限在长茎、短茎息肉的头部，无淋巴结转移和局部复发；癌变在切缘的短蒂息肉或近切缘的无蒂息肉，有6/24（25%）的转移或复发。目前腺瘤癌变治疗存在争议，实际上是对带蒂、细胞分化好或中等分化、淋巴管和血管未受累的早期浸润癌是否需进一步处理意见不一致。有人认为，由于目前还不能预测哪些情况下可能发生淋巴转移，建议对癌变包括早期浸润癌的腺瘤一律行肠切除。

（2）癌变腺瘤的组织学

①管状腺瘤：癌侵及黏膜下层时，由于黏膜下层有丰富的淋巴管及血管，理论上必然有发生转移之可能，然而临床经验证实，管状腺瘤癌变侵达黏膜下层，淋巴转移率是很低的，一般不超过5%。故通常对有蒂的管状腺瘤或绒毛状腺瘤浸润性癌变限于瘤头部时，只要行肿瘤切除已足够。如果切缘癌阳性或癌距切缘甚近，病理检查见淋巴管或血管受侵或有癌栓形成，癌

变属低分化或未分化癌时，则需按结直肠癌治疗原则处理。

②绒毛腺瘤：一旦发生浸润性癌变，淋巴结转移率可占全部癌变病例的16%~39%，故对活检为浸润性癌变的绒毛状腺瘤，应按结直肠癌处理原则进行。

③绒毛管状腺癌：有浸润癌变者的治疗应根据：a.有蒂者，治疗原则与管状腺瘤相同；无蒂者，则按绒毛状腺瘤癌变处理原则进行。b.绒毛成分的比例：绒毛成分较多时，则应按绒毛状腺瘤癌变处理原则。

（3）癌的分化程度及血管侵犯情况 低分化癌或在组织切片上证实有淋巴或血管浸润者，易发生转移和局部复发，应补行外科手术切除。

（4）切线与癌的距离 癌接近切除平面或切缘有癌，则必须追加肠切除。

（5）患者年龄与全身情况 根据患者年龄和全身状况，权衡根治性手术的危险性和复发的可能性，进行个别评价，以决定治疗方案。

总之，对腺瘤恶变的处理，应"个体化""多参数"综合分析，才能最大限度地减少治疗的不足和过激。

3. 治疗技术

息肉的内镜治疗：1969年Shinya介绍了结肠镜下切除息肉技术，使结肠息肉的治疗发生了划时代的变化。经纤维结肠镜或乙状结肠镜用高频电、微波，或激光摘除或凝除大肠息肉，避免了剖腹术给患者造成的痛苦，并且一次可以摘除多枚息肉。如患者年轻，息肉有蒂，无又动脉硬化，一次可圈套摘除1.0cm大小的息肉10枚左右。如凝除小息肉可在30枚左右，但对有动脉硬化，一次可圈套摘除不应多于5枚，凝除不超出20枚。如息肉恶变经纤维内镜摘除后，证实癌只浸润到黏膜层，息肉又有蒂，蒂的切线无癌，淋巴管及血管无癌浸润者，可在纤维内镜摘除后密切观察，而不行根治术。

目前，经内镜息肉摘除的方法，主要根据息肉的形态、大小、数量及蒂的有无、长短、粗细而分别采用以下方法。

（1）高频电凝圈套切除法 主要用于有蒂息肉。

（2）高频电凝灼除法 主要用于多发半球状小息肉。

（3）高频电凝热活检钳法 目前很少应用。

（4）活检钳除法 主要用于单发或少数半球状小息肉，简便易行，又可取活组织病理检查。

（5）激光气化法或微波透热法 这两种方法需要激光和微波仪器设备，对大于1.5cm息肉摘除也较费时费力，远不及电凝切除法，更主要的缺点是没有完整的标本行组织学检查。

（6）"密接"摘除法 主要用于长蒂大息肉，难以悬于肠腔者采用大息肉密接肠壁电凝切除法。

（7）分期分批摘除法 主要用于有10~20枚以上息肉的病例。

（8）内镜与外科手术联合治疗法 主要用于息肉病患者，即将息肉稀疏区于内镜下分期分批摘除，息肉密集区肠段以手术切除，这样既可达治疗目的，又可维持大肠正常功能。内镜下处理结直肠息肉，如能正确掌握使用，是一项安全、费用低廉、有效的结直肠息肉治疗技术。目前，内镜息肉切除主要并发症为出血（2%~3%）、穿孔（0.2%~0.7%），偶见结肠内易燃气体在电灼时引爆致死者（多见于用甘露醇肠道清洁者）。

附：经肛内镜息肉的摘除术

（1）适应证
①无蒂的小息肉。
②阔蒂息肉，但息肉本身的直径小于

2.0cm 者。

③有蒂，蒂基底的直径小于 2.0cm 的息肉。

（2）禁忌证

①有纤维结肠镜检查的禁忌证者。

②装有心脏起搏器者。

③有肠梗阻症状者。

④有弥漫性腹膜炎或局限性腹膜炎、疑有肠穿孔者。

⑤息肉基底的直径大于 2.0cm，息肉恶变已浸润到蒂部或息肉集簇存在范畴较广者。

（3）术前准备

①查出、凝血时间，血小板等一般中、小手术的术前准备的内容。

②饮食准备：检查前 2 日进半流质饮食，检查前禁食 12 小时，必要时，术前可酌情进少量糖水。

③模拟试验：检查高频电发生仪工作是否正常，并根据息肉大小，调整电流强度。

④肠道清洁准备：主要有以下两种方法：其一为口服蓖麻油法，检查前晚口服蓖麻油 30ml，3~4 小时后产生腹泻，并在检查前 1~2 小时温水（37℃左右）清洁灌肠。一般不用肥皂水灌肠，以免刺激肠黏膜引起出血、水肿。另一种为口服全肠道灌洗液法。灌洗液处方：聚乙烯乙二醇 147.8g，无水硫酸钠 14.2g，氯化钾 1.9g，氯化钠 3.7g，碳酸氢钠 4.2g，加蒸馏水至 500ml，装入 500ml 输液瓶中，灭菌。应用时以温开水配制成 2500ml 后服用。在检查前 1 天 16~20 点服完，第 2 天上午经纤维结肠镜行息肉摘除，无须灌肠。

（4）操作步骤

1）圈套摘除息肉法

①冲洗、吸引清除息肉周围的粪水及黏液，以防导电击伤肠壁。

②必要时患者调换体位，充分显露息肉，使息肉暴露在 3、6、9 点的位置，以便圈套。

③抽换肠内空气 2~3 次，以防肠内易燃气体浓度高，引起爆炸。

④圈套丝应套在息肉的颈部，小息肉提起悬空，大息肉应使息肉头部广泛接触肠壁，切勿接触过少，以免电流密度大灼伤肠壁。

⑤大于 3.0cm 的非分叶状的巨大息肉，每次圈套不能大于 2.0cm，以防当切割到一定程度时，被切割部分相互接触，电流密度分散不均产生高温，使圈套丝陷入息肉组织内，进退不能。

⑥大于 3.0cm 的巨大分叶状息肉，应在息肉周围逐叶向息肉蒂部灼除，使息肉蒂内较大的血管多次受到热及电流的影响而凝血，切勿盲目套入蒂部以致因视野不清，或蒂凝固不全面发生并发症。

⑦一般高频电发生仪用混合电流 2.5~3.5 档。接通电源，通电，每次通电 2~4 秒，酌情可通电 1 次或多次。待通电至圈套丝处发白或冒白烟时，方令助手逐渐收紧圈套器，边收紧圈套器边间断通电，完整摘除息肉。

2）热活检钳钳除息肉法

适应证：多用于 0.5cm 大小的息肉。

①用凝固电流 2.5~3 档。

②钳住息肉头部提起，使息肉基底部形成一细长假蒂，通电时假蒂部位的电流密度增大，产生高温摘除息肉。钳杯内的息肉受电流影响小，可送病理行组织学检查。

3）电凝器凝除息肉法

①高频电发生仪用凝固电流 2~3 档。

②电凝器对准息肉头部，凝除息肉 2/3 才能达到治疗目的，但不宜凝除过深，以防穿孔。

（5）术中注意事项

①在摘除息肉过程中术者与助手要配合默契，即通电与收紧圈套器要合适，既

要避免因通电不足，收紧圈套器过快而出血，又要避免因通电时间过长或电流过大，收紧圈套器过慢而致肠穿孔。

②防止圈套丝尖端部接触息肉旁正常肠壁而发生肠穿孔。

③分叶摘除息肉时，避免摘下来的息肉接触还未摘除的息肉，以防导电。

④回收标本：单个息肉可用蓝式取出器套住息肉或用镜吸住息肉后随镜退出。一次摘除多个息肉者，欲让患者自行便出，应记录各部位息肉的大小、形态，以便定位。也可仍采用双镜法，即一镜留在肠腔内继续摘除息肉，另一镜从肛门插入取出息肉，不会增加患者的痛苦。

（6）术后处理

①一次摘除息肉数量少者，可院外观察5~7日。摘除息肉较多、较大者应入院观察，应用止血剂，适量补液及应用抗生素。

②息肉摘除术后半年复查1次，1年后如无异常，可适当延长复查时间。

③腺瘤性息肉恶变属原位癌者，半年内1~2个月复查1次，半年至1年内3个月复查1次。如无异常，以后延长复查时间。

（7）主要并发症

①肠穿孔：一旦发生应立即手术治疗。

②息肉残蒂出血：包括术中出血及术后1周左右痂脱落出血。可经纤维内镜用高频电凝止血。方法是：高频电仪用凝固电流2~3档，电凝器接触出血处通电2~3秒，可通电1次或几次。在提起电凝器时再通电1~2次，使焦痂断裂，防止拉掉焦痂再出血。

③腹膜后气囊肿：应用抗生素，待其逐渐吸收，并注意心肺功能。

4. 常见息肉的辨病治疗

（1）管状腺瘤的治疗

1）注射法：适用于低位小息肉。

药物：5%鱼肝油酸钠，或6%~8%明矾液。

操作：侧卧位，局部常规消毒、局麻。

在肛镜下找到息肉，将药液注入息肉的基底部，一般注药0.3~1ml。小息肉行钳夹，无活动性出血后，将其剪除。也可先剪除后注药，可以止血。

2）圈套电切术：经纤维结肠镜圈套电灼切除结肠腺瘤，方法比较安全，痛苦不大。因此，近来有学者提出，结肠腺瘤一经发现，不论其有无症状，即使不大，也应行电切术，切除后做病理检查，以确定其性质。带蒂腺瘤直径在5cm以下者，均可行电切术，必要时可对基底部黏膜再次电灼。广基腺瘤直径不超过1.5cm者亦可电灼切除。

电切后的并发症及处理：

①肠穿孔：常因电灼过深所致，一般在术后数小时内发生。出现下腹痛和腹膜刺激症状。一旦发生，应立即剖腹修补，如穿孔大或时间过久，则宜作暂时性结肠造瘘。

②出血：术后24小时内的便血是由于血凝块脱落或止血不完善所致。术后1周左右发生的，常由于烧灼过深或过广，坏死组织脱落，引起继发性出血。除一般止血措施外，用云南白药4g加米汤100~200ml，作保留灌肠。如为大量鲜红色便血，应立即做结肠镜检查，寻找出血点，用肾上腺素棉球或止血粉压迫。

3）手术治疗

①结扎切除术

适应证：直肠下段8cm以下的低位息肉。

手术操作：截石位，局部常规消毒、局麻。肛镜下用组织钳将息肉轻轻拉出，用圆针丝线在息肉基底部贯穿结扎，然后切除息肉。术后，直肠内注入九华膏。

②切除缝合术

适应证：位于直肠下端较大的（1cm以上）广基腺瘤，或疑有癌变者（黏膜粗糙、暗红色，较硬或黏膜糜烂出血，有溃疡者），可采用此法。

手术操作：截石位或侧卧位，常规消毒、骶麻。用直角拉钩敞开肛管，以爪形肠钳夹持息肉后向外牵拉，用小圆头手术刀在腺瘤上方约1~1.5cm处开始，作纵棱形切口，切开黏膜，直至黏膜下层，下牵腺瘤，将切口内黏膜连同腺瘤一同切除，用细线或3-0肠线间断缝合黏膜创面。

③经直肠后部息肉切除术

适应证：广基息肉、体积大，位于腹膜反折平面以下而从肛门无法摘除者。

术前准备：术前5日起，给少渣饮食，术前2日给流质饮食。术前3日起，每晚清洁灌肠1次，每天口服蓖麻油20~30ml。术前连用3日抗生素。

手术操作：俯卧位，臀部抬高。在后正中线上，由骶骨下端至肛门上方2cm处，作一纵行切口。切开皮肤、皮下组织和肌膜，露出骶尾骨，必要时可将尾骨切除。勿伤骶中动脉，切开提肛肌，纵行切开直肠后壁4~5cm，拉开切口，显露直肠腔内的息肉，将息肉周围黏膜与肌层分离，连同息肉一起切除，彻底止血。然后用丝线横形间断缝合直肠切口，直肠两侧放引流，逐层缝合切口。术后第2日拔除引流。术后控制饮食3日，补液、抗炎治疗，其后予流质，7~8日拆线。

④经腹息肉切除术

适应于乙状结肠以上的息肉，瘤体大，经直肠手术困难者。可以根据息肉所在肠段，选择腹部切口，又要根据息肉所在肠段内的数目、大小，在肠管结肠带上行纵行小切口，将息肉钳出贯穿结扎、切除息肉。多发性息肉，应术前检查，设计好切开肠壁的位置及该切除的肠段等（此节可参考腹部外科手术）。

（2）绒毛状腺瘤的治疗　绒毛状腺瘤癌变的机会较多，应早期手术切除治疗。位置低者，可经肛门结扎切除，位置高者，

直径若超过1.5cm的无蒂腺瘤，需行外科手术治疗，方法参考管状腺瘤的治疗。直径在1.5cm以下者，可经纤维结肠镜电切。对大的乳头状腺瘤，在做好辅助检查的同时，手术中的探查和彻底切除瘤体，是治愈及防止复发的关键。

混合型腺瘤，又称绒毛状管状腺瘤，约占腺瘤的15%。它可以有蒂也可以是广基，腺瘤表面有短而宽的乳头。镜下可见明显的管状及乳头成分并存，每种成分不应少于25%。混合型腺瘤的临床表现和处理，原则上基本与管状腺瘤相同，但由于有乳头成分存在，因此发生癌变的可能性较单纯管状腺瘤大些。

（3）幼年型息肉的治疗　确诊为幼年型息肉，如息肉较少，位置较高，临床症状不明显，不必勉强手术切除，以后有自行脱落的可能。如息肉单发，蒂较细，位置低者可行手法摘除法。患儿侧卧位，术者右手食指伸入直肠，摸清息肉位置，以食指尖将息肉蒂勾住，顺肠壁下拉，将蒂根部勾断，挖出息肉。一般不必止血，术毕检查息肉是否完整，对息肉蒂有明显搏动者，禁用此法。如息肉大，蒂粗者，可在局麻下行息肉结扎切除术，方法同腺瘤切除术。

（4）炎性息肉、增生型息肉的治疗　在临床上比较常见的就是在溃疡性结肠炎镜下检查时，多见在肠内溃疡灶的边缘上有炎性息肉又称假性息肉，这是由于大肠黏膜的炎性刺激、肉芽增生、溃疡及修复愈合的交替演变而形成的炎性息肉，可引起上皮不典型增生而成为大肠癌诱发的因素，如溃疡性结肠炎并有假性息肉的形成，病程在20年者，癌的发生率可达13%，所以炎性肠道疾病与癌的发生有一定关系，对该类疾病出现其他可疑指征时，手术切除病变是非常必要的。炎性息肉以治疗原发性溃疡肠病为主，参照有关章节治疗。增

生性息肉，无癌变倾向，症状不明显，一般不需特殊治疗。

（5）家族性息肉病（FPC）的治疗

手术时间：由于有的患者年龄较低（20岁以下）即发生恶变，在确诊后，应尽快行手术治疗。对因患FPC家族成员调查而发现的无症状患者，一般主张在18岁左右施行手术治疗。

手术方式的选择如下。

1）全大肠切除、回肠腹壁造口术：理论上讲，FPC患者的整个结肠上皮都有发生癌变的危险，切除应该包括全部有癌变危险的上皮。因此，该术式是最合理的治疗措施。但事实上手术牵涉到永久性腹壁回肠造口（管理上比结肠造口更为不便），使该术式难以在临床上广泛使用，尤其是无症状的患者更难以接受。另外，施行这种手术的本身，也将严重地影响其家族成员接受检查与治疗的信心。其主要适用于：

①同时有结肠或/和直肠癌者。

②直肠息肉较多，几乎没有正常黏膜，摘除所有息肉后可能发生严重瘢痕狭窄者。

③全结肠切除、回肠直肠吻合术后又发生直肠癌者。

2）全结肠切除、回肠直肠吻合术：指保留全部直肠的全结肠切除、回肠直肠吻合术。直肠的切断线是在骶骨岬水平（保留直肠15~16cm）。术后直肠残余肿瘤靠经肛电灼切除及持续口服维生素C（每天3g）治疗，同时密切观察。由于该术式保留了全部直肠功能，对生活质量影响最小，对排便功能无影响，易为患者接受。但保留段直肠仍有腺瘤恶变的可能。保留段直肠癌的发生率各家报告不一，从0~23%不等，这一差异的原因可能如下。

①留段肠管的长度，即是否为真正的回肠直肠吻合（有恶变危险上皮的量）。

②复诊工作是否严密以及对随访发现的腺瘤是否及时予以处理。

③术时患者的年龄，即如果在35岁以上才行结肠切除，该年龄组的患者可能已有直肠腺瘤潜在的恶变。

④随访时间的长短，随着随访时间的延长，直肠癌的发生率增加。

另外，为改善患者术后的生活质量，还有人提出保留回盲部的结肠次全切除术。如周锡庚等应用"一期直接清除盲肠和肛门拉出外翻的直肠保留段肠瘤的结直肠次全切除、升结肠–直肠吻合术"，保留了回盲部以上2~3cm的升结肠和齿状线以上6cm的直肠，从肛门至盲肠保留段共长16~17cm。结肠切除与盲肠息肉摘除的先后顺序，一般主张先行结肠切除，以避免未知较高处结肠腺瘤已癌变而将癌细胞种植于直肠息肉摘除后的粗糙面上。

3）全结肠部分直肠切除、回肠低位直肠吻合术：与回肠直肠吻合术比较，具有下列优点。

①有癌变危险的上皮数量减少。

②易于对残余段直肠的监督。

③对残余段直肠内腺瘤的处理更为安全、方便（不会发生腹腔内肠穿孔）。但由于术中直肠游离应达肛提肌水平以便行腹膜外吻合，约5%的男性将发生性功能障碍。同时，尽管保留肠段癌发生率低，但仍不能完全避免，故该术式的应用原则基本上同回肠直肠吻合术。

4）全结肠部分直肠切除、直肠黏膜剥脱、回肠肛门吻合术（次全大肠切除、直肠黏膜剥脱术）：为目前治疗FPC的主要术式。这种去除了全部有癌变危险性的黏膜上皮，同时保留直肠肛门括约肌功能的术式，可免除术后对患者进行长期的直肠监测，患者易于接受。但该术式多需行暂时性回肠造口（保护性），肛门直径功能恢复时间较长（3~6个月）。

5）对于身体状况极差，难以承受大手

术者，采用五步手术法如下。

①电灼直肠、乙状结肠息肉。

②右半结肠切除、回肠乙状结肠吻合术。

③左半横结肠、降结肠切除，乙状结肠造口术。

④电灼乙状结肠上端息肉。

⑤闭合乙状结肠造口。该疗法治疗时间长，但较安全，对那些身体状况太差的病例，不失为一种可选择的方法。

（三）辨证治疗

1. 辨证施治

（1）风伤肠络型

治法：清热凉血，祛风止血。

方药：槐角丸加减。

槐角15g，生地榆10g，当归10g，防风10g，黄芩10g，炒枳壳10g。出血多时，加仙鹤草15g，白及30g，藕节10g，三七粉3g。

（2）气滞血瘀型

治法：活血化瘀，软坚散结。

方药：少府逐瘀汤加减。

小茴香10g，炮姜10g，延胡索15g，五灵脂15g，没药12g，当归12g，川芎12g，赤药12g，蒲黄6g，官桂6g。可酌加三棱30g，莪术30g，土鳖虫10g，枳壳12g。

（3）脾气亏虚型

治法：补益脾胃。

方药：参苓白术散加减。

党参15g，茯苓15g，炒白术15g，炒山药30g，白扁豆30g，砂仁10g，荆芥10g，陈皮10g，薏苡仁20g，莲子肉18g，桔梗6g，甘草6g。可酌加五味子10g，黄芪30g。

2. 外治疗法

（1）灌肠法　适用于多发性息肉。

① 6% 明矾液 50~100ml，保留灌肠，每天 1 次。

② 乌梅12g，五倍子6g，五味子6g，牡蛎30g，夏枯草30g，海浮石15g，紫草15g，贯众15g。浓煎为150~200ml，每次50~100ml，保留灌肠，每天 1 次。

（2）推拿法　揉二马，补脾经，清补大肠各 20 分钟，运水入土 10 分钟。坚持推拿 60 余次。

3. 成药应用

①槐角丸，每次 9g，每次 3 次，口服。

②云南白药胶囊，每次 3 粒，每日 3~4次，口服。

③参苓白术散，每次 9g，每日 3g，冲服。

④三七总苷片，每次 50mg，每日 3 次，口服。

4. 单方验方

三七粉，每次 2g，每日 2 次，开水冲服。适用于息肉便血者。

（四）新疗法选粹

电离子手术治疗机：河南省中医院采用多功能电离子手术治疗机经肛治疗低位直肠息肉，收到良好效果。

操作方法：患者侧卧位，1‰新洁尔灭肛周常规消毒，辅无菌治疗巾，0.50% 利多卡因局部浸润麻醉，肛门松弛后，肛内消毒，找到息肉，对息肉基底部或蒂部直接烧灼，直至烧掉。

本疗法不出血，烧灼部位容易掌握，效果很好。

（五）医家诊疗经验

1. 魏品康

认为痰是体内病理产物的概括，同时痰也是肿瘤的致病因素及病理产物，因为无论是良性的结肠息肉还是恶性的结肠癌，术后均有复发现象，这支持了痰是结肠息肉的重要致病因素及病理产物的特点。

2. 安阿玥

家族性息肉病手术切除过多的肠管或全结肠的切除，会造成不可逆性的生理功能障碍，后遗症较多，患者不易接受。根据中医理论，息肉为气机瘀阻、热毒内蕴、气滞血瘀于肠间所致，病久则伤气耗血。认为中药不仅可以治标，也可以治本。临证宜以扶正祛邪为大法，攻补兼施。采用中药内服外灌法治疗本病。

内服方：紫花地丁、蒲公英、半枝莲、生地榆、白花蛇舌草、桃仁、白术、炙甘草、蜂房、穿山甲（以他药代替）、生地、玄参。水煎，每日1剂，早晚分服。本方可软坚散结、清热解毒、补益气血、活血化瘀，令热毒散去，气血调和。

灌肠方：乌梅、五倍子、五味子、生牡蛎、夏枯草、生地榆、马齿苋、贯众、秦皮、石榴皮。浓煎100ml，保留灌肠，每日1次，3个月为1个疗程。灌肠方可随证加减，大便次数多及黏液多者，加诃子肉、板蓝根；血便多者加大黄炭、黄柏、仙鹤草。此方具有清热解毒利湿、涩肠止血作用。

3. 王庆其

王庆其认为，正气虚弱，痰、瘀、湿、毒积聚于肠，久而成大肠息肉；提出应"安肠胃"改善胃肠局部的微生态环境，使之不利于细胞异变和肿瘤的生长，按气血、寒热、虚实为纲调理肠胃功能，以治疗其本。此外应重视"祛邪积"，以化湿浊、行瘀浊、通腑气、解积毒为法。

4. 劳绍贤

劳绍贤认为，胃肠息肉的主要病机以脾胃虚弱为本，六淫外袭、饮食不节、七情失调，致寒热失调、津停水凝、留著胃肠而成。主张以虚、滞、瘀、毒虚实夹杂辨证思路，以积聚凝滞为病理特征，按癥瘕积聚以治疗胃肠息肉病，重在健脾、运脾，善用活血行气、通利抑癌之品。术后

息肉复发率高，可能与局部瘀血内停相关，故术后调理须以"治未病"为前提，治疗上，前期运用凉血止血药，佐以行气疏肝之品，后期可运用破血逐瘀药以抗增生防癌。

5. 罗云坚

罗云坚认为，脾胃虚弱，湿浊内生，瘀血内停是结直肠息肉生成、复发的主要病机，在临床上将结直肠息肉主要分为湿热瘀阻证和脾虚湿瘀证两个证型，同时结直肠息肉是重要癌前病变，可结合现代药理研究成果，择用白花蛇舌草、三棱、莪术、半枝莲等具有抑杀癌细胞作用的中药以解毒消瘤。

6. 赵智强

赵智强认为，结肠腺瘤样息肉的病因为外邪侵袭、饮食、情志、体质、脾胃虚弱、烟毒以及他病影响，基本病机为痰瘀毒滞、蕴结肠腑、气机不调、传导失司，同时痰、瘀、毒是息肉的重要病理因素。预防肠息肉复发、再生、恶变需以解毒抗癌防癌变为核心，选用具有抗肿瘤作用的中药，如八月札、石上柏、漏芦、白花蛇舌草、三棱、莪术等，同时配合软坚散结、调理肠腑及对症加减，若以痰凝为主者，可选山慈菇、白芥子、炙僵蚕、生牡蛎、海藻、昆布等，若以血瘀为主者，常用紫丹参、炒当归、川芎、赤芍、土鳖虫、鸡血藤、石打穿等。

五、预后转归

结直肠息肉，尤其是家族性息肉病，有着很高的癌变率。据临床观察和资料统计，腺瘤性息肉越大，癌变率可能性越大。绒毛状腺瘤的恶性率高达50%，家族性息肉病，病后10~15年恶变率高达42%~80%。一般是通过增生性腺瘤发展为管状腺瘤、绒毛状腺瘤，再到早期癌的模式，整个过程需要7~12年。癌变时间，至少5年，平

均 10~15 年。有资料统计结、直肠息肉 206 例使用 METI-Ⅱ型内镜微波治疗仪灼除（功率 100~200mA），脉冲时间 2~8 秒。随访 10 个月 ~7 年，发现 5 例恶变，恶变率为 2.40%，2 年内复发率为 75.40%。

六、预防调护

（1）及时治疗肛门内外痔、肛瘘、肛裂、肛隐窝炎及慢性结肠炎等结、直肠疾病。

（2）保持肛周清洁卫生，养成定时排便的良好习惯。

（3）食疗法

1）药酒

①丝瓜 1 条，五倍子 50g，共研为细末，每服 5g，酒冲服。

②鳖头 1 只，黄芪 15g，防风 4.5g，共为细末，黄酒送服。

2）孵过小鸡的蛋皮和红糖各若干。将蛋皮洗净，焙干成黄色，制成细粉，备用。每晨空腹，用此粉一小勺，加红糖一小勺放一小碗内，以开水浸泡，再盖 10 分钟左右，然后将此药连渣饮下，1 周内可痊愈。

七、专方选要

（1）灌肠方　5 氟尿嘧啶注射液 250ml+生理盐水 200ml 保留灌肠，每日 2 次，15 日为 1 个疗程，一般 2~3 个疗程。

（2）肠炎清水剂　黄连、黄芪、蒲黄、白及、延胡索、赤石脂。治疗息肉经结肠镜治疗术后。

八、研究进展

（一）病因、病理、病性研究

近年来肠息肉的研究在遗传学、表观遗传学和分子生物学发生机制上取得了巨大的进展和成就，阐明了许多以肠息肉发生为主要表型的疾病的病因以及各种基因和细胞因子与肠息肉、息肉病和癌变之间的联系。

刘杨等人对 117 例无体征、无症状行结肠镜检查患者的资料和检查结果进行分析，结肠息肉总检出率为 67.99%，男性检出率多于女性，年龄集中在 45~60 岁，其患病率是 45 岁以下男性患者的 4.37 倍，且体质量指数（BMI）明显高于其他患者，提示 BMI 指数对肠息肉的发生有直接影响，BMI 指数与结肠息肉检出率呈正相关，饮食结构不良、肥胖体质患者易发结肠息肉。

信号转录子与转录活化子 3（STAT3）是多种血管生成信号传导通路的一个重要的交汇点。刘红等人研究微血管密度（micro vessel density，MVD）、胰岛素样生长因子 1（IGF-1）、信号转录子与转录活化子 3（STAT3）在结肠正常黏膜组织、腺瘤和早期癌中的表达发现，MVD 在腺瘤中明显增加，IGF-1 和 STAT3 的表达与 MVD 有相似趋势，在正常黏膜、腺瘤和早癌中表达逐渐增高。信号转导和转录激活因子家族中 STAT3 可能是结直肠腺瘤性息肉发展及癌变过程中的重要促进因子，对于预测结直肠腺瘤性息肉的癌变可能性及化学干预有重要意义。

肿瘤坏死因子是与恶性肿瘤关系密切的一种重要的细胞因子，主要由单核 - 巨噬细胞系统分泌。有研究发现，外周血浆中 TNF 仅浓度与腺瘤发生危险性存在着相关性。目前的研究结果表明除造血干细胞、祖细胞外，非造血组织如小血管内皮细胞及其相应肿瘤中也发现 CD34 的高水平表达，CD34 分子除在造血系统疾病的研究中有重要意义外，也为某些实体肿瘤的研究提供了新的标志。刘红等发现正常大肠黏膜、大肠腺瘤和腺癌组织中，CD34 表达的 MVD 计数呈上升趋势，提示血管生成在大肠癌的发展中占有重要的地位。江康伟等人用免疫组化法检测 38 例低危和 24

例高危性结肠腺瘤性息肉中 p53、Ki-67 和 CD34 的表达发现，高危组中 p53、Ki-67 和 CD34 表达均明显高于低危组，且与息肉大小、个数、不典型增生及病理分型有关。其中 p53 基因突变在结肠腺瘤癌变过程中起关键作用，Ki-67 主要表达在细胞核中，与细胞的有丝分裂相关，其高低表达显示了肿瘤细胞增殖速度的快慢。这对于大肠癌的早期诊断和广泛性筛查有重要的意义，也对结肠息肉的分层治疗有一定的指导作用。

庞念德等发现胸苷激酶 TK1 在炎性息肉、管状腺瘤、管状绒毛状腺瘤、绒毛状腺瘤组织中的阳性表达率随着组织类型的递增而逐渐增高，且与息肉异型增生、大小及数量呈正相关。胸苷激酶 TK1 与 DNA 合成、细胞增殖均密切相关，已成为一种评价肿瘤进展的新的标志物，是早期筛查癌风险的敏感性指标。

Fostira 等发现结肠腺瘤性息肉病基因 APC 的异常，其外显子 9 的某个剪接位点的破坏将导致大肠癌的发生。林赵栋等对一轻表型家族性腺瘤性息肉病（AFAP）家系进行腺瘤性息肉病（APC）基因检测发现，该家系在 APC 基因第 9 外显子处发生一杂合性无义突变。Chaput 等所做的相关报道中小息肉中增生的腺瘤率是 35%，主要由于绒毛状特点的存在。5- 脂氧合酶（5-LOX）的表达，在花生四烯酸代谢中是环氧酶 -2 主要的竞争对手，作为一种炎症酶可能通过改变在细胞内花生四烯酸的新陈代谢参与阻断细胞凋亡和促进癌细胞生长。李波涛等进一步研究发现环氧合酶 -2（COX-2）、5- 脂氧合酶（5-LOX）及其代谢产物前列腺素 E2（PEG2）、白三烯 B4（LTB4）在结直肠腺瘤 - 腺癌发生发展过程中表达逐渐增加。COX-2/5-LOX 通路之间存在一定的协同性，应用 COX-2/5-LOX 抑制剂如塞来昔布、齐留通可使 COX-2/5- LOX mRNA 及代谢产物 PGE2/LTB4 的减少，抑制结直肠细胞增殖，能部分抑制致癌剂（二甲基肼）所致的结肠腺瘤 - 腺癌发生发展的趋势。

张观宇等应用免疫组化 SP 法检测 80 例增生性息肉、低级别腺瘤、高级别腺瘤、腺癌中 p27 和 Mcmp4 的表达情况，发现 p27 在增生性息肉、低级别腺瘤、高级别腺瘤、腺癌阳性率分别为 91.20%（73/80）、88.80%（71/80）、41.30%（33/80）、36.30%（29/80），Mcmp4 在增生性息肉、低级别腺瘤、高级别腺瘤、结直肠腺癌阳性率分别为 32.50%（26/80）、35%（28/80）、82.50%（66/80）、86.30%（69/80），结直肠病变中 p27 和 Mcmp4 的阳性表达与疾病进展呈负相关，联合检测 p27 和 Mcmp4 在结直肠息肉病变中的表达，可以作为结直肠腺癌及异型增生的重要生物学标记物。

闫思蒙研究大肠息肉患者中医体质及中医证候的关系发现大肠息肉患者体质分型中阳虚质最多，推断阳虚质可能与肠息肉发病有关，证候分类中脾胃虚弱证、中虚脏寒证居多，提示病位多在于中焦脾胃。

（二）诊断方法研究

曹虎等在窄带成像技术（NBI）内镜下通过观察 60 例结直肠息肉患者病变部位的表面结构、病变颜色以及微血管结构三方面，并观察 NICE 分型诊断及病理检查结果，结合 NICE 分型对病变性质进行预测，在 120 处病变部位中，依据 NICE 分型诊断，其中 I 型共 66 处，II 型共 54 处；依据病理诊断，非肿瘤性共 66 处，肿瘤性共 54 处。随着病变不断增大，NBI 内镜下对病变范围不同结直肠肿瘤诊断的准确率也提高，其中病变范围 ≤ 5mm 为 92.20%，病变范围 6~9mm 为 97.60%，病变范围 ≥ 10mm 为 96.30%，结果提示在 NBI 内镜下通过 NICE 分型标准可以准确区分患者结直肠息肉属于肿瘤或非肿瘤病变。

肖子理等进一步评估近焦窄带光成像（NF-NBI）鉴别增生性息肉（HP）及无蒂型锯齿状腺瘤或息肉（SSA/P）的价值，通过观察包括扩张的隐窝开口（ECO）及增粗的树枝样血管（TBV）的NF-NBI图像，发现NF-NBI下ECO对于诊断SSA/P具有较高灵敏度，ECO与TBV联合诊断，有助于SSA/P与HP的鉴别诊断。

结肠镜检查作为筛查及治疗结直肠腺瘤的重要手段广泛应用于临床，但对于皱襞深、病变常为扁平型的右半结肠有一定漏诊率。李秋敬等人对接受结肠镜检查的200例患者常规观察右半结肠后，应用高分辨数字染色内镜i-Scan模式再次观察右半结肠，并与白光模式相比较，发现i-Scan模式能够增加息肉样病变的检出数量，发现更多小的非腺瘤性息肉，能够减少结肠镜下息肉以及腺瘤的漏诊，并对于多发息肉的检出具有明显优势。

（三）治疗方法研究

关露春等将参苓白术散进行临证加减、灵活配伍治疗息肉切除术后患者，若有腹胀气滞者，加枳壳、木香、川楝子；有下腹部或肛门下坠不适者，加升麻、黄芪、葛根；有畏寒肢冷、脘腹冷痛者，加炙附子、肉桂、干姜；兼有便血者，加地榆、槐花、防风；大便次数多，便质稀不成形者，加诃子、五味子、乌梅；大便干者，可加麻仁、郁李仁、黄精。观察对息肉切除术后复发的作用，与仅在术后给予常规抗生素治疗的患者相对比，于治疗0.5、1、2年后复查肠镜，中药治疗组再发率分别为2.50%、7.50%、17.50%，常规抗生素治疗组再发率分别为12.50%、32.50%、65%，结果表明中药治疗组术后复发率明显降低。

朱飞腾基于文献研究中医药治疗肠息肉的古今用药规律发现，古今医家治疗肠息肉均以补虚为主，辅助以理气、收涩、止血、活血化瘀之药物。古代医家以补气血为主，侧重于温中补虚，但温里药现代医家鲜有使用；现代医家补虚、清热并重，在补气血同时更侧重于补气。清热燥湿药、清热凉血药为古今医家治疗肠息肉常用药，但现代医家在使用清热药时侧重于清热解毒药，主要以白花蛇舌草、半枝莲、败酱草、蒲公英为主，与现代药理研究发现其抗肿瘤功效相关，收涩药中的乌梅为现代医家治疗肠息肉常使用的药物。

龙再菊等应用内镜下高频电凝切除联合金属钛夹治疗48例大肠息肉患者发现，相对于单纯应用高频电凝切除术患者，高频电凝切除联合金属钛夹治疗患者临床治疗指标更优，可有效减少术中、术后出血及并发症的发生，促进患者恢复，提升预后治疗效果。

内镜下高频电凝切除法有效、安全、简单、痛苦少，适用范围广，目前已成为消化道息肉首选的治疗方法，其原理是通过高频电流对机体的热效应，使组织表面干燥，蛋白质变性凝固坏死，而达到切割治疗目的。适用于：①有蒂息肉；②直径小于2cm的无蒂息肉；③多发性息肉。汪友法对190例结肠息肉患者采用电子结肠镜和高频电发生仪进行凝切，未出现出血、穿孔等并发症，认为其适应范围广、简单易行、安全性高。匡哲经内镜下高频电凝刀电切术治疗117例结肠息肉患者，其平均手术时间、平均卧床时间、术中平均出血量、平均住院时间均达到预期要求，且治疗后ADL评分、焦虑抑郁评分均优于治疗前，表明内镜下高频电凝切除法临床效果显著，不影响患者日常活动能力，能够有效改善患者负面情绪。

维生素对部分疾病包括结直肠腺瘤及结直肠癌有潜在的预防和治疗作用，除维生素D外，其余维生素均需通过膳食补充获得，Xu X 等对 13 个观察性研究的荟萃分析结果显示，膳食中 β- 胡萝卜素、维生素 C 的摄入量与结直肠腺瘤发生风险呈负相关，而维生素 A 的摄入量则与此无关联。Keum N 等进行的一项观察性研究荟萃分析显示高钙摄入可减少结直肠腺瘤的发生风险，尤其是高风险性腺瘤。Elizabeth H 报道血红素铁能够诱导结肠细胞过度增殖，导致细胞癌变风险增加，高血色素铁可增加结肠腺瘤、结肠癌的发病风险，而摄入的膳食铁是否为血红素铁是影响结肠肿瘤发病风险的主要因素，其中血红素铁主要来源于膳食中的肉类，尤其为红肉，而非血红素铁主要来源于铁强化谷物、水果及蔬菜。

一项 Meta 分析提示，与安慰剂比较，使用塞来昔布 1~3 年均可显著降低进展期腺瘤的复发，但随访跟踪提示停用塞来昔布大于 2 年者，结直肠腺瘤复发风险有增加趋势。

主要参考文献

[1] 江康伟，陈焕伟，杨利敏. 结肠腺瘤性息肉中 p53、Ki-67、CD34 表达及意义 [J]. 广东医科大学学报，2018，36（1）：67-69.

[2] 林赵栋，钟福春，毛雅珍，等. 轻表型家族性腺瘤性息肉病一家系 APC 基因检测及分析 [J]. 齐齐哈尔医学院学报，2018，39（12）：1380-1382.

[3] 方兴国，李波涛，刘模荣，等. 环氧合酶 -2、5- 脂氧合酶及代谢产物对结肠腺瘤 - 腺癌发生发展的影响 [J]. 遵义医学院学报，2019，42（4）：428-434.

[4] 张观宇，阚爽，高飞，等. p27 和 Mcmp4 在结直肠息肉及腺癌中的表达及其意义 [J]. 当代医学，2018，24（11）：85-87.

[5] 曹虎，刘萍平. NBI 内镜下 NICE 分型对结直肠息肉诊断的临床研究 [J]. 中国实用医药，2019，14（30）：23-24.

[6] 肖子理，项平，李风，等. 近焦窄带光成像鉴别诊断增生性息肉及无蒂型锯齿状腺瘤 / 息肉的价值 [J]. 中华消化内镜杂志，2019（8）：568-571.

[7] 李秋敬，林香春，吴静，等. i-Scan 电子染色技术在筛查右半结肠息肉样病变中的应用价值 [J]. 中华消化内镜杂志，2018，35（9）：620-624.

[8] 汪友法. 内镜下高频电凝切除结肠息肉的疗效分析 [J]. 中国医药指南，2019，17（16）：106-107.

[9] 匡哲. 内镜下高频电凝刀电切除术治疗结肠息肉 120 例临床体会 [J]. 中国现代普通外科进展，2019，22（2）：153-154.

[10] 吴霞，龙再菊. 内镜下高频电凝切除联合金属钛夹在大肠息肉电切术中的效果观察 [J]. 中国医疗器械信息，2019，25（18）：115-116.

第十五章　结直肠非特异性炎性疾病

第一节　溃疡性结肠炎

慢性非特异性溃疡性结肠炎（溃疡性结肠炎，UC）是一种病因不明的直肠和结肠慢性炎性疾病。发病年龄一般为20~50岁，男女无明显差别。慢性非特异性溃疡性结肠炎临床以腹痛、腹泻、黏液血便等为主要症状，并可发生严重的局部或全身的并发症，重症患者癌变率较高。中医学虽无慢性非特异性溃疡性结肠炎的病名，但可归入"泄泻""痢疾""肠澼""滞下""肠间澼积"等范畴。现将溃疡性结肠炎（UC）和克罗恩病（CD）统称为炎症性肠病（IBD）。

一、病因病机

（一）西医学认识

1. 流行病学

本病好发于欧洲和美洲，亚洲较少见，非洲更为少见。该病在不同国家、地区、种族人群中的发病率不同，有显著的地域和种族差异。Molodecky 等检索了1950~2010 年有关炎症性肠病流行病学研究的文献，结果显示欧洲、亚洲、北美洲溃疡性结肠炎最高发病率分别为 24.3/10 万、6.3/10 万、19.2/10 万；克罗恩病最高发病率分别为 12.7/10 万、5.0/10 万、20.2/10 万。大部分地区溃疡性结肠炎较克罗恩病发病率高，少部分地区溃疡性结肠炎与克罗恩病发病率相近，甚至克罗恩病较溃疡性结肠炎稍高。

近 20 年来，中国地区 IBD 病例数在国内迅猛增加。1989~2007 年间我国 IBD 文献报道病例数逐渐增多。Jiang 等分析了 1981~2000 年国内文献报道的 10218 例 UC 患者，发现 10 年间病例数上升了 3.08 倍。Wang 等和中国 IBD 协作组对 1990~2003 年间 IBD 住院患者进行回顾性研究，共收集 3100 例 UC 和 515 例 CD 患者，结果显示我国 IBD 住院患者呈逐渐增加趋势，粗略推测 UC 患病率约为 11.6/10 万，CD 约为 1.4/10 万，增长情况与日本、韩国、新加坡等国家相似。

2. 发病因素

多来年各国学者进行了大量的研究工作，多数学者认为，与该病病情的发生和发展有关的因素有以下几点。

（1）遗传因素　据统计 5%~15% 的患者家庭成员及亲属患有本病。

（2）免疫因素　患者体内常出现包括结肠上皮细胞抗体及其他抗体和免疫复合物。细胞免疫功能异常的现象也屡有报道。

（3）外源性因素　如食物过敏（包括韭菜、生冷饮食等）、细菌病毒感染。

（4）其他　精神刺激、肠血管缺血病变等。但研究还表明：上述有关因素中任何一种单独存在都不足以致病。目前大多认为，最先出现的是肠黏膜对某些上述有关因素（称为激发因素）产生抗原的通透性增加以及损伤作用，激发了肠道产生免疫反应而发生病变。这种肠道的致敏反应，所有的人都一样会发生，但是某些人由于受遗传、免疫功能异常等因素的支配，而形成有害的超敏状态，这些人肠道对抗原物质的吸收增加，以至于反复发病。患者自身抗原与外来抗原之间存在交叉反应，故会出现自身免疫现象而引发本病，所以近年趋向认为它是一种自身免疫性疾病。

3.病理改变

最常发生于直肠、乙状结肠和降结肠，极少数严重病变可波及整个结肠，甚至回肠末端；一般不超过回肠末端以上20cm肠段，病变多自直肠向近端结肠蔓延扩展，约95%以上侵犯直肠、乙状结肠。病理改变常局限于黏膜或黏膜下层，黏膜层充血、水肿、出血及形成大小不等的溃疡，表面有脓血黏液、炎性渗出物，炎症反应为非特异性。黏膜修复过程可有假息肉形成，溃疡愈合后，大量瘢痕形成时可导致结肠缩短及肠腔狭窄。

（二）中医学认识

本病发生的基础是脾胃虚弱，正如张景岳说："泄泻之本无不由于脾胃"。然而导致本病发作的诱因主要是饮食不节，进食生冷、不洁食物，损伤脾胃，或者七情过伤，肝气乘脾，使之运化无力，食积湿胜。外受风、寒、湿诸邪之侵扰，尤其寒湿之邪，因其最易困阻脾胃，脾胃运化无力，清浊不分，混杂而泻，所以有"湿多成五泄""无湿不成泄""湿胜则濡泄"之说。正如《医宗必读》云："泻皆成于湿，湿皆本于脾虚"。湿盛能伤脾，脾虚可生湿，二者互相影响，互为因果。然而本病湿盛化热，湿热相合成为湿热败浊，蕴结大肠，倾利肠液，传化失常，泄泻而作，迁延不止，愈泄愈虚，气随泄去，气去阳衰，久必及肾，必然导致脾肾阳虚。所以湿热稽留蕴结大肠，传化失常是本病的直接因素，而脾肾阳虚则是久治不愈的重要因素。另外，还有其他原因，如七情所伤肝郁气滞，以及久病血瘀，脉络不通，甚或久病伤阴，阴血亏虚，这些病理因素，亦会使疾病变得复杂，应注意不失时机地辨证给药，阻断各种病理因素，减轻病痛。

二、临床诊断

（一）辨病诊断

1.临床表现

（1）腹部症状

①血性腹泻：为最主要症状，粪中含血、脓和黏液。较轻者每日2~4次，严重者可达10~30次，粪便呈血水样。

②腹痛：疼痛性质常为阵发性痉挛性绞痛，局限于左下腹或下腹部。疼痛后可有便意，排便后疼痛可暂时缓解。

③里急后重：因直肠炎症刺激所致，常有骶部不适。

④其他：有上腹饱胀不适、嗳气、恶心、呕吐等。

（2）全身症状　体温正常或升高，急性期大多出现发热。重症患者出现全身毒血症，水、电解质、维生素、蛋白质等从肠道丢失以及厌食，而致体重减轻和体力下降。

（3）体征　除有发热、脉速和失水的表现外，左下腹或全腹部常有压痛，伴有肠鸣音亢进，常可触及如硬管状的降结肠或乙状结肠，提示肠壁增厚，难与结肠痉挛相鉴别。急性结肠扩张者常有腹胀，上腹部明显膨隆。病变范围广泛的急性活动期患者，可有腹肌紧张，轻型病例或在缓解期无阳性体征。

（4）直肠指检　常有触痛，肛门括约肌常痉挛，但急性中毒症状较重的患者可松弛。指套染血。

（5）临床分度　根据病情的轻重可将本病分为三度。

①轻度：全身症状不明显，腹痛、腹泻、脓血黏液便三大症状较轻。

②中度：有轻度全身症状，如低烧、红细胞沉降率高、白细胞高，腹痛、腹泻、脓血黏液便三大症状较重。

③重度：有明显全身症状，发热、脉

快、红细胞沉降率高、白细胞高、血浆蛋白低。腹痛、腹泻、脓血黏液便三大症状明显，腹泻每日 6 次以上。

（6）临床分型　根据发病缓急和病理进展情况可分三型。

①反复发作型：症状偏轻，病程缓慢，间歇发作，有缓解期。

②慢性持续型：发病或急或慢，继之为慢性病程。

③暴发型：发病急骤，症状很重，病情很快恶化。

2. 相关检查

（1）实验室检查

①血液检查：可有轻度或中度贫血。白细胞计数增高及红细胞沉降加速，严重者凝血酶原时间延长，凝血因子Ⅵ、Ⅶ、Ⅷ活性增加，纤维蛋白原增加，血浆纤维结合素降低，人血白蛋白及钠、钾、氯降低。缓解期如有血清 α_2 球蛋白增加，常是病情反复的先兆。

②粪便检查：有黏液及不同量的红、白细胞。急性发作期，粪便涂片常见大量多核的巨噬细胞。粪便培养阴性。

（2）X 线检查　急性期和慢性期的 X 线表现为肠管边缘模糊、黏膜皱襞失去正常形态、结肠袋消失、铅管状结肠、结肠局部痉挛性狭窄和息肉，还可见到溃疡引起的锯齿样影像等。

（3）结肠镜检查　最有价值的诊断方法。镜检可见黏膜弥漫性充血、水肿、黏膜下血管模糊不清或消失，黏膜面呈颗粒状，脆易出血，常有糜烂或浅小溃疡，附着黏液或脓性渗出物。后期可见炎性息肉，结肠袋消失。对重型患者进行检查应慎防结肠穿孔。

（二）辨证诊断

1. 四诊

望诊：面色正常或晦暗或淡黄，舌质红或淡或紫或瘀斑瘀点，苔黄腻或薄黄或白。

闻诊：语言及气味无明显异常。

问诊：腹痛、腹泻或里急后重，粪便夹有黏冻、脓血，肛门灼热，尿黄赤；或久痢不愈，时轻时重。畏寒乏力、腹痛隐隐，下痢脓血、口干口苦；或久泄不愈，形寒肢冷，腰膝酸软，遇寒加重，腹痛喜暖；或肠鸣腹胀、腹痛拒按，泻下不爽，胸胁胀满。

切诊：腹部软，喜按或拒按。脉滑数或濡数或沉数或沉细或弦涩。

2. 辨证分型

（1）湿热下注型

临床证候：腹痛腹泻或里急后重，粪便夹有黏冻、脓血，肛门灼热，尿黄赤。舌苔黄腻，脉沉数或濡数。

辨证要点：腹痛腹泻、粪便夹有脓血、黏冻，肛门灼热，舌苔黄腻，脉沉数。

（2）寒热错杂型

临床证候：久痢不愈，时轻时重，畏寒乏力，腹痛隐隐，下利脓血，口苦口干，时有身热。舌质红、苔薄黄，脉沉数。

辨证要点：久痢不愈，畏寒乏力，下利脓血，口干口苦，舌质红、苔薄黄，脉沉数。

（3）脾肾阳虚型

临床证候：久泻不愈，形寒肢冷，腰膝酸软，遇寒加重，食减纳呆，腹痛喜暖，大便稀溏，或下痢白色黏冻。舌质淡、苔白，脉沉细。

辨证要点：久泻不愈，形寒肢冷，腰膝酸软，大便稀溏，舌淡、苔白，脉沉细。

（4）气滞血瘀型

临床证候：肠鸣腹胀或腹痛拒按，泻下不爽，胸胁胀痛，面色晦暗。舌紫或瘀斑瘀点，脉弦涩。

辨证要点：泻下不爽，胸胁胀痛，面色晦暗，舌紫，脉弦涩。

（5）肝郁脾虚型

临床证候：大便稀，次数多，黏液便或带血液少许，腹痛则泻，泻后痛减；胸胁胀闷，因情志变化而发病，舌苔薄白脉弦。

辨证要点：腹泻，便稀次多，腹痛则泻，泻后痛减，随情志而变化。

三、鉴别诊断

（一）西医学鉴别诊断

1. 痢疾

在急性发作时，一般能找到细菌及阿米巴原虫等病原微生物，抗菌或抗原虫治疗有效。

2. 结肠克罗恩病

本病好发于回肠末端和升结肠。病理以淋巴组织肉芽肿样增生病变为主，本病腹痛、腹块多在右下腹及脐周，稀溏粪便中少见黏液、脓血，很少出现里急后重。故X线检查多见结肠狭窄和瘘管形成。病变多为跳跃性、节段性和不对称性。

3. 肠结核

一般有原发结核病灶，结核中毒症状较重。病变多为回盲部，右下腹有时能扪及包块。病理以黏膜下层及浆膜层受累最重，有结核病理特征。正规抗结核治疗效果较好。

4. 结直肠癌

左侧结肠癌以亚急性和慢性肠梗阻为主要表现，晚期常因癌溃破而出现鲜红色血便，或伴黏液或脓液。贫血、消瘦、腹块、不规则发热有时也较多见。有人报告直肠癌患者1/5有便血。肛门指检、乙状结肠镜、钡灌肠、纤维结肠镜等是主要的诊断方法，病理活检即可确诊。

5. 功能性腹泻

本病腹泻为持续性或反复发作性。大便常规检查除便稀或不成形外，无其他病理成分。X线胃肠道检查、乙状结肠镜检查均无器质性病变发现。患者神经官能性症状较重，对病情顾虑重重，餐后腹泻最常见。本病需长时间观察，排除消化系统及消化系以外的有关疾病后方能诊断。

此外，还需和血吸虫病、结肠息肉病、结肠憩室炎、放射性肠炎、缺血性结肠炎等进行鉴别。

（二）中医病证鉴别

1. 痢疾

痢疾腹痛、里急后重，便次增多，大便常有脓血黏冻。急性痢疾发作急骤，可伴恶寒发作，慢性痢疾反复发作，迁延不愈。常见于夏秋季节，多有饮食不洁史。急性菌痢血白细胞总数及中性粒细胞增高。大便常规检查，可同见白细胞及红细胞并有巨噬细胞。大便培养有志贺菌属生长。肠阿米巴病的新鲜大便可找到阿米巴滋养体或色囊。溃疡性结肠炎也以腹痛、腹泻、便下脓血、黏液为三大主证，但无明显季节性，一年四季均可发病，大便培养多无致病菌，血白细胞一般不高。

2. 便血

锁肛痔便血，混有黏液，血色不鲜，伴肛门直肠部下坠感，便次增多，直肠指诊及肛门直肠镜可以发现质硬、突起肿块。痔疮便血，血色鲜红，或一线如箭，或伴肛门肿物脱出，大便次数正常，肛门镜检查可见齿线上，3、7、11点红色肿物。息肉痔便血，血色鲜红，便次正常，直肠有蒂息肉可脱出肛门，结肠镜检查，可发现结直肠内息肉。肛裂便血，量少，色鲜红，伴有便秘，肛门疼痛。溃疡性结肠炎便血，血与黏液相混，大便次数增多，伴有腹痛或里急后重，结肠镜下可见肠壁黏膜溃疡。

四、临床治疗

（一）提高临床疗效的基本要素

1. 辨虚实，先祛邪后扶正

治疗本病，首先应辨别虚实，一般说来，年轻人或初发病者，病属邪气盛则实，治当清热解毒化湿，以攻邪为主；年老体虚，久治不愈，病属正气虚则虚，临床以脾肾阳虚为多，故治当补脾温肾。

2. 谨守病机，辨别寒热

久痢不愈，正虚邪恋，寒热错杂。湿热之邪未祛，气滞血瘀，再加之复感外邪或饮食不当而诱发，易见时轻时重，畏寒乏力，腹痛隐隐，或伴脓血，口干口苦，时有身热，治当辛开苦降，散寒泄热为法。

3. 中西结合，提高临床疗效

目前已知促肾上腺皮质激素（ACTH）、肾上腺皮质激素、柳氮磺吡啶和5-氨基水杨酸是控制本病最有效的药物，在中医辨证分型论治的基础上，主张配合应用这四种药物。

（二）辨病治疗

溃疡性结肠炎是一种慢性疾病，症状缓解并非判断疗效的可靠依据。治疗必须延长至结肠镜检查和X线检查所见病变完全消失为止。

1. 一般治疗

（1）休息　在急性发作期或病情严重时均应卧床休息，其中一般病例也应适当休息，注意劳逸结合。

（2）镇静　患者往往神经过敏，情绪紧张，因此宜向患者解释病情，以减少其顾虑，必要时，可予以镇静安定药，如苯巴比妥、安定等。

（3）饮食　以柔软、易消化、富于营养、有足够热量为原则，宜少量多餐，补充多种维生素。在急性发作期与暴发型病例，饮食应限于无渣半流质，避免冷饮、水果、多维生素的蔬菜及其他刺激性食物。忌食牛乳和乳制品。

（4）腹痛腹泻　腹痛及腹泻次数较多者可用抗胆碱能药物，但要注意大剂量有引起急性结肠扩张和中毒性巨结肠的危险。严重腹泻可谨慎使用抗蠕动药物如复方地芬诺酯或洛哌丁胺，应尽量避免麻醉剂。

（5）治疗贫血　可按病情给予输血、口服铁剂或肌内注射右旋糖酐铁，有时需补充叶酸。

（6）补液　当急性发作，特别是暴发型，患者常有严重失水、电解质紊乱，尤其是低血钾，应予及时纠正。

（7）静脉营养　对下列情况需考虑给予静脉营养：①病变长期活动，明显消瘦，且需要肠管休息者。②病情严重，伴低蛋白血症及毒血症。③肠梗阻。④肠瘘。⑤手术前、后。⑥大面积肠切除所致的短肠综合征。可采用股静脉或颈静脉插管输注高渗葡萄糖溶液、血浆、白蛋白、氨基酸和脂肪乳糜等。

2. 药物治疗

促肾上腺皮质激素，肾上腺皮质激素、柳氮磺吡啶和5-氨基水杨酸为目前控制本病最有效的药物。水杨酸柳氮磺吡啶和5-氨基水杨酸适用于慢性和轻、中度活动期患者。柳氮磺吡啶在结肠内由细菌分解为5-氨基水杨酸与磺胺吡啶。后者能引起胃肠道症状和白细胞减少、皮疹和精液异常而导致不育等不良反应；而前者则是柳氮磺吡啶的有效成分，主要是通过抑制前列腺素合成而减轻其炎症。治疗剂量为4~6克/日，分4次服用，一般3~4周见效，待病情缓解后可逐渐减量至维持量1~2克/日，维持多久说法不一，多数主张连续应用1~2年者。一般认为柳氮磺吡啶不能预防溃结复发。对不能耐受柳氮磺吡啶（头痛、恶心）或轻度皮肤过敏者可改用

5-氨基水杨酸。5-氨基水杨酸的剂型有多种，如美沙拉秦4克/日，分4次服用，美沙拉秦肠溶片1.5克/日，分3次服用。对直肠和乙状结肠、降结肠病变可采用柳氮磺吡啶或5-氨基水杨酸制剂2~4克/日灌肠或栓剂0.5克/支，1~2次/日，肛门用药。严重肝、肾疾患、婴幼儿、出血性体质以及对水杨酸制剂过敏者不宜应用柳氮磺吡啶及5-氨基水杨酸制剂。一般认为妊娠和哺乳期可继续用药，但也有认为妊娠最后数周不宜使用。药物治疗的方案如下。

（1）轻型　先用柳氮磺吡啶，逐渐将剂量增加到3~4克/日，分3~4次口服；直肠炎者可用栓剂；如无效，且病变部位较低者，可改用氢化可的松琥珀酸钠50~100mg，保留灌肠，1~2次/日。如灌肠效果不好，或病变范围较广者，改为口服泼尼松或泼尼松龙30~40毫克/日。

（2）中型　一般口服泼尼松龙40毫克/日，大多于2~3周后可见效，症状控制后再逐渐减量。

（3）重型　用大剂量皮质激素治疗，一般静脉滴注氢化可的松琥珀酸钠30毫克/日或口服相应剂量的皮质激素，并加用广谱抗生素以控制可能存在的继发感染。

（4）维持巩固期的治疗　应用皮质激素见效后应维持1~2周再逐渐减量，开始时每7~10日减2.5~5mg，到每天20mg后，每2周减2.5~5mg，一般维持剂量为10毫克/日左右。在减量过程中一旦复发，应尽快提高皮质激素的用量。在激素减量过程中，为减少其不良反应并控制复发，可加用柳氮磺吡啶或免疫抑制剂。

生物治疗包括天然的生物制品、重组肽类或蛋白、抗体、核酸、细胞基因治疗。肿瘤坏死因子（TNF-α）是UC发病中的启动因子，其拮抗剂英夫利西单抗、CDP571是治疗中、重度UC有前途的药物。临床试验发现儿童患者服用英夫利西单抗

对轻至重度UC均有效，可避免结肠切除术。英夫利西单抗使用后有发生非霍奇金淋巴瘤、狼疮、结核等疾病的报道，建议治疗前确认有无结核感染，治疗后应长期随访。

微生态调节剂，系指根据微生态学原理调整微生态失调，保持微生态平衡，利用对宿主有益无害的正常菌群或其促进物质制成的制剂，主要包括益生菌、益生元和合生元。常见益生菌有乳酸菌、双歧杆菌、非致病性酵母菌和复合益生菌等；益生元为寡糖类，如乳果糖、果寡糖、半乳糖等；合生元既可发挥益生菌的生理性细菌活性，又可选择性地增加该类益生菌的数量，使益生作用更显著、更持久。

3.外科治疗

多数患者经上述治疗可望病情获得缓解，少数需要外科处理，手术的指征为：肠穿孔或濒临穿孔；大量或反复严重出血；肠狭窄并发肠梗阻；癌变或多发性息肉；并发中毒性巨结肠；结肠周围脓肿或瘘管形成；并发关节炎、皮肤和眼部病变药物治疗无效；长期内科治疗无效，影响儿童发育。

手术方式有多种，对患者选用何种方式，应根据病变性质、范围、病性及病人全身情况做出决定。

（1）乙状结肠直肠切除、结肠肛管吻合术　适用于病变局限于结肠远端和直肠的UC患者。手术切除病变的乙状结肠、直肠或直肠黏膜，将降结肠或横结肠与肛管吻合。由于UC是发生在结直肠黏膜的一种弥漫性的炎性病变，术后易复发，不能彻底治疗，故该术式很少被采用。

（2）全结肠直肠切除、回肠造口术　由Brooke在1944年完成，手术不但彻底切除了病变可能复发的部位，也切除了癌变的危险，因而成为治疗UC手术的金标准及衡量其他手术的基础。该术式可用于病变范

围广、累及全大肠者，或患者年龄大、肛门括约肌功能不全、长期服用激素、营养状况极差、病情严重，特别是伴有直肠癌者。其优点是无残留直肠病变复发及癌变危险，达到彻底治疗的目的；缺点是永久性腹壁回肠造口排便不能自控，给患者带来生活上的不便及精神负担，目前已被其他保肛术式所取代。

（3）全结肠直肠切除、回肠贮袋造口术　最著名的是 Kock 在 1972 年设计的可控制式造口，即在回肠末端内设计 1 个双重"U"形贮袋，并用导管连接腹壁造口，用以储存排泄物，通过生物瓣控制排便。在贮袋的制作中应注意肠袢要够长，一般需 20cm，保证一定容积。贮袋远侧回肠段可制成一个可控制性乳头状活瓣，定期插管开放排泄肠液。Kock 自制性回肠造口术国内应用较少，术后大部分患者能完全控制气体及粪便，无造口周围皮肤刺激或不良气味，但因腹部仍有造口，降低了患者的生活质量，并需每天多次插入导管引导排便、排气，患者仍多感不便，且有 30% 的患者还会出现出血、炎症、造口旁疝等并发症，现多被保肛术式所取代。如果患者年龄大、体质差、肛门括约肌功能不全或合并有低位直肠癌时，仍需采用回肠造口，最好能行回肠贮袋造口术。Kock 贮袋的应用为回肠贮袋肛管吻合术的产生奠定了基础。

（4）全结肠切除、回直肠吻合术　适用于病变较局限、不累及直肠且有条件定期密切随访者。由于造口降低了患者的生活质量，寻找既全部切除病变达到治疗效果又可保留肠道节制性和完整性的手术方式是临床医学家的理想。1943 年，Staley Aulett 报道了回直肠吻合术，该术式简单、易于操作，术后可保留直肠的贮便功能、排尿和男性性功能，避免在腹壁作回肠造口给患者造成生活上的不便及精神负担，

但需要一段相对正常的直肠进行吻合，严重的直肠炎或直肠扩张性的显著下降都是此手术的禁忌证。残留直肠黏膜有疾病复发及癌变危险。

（5）全结肠直肠切除、回肛吻合术（IAA）　经腹结肠切除、直肠上中段切除、直肠下段黏膜剥除、回肠经直肠肌鞘拖出与肛管吻合术。该手术的优点是切除了所有病变的黏膜，防止直肠病变复发和癌变，保留对膀胱和生殖器的副交感神经支配，同时又避免了永久性回肠造口，保留了肛管括约肌环对大便的控制作用。IAA 是目前治疗溃疡性结肠炎较理想的手术，但也存在一些具体问题需进一步解决，其最大的缺点是腹泻难以控制。随着全结肠直肠切除、IPAA 术的应用，该术式已较少采用。

（6）全结肠直肠切除、回肠贮袋肛管吻合（IPAA）　使用吻合器的 IPAA 且不常规做保护性造口，该术式已成为治疗 UC 的标准术式。主要步骤是全结肠切除，直肠黏膜剥脱，保留肛门括约肌，回肠末段改造成贮袋重建直肠，并行直肠肌鞘内回肠贮袋肛管吻合术。回肠贮袋的形式有 4 种：J、S、H 和 W 形，具体的贮袋类型应根据回肠系膜的游离程度、患者盆腔的宽窄和医生的经验及习惯来选择。从术后效果看，贮袋容积的大小与术后功能有很大关系。J 形及 H 形贮袋为双袢型，操作相对简单，但其容积小，术后大便次数较多。S 形贮袋为 3 袢型，容积较大，术后大便次数较少，但手术操作相对复杂，且贮袋炎发生率高。W 形贮袋为 4 袢型，容积最大，但其操作复杂，手术时间长，不能应用吻合器，所以临床应用较少。目前仍以操作简单，与吻合器配合方便的 J 形和 S 形贮袋术式应用广泛。多应用于 60 岁以下、直肠无癌变、体质尚好和肛门括约肌功能良好者。

（三）辨证治疗

1. 辨证施治

（1）湿热下注型

治法：清热利湿，调理气血。

方药：芍药汤加减。

黄芩 12g，黄连 12g，当归 12g，槟榔 12g，木香 12g，芍药 15g，大黄 9g，肉桂 3g，甘草 6g。湿重于热，去大黄，加苍术 10g，川朴各 10g；热重于湿，加白头翁 15g、马齿苋 20g。

（2）寒热错杂型

治法：辛开苦降，散寒泻热。

方药：乌梅丸加减。

乌梅 15g，细辛 3g，附子 9g，干姜 9g，川椒 9g，桂枝 9g，当归 10g，黄连 10g，黄柏 10g，人参 15g。久泄体虚加黄芪 20g、白术 15g；气血两虚加熟地 10g、白芍 12g。

（3）脾肾阳虚型

治法：补脾益肾，温中涩肠。

方药：真人养脏汤加减。

人参 12g，当归 12g，白术 12g，白芍 12g，木香 12g，肉豆蔻 12g，肉桂 6g，诃子 15g，罂粟壳 9g，甘草 5g。脾虚加黄芪 30g，虚寒甚者加吴茱萸 6g、制附子 9g。

（4）气滞血瘀型

治法：活血散瘀，行气止痛。

方药：少腹逐瘀汤加减。

当归 12g，川芎 12g，赤芍 12g，延胡索 12g，小茴香 12g，蒲黄 12g，五灵脂 12g，干姜 6g，官桂 6g，没药 6g。气滞化热者去干姜、官桂，加大黄 10g、牡丹皮 10g；腹痛有包块者加桃仁 12g、香附 10g。

（5）肝郁脾虚型

治法：调和脾胃，清泄肝胆。

方药：痛泻要方加减。

白术 15g，陈皮 12g，白芍 12g，防风 12g。若素日脾虚者，加茯苓 12g、山药 15g，以健脾止泻；胸胁胀满者，加柴胡 12g、香附 10g、青皮 10g，以增强疏肝之力；大便溏薄如水者，加猪苓 15g、车前子 20g，渗湿利水；舌苔黄，口干苦，泻下垢腻者加黄连 15g、地锦草 10g，清热厚肠。

2. 外治疗法

（1）保留灌肠治疗　采用云南白药 2g、锡类散 2 支，加入生理盐水 50~100ml，保留灌肠，每日 1 次。

（2）直肠内应用栓剂　采用清热解毒、化瘀止血之中药制成栓剂，如野菊花栓等，经肛门塞入，每次 1 枚，每日 2 次。

（3）针法

①选穴：主穴：足三里、内关、上巨虚、下巨虚、脾俞、大肠俞；配穴：太冲、合谷、中脘、天枢、曲池。每次选主穴 3~4 个，配穴 2~4 个，中强刺激，留针 20 分钟，每日 1 次，10 次 1 个疗程。

②选穴：阳陵泉、阴陵泉、合谷、三阴交，用于寒湿痢。

③选穴：气海、关元、三阴交、隐白，用于久痢。

④选穴：天枢、大黄、上巨虚、足三里、归来、水道、脾俞、胃俞、气海，可用温针法。

（4）灸法　选穴　脾俞、胃俞、神阙、气海、天枢、大横、足三里、归来、水道，可用雀啄灸、温和灸。

（5）拔罐法

①选穴：天枢、大横、上巨虚、足三里、归来、水道、维道、腑舍、胃俞、神阙、气海，每次选 2~3 穴拔罐 10~20 分钟，每日 1 次。

②选穴：1 组：大椎、脾俞、肝俞；2 组：身柱、三焦俞、大肠俞；每次选 1 组拔罐，每日 1~2 次。

（6）头针法　选穴　双侧感觉区、生殖区，快进快退，留针 20 分钟，每日 1 次。

（7）耳针法　选穴　耳穴大肠、小肠、交感、内分泌、神门、三焦、直肠下段等，每次用王不留行在 2~4 穴压豆，胶布固定，每日按压 3 次。

（8）梅花针法 以胸背、腰腹部、下肢小腿内侧为主，配合足三里、上下巨虚，中等刺激，以局部皮肤潮红为度，每日 1 次，10 次 1 个疗程。

（9）放血疗法 选穴 大肠俞、小肠俞、天枢、脾俞、上下巨虚，用三棱针点刺放血。

（10）推拿法

①每早晚坚持揉腹，双手交替绕肚脐，边缓慢按压，边擦摩，每次揉 100 余圈，方向不限，用力由轻而重。

②仰卧，先用运法在全腹部用提捏法操作数十遍，重点在关门、太乙、滑肉门、水道诸穴，反复提拿 3~5 遍。用摩法自上而下在腹部和腰背部对称操作，可稍用力，继用拇指推法自上而下自关门始，经大横、天枢，到外陵、归来穴止，反复施术。

③患者仰卧，用点按法沿腹部任脉中脘、下脘、水分、气海、关元、曲骨穴止，继点按天枢穴，每穴 1 分钟，最后用掌摩法以神阙穴为中心，按顺、逆时针方向反复摩动数十遍而止。

④患者俯卧，用拇指推法沿脊柱两侧自上而下推动数遍，用掌按法置于命门穴处，做节律地按压 3~5 分钟，最后以双掌分推法在腰部施术，自内向外下方反复数遍。

3. 成药应用

①肠炎康颗粒：黄芪 10g，苍术 10g，白术 10g，肉桂 3g，三七 2g，苦参 3g，青黛 3g，干姜 6g，川芎 6g，黄连 3g，甘草 3g。水冲服，日 3 次。

②六味结肠胶囊：五倍子 60g，白及 50g，肉豆蔻 50g，吴茱萸 30g，生苍术 200g，防风 100g。

③肠可宁冲剂：厚朴 15g，芦根 15g，黄柏 15g，天花粉 15g，木香 15g，白芍 15g，黄连 15g，胡黄连 10g，甘草 10g，滑石 20g。

④人参健脾丸：每次服 9g，每日 3 次，口服。

⑤四神丸：每次服 6~9g，每日 3 次，口服。

⑥加味香连丸：每次服 6~9g，每日 3 次，口服。

⑦乌梅丸：每次 9g，每日 3 次，口服。

⑧补脾益肠丸：每次 6g，每日 3 次，口服。

⑨结肠炎丸：每次 6g，每日 3 次，口服。

⑩归脾丸：每次 9g，每日 3 次，口服。

4. 单方验方

①八味锡类散：青黛 18g，寒水石 9g，珍珠（豆腐炙）9g，硇砂（炙）6g，硼砂 6g，牛黄 2.4g，西瓜霜 6g，冰片 1.5g。加入温开水 60ml，每晚 1 次睡前灌肠。清热解毒，消肿止痛。

②白头翁汤、理中汤配制灌肠方。组成：白头翁 15g，白术 15g，黄连 5g，甘草 5g，黄柏 12g，炉甘石 10g，干姜 10g，秦皮 10g，党参 30g。将上述药物加入到 400ml 水中，用文火慢煎 0.5 小时至 100ml，待温度为 40℃时行保留灌肠治疗，灌肠治疗时间以晚上为宜，每日 1 次。

③温痛止泻汤：肉豆蔻 15g，诃子 15g，肉桂 20g，金樱子 12g，五倍子 12g，禹余粮 12g，地榆 25g。水煎服。

④冰硼愈疡汤：冰片（冲入）2g，硼砂（冲入）1g，儿茶 5g，白及 20g，土茯苓 30g，海螵蛸 20g，地榆炭 20~50g，棕榈炭 15~30g，枳实 15g，生大黄 5g，生甘草 10g。水煎灌肠。

⑤扶正化腐汤：黄芪 30g，炒白术 15g，山茱萸 15g，补骨脂 12g，当归 15g，黄连 10g，地榆 15g，黄芩 15g，白头翁 15g，木香 10g，白芍 25g，白及 15g，炒山楂 30g，甘草 5g。加减：瘀血重加丹参、赤芍；出

血明显加仙鹤草、大黄炭；肝气郁结加柴胡、枳壳；大便不能自控加诃子、石榴皮；面黄纳差加党参、神曲、炒麦芽；腹冷肢寒加肉豆蔻、桂枝。每日1剂，水煎服，1个月为1个疗程。

⑥兰茵凤扬化浊解毒方：藿香12g，佩兰15g，茵陈15g，泽泻6g，厚朴6g，苍术12g，凤尾草15g，飞扬草15g，胡黄连12g，地榆15g，石榴皮12g，儿茶6g，仙鹤草15g，乌梅9g，佛手12g，白芍15g。上述组方制成煎剂，每次1袋，每袋150ml，每日2次，分早晚服用。化浊解毒理肠。

⑦蒙药嘎日迪散：阿给24g，野罂粟15g。每日分2次服用。60天为一个疗程。

⑧罂粟壳5g，水煎服。适用于久泄不止者。

⑨石榴皮15g，水煎服。适用于久泄不止，便次多者。

⑩山药30g，红枣30g，枸杞子30g，桂圆肉15g，水煎服，喝汤吃药渣。适用于脾虚泄泻者。

（四）新疗法选粹

辛学知采用胶黛糊剂保留灌肠治疗溃疡性结肠炎（山东省科技厅课题），胶黛糊剂主要成分为：阿胶、青黛、白及等，经过超微粉碎为极细末，过200目筛。每22g装入1袋备用，保留灌肠。每晚临睡前清洁灌肠后取胶黛糊剂1袋，用80℃左右生理盐水200ml配成糊状，待冷却至38℃左右，让患者取左侧卧位，用50ml空针加硅胶肛管抽取胶黛糊剂迅速推入直肠内，保留至次日清晨。采用电子肠镜检查。患者在检查前2天进低脂、细软、少渣的半流质饮食，于检查前一日晚口服聚乙二醇电解质散1盒，当日上午7:00口服聚乙二醇电解质散3盒，于术前最后一次排出清水样便即可进行检查。记录2、4、6个月后的治愈率

情况及结肠镜下的表现，结果发现胶黛糊剂保留灌肠治疗溃疡性结肠炎的效果显著，结肠镜下表现明确，对炎症及免疫反应的抑制明显，对黏膜有较好的修复作用，能加快溃疡面的愈合速度。

（五）医家诊疗经验

1. 田振国

田振国提出通灌结合治疗慢性溃疡性结肠炎，以"宣通气血，寒热平调"的原则创制通腑宁颗粒口服，达通调气血、厚肠止泻之功，获得辽宁省政府科技进步二等奖，其组成：厚朴、木香、滑石、胡黄连、白芍、甘草、山楂、吴茱萸、大贝、延胡索、芦根、黄柏、天花粉。创制通灌汤和止血灌肠散，利用中医历史悠久的灌肠法，结合现代灌肠仪，使药物直接作用于病位，局部达到较高的药物浓度，充分接触病灶，更好地发挥药效。

2. 黄煌

黄煌根据UC临床表现和患者体质特征分析，总结了治疗UC常用的经方有甘草泻心汤、黄芩汤和乌梅汤。甘草泻心汤适用于表现为唇红、舌红、烦躁、失眠、脉滑等的UC患者。黄芩汤适用于腹痛出血者，其证多见发热，或自觉肛门灼热，或烦躁身热，腹痛，里急后重，腹泻或便下脓血或鲜血，唇色深红如朱，舌质暗红，脉象滑数。乌梅汤适用于表现食欲不振、四肢厥冷等的重度UC者，适用此方者，多营养不良，体质虚弱，有其他消化道疾病，或久泻或久痢或高龄或年幼，同时对疼痛的耐受性差等。

3. 谢晶日

谢晶日认为，其病性是脾胃虚弱，湿热内阻兼血瘀，免疫功能失调，治疗以健脾益气、清肠解毒、涩肠止泻、行气活血、养血生肌为法，用经验方肠愈宁加减并结合内病外治法取得较好的疗效。肠愈宁是

由"白头翁汤""真人养脏汤""痛泻要方"和"香连丸"等著名古方化裁而成，组成：柴胡15g，黄芩30g，黄柏30g，白头翁30g，三七20g，血竭20g，焦白术20g，半枝莲35g，黄芪20g，白及15g，赤石脂30g，儿茶20g，白扁豆15g，补骨脂20g，炙乳香、没药30g。10剂，每日2次口服。灌肠方：苦参25g，赤石脂20g，土茯苓30g，仙鹤草20g，黄芩35g，黄连35g，黄柏35g，炒地榆炭20g，儿茶15g，上药常规水煎150ml，每晚保留灌肠1次。

五、预后转归

本病虽病程漫长，有多次缓解和复发，不易彻底治愈，但大部分患者预后良好，尤其是轻型病例经治疗后病情可长期缓解。预后的好坏还取决于病型、并发症的有无、治疗条件的好坏及治疗是否及时、得当。轻型者预后好，治疗缓解率为50%左右。但并发急性中毒性结肠扩张时，预后严重。关于本病的死亡率，急慢性各型溃疡性结肠炎，不论其为内科治疗、紧急手术，还是择期手术，总的病死率为8.9%。由于病程冗长，病变广泛的活动性病例有并发结肠癌的危险性。据统计，本病总的病死率为8.9%。上海117例总的病死率为7.7%，重型患者的病死率达28.4%，与国外WattS报道全结肠炎死亡率为25.5%相似。

六、预防调护

（一）预防

（1）注意饮食卫生，严把病从口入关。

（2）生活规律，勿暴饮暴食。

（二）调护

（1）谨风寒，慎起居。

（2）避免过食辛辣刺激之品，少饮牛奶及乳制品。

（3）戒烟酒。

（4）食疗法

1）药茶

①生石榴皮适量，水煎代茶饮。治红痢。

②旱莲草50g，蜂蜜适量，水煎代茶，治痢不止。

③鲜仙鹤草适量，捣烂绞汁代茶饮。

④马齿苋、鲜藕各500g，捣烂绞汁，加白糖每服200ml，每日2~3次。

⑤鲜姜6g，红糖30g，细茶15g，沸水冲半碗，等泡浓时1次饮服，连服2~3次。

2）药酒

①旱莲草晒干，研细末，淡水酒冲服，每日4次，每次10g。

②鸡冠花适量煎酒服，治赤白痢下。

③嫩藕节、陈黄酒适量。将藕节捣烂如泥，热酒送服。

④高粱霉（乌霉）剪下晒干，弹落霉粉，加白酒拌匀，开水冲服。

3）药粥

①马齿苋500g，粳米100g。将鲜马齿苋洗净，捣烂绞汁，煎粥，空腹服用。

②鹌鹑1只，赤小豆30g，鲜姜5g。鹌鹑去毛及内脏，洗净切块，同姜、赤小豆同煮作粥，1日2次空腹温服。

③白木耳30g，薤白10g，粳米100g，前2味洗净切细，与粳米共煮为粥，空腹食用。

④白莲子30g，薏苡仁30g，粳米50g，莲肉泡去皮，与另三味同煮粥，分数次温服。

4）膏滋：青梅1500~5000g，洗净去核，捣烂，滤过，放陶盆中晒干，至凝固如胶，瓶中贮存，用时每服15g，溶于水中饮服。

5）葱姜蒜醋

①大蒜1头，白糖20g，大蒜去皮切细末，与白糖拌和，早晚各1次口服，连用7~10日。

②大蒜2头（去皮），红白糖少许。蒜捣烂，兑入开水冲泡4小时，取汁加糖1次饮用。

③萝卜1个，鲜姜30g，蜂蜜30g，陈茶3g。萝卜、生姜捣烂绞汁。每次1匙，与蜂蜜、陈茶用水冲服，连用3次。

6）鱼肉禽蛋

①牛乳250g，荜茇15g，二味同煎至半量，空腹1次温服。

②马齿苋、瘦猪肉适量，切碎加盐拌馅，蒸包子吃。

③白糖50g，松花蛋3个，蛋去皮蘸白糖食之，空腹食下，禁茶水。

④扁豆花30g，鸡蛋2个，盐少许。将蛋打入碗与豆花拌匀，锅内入油煎炒，撒盐少许调味食之。

⑤桃树叶25g，鸡蛋1个，烧酒煎服。

⑥鸭肝1具，葱、姜、盐少许。鸭肝切片，常法烹炒食之，日服2次。

7）谷物果菜

①梨1个，老蔻7粒，梨切片，或去核入老蔻，蒸熟吃梨。

②花椒100g，细白糖各50g，花椒研末与细白糖和丸，每服5g，日服3次。

③鲜刀豆荚250g，荜茇15g，加水煎至半量，空腹1次温服。

④海苔200g，煎浓汤，调白糖食之。

⑤白葡萄汁3杯，生姜汁半杯，蜂蜜1杯，茶叶9g，将茶叶水煎1小时后取汁兑入各杯中，1次饮服。

⑥鲜葡萄250g，红糖适量。葡萄洗净绞取汁入红糖调匀，1次饮服。

⑦山楂30g，红或白糖适量，白痢用红糖，红痢用白糖，水煎服。

七、专方选要

（1）肠愈宁颗粒　谢晶日根据处于活动期的湿热内蕴型溃疡性结肠炎患者的临床表现，研制出具有清热解毒、健脾燥湿功效的方剂（方药组成主要为白头翁、马齿苋、黄芩、白术、椿皮、黄柏、赤石脂、黄连等组成），以健脾为本，燥湿为标，临床疗效良好。

（2）久泻宁颗粒　俞长荣根据临床经验，选用荷叶、山药等共九味健脾燥湿药制成的中成药，对脾胃虚弱、湿热蕴结型溃疡性结肠炎患者疗效显著，临床试验研究证明，本药安全有效，无不良反应。

八、研究进展

（一）病因病机

张倩等按该病的中医体质分布规律，调查了213例溃疡性结肠炎患者，其中医体质以阳虚质、平和质、气虚质多见，最少体质类型为特禀质；不同性别、年龄、病程、疾病分期、饮食嗜好及疾病诱发因素的患者的中医体质分布规律不同；中医体质类型与性别、年龄段及疾病诱发因素及病程等无统计学差异，但与疾病分期、饮食偏好存在统计学差异。说明与疾病分期及饮食偏嗜存在相关性。

现代医学认为，本病的发病与免疫障碍、感染、遗传、过敏、溶菌酶分泌过多、肠道防御功能障碍及精神因素等有关，但近年更多关注UC与免疫功能异常，认为与炎性介质增多有关。

郑秀丽等观察溃疡性结肠炎大鼠呼吸道与肠道微生态同步动态变化以探讨"肺与大肠相表里"，研究者以三硝基苯磺酸TNBS-乙醇相结合的方法造模后分别在造模后第8天、第29天和第50天三个时间点对呼吸道和肠道的需氧菌总数、厌氧菌总数、肠杆菌、肠球菌、葡萄球菌、产气荚膜梭菌、双歧杆菌、乳酸杆菌进行同步检测。结果观察到大鼠出现肠道菌群失调，益生菌数量减少，条件致病菌数量增多。其呼吸道部分菌群同步出现相关变化。造模后第 8 天，需氧菌总数和葡萄球菌在呼吸道和肠道同步增多，厌氧菌总数和肠杆菌在肠道增多而在呼吸道减少。造模后第 29 天，需氧菌总数和葡萄球菌在呼吸道和肠道同步减少，厌氧菌总数和肠杆菌在肠道减少而在呼吸道增多；造模后第 50 天，呼吸道和肠道的需氧菌总数、厌氧菌总数和葡萄球菌在呼吸道和肠道同步增多。研究者认为，肠病如溃疡性结肠炎大鼠可出现呼吸道菌群的改变，在"肠病及肺"病理转变过程中，肠病大鼠呼吸道和肠道的部分菌群出现同步增多或减少的相关性变化，提示微生态菌群的变化可能是"肠病及肺"的机制和表现形式之一。

同时与王建云等研究溃疡性结肠炎患者血清及结肠组织 α_1- 抗胰蛋白酶水平与肺功能损害相关性的出发点相一致，他们发现 UC 患者肺功能异常的发病率高于 UC 其他肠外表现，肺功能检测有助于提前筛查 UC 肺损害，UC 患者血清及结肠组织中 A1AT 水平均明显下降，提示 UC 患者的肺功能损害主要表现为与 A1AT 水平下降相关的慢性气道炎症气道重塑及阻塞性改变。

杨旭等发现 Th17 细胞的分化由 TGF-β 与 IL-6 或者 IL-21 作用经由 STAT3 通路活化 RORγt 诱导。Th17 细胞主要分泌 IL-17、IL-6、IL-21、IL-22、TNF-α 等细胞因子，在溃疡性结肠炎中发挥促炎性作用。

（二）治法研究

1. 中医中药治疗

杜斌等分析期刊文献中治疗溃疡性结肠炎 UC 的灌肠处方用药及配伍规律，筛选了 117 个处方，组成药味数在 10 味以下的方剂占总方剂数 82.05%。方中以清热燥湿药和凉血止血药使用频率最高，方中出现频率最高的 10 味药为白及、黄连、地榆、黄柏、苦参、白头翁、五倍子、败酱草、甘草、黄芪等，最常使用的药对为白头翁配黄连，频数 34 次；其次为白及配地榆，黄柏配黄连，白及配黄连，地榆配苦参、白及配苦参，白头翁配地榆，白及配黄柏，白及配白头翁，地榆配黄连。

孙阳等采用 2，4- 二硝基氯苯（DNCB）加丙酮局部灌肠法建立 UC 大鼠模型，用免疫印迹法检测结肠黏膜组织中 TLR4、NF-κBp65 蛋白的表达水平，实验发现乌梅丸（乌梅、细辛、干姜等）组 TLR4 和 NF-κBp65 蛋白表达均低于模型对照组，提示乌梅丸通过抑制 TLR4 的表达而降低 NF-κBp65 的活性免疫调节，这可能为乌梅丸治疗 UC 的作用机制之一。

朱向东等通过研究痛泻要方（炒陈皮、炒白术、炒白芍等）对 TNBS/ 乙醇灌肠法诱导的 UC 大鼠模型结肠黏膜 PPAR-γ 蛋白和基因表达的影响发现，痛泻要方能使其表达量上调，从而达到治疗 UC 的效果，提示其深层机制可能与 PPAR-γ/NF-kB 信号转导途径被激活有关。

柳越冬认为，临床治疗溃疡性结肠炎的经验方应用多年证实有效，经前期拆方实验优化而成优化溃结方，由黄芪、白术、苍术、青黛、白头翁、败酱草、红花 7 味药物组成，具有健脾益气、清热解毒、化瘀通络的功效。通过研究优化溃结方对溃疡性结肠炎大鼠模型结肠组织白细胞介素 1β（IL-1β）含量及蛋白表达的影响，发现优化溃结方可以降低溃疡性结肠炎大鼠模型中结肠组织 IL-1β 的含量和蛋白表达。

龙再菊等运用健脾益气、化湿止泻之法加减参苓白术散治疗溃疡性结肠炎，每日 1 剂，水煎服，每日 2 次温服，早晚各 1 次，1 个月为 1 个疗程，可连服 1~3 个疗程。加减：气滞腹胀者，加厚朴、枳壳、木香、槟榔片；脓血便明显者，加延胡索、地榆（炭）、槐花、三七粉；下腹下坠感及肛门下坠感明显者，加黄芪、升麻、葛根、柴胡；畏寒肢冷、脘腹冷痛者，加黑附子、干姜、肉桂、吴茱萸、肉豆蔻；里急后重者，可加木香、陈皮、白芍；便前腹痛，便后即止者，可加防风、白芍；大便滑脱不禁，加赤石脂、诃子、乌梅、石榴皮。调配通灌止血汤（院内复方制剂）进行灌肠，结果治疗组总有效率为95.3%。

邓素萍等认为溃疡性结肠炎的发病与脾虚有关，而标实则体现在湿邪偏重及气滞血瘀方面，故对于脾虚兼有血瘀的溃疡性结肠炎，予以四君子汤加减治疗，方中黄芪为君，具有健脾补气、托毒生肌的作用；臣以茯苓、白术、党参，白术健脾燥湿、补气助运，茯苓健脾渗湿，其中黄芪和党参相须为用，黄芪透达肌表，党参长于止泻，一表一里，相互作用，起到益气健脾的功效。对照组则采用柳氮磺吡啶片1克/次，3次/日口服，4周为1个疗程，治疗2个疗程后，治疗组的总有效率86.96%，对照组的总有效率为72.72%，结果显示四君子汤加味治疗脾虚夹瘀型溃疡性结肠炎效果显著。

黄新贻认为，本病的病位在大肠，与肝脾关系密切，也与外邪入侵、肝脾受损、肠道阻塞有关，可采用三白理肠汤治疗，其中白头翁清热解毒、凉血止痢，败酱草清热凉血、祛瘀排脓，白术、茯苓健脾燥湿，白芍养血柔肝、缓急止痛，陈皮理气健脾、行气止痛，防风疏肝健脾、胜湿止痛，甘草调和诸药，全方共奏清肠导滞、疏肝健脾之功，其中观察组的总有效率为95%，对照组的总有效率为76.67%，且观察组1年后的复发率为3.33%，对照组的复发率为21.67%，提示三白理肠汤不仅能够控制病情，还可以提高疾病预后。

李平等认为，溃疡性结肠炎与肝有密切关系，肝的疏泄直接影响到气机的调畅，故以清肝火、泻肝热的方法治疗大肠湿热型溃疡性结肠炎，方用芍药汤合白头翁汤加减；以调肝气、解肝郁的方法治疗肝郁脾虚者，选方以痛泻要方化裁；以养肝血、滋肝阴的方法治疗阴虚肠燥者，选方以四物汤合增液汤加减；以温肝阳、散肝寒的方法治疗脾肾阳虚者，选方常以当归四逆汤加吴茱萸生姜汤和理中汤加减。

艾灸是借助于灸火的热力给机体的一个温热性刺激，具有温通经络、行气活血的作用。马铁明等筛选天枢穴属足阳明胃经，属胃络脾，为大肠募穴，主治肠胃疾病、妇科疾病、泌尿系统疾病等；大横穴位于脐中旁开4寸，属足太阴脾经，施灸以理气健脾，调节肠胃的功能。经光镜和电镜下显示，灸量越大溃疡处黏膜修复越明显，体现了灸量对治疗UC的重要性。IL-8是促炎性细胞因子，为强有力的中性粒细胞趋化因子和活化因子，参与结肠黏膜的炎性反应与损伤。IL-8含量与UC疾病严重程度呈正相关。艾灸可减少UC模型大鼠血清中IL-8的含量，且随着灸量的增加，大鼠血清IL-8含量顺次降低。治疗组间，随着灸量的增加，大鼠血清中IL-10含量顺次升高，灸量越大，对UC大鼠的治疗作用越明显。但是对于体质瘦弱的个别大鼠，体重轻，不可用量过度。

张炳群将58例患者随机分为两组，各29例，对照组采用美沙拉秦肠溶片1克/次，4次/日，疗程8周，实验组采用白头翁汤治疗（白头翁、秦皮、黄连、黄柏），随症加减，里急后重腹痛者加白芍、槟榔、木香，多脓血者加地榆、牡丹皮、赤芍，食滞者加枳实、焦山楂等，分别予以口服及灌肠，另用针灸辅助治疗，取天枢、上巨虚、大横、中脘、足三里、太白、气海、水分，疗程2周，连续治疗3个疗程，总有效率分别为82.6%和96.6%，中药内服外用能够提高药物利用率，再配合针刺治疗培补元气，调理脾胃，疗效确切。

宗伟等将66例轻、中度溃疡性结肠炎患者随机分为两组，治疗组34例，对照组 32 例，治疗组给予穴位埋线治疗，主穴取中脘、天枢、足三里，再根据辨证加减，如有里急后重感及黏液脓血便者加大肠俞，脾胃虚弱者配脾俞等。对照组则给予美沙拉秦缓释颗粒 1 克 / 次，4 次 / 日，6 周后，治疗组有效 29 例（85.29%），对照组有效 20 例（62.5%），提示治疗组的疗效明显优于对照组。

肖永峰研究发现，痛泻要方能通过上调过氧化物酶体增殖剂激活受体 -γ（PPAR-γ）等抑炎基因及其蛋白的表达发挥治疗 UC 的作用。

王迪研究发现，给予 2，4，6- 三硝基苯磺酸（TNBS）/ 乙醇建立的 UC 模型大鼠有温肾健脾功效的四神丸，可下调 Toll 样受体（TLR）/IL-1 信号通路的正性调节因子 TLR4 表达水平、上调 TLR 信号通路负性调控因子 IL-1 受体相关激酶 M（IRAK-M）的表达水平，上调超氧化物歧化酶（SOD）活性，降低丙二醛（MDA）含量，表明温肾健脾法可通过减少大量促炎因子的分泌、抗氧化等机制发挥治疗 UC 的作用。

何兰娟研究发现，四神丸可上调 UC 大鼠结肠组织中细胞因子信号抑制物（SOCS）mRNA 及 SOCS2/3 蛋白的表达水平，表明温肾健脾法可通过负性调控 JAK/STAT 信号通路，抑制炎症发展，恢复肠黏膜免疫稳态的平衡，发挥治疗 UC 的作用。

刘世举等研究表明，清热利湿解毒方能显著降低 UC 大鼠模型 TNF-α、IL-8 的水平，表明清热利湿法可通过减少炎症介质的释放，减轻肠道炎症反应，减轻结肠组织黏膜损伤情况，进而抑制炎症及损伤的进一步发生，发挥治疗 UC 的作用。

2. 西医疗法研究

范端方将 52 例 UC 患者随机分为对照组和治疗组，各 26 例，对照组单纯应用美沙拉秦肠溶片治疗，治疗组在对照组治疗的基础上加用氟哌噻吨美利曲辛，结果治疗组治愈 18 例，好转 7 例，无效 1 例，复发 3 例，总有效率为 96%；对照组治愈 10 例，好转 9 例，无效 7 例，复发 7 例，总有效率为 73%。认为该病的发生与精神心理因素有极大的关系，且精神因素可能直接参与了该病的复发。

汪雪琦将 60 例 UC 患者随机分为高压氧组和对照组，各 30 例，高压氧组予高压氧联合柳氮磺吡啶治疗，对照组单纯应用柳氮磺吡啶治疗。结果显示，高压氧组疗效明显优于对照组，表明高压氧联合柳氮磺吡啶治疗 UC 对症状的改善具有积极作用。高压氧下血氧分压提高，氧弥散半径加大，可改善肠黏膜的氧供，血氧含量增加，从而可促进细胞增生和胶原纤维形成，更加有利于溃疡愈合；此外，高压氧下血管收缩，毛细血管通透性下降，渗出减少，可使肠壁水肿减轻，促进炎症吸收；高压氧还可以抑制肠道内微厌氧菌的生长繁殖，减轻肠黏膜的炎症反应，减少其毒性物质对肠黏膜的刺激；在高压氧作用下，患者肾上腺皮质激素分泌增加，可抑制患者机体抗结肠上皮的抗体和细胞免疫反应的产生，从而阻断 UC 发病机制。

3. 中西医结合

潘燕采用八味锡类散灌肠联合口服 5- 氨基水杨酸类药物治疗 UC，观察治疗前后疾病的活动度（Mayo 评分）、内镜和组织学评分，检查结肠组织中 Toll 样受体 4（TLR4）、核转录因子 -γB（NF-γB）和紧密连接蛋白 Occludin 的表达。结果治疗后结肠黏膜中 TLR4、NF-γB 较治疗前明显减少，差异有统计学意义，而 Occludin 表达较治疗前增加。八味锡类散灌肠治疗轻、中度活动性 UC 安全有效，其作用可能与调节炎性因子表达及增强结肠黏膜屏障功能有关。

江琼等整理资料发现：川芎嗪能抗炎

症介质，清除自由基；保护血管内皮细胞，改善微循环；抗黏附分子等，具有较强的抗氧化和改善免疫功能等药理作用，认为有可能从清除自由基、抑制肠道炎症反应以及改善微循环功能等多方面来治疗溃疡性结肠炎，但研究尚处于起步阶段，仅从其抗氧化、抗炎等药理特性出发，涉及溃疡性结肠炎发生的病理机制，提示其积极的治疗作用。

李鹏程采用中西医结合的方法治疗溃疡性结肠炎40例（治疗组），给予中药汤剂（黄芩、黄芪、当归、党参、黄连、山药、茯苓、仙鹤草、槐花、地榆、枳壳、木香、当归），再配合柳氮磺吡啶1克/次，4次/日；维生素C片0.2克/次，3次/日。对照组仅给予柳氮磺吡啶加维生素C片，治疗1个疗程（4周）后，治疗组痊愈25例，有效率为95.0%，对照组痊愈16例，有效率为85.0%，提示治疗组的疗效明显优于对照组。

主要参考文献

[1] 邓素萍，王小娟. 四君子汤加味治疗脾虚夹瘀型溃疡性结肠炎临床观察 [J]. 新中医，2015，47（4）：89-90.

[2] 黄新贻. 三白理肠汤治疗溃疡性结肠炎120例效果观察 [J]. 海南医学，2015，26（6）：882-883.

[3] 李平，沈洪，徐珍珍. 治肝法在溃疡性结肠炎中的应用 [J]. 长春中医药大学学报，2015，31（2）：280-282.

[4] 张炳群. 白头翁汤联合针灸治疗溃疡性结肠炎29例观察 [J]. 实用中医药杂志，2015，31（2）：92-93.

[5] 宗伟，衣蕾，朱云涛. 穴位埋线治疗轻、中度溃疡性结肠炎34例 [J]. 陕西中医，2015，36（1）：98-100.

[6] 肖永峰. 疏肝健脾法对溃疡性结肠炎结肠黏膜中PPAR-γ相关因子基因和蛋白表达的影响 [J]. 现代中西医结合杂志，2015，24（28）：3101-3103.

[7] 王迪. 温肾健脾法对溃疡性结肠炎大鼠结肠组织TLR/IL-1信号通路调控因子基因表达影响的研究 [D]. 兰州：甘肃中医药大学，2016.

[8] 何兰娟. 温肾健脾法对溃疡性结肠炎模型大鼠结肠组织中负性调控因子SOCS2/3基因和蛋白表达影响的研究 [D]. 兰州：甘肃中医药大学，2016.

[9] 刘世举，张慧俭，刘翔，等. 清热利湿解毒方治疗湿热蕴结型溃疡性结肠炎实验研究 [J]. 中医学报，2016，31（12）：1931-1935.

第二节　克罗恩病

克罗恩病又称肉芽肿性结肠炎，原因尚不明确。世界卫生组织定义为一种原因未明的亚急性及慢性炎症疾病，常与溃疡性结肠炎合称为肠道炎症性疾病。又称为局限性回肠炎、局限性肠炎、节段性肠炎和肉芽肿性肠炎。

克罗恩病临床以腹痛、腹泻、肠梗阻为主要症状，且有发热、营养障碍等肠外表现。在整个胃肠道的任何部位均可发生，但好发于末段回肠及右半结肠。属中医学"腹痛""腹泻""肠结""积聚"等病范畴。有关"泄泻""腹痛""关格"，均首见于《内经》。汉代张仲景《金匮要略·腹满寒疝宿食病脉治证》谓："腹痛病者腹满，按之不痛为虚，痛者为实，可下之。"明代张景岳《景岳全书·泄泻》篇论述："泄泻之本，无不由于脾胃""泄泻之因，惟水火土三气为最""凡泄泻之为病，多由水谷不分，故以利水为上策。"明代赵献可《医贯》有关于"关格"症的详细描述。张锡纯提出用大承气汤加减治疗，结果治愈。

一、病因病机

（一）西医学认识

1.流行病学

本病分布于世界各地，国内较欧美少见。近十余年来临床上已经较前多见。据1950~1982年国内文献报告，经手术及病理证实的共523例，而1987~1993年文献报告628例。男女间无显著差别。任何年龄均可发病，但青、壮年占半数以上。

2.病因

病因尚未明，可能为多种致病因素的综合作用，与免疫异常、感染和遗传因素似较有关。

（1）免疫因素　患者的体液免疫和细胞免疫均有异常：①半数以上血中可检测到结肠抗体、循环免疫复合体（CIC）以及补体C2、C4的升高。利用免疫酶标法在病变组织中能发现抗原抗体复合物和补体C3。②组织培养时，患者的淋巴细胞具有毒性，能杀伤正常结肠上皮细胞；切除病变的肠段，细胞毒作用亦随之消失。患者的巨噬细胞也有协同T细胞和抗体介导的细胞毒作用，攻击靶细胞而损害组织。③白细胞移动抑制试验亦呈异常反应，说明有细胞介导的迟发超敏现象；结核菌素试验反应低下；二硝基氯苯（DNCB）试验常为阴性，均支持细胞免疫功能低下。

近年来还发现某些细胞因子，如IL-1、IL-2、IL-4、IL-6、IL-8、IL-10，γ干扰素和α肿瘤坏死因子等与炎症性肠病发病有关。如活动性炎症性肠病患者的血清和黏膜的IL2浓度增高，应用IL2能使病情恶化，而抗IL2受体的抗体能使之改善。有人认为克罗恩病属自身免疫性疾病。

（2）感染因素　各种细菌和病毒曾被认为可传播克罗恩病，发现有两种分枝杆菌符合要求，副结核杆菌可引起反刍动物肉芽肿性回肠炎，应用特异性的DNA探针以PCR方法发现2/3克罗恩病患者有鸟结核分枝杆菌（MP）存在，使抗MP治疗疗效不显著，而且副结核分枝杆菌也存在于正常人的肠壁，因此本病与MP感染关系不肯定，可能与诱导复发有关。此外，近年来倾向于克罗恩病与病毒及衣原体感染有关。

（3）遗传因素　根据单卵性和双卵性双胎的调查，双生子共患克罗恩病的远较溃疡性结肠炎为多，双合子孪生子其一致性比率仅为8%，提示与遗传有关。北美犹太人患病的较黑人多，具阳性家族史达10%以上。家庭成员中同患本病的尚不能完全排除相同环境、饮食和生活方式对发病的影响。近有认为本病患者染色体有不稳定现象。

此外，神经内分泌改变、反应性氧代谢产物等药物、精神因素可能通过多个环节参与疾病的发生。早期断奶、儿童期肠道感染和抗生素使用、西化的饮食习惯、吸烟等在克罗恩病中的作用均有报告。

3.发病机制

克罗恩病是贯穿肠壁各层的增殖性炎变，并侵犯肠系膜和局部淋巴结。病变局限于小肠（主要为末端回肠）和结肠者，各占30%，二者同时累及的占40%，常为回肠和右半结肠病变。克罗恩病病理分为急性炎症期、溃疡形成期、狭窄期和瘘管形成期（穿孔期）。本病的病变呈节段分布，与正常肠段相互间隔，界限清晰，呈跳跃区的特征。急性期以肠壁水肿、炎变为主；慢性期肠壁增厚、变硬，受累肠管外形呈管状。黏膜面典型病变有以下几种。

（1）溃疡　早期浅小溃疡，后成纵行或横行的溃疡，深入肠壁的纵行溃疡即形成较为典型的裂沟，沿肠系膜侧分布。肠壁可有脓肿。

（2）卵石状结节　由于黏膜下层水肿和细胞浸润形成的小岛突起，加上溃疡愈合后纤维化和瘢痕的收缩，使黏膜表面似卵石状。

（3）肉芽肿 肉芽肿由类上皮细胞组成，常伴郎格罕细胞，但无干酪样变，有别于结核病。肠内肉芽肿系炎症刺激的反应，并非克罗恩病独有；且20%~30%病例并无肉芽肿形成，故不宜名之为肉芽肿性肠炎。

（4）瘘管和脓肿 肠壁的裂沟实质上是贯穿性溃疡，使肠管（段）与肠管（段）、肠管（段）与脏器或组织（如膀胱、阴道、肠系膜或腹膜后组织等）之间发生粘连和脓肿，并形成瘘管。肠管（段）如穿透肠壁，经腹壁或肛门周围组织而通向体外，即形成外瘘管。

（二）中医学认识

中医认为本病由身体虚弱、感受外邪、饮食所伤、情志失调导致脾肾功能障碍，气机阻滞，气滞血瘀而致腹痛、腹泻、积聚等症。病位在肠道，涉及脾胃。脾胃虚弱，气血化源不足，内不能调和于五脏，外不能布散于营卫经脉，由虚致损，可成虚劳。

湿阻肠道是本病的基本病机。若人体脾虚，湿从寒化；阳旺之躯，则湿从热化，湿随气滞，腑气失通，先有气滞，继之阻络，久则瘀结，发展为瘀血积肠；若湿热蕴结，入于营血，盘踞肠壁，酿成脓毒，形成热毒伤肠；病情迁延，反复发作，耗伤脾气，终至脾气下陷。其病情总以湿浊阻滞之实证为主，日久因实致虚，而呈虚实夹杂之变。实则不外湿、毒、瘀；虚则脾肾气虚、阳虚等。

二、临床诊断

（一）辨病诊断

1.临床表现

（1）症状 克罗恩病的临床症状复杂多样，症状的轻重和病变部位、范围、程度及病程长短有关，主要为以下表现。

①腹痛：腹痛是克罗恩病的常见症状之一，轻者仅有肠鸣及腹部不适，多于排气后缓解，由于病变位置不同，疼痛部位可在下腹部，脐围或右下腹部，由于内脏或腹膜层神经末梢受到牵涉或刺激，回肠远端的病变往往出现持续性腹痛，重者出现绞痛，似肠梗阻急腹症的表现；进食半小时内出现右下腹痛和3~4小时后再出现发作提示回肠末端病变，常易误诊为阑尾炎或肠穿孔。病变侵犯空肠，可表现为上腹痛。

②腹泻：85%~90%的患者有腹泻，多间歇发作，常在餐后发生，有时呈持续疼痛，压痛明显，说明炎症涉及腹膜；每日2~5次，多者数十次，为软便或稀便，一般不含有脓血及黏液，严重的小肠病变可出现水样便或脂肪泻。若病变涉及结肠下段及肛门直肠者，可出现脓血便及里急后重感。乙状结肠、直肠受累时大便频，肛门里急后重或便秘、排便困难等；腹泻的原因是由于肠壁炎症的刺激使肠蠕动增加及继发性吸收不良所造成，少数由于瘘管形成造成肠道短路。

③发热：由于肠道炎症病变及组织破坏后毒素的吸收或继发性感染，有5%~40%的患者出现间歇性发热或中等度发热，少数呈弛张热伴有毒血症。急性重症的病例或伴化脓性病灶时，可见高热、寒战等毒血症状。个别患者先出现发热，于一周后才有肠道症状，往往给诊断带来困难。

④全身性及其他肠外表现：可有恶心、呕吐、纳差、乏力，严重患者明显消瘦及贫血，由于肠道持续蛋白质的丧失致患者出现低蛋白血症，营养不良及钙缺乏造成的骨质疏松。儿童和少年可出现生长发育障碍。部分患者有关节炎、虹膜睫状体炎、结节性红斑、坏疽性脓皮病、口腔黏膜溃

瘀、小胆管周围炎、血管炎、慢性活动性肝炎或脾肿大等。

（2）体征 由于病变侵犯肠管的不同，体征各异，常有以下体征。

典型的患者可见面色苍白，严重者明显消瘦，贫血，儿童与青少年患者生长发育迟缓，部分患者出现杵状指，肝掌和结节性红斑等。末梢肢体水肿提示体内蛋白不足。

①腹部肿块：右下腹常可触及压痛的肿块，多由于肠曲间粘连，肠系膜淋巴结肿大，肠壁及肠系膜增厚造成。或因瘘管、脓肿发生网膜包裹所致。

②瘘管形成：瘘管是克罗恩病的特有体征，其发病率有 14.2%，甚至有人报告达 80%。内瘘管多发生在肠管与膀胱、阴道、肠系膜或腹膜后。内瘘管发生在肠曲间，可使腹泻加重，造成营养及全身状态恶化。瘘管通向的组织和器官常因粪便污染而发生感染。外瘘则通向腹壁或肛周皮肤。

③肛门及直肠周围的病变：肛门直肠周围脓肿、窦道、肛裂、瘘管是克罗恩病常见体征。这些病变可存在多年后有时才出现腹部症状。肛门周围软组织病变的活组织检查可发现肉芽肿性炎症病理变化。

（3）并发症

①肠梗阻：占 25%~30%，有的报道达 66%。梗阻的原因与纤维性狭窄、急性炎症水肿有关，少数由于脓肿或粘连包块压迫引起。梗阻部位以回肠多见，结肠较少见。

②瘘管形成：此为本病最为常见的并发症，发生率为 20%~40%，瘘管可形成肠与肠之间的内瘘，肠瘘可无症状或大量的腹泻，也可形成膀胱、阴道、肛周或腰部瘘管。外瘘说明有广泛的肠周围炎，常被认为是手术治疗的指征。

③消化道出血：国外报道其发生率高达 41%，国内为 17%~25%，上、下消化道均可发生出血，以结肠病变的出血较为多见，少数病例可发生严重出血。长期出血可引起缺铁性贫血。

④肠腔脓肿：多为腹腔内脓肿，少数为后腹膜脓肿，有的脓肿发生在实质器官内，好发部位多在相当于末段回肠的右腹；其次是肝曲部位，主要症状为发热和腹痛，可触及有压痛的包块。白细胞增高。彩超、CT 检查有助于诊断。

⑤穿孔：可在并发中毒性巨结肠的基础上出现，但发生率低。

⑥癌变：发生率国内外报为 1%~3%。一般认为克罗恩病并发结直肠癌的危险性比溃疡性结肠患者少得多，但如考虑到患病时间及病变范围时，则与溃疡性结肠炎并发结肠癌的危险性事实上可能相同。

2. 相关检查

（1）实验室检查

①血液检查：70% 患者有不同程度的贫血，病程活动时白细胞可增高。约半数患者红细胞沉降增快，大便潜血阳性，血清免疫球蛋白增高，白蛋白降低提示营养不良或大便中蛋白质丢失增加。

②粪便检查：粪便隐血试验常为阳性。病性在左侧结肠、直肠者，粪便常有红细胞及脓细胞。

③血生化检查：血清 α_2 球蛋白增高，严重者人血白蛋白、钾、钠、钙等均降低，凝血酶原时间延长。病变活动者血清溶菌酶浓度可增高。

（2）胃肠 X 线钡餐检查 最细微的病变是环形皱襞增厚和水肿，病变轻时可见细小口疮样溃疡，结肠袋消失是细微的早期征象。约 85% 大肠克罗恩病患者均有远端小肠的病变，以逆行钡剂检查效果最佳。

①由于肠道病变呈阶段性，X 线可呈"跳跃"征象，病变部位多见于回肠末端与右侧结肠，也可能涉及其他肠段。

②病变黏膜皱襞粗乱，有铺路卵石样

充盈缺损，肠腔轮廓不规则，边缘呈小锯齿状。

③回肠下段肠腔狭窄，肠壁僵硬，黏膜皱襞消失，呈现细的条状钡影，又称线样征，是典型的 X 线征象。

④有时可见肠袢相互分开，多由于病变肠壁、肠系膜水肿增厚造成。

（3）结肠镜及活组织检查

①内镜可发现微小和各期病变，如黏膜充血、水肿、溃疡、肠腔狭窄、肠袋改变、假息肉形成及卵石状的黏膜相。

②黏膜活检每个病变的组织至少取 2 处，病变部位较典型的改变有：a. 非干酪性肉芽肿；b. 阿弗他溃疡；c. 裂隙状溃疡；d. 固有膜慢性炎症细胞浸润、底部和黏膜下层淋巴细胞聚集；e. 黏膜下层增宽；f. 淋巴管扩张；g. 神经节炎；h. 隐窝结构大多正常，杯状细胞不减少等。经口作小肠黏膜活检对确诊十二指肠和高位空肠的克罗恩病有帮助。

（二）辨证诊断

克罗恩病在临床上多见腹痛、腹泻、腹部肿块、发热，久则可见神疲乏力、面色苍白、虚弱、贫血等症。属中医学"腹痛""腹泻""肠结""积聚"等病范畴。临床应辨别腹痛腹泻情况。如泻下如水、肠鸣腹痛则泻，为寒湿泻；若泻下不爽而臭秽、肛门发热，为湿热泻。腹痛常伴腹泻，喜按喜暖者为虚寒；痛处不定，攻冲走窜者为气滞，痛处固定，压之痛甚，提示血瘀形成。

1. 四诊

望诊：面色萎黄或形体消瘦，舌质红或淡或紫暗有瘀点，舌苔黄腻或白。

闻诊：语言和气味无明显异常。

问诊：腹痛或刺痛，腹泻、黏液便或血、便次多、有时糊状或呈水样。或肠鸣即泻。泻后痛减，或五更泻。

切诊：腹部压痛或拒按或喜按，或腹部积块固定不移。脉弦滑或数或细弱或沉细或细涩。

2. 辨证分型

（1）湿热内蕴型

起病较急，腹痛较剧烈，拒按，腹部胀满，大便带黏液或少量鲜血，腹泻，渴喜冷饮，小便黄。舌质红、苔黄腻，脉弦滑或数。

辨证要点：起病急，腹痛甚，胀满拒按，大便带黏液或鲜血，小便黄，舌质红、苔黄腻，脉弦滑。

（2）脾气虚弱型

病程长，反复发作，腹部隐痛，喜暖喜按、腹泻、大便糊状或呈水状，腹胀纳差，神疲乏力，面色萎黄，气短自汗。舌质淡、苔白，脉细弱。

辨证要点：病程长，反复发作、腹隐痛而胀，喜暖喜按，面色萎黄，神疲乏力，便呈糊状或水样，舌质淡、苔白，脉细弱。

（3）脾肾阳虚型

病久迁延，反复泄泻。黎明腹痛，肠鸣即泻，脐周作痛，泻后痛减，形寒肢冷，腰膝酸软。舌质淡、苔白，脉沉细。

辨证要点：黎明腹痛，肠鸣即泻，泻后痛减，形寒肢冷，腰膝酸软。舌质淡、苔白，脉沉细。

（4）气滞血瘀型

腹部积块，固定不移，腹部胀痛或刺痛，腹泻，胃纳不佳，形体消瘦，神疲乏力。舌质紫暗或有瘀点，脉细涩。

辨证要点：腹部固定积块或胀痛、刺痛，腹泻。舌紫暗或有瘀点，脉细涩。

三、鉴别诊断

（一）西医学鉴别诊断

1. 溃疡性结肠炎

克罗恩病与溃疡性结肠炎的鉴别诊断

参见表 15-1。

2. 盲肠癌

患者年龄多在 40 岁以上，病程呈进行性发展。右下腹块常见，质坚并有结节感。X 线钡剂灌肠检查显示盲肠有充盈缺损，纤维结肠镜和活组织检查可发现癌瘤证据。

3. 肠结核

肠结核多继发于开放性结核，结核菌素试验阳性，抗结核治疗有效。病变部位可在回盲部及邻近结肠，不呈节段分布。

4. 急性阑尾炎

很少有腹泻，右下腹压痛限于麦克伯尼点。实验室检查白细胞增高明显。

5. 急性出血坏死性肠炎

以空肠病变为主，有一定的地区性和季节性，发病前有不洁饮食及暴饮暴食史，多发于儿童和青年。腹痛以左中、上腹部为主，粪便呈血水样或暗红色糊状，有腥臭味。病程短，患者有明显毒血症表现。

6. 小肠恶性淋巴瘤

本病常以腹痛、腹泻、发热及腹部肿块为主要临床表现，最初的症状常为腹痛，多位于上腹部或脐周。体重下降，疲劳感更为明显，更易发生肠梗阻。症状多为持续性、恶化较快，腹部肿块硬，边界清楚，一般无压痛，浅表淋巴结和肺门淋巴结肿大，多数病例肝、脾明显增大，X 线检查或 CT 检查可发现肠腔肿物，小肠活检有助于诊断。

7. 缺血性结肠炎

为血管供血障碍所致，多见于 50 岁以上老年人。起病急骤，多先有腹痛，继之腹泻便血。病程为急性经过。结肠镜或钡灌造影有助于诊断。

8. 阿米巴肠病

大便或结肠镜下活检查到阿米巴原虫可确诊。

表 15-1　克罗恩病与溃疡性结肠炎鉴别

项目	克罗恩病	溃疡性结肠炎
常见部位	回肠、右半结肠	直肠、左半结肠
分　布	病变肠段间黏膜正常	病变弥漫分布
腹　泻	中度	严重，里急后重
腹　痛	较重，常在右下腹或脐周	较轻，常在左下或下腹
腹　块	常见	少见
粪　便	一般无黏液、脓血	常有黏液，脓血
直肠受累	约 20%	几乎 100%
直肠出血	间断（约 50%）	常见（几乎 100%）
肛周病变	肛瘘脓肿常见	少见
腹壁瘘和内瘘	常见	少见
中毒性巨结肠	无	可有
X 线	节段性肠段受累，肠腔狭窄多有瘘管	弥漫，点状锯型，隐窝脓肿均匀，肠缩短
乙状结肠镜	片状受累，卵石样黏膜病变，线状与沟槽溃疡，有肉芽肿，浆膜炎	均匀受累，糜烂与浅溃疡黏膜脆性增加，轻触易出血
癌变	罕见	可见

9. 放射性结肠炎

与放射部位一致，病变程度与放射量有关。

10. 急性自限性结肠炎（ASLC）

通常伴有发热，腹泻可在10次/日以上，腹痛、里急后重明显，常在4周内消散，其病因常为志贺菌、沙门菌、大肠埃希菌、艰难梭菌或溶组织内阿米巴感染等。粪便培养阳性率有助于诊断。ASLC不常有血小板增加。结肠镜下急性炎症分布多不均匀或呈片状糜烂，黏膜隐窝多数正常，固有层以中性多核细胞浸润为主。在新鲜粪便、黏膜分泌物或黏膜活检中发现滋养体可确诊阿米巴结肠炎，75%~85%的患者血清中可检测出阿米巴抗体。

11. 白塞病

①反复发生口腔溃疡，12个月内发病不少于3次；

②反复发生生殖器溃疡；

③眼病如葡萄膜炎、视网膜血管炎；

④皮肤病变如结节性红斑、假性毛囊炎、丘疹性脓疱和痤疮样结节；

⑤针刺试验阳性。确诊白塞病必须有反复发作的口腔溃疡和缺乏临床可解释的其他2项特征。

（二）中医病症鉴别

克罗恩病乃素体虚弱、饮食所伤、情志失调、感受外邪导致脾胃功能障碍而发病。腹痛、腹泻、积聚为主要常见症状。本病与慢性非特异性溃疡性结肠炎应从病因病机和主证上做如下鉴别。

1. 病因病机

溃疡性结肠炎以先天禀赋不足、外感时邪、饮食不慎、七情内伤、瘀血内阻而致后天脾胃功能不健为主要病因。病位在大肠，涉及脾、胃、肾。病机要点为：邪滞肠道，肠中气机不畅，壅阻气血损伤肠膜脉络。克罗恩病以素体虚弱、饮食所伤、感受外邪、情志失调而致脾胃功能障碍为主要病因。病位在肠道，涉及脾、胃。湿阻肠道是克罗恩病的基本病机。

2. 主症

溃疡性结肠炎腹痛、腹泻、脓血便、黏液便为主症。腹痛较轻多在左下腹或左腹部，亦可涉及整个腹部。有腹痛—便意—便后缓解的规律。腹泻多为脓血、黏液便，亦可见到溏薄便或稀水样便，常伴里急后重。克罗恩病以腹痛、腹泻、积聚为主症。腹痛多在下腹部，脐周或右下腹、疼痛较剧烈。腹泻大便呈糊状，一般无脓血及黏液。病变涉及结肠下段及直肠者亦可见到脓血。

四、临床治疗

（一）提高临床疗效的基本要素

（1）克罗恩病属消化系统疑难病症之一，目前西医对本病无满意根治疗法。维持营养、纠正水电解质平衡紊乱、改善贫血和低蛋白血症等全身情况支持疗法实属重要。控制炎症、解痉、止痛、止泻也有利于症状的好转。在急性炎症期用肾上腺糖皮质激素及柳氮磺吡啶可使病情缓解。急性肠梗阻形成时应紧急手术。在急性炎症期根据辨证采用清热利湿、活血行滞、化瘀通腑、泻浊理气中药效果较好。多选用黄连、木香、黄芩、延胡索、赤白芍、乌药、当归、槟榔、茯苓等。该类药物有抗菌消炎、促使胃肠蠕动、增强机体抗病能力的作用。

（2）对病程迁延，慢性反复发作仅出现明显消瘦、贫血的患者可以中药治疗为主。临床可选用健脾举陷，温肾止泻或活血化瘀之品。如茯苓、党参、黄芪、白（苍）术、补骨脂、肉豆蔻、诃子肉、川芎、赤芍、红花、木香、延胡索等，对缓解症状，改善患者体质，减少并发症有益。

（3）西药虽对缓解症状有一定疗效，

但长期服用，不良反应较多。近年来报道采用中药灌肠法效果较好，可使药物直接作用于病变肠道，有利于药物的吸收和发挥作用，又能避免胃酸对药物的影响。由于克罗恩病病位较广泛，灌肠药液量以100~200ml为宜，肛门插入深度25~30cm。灌肠方可采用辨证施治方或单验方，可在灌肠方中加入锡类散、养阴生肌散、青黛散、通用消肿散，愈合溃疡效果明显。

（二）辨病治疗

1. 一般治疗

（1）进食少渣，无刺激性，富于营养的食物；浓茶、咖啡、冷食及其他调味品不宜食用。

（2）轻症患者应注意劳逸结合，病情重且有活动性病变者应卧床休息。

（3）病情严重需禁食者，要采用胃肠外高营养治疗，静脉滴注葡萄糖、复方氨基酸、人体白蛋白、脂肪乳，必要时可适量输血。及时纠正水电解质平衡紊乱并注意维生素及微量元素的补充。

2. 药物治疗

（1）对症治疗　在腹痛腹泻明显时，除注意减少食用纤维素食物外，可给以抗胆碱能药物阿托品或颠茄片以缓解疼痛，减轻肠蠕动。阿托品0.3g，每日2~3次，肌内注射或口服。肠梗阻者慎用。腹泻重者，可选用止泻药，如洛哌丁酸、考来烯胺。

（2）5-ASA缓释剂　该药对结肠克罗恩病是首选药。用于轻度患者。美沙拉秦缓释剂，2~4.8克/日，治疗反应在服药四周后较明显，维持治疗可用3克/日长期用药。柳氮磺吡啶在维持治疗中无效。该药的不良反应有恶心、呕吐、皮疹、白细胞减少、溶血反应等，用药期间应注意观察。

（3）抗生素　对5-ASA缓释剂不能耐受或无效者，使用抗生素治疗，几种抗生素交替使用可能更佳。

（4）肾上腺糖皮质激素　主要用于重度或5-ASA缓释剂和抗生素无效的轻度患者。长期应用有加重出血、肠穿孔、肠坏死及精神反应等不良反应，对腹腔化脓性病及有瘘管形成者不宜使用。该药可减轻炎症早期的毛细血管扩张、渗出、水肿、白细胞浸润及吞噬反应，从而缓解红、肿、热、痛等症状；它还能抑制炎症后期毛细血管和成纤维细胞的增生，延缓肉芽组织生长，防止粘连及瘢痕形成。一般用泼尼松，每日40~60mg，分两次口服，病情缓解后递减药量，维持半年以上。重病患者每日静脉滴注氢化可的松200~300mg，或地塞米松100mg，病情缓解后改为口服。病变以左半结肠为主者可用激素保留灌肠。该药对以小肠病变为主伴有肠外表现的活动期患者有效，远期效果不肯定，不能防止复发。

（5）免疫抑制剂　主要有6-巯基嘌呤、硫唑嘌呤、氨甲蝶呤等。硫唑嘌呤在体内形成6-巯基嘌呤，发挥免疫抑制作用，用于治疗克罗恩病。一般用硫唑嘌呤每日1.5mg/kg，分2次口服。6-巯基嘌呤可改善或减轻病情，适用于慢性持续性或反复发作的患者。剂量同硫唑嘌呤，疗程1年。有胃肠道反应及白细胞减少等骨髓抑制的不良反应。可与肾上腺糖皮质激素联合使用，减少二者的剂量和不良反应。

3. 手术治疗

（1）手术指征

① 慢性消耗如由于长期腹泻大量蛋白质的丢失，造成了营养不良、消瘦、体重下降、丧失劳动能力，经各种药物治疗无效的患者，可行病变段切除术。

② 已形成了完全性肠梗阻、瘘管与脓肿，经内科治疗无效，急性肠穿孔或不能控制的大量出血，应及时行手术治疗。

③ 发生肠-阴道瘘，肠-膀胱瘘者，常影响正常生活并反复发生泌尿系感染，

应行手术治疗。

（2）手术方式

①部分结肠切除吻合术：右侧结肠部分切除、回盲结肠吻合术适用于回盲部和升结肠克罗恩病。横结肠切除吻合术适用横结肠克罗恩病。乙状结肠切除术适用于乙状结肠克罗恩病。

②全结肠切除术：适用于结肠病变广泛不能做部分切除吻合，直肠无病变、膨胀性好，肛门功能及括约肌功能良好、肛门部无感染及瘘管，回肠病变不严重的患者。手术方式分为一期吻合术和二期手术。

一期吻合术：无中毒结肠炎、腹内无感染、营养不良不显著的患者。

二期手术：发现腹内有感染、营养不良显著的患者。适用二期手术。

③全结肠直肠切除、回肠造口术：大肠克罗恩病侵犯结肠、直肠、肛管和肛门部的患者适用于全结肠直肠切除和永久性回肠造口术。

④回肠袢状造口术：患中毒性巨结肠、全身极度衰竭、需急症减压以挽救生命的患者。

⑤腹会阴联合切除、结肠造口术：适用于病变位于直肠、肛门部和乙状结肠的克罗恩病者。

⑥肛门部克罗恩病常采取姑息治疗，对脓肿疼痛可简单切开引流，防止广泛破坏。对有肛瘘者在肠内病变静止期做肛瘘切开术。直肠内病变严重和肛门括约肌破坏的应做直肠切除术，但常复发者，有的需做回肠造口或结肠造口术。

对危重患者，应合理应用损伤控制性原则，手术不应强求切除病变组织，可先将病变肠管的近端行暂时转流性造口，同时放置引流，采用最小的创伤解决感染和肠内营养通路等问题，待感染控制及患者一般情况改善后，再考虑切除病变肠段，行肠管吻合。如危重患者不能耐受大手术或并发症风险高，可根据具体情况先行微创手术如腹腔镜下临时造口术、脓肿引流术、肠内营养管放置等。

4.放射治疗

有人认为采用腹部放疗对早期患者可作为辅助疗法的一种，对增生的淋巴组织及对急性复发病变也有好处。有以下情况者可考虑使用。

（1）手术后复发，不宜再做手术者。

（2）弥漫性空肠、回肠炎，范围广泛，不伴肠狭窄，估计手术效果差者。

（3）胃、十二指肠克罗恩病，需做胃切除，为减少手术后空肠溃疡的可能，减少胃壁细胞的泌酸功能者。

（4）早期非梗阻性病变，其他疗法无效者。

（三）辨证治疗

1.辨证施治

（1）湿热蕴结型

治法：清热化湿，疏通气机。

方药：芍药汤加减。

白芍 15g，大黄 9g，黄芩 12g，木香 12g，黄连 12g，当归 12g，槟榔 12g，甘草 6g。湿重于热者，加苍术、藿香；身热甚者，加黄柏、栀子；腹痛重者，加枳实并且加大白芍用量。

（2）脾气虚弱型

治法：益气健脾，化湿止泻。

方药：参苓白术散加减。

党参 12g，茯苓 12g，白术 15g，山药 20g，白扁豆 20g，砂仁 10g，陈皮 10g，莲子 10g，桔梗 10g。食欲不振，加山楂 20g，神曲 20g，麦芽 20g；脘腹胀满者，加苍术、厚朴、藿香；形寒肢冷，泻下如水状者，加炮姜，炮附子。

（3）脾肾阳虚型

治法：温肾健脾，化湿止泻。

方药：四神丸加味。

补骨脂 12g，益智仁 12g，白术 15g，云苓 20g，白扁豆 20g，薏苡仁 20g，吴茱萸 10g，肉豆蔻 10g，五味子 10g，甘草 6g。久泻不止加诃子、乌梅炭 12g，赤石脂 9g，禹余粮 9g；黎明即泄，形寒肢冷，加炮附子 10g、炮姜 12g、肉桂 6g。

（4）气滞血瘀型

治法：活血化瘀，行气消积。

方药：膈下逐瘀汤加减。

桃仁 12g，丹皮 10g，乌药 10g，红花 10g，延胡索 6g，当归 15g，川芎 15g，赤芍 15g，香附 15g，甘草 5g。久泄不止加石榴皮 10g、诃子肉 10g；神疲乏力、胃纳不佳，加党参 10g、茯苓 10g、山药 10g、白术 10g。

2. 外治疗法

（1）针灸　泄泻取脾俞、中脘、章门、天枢、足三里；腹痛取脾俞、胃俞、足三里、中脘、气海、关元；便血取足三里、三阴交、气海、关元、阴陵泉。平补平泻，留针 10~20 分钟，每日 1 次，7~10 次为 1 个疗程。

（2）耳针　泄泻者取大肠、小肠、胃、脾、交感、神门；腹痛者取交感、神门、皮质下、胃、脾、小肠；便血者取皮质下、心、肾上腺、肝、脾、胃、十二指肠、神门。每次选 3~4 穴，可用王不留行籽按压刺激，每日 3~4 次。

（3）穴位埋线疗法　选择双侧天枢、足三里、胃俞透脾俞、中脘透上脘。每隔 15~20 日交替埋植 1 次，共埋植 1 号肠线 15 次。

（4）穴位注射疗法　胎盘组织液或当归注射液，每穴 1ml，隔日 1 次，10 次为 1 个疗程。

3. 成药应用

①人参健脾丸：每次 1 丸，每日 2 次，口服。

②补脾益肠丸：每次 6g，每日 3 次，

口服。

③溃疡宁胶囊：每次 5~8 片，每日 3 次，口服。

④槐角丸：每次 1 丸，每日 2 次，口服。

⑤乌梅丸：每次 1 丸，每日 3 次，口服。

4. 单方验方

①石榴皮 15g，山药 30g，大枣 5 枚。水煎服，适用于久泻不愈，时发时止者。

②罂粟壳 5g，大枣 5 枚，莲子肉 10g。水煎服，适用于久泄不止，泻下稀水或稀糊者。

③参苓粥：人参 3~5g，白茯苓 15~20g，生姜 5g，粳米 100g。先将人参、生姜切为薄片，茯苓捣碎，浸泡 30 分钟煎取汁，然后再煎取汁，将 1~2 煎药汁合并，分早晚 2 次同粳米煮粥食用。适用于久病脾虚。

（四）新疗法选粹

1. 生物疗法

细胞因子在抗体免疫系统的调控中发挥重要作用，可诱导、增强、延长和终止炎症反应。促炎因子主要有白介素 -1、白介素 -6、白介素 -8、核因子 -κB、肿瘤坏死因子。目前生物制剂主要针对炎症发病机制中某一具体步骤进行靶向治疗。已证实有效的药物有针对 TNF 的单克隆抗体英夫利昔（Infliximab）与 CDP571 及针对白细胞黏附因子 α4 整合素的单克隆抗体那他珠单抗。英夫利西细胞膜表面的 TNF 结合后，经补体介导和抗体依赖性细胞作用诱导 T 细胞凋亡，导致细胞溶解，表达 TNF 缺失。临床主要用于难治性克罗恩病及并发瘘管者。它起效快，通常 2 周发挥作用，单次治疗后抗体可维持 30 周，但也有相关研究发现，随着用药的持续，其疗效存在递减现象，可能与体内形成抗体有关。

2. 干细胞治疗

干细胞种类较多，按组织来源，可分为

骨髓来源造血干细胞（HSCs）、间充质干细胞（MSCs）、外周血干细胞（PBSCs）、胚胎干细胞（ESCs）、脐带血干细胞（LCBSCs）、脂肪来源干细胞（ASCs）、皮肤组织来源人工逆向诱导多能干细胞（IPSCs）等，前三者是目前应用最多的干细胞。最早发现干细胞用于炎症性肠病有疗效是在1993年Drukos等报道的血液病合并克罗恩病的患者进行自体骨髓移植后获得缓解，目前该项技术已进行多例炎症性肠病的治疗，特别是针对危重患者。

（五）医家诊疗经验

田振国

田振国等认为，不通是克罗恩病的病机关键，尊崇张子和"陈莝去而肠胃洁，癥瘕尽而营卫昌"的理论，治疗上以"通"字立法。田振国认为，所谓"通"并非单指通利攻下而言，实际上包括了一切正治之法，即"通则不痛"。如"宣通气血""调气和血""理气降逆""益气健脾"及"散寒温阳"等皆是。临床治疗多从虚实两纲着手，实证重在祛邪疏导，虚证治以温阳益气。对寒邪内阻型治以温中散寒；方用正气天香散加减，药用：香附15g，乌药10g，紫苏10g，干姜5g，陈皮15g，吴茱萸10g，延胡索15g。对湿热壅滞型治以泄热通腑；方用大承气汤加减，药用：芒硝10g，枳实15g，大黄10g，厚朴15g，黄柏15g，苍术15g，牛膝15g，砂仁10g，甘草10g。对饮食积滞型治以消食导滞，行气止痛；方用枳实导滞丸加减，药用：枳实10g，大黄10g，白术15g，黄连10g，茯苓10g，泽泻10g，黄芩10g，神曲15g，木香10g，延胡索10g。对中虚脏寒型治以温中补虚，和里缓急；方用小建中汤加减，药用：白芍25g，桂枝15g，生姜5g，甘草10g，大枣7枚，白术15g，茯苓15g，延胡索10g。对气滞血瘀型治以疏肝调气，活血化瘀；方

用柴胡疏肝散加减，药用：陈皮10g，柴胡10g，川芎10g，枳壳15g，白芍20g，香附15g，炙甘草10g，延胡索15g，没药10g，蒲黄10g，五灵脂10g。

五、预后转归

本病多为慢性渐进型，虽可自行缓解，多有反复。病程长者或对药物反应不好者，约2/3需要手术治疗。重症患者病变较深，侵及结肠全层者，整个消化管道均可受累，引起并发症较危重，预后差。急性重症病例常有严重毒血症和并发症，总的死亡率为10%~15%，大多死于并发毒血症及全身衰竭。严重病例的80%~90%需手术治疗。使用类固醇激素治疗者，在活动期症状控制后立即撤药，有10%~15%的患者停用后会复发，需要长期服药维持，可用泼尼松10~15毫克/日，或隔日口服，用药时间大约2~3个月。其用药原则是以最小的剂量，维持缓解。

六、预防调护

参见溃疡性结肠炎。

七、研究进展

（一）病因病机

在欧洲炎症性肠病（包括克罗恩病和溃疡性结肠炎）患者为250~300万，每年炎症性肠病的预防保健的费用为46~56亿欧元。炎症性肠病在发达和发展中国家成人和儿童的发病率逐年上升。目前认为炎症性肠病与机体内环境-肠道微生物群的异常免疫应答密切相关。关于炎症性肠病发病机制的一项国际合作研究发现，有163个与炎症性肠病发病相关的基因易感位点，遗传因素在克罗恩病和溃疡性结肠炎中各占13.6%和7.5%。遗传因素只占病因的一部分，故产生了将表观遗传学结合到炎症

性肠病发病机制研究中的新思路。表观遗传学相关基因表达的变化与炎症性肠病患者的结肠黏膜免疫和防御反应密切相关，并影响了易感性基因、营养、机体内环境（肠道微生物）及其他环境因素之间相互作用。DNA 甲基转移酶 DNMT3a 和 DNMT3b 为克罗恩病的易感性基因。

基础研究表明，肠道炎症的内环境失衡是炎症性肠病发生的机制之一，而一种内源性组蛋白去乙酰化酶的抑制剂——丁酸盐，是经肠道细菌发酵后的代谢产物，研究表明丁酸盐可通过促进组蛋白乙酰化，进而增加 NOD2 的表达，同时组蛋白乙酰化还促进肠道碱性磷酸酶的产生，从而对肠道细菌产生的脂多糖解毒。这项研究说明，组蛋白乙酰化对维持机体内环境（肠道微生物）稳态具有重要的作用。

张婷等收集 167 例炎症性肠病患者，其中溃疡性结肠炎（UC）113 例，克罗恩病（CD）54 例，54 例健康志愿者新鲜粪便，用梯度稀释法定量培养进行菌群分析，同时收集白细胞、血小板、C 反应蛋白、红细胞沉降率四项炎性指标数据评价其与菌群变化的相关性。UC 患者与健康对照组相比，肠球菌、酵母菌、拟杆菌、双歧杆菌、消化球菌、乳酸杆菌、小梭菌的数量显著增加，真杆菌的数量显著下降。CD 患者与健康对照组相比，肠球菌、酵母菌、拟杆菌、双歧杆菌、消化球菌、乳酸杆菌的数量显著增加，真杆菌、小梭菌的数量显著下降。培养阳性率与其数量变化结果基本符合，肠球菌、酵母菌等条件致病菌增多，破坏肠道内原有微生态平衡，导致肠黏膜屏障功能减退、机体免疫力下降，易于引起肠道炎症反应；双歧杆菌、乳酸杆菌等益生菌数量也呈增多状态，考虑为肠道菌群作为肠黏膜屏障保护性因素，在对抗肠道炎症中所形成的一种自我保护状态。

（二）诊断进展

1. 内镜和影像技术

色素和放大内镜的应用使隐窝的变形与破坏、黏膜绒毛样与颗粒样改变，甚至形成筛网状结构以及糜烂溃疡都显现无余。其隐窝肿大、破坏和融合特征对早期 UC 诊断极为重要，在一定程度上可取代组织学检查。胶囊内镜的推广使炎症性肠病，特别是克罗恩病的早期识别成为可能，还可动态观察病变的演变。小肠镜则可同时取活检作病理检查，使疾病的诊断提早而精确。仿真结肠镜的发展，特别是近年来 MRI 显像技术在肠道的应用可使细微病变清楚显示，具有无创、无痛苦优势。

2. 血清标记物

C 反应蛋白（C-RP）是人体最重要的急性时相蛋白，半衰期仅 19 小时。α_1 酸性糖蛋白（AAG）为另一急性时相蛋白，半衰期约 5 天，二者均与疾病活动性有良好的相关性，因红细胞沉降率受血浆浓度、红细胞数量和大小影响较大，故不如上述两者准确。

3. 粪便标记物

主要包括钙卫蛋白、乳铁蛋白、溶菌酶、弹力蛋白酶、髓过氧化酶等。粪便中钙卫蛋白直接反应中性粒细胞移行至肠道，诊断敏感性高。乳铁蛋白为肠黏膜分泌的铁结合蛋白为稳定而有价值的标志物。实验观察发现，LF 和 Cal 以及 CRP、ESR 均与 UC 的活动度和严重度相关性良好。

4. 蛋白质组学技术

包括细胞水平、血清水平、组织水平方面。

Hatsugai 等选入 17 例溃疡性结肠炎患者，13 例克罗恩病患者和 17 名健康对照者，取外周血单核细胞，对细胞中的蛋白质进行二维凝胶电泳分离。使用 SIMCA-P$^+$ 程序对 UC 和 CD 个体蛋白质斑点进行差异分析，结果发现在 UC 组、CD 组和健康对照组检测到 547 个蛋白质斑点。经过判别分析，使用 276 个蛋白质点能明显区分 UC 和 CD 患者，更进一步选择 58 个蛋白点对于鉴别疾病有较高的优越性。从 58 个蛋白点中选出 11 个点对其进行成功鉴别，最终分析出它们与炎症、氧化 / 还原、细胞骨架及内吞运输和转录相关。对差异蛋白的进一步研究有助于进一步阐明 UC 和 CD 的病理生理学机制。

Chen 等使用大肠埃希菌蛋白质组芯片作为筛选和鉴定 IBD 血清学标志物的蛋白质组学方法，选入健康对照组 39 例血清和具有临床特点的 IBD 患者（66 例 CD 患者和 29 例 UC 患者）。在健康对照组和 CD、UC 之间确定了 417E，大肠埃希菌差异蛋白。其中 169 种蛋白在健康对照组鉴定为高免疫原性，186 种蛋白在 CD 患者中确定为高免疫原性，只有 19 种蛋白在 UC 患者中被鉴定为高免疫原性，最终确定了 2 套血清抗体，分别为区别 CD 患者与健康对照组的新型生物标记物。

M'Koma 等选入 UC 非炎症黏膜下层组 21 例，炎症黏膜下层组 17 例，克罗恩结肠炎（CC）非炎症黏膜下层组 17 例发炎黏膜下层组 20 例。对其两两进行统计学配对，使用基质辅助激光解吸 / 电离质谱法来确定两种结肠炎之间是否存在蛋白质组学差异，结果发现 3 个分立的大峰。认为 MALDI-MS 能够区分 CC 和 UC 仿形切削的结肠黏膜下层样本，进一步分析和鉴定差异蛋白质峰可能有助于准确诊断 IBD 和制定适当的个体化治疗方案。

（三）治法探讨

1. 中医疗法

张庆茹认为，毫针焠刺法是在普通针刺上加以火热，具有温阳通经、祛湿散邪、调理气血和通利脏腑的作用，治疗时热力直达腧穴，有温通腹部经气，化湿止泻等功效。选取太溪穴、天枢穴、中脘穴、关元穴、足三里穴、三阴交穴、太冲穴，治疗克罗恩病腹痛腹泻效果显著。

陈锦锋认为，克罗恩病的核心病机为脾失健运，故以培补中气、健脾为主，使用补中益气汤合四逆散合六味地黄丸治疗克罗恩病，疗效显著。

田明健等认为，克罗恩病初期病位在脾胃，久之累及到肠，治以健脾益气、调和气血为主，方用参苓白术散配合人参汤治疗，并提出"白术"一味药在治疗克罗恩病上的重要性。

程滢瑞等研究发现，黄葵总黄酮提取物金丝桃苷、槲皮素可控制肠道炎症，抑制肠道纤维化的形成及调节免疫功能，在克罗恩病的治疗中发挥一定的作用。

黄智斌等在补土方案下观察中医药对克罗恩病的疗效，其采用四君子汤治疗本病患者 3~6 个月，其 CDAI 评分均较治疗前下降，SF-36 与 IBDQ 较治疗前提高，得出补土方案对于本病可以达到有效维持缓解，并可改善生存质量的结论。

张建宁等研究证实，人参汤合肾气丸中药方及其活性成分可以通过增强免疫细胞活化，调节淋巴细胞比例来治疗本病。

李阳研究表明，黄连 - 干姜药对可显著抑制炎症性肠病中细胞炎症因子 TNF-α 和 IL-6 的分泌，能显著降低小鼠血浆中 IL-6、TNF-α 的水平。

宋年运用中药穴位贴敷联合耳穴埋籽缓解活动期脾虚湿盛型克罗恩病患者症状，贴敷中药组成有肉桂、薏苡仁、山药等，取穴神门、交感、脾、小肠、内分泌 5 个穴位，结果显示中药耳穴贴敷能有效缓解患者的疼痛情况。

吴璐一等研究表明，健脾方能够下调克罗恩病大鼠结肠异常增高的 NF-κB P65

表达，同时能够降低其结肠异常增高的IL-23、CCL20及其受体CCR6的表达，即健脾方对克罗恩病大鼠结肠黏膜炎症具有良好的治疗作用。

2. 西医疗法

新型激素制剂布地奈德，别名布德松，是一种局部作用的激素。作用机制同传统的糖皮质激素。它是在传统的糖皮质激素甾核上引入16、17α缩乙醛基，所以具有同类药物所不具有的优点，脂溶性和水溶性的合理平衡，更容易扩散吸收，迅速在远端结肠最大逆向扩散；在肝脏中的首过消除率高；和靶细胞的糖皮质激素受体亲和力强，其作用为氢化可的松的200倍，甲泼尼龙的15倍，较传统的糖皮质激素不良反应小。用于控制CD活动，预防手术后复发及维持治疗。

那他珠单抗（natalizumab）是重组人源化IgG4单克隆抗体，能通过与α4整联蛋白结合，阻止白细胞黏附和移行到肠道中。动物研究的结果提示，阻断α4整联蛋白的作用可有效治疗炎症性肠病。那他珠单抗可有效诱导中度到严重活动性克罗恩病患者临床应答和缓解。应权衡那他珠单抗诱导治疗克罗恩病的临床裨益和严重不良反应的潜在风险。由于出乎意料地与进行性多灶性脑白质病（PML）相关，当前市场上没有那他珠单抗可供常规临床应用。有初步治疗显示，通过检测血浆中JC病毒的存在，可以识别进行性多灶性脑白质病（PML）高危患者。

英夫利西是一种具有有效抗炎作用的抗TNF人鼠嵌合IgG1单克隆抗体，其分子包括75%人类IgG1Fc段，25%鼠类Fab段或抗原识别区。英夫利西的作用机制包括：结合跨膜TNF而诱导肠黏膜T细胞凋亡，通过结合可溶性TNF与跨膜TNF而抑制TNF信号传导，通过激活补体和抗体依赖细胞毒细胞作用，使TNF生成细胞溶解，

其中以第一种机制为主。英夫利西在美国已被广泛应用于CD和类风湿性关节炎，用于启动与维持缓解中重度CD和伴瘘管形成的患者。但因对该药远期致癌风险的考虑，有人分别调查1999年4月至2004年10月两组CD患者中新发肿瘤的检出数量。匹配内容包括性别、年龄、CD病灶部位、确诊年龄、免疫抑制剂应用及随访情况。结果：CD-IFX组新发肿瘤9例（2.22%），而CD-C组只有7例（1.73%）（OR 1.33，95%CI 0.46~3.84），经随访时间校正后的生存曲线显示，两组无显著性差异（对数秩检验；P=0.90）。CD-IFX组新发胆管癌1例、乳腺癌3例、皮肤癌1例、白血病1例、喉癌1例、直肠癌2例；而CD-C组新发肠腺癌3例（盲肠2例，直肠1例），基底细胞癌1例，肌脊瘤1例，非霍奇金淋巴瘤1例、乳腺癌1例。两组发病年龄无显著性差异，研究者认为，英福利昔单抗治疗的CD患者新发肿瘤的检出率与未治疗患者一致。

范春梅、陈风慧应用沙利度胺联合英夫利西治疗克罗恩病具有较好的临床疗效，可改善患者营养状况，减轻组织炎症损伤，纠正Th17/Treg免疫失衡，具有一定的临床推广应用价值。

3. 中西医结合治疗

郇义超等报道治疗腹泻型CD患者，采用口服柳氮磺吡啶加柴胡桂枝汤治疗的效果优于单纯口服柳氮磺吡啶者，并且差异存在意义，有效率达9.67%。

王贵明等中西医结合治疗36例以腹泻为主的肛周CD患者，中药药物组成：党参15g，黄芪20g，白术10g，茯苓12g，炒白芍药15g，当归12g，金银花20g，连翘10g，白芷6g，甘草6g，海螵蛸30g，浙贝母10g。西药给予口服泼尼松，15天为个疗程，治疗3个疗程结果：治愈33例，好转0例，无效3例，总有效率91.67%。

主要参考文献

[1] 张婷，陈烨，王中秋，等. 炎症性肠病患者肠道菌群结构的变化及其与炎性指标的关系 [J]. 南方医科大学学报，2013，33（10）：1474–1477.

[2] 张庆茹. 毫针火针治疗克罗恩病 [J]. 中华针灸电子杂志，2017，6（4）：147–148.

[3] 陈锦锋. 克罗恩病中医证治探讨 [J]. 中医药导报，2017，23（5）：9–11.

[4] 田明健，肖瑞崇，李东书. 基于经典理论和文献资料探讨克罗恩病中医诊疗 [J]. 辽宁中医药大学学报，2017，19（9）：156–158.

[5] 程滢瑞，陈玉根，周锦勇，等. 黄蜀葵花提取物对小鼠IBD的治疗作用及TNF–α、IFN–γ表达的影响 [J]. 南京中医药大学学报，2015，31（1）：32–34，73.

[6] 黄智斌. 补土理论指导下慢病管理对克罗恩病缓解期生存质量研究 [D]. 广州：广州中医药大学，2015.

[7] 张建宁.《金匮要略》人参汤合肾气丸治疗克罗恩病的研究 [D]. 南京：南京中医药大学，2013.

[8] 李阳. "黄连–干姜"药对预防炎症性肠病及其相关结肠癌作用机制研究 [D]. 广州：广州中医药大学，2017.

[9] 宋年. 中药穴位贴敷联合耳穴埋籽缓解克罗恩病患者腹痛的效果观察 [J]. 全科护理，2017，15（24）：2984–2985.

[10] 吴璐一，刘慧荣，翁志军，等. 健脾方对克罗恩大鼠结肠NF–κBP65、IL-23和CCL20及其受体表达的影响 [J]. 世界科学技术–中医药现代，2016，18（3）：420–428.

[11] 范春梅，陈风慧. 沙利度胺联合英夫利西治疗克罗恩病的临床研究 [J]. 现代药物与临床，2018，33（11）：2919–2923.

第十六章　结直肠特异性疾病

第一节　细菌性痢疾

细菌性痢疾（简称菌痢），是由痢疾杆菌引起的一种常见肠道传染病。多于夏秋季节发病，冬春亦有散发。

菌痢临床以发热、腹痛、腹泻、脓血便为主要症状，有些患者可有寒战、乏力、纳差、里急后重等。中医学可归入"肠澼""痢疾"范畴，急性菌痢类似"湿热痢"，慢性菌痢相当于"久痢"或"休息痢"。

一、病因病机

（一）西医学认识

1. 流行病学

（1）传染源　菌痢患者和带菌者是传染源，患病期间和病愈6周内，排出粪便中的病菌都可以传染他人。所以，带菌者和慢性患者在流行病学上意义较急性典型菌痢患者更为重要。

（2）传播途径　菌痢是一种经消化道传染的疾病，传播途径有三：

①接触传染：指接触被患者或带菌者污染过的物体而被传染。在散发病例中90%的患者是经此途径感染的。

②食物传播：食用被带菌者、患者或苍蝇等污染的食品如：蔬菜、水果、馒头等而被感染。

③水型传播：饮用被带菌者或患者的粪便污染的水源而受感染。水源被严重污染往往引起暴发流行。在短期内可能出现大批患者，因此在受洪灾的地区要特别注意水源的消毒工作，以防暴发流行。

（3）易感人群　男、女、老、幼普遍易感。抵抗力低下时如受凉、感冒、疲劳、营养不良、暴饮暴食、分娩及各种疾病后易于发病。患病后仅出现短暂而不稳定的免疫力，不同菌群或血清型志贺菌属之间无交叉免疫性，故易重复感染而多次发病。

（4）流行特征　菌痢在我国全年均有发生但以夏秋季多见。本病的明显季节性。除与苍蝇的活动，气候利于细菌繁殖有关外，还与夏季人们喜欢吃冷饮、凉菜、瓜果等因素有关。1~4岁儿童最易发病，男孩较女孩为多，成年人中20~39岁年龄段的人易发，妇女发病率较男性高。

2. 病因

病原体为不活动的革兰阴性兼需氧性杆菌，属肠杆菌科志贺菌属。外形粗短，长2~3cm，无鞭毛，不能运动，无荚膜，不形成芽孢，各型均能产生内毒素，内毒素是引起患者畏寒、发热、休克等全身毒血症症状的重要因素。此菌属细菌可分为A、B、C、D四个群，即：痢疾志贺菌、福氏菌、鲍氏志贺菌和宋氏志贺菌。志贺菌除产生内毒素外还可产生外毒素，它既是神经毒素，又是肠毒素，故该菌群所引起的临床症状较严重。弗氏和宋氏菌群是温带区的病原菌，常对一些抗菌药物有不同程度的耐药性，虽引起的症状较轻，但比较顽固，治疗效果差，易转成慢性，成为带菌的传染源。各型志贺菌属之间没有交叉免疫。

3. 发病机制

菌痢发病的决定因素是细菌的侵袭力大于机体的防御力。侵袭力是细菌毒素和细菌本身的致病能力，实验证明，只有对上皮细胞具有侵袭力的菌株才能引起菌痢，否则不论能否产生外毒素均不能致病；机体防御力指机体内胃酸的杀菌作用及肠黏膜的局部免疫机制以及肠道菌群的拮抗作用等阻止发病的能力。当各种原因如各种慢性病、过度疲劳、暴饮暴食、人流、分娩后及消化道疾患引起机体防御力下降时，志贺菌属才能够侵入肠黏膜上皮而引起菌痢。

志贺菌属进入肠黏膜24~48小时后大量繁殖，使黏膜及黏膜下层发生化脓性病变。一般病例，黏膜损害仅见于直肠或乙状结肠，个别重症可遍及近端结肠或回肠末端。典型的病理改变可分三期。

（1）炎症期　表现为肠黏膜普遍充血，水肿，有小圆细胞浸润，黏膜表面有炎症渗出，肠壁黏液分泌增加，有时肠壁上覆有灰白构伪膜。因病变黏膜质地脆弱，上覆大量多形核白细胞渗出液，肠壁因受刺激而蠕动亢进及痉挛，故临床上出现腹泻、腹痛、黏液状大便等肠道症状，轻型病例可止于此期，以后炎症吸收消散，病损愈合。亦有暴发型者可死于严重毒血症。

（2）溃疡期　炎症继续发展，累及淋巴结，使其肿胀，继而凝固坏死，互相融合，表面有伪膜形成，待坏死物脱落后，出现仅有黏膜下层的表浅溃疡。因炎症、溃疡均在比较浅表的黏膜固有层以上，故菌痢患者很少发生菌血症，合并肠穿孔者亦罕见。由于肠壁淋巴呈横向分布，溃疡亦大致呈环状分布，大小不一。此时开始出现脓血便。

（3）愈合期　发病后1周左右，机体产生抗体，对毒素的过敏状态开始缓解，细菌也被消灭，溃疡逐渐愈合，即为临床痊愈。10%~20%急性菌痢患者，病理改变呈慢性经过，溃疡愈合延迟，致使肠壁增厚，形成瘢痕收缩，引起肠管狭窄。有些可于溃疡边缘黏膜增生形成息肉状改变。如果堵塞肠腺口，形成含菌的小脓肿，反复发作，间断排菌，症状也随之反复。

细菌毒素进入血流，能引起神经系统的中毒反应和以血管损伤为基础的其他许多器官或组织的改变，出现一系列相应的临床表现。由于频繁排便，造成失水和电解质平衡紊乱；毒素作用于血管壁使其通透性增加，渗出增多，痉挛增强，结果造成微循环障碍，使体内多种重要器官缺血，缺氧，出血，组织水肿，从而导致休克，颅压增高，中枢性呼吸衰竭，肺水肿，肾功能衰竭等并发症，这些是造成患者死亡的直接原因。

（二）中医学认识

中医学对菌痢的认识最早出现在2000多年前的《黄帝内经》时称其为肠澼，赤沃，《难经》称为"滞下"。公元七世纪《诸病源候论》中正式提出痢疾病名，将菌痢命名为赤痢、赤白痢、血痢、脓血痢、热痢、久热痢等，《丹溪心法》提出"时疫痢""噤口痢"，已认识到痢疾的不同种类及传染性和流行性。对病因来说，历代医家认为病位在肠腑，发病与胃肠功能密切相关。发病机制为浊邪。壅塞肠中，传导失司，气机不通，气血壅滞，肠络受损。《类证治裁·痢症》中阐述为"痢多发于秋……由胃腑湿蒸热壅，致气血凝结，夹糟粕积滞，进入大小腑，倾刮脂液，化脓血下注。"就其病因病机可详细归纳如下几点。

1.感受时邪

本病多有感受暑湿时令之邪而发病，故常见于夏秋季节。邪毒有湿热疫毒之邪和时令之邪，前者内侵胃肠，熏灼肠道，形成疫毒；后者酿生湿热，湿热郁蒸，阻滞气血，互为搏结，化为脓血，则为湿热痢。一般认为，伤于气分，为白痢，伤于血分，为赤痢；气血俱伤则为赤白痢，正如《寿世保元》所云："湿热常积于血分则赤，于气分则白；赤白兼下，气血俱受邪也。"《景岳全书·杂病膜·痢疾》指出："痢疾之病，多病于夏秋之交，古法相传，皆为炎暑火行，相火司令，酷热之毒，蓄积为痢。"若时邪寒湿侵于肠胃，因寒性凝结，湿性黏滞，寒湿相兼，以致气滞血涩，肠液凝滞，与肠中秽浊之物相结，亦可下泻为痢。

2. 饮食内伤

饮食不节或不洁。因其人平素嗜食肥甘厚味，内酿湿热，湿热郁蒸，大肠之气机凝滞，气血凝滞，化为脓血，则成湿热痢。若其人平素恣食生冷，伤及脾胃，至中阳不足，脾虚不运，水湿内停，湿从寒化，寒湿内蕴，壅塞肠中，腑气受阻，气滞血瘀，气血与肠中秽浊之物相搏结，化为脓血，则为寒湿痢。正如《明医指掌·痢疾》所云："痢之作也，非一朝一夕之故，其所由来渐矣。盖平素饮食不节，将息失宜，油腻生冷恣供口腹，醉之以酒……以致气血俱伤，饮食停积，湿热熏蒸，化为秽浊……脏不受病而病其腑，故大肠受之。"

3. 七情内伤

七情中郁怒忧虑伤及肝脾，或肝气犯脾，气滞血涩或脾失运化，饮食难化，日久胶结，可渐成下痢赤白黏冻。正如《症因脉治·痢疾论》所云："七情内伤痢之因，忧愁思虑则伤脾，脾阴既伤，则转输失职，日久水谷不能运化，停滞肠胃之中，气至其处则凝，血流其处则泣，气凝血泣，与稽留之水谷互相胶固，则脾家壅滞，而贼邪传肾之证作矣。"

4. 脾肾不足

慢性痢疾的形成和发展与脾肾关系十分密切。痢疾病久必伤脾胃，继而及肾。湿热、疫毒之痢，多耗阴血津液，终致肾阴不足之阴虚痢，火衰之虚寒痢。若其人脾肾素虚，又感寒湿之气或啖食生冷，使阳气更衰，而致虚寒之痢。

二、临床诊断

（一）辨病诊断

1. 临床表现

根据症状，体征，诊断并不困难。

（1）症状 腹痛，脓血便，发热，寒颤，乏力，里急后重，便次增多，腹泻黏膜便，头晕。

（2）体征 面黄，精神萎靡，左下腹压痛，肠鸣音亢进。

2. 病原学诊断

大便细菌培养志贺菌属阳性或大便常规红、白细胞数超过10个，以白细胞居多，又无其他疾患可解释者。

（二）辨证诊断

痢疾一证，当先分急性、慢性。前者发病急骤，病程较短，大便呈鲜紫脓血，常为邪实之证。后者发病缓慢，病程多长，腹痛较轻，多便血冻黏液，常为正虚之证。

1. 四诊

望诊：或面黄，消瘦，或精神萎靡，舌红，舌苔黄腻。

闻诊：或泻便黏稠气臭，或腐臭难闻。

问诊：或腹痛，便下脓血，里急后重，或恶心呕吐，食入即吐，胸脘痞闷，脘腹触痛，或头身困重，或肛门灼热。

切诊：脉滑数，或濡数，或濡缓，弦滑而无力。

2. 辨证分型

（1）湿热痢

临床证候：腹痛，里急后重，下痢赤白，稠黏气臭，肛门灼热，小便短赤，或发热恶寒，头痛身困，舌质红，舌苔黄腻，脉滑数。

辨证要点：里急后重，下痢赤白，肛门灼热，小便短赤，舌苔黄腻。

（2）疫毒痢

临床证候：发热急骤，壮热不退，口渴饮冷，头痛烦躁，其则昏迷惊厥，痢下脓血，鲜紫相杂，腐臭难闻，腹痛剧烈，里急后重，肛门灼热下坠，舌质红绛，舌苔黄腻或黄燥，脉滑数。

辨证要点：发热急骤，头痛烦躁，痢下脓血，鲜紫相杂，舌质红绛，舌苔黄腻或黄燥。

（3）噤口痢

临床证候：下痢频急，恶心呕吐，或食入即吐，甚至水浆不入，胸脘痞闷，精神疲乏，舌质红、苔黄腻，扪之少津，脉濡数或虚数。

辨证要点：下痢频急，恶心呕吐，胸脘痞闷，舌质红、苔黄腻，脉濡数或虚数。

（4）寒湿痢

临床证候：痢下赤白黏冻，白多赤少，或纯白黏液，腹痛腹胀，里急后重，头身困重，胸脘痞闷，饮食乏味，口黏不渴，舌质淡、苔白腻，脉濡缓。

辨证要点：痢下白多赤少，或纯为白色黏冻，里急后重，舌苔白腻，脉濡缓。

（5）阴虚痢

临床证候：痢久迁延不愈，泻下赤白夹杂或脓血稠黏如冻，量少难出，脐腹灼痛，里急后重或虚坐努责，形体消瘦，心中烦热，或午后低热，体倦乏力，口渴喜冷饮，舌质红绛而干，或有裂纹，少苔，脉细数。

辨证要点：痢久迁延不愈，泻下赤白夹杂，脐腹灼痛，形体消瘦，体倦乏力，舌质红绛而干有裂纹，少苔，脉细数。

（6）虚寒痢

临床证候：痢久不愈，痢下稀薄，挟有白冻或呈暗紫色，里急后重，甚或滑泻难禁，或脱肛，或虚坐努责，腹部隐痛，形寒畏冷，面黄肢厥，食少神疲，口淡不渴，舌质淡、苔薄白，脉细数。

辨证要点：痢久不愈，痢下或有白冻或呈暗紫色，里急后重或滑泻难禁，甚者脱肛，形寒畏冷，舌质淡、苔薄白，脉细数。

（7）休息痢

临床证候：下痢时发时止，日久难愈，发作期里急后重，大便挟有白冻或呈酱赤色。舌淡、苔白腻；脉濡缓或虚数。休止期倦怠，怯冷，嗜卧，纳谷不香，腰腹冷痛，舌质淡、苔薄白，脉细弦或无力。

辨证要点：下痢时发时止，日久难愈，舌质淡，苔薄白，脉细弦或无力。

三、鉴别诊断

（一）西医学鉴别诊断

临床上根据发病季节，流行情况，病前饮食及与患者接触情况，临床症状，大便培养等，诊断并不困难，但有时患者临床表现并不典型，这就需要注意与以下疾病相鉴别：

1. 与常见急性腹泻疾病鉴别

需与急性细菌性痢疾，急性阿米巴痢疾、霍乱与副霍乱、沙门菌属感染性肠炎、细菌性食物中毒、病毒性肠炎、产肠毒素大肠埃希菌肠炎等急性疾病相鉴别。

（1）急性阿米巴痢疾　呈散发，全身症状往往不明显，腹泻次数多，腹痛，里急后重较轻，大便次数较少，量多，呈暗红色果酱样，腥臭气味，压痛常在右腹部，粪便镜检可见溶组织阿米巴滋养体，且白细胞少，红细胞多，粪便培养阿米巴阳性，散在志贺菌属培养阴性，乙状结肠镜检查肠黏膜大多正常，溃疡散在，边缘深切，病周红晕，溃疡之间黏膜正常，本病常常并发肝脓肿。

（2）沙门菌属感染性肠炎　潜伏期短，常集体暴发，呕吐较重，多有畏寒、发热，体温常升高2~4日，水样便，多呈黄绿色，可带黏液，大便每日数次，甚至达 10 余次，脱水较重，里急后重不明显，抗生素治疗效果差，粪便培养及血培养可确诊。

（3）霍乱与副霍乱　有接触史或来自疫区，发病急骤，先泻后吐，不伴里急后重，腹痛较轻，大便初为黄水样，后转为米泔样，重者可致脱水，酸中毒甚至休克，粪便培养可分离出霍乱弧菌。

（4）细菌性食物中毒　常集体暴发起病，潜伏期短，发病与食物有明显关系，呕吐，腹泻，腹痛较重，从粪便、呕吐物及可疑食物中采样作细菌培养，多为阳性。

（5）病毒性肠炎　由轮状病毒、新轮状病毒、诺沃克病毒等引起，发病急，呕吐。特点是发热，腹泻，大便呈水样，偶带黏液，婴幼儿多见，病程 1~5 日，取粪便标本用电镜或免疫学方法直接检查病毒或病毒抗原，或取双份血清检查特异性抗体，可确诊。

（6）产肠毒素大肠埃希菌肠炎　水样腹泻伴呕吐，腹痛，也可发热，成人重于儿童，持续时间长，粪便细菌培养，动物结肠结扎试验及血清凝集试验可明确诊断。

2. 与常见高热疾病鉴别

中毒性菌痢应注意与高热惊厥流行性脑脊髓膜炎、流行性乙型脑炎、重度中暑、脑型疟疾等相鉴别。

（1）高热惊厥　婴幼儿多见，惊厥常发生在体温上升时，不反复发作，惊厥后神志无改变，常可找到引起高热的疾病。

（2）流行性脑脊髓膜炎　有明显季节性，有脑膜刺激征，可反复惊厥，皮肤有出血点，脑脊液检查白细胞仅中性粒细胞升高，涂片或培养可发现致病菌。

（3）流行性乙型脑炎　有流行性，起病急骤，高热，头痛，呕吐，惊厥，昏迷。脑脊液白细胞总数在 $1000 \times 10^6/L$ 以下，病初中性粒细胞占多数，以后淋巴细胞增加，蛋白含量轻度增加，糖及氯化物正常，补

体结合实验阳性。

（4）中度中暑　有高温接触史，肛温明显升高，皮肤灼热无汗，伴惊厥，神志改变等神经系统症状，粪便检查无异常。

（5）脑型疟疾　有其典型症状和发热特点，血涂片可查到疟原虫。

3. 与慢性腹泻性疾病鉴别

慢性细菌性痢疾应注意与慢性非特异性溃疡性结肠炎，慢性阿米巴痢疾，肠息肉，结、直肠癌，慢性血吸虫病等相鉴别。

（1）慢性非特异性溃疡性结肠炎　病程较长，缓慢发病，常反复发作，一般情况差，腹痛、腹泻、脓血便以血为主，粪便培养阴性，抗生素治疗无效，结肠镜检查：肠黏膜出血点多，脆性强，易出血，肠黏膜皱襞消失。

（2）慢性阿米巴痢疾　起病缓慢，多无发热，大便呈果酱色，粪便涂片可发现阿米巴滋养体或原虫培养阳性，刮取肠黏膜标本检查阿米巴滋养体阳性。

（3）肠息肉　鲜血便，血便分离，粪便变形，无里急后重，无黏液，粪涂片镜检以红细胞为主，抗菌治疗无效，肠镜检查可确诊。

（4）结直肠癌　多见于 40 岁以上的成年人，便血，腹泻，消瘦，体重明显减轻，伴有梗阻出血或继发感染时可有腹泻，便血或脓血便，抗菌治疗无效，通过指诊，乙状结肠镜或纤维结肠镜及病理组织检查可确诊。

（5）慢性血吸虫病　有血吸虫疫水接触史，肝脾肿大，血化验：嗜酸性粒细胞增多，血清环卵沉淀试验阳性，粪便孵化沉淀检查有毛蚴，血培养可见尾丝蚴，肠镜检查直肠黏膜充血水肿，黏膜活检可见血吸虫卵。

（二）中医病证鉴别

痢疾与腹泻有许多共同点，临证中应

注意鉴别。

1. 从病机而言

痢疾多因浊邪壅滞于肠，壅阻气血；泄泻多因湿盛脾虚，水谷不运。粪质而辨：痢疾以便频量少，大便中杂有脓血黏冻为特点；泄泻则以大便不成形，甚或大便如水注为表现。

2. 以便势而辨

痢疾便意频生，欲便不便，涩滞难下；泄泻则多便下爽利，一泻了之。

3. 以腹痛而辨

痢疾多伴里急后重，痛处多固定；泄泻则多伴有肠鸣，痛无定处。

泻痢二证，在临床上可互相转化，先泻后痢，病情转重，先痢后泻，病情转轻。

四、临床治疗

（一）提高临床疗效的基本要素

1. 注意饮食调理

痢疾患者首先要注意饮食调理，忌食生、冷、油腻、粗纤维、难消化及不洁食品，饮食宜少，避免加重胃肠道负担，以粳米、小米粥为宜，亦可加用红枣、莲子等。

2. 注意辨病与辨证相结合

辨病治疗主要侧重于西医对症处理，辨证治疗则主要是根据不同证型分别用药，急性期要重视对症处理，特别是中毒性菌痢因有严重的并发症，个别患者往往死于此期，所以要重视补充血容量，纠正酸中毒，控制脑水肿，补充电解质，扩张血管，提高血压等治疗。

3. 加强支持疗法

菌痢的主要表现就是脓血便，患者往往产生脱水，贫血，电解质紊乱，营养缺乏，抵抗力下降，这样支持疗法就显得特别重要，适当输血，输血浆，补充维生素，注射丙种球蛋白均能改善身体状况，增强机体抵抗力，提高药物的疗效。

4. 合理用药

选择抗菌药物时一般用二联或做药敏试验选择最有效之抗生素，避免滥用，泛用，不规则用，减少菌株耐药，防止引起菌群失调，一般磺胺类与喹诺酮类药不同时使用。

5. 注意中西医结合

治疗中要根据病情的急缓轻重适当选用中西医治疗方法，不要一味地追求中医治疗或西医治疗，从而把二者割裂开来，要把二者紧密联系在一起，根据不同情况侧重用药。

（二）辨病治疗

1. 急性菌痢的治疗

（1）一般治疗应注意卧床休息，隔离消毒，补充血容量，纠正脱水及电解质紊乱，对症治疗。呕吐明显时，可用甲氧氯普胺口服或肌内注射，10毫克/次，维生素B$_6$针200毫克/次，静脉滴注，溴米那普鲁卡因1支/次，肌内注射，必要时每日可重复2~3次，同时根据呕吐及腹泻所丢失液体量来补充血容量，禁食的补液标准是按1天生理需要量＋呕吐量＋腹泻量，如体温较高的，体温每升高1℃，增加100ml，同时补充电解质，可静脉滴注10%葡萄糖注射液或5%葡萄糖盐水，根据呕吐及腹泻量的大小、饮食、饮水情况来确定用量，可加入维生素C针2~3g，维生素B$_6$针100~200mg，腹痛重时可用山莨菪碱针10mg，肌内注射或静脉滴注，阿托品针0.5mg肌内注射，或片剂口服。

（2）抗菌药物　自磺胺药及抗生素广泛应用以来，志贺菌属的耐药率逐年增加。该菌对磺胺类药、氯霉素、链霉素、呋喃唑酮（痢特灵）及氨苄西林（氨苄西林）等多数已耐药。①喹诺酮类、吡哌酸（PPA）、诺氟沙星等，PPA成人每日1.5~2g，儿童每日 30~40mg/kg，均分 3~4 次，口服，连用 5~7 日；诺氟沙星每日 10~15mg/kg，分 3 次口服，疗程 5~7 日，或每次 200mg，每日 3 次，3 天为 1 个疗程；重症或慢性病例 200mg，每日 4 次，疗程 7 日；小儿用量酌减。洛美沙星 0.2g，每日 3 次，口服，疗程 6~10 日，可根据病情给予适当的对症和支持治疗。②磺胺类：常用复方新诺明片，成人每次 1g，每日 2 次，儿童酌减，对急性菌痢疗效满意，常和一种其他抗菌药联用（喹诺酮类除外）。③其他抗生素：选择时一般根据药敏试验有目的地选择，重症患者宜静脉给药，头孢甲肟 2.0g 静脉滴注、头孢地嗪 3.0g 静脉滴注，左氧氟沙星 0.5g 静脉滴注、庆大霉素针成人每日 24 万 U 静脉滴注、依替米星 3.0g 静脉滴注等，小儿酌减。

2.急性中毒性菌痢的治疗

（1）流质饮食或禁食。

（2）抗菌药物的应用剂量要足，疗程要够。

（3）抗休克治疗　足量，快速补充血容量，必要时行静脉切开补液，液体可用低分子右旋糖酐 500~1000ml，也可用平衡液、生理盐水、羧甲淀粉等，输液量以中心静脉压及每小时尿量、尿比重为参考指标。

（4）纠正代谢性酸中毒　凡休克者都有不同程度的酸中毒，输液一开始就应适量补充碱性液体，一般首次给予 5% 碳酸氢钠 200~300ml，以后根据血液 CO_2 结合力的测定结果而定。

（5）血压持续不升者在血容量补足后可用扩血管药，常用山莨菪碱或阿托品。阿托品成人每次 10~20mg，儿童每次 0.03~0.05mg/kg，静脉滴注，每 10~30 分钟一次。山莨菪碱每次成人 10~20mg，儿童每次 0.3~0.5mg/kg，多巴胺成人每次 20~40mg，溶于 500ml 液体中静脉滴注。异丙肾上腺素 1mg 溶于 500ml 液体中滴注。

（6）肾上腺皮质激素　可用地塞米松，1 次 10~20mg，缓慢静脉滴注，也可用氢化可的松，1 次 300~400mg，稀释后静脉滴注。休克纠正后停药。

（7）补充电解质　酸中毒纠正后要特别注意低血钾的纠正，根据临床表现及化验结果注意补钾。

（8）治疗脑水肿　有脑水肿症状时，以 20% 甘露醇 250ml 快速滴注，30 分钟滴完，每日 3~4 次，也可与呋塞米、高渗糖交替使用，但要特别注意电解质的补充。

（9）积极处理并发症　如出现心力衰竭、肺部感染、肾衰时要积极有效治疗。

（10）对症处理　高热不退热时用物理降温，人工冬眠一般采用亚冬眠合剂，成人可用氯丙嗪 25mg、异丙嗪 25mg，每天 2~3 次，静脉滴注，维持冬眠状态 8~12 小时。

3.慢性菌痢的治疗

（1）注意休息及饮食，隔离消毒。

（2）加强支持疗法，增强机体抵抗力，加强营养，补充维生素、能量，注射丙种球蛋白等。

（3）合理选择有效抗菌药，切忌滥用，泛用，以减少菌株耐药，防止引起菌群失调。

（4）中西医结合，在用西药效果不理想时改用中药，如桃花汤。

（5）中药或西药保留灌肠　如中药用白头翁汤浓煎成 100ml，每次 500ml，每天 2 次，10~15 次为 1 个疗程；西药用庆大霉素针 8 万 U 加蒸馏水 60ml，每天 1~2 次，10 日为 1 个疗程。

（三）辨证治疗

1.辨证施治

（1）湿热痢

治法：清肠化湿，调气和血。

方药：芍药汤加减。

白芍 15g，木香 6g，大黄 6g，黄芩 10g，黄连 10g，当归 10g，枳壳 10g，炙甘草 10g，槟榔 10g。初起兼有恶寒、头痛、身楚者，方中加葛根、荆芥、连翘，或先人参败毒散以疏表邪；热重下痢，赤多白少或纯赤痢者加白头翁、金银花、丹皮、马齿苋以清热解毒和营；湿重下痢白多赤少、腹胀满者，加苍术、厚朴、陈皮以和中化湿；挟食滞者，加山楂、神曲、麦芽以消食导滞。

（2）疫毒痢

治法：清热凉血，解毒清肠。

方药：白头翁汤。

白头翁 10g，秦皮 10g，黄连 10g，黄柏 10g，丹皮 10g，苦参 15g，金银花 15g，赤芍 6g，甘草 6g，生地 12g，生地榆 18g。高热神昏者，加水牛角，另服紫雪散或至宝丹以清营凉血解毒；惊厥抽搐者，加钩藤、石决明以镇肝息风；面色苍白、四肢厥逆、汗出喘促、脉细弱者、急服参附汤以回阳救逆，不能口服时可用鼻饲，并配合针灸等治疗；腹痛剧烈、大便不爽者，可加生大黄以荡涤热毒。本证来势急骤，病情危重，老人、小孩罹此，昏迷惊厥等症状常出现在下痢之前，尤为险恶，应采用综合措施进行抢救。

（3）噤口痢

治法：清热解毒，和胃降逆。

方药：开噤散加减。

石菖蒲 6g，黄连 6g，清半夏 6g，荷叶 6g，陈皮 6g，石莲子 18g，陈仓米 18g，人参 10g，茯苓 12g，大黄 3g。胃阴大伤，舌质红绛而干，脉细数者，方中去人参、陈皮，加西洋参、石斛、麦冬以养阴生津；呕吐频繁或者呃逆，口噤绝粒不进者，此为胃气衰败，宜重用人参加麦冬、石斛以扶养气阴，稍佐佩兰、蔷薇花露之类以芳香化浊；若呕吐剧烈而汤水难以沾唇者，亦可用本方浓煎作保留灌肠，待呕逆缓解

后再行口服。

（4）寒湿痢

治法：温中燥湿，散寒导滞。

方药：胃苓汤加减。

干姜 10g，厚朴 10g，枳实 10g，陈皮 10g，白术 12g，苍术 12g，茯苓 12g，甘草 6g。寒邪较著者，方中加肉桂以散寒调气，食滞者，加炒山楂、炒麦芽、建曲以消导积滞；呕吐者加制半夏、生姜以和胃降逆；因食凉饮冷而致者，加草豆蔻、砂仁以湿中散寒。

（5）阴虚痢

治法：养阴和营，清肠化湿。

方药：清化饮加减。

麦冬 12g，茯苓 12g，黄芩 10g，生地 10g，石斛 10g，黑山栀 10g，白芍 10g，生地榆 15g，旱莲草 6g，甘草 6g。虚坐努责者，本方加诃子肉、石榴皮以收涩固脱；痢下血多者，本方加丹皮炭、槐花以凉血止血；若湿热尚甚，口苦而黏，肛门灼热者，可加黄柏、秦皮以清化湿热；骨蒸潮热者可加胡黄连、鳖甲以清虚热。

（6）虚寒痢

治法：温补脾肾，收涩固脱。

方药：真人养脏汤加味。

党参 5g（或人参 6g），白术 10g，当归 10g，诃子 10g，炙甘草 10g，肉桂 1.5g，罂粟壳 6g，肉豆蔻（煨）6g，白芍药 12g。虚寒痢较著者，方中加入附片、干姜以温阳散寒；积滞未尽者，佐以消导积滞之品，如枳壳、山楂、建曲之类；久痢而脾虚气陷，脱肛少气者，可改用补中益气汤以益气补中，升清举陷。脱肛和虚坐努责者均可外用五倍子煎汤熏洗肛门。

（7）休息痢

①发作期治法：温中清肠，调气化滞。

方药：连理肠加味。

党参 12g，白术 15g，地榆 15g，干姜 10g，炙甘草 10g，当归 10g，白芍 10g，黄

连 6g，木香 6g。偏于湿热者，加白头翁、马齿苋以清热燥湿；偏于寒湿者，加苍术、草果仁以温化寒湿；积滞较著者，加槟榔、枳壳或用温脾汤（《千金方》）以温中散寒，通腑导滞；寒痢错杂，久痢不已者，可将乌梅丸改为汤剂服用，以温脏散寒，化湿止痢；若痢发不已，时作时止，色如果酱者，可在服上方的同时，选用鸦胆子仁，成人每服 15 粒，胶囊分装，饭后服用，连服 7~10 日。

②休止期治法：补益脾胃。

方药：香砂六君子汤。

党参 12g，茯苓 12g，白术 10g，陈皮 10g，半夏 6g，木香 6g，炙甘草 6g，砂仁 4.5g。偏于脾虚而便溏者，加山药、薏苡仁、扁豆以健脾利湿；偏于肾阳虚者，加肉豆蔻、补骨脂、吴茱萸以温肾止痢；挟有肝郁乘脾者，加入白芍、防风以缓肝；中气下陷者，宜改用补中益气汤加枳壳、桔梗治之。

2. 外治疗法

（1）中药灌肠

①大黄 20g，赤芍 30g。煎汁 120ml，分 2 次保留灌肠，每日 2 次。同时煎服葛根汤，治疗急性痢疾。

②10% 大蒜浸出液 100~200ml，保留灌肠，每日 1 次，连续 7 日，用于急、慢性痢疾。

③白头翁 15g，黄柏 10g，黄连 10g。煎水 200ml，候温，保留灌肠。每日 1 次，连用 3~7 日，适用于急性痢疾。

④热痢挟滞者可用白头翁 30g，乌梅 6g，黄连 6g，赤芍 6g，槟榔 6g，凤尾草 10g。加水浓煎 200ml，将药液导入肛门内约 10cm 处，抬高臀部以利吸收，每日 2 次，小儿酌减。

（2）针灸治疗　针灸治疗痢疾效果显著，可单用亦可配合药物作为辅助治疗，一般治疗方法有以下几种。

①体针：取上巨虚或足三里、天枢，可配曲池、内关，也可不配，行泻法，留针 30 分钟左右，中毒性痢疾加用合谷、大椎、十宣放血。若食入即吐，不思饮食可加中脘。平补平泻法或补法针脾俞、胃俞、肾俞、大肠俞、三阴交、足三里，并灸神阙、关元、气海，留针 30~45 分钟可治疗慢性痢疾，每日 1~3 次，若泻痢不止，可配用止泻穴（脐下二寸半）。

②耳针：取小肠、大肠、直肠下段神门、交感等穴，毫针强刺激，留针 30 分钟，其间运针 3~4 次，一般每日 1~2 次，病情严重者每日 2~3 次，持续 3~7 日。治慢性痢疾，脾、胃、肾、神门、交感，选 3~5 穴毫针轻刺激；留针 10 分钟，隔日 1 次或每日 1 次。也可用贴耳穴方法，将王不留行籽置于上述穴位，胶布固定，每日按压 3~7 次，2~3 日换药 1 次。

③穴位注射：选天枢或足三里穴，用氯霉素注射液 2ml，加入 1% 普鲁卡因 0.5ml，每次穴位注入 1ml，得气后注药，每日 1 次，7 日为 1 个疗程，或选长强、天枢、足三里（双），用仙鹤草素 8mg 注入长强穴，小檗碱 2mg 注入天枢穴，针刺足三里穴，治疗湿热痢疾。

④灸法：取神阙、关元、气海、脾俞、肾俞、大肠俞、胃俞、足三里等穴，每次选 2~3 穴，用艾条温和灸，以穴位局部有合适温热感为度，每日或隔日 1 次，10~15 次为 1 个疗程，适用于慢性痢疾久不痊愈者。

⑤外敷：阳和膏一张，加入肉桂、丁香少许，贴脐部可治寒湿痢。

⑥按摩疗法治疗小儿痢疾，疗效尤为明显。基本治法：揉天枢 2 分钟，拿肚角 3~5 次，揉拿止痢穴 20~25 次，按揉大肠俞 15 次。

a. 湿热痢加清大肠 300 次，清小肠 200 次，推下七节 300 次。

b. 疫毒痢高热者，清天河水 500 次，推脊 400 次，推涌泉 40 次。

c. 寒冷痢，补脾经 400 次，补大肠 200 次，揉外劳宫 30 次，摩腹 5 分钟。

d. 休息痢，补脾经 400 次，补大肠 200 次，推三关 400 次，摩中脘 8 分钟，揉脐 5 分钟，按揉足三里 10 次。

3. 成药应用

①补脾益肠丸：每次 10g，每日 3 次，口服。

②结肠炎丸：每次 10g，每日 3 次，口服。

③清热解毒口服液：每次 1~2 支，每日 3 次，口服。

④金匮肾气丸（浓缩丸）：每次 8 粒，每日 3 次，口服。

4. 单方验方

①十味止痢汤：川连 3~6g，黄芩 10g，黄柏 10g，苦参 10g，椿根皮 10g，煨木香 6g，炒白芍 6g，乌梅炭 6g，双花炭 15g，地榆炭 15g。制剂用法：每日 1 剂，水煎成 150~200ml，频频饮服。适用于：小儿急性细菌性痢疾。症见下利频繁、便中脓血、里急后重，伴发热、腹痛、哭闹烦躁等。

②三黄止痢汤：生大黄 10g，黄柏 10g，槟榔 10g，木香 10g，焦山楂 10g，枳壳 10g，黄连 3g。制剂用法：每日 1 剂，水煎 2 次，煎成 200~300ml 药液，分次服用，治疗期间忌服生冷、油腻之物。适用于：小儿急性细菌性痢疾，证属湿热型。症见腹痛、里急后重、痢下赤白、稠黏气臭，日十数次或数十次不等，肛门灼热，小便短赤，口干苦而黏，舌苔黄腻，脉滑数或伴发热等。

③加味椒艾丸：乌梅 9g，艾叶 9g，川椒 15g，黄芩 15g，黄连 9g。制剂用法：上述各药剂量根据患儿年龄而定，每日 1 剂，水煎服。幼儿可分数次服完。煎法：以一定量水浸泡药 5 分钟，用武火煎开，改文火煮 20 分钟，煎取药液少量频服。适用于：

小儿急性细菌性痢疾。

④三黄秦芍汤：黄连 6g，黄芩 10g，当归 10g，秦皮 10g，白芍 10g，白头翁 l2g，广木香 5g，大黄 5g，甘草 5g。制剂用法：每日 1 剂，煎取 250ml 左右药汁，分 3 次微温保留灌肠。适用于：小儿急性细菌性痢疾。临床上均为急性发作，泻下物以红白黏冻为主，次多量少，便前哭闹不安，较大儿童自诉腹部疼痛，伴不同程度发热等。

⑤三黄仙马汤：黄连 6g，广木香 6g，黄柏 8g，制大黄 8g，仙鹤草 8g，马齿苋 10g。制剂用法：上方每日 1 剂，煎水取浓汁 40ml，每次 20ml 肛门给药保留灌肠，1 日 2 次。如 1 岁以内婴儿则药量稍减，除少数病例出现中毒症状外，其余均可用此方。适用于：小儿急性细菌性痢疾，证属湿热壅结脾胃型。

⑥用鲜凤尾草 25~40g，洗净，切碎捣汁，加水煎 10 分钟许，浓缩至 100ml，去渣，可加糖，每日 1 剂，分 2 次口服。作为小儿细菌性痢疾的辅助治疗。具有清热利湿、消肿解毒、凉血止血、行气止痛的功效。

⑦鲜刺梨根 50g，加水煎至 200ml，分 2 次温服。每日 1 剂，5 天为 1 个疗程。用于辅助治疗急性细菌性菌痢。

⑧鲜马齿苋捣汁半杯，加蜂蜜，空腹分 2 次服。

⑨白头翁 15g，黄柏 10g，黄连 5g，浓煎，待药温至 37℃ 左右时作保留灌肠。

⑩大蒜头，蒸熟内服，每次 1 个，每日 3~4 次。或大蒜液灌肠。

⑪黄蜡 30g，与鸡蛋 2 枚共煎炒，趁热服下，治痢疾水样便无积热者。

⑫姜茶饮：生姜 10 片，绿茶 10g，加水浓煎，温服，治疗各种痢疾。

⑬大蒜粥：大蒜头 2 个，去皮洗净，加入米粥中稍煮即食，用于湿热痢。

⑭怀牛膝 100g 捣碎，白酒 500ml 泡之，

每次饮 25~50g，日饮 3 次治白痢。

⑮干姜烧黑存性，候冷为末，日服 3 次，每次 3g，米汤送服治疗赤痢。

⑯薤白 100g，糯米 1 小碗煮粥，日服 2~3 次，以饱为度，治疗赤白痢。

⑰取活鳝鱼，去内脏，洗净切段，放瓦上焙成炭，研成粉，每服 3g，以红糖拌和，热陈酒送服，治疗虚寒痢。

⑱白木耳 30g，文火炖服，加红糖，治疗休息痢。

（四）新疗法选粹

头孢哌酮、穿琥宁与蒙脱石散联合治疗细菌性痢疾：

头孢哌酮用量均为 100mg/（kg·d），分 2 次静脉滴注，穿琥宁用量均为 7~10mg/（kg·d），1 次静脉滴注，蒙脱石散口服：小于 1 岁 1g，3 次 / 日；1~2 岁 3g，2 次 / 日；大于 2 岁 3g，3 次 / 日。

头孢哌酮以其抗菌活性强、毒性低微、费用较经济；注射用穿琥宁能促进发热的消退，作用迅捷，并可维持 4 小时以上，有较好的抗炎作用；蒙脱石散与消化道黏液糖蛋白相结合，使黏液的黏弹性和内聚力增加，黏液层增厚，从质和量两方面改善黏液，同时加速受损黏膜上皮的修复和再生，起到加速修复、保护消化道黏膜屏障的作用。联合使用治疗细菌性痢疾取得良好效果。细菌学转阴率 88.44%。

（五）医家诊疗经验

1. 周仲瑛

周仲瑛清温并施治疗细菌性痢疾，主要提出以下注意点：①重视清热利湿解毒类药物的运用，芍药汤、白头翁汤、葛根芩连汤等治痢名方均以清热利湿解毒药物为主，常用的清热利湿解毒药物如黄连、败酱草、凤尾草、椿根白皮、黄芩、黄柏、红藤、马齿苋、白头翁、秦皮、金银花、

大黄炭、地榆、生地黄等。②本病的基本病机主要是湿热、疫毒、寒湿以及食积秽浊之邪壅滞肠中，与肠中气血相搏，使肠道传化失司，脂膜血络受损，气血凝滞。治疗痢疾要重视"通滞"药物的应用。常用的通滞药物如赤芍、当归、木香、厚朴、枳实、枳壳、大腹皮、槟榔、莱菔子等理气药物，以及大黄、芒硝等推荡积滞药物，山楂、谷芽、麦芽、六神曲等消导积滞药物。③注意温性药物的运用，不能因为现代药理研究黄连、黄芩、马齿苋、红藤、败酱草等清热利湿解毒类药物具有杀菌、抑菌作用，就一味使用此类药物，而忽视了基本的"辨证"原则，对于表现为寒湿痢或兼有寒湿表现的患者一定要注意运用肉桂、附子、炮姜、吴茱萸等温阳健脾类的药物。

2. 夏治平

夏治平认为，本病乃感受时邪疫毒，热毒壅盛肠道，燔灼气血所致。细菌性痢疾发病急骤凶险，热毒鸱张而致神昏动风。选穴大椎、曲池、合谷，大椎属督脉，又为三阳五会，故既能散阳邪以清热解毒，又可清脑宁神开窍；曲池、合谷分别为阳明大肠经穴、原穴，二穴共奏清泻大肠邪热，调气行血之功。

五、预后转归

急性菌痢如及时治疗，疗效较好，1~2 周可痊愈，但如诊断不清，用药不当可迅速恶化，转为急性中毒性痢疾，此型最为危重，应特别重视，要严密观察积极治疗，一般能够治愈，但如抢救不力，用药不当或延误治疗均可导致严重后果直至死亡。特别是婴幼儿、年老体弱者、孕产妇伴有慢性疾病者，抵抗力差，更易致毒邪直扰中空，出现内闭外脱，而致死亡。一部分患者可演变为慢性菌痢。慢性菌痢一般患者病久体差，并对西药产生了耐药性，西药效果往往不够理想，应注意辨证治疗，

如辨证准确用药得当，标本兼顾，再加饮食调养，可逐渐痊愈。但如治疗不彻底，不注意调摄，常可引起急性发作而致死亡，故应重视。

六、预防调护

（一）预防

1. 切断传播途径

本病是传染病，要讲究卫生，大力开展爱国卫生运动，注意环境卫生，搞好饮食、饮水、粪便管理，讲究个人卫生，不吃不洁蔬菜、瓜果、冷饮、腐败变质食物。

2. 管理好传染源

早期发现，早期隔离，彻底治疗，对从事饮食服务，幼教行业人员要定期检查，对慢性和带菌者要调离，停职，待彻底治愈后方可恢复工作。

3. 保护易感人群

近年来，采用口服活菌疫苗用于主动免疫已获初步效果。此外，在流行季节，可适当食用生蒜瓣，1~3瓣/次，2~3次/日，或将大蒜瓣放入菜食之中食用。亦可用马齿苋、绿豆适量，煎汤饮用，或用马齿苋、陈茶叶共研细末，以大蒜瓣捣泥拌匀成糊，为丸如龙眼大小，1丸/次，2次/日，连服1周。

（二）调护

1. 休息

患痢疾病应注意休息，轻型者可休息3日，重症应卧床休息7~10日。

2. 饮食

饮食应特别注意卫生，忌食生冷、瓜果、油腻、荤腥、坚硬难消化及辛辣刺激之品，避免暴饮暴食，勿进牛乳，以免增加胃肠道之负担，应进易消化、流质或半流质饮食为主，如米粥、米油、龙须面之类，且少食多餐，注意补充水分及电解质，保持酸碱平衡。

3. 食疗

（1）马齿苋槟榔茶

组成：马齿苋10g，槟榔10g。

用法：煎水代茶饮。

功效：清热止痢。

主治：痢疾初起，发热，便黄绿或脓血者。

（2）蒜泥马齿苋

组成：鲜马齿苋500g，大独头蒜30g，芝麻15g，葱白20g。

用法：马齿苋择去杂质老根，洗净泥沙，择成5~6cm长，用沸水烫透，捞出沥干水。蒜头捣成蒜泥，芝麻淘净泥沙，炒香捣碎。葱白切成马耳形。将马齿苋用食盐、味精拌匀，加入蒜泥、葱白，撒上芝麻即可服用。

功效：清热凉血止痢。

主治：用于血痢、下痢便多、便血、发热口干者。

（3）马齿苋苦瓜粥

组成：苦瓜100g，粳米60g，马齿苋15g，冰糖100g。

用法：将苦瓜洗净去瓤，切成小丁块，马齿苋洗净切碎备用。粳米洗净入锅加水适量煮至米粒开花，放入苦瓜丁、马齿苋末、冰糖，熬煮成粥。每日2次，每次1小碗。

功效：清热祛暑。

主治：中暑烦渴、痢疾，便稀或脓血者。

（4）温醋饮

组成：酸醋。

用法：煮开后温服，每次30~80ml，每日2次。

功效：解毒散结消积。

主治：久痢不愈，痢疾不定，或有脓血者。

（5）花椒煎

组成：花椒3~6g。

用法：水煎服。

功效：温中解毒。

主治：久痢白痢、便稀、腹中冷痛者。

（6）石榴止痢煎

组成：酸石榴皮 15~30g。

用法：水煎加红糖服。或制成 50%~60% 煎剂，每次 10~20ml，日服 3~4 次。连服 10 日为一个疗程。

功效：生津止渴，止痢。

主治：血虚久痢，口干多饮。痢疾初起也可服用。

（7）鳝鱼红糖散

组成：黄鳝鱼 1 条，红糖 6g（炒）。

用法：将黄鳝去肚杂，以新瓦焙干，和糖研末，温开水吞服。

功效：温胃补益。

主治：久痢症、体虚乏力者。

（8）乌梅饮

组成：乌梅 30g。

用法：乌梅去核烧为末，每次 6g，淡盐汤送下。

功效：收敛生津。

主治：便痢脓血、久痢不愈者。

七、专方选要

（1）真人养脏汤　人参 6g，当归（去芦）9g，白术（焙）12g，肉豆蔻（面裹煨）12g，肉桂（去粗皮）3g，炙甘草 6g，白芍 15g，木香（不见火）9g，诃子（去核）12g，罂粟壳（去蒂萼，蜜炙）20g。

本方主治久泻久痢，脾肾虚寒。大便滑脱不禁，腹痛喜按，或下痢赤白，或便脓血，日夜无度，里急后重，脐腹疼痛，倦怠食少。

用法：锉为粗末，每服二大钱，水一盏半，煎至八分，去渣，食前温服，或水煎服，每日 2 次。

方中重用罂粟壳涩肠止泻，同温肾暖脾之肉桂并为君药；肉豆蔻温肾暖脾而涩肠，诃子涩肠止泻，人参、白术以益气健脾，共为臣药，助君药共奏温肾暖脾之功，而增涩肠固脱之效，则虚寒泻痢、脐腹疼痛诸证可愈。久痢伤阴血，故以当归、白芍养血和营，木香调气导滞，并能止痛，共为佐药，调和气血，以除下痢脓血，里急后重诸证；甘草调药和中，合白芍又能缓急止痛，是为使药。

（2）四神丸　肉豆蔻 60g，补骨脂 120g，五味子 60g，吴茱萸 30g。研细为末，生姜 400g，红枣 100 枚，煮熟取枣肉。

用法：和沫丸如桐子大，每服 5 丸、7 丸、10 丸，空心或食前白汤送下（现代用法：每日 1~2 次，每次 6~9g，空腹或食前开水送下。亦可按原方用量比例酌减，水煎服）。

本方功用是温补脾肾，涩肠止泻，主治：脾肾虚寒，五更泻泄，不思饮食，或久泻不愈，腹痛，腰酸肢冷，神疲乏力等。五更即时当黎明之前，正是阴气盛极，阳气萌发之际。肾阳虚衰者，阳气当至不至，阴气极而下行，故为泻泄。肾阳虚者，脾亦不暖，运化失健，故不思饮食。久泻不愈，有寒有热，今腹痛腰酸肢冷，是为寒证。汪昂曾说："久泻皆由肾命火衰，不能专责脾胃。"因此，与五更泻泄同为脾肾虚寒，故皆可以温肾暖脾，涩肠止泻为治。

方中补骨脂味辛苦性热而补命门，为壮火益土之要药，故为君药；肉豆蔻温脾肾而涩肠止泻，吴茱萸暖脾肾而散寒除湿，并为臣药；五味子为温涩之品，生姜散寒行水，大枣滋养脾胃，并为佐使药。如此配合，则肾温脾暖，大肠固而运化复，自然泄泻止，诸症皆愈。

八、研究进展

（一）病原菌分布及耐药性研究

夏昕等用纸片扩散法检测 30 株福氏志

贺菌和 30 株宋氏志贺菌对 12 种抗生素的敏感性；同时对两类志贺菌的四种毒力基因进行 PCR 扩增检测，绘制毒力基因的表型。发现在测定的 12 种抗生素中，两种志贺菌对氨苄西林、萘啶酸，以及利福平均有较高的耐药性，对左旋氧氟沙星、庆大霉素均有较高的敏感性，两者在对头孢噻吩、头孢噻肟、诺氟沙星、环丙沙星、复方新诺明的耐药性差异有统计学意义（$P < 0.05$），多重耐药性较严重。30 株福氏志贺菌经 PCR 扩增后，绝大部分菌株均含 set1 和 ipaH 基因，30 株宋氏志贺菌经 PCR 扩增后，13 株菌未扩出任何条带，多数菌仅含 ipaH 一个毒力基因。研究表明，湖南地区志贺菌的耐药性较严重，福氏志贺和宋氏志贺菌在耐药谱上有明显不同。福氏志贺菌毒力基因携带率高，大多含 2~3 个毒力基因，毒力基因表型更复杂，宋氏志贺菌毒力基因携带率较低，可能与其症状多为轻型有关。

陆迪雅等研究发现，小儿急性细菌性痢疾病原菌以福氏志贺菌（S.flexneri）检出率最高、宋氏志贺菌（S.sonnei）其次、鲍氏志贺菌（S.boydii）最低；3 群志贺菌同时耐药的抗生素有 11 种，耐药率较高的抗生素有氨苄西林、氨苄西林舒巴坦、环丙沙星、庆大霉素；敏感率较高的有厄他培南、亚胺培南、哌拉西林他唑巴坦、头孢他啶；3 群志贺菌对哌拉西林他唑巴坦敏感率均为 100%；各群志贺菌耐药情况在各年度大致相同，氨苄西林舒巴坦、庆大霉素与妥布霉素耐药例数逐年递增，S.sonnei 和 S.boydii 耐药抗生素相对 S.flexneri 较少。研究表明，小儿急性细菌性痢疾病原菌耐药情况不容乐观，要加强对小儿急性细菌性痢疾的病原菌培养及耐药监测，合理使用抗生素，控制病原菌耐药演变与流行。

（二）诊断

魏莎等经过细菌培养与 PCR 技术检测后，将患者分为细菌培养组和 PCR 组。对比两组各个年龄段志贺菌检出率。发现 PCR 组志贺菌检出率显著高于细菌培养组，差异有统计学意义（$P < 0.05$）。研究表明，PCR 检测在细菌性痢疾诊断中更具优势，评估作用更为准确。

（三）治疗

李绪民等研究 86 例细菌性痢疾患者，对照组患者给予常规药物进行治疗，观察组患者在此基础上加用布拉氏酵母菌散辅助治疗，比较两组患者临床疗效、不良反应发生率及血清 CRP 水平。发现治疗后观察组患者临床总有效率为 90.40%，显著高于对照组的 69.77%，差异有统计学意义（$\chi^2=5.939$，$P=0.015$）。观察组患者不良反应发生率为 9.3%，显著低于对照组的 34.88%，差异有统计学意义（$\chi^2=8.174$，$P=0.004$）。同时，观察组患者治疗后血清 CRP 水平为（4.32 ± 0.43）mg/L，显著低于对照组的（7.03 ± 0.32）mg/L，差异有统计学意义（$t=33.154$，$P < 0.001$）。研究表明，微生态制剂辅助治疗细菌性痢疾的临床疗效优于常规治疗方法，能降低患者血清 CRP 水平，减少患者不良反应。

汪金华等对 60 例细菌性痢疾患者进行研究，对照组患者采用左氧氟沙星治疗，观察组患者采用白头翁汤合芍药汤加减联合左氧氟沙星治疗，对比两组患者疗效、细菌清除率、治疗前后血清 C 反应蛋白（CRP）及肿瘤坏死因子 α（TNF-α）水平变化、患者发热消失时间、腹痛腹泻消失时间、不良反应情况。发现观察组患者有效率（100.00%）高于对照组（83.33%），观察组患者病原菌清除率（100.00%）高于对照组（80.00%），差异均有统计学意义（均 $P < 0.05$）。治疗前两组患者 CRP、TNF-α 水平差异无统计学意义（$P > 0.05$），治疗后两组患者 CRP、TNF-α 水平均显著降低，且观察组低于对照组，差异均有统计学意义（均$P < 0.05$）。治疗后观察组患者发热消失时间、腹痛腹泻消失时间均短于对照组（均$P < 0.05$），同时两组患者不良反应发生率均为3.33%。研究表明，白头翁汤合芍药汤加减联合左氧氟沙星可有效清除细菌性痢疾患者体内病原菌，提升临床疗效，促进患者快速康复，且患者不良反应发生率低。

（四）控制与预警

王晓风等利用地理探测器分析我国西南部分地区细菌性痢疾（菌痢）发病与气象、环境和社会经济相关因素的关系。通过地理探测器分析发现，自变量对因变量的解释度（power of determinant，PD）最大值是平均海拔和民族，PD值分别为0.308和0.260，其次是夏季平均气温、地形、海拔标准差、坡度、人口密度，夏季平均相对湿度、夏季平均降水量、地区生产总值的PD值均< 0.200。通过生态探测器发现，夏季平均降水量、地区生产总值与平均海拔、海拔标准差、坡度、地形和民族的PD值差异均有统计学意义（$P < 0.05$）。通过交互探测器发现，夏季平均相对湿度与夏季平均气温、人口密度、地区生产总值的空间交互后PD值大于两因素PD值之和，呈现非线性叠加增强。通过风险区探测器发现，在夏季平均气温适中、夏季平均降水量少、夏季相对湿度适中、平均海拔高、海拔标准差大、坡度大、山地地形、藏缅语族居民、人口密度低、地区生产总值低的区域，菌痢发病率高。研究表明，我国西南地区的气象条件、地形环境状况决定了地区菌痢流行的人群基础，不同经济发展水平的人群社会经济行为、卫生条件的差异则直接影响菌痢在人群间传播，最终影响菌痢发病率的高低。因此，关注社会经济手段的传播干预将有利于控制菌痢流行。

主要参考文献

［1］孟丽萍．先锋必、穿琥宁与思密达联合治疗细菌性痢疾疗效观察［J］．华北煤炭医学院学报，2006，8（5）：673．

［2］陈四清．清温并施治疗细菌性痢疾［J］．江苏中医药，2007，39（4）：38．

［3］陈安，马小平．夏治平老中医针灸治疗急症验案举隅［J］．针灸临床杂志，2006，22（11）：41．

［4］夏昕，覃迪，湛志飞，等．湖南省福氏和宋内志贺菌的耐药性及其毒力基因表型分析［J］．实用预防医学，2015，22（12）：1427-1430．

［5］陆迪雅，许磊，马兰，等．小儿急性细菌性痢疾的病原菌分布特征及耐药性分析［J］．传染病信息，2020，33（2）：176-178+182．

［6］魏莎，胡方兴．细菌培养与聚合酶链反应（PCR）检测在细菌性痢疾诊断中的价值对比［J］．中国社区医师，2020，36（9）：114，116．

［7］李绪民，吴爱娟．微生态制剂对细菌性痢疾的辅助治疗及对患者血清C反应蛋白水平的影响［J］．中国微生态学杂志，2020，32（3）：283-285，289．

［8］汪金华，张敏．白头翁汤合芍药汤加减联合左氧氟沙星对细菌性痢疾患者细菌清除率及CRP和TNF-α水平的影响［J］．中国微生态学杂志，2020，32（2）：183-186．

［9］王晓风，张业武，马家奇．基于地理探测器的我国西南部分地区细菌性痢疾发病影响因素分析［J］．中华流行病学杂志，2019（8）：953-959．

［10］张生奎，王镇德，杨荔，等．基于SARIMA-ERNN组合模型预测我国细菌性痢疾发病率［J］．南京医科大学学报（自然科学版），2019，39（6）：925-931．

第二节　放射性肠炎

放射性肠炎（RE）是指盆腔、腹膜后肿瘤，尤其是妇科肿瘤和前列腺肿瘤经放射治疗所引起的直肠、结肠及小肠的炎症。此为放射治疗引起的肠道并发症，可发生于肠道任何节段，发生率5%~17%。

放射性肠炎以恶心、呕吐、腹泻、黏液便、血样便、里急后重、腹痛等为主要症状，部分患者可有发热、面黄、消瘦、下腹部压痛等症状。中医学可归入"泄泻""肠澼"等证的范畴。

一、病因病机

（一）西医学认识

1. 病因

（1）肠上皮细胞受抑制　放射线首先损害肠黏膜的上皮细胞，因肠黏膜的上皮细胞对放射线最为敏感。放射线抑制上皮细胞的增殖，使肠黏膜发生特征性的急性病变。如放射剂量不过量，在停止放射治疗后1~2周黏膜损伤便可恢复。研究发现处于分裂后期的细胞对放射线最敏感，而在晚期合成的细胞具有较强的耐受力，由于在任何特定时间所有增殖的隐窝细胞仅有一部分处于细胞增殖周期的某一时相，因此，单次大剂量照射仅使一部分细胞死亡，而数天后细胞有丝分裂又恢复正常，如大剂量、长时间多次照射，造成上皮细胞大量死亡，细胞的有丝分裂就很难恢复，即使恢复也需要相当长的一段时间。

（2）肠黏膜下小动脉受损　放射线对小动脉损害主要表现在内皮细胞上，大剂量放射治疗使细胞肿胀、增生、纤维样变性，引起闭塞性动脉内膜炎和静脉内膜炎，产生肠壁缺血、黏膜糜烂、溃疡。肠道内的细菌侵入使病损进一步发展。

（3）肠壁组织受损　广泛持续放射线照射后引起肠壁组织水肿，肠壁各层均有成纤维细胞增生，结缔组织和平滑肌呈透明样变化，最后导致纤维化，肠管狭窄，黏膜面扭曲和断裂。因此放射线产生的肠道改变可从可逆性黏膜结构改变直至慢性纤维增厚，引起肠管溃疡，甚至肠梗阻。

2. 病理

不同时期病理表现不同，现就急性期、亚急性期、慢性期分别阐述。

（1）急性期　在辐射期间或期后2个月内即可发生急性期的病理变化，上皮细胞变性脱落，隐窝细胞有丝分裂减少，肠黏膜变薄，绒毛缩短，毛细血管扩张，肠壁黏膜充血水肿及炎症细胞浸润。病变直肠可见杯状细胞肥大，腺体增生、变形，常有急性炎性细胞，嗜酸性粒细胞和脱落的黏膜上皮细胞形成的隐窝脓肿。通常在数周内达到高峰而后消退。如照射量大而持久，黏膜可发生局部或弥漫性溃疡，其分布与深浅不一，周围黏膜常呈结节状隆起，其四周的毛细血管扩张，黏膜病变易出血。

（2）亚急性期　起始于照射后2~12个月，黏膜发生不同程度的再生和愈合，但黏膜下小动脉内皮细胞肿胀并与它们的基底膜分离，最后发生空泡变性脱落，形成闭塞性脉管炎。"泡沫巨噬细胞"在血管内膜下大量出现，这一特殊现象对血管放射性损伤有诊断意义。血管的闭塞导致肠壁进行性缺血，黏膜下层纤维增生伴有大量成纤维细胞，并可见平滑肌的透明变性，胶原含量减少，患者易并发高血压、糖尿病、冠心病、血管硬化等。如同时出现心力衰竭，则肠壁出现严重血供不足，可引起直肠壁溃疡、脓肿和直肠阴道瘘或直肠膀胱瘘等形成。

（3）慢性期　慢性期病变实质上是潜伏的血管闭塞引起的延缓病损。肠壁的缺血程度不同，慢性病变迁延较久。病期与病变显露时间长短不一，一般在放疗后1~5年出现，小肠病变可在放疗后6年出现。直肠慢性病损可在放疗后10年出现。受损部位黏膜糜烂，可有顽固的钻孔样溃疡。肠壁增厚，瘢痕挛缩肠腔变窄，黏膜下微淋巴管阻塞。肠系膜僵硬，缩短，肠壁穿孔或瘘管形成，以及并发肠梗阻、腹膜炎、腹腔脓肿等。小肠病变严重时黏膜绒毛萎缩，引起吸收不良。直肠的慢性病变除溃疡糜烂外，残存腺体杯状细胞大量增生，可引起黏液便和血便，个别病例晚期可发生癌变。

（二）中医学认识

关于本病的病因病机，中医学将其归属于脾运不健。如《太平圣惠方·治脾虚补脾诸方》中所说："夫脾者，位居中央，生于四季，受水谷之精气，化气血以荣华，调养身形，灌溉脏腑者也。若虚则生寒，寒则阴气盛，阴气盛则心腹胀满，水谷不消，喜噫吞酸，食则呕吐，气逆霍乱，腹痛肠鸣，时自泄泻，四肢沉重，常多思虑，不欲闻人声，多见饮食不足，诊其脉沉细软弱者，是脾虚之候也"。诸多原因中还有《素问·阴阳应象大论篇》中所说："春生于风，夏生飧泄。""湿胜则濡泄。"《素问·金匮真言论篇》中说："长夏善病洞泄寒中。"而《素问·至真要大论篇》："暴注下迫，皆属于热。"《素问·太阴阳明论篇》曰："食饮不节起居不时者……则腹满闭塞，下为飧泄，久为肠澼。"

后世医家对泄泻、肠澼的病因病机做了进一步的研究和阐述，认为风、寒、湿、热、食等因素仅是引起泄泻或肠澼的一个方面，虽有互相掺杂而致病，症状比较复杂，但关键还应归于脾胃功能虚衰。正如《景岳全书·泄泻·论证》中所说："泄泻之本，无不由于脾胃。"

二、临床诊断

（一）辨病诊断

1. 临床表现

根据患者的放射治疗史，典型的临床症状，结合体征、纤维结肠镜、X线检查，诊断并不困难。

（1）病史 有盆腔或腹腔器官放射性治疗的病史。

（2）症状 排便次数及便性的改变，便次增多、血便、黏液便、便秘、腹痛、里急后重、低热、乏力、消瘦等。

（3）体征 面黄，消瘦，下腹部压痛，指诊直肠内有触痛、压痛，直肠前壁黏膜肥厚、变硬，指套染血。晚期可触及肠管狭窄。

2. 相关检查

（1）肠镜检查 根据所见病变可分四度：Ⅰ度：肠黏膜对放射反应较轻，直肠黏膜轻度充血、水肿，毛细血管扩张，易出血；Ⅱ度：肠黏膜有溃疡形成，并有灰白色痂膜，黏膜出现坏死现象，有时也有轻度狭窄；Ⅲ度直肠由于深溃疡所致严重狭窄，出现肠梗阻现象；Ⅳ度：形成肠瘘或肠穿孔。

（2）X线检查 钡剂灌肠X线检查：可见肠黏膜皱襞不规则，呈小锯齿状，有时可见突出肠腔外的龛影，肠壁僵直，有些可见狭窄和瘘管形成。

（二）辨证诊断

1. 四诊

望诊：或面色萎黄、无华，或倦怠无神，或面黄贫血貌，或消瘦，或舌苔黄腻，或舌淡苔白。

闻诊：或口气秽臭，或气味异常，仅语言无明显异常。

问诊：或盆腔或腹腔或腹膜后肿瘤放

疗史，或腹痛，便次增多，脓血便，黏液便或里急后重，或贫血，低热乏力，消瘦，神疲倦怠，或便细，便秘。

切诊：或下腹压痛或下腹有肿物，脉或滑数，或濡缓，或细弱，或虚大。

2. 辨证分型

（1）湿热下注型

腹痛，泄下赤白相杂，肛门灼热，小便短赤，舌红、苔黄腻，脉滑数。

辨证要点：泄下赤白，肛门灼热，舌苔黄腻，脉数。

（2）寒湿内停型

泄泻清稀黏液，腹痛肠鸣，里急后重，饮食乏味，头重身困，舌质淡、苔白腻，脉濡缓。

辨证要点：泄泻清稀，头重身困，脘闷，舌苔白腻。

（3）脾胃虚弱型

大便时溏时泻，水谷不化，饮食减少，脘腹胀闷，面色萎黄，肢倦乏力，舌淡苔白，脉细弱。

辨证要点：泻下水谷不化，食少腹胀，乏力肢倦，脉细弱。

（4）气虚宿滞型

临厕腹痛里急，泄下时发时止，大便有黏液或见赤色，面色无华，倦怠嗜卧，舌质淡、苔白，脉虚大。

辨证要点：临厕腹痛里急，面色无华，倦怠，脉虚大。

三、鉴别诊断

1. 慢性细菌性痢疾

症状以腹痛、腹泻、脓血便、里急后重为主，与本病症状相似，但慢性菌痢夏秋两季多见，可根据有无放疗史及病原学检查来确诊。

2. 肠结核

常伴有肺结核，可有典型的全身症状，X线钡剂造影检查大肠回盲部常有激惹征象，或钡剂充盈有缺损、狭窄之征象，足量抗结核试验治疗2周有效，结合结核菌素试验及有无放疗史来确诊。

3. 克罗恩病

临床表现与本病类似也可出现呕血、厌食、恶心、呕吐等。血液检查：白细胞增多，红细胞沉降增快，低蛋白血症（白蛋白降低），血清 α_2 球蛋白，γ 球蛋白增高，血清溶菌酶浓度升高明显。X线检查：钡餐检查小肠呈慢性炎症表现，黏膜皱襞增宽，扁平甚至消失。钡灌肠结肠袋消失或肠腔大小不规则。肠黏膜有肉芽肿改变时，X线可呈卵石样改变，称"卵石征"。回肠末端肠腔狭窄，管壁僵硬，黏膜皱襞消失，呈"铅管征"，呈跳跃性、节段性病变是该病的特征，近端肠管扩张，积液，是肠腔狭窄、梗阻征象，还可发现息肉状变及充盈缺损及瘘管征象。内镜检查、电子结肠镜或纤维十二指肠镜可见相应部位黏膜充血、水肿、口疮样溃疡或纵行溃疡，肠袋改变，肠腔狭窄，假息肉形成，卵石状的黏膜相，并可同时做活检。病理检查：大体标本可见黏膜肉芽肿和线裂状溃疡，典型的成"鹅卵石"样，显微镜下可见非干酪样增生性肉芽肿，有淋巴细胞和浆细胞浸润，肠壁内可有纤维组织增生。

4. 大肠憩室

症状主要有便秘、腹泻、便血、腹胀及腹部膨满感，X线检查可见圆形或烧瓶状憩室，边界清楚，内常有粪石，类似脓肿影。

5. 溃疡性结肠炎

（1）有持续反复发作的黏液血便，腹痛等肠道症状外常伴有不同程度的全身症状。

（2）肠镜可见 ①黏膜有多发性浅溃疡伴充血、水肿，病变大多从直肠开始，且呈弥漫性分布。②黏膜粗糙呈颗粒状，质脆，易出血或附着有脓性分泌物；③可见假性息肉，结肠袋变钝或消失。

（3）钡灌肠所见 ①黏膜粗乱或细颗粒变化；②多发性溃疡或有假性息肉；③肠管缩短，肠袋消失，可呈管状。

（4）黏膜活检 呈炎性反应，同时常可见糜烂，陷窝脓肿，腺体排列异常及上皮变化。

6.肠肿瘤

除有类似排便习惯的改变，脓血便，里急后重等肠道症状外，腹部或直肠指诊肿块明显，可结合 CT、磁共振检查及脱落细胞学检查，活组织检查来鉴别。

四、临床治疗

（一）提高临床疗效的基本要素

1.中西医结合，不同时期侧重用药

临床上西医强调对症及手术治疗，见效快，疗效好，但不良反应大，而中医在辨证用药，整体调节，副反应小作用持久，在病程的不同阶段、不同时期将二者有机结合、侧重用药，则能取长补短，提高疗效。

（1）急性期以西医治疗为主，中医治疗为辅 急性期症状重，解痉、止痛、止血、营养等西药疗效好，应侧重应用，同时可根据舌、脉、症进行中医辨证，根据辨证结果用中药作为辅助治疗，如辨证为湿热下注或寒湿内停，以健脾和胃、清热利湿或温阳化湿之中药口服，药用白术、茯苓、陈皮、白花蛇舌草、黄芩、黄连、桂枝、炮姜、厚朴等药。

（2）慢性期以中药治疗为主，出现并发症时结合西医治疗 慢性期肠道的炎症情况有所缓解，但症状迁延不愈，且出现贫血等全身症状，中医多辨证为脾胃虚弱或气血两虚型，以扶正健脾，益气养血之中药口服，并配合中药灌肠。同时可口服

西药和维生素 C、复合维生素 B、小檗碱、菠萝蛋白酶等，若出现并发症则对症处理，有手术指征积极手术。

（3）放疗并发症的治疗重用中药 放疗后常引起白细胞减少及血小板减少，这又可进一步加重症状，此时应当重用中药治疗，治以益气养阴、养血止血，药用黄芪、黄精、当归、龟甲胶、鳖甲、鸡血藤、仙鹤草等。

2.注意休息与饮食

急性期患者应卧床休息，饮食以流质、少渣、无刺激、易消化、营养丰富、少食多餐为原则，必要时禁食，给予高营养疗法。

（二）辨病治疗

1.一般治疗

急性期应卧床休息，慢性期适当参加体力劳动。饮食以易消化、无刺激、营养丰富、少食多餐为原则。限制纤维素摄入，急性期应流质饮食，腹泻严重者可采用静脉高营养疗法。

2.药物治疗

（1）对早期患者，腹泻较重可用收敛解痉药，如苯乙哌啶、普鲁苯辛、阿托品、石榴皮煎剂（石榴皮 30g 加水 2000~3000ml 煎至 500ml，每日 1 次口服）。阿司匹林可有效地控制早期腹泻，可能与抑制前列腺素的合成有关。另外，谷维素片可超剂量使用，可用 50~100mg，3 次 / 日，口服，连用一周。亦可用西咪替丁 1 粒，3 次 / 日，口服，或双氢克尿噻 2 片，3 次 / 日，口服。温甲硝唑液 200ml 保留灌肠或锡类散灌肠。蒙脱石散 2 袋加生理盐水 100ml 保留灌肠。

（2）里急后重者用 2% 苯唑卡因棉籽油保留灌肠，或温液体石蜡保留灌肠，或琥珀酰氢化可的松 50mg 加 200ml 温盐水保留灌肠。

（3）腹部及骶尾部或肛门疼痛者，可用镇痛栓放入肛门或 0.5% 的普鲁卡因 40ml，维生素 B_6 100mg，维生素 B_1 200mg，α-糜蛋白酶 2~5mg，链霉素 0.5g，每隔 5~7 日封闭 1 次，治疗 1~3 次，可使疼痛明显减轻。

（4）出血者　低位肠出血可在内镜直视下压迫止血，或加用止血剂，或出血点作"8"字缝合止血。部位较高的出血点可用去甲肾上腺素 4~6mg 或去氧肾上腺素 10~20mg 稀释于 200ml 温盐水中保留灌肠，或用凝血酶 100~1000U 加 200ml 温盐水中保留灌肠，一般在 3 分钟内即可止血。大量难以控制的高位出血需做外科处理。

（5）贫血者可输血，根据贫血的严重程度输同型血，必须作交叉配血试验，或输血浆。

（6）合并有感染者　作细菌培养加药敏试验，给予敏感抗生素或广谱抗生素静脉点滴。对放射性直肠炎可用类固醇激素作保留灌肠，也可服用柳氮磺胺吡啶或用它的主要成分 5-氨基柳酸（5-ASA）作灌肠，5-ASA 灌肠的效果比口服柳氮磺胺吡啶好。

（7）急性期或慢性期尤其伴有出血和疼痛者，可用 α_2 巨球蛋白，隔日肌内注射 6ml 或每日肌内注射 3ml，持续 2 个月为 1 个疗程。国内使用对黏膜出血、疼痛及促进溃疡的愈合效果较好，原理可能与 α_2 巨球蛋白能够抑制血浆激肽释放酶，使之减少，从而减轻毛细血管渗出和疼痛及其可与多种蛋白水解酶结合抑制后者对肠壁的作用有关。

3. 手术治疗

有手术适应证的如肠狭窄、梗阻、瘘管等后期病变需手术治疗。远端结肠病变，可作横结肠造口术，以达到永久性或暂时性大便改道，一般结肠造口需经 6~12 个月以上，待结肠功能恢复再关闭。

（二）辨证治疗

1. 辨证施治

（1）湿热下注型

治法：清热利湿，调气行血。

方药：葛根芩连汤加减。

黄芩、黄连各 8g，葛根 10g，车前子 10g，当归 15g，金银花 15g，茯苓 15g，赤芍 15g，白芍 15g，木通 6g，甘草 6g，白花蛇舌草 30g。呕吐较重者可加用旋覆花、代赭石降逆止呕，橘皮、薏苡仁化痰和胃。

（2）寒湿内停型

治法：温化寒湿，健脾行气。

方药：胃苓汤加减。

苍术 15g，白术 15g，茯苓 15g，当归 15g，厚朴 10g，赤芍 10g，槟榔 10g，炮姜 10g，桂枝 8g，陈皮 8g，白花蛇舌草 30g。

（3）脾胃虚弱型

治法：健脾益胃。

方药：参苓白术散加减。

人参 15g，山药 15g（或党参 20g），茯苓 20g，薏苡仁 20g，桔梗 8g，甘草 6g，木香 6g，砂仁 6g，白扁豆 10g，莲子肉 10g，薏苡仁 20g，白花蛇舌草 30g。

（4）气虚宿滞型

治法：益气养血，消滞健脾。

方药：真人养脏汤加减。

白术 15g，党参 15g，黄芪 15g，山药 12g，薏苡仁 12g，肉豆蔻 8g，当归 20g，葛根 9g，罂粟壳 9g，生姜 5g，生甘草 6g，白花蛇舌草 30g。

2. 外治疗法

（1）针刺疗法

①主穴：足三里、内关、上巨虚、下巨虚、脾俞、大肠俞。配穴：太冲、合谷、中脘、天枢、曲池。每次选主穴 3~4 个，配穴 2~4 个，中强刺激，留针 20 分钟，每日 1 次，10 次为 1 个疗程。

②阳陵泉、阴陵泉、合谷、三阴交、

用于寒湿型。

③天枢、大横、上巨虚、足三里、归来、水道，可用雀啄灸，温和灸。

（2）拔罐

①选穴：天枢、大横、上巨虚、足三里、归来、水道、腑舍、脾俞、胃俞、神阙、气海。每次选 2~3 穴拔罐 10~20 分钟，每日 1 次。

②选穴：大椎、脾俞、肝俞、三焦俞。每次选前 3 穴或后 3 穴拔罐，每日 1~2 次。

（3）放血疗法　选穴：大肠俞、小肠俞、天枢、脾俞、上巨虚、下巨虚，用三棱针点刺放血。

（4）梅花针法　以胸背、腰腹部、下肢小腿内侧为主，配合足三里、上下巨虚，中等刺激，以局部皮肤潮红为度，每日 1 次，10 次为 1 个疗程。

（5）耳穴压豆法　耳穴大肠、小肠、交感、内分泌、神门、三焦、直肠下段等，每次用王不留行籽在 2~4 穴压豆，胶布固定，每日按压 3 次。

（6）头针疗法　双侧感觉区、生殖区，快进快退，留针 20 分钟，每日 1 次。

（7）贴脐疗法　当归、白芷、乌药、小茴香、大茴香、丁香、木香、乳香、没药、肉桂、沉香、麝香，等量研末烘热贴脐。

3. 成药应用

①结肠炎丸：每次 6g，每日 2 次。适用于湿热型患者。

②参苓白术丸：每次 1 袋（6g 装）。每日 2 次，适用于脾胃虚弱者。

③十全大补丸：每次 1 丸，每日 2 次。适用于晚期体质虚弱、贫血者。

④补脾益肠丸：每次 10g，每日 2 次。

⑤50% 灵芝注射液：每次 4ml，每日 1 次。适用于白细胞减少者。

⑥归脾丸：每次 6g，每日 3 次。适用于脾胃虚弱者。

⑦血竭胶囊：每次 4 粒，每日 3 次。适用于晚期兼有瘀滞者。

4. 单方验方

①健脾肠宁汤：党参 20g，茯苓 15g，白术 15g，白芍 15g，白头翁 15g，防风 10g，厚朴 10g，佩兰 10g，白及 10g，当归 10g，延胡索 10g，陈皮 5g，甘草 5g。每日 1 剂，加水煎煮 2 次，混合后分 2 次服用。对于脾胃虚弱的患者加用黄芪；对于脾虚肝郁的患者加用柴胡、川楝子；脾肾阳虚者加用肉豆蔻；便血者加用地榆。

②扶正活血清热方：炒大黄 15g，白芍 15g，白芷 10g，马齿苋 15g，石榴皮 10g，槐角 10g，地榆 10g，黄芪 30g，当归 10g。灌肠，每日 1 次。

③参苓白术散：莲子肉 15g，薏苡仁 30g，砂仁 10g，桔梗 10g，白扁豆 15g，白茯苓 15g，党参 20g，炙甘草 5g，白术 10g，山药 20g，陈皮 10g，大枣 5 枚。1 剂 / 日，早晚分服。用于脾虚湿盛见腹胀、肠鸣腹泻、食欲不振者。

④三草汤：仙鹤草 30g，败酱草 30g，鱼腥草 30g，白及 30g，苦参 30g，马齿苋 30g，赤石脂 30g，地榆炭 20g，青黛 3g，枯矾 6g。上述药物煎取 100ml，每晚 9 点灌肠一次。

⑤升清降浊汤：黄芪 100g，党参 50g，防风 50g，葛根 30g，白头翁 20g，黄连 20g，秦皮 10g，木香 10g，白芍 10g，当归 10g，桃仁 10g，白术 10g，薏苡仁 10g，泽泻 10g，车前子 10g，淫羊藿 10g，补骨脂 10g，乌梅 10g，五倍子 10g。灌肠保留 1 小时。升清降浊，益气固本。

⑥扶正止泻汤：仙鹤草 30g，蚕沙 30g，人参 10g，白术 10g，薏苡仁 30g，车前子 15g，白花蛇舌草 30g，败酱草 15g，白芍 15g，白及 15g，枳壳 10g，乌梅 15g，甘草 6g。

⑦马齿苋 500g，粳米 100g，将鲜马齿

苋洗净捣烂绞汁煎粥，空腹服用。

⑧白木耳 30g，薤白 10g，粳米 100g，前 2 味洗净切细，与粳米共煮为粥，空腹食用。

⑨白莲子 30g，薏苡仁 30g，粳米 50g，莲肉泡去皮，与另 3 味同煮粥，分数次温服。

⑩生石榴皮适量，水煎代茶饮。

⑪旱莲草 50g，蜂蜜适量，水煎代茶，治痢不止。

⑫鲜仙鹤草适量，捣烂绞汁代茶饮。

⑬马齿苋 500g，鲜藕 500g，捣烂绞汁，加白糖每服 200ml，每日 2~3 次。

（四）新疗法选粹

采用内镜下氩离子束凝固术（APC）联合黏膜下注射治疗慢性放射性肠炎出血者。APC 是一种新型非接触性电凝固技术，治疗时，氩气在高频高压电的作用下被电离成氩气离子，这种氩气离子可连续引导高频电流到达组织表面引起热效应，这种热效应仅限于组织失活、凝固、干燥及干燥后所产生的组织固缩，而不会炭化或气化组织。与常规电刀相比，氩气刀可以均匀、非接触性、大面积的止血和凝固。APC 治疗后活动性出血灶快速凝固止血，糜烂肠黏膜结痂脱落，有利于肠黏膜再生修复；同时 APC 作用的深度一般为 3~4mm，所以治疗时发生肠穿孔的风险极小。黏膜下注射 0.001% 肾上腺素盐水，适用于轻度弥漫性肠黏膜糜烂合并出血及深基溃疡出血的治疗，黏膜注射治疗后肠黏膜血管剧烈收缩，出血可较快停止。张周欢等报道治疗 12 例患者中，11 例 1 次即成功止血。

（五）医家诊疗经验

1. 刘沈林

刘沈林认为放射性肠炎便血的病机在于阴络损伤，在本病中，射线照射导致外感邪热、阴血虚耗、痰湿瘀毒阻于阴络，均为阴络损伤的原因。因此，治疗应以清热养阴，止血通络为大法。多年临床辨证中发现，放射性肠炎之便血，除邪热迫血妄行外，其本身多合并脾胃虚弱，肠腑积滞，单纯以中药汤剂口服清热止血，易阻遏阳气，导致肠腑失运，效果不佳。而中药灌肠方作用于局部，剂量大浓度高，不仅可利用肠道局部吸收起效，还可通过直接接触受损肠黏膜，产生直接修复作用，同时又不会引起腹泻、食欲不振等全身反应。而对于长期便血，合并严重贫血的患者，及时输血、止血等对症西医治疗措施可挽救患者危急情况，是治疗中不可偏废的重要部分，故主张中西医结合，内外治法同用，共起沉疴。

2. 周冬枝

周冬枝放射性肠炎以毒、热、湿为主要病因，肠道毒热燔灼，湿热胶结，气机阻滞为主要病机，提出"毒热湿阻滞肠络"是贯穿于放射性肠炎整个病理过程的观点。故在治疗上采用口服与局部灌肠相结合，口服根据整体辨证选方用药，局部灌肠则以清热解毒燥湿为主要治则。在对秦巴山草药大量筛选及临床验证的基础上以大黄合秦巴山草药为主组成二七方（朱砂七、蜈蚣七、大黄、秦皮、黄柏等组成）用于灌肠，具有清热解毒燥湿、收敛止血止泻之功效。该方通过动物实验研究发现，对肠黏膜放射损伤有良好的保护作用，其疗效机制可能与其促进肠黏膜上皮细胞增殖，降低细胞凋亡，减轻或抑制炎症反应，拮抗自由基损伤，降低肠道细菌移位率，保护肠黏膜屏障等有关。

五、预后转归

放射性小肠炎的预后较放射性结直肠炎为差。2/3 轻症患者可在 4~18 个月内好转或痊愈。有人认为广泛的盆腔手术如再治疗，则病变组织血供更加不良，其预后常较差。据国外报道，严重的肠道放射损伤的死亡率为22%。

六、预防调护

（一）预防

据报道在放射治疗前给予某些药物如硫氢基化合物能增加受辐射动物的生存率，但对人类目前尚无有实用价值的预防剂。有文献报告，去除谷胶乳蛋白乳糖的要素饮食可缓解患者的症状，增加体重，提高患者对放射的耐受性。避免致死性或严重的过量的辐射唯一的有效办法是严格执行防护措施，严禁超越最大允许量。另外，采取小剂量多次照射的办法，可能减少放射性肠炎的发生。

（二）调护

饮食方面要注意食用一些易消化、富营养、富含维生素的食物，避免吃虾、蟹等高蛋白易致敏食物以防病情加重。避免食用生、冷、油腻食物。

（1）鸭肝1具，葱，姜，盐少许。鸭肝切片，常法加葱、姜、盐烹炒食之，日服2次。

（2）梨1个，老蔻7粒，梨切片或去核入老蔻，蒸熟吃梨。

（3）白葡萄汁3杯，生姜汁半杯，蜂蜜1杯，茶叶9g，将茶叶水煎1小时后取汁兑入各杯中，1次饮服。

（4）鲜葡萄250g，红糖适量，葡萄洗净绞取汁入红糖调匀，1次饮服。

（5）山楂30g，红或白糖适量，白痢用红糖，红痢用白糖，水煎服。

七、专方选要

肠和煎液：太子参30g，葛根30g，鱼腥草30g，白芍10g，赤芍10g，木香10g，

白术10g，黄芩10g，地榆10g，山药20g，五味子15g，甘草5g。

功效：益气养阴，解毒祛湿。

苏旭春等认为本病病因病机是患者素体亏虚，更兼热毒（射线）侵袭，气阴耗伤，致脾胃运化失常，聚湿生热，湿热夹杂。清浊不分故泻下；湿热毒邪蕴结肠腑，与气血相搏结，损伤肠膜、肠络则下痢脓血；气机失畅、逆乱，故致腹痛、腹胀。采用肠和煎液治疗急性放射性肠炎，7日为1个疗程。

八、研究进展

（一）诊断进展

研究显示胃肠道对辐射的敏感性依次为十二指肠、空肠、回肠、结肠及直肠。回肠因为离射线源较近又对射线较敏感，所以是放射性肠炎最好发的部位。CT的扫描时间快，不易受肠道蠕动和呼吸运动的影响，且重复性好，易于治疗后对比观察疗效，应为评价慢性放射性肠炎的首选检查方法。慢性放射性肠炎的影像表现缺乏特异性，临床工作中还需与肠道肿瘤、炎症性肠病以及缺血性肠病鉴别。肠道肿瘤对肠壁的侵犯常较局限，并形成肿块，与慢性放射性肠炎较广范围肠壁均匀增厚容易鉴别。

张仙海等通过MRI诊断妇科盆腔恶性肿瘤放疗后的放射性肠炎，认为MRI在诊断放射性肠炎上表现具有一定特征性。其回顾性研究的28例对象中，放射性肠炎以直肠发病多见，28例放射性肠炎中，直肠25例（25/28，89.29%），乙状结肠2例（2/28，7.14%），直肠和乙状结肠1例（1/28，3.57%）。病变肠壁在T2W1和DWI上均表现为"同心圆"分层状高信号，T1WI呈等信号，增强后呈明显"同心圆"分层状环形强化；23例（23/28，82.14%）病变肠

壁较均匀环形肿胀增厚，内壁较光滑，未见明确壁结节及软组织肿块，3例（3/28，10.71%）病变肠壁不均匀环形肿胀增厚，局部内缘不规整，呈隆起状，2例（2/28，7.14%）伴发直肠阴道瘘。

（二）辨证分型

郑伟达等根据临床经验总结，认为其病机属本虚标实，虚实夹杂。既存在肿瘤正气亏虚之本，同时又有阴虚热毒之标；瘀毒互结之实性包块，加之外邪放射线"热毒"侵犯，故有脾胃亏虚，水湿不化，气阴不足，瘀毒互结且肠络灼伤而湿热结聚。血瘀毒聚，湿热下注，腐肉败血，以及腹泻所致水液丢失，津气耗伤。故辨证分为脾胃亏虚、气血不足，湿热蕴肠、瘀毒内结，气阴亏虚、热毒壅盛3个证型进行论治。

（三）治疗进展

1. 中医疗法

尹礼烘等报道采用白英汤（白英、百合、败浆草、天冬、鱼腥草）保留灌肠防治急性放射线肠炎，结果Ⅱ度、Ⅲ度急性放射性直肠损伤发生率低于单纯生理盐水灌肠组。其认为该病是由于热毒过盛，郁积肠内，传导失司，湿热内蕴，气滞血瘀所致，故以白英汤清热解毒，化湿升清，行气止痛治疗。

赵克研究观察凉血愈肠汤（黄芩、黄芪、败酱草、半枝莲、地榆、甘草、仙鹤草、龙血竭、黄柏）治疗放射性肠炎的肠黏膜修复，凉血愈肠汤凉血止血，清热祛湿，化腐生肌。发现其能增加 PCNA，ki67 及 Brdu 阳性细胞的表达，促进肠腺上皮及绒毛上皮的增殖，从而降低黏膜损伤及促进黏膜再生，通过调节促炎因子和抗炎因子的平衡，降低促炎因子（IL-1β、IL-6、TNF-α、IL-8）的表达，升高抗炎因子（IL-10、IL-4）的表达，使放射性肠炎的症状得到明显改善，但其作用机制尚不明确。

王玉等报道大黄素对急性放射性肠炎的肠黏膜屏障有保护作用，可明显升高肠组织绒毛高度、隐窝深度、黏膜及全层壁厚度，提高肠组织中 DAO 活性，降低细菌移位率，降低肠组织 TNF-α 表达，减少 NO 生成，不同的给药时间对治疗无影响。

2. 西医疗法

刘利刚等报道对 12 例急性放射线肠炎患者经皮内镜下胃/空肠造瘘术（PEG/PEJ）行肠内营养治疗，通过观察体重情况、营养状况（转铁蛋白、白蛋白、总蛋白值）的变化、镜检肠黏膜修复情况，治疗 10 周后平均体重较治疗前略有增加；血浆转铁蛋白、总蛋白、白蛋白各项平均值均较前增加明显（$P < 0.05$）。12 周后肠镜检查时 10 例患者肠黏膜均已修复，仅 2 例患者局部肠黏膜轻微充血，同时均拔除 PEG、PEJ 管。9 例患者 12 周后痊愈出院，3 例患者 13 周后痊愈出院，认为 PEG/PEJ 置管行肠内营养对急性放射性肠炎是一种相对简单、有效的治疗方法，对于那些需长期营养支持的患者，鼻胃肠管常常不能耐受，而对胃肠造瘘管患者耐受好，是理想的营养支持途径。

王玉珠等观察三乙醇胺乳膏（比亚芬）联合康复新液保留灌肠治疗放射性肠炎的疗效，采用三乙醇胺 1.6g 与康复新 10ml 加生理盐水 30ml，至少保留 1 小时以上，每次放疗后 10 分钟或每晚 21 点进行。观察疼痛及排便功能失调纠正的时间，结果与庆大霉素联合地塞米松保留灌肠相比，两组发生例数分别为 0 级 31/18，Ⅰ级 15/31，Ⅱ级 3/12，Ⅲ级 1/9，减轻疼痛率达 92%，可认为三乙醇胺乳膏联合康复新液保留灌肠优于庆大霉素联合地塞米松。比亚芬是法国梅迪克斯制药厂研发生产的一种水包油型白色乳膏，通用名为三乙醇胺乳膏，是一种复合制剂，共有 15 种活性成分，主要成分为三乙醇胺，其他成分有二醇单硬脂酸脂、硬脂酸、十六酸十六脂、液体和固体石蜡等。三乙醇胺乳膏具有良好的水合作用，是黏膜保护剂，与黏液蛋白结合，覆盖黏膜增强黏液屏障作用；其中的水分能迅速被损伤的黏膜吸收，预防和减轻照射后黏膜的干燥，提高患者的舒适感；通过渗透和毛细作用原理，起清洁和引流的双重作用，改善微循环对损伤组织的作用；通过舒张局部血管，加快血液流速，改善放射治疗后的血液循环障碍，减轻黏膜水肿，同时加快渗出物的排泄，促进损伤组织的愈合。

黎容清等在研究蒙脱石散（思密达）与双歧杆菌 / 嗜酸性乳杆菌 / 粪链球菌（金双歧）联合治疗放射性肠炎的效果中显示，蒙脱石散有利于保护肠道黏膜及排出病菌，且疗效好，未见任何不良反应。同时，冯静也报道直肠癌术后同步放疗过程中使用蒙脱石散混合液（0.9% 氯化钠溶液 100ml 溶解蒙脱石散 3g，复方谷氨酰胺颗粒（舍兰）670mg，地塞米松 10mg）保留灌肠可以降低急性放射性肠炎的发生率及损伤程度，从而提高患者的生存质量。

陶永胜等对观察及评价蒙脱石散联合枯草杆菌二联活菌肠溶胶囊治疗放射性肠炎，治疗组出现大便干结 1 例，总有效率治疗组 87.5%，对照 I（口服蒙脱石散）为 52.4%，对照 II（口服枯草杆菌二联活菌肠溶胶囊）组为 54.5%。此以放射性肠炎导致菌群失调为出发点。枯草杆菌二联活菌肠溶胶囊含有枯草杆菌和尿肠球菌，这两种菌是健康人肠道中正常菌群成员，服药后可直接补充正常生理活菌，抑制有害细菌过度繁殖，调整正常菌群，降低肠道 pH 和内毒素水平以维持正常的肠蠕动。

赵丽莉等研究康复新液联合表皮生长因子预防急性放射性肠炎的机制，于放射

治疗 10 次、20 次后静脉采血，酶联免疫吸附法检测血清 TNF-α、IL-6、IL-8，黄嘌呤氧化酶法检测 MDA、SOD 的含量，43 例观察者中发生放射性肠炎占 9.31%，且发生时间较对照组延迟，MDA、SOD 含量高于对照组，而 TNF-α、IL-6、IL-8 含量明显降低，机制可能与抗细胞炎性因子与氧自由基释放有关。

潘海燕等采用心理干预结合中药（黄连 15g，黄芪 15g，白芍 10g，地榆炭 15g，白及粉 15g，木香 10g，甘草 15g）保留灌肠治疗宫颈癌放射性肠炎，心理干预包括认知干预、放松疗法、音乐疗法、情志护理方面，从而可提高临床疗效。

引起放射性肠炎和放射剂量有关，有人提出在不影响疗效的基础上适当减少放射剂量，放疗期间患者出现腹痛、腹泻、呕吐等症状时，将每日放射剂量减少 10%，可减轻腹痛症状，同时不影响总体疗效。

大约 1/3 的慢性放射性肠炎患者在病程中需要手术治疗，手术主要用于解除放射性肠炎的并发症，如严重溃疡、穿孔、出血、狭窄、梗阻及肠瘘。

龚剑峰等回顾性分析 2001 年 6 月至 2011 年 12 月南京军区南京总医院普通外科诊治 158 例因慢性放射性肠炎合并梗阻而行病变肠管切除的病例，单变量分析显示美国麻醉师协会（ASA）评分 ≥ 3、术前贫血、血小板减少、手术时间 > 3、术中输血、合并放射性泌尿系损伤和放射性直肠炎以及外科医师经验是术后中重度并发症（Grade III ~ V）的危险因素。多变量分析表明 ASA 评分 ≥ 3、术前贫血、血小板减少、术中输血、合并放射性泌尿系损伤和外科医师经验是术后中重度并发症的独立危险因素。

3. 中西医结合疗法

从日晖报道采用中药口服清热解毒、凉血止血、健脾益气，涩肠止泻，联合中

药加庆大霉素、地塞米松灌肠治疗放射性肠炎，中药口服方：以白头翁汤和地榆散为基础方加减，白头翁15g，黄柏12g，黄连10g，秦皮10g，地榆15g，茜草15g，茯苓10g，甘草5g。热盛者加败酱草15g、栀子15g。下血多者加三七粉10g、白及15g、乌贼骨10g。脾胃气虚者加党参15g、黄芪15g、白术15g。泻下明显者加五倍子15g、罂粟壳10g。水煎300ml，分2次口服。灌肠方同口服方。结果36例患者中近期治愈11例，占30.6%；无效1例，占2.8%；总有效率为97.2%。此法除了直接发挥疗效外，采用一次性输液法，可控制滴速，管径小，耐受性好。赵坚祥也有对白头翁汤可防治放射性肠炎的相关报道。

主要参考文献

[1] 杨文娟，王良花，戴安伟. 健脾肠宁汤加减防治急性放射性肠炎的临床研究 [J]. 中国中医急症，2014，23（12）：2278.

[2] 邓文阔. 三草汤灌肠治疗放射性肠炎58例 [J]. 河南中医，2014，34（12）：2406

[3] 孟宪杰. 升清降浊灌肠法治疗慢性结肠炎临床观察 [J]. 河北医药，2014，20（12）：2135.

[4] 王玉，夏欣欣，韩萍萍，等. 周冬枝治疗放射性肠炎的经验 [J]. 山西中医，2014，30（10）：6-8.

[5] 兰勇，龙晚生，李伟，等. 慢性放射性肠炎的多排螺旋CT评价 [J]. 临床影像学杂志，2014，33（5）：751.

[6] 苏旭春，孔嘉欣，梁傍顺，等. 肠和煎液治疗急性放射性肠炎临床观察 [J]. 新中医，2014，46（1）：124-126.

[7] 尹礼烘，张晓平，赵凤达. 白英汤保留灌肠防治急性放射性直肠炎临床观察 [J]. 江西医药，2014，49（12）：1348-1350.

[8] 冯静，傅志超，程惠华，等. 思密达混合液保留灌肠治疗急性放射性肠炎的临床观

察 [J]. 临床肿瘤学杂志，2014，19（11）：1030-1032.

[9] 赵丽莉，张卓然，喻航，等. 康复新液联合表皮生长因子预防急性放射性肠炎的疗效研究 [J]. 现代生物医学进展，2014，14（22）：4304-4307.

[10] 潘海燕，须玉红，王沛靓. 心理干预结合中药保留灌肠治疗宫颈癌放射性肠炎的临床观察及护理 [J]. 中医药导报，2014，20（9）：41-44.

[11] 丛日晖. 放射性肠炎的中西医结合治疗疗效观察 [J]. 中国实用医药，2015，10（1）：161-162.

第三节　肠结核

肠结核（ITB）是结核杆菌侵袭肠壁引起的肺外结核病，是一种慢性特异性感染。绝大多数病例继发于开放性肺结核，称为继发性肠结核，无肠外结核病灶者称为原发性肠结核。常见于青少年及壮年，女多于男，30岁以下者占67%，40岁以下者占90%。本病起病缓慢，病程长，少数患者以急腹症就诊。

肠结核临床以腹痛、腹泻、便秘、腹部积块、潮热盗汗、食欲不振、疲乏无力等为主要症状，右下腹部及脐周常有压痛。中医学将其归入"痨瘵""泄泻""腹痛""肠覃"等病症范畴。《医学入门》："潮、汗、咳嗽、见血，或遗精、便浊，或泄泻，轻者六症间作，重者六症兼作"。中医学认为病邪积久，蕴结于肠胃，肠胃受邪，腑气不通；不通则痛；久病入洛，痰瘀互结，发为癥积。《灵枢·水胀》篇云："肠覃何如？岐伯曰：寒气客于肠外，与卫气相搏，气不得荣，因有所系，癖而内著，恶气乃起，息肉乃生。"痨瘵古称"疰"，陈言《三因方·痨瘵绪论》云："以疰者注也，病自上而下，与前人相似，故曰疰。"根据

患者的临床表现，将肠结核分属在不同的病种，如症状以腹痛为主的属于"腹痛"；以腹泻为主的属于"泄泻"；大便有脓液的属于"痢疾"；乏力、消瘦的属于"虚劳"。相当于中医的肠痨。

一、病因病机

（一）西医学认识

1.流行病学

（1）经口感染　这是结核分枝杆菌侵犯小肠的主要感染方式。患者多有开放性肺结核或喉结核，因经常吞下含结核杆菌的痰液或常和开放性肺结核患者共餐而忽视餐具消毒隔离，使结核菌进入消化道。

（2）血行播散　血行播散也是肠结核的感染途径之一，多见于粟粒性肺结核和晚期肺结核。由血行到达肝脏再经胆汁进入肠道者，尸检发现除了肠道受累外，肝脾等血供丰富的器官也受累。

（3）邻近结核病灶播散　多由腹腔内结核病灶如女性生殖器官结核直接向邻近部位蔓延引起，此种感染系通过淋巴结播散，如输卵管结核、结核性腹膜炎、肠系膜淋巴结核等。结核分枝杆菌沿淋巴管逆行播散，直接侵犯邻近肠袢。肠系膜淋巴结结核虽继发于肠结核，但有时结核分枝杆菌并不引起肠壁病变，而是通过肠黏膜进入相应的淋巴管，导致肠系膜淋巴结结核，并作为病灶直接蔓延至肠曲。

结核分枝杆菌侵入肠道是否发病，与人体免疫功能、细菌数量、毒力等有关，故上述三个途径仅为致病条件，只有当侵入的结核分枝杆菌数量较多、毒力较大，并有人体免疫功能低下、肠功能紊乱引起局部抵抗力削弱时才会发病。如人体的过敏反应强，则病变以炎症渗出性为主；当感染菌量多、毒力大，则可发生干酪样坏死；机体免疫状态良好，感染较轻，则表现为肉芽组织增生。

2.发病机制

（1）溃疡性肠结核　临床多见，结核分枝杆菌感染首先侵犯肠壁的集合淋巴组织和孤立的淋巴滤泡，出现充血、水肿等渗出性病变，部分组织出现干酪样坏死，肠黏膜因坏死脱落而形成溃疡。可深达肌层或浆膜层，并可累及周围腹膜或邻近肠系膜淋巴结。在机体修复溃疡过程中因大量纤维组织增生和瘢痕形成可导致肠管环形狭窄，晚期可有慢性穿孔、腹腔脓肿、肠瘘等。

（2）增生型肠结核　侵入机体的菌株较少或机体免疫力强，病变则仅局限于回盲部及升结肠近端或回肠末端，出现大量结核性肉芽肿和纤维组织增生，导致肠壁增厚、变硬及肠腔变窄。

溃疡型和增生性肠结核的分类不是绝对的，但两类病理变化常不同程度地同时存在，有人将兼有两种病变者称为混合型。早期肠结核既无溃疡也无增生改变，仅见回盲部黏膜充血、水肿、糜烂、渗出或有霜样白苔等炎症性改变，其实质为黏膜结核，光镜下可见黏膜层内上皮样细胞、郎格罕细胞及周围淋巴细胞包绕的结核结节。

（二）中医学认识

本病病位在肠，与脾、肾关系密切。徐镛《医学举要》云："腹痛一症……大抵在脏者以肝脾肾为主，在腑者，以肠胃为主。"由于素体虚弱、正气亏虚、饮食不洁或不节、情志所伤，复因感染"瘵虫"，或与肺痨患者共餐，或肺痨患者经常吞咽含有"瘵虫"的痰液均可引起"瘵虫"侵犯肠道，脏腑功能失调，损伤脾及小肠，运化失常，湿浊停留小肠阻滞气机，日久气滞血瘀，从而出现脾肾亏虚、气滞血瘀等本虚标实之证，并以腹痛、腹泻、便秘腹泻交替、低热、盗汗为主要表现。肠痨多责于肾，由肾传脾，脾肾阳虚，阳虚生内寒，则脾胃虚寒，运化失司，造成腹泻；津液燥竭、壅塞不通，引起便秘；寒积中焦、气机不畅、脾虚肝旺，引起腹痛；气滞则血瘀而致脾虚不能运化水谷，肾虚不能温运脾阳，故腹痛隐隐，大便稀薄，或五更泄泻。气虚则乏力倦怠；阴虚则潮热盗汗；脾虚则纳差食少。苔薄舌淡，脉细弱无力，为气阴两虚之象。

总之，本病"痨虫"久留，虚实可互相交叉和转化。在病机转化方面，具有由气及血、由实转虚、虚实夹杂、寒热转化等特点。

二、临床诊断

(一)辨病诊断

1.临床表现

根据临床表现、体征、实验室检查、胃肠 X 线检查，结合发病者年龄、性别及肠外结核病史，诊断并不困难。

（1）症状　腹痛、肠鸣、腹泻或便秘等消化道症状，或伴见午后低热、盗汗、消瘦乏力等全身症状。

（2）体征　右下腹及脐周回盲部常有压痛，或可扪及包块。

（3）病史　有肠外结核病史。

（4）发病年龄　常见于青少年，30 岁以下者约占 2/3，40 岁以下者约占 90%，女性多于男性。

2.相关检查

（1）血液检查　红细胞及血红蛋白常偏低，呈轻、中度贫血，溃疡型多见。白细胞计数正常或偏低，淋巴细胞增高，血沉多明显增快，可作为评定结核病变活动程度的指标之一。

（2）粪便检查　溃疡性肠结核者粪便多为糊状，一般不含黏液脓血，镜检可见少量脓细胞和红细胞；粪便浓缩获得结核

菌阳性结果时有助于肠结核的诊断，必须同时有痰液浓缩发现结核菌结果阴性才有意义。

（3）纯化结合菌素试验（PPD）　结核菌素试验呈强阳性或血 PPD 抗体阳性有助于本病诊断，但阴性不能排除本病。

（4）X 检查　X 线钡餐造影或钡灌肠检查对肠结核的定性和定位诊断有重要价值，并可了解其功能障碍情况。因为钡餐往往会促使部分性肠梗阻演变为完全性梗阻，如并发肠梗阻或病变广泛涉及结肠其他部位者，应该做钡剂灌肠检查或结肠镜检查，也对结肠器质性病变显示效果较好。

①溃疡性肠结核的 X 线征：此型肠壁溃疡和边缘不整，钡剂通过病变肠段呈现激惹征象，即排空迅速、充盈不佳，而在病变的上下肠段钡剂充盈良好，称为钡影跳跃征象。除此之外，主要表现为肠黏膜皱襞紊乱、溃疡；肠壁增厚；肠腔变形、狭窄、缩短；肠壁边缘不规则，有时呈锯状，回肠末段有钡剂潴留；甚至狭窄以上肠管扩张，有气液平面，结核病变影响到结肠系膜时，可引起肠管移位，盲肠逐渐向上方移，回肠末端也因同肠系膜粘连牵拉，随之上移，向盲肠靠拢，回盲肠正常角度丧失。当溃疡穿破肠壁还可见局部脓肿或者瘘管形成。

②增生型肠结核的 X 线征：在盲肠，或同时涉及升结肠近端和回肠末段出现肠段变形、肠腔增生性变窄，可见钡剂充盈缺损、黏膜皱襞粗乱呈结节状变形、肠壁僵硬，伴有溃疡者亦存在激惹现象。在小肠主要表现为黏膜紊乱增生，呈数目众多的小息肉样病变，亦可见粗大息肉，与增生型肿瘤相似。在结肠则有肠袋消失，甚至有结节状充盈缺损。

肠结核的早期 X 表现为黏膜增粗、紊乱或破坏。无论何种类型，晚期多见管腔狭窄或（和）肠管缩短，发生在回盲部的

病变有利于同其他病变鉴别。粘连重者因粘连牵拉致肠道轮廓可出现尖角。还可见升结肠缩短，并向内下移位，常见回盲部末端受累而肥厚增大，使回肠内侧壁凹陷畸形，呈外侧底大、内侧顶小的三角形，称"倒伞征"。

（5）内镜检查　可见病变肠黏膜充血、水肿、溃疡（常呈环行、边缘呈鼠咬状）、大小及形态各异的炎性息肉、肠腔变窄。病变在直肠或乙状结肠者，可选乙状结肠镜检查，如病变在30cm以上或位于回盲部时，可用纤维回肠镜检查，可明确部位和范围。在活动期，较小溃疡的周围也显示隆起，中、小溃疡几乎皆有白苔；大溃疡呈明显的潜行性，大溃疡底无白苔，溃疡间黏膜多正常。活检如能找到干酪样坏死性肉芽肿或结核分枝杆菌具有确诊意义，但应从黏膜深部取材，因为只取黏膜表层则对肉芽肿、干酪样坏死、结核菌发现率低。

（6）CT检查　敏感性远不如肠道X线造影，但对发现合并腹内肠外结核，特别是淋巴结结核，显示病灶的来源及定性诊断方面优于肠道X线造影。

（二）辨证诊断

禀赋不足，脾胃素虚，痨瘵传播，运化失常，升降失调，气血瘀滞于肠道是本病的基本病机，病久出现气血虚衰，生化不及或气阴两虚等表现。

1. 四诊

望诊：或面色萎黄，或神疲乏力，或舌淡胖、苔白，或舌淡红、苔薄白。

闻诊：或语言及气味无明显异常，或口气秽臭。

问诊：或腹痛腹胀、肠鸣泻泄，或腹泻、便秘交替，或体倦乏力、头晕耳鸣、盗汗、午后发热。

切诊：右下腹或脐周压痛，压痛点固定或右下腹及脐周可触及肿物。

2. 辨证分型

（1）脾虚气滞型

临床证候：面色萎黄，神疲乏力，腹痛腹胀，肠鸣泄泻，下腹喜暖喜按，大便稀溏，舌淡胖、苔白，脉沉细无力。

辨证要点：腹痛腹胀，肠鸣泄泻，腹痛喜暖，舌淡胖、苔白，脉沉细无力。

（2）痰凝血瘀型

临床证候：腹胀腹痛，压痛拒按，痛处不移，右下腹尤甚或有包块，腹泻、便秘交替，舌质暗红有紫气、苔薄白，舌下脉络淡紫粗长，脉弦或涩。

辨证要点：腹胀腹痛，压痛拒按，腹泻、便秘交替，舌质暗红有紫气、苔薄白，舌下脉络淡紫粗长，脉弦或涩。

（3）气阴两虚型

临床证候：面色萎黄，体倦乏力，头晕耳鸣，潮热盗汗，腹痛腹胀，大便不调。舌红苔薄白或少苔，脉细数。

辨证要点：体倦乏力，头晕耳鸣，潮热盗汗，腹痛腹胀，舌红苔薄白或少苔，脉细数。

三、鉴别诊断

（一）西医学鉴别诊断

肠结核如表现典型诊断并不困难，但如表现不典型临床极易误诊，临床上特别应注意与以下两个疾病相鉴别。

1. 克罗恩病

克罗恩病无结核中毒征象，大便中查不出结核杆菌，抗结核治疗无效，X线征象主要位于回肠末端，呈节段性。鉴别有困难时可借助肠镜以确诊。

2. 结肠癌

此病发病年龄常在40岁以上，无结核病史及病灶无结核临床表现，进行性消瘦和贫血明显，肠梗阻症状出现较早。X线检查主要为钡剂充盈缺损，肠镜检查及活组织病理检查可确诊。

3. 阿米巴性或血吸虫病性肉芽肿

病变涉及盲肠时，与肠结核表现相似，但相应的特效治疗有明显疗效。既往有相应的感染史，无结核病史，且脓血便明显。从粪便常规或孵化检查发现有关的病原体，或直肠和结肠镜检查常可证实诊断。

4. 溃疡性结肠炎合并逆行性回肠炎

溃疡性结肠炎以脓血便为主，当累及回肠者，其病变必累及整个结肠，并以乙状结肠、直肠最严重，而肠结核比较少见，乙状结肠镜或直肠镜检查可以鉴别两者。

5. 其他

有稽留高热者需排除伤寒可能。以腹痛、腹泻为主要表现者应与腹型淋巴瘤、肠放线菌病、溃疡性结肠炎相鉴别。以急性右下腹剧痛为主要表现者应注意与急性阑尾炎鉴别。以慢性腹痛牵扯上腹部为主要表现者应与消化性溃疡、慢性胆囊炎相鉴别。

（二）中医病症鉴别

肠结核的临床症状与溃疡性结肠炎、慢性腹泻及肠易激综合征有许多共同之处，在临床上应注意鉴别。从病因上，肠结核是由肺脏病久而传于胃肠，肠胃受邪，痰湿互结，腹内结块，加之病久元气亏虚，痨病传播所致。慢性溃疡性结肠炎是由湿邪和饮食不节等原因致脾胃运化失常、脾肾阳虚所致。慢性泄泻与肠易激综合征的病因主要是由于肝气郁结，横逆犯脾所致。从症状上来讲，肠结核虽有腹泻，但伴有午后潮热及盗汗等症。溃疡性结肠炎则有虚实夹杂的表现。肠易激综合征主要遇生冷或精神因素即发，故在临床上不难鉴别。

四、临床治疗

（一）提高临床疗效的基本要素

（1）对肠结核的治疗，西医治法上与

肺结核的治疗一样必须遵循5项原则：早期、联合、适量、规律、全程。早期用药可使抗结核药物易发挥杀菌和抑菌作用，联合用药可达到多药协同作用，防止耐药菌的产生，如疗程不足容易复发。

（2）中医注意辨证准确，对证用药。

（二）辨病治疗

1. 抗结核治疗

目前，多倾向于短程疗法。基础药一般用异烟肼和利福平，对严重肠结核或伴有肠外结核者，可加用链霉素、吡嗪酰胺、乙胺丁醇等。具体方法有以下几种：

（1）2SHRI/4HR　异烟肼、链霉素、利福平、吡嗪酰胺联合应用2个月；异烟肼、利福平联合应用4个月。

（2）2SHRI/RH$_3$R$_3$　链霉素、异烟肼、利福平、吡嗪酰胺联合应用2个月；异烟肼、利福平每周用3日，继续使用4个月。

（3）1SHRI/5H$_3$R$_3$　链霉素每日0.75g，儿童20~40mg/kg，异烟肼成人每日300mg，儿童10~20mg/kg，利福平、吡嗪酰胺、联合应用1个月，异烟肼、利福平每周3日，连用5个月。

（4）2HRI/4H$_3$R$_3$　异烟肼、利福平、吡嗪酰胺联合应用2个月；异烟肼、利福平每周3日，连用3个月。

（5）6S$_3$H$_3$R$_3$I$_3$　链霉素、异烟肼、利福平、吡嗪酰胺每周使用3日，连用5个月。

上述方案治疗5个月后，复发率仅为1%~2%，而且对初治及耐药者复治均有效，其中2SHRI/4HR的疗效最为确切，多数国家已列为标准的一线方案。

2. 手术治疗

（1）适应证　完全性肠梗阻或反复发作的不完全性肠梗阻，经内科治疗无效。

①慢性肠穿孔、肠瘘经保守治疗未见改善。

②肠道大出血经积极抢救未能满意

止血者。

③急性肠穿孔。

④腹部包块难与肿瘤鉴别、诊断困难需剖腹探查者。

⑤回盲部增生型肠结核。

（2）手术方法选择

①病变肠段切除术，适用于受累肠段总长度不超过全部小肠1/2者。

②右半结肠切除术，适用于回盲部增生性结核。

③狭窄处成形术，适用于多发的小肠狭窄。

④脓肿切开引流术，适用于慢性肠穿孔形成的腹腔脓肿。

⑤如果病情较重而手术操较复杂时，应尽快改善患者的全身状况，尽量延期手术，如果必须急症手术介入，也尽量采用较简单的术式。

（三）辨证治疗

1.辨证施治

（1）脾虚气滞型

治法：温阳健脾，理气燥湿。

方药：厚朴温中汤加味。

党参18g，干姜10g，陈皮10g，苍术10g，白术10g，炙甘草10g，茯苓15g，白扁豆15g，草豆蔻6g，厚朴6g，木香6g，大枣12g。腹泻重，可加黄连、山药、赤石脂以燥湿涩肠；腹痛甚者加川楝子、延胡索、三七粉以行气止痛。

（2）痰凝血瘀型

治法：消瘀化痰，软坚散结。

方药：膈下逐瘀汤加味。

五灵脂10g，川芎10g，桃仁10g，延胡索10g，香附10g，红花10g，枳壳10g，浙贝10g，三棱10g，莪术10g，当归12g，丹皮6g，乌药6g，赤芍6g，牡蛎15g。纳差加砂仁、麦芽；便秘加芒硝。

（3）气阴两虚型

治法：滋阴益气，清热降火。

方药：知柏地黄汤加减。

生地18g，山药30g，制鳖甲30g，太子参30g，山萸肉10g，黄柏10g，白薇10g，丹皮12g，知母12g，泽泻6g，地骨皮20g，沙参15g。眩晕、头痛加钩藤、牡蛎；潮热、咽干去泽泻、茯苓，加银柴胡、胡黄连；咳嗽加川贝母、百部；痰中夹血加白及、仙鹤草、三七粉。

2.外治疗法

（1）针灸拔罐法

1）体针疗法

①脾阳虚型：取足三里、脾俞、中脘、膏肓等穴，方法是足三里用补法，余穴用灸法。

②脾肾两虚型：取命门、关元、三阴交、梁丘、脾俞、足三里等穴，命门、关元、三阴交、梁丘、脾俞用灸法，足三里用补法。

③阴虚脾弱型：取阴郄、中脘、关元、三阴交、足三里等穴，阴郄用泻法，关元用补法后加灸。三阴交、足三里、中脘用补法。

④湿热滞脾型：取三阴交、阴陵泉、天枢、中脘、足三里、章门等穴，三阴交、阴陵泉、天枢用泻法，中脘、足三里、章门用补法。

⑤积聚癥瘕型：取阑尾穴、上巨虚、三阴交、足三里、血海、痞根、关元、命门等穴，方法是阑尾穴、上巨虚用补后加灸；足三里用补法；三阴交、血海用泻法；痞根、关元、命门用灸法。

⑥气虚下陷型：取百会、气海、关元、命门、足三里、梁丘、昆仑等穴，各穴均用灸法。

⑦脾虚肝旺型：取太冲、行间、足三里、中脘、三阴交、胃俞、脾俞等穴，太冲、行间用泻法，足三里、中脘用补后加

灸法，三阴交、胃俞、脾俞用泻法。

2）头针疗法：选双侧感觉区、生殖区，先用普通毫针快速进针，留针20分钟，每日1次，10次为1个疗程。

3）耳针及耳穴压丸：取小肠、交感、脾为主穴，配肝、三焦、皮质下、直肠下段等穴。每次选主穴2~3个，配穴1~2个，中等刺激，留针20~30分钟，每日1次，10次为1个疗程，两耳交替使用。慢性期或缓解期用王不留行籽贴压脾、胃、大肠、肾等穴，每日刺激数次。

4）三棱针

①放血疗法：取大肠俞、小肠俞、天枢、脾俞、上巨虚、下巨虚穴，用三棱针疗法操作常规，点刺少量出血，体质虚弱者应慎用。

②挑治疗法：取大肠俞、脾俞等穴。用三棱针挑治操作，5天1次。

5）电针疗法：取足三里、内关、脾俞、大肠俞、上巨虚、下巨虚穴，腹泻者用脉动电流，平时可选用普通电针仪，输出端按在针柄上，调整适当的电流量和频率，每日或隔日1次，每次20分钟，10次为1个疗程。

6）灸法

①艾灸：a.取上脘、天枢（双）、关元、足三里（双），每日1次，用艾条温和灸法操作，每穴10分钟；b.取腹泻特效穴（足外踝最高点之下，赤白肉际之外）按艾条温和灸法操作，每穴每次各灸10~15分钟，每日灸2~3次，病愈为止。

②隔药灸：取生姜10片，选穴天枢、足三里、阴陵泉。脾阳虚加中脘，脾肾阳虚加命门、肾俞、关元、神阙，脾虚肝旺加脾俞、期门、阳陵泉、太冲。按隔药灸法操作，每日施灸2次，每次每穴灸3~5分钟，10次为1个疗程。

7）拔罐

①取穴：第一组为大椎、脾俞、肝俞；第二组为身柱、三焦俞、大肠俞，每次用1组，用刺络拔罐法，每日或隔日1次。用于各型肠结核所致的腹痛、泄泻。气血亏虚者慎用。

②用小型穴罐于背部，取脾俞、胃俞、三焦俞、膈俞，各拔一罐，腹部气海、关元各拔一罐。适用于肠结核所致的腹痛、泄泻与便秘交替。

③用口径6cm中型大罐，于肚脐窝处（相当于神阙穴，包括天枢穴处），拔一罐，隔1日或隔4天1次，往往1~3次可减轻或痊愈，适用于肠结核大便溏薄次数多，或为清冷之灰白色稀便，或完谷不化之食物残渣。

（2）贴敷法　当归12g，川芎6g，赤芍12g，红花45g，香附15g，白芥子9g，制乳香6g，共研细末，加蜂蜜及适量面粉调成糊状，敷腹部包块处，外用纱布固定，每24小时换药1次，适用于腹部包块明显者。

（3）敷脐法　取胡椒9g，研细末（风干或上锅烘干后研），过筛，药末填满肚脐为度，或用鲜生姜调成汁膏状，外敷麝香暖脐膏。主治虚寒性腹泻。

（4）蒸脐法　取炮姜、附子、益智仁、丁香等各等份，烘干，共研为细末过筛，药末用水或鲜生姜汁调成糊状，敷满脐，外敷纱布，然后用热水袋蒸脐（不要使热水袋直接接触皮肤，以免烫伤），冷后更换，每日1~2次，每次40分钟。主治脾肾阳虚型肠结核。

（5）兜肚法　取补骨脂、吴茱萸、煨肉豆蔻、附子、五灵脂、炒蒲黄、罂粟壳各30g，五味子、白芍各20g，乌药60g。上药烘干，共研为细末。布1m，根据患者腹围大小做成兜状，内铺一层棉花，将药粉均匀撒在棉花上，用线密缝，防止药粉堆积或漏出，穿在身上，与腹部皮肤紧贴，护住脐部及下腹部，日夜不去，1~2个月换药 1 次，病愈为度。主治脾肾阳虚兼血瘀型结核。

（6）薄贴法　取硫黄 30g，枯矾 30g，朱砂 15g，母丁香 10g，麝香 0.5g，独头蒜 3 枚（去皮），芝麻油 250ml，生姜 200g，黄丹 170g，将前 6 味药混合，捣成膏，制成黄豆大药丸。另将芝麻油入锅加热，放入生姜，炸枯去姜，熬油至滴水成珠时，徐徐投入黄丹，收膏备用。然后取药丸 1 枚，放于摊成的膏药中间，贴于神阙、脾俞、大肠俞，1 穴 1 丸，3 日 1 换，5 次为 1 个疗程。适用于肠结核的脾阳虚泄泻及脾肾阳虚泄泻。

（7）推拿疗法　手法为推弓，分推前额，拿风池，单手刨推背腰部（以脾俞、胃俞、命门、大肠俞为主）单手刨推，横扫大肠，双手刨推小腹，按揉足三里等。

3. 成药应用

①驻车丸：抗结核、和血、养阴，用于肠结核久痢阴伤者。口服 1 日 2 次，1 次 1 丸，开水送服。

②槐角丸：清热除湿，止血抗结核用于肠结核所致的肠出血，口服 1 次 1 丸，1 日 2 次，饭前温开水送服。

③加减鳖甲丸：软坚化痰，理气化瘀。用于增殖型肠结核，口服每次 1 丸，每丸 10g，1 日 3 次，温开水送服。

4. 单方验方

①紫皮大蒜 10g，佐餐食用。

②白石榴花、夏枯草各 30g，加黄酒少量煎服。

③十大功劳叶 30g，女贞子 10g，甘草 8g，水煎服。

④结核散：蜈蚣、全蝎、土鳖虫，按 44∶50∶44 比例标准混合为细末。此散 1 次量混入鸡蛋内搅匀，蒸熟即可服用，成人每次 10g，日服 3 次。

⑤抗结核方：鳖甲、海藻、黄柏、白及各 50g，冬虫夏草 30g，胎盘粉 15g，泽漆 40g，夏枯草 100g，上药研为细粉，将夏枯草为浸膏加蜜适量，混合为丸，每丸 6g，每次 1 丸，日服 3 次，适用于增生型肠结核。

⑥鳖甲丸：鳖甲、莪术、三棱、香附（均醋制）、桃仁、红花、海蛤粉、麦芽、青皮，共研细末为丸，每次服 1 丸，每丸 6g，日服 3 次。适用于增生型肠结核。

⑦鸡胵汤：用于肠结核所致的不完全性肠梗阻。鸡内金、白芍各 12g，白术 6g，生姜 6g，陈皮 6g，柴胡 6g，水煎服。

⑧地百合剂：地榆、百部各 15g，为煎剂。每日 2~3 次分服。亦可为蜜丸，每丸 10g，日服 3~4 次，每次 1 丸，3 个月为 1 个疗程。

⑨黄芪贝母四仁汤：川贝母 12g，紫菀 12g，冬瓜仁 12g，生薏苡仁 12g，瓜蒌仁 21g，杏仁 10g，生甘草 2g，轻者日服 1 剂，中等症加原方 1/2 量，重症日服上方 2 剂。

五、预后转归

本病是慢性病，如早期发现，早期规律、全程、足量、抗结核治疗，均能治愈，如果发现较晚延误治疗，或不规律、不正规治疗可致长期迁延不愈，如体质较差，并且合并有腹膜炎、肠穿孔者，或肠梗阻者未及时救治可造成死亡。

六、预防调护

（一）预防

做好预防工作是防治结核病的根本办法。要重视对肠外结核的发现，特别是肺结核的早期诊断与积极的抗结核治疗，尽快使痰菌转阴，以免吞入含菌的痰而造成肠感染。必须强调有关结核病的卫生宣传教育。要教育患者不要吞咽痰液，应保持排便通畅。要加强卫生监督，提倡分餐制，牛奶应经过灭菌消毒。接种卡介苗可增强人体对结核菌的抵抗力，有利于预防结核病的发生。

（二）调护

1. 休息

合理的休息和营养对肠结核患者很重要，活动期的肠结核患者要卧床休息，以减轻体力消耗；注意补充营养，必要时可予静脉内高营养治疗。

2. 饮食

饮食宜易消化，富含维生素、蛋白质、微量元素，高热量，如选用牛奶、鸡蛋、瘦肉、鳗鱼、鳖、新鲜蔬菜、水果等，忌抽烟、喝酒、食用辛辣刺激之品。

3. 食疗

（1）药酒

①熟地黄12g，全当归15g，川芎、杜仲、白茯苓各45g，甘草30g，金樱子30g，淫羊藿30g，金石斛90g，酒1.5kg。上药共为粗末，用白布袋盛，置于净器中，注入酒，封口浸泡，春夏7日，秋冬14日即可取用，每次空腹饮1~2杯，每早晚各1次。

②七叶一枝花100g，鸡蛋5个。先将鸡蛋煮熟去壳后与七叶一枝花一起煎煮，饮汤食蛋。

（2）药粥　芡实、百合各60g。煮稀饭共食，治脾虚泄泻。

（3）葱姜蒜醋

①将大蒜捣烂，贴敷足心或贴脐中。适用虚寒久泻。

②将大蒜捣烂如泥，加冷开水白糖，制成糖浆服用，1日3次，每次1匙。

七、研究进展

（一）流行病学

肠结核是常见的肺外结核病。肺外结核占全球所有结核病的15%~20%，欧盟国家肺外结核占所有结核病的比例从2002年的16.4%上升到2011年的22.4%。

（二）鉴别

有学者认为溃疡的横行分布及高度不规则多考虑肠结核（ITB），还发现纵横交错的网格状溃疡多见于克罗恩病（CD），但在充血、水肿、糜烂、节段性改变、假性息肉方面比较，ITB和CD差异无统计学意义。

李山山等的研究同样发现病变的节段性分布、息肉形成、肠腔狭窄对两者的鉴别诊断并无意义，但是肠镜下病灶的数量对鉴别两者有一定的价值，即CD病灶多于4个节段者明显高于IBD。

在病理方面，ITB的溃疡多为环形溃疡，横向延伸，环绕肠腔，溃疡边界多不规则，分界不清，常为单个，也有多个融合，深溃疡和有上皮组织围绕的溃疡在ITB中多见；CD溃疡为纵行溃疡，沿肠腔纵向延伸，边界比较清楚。最重要的鉴别点在于CD溃疡可能出现在肉眼观察的正常黏膜组织中。病理表现为黏膜下层增厚、裂隙样溃疡两个指标是诊断CD的重要特征。

形成肉芽肿方面，肉芽肿出现在ITB的概率大于CD，干酪样坏死性肉芽肿是诊断ITB的金标准，但是如果在结核的病变以增殖为主，渗出坏死相对较少，且宿主的抵抗力较差时可形成非干酪样坏死，但也不能见无干酪样坏死表现就排除ITB，同时也不能认为非干酪性肉芽肿的表现就是CD。ITB中的干酪样肉芽肿相互融合是ITB的主要病理学特点，ITB肉芽肿多位于黏膜下层，以溃疡组织和正常组织交界处多见，而CD中微肉芽肿（微肉芽肿即由上皮样细胞和淋巴细胞构成的聚集体，而无巨核细胞存在的肉芽肿）发生率可达40%，多位于黏膜层，而在溃疡周边则不常存在。

ITB与CD诊断与鉴别困难，需要多方面综合判断，内镜和病理检查具有重要意义。

（三）辅助诊断进展

研究表明结核分枝杆菌基因中含 RD1 基因序列，该序列编码产生的培养滤液蛋白 -10 和早期分泌靶向抗原 -6 是结核分枝杆菌的特异性抗原。当结核分枝杆菌的特异性抗原再次刺激感染结核分枝杆菌后的记忆性 T 淋巴细胞，记忆性 T 淋巴细胞就会释放 γ- 干扰素 IGRA，通过检测 γ- 干扰素的分泌情况来诊断有无结核分枝杆菌感染。近年来国外的研究表明，IGRA 在检测结核分枝杆菌感染中有较好的敏感度和特异度。目前应用在 ITB 与 CD 鉴别诊断中的 IGRA 包括 QuantiFERON-TB gold test（QFT-G）和结核杆菌 T 细胞斑点试验（T cell spot of tuberculosis test，T-SPOT）。

Klein 等研究报道在行抗肿瘤坏死因子 -α 治疗的患者中检测潜伏期结核 QFT-G 的特异度比结核菌素皮肤试验更好。Fan 等进行的 Meta 分析得 QFT-G 诊断肺外结核的总敏感度和特异度分别为 72%（95%CI：65%~79%）和 82%（95%CI：78%~87%）。

Kim 等引研究报道 ITB 组 QFT-G 阳性率为 66.7%，CD 组 QFT-G 阳性率为 9.7%，ITB 组 QFT-G 阳性率较 CD 组高，差异具有统计学意义。

主要参考文献

[1] 张元浩. 卫生部介绍全国肺结核疫情现状 [J]. 中国全科医学（医生读者版），2011，14：43.

[2] 叶兴安. 肠结核与肠道克罗恩病病理特征对比研究 [J]. 临床医学工程，2012，19（10）：1764-1765.

[3] 李山山，黄花荣，钟英强，等. 克罗恩病和肠结核的临床内镜和病理特征分析 [J]. 医学新知杂志，2012，22（2）：105-109.

[4] 谢晨玲，吴万春. 肠结核与克罗恩病的鉴别进展 [J]. 胃肠病学和肝病学杂志，2014，23（4）：365-367.

[5] 张俊，高峰. IGRA 及 TB-PCR 在肠结核与克罗恩病鉴别诊断中的价值 [J]. 世界华人消化杂志，2014，22（4）：527-532.

第十七章　排便障碍

排便障碍是大便干结、排便费力、排便时间长、粪便难于排净、仍有残便感的一种病症，可以是多种全身疾病的一种局部症状，以女性多见，是临床上常见的病症。

排便障碍以便秘、排便困难为主要症状，且随着病程的延长逐渐加重。中医文献中无排便障碍的概念，《伤寒论》中有"阳结""阴结""脾约"的名称，《景岳全书·秘结》把便秘分为阳结和阴结两类。西医学所描述的排便障碍并非某一疾病，而是以大便干结、排便困难为主要症状表现的多个疾病。如习惯性便秘、直肠前突、直肠内脱垂、会阴下降综合征、耻骨直肠肌综合征、盆底肌痉挛综合征、孤立性直肠溃疡综合征、初排综合征等，均以排便障碍为主要临床特点。

一、病因病机

（一）西医学认识

1. 病因

排便障碍是许多疾病的临床症状，其发病原因较为复杂。而人们在过去的长时间内研究较少，文献报道也不多，许多问题只在近年才引起重视。就目前的研究来看，排便障碍可能与以下因素有关：

（1）饮食结构与饮食习惯　随着生活水平的提高，饮食结构也在发生变化，人们的饮食越来越精细，纤维摄入量越来越少，高蛋白、高热量、少渣饮食在肠道内不能形成足够大的粪团；另有不少人特别是年轻女子为了保持体形而过度节制饮食，吃得过少不足以引起胃结肠反射，肠道内容物过少，不足以刺激肠道产生蠕动。在肠道内必然停留时间长，水分被过度吸收导致便秘、大便困难，久而久之，长期大便用力过度又可导致盆底神经和肌群损伤，排便障碍。

（2）不良的排便习惯　起居不规律或生活工作节奏紧张忽视排便，排便不按时而引起排便习惯紊乱，出现便秘、排便困难。

（3）精神心理因素　人体正常排便同其内脏功能一样受自主神经的高级中枢丘脑及大脑皮层边缘叶的支配和调节。其调节既对立又统一。副交感神经兴奋时，可增加消化道平滑肌活动，促使胃肠平滑肌紧张性增高和蠕动增强，促进胃肠运动和消化液分泌；交感神经兴奋时则抑制胃肠运动，降低胃肠平滑肌紧张度，使胃肠蠕动减弱，肛门括约肌收缩。如果精神高度紧张、焦虑或抑郁等可出现自主神经功能紊乱。如交感神经兴奋占优势，胃肠蠕动减弱变慢，分泌减少，粪便在肠道内滞留时间延长而发生便秘，排便困难。近年来研究显示，大脑皮层的促肾上腺皮质激素释放激素在调节结肠运动特别是对应激反应方面起重要作用。

（4）解剖因素　排便障碍的发病以女性多见，尤其多发于中老年妇女、经产妇。女性直肠前壁由直肠阴道隔支撑，该膈主要由骨盆内筋膜构成，内有耻骨直肠肌和肛提肌的前中线交叉纤维组织及会阴体。当因分娩等原因使肛提肌受损伤后，松弛的直肠阴道隔被动地牵拉和扩张，直肠前壁易向阴道凸出，粪便易嵌入其中不能排空。这样患者因排便不尽或不能排出而过度用力，致使直肠前突逐渐加深，排便更加困难形成恶性循环，所以随着病情延长而加重。

（5）老年因素　老年人活动减少，多体胖。影响腹肌、膈肌等收缩功能及肠蠕动。因营养不良而消瘦，患者腹肌、提肛肌无力，排便动力不足均可引起便秘。饮食上，由于老年人多牙齿不健全，一些含有丰富纤维素的食品不能摄入，多偏食一些过于精细的少渣食物，进食量也偏少，从而形成便秘。一些伴有脑动脉硬化的老年人，易出现精神抑郁、焦虑等精神异常，加之常多患有痔疮等肛门疾病，因怕排便疼痛，故意抑制排便，发生便秘。老年人前列腺肥大、尿潴留、膀胱压迫直肠也可引起便秘。一些药物如降压药、解痉药以及含铝或铋的制酸药也可引起便秘。大便秘结加之过度用力，常导致盆底肌和神经受损，使解便更难，形成恶性循环，排便障碍逐渐加重。

（6）妊娠分娩　妊娠期妇女子宫体逐渐增大，往往对直肠造成压迫，分娩以后多禁食水果、蔬菜等食物，多偏食蛋类、奶类等少渣饮食，易发生便秘。分娩（特别是多产妇）导致直肠阴道隔组织松弛，常发生直肠前突引起排便障碍。

（7）肛肠局部炎症性疾病　患有痔疮、肛裂等肛门直肠疾病的患者。多因怕排便疼痛而抑制便意，控制排便，有的还控制饮食，粪便在肠道内时间过长，水分被过度吸收，便质干燥，大便排出困难。另有资料提示：肛周脓肿可能是引起耻骨直肠肌综合征的一个因素，肛肠局部疾病可能会导致盆底神经肌肉的功能异常或不协调，从而发生排便障碍。

（8）手术因素　临床上因手术引起的排便障碍，如初排综合征，常见于中老年体弱卧床患者或 Miles 手术后。1989 年由赵殿昌、蔡景龙首次命名并报道引起该综合征，可能与老年体弱卧床、排便动力弱或因手术肠道准备不好、饮食因素、排便方式和排便习惯改变等有关。

综上所述，排便障碍病因复杂，随着排粪造影、盆底肌电图等检查在临床的应用，人们对排便障碍的研究不断深入，许多未明的问题还需未来的学者共同努力去做大量工作。

2. 发病机制

排便障碍是多种病症不同病理情况表现出的共同症状，其发病原因及其机制，目前尚不完全清楚，就目前研究资料仅做以下简单叙述。

（1）习惯性便秘　长时间起居不规律，养成忽视便意、抑制排便的习惯，致使粪便在结肠内滞留时间过长，水分被过度吸收形成干燥粪便，给解便造成困难。大便困难，过度努挣可导致直肠前突、直肠黏膜内脱垂及盆底神经肌群的损伤，致排便功能进一步紊乱，排便困难更加严重。

（2）直肠前突　直肠前突就是直肠前壁向前突出。女性直肠前壁由直肠阴道隔支持，该隔主要由骨盆内筋膜组成，隔内有肛提肌的中线交叉纤维组织及会阴体，承载粪便通过时的水平分力。患慢性便秘、多产妇排便习惯不良以及老年女性，直肠阴道隔松弛，直肠前壁向前膨出者，当粪便沿骶曲下行时先进入前突，排便的压力主要作用于前突顶部，压力作用方向的改变，直肠后壁受压相应减少，位于此区的排便感受器得不到充分刺激，盆底肌不能充分松弛，肛管上口不能开通，粪便难于进入肛管，而排便压力作用于前突导致会阴部胀满感，又迫使患者更加用力，作用前突顶部的水平分力相对应加大，形成恶性循环使前突不断加深。

（3）直肠黏膜内脱垂　关于直肠内脱垂的发生，1971 年美国直肠病学会强调，全层直肠脱垂多自乙状结肠与直肠交界处开始套叠，该处的肠管与骨盆壁（主要是骶骨）间韧带松弛后，原有肠管由水平样方向行走变为垂直,当腹压增大时迫使垂直的直肠向下套叠。一方面是先天或后天因素,使直肠失去正常的骶前弯曲,致正常肠管由水平样行走方向变为垂直。另一方面是先天或后天因素使直肠肌纤维变性,弹性减弱或无弹性,使直肠壁变得柔软无张力。在某种诱因下直肠上段容易发生套叠,这种套叠称为直肠内脱垂。继续发展套叠的肠管脱出肛门外就形成了直肠脱垂。

(4)会阴下降综合征 会阴下降综合征指患者在安静状态下,肛管位于较低水平,用力排便时会阴下降,低于坐骨结节水平。患者肌肉系统的张力减退,肌力下降,直肠前壁过度脱垂,影响直肠排空,迫使患者过度用力排便。长期过度用力排便盆底肌肉功能减弱,肛管直肠角增大,直肠前壁过高承受由于过度用力排便产生的腹压,致使直肠黏膜脱垂进入肛管上口,产生排便不尽感觉,迫使患者进一步用力排便,形成恶性循环,会阴下降。

临床上直肠前突与会阴下降常同时存在,会阴下降源于提肛肌受损,松弛的直肠阴道隔被动地牵拉和扩张,直肠壁向阴道凸出,粪块嵌入其中而不能排空,患者排便更加用力,腹压进一步增大,直肠前突逐渐加深,同时会阴下降,因此说直肠前突与会阴下降是一对既对立又统一的矛盾,会阴下降可能是矛盾的主要方面,直肠前突反过来又加重会阴下降,二者互为因果。

(5)耻骨直肠肌综合征 耻骨直肠肌综合征以耻骨直肠肌纤维痉挛性肥大引起的盆底出口梗阻性排便障碍。正常人在静息状态下,耻骨直肠肌呈收缩状态,将肛管与直肠交界处拉向前上方,使肛直角呈90°,与肛管周围的其他肌肉共同节制肛门。排便时,该肌松弛而肛提肌收缩,使肛直角变大,肛管上口开放呈漏斗状,以利于粪块顺利排出。患耻骨直肠肌综合征时,耻骨直肠肌呈痉挛收缩状态,肛直角

可小于90°,在排便时该肌不能松弛,甚至出现反常收缩致使肛直角无扩大,甚至变小,肛管上口无法开放,粪块滞留于直肠,无法下移而造成排便障碍。

(6)盆底肌痉挛综合征 正常安静状态下,盆底肌处于张力收缩状态,并向前牵拉直肠肛管交接部形成肛管直肠角。排便时通过某种反射,张力性收缩被抑制,盆底肌松弛后退并下降使肛管直肠角度变大,肛管压力下降。患盆底肌痉挛综合征者,患者排便时耻骨直肠肌和外括约肌均不能开放,盆底不松弛反而轻度收缩,收缩时盆底不上升反而下降,致使排便障碍。李实忠认为,盆底综合征是因盆底肌反射性弛缓功能失常所致的盆底肌整体反常收缩。盆底肌痉挛综合征还可能与神经系统功能障碍有关,因为通过感受器水平的刺激能治疗盆底肌痉挛综合征。其作用可能是使传导触觉的神经纤维,特别是AB纤维去极化,AB纤维产生突触前抑制,抑制的脊髓运动神经元的传入从而使产生痉挛的肌肉舒张。

(7)孤立性直肠溃疡综合征 孤立性直肠溃疡综合征是一种直肠远端的良性溃疡性病变。孤立性直肠溃疡综合征是一种罕见的、不易诊断的疾病。1/10万的发生率,男性30岁、女性40岁为易发病年龄。病因尚不清楚,为多种因素共同作用的结果。如:粪块卡压造成的缺血性损伤和反复手指抠便造成的局部损伤等都可能是致病因素。

(8)初排综合征 指Miles手术后腹部人工造肛或单纯结肠造口术后,患者首次排便困难甚至数日不排便,表现为腹痛、腹胀、恶心、呕吐、烦躁不安和局部疼痛等临床症候群。本征发生多见于中老年及体弱长时间卧床患者,通常认为其原因可能有以下几种。

①老年人肠壁平滑肌应激能力下降,

排便动力不足。

②术前肠道准备不好，肠道有积粪潴留。

③手术切除直肠，正常排便反射消失。

④术后进流质少渣饮食，易使粪便干结，排出困难。

⑤术后大便由术前的蹲位改为仰卧或站立位不习惯。

⑥人工造肛因局部炎症和创伤的刺激，使造口阻力增加或造口太小等使粪便排出困难。

⑦手术给患者排便造成顾虑、恐惧、紧张等精神因素。

（二）中医学认识

排便障碍在中医学历代古籍中未有这个说法，其表病因病机多散见于便秘章的叙述。《伤寒论·平脉法第二》云："脉有阳结、阴结者，何以别之？其脉浮而数，能食不大便者此为实，名曰阳结也，期十六日当剧。其脉沉而迟，不能食，身体重，大便反硬，名曰阴结也，期十四日当剧"。《金匮要略·五脏风寒积聚病脉证并治第十一》云："趺阳脉浮而涩，浮则胃气强，涩则小便数，浮涩相搏，大便则坚，其脾为约，麻仁丸主之"。

排便障碍主要症状是大便干结、排便困难属大肠传导功能失常，与脾胃及肾脏关系最为密切。燥热内结津液不足，情志失常和气机郁滞以及劳倦内伤、身体衰弱、气血不足等因素均可导致大肠传导失司，脾胃不能有序地升清降浊，肾主司二便失调导致排便障碍。

二、临床诊断

（一）辨病诊断

1. 习惯性便秘

（1）症状　大便干燥，排便困难，大便3~5日或7~8日一次，下腹胀满，食欲不振，嗳气，恶心，腹痛，头晕，头痛，失眠等。

大便干燥，排便困难，时间间隔延长是习惯性便秘的主要症状，是由于长时间忽视便意致使排便功能紊乱，粪便在肠道内滞留时间过长，水分被过分吸收所致。此症状随着病情发展逐渐加重。

习惯性便秘患者，由于粪便在结肠潴留时间长，在细菌作用下肠内气体产生过多，而肠壁对肠内气体吸收减少，胃肠神经调节功能失常，肠道运动缓慢使肠道气体排出减少，因此，造成肠道内积气而出现下腹胀满。

习惯性便秘患者由于肠道内存贮大块干硬粪便影响肠道内气体排出，引起对肠管的刺激而出现腹痛。

食欲不振、嗳气、恶心等是习惯性便秘引起的胃肠功能紊乱、消化不良所出现的症状。

头痛、头晕、失眠是粪块在结或直肠内滞留，而引起的神经反射性全身症状。

（2）体征　腹部诊断可在下腹部扪及条索状包块（粪块），内镜检查可见结肠黏膜有不同程度的充血、水肿等炎症表现。

2. 直肠前突

（1）症状　排便困难，肛门处梗阻感，肛门及会阴部坠胀、疼痛、排便不尽感，部分患者需用手按压肛门周围协助排便。

排便困难是直肠前突的主要症状，因为直肠前突粪块顶入前突，不易下行改变了粪块运动的方向，一部分排便压力被耗散，直肠后壁受压减少，此区的排便感受器得不到充分地刺激，以至于盆底肌不能充分松弛而通过肛管上口，粪便难于导入肛管。

肛门阻塞、排便不尽、肛门下坠等是由于粪便积存在直肠内不能排出所产生的刺激症状。会阴部坠痛和直肠胀痛是由于粪便滞留在直肠前膨出,使排便压力增加而出现的症状。由于长时间粪块潴留于肠道,形成宿便性直肠慢性炎症和宿便性溃疡,可见黏液便和血便。

(2)体征 直肠指诊时,在肛管上方的直肠前壁可触及一圆形或卵圆形凹陷的薄弱区突向阴道,嘱患者作用力排便动作时,可见薄弱区向阴道方向膨出更为显著。直肠前突根据膨出的深度,国内卢任华分为三度(1990年便秘诊治标准研讨会所制定的便秘暂行诊治标准并采用此种分度方法):轻度:前膨出深度为6~15mm。中度:前膨出深度为16~30mm。重度:前膨出深度>31mm。这种以深度为准的分度方法为临床治疗提供了依据,经临床证实是切实可行的。

3.直肠黏膜内脱垂

(1)症状 排便梗阻,排出费力和排便不尽感,骶尾部受压和直肠胀满感,黏液血便等。

排便梗阻、费力和排便不尽感及骶尾部受压、直肠胀满感是由于在排便时近端直肠壁全层或黏膜层折入远端肠腔或肛管内造成的,是直肠内脱垂的主要症状。

黏液血便是由于脱垂的黏膜在手法助排时,刺激黏膜产生炎症或损伤而出现的一种临床表现。

(2)体征 指诊可扪及直肠腔扩大,直肠黏膜松弛,半俯卧位或蹲位进行排便动作时,30%~38%可以扪及套叠的顶端。内镜下可见直肠前壁黏膜过多,用力作排便动作时嵌入镜腔或出现于齿线下方,50%的患者可见黏膜水肿、质脆、充血、溃疡、红斑等。

4.会阴下降综合征

(1)症状 排便不尽感,会阴部迟钝,疼痛,排便困难,黏液血便,大便失禁和持续性会阴部疼痛。

排便不尽感、会阴部迟钝、疼痛及排便困难系长期过度用力排便,盆底肌功能减弱,正常肛管直肠角增大,排便时腹压传送于直肠前壁,使直肠壁黏膜脱垂入肛管上口,造成排便不尽感、会阴部迟钝、疼痛、排便困难等。

黏液血便可能是过度努挣排便、直肠黏膜脱垂、手法排便形成慢性炎症或溃疡所致。

大便失禁、持续性会阴部疼痛可在坐位时出现或加剧,parks等认为,出现这些症状是当盆底下降时阴部神经及其支配肛门外括约肌和肛提肌的分支被拉伸造成的。

(2)体征 嘱患者蹲位作肛门努挣时,可见肛管下降超过2cm以上,甚至超过坐骨结节水平,并可见有直肠黏膜或痔脱出。直肠指诊:肛管张力减退,嘱患者作随意收缩时,肛管收缩力明显减弱。肛门镜下可见直肠前壁、黏膜堆积或堵塞镜口。

5.耻骨直肠肌综合征

(1)症状 排便困难,便时费力,排便时间延长,便次频繁及排便不尽感,便条变细,肛门部疼痛坠胀等。

盆底肌肉能感知保留在直肠的内容物,并在适当的时候将其排出体外。正常人静止时,耻骨直肠肌呈收缩状态,做排便动作时该肌松弛,肛直角增大,大便可顺利排出。耻骨直肠肌痉挛综合征患者排便时,耻骨直肠肌不松弛,甚至痉挛收缩,肛直角不增大或更小,粪便不能顺利排出。出现排便困难、排出费力、排便时间延长等。只有耻骨直肠肌痉挛缓解后,粪便才能得以大量排出。长时间粪便不能完全排出或排出不净,便意频繁而增加腹压,又可产生肛门部疼痛或坠胀感。

(2)体征 直肠指诊感觉肛管张力增高,肛管明显延长,耻骨直肠肌肥厚,有触痛,可有锐利的边缘。

6.盆底肌痉挛综合征

(1)症状 排便困难,排便不适和疼

痛，会阴胀满与便意感。

正常状态下，盆底肌呈轻度的张力收缩状态，维持着会阴盆底的正常位置和肛门的自制。排便时耻骨直肠肌和外括约肌迅速抑制，肛管直肠角增大，肛管松弛以利于粪块通过。盆底肌痉挛综合征患者排便时上述肌肉不松弛，肛直角不增大，肛管不开放，粪便难于排出，造成排便困难、排便不适和疼痛等。由于粪块不能立即排出，在直肠内停留产生会阴胀满和便意感。

（2）体征 本综合征在临床上未发现器质性病变体征，通常认为是盆底肌群功能紊乱，可能是正常肌肉的功能障碍，而不是异常肌肉的持续痉挛。Stelzner认为与神经系统功能障碍可能也有关系。

7.孤立性直肠溃疡综合征

（1）症状 直肠出血，黏液便，排便困难，肛门坠胀疼痛。

Rutter和Riddell指出孤立性直肠溃疡与直肠脱垂有密切的关系，其组织学改变可能是黏膜脱垂、组织缺血和损伤共同作用的结果。朱丽音等根据其病理学的研究指出：孤立性直肠溃疡综合征的直肠黏膜表面有糜烂或浅表溃疡形成。溃疡的形成，可能是排便过度用力、创伤、缺血、感染等原因造成。因此，直肠出血、黏液便作为孤立性直肠溃疡综合征的主要症状也就能理解了。

（2）体征 本综合征临床特点主要是便血，少有其他体征。内镜下直肠壁可有单发的溃疡面，少数可见多发的溃疡面，大小约1~2cm，呈不规则形表浅溃疡，境界清楚，表面附有白苔或灰白苔，部分溃疡边缘稍隆起呈小结节状，周围黏膜常有轻度发红的充血带围绕，而外侧黏膜则完全正常，表面可有较多黏液。

8.初排综合征

（1）症状 排便困难、腹痛、腹胀、恶心、呕吐、局部疼痛等。

排便困难是初排综合征的主要症状。Miles手术后初次排便困难多见于中老年人、体弱多病或长时间卧床患者，可能与排便动力不足有关。此外，术前肠道准备不充分，肠道贮有粪便以及手术本身给患者造成的客观因素、术后饮食及排便方式改变等，也是导致Miles术后排便困难的原因。

粪便积存肠道，排出困难又可引起胃肠功能紊乱，因此，初排综合征患者在排便困难的同时常伴有腹痛、腹胀、恶心、呕吐等消化道症状。

（2）体征 患者腹部膨隆无明显肠型和蠕动波，腹软，叩诊呈鼓音，肠鸣音活跃，无明显气过水声。腹部造口，经造口指诊有些患者可有造口水肿，口腔狭小，有触痛。

（二）辨证诊断

排便障碍属于中医的"便秘""腹痛"等范畴，中医学已有详细论述，并取得良好的效果，但在辨证分型和诊疗标准方面尚不统一。病名诊断虽有"便秘""腹痛"之别，但辨证分型均以病机为据。

1.四诊

望诊：或面赤、大便干硬如羊屎、小便黄，或面色无华、大便稍硬或质稠而黏，舌质红、苔黄腻或白腻或薄白。

闻诊：粪便秽臭或无味，便时或便后有呻吟。

问诊：排便困难，便时费力，排便时间明显延长，有时需用手辅助排便，大便干结或软便，或伴有便后不尽感，便后仍有残便感，肛门坠胀疼痛等。

切诊：腹部胀满，触有压痛，以左下腹为主，有时可触及粪块。脉弦数、滑数或细数。

2. 辨证分型

（1）热结肠燥型

临床证候：大便干结，小便短赤，面红身热，口干臭，腹胀，腹痛，舌红、苔黄或黄燥，脉滑数。

辨证要点：大便干结，排便困难，腹痛，腹胀，舌红、苔黄或黄燥，脉滑数。

（2）气机郁滞型

临床证候：大便秘结，排便困难，嗳气频作，胸胁痞满，纳食减少，舌苔薄腻，脉弦。

辨证要点：大便秘结，排便困难，嗳气频作，胸胁痞满，舌苔薄腻，脉弦。

（3）气血亏虚型

临床证候：大便秘结或不干，努挣乏力，面色无华，气短汗出，便后疲乏，头晕目眩，舌质淡、苔薄白，脉细弱无力。

辨证要点：大便秘结或不干，努挣乏力，便后疲乏，头晕目眩，舌质淡，脉细弱无力。

（4）湿热下注型

临床证候：大便困难，小便黄，腹胀下坠，排便不尽感，会阴、肛门疼痛，黏液血便，舌质红、苔黄腻，脉濡数。

辨证要点：大便困难，腹胀下坠，黏液血便，舌质红、苔黄腻，脉濡数。

（5）气虚下陷型

临床证候：排粪困难，努挣乏力，挣则汗出气短，便后乏力，会阴部坠痛或骶尾部疼痛，直肠胀满，面色无华，舌质淡、苔薄，脉虚无力等。

辨证要点：排便困难，努挣乏力，面色无华，舌质淡、苔薄，脉虚无力。

（6）阳虚阴寒型

临床证候：大便难涩，排出困难，小便清长，面色㿠白，四肢不温，腹中冷痛，腰脊酸冷，舌质淡、苔白，脉沉迟等。

辨证要点：大便难涩，排出困难，小便清长，腰脊酸冷，舌质淡、苔白，脉沉迟。

三、鉴别诊断

（一）西医学鉴别诊断

大便干结，排便困难是排便障碍的主要症状，可见于多种疾病，临床上多与下列疾病相混淆，应注意鉴别。

1. 大肠癌

大肠癌其癌肿多发生于左半结肠，癌肿体积的增大能影响粪便通过，易造成大便干结，大便困难。但大肠癌常有大便习惯改变，为黏液血便，血色混于黏液混杂而下，全身有消瘦、乏力等恶病质，其表现与排便障碍性疾病易于区别。

2. 肛裂

临床上患有肛裂疾病者，多合并大便干结。肛裂患者大便时疼痛较剧，且与排便有明显的因果关系，伴有大便出血，肛管皮肤有明显裂口，此也易于与排便障碍性疾病相鉴别。

3. 先天性肛门直肠狭窄

先天性肛门直肠狭窄是先天发育畸形，多在肛门、肛管及直肠处发生狭窄，狭窄程度不同，便秘也有轻重。重者，出生后不久即发生狭窄，有的患者直到成年才发现，但有长期便秘、排便困难。此病大便干结，粪便呈细条状，粪便内常有黏液和血，排便费力可发生粪嵌塞，肛门指诊肛管不能通过食指。此可与排便障碍疾病相鉴别。

4. 后天性良性直肠狭窄

引起后天性良性直肠狭窄的原因很多，常见有化脓性细菌特异性感染，如淋球菌、梅毒螺旋体、血吸虫等生物性致病因素，或强酸、强碱等化学性致病因素以及高热、放射线、外伤、手术创伤等物理性致病因素等。这些因素均可引起肛管直肠的炎症、溃疡，最终形成肛管直肠狭窄，临床表现为大便干结，大便困难。由于该类患者都有明显病史，与排便障碍性疾病容易鉴别。

5. 先天性巨结肠症

先天性巨结肠症，临床表现为婴儿出生后排胎粪极少，数日至数周不排便，呈持续性便秘，腹胀大如鼓，消瘦，发育迟缓，营养不良，体重不增加，反而减轻等。本病多见于新生儿。从发病年龄、症状及体征不难与排便障碍相鉴别。

（二）中医病症鉴别

1. 辨便秘

（1）实证　腹胀痛，拒按，口干臭，舌红、苔黄或黄燥，脉滑数。

（2）虚证　腹胀满，喜按，排便努挣，气短汗出，便后乏力，舌质淡、苔薄，脉弱无力。

2. 辨排便困难

（1）实证　大便干结，腹胀腹痛，下坠，排便不尽感，会阴部胀痛，舌红、苔薄，脉实。

（2）虚证　大便干结或不干，努挣乏力，面色㿠白，头晕，自汗或盗汗，心悸，舌质淡、苔薄，脉虚弱。

四、临床治疗

（一）提高临床疗效的基本要素

排便障碍的主要临床症状是大便干结，大便困难，其发展原因复杂，诊断较为困难，治疗也较为棘手。在治疗本病前，必须首先明确诊断，运用现代诊断技术确诊是属器质性疾病，还是功能性病变。属器质性病变引起的排便障碍应积极采取外科手术方式治疗，属全身性疾病引起的排便障碍，不可盲目手术治疗，应对原发病治疗的同时，对排便障碍采取对症治疗。凡属功能性出口梗阻性便秘，也不可动不动就手术，应首先对全身症状及生活习惯全面考虑，能否找到致使排便障碍的因素，如是否合并糖尿病、心脑血管疾病、近期服药情况等之后，再从局部考虑。对患者采取排粪造影、盆底肌电图测定、结肠传输试验、肛管直肠压力测定、球囊逼出试验、结肠镜检查等现代检查方法，综合分析多个检查结果，不可偏信某一项检查结果给患者下诊断，应反复多项检查，相互对比结合临床症状和体征，方可明确诊断。在未明确诊断之前，可先对症处理，采用药物内服、灌肠等简单方法治疗。由于排便障碍的病因复杂，临床表现的大便干结、排便困难，可能是一种因素，也可能是多种因素造成，同时常伴有一定的并发症和并发病。即使明确诊断后，也需要根据情况采取综合治疗，以争取获得更好的疗效。在具体运用时，我们建议采取以下方案。

对已经明确诊断的各种排便障碍，首先采取药物的内服和外用，配合针灸、按摩、穴位封闭等保守疗法，综合运用于临床。中医药治疗排便障碍疾病，有其独特的优势，疗效较好，无论是保守治疗或是手术治疗，均可考虑运用中医药的特长，以达到最理想的治疗效果，对保守治疗效果差或无效的患者，方可采取手术治疗，对术后恢复阶段应采取内服、外用中药、理疗、按摩等保守疗法的配合运用，采取多种方法综合运用，以期达到排便功能恢复到最佳状态。

（二）辨病治疗

（1）轻度便秘建议保守治疗　西医治疗方案参考最新版《中国慢性便秘诊治指南》中的保守治疗方案；中医治疗方案参考最新版《便秘病中医诊疗方案》。

（2）中度便秘确诊后建议尽早手术治疗，推荐选择性次全结肠切除术。这种选择取舍包括对结肠近端升结肠的取舍，也包括对结肠远端降乙直部的取舍，以及吻合口的设计。根据患者的不同情况分别采取升 - 直或盲 - 直等吻合。针对下列情况推荐肠道造口术，包括年龄太大，不能耐受手术治疗的及基础疾病较重，已不能耐受手术治疗的。

（3）重度便秘必须慎重手术，因患者均有不同程度的精神心理障碍，便秘外科手术的风险较高，并且手术只能解决结肠的解剖与形态学结构，无法解决慢性便秘继发的精神心理障碍等中毒性损害。故施行外科手术需要建立多学科诊疗模式，除了需要具备熟练的外科手术技巧外，还应具备较强的中医临床能力，配置专业的精神心理学评估和干预小组，共同完成整个治疗方案。

1. 保守治疗

（1）养成良好的饮食、排便习惯　纠正偏食不良习惯，多食蔬菜、水果及富含纤维素的食物，粗茶淡饭有利于胃肠功能的健康，要定时排便，纠正因工作事务繁忙而忽略排便的不良习惯。养成良好的饮食和排便习惯，对治疗大便干结，排便障碍非常重要，也是必需的。

（2）药物治疗　首先应该指出的是口服泻药是多数患者最常采取的治疗方法，而无论是哪种类型的药物，均为泻药，对排便障碍的治疗只能是解除"燃眉之急"，对排便障碍的长期治疗不可取。而中药治疗应尽量避免运用大黄、芦荟、番泻叶等刺激类通下药物，此类药物虽然见效快，但长期使用可能会引起肠壁神经系统损害、Cajal 间质细胞消失以及超敏炎症反应，从而加重便秘。

临床常用的泻药如下。

润滑性泻药：液体甘油或液体石蜡、香油，每次 10~20ml，每日 1 次，口服。

高渗性泻药：甘露醇、硫酸镁、硫酸钠，每次 10ml，每日 1 次，口服。

刺激性泻药：果导片、大黄、番泻叶、蓖麻油、双醋酚汀等，每次 10~20mg，每日 1~2 次，口服。或酚酞，每次 0.1g，每日 1~2 次，口服。

（3）灌肠　灌肠也是临床上治疗急慢性便秘常用的方法之一，对解除临床症状实用、有效、安全。灌肠常用软皂水 500~800ml，也可用开塞露 3~5 支灌肠导泻。

2. 手术治疗

（1）习惯性便秘　习惯性便秘是由于长期不良的排便习惯所造成的排便功能异常，临床检查无器质性病变。保守治疗，特别是用中医药治疗并同时纠正不良的排便习惯，疗效较好，一般不主张手术治疗。

（2）直肠前突　对有明显临床症状且已确诊的直肠前突，原则上首先采取保守治疗，若保守治疗效果不佳或无效时，才考虑手术疗法，手术治疗的原则是修补加固直肠阴道隔的耻骨直肠肌前中线交叉纤维，消除直肠前壁的薄弱区。近年来，国内一些肛肠专科或医院采取直肠前壁结扎加注射的方法也取得了显著疗效，据有关资料报道，远期效果也较满意。

1）Sehapayak 手术

麻醉：低位连续硬膜外腔阻滞麻醉或鞍麻。

体位：折刀位，用布巾钳将两侧臀部对称牵开，以显露肛门。

手术步骤：

①切除直肠远端左、右两侧冗长的直肠黏膜：用分叶镜先显露左侧的直肠黏膜，然后用中弯止血钳钳夹住拟切除的直肠黏膜，长约 5~6cm，在止血钳上方将多余的直肠黏膜剪除。

②缝合关闭直肠黏膜切口：用 2-0 可吸收线自齿线上方绕止血钳连续缝合，注意尾线一定要留足够长度。缝合至止血钳尖部后，将止血钳抽出并拉紧丝线。

③加强缝合：将所留尾线自下而上沿

原缝合交叉缝合，达顶端后与遗留的丝线打结。

④痔切除：若有内痔存在，用 Fansler 法将痔组织切除，用丝线关闭切口。

⑤用上述方法将右侧冗长的直肠黏膜及痔组织切除。

⑥直肠前膨出部位切口：用带缺口的肛门直肠镜显露直肠前壁。自齿状线上 0.5cm 做一与直肠纵轴平行的正中切口，向上达肛直环上方，约 7~8cm 长。

⑦游离直肠黏膜瓣显露肌层及筋膜缺损：用组织剪向左右两侧锐性游离黏膜肌层达左、右两侧肛提肌边缘，并显露部分肛提肌，使薄弱的直肠阴道隔和肛提肌暴露出来。

⑧缝合两侧肛提肌：加强直肠阴道隔，修补直肠前膨出。用丝线自右侧肛提肌边缘进针，穿过右侧肛提肌后出针，再从左侧肛提肌边缘内侧进针，在左侧肛提肌出针。间断缝合 4~6 针后，一起打结。

⑨修剪多余的直肠黏膜瓣，用丝线间断或连续缝合直肠黏膜切口。

术后处理：

①术后 3~4 日内禁食饮食，只补液。然后进流质饮食 2 日，以后逐渐恢复正常饮食。

②术后 3~4 日内给予抗菌药物预防感染，一般给予氨曲南或头孢曲松或头孢甲肟或甲硝唑即可。

③术后第 5 日若无大便，可给予润滑性泻剂如液体石蜡或香油 20ml 口服，以协助第 1 次粪便的排出。

④术后 1~2 日留置包裹油纱条的橡胶管，观察有无出血，并可帮助肠道内气体的排出。

⑤排尿困难或有尿潴留者可留置导尿 1~3 日。

⑥若有创面渗血，可将橡胶管多保留 1~2 日，并自管内每日注入凝血酶 1000U。

2）Block 手术

麻醉：骶管阻滞或鞍麻，单纯轻度直肠前突可采用局部麻醉。

体位：左侧卧位或折刀位。

手术步骤：

①显露直肠前壁：用肛门直肠拉钩牵开肛门及直肠远端显露直肠前壁，术者用左手食指探查直肠阴道隔薄弱部位。

②修补直肠阴道隔：依据排粪造影及指检所示直肠前膨出的深度及宽度，自齿线上 0.5cm 处起，用丝线自下而上行连续锁边缝合直肠黏膜肌层，直至耻骨联合水平，缝合时应保持下宽上窄，使被折叠缝合的直肠黏膜肌层呈宝塔型，以防止在上端形成黏膜瓣。

术后处理：

①术后 2 日内禁食，只补液，然后进无渣饮食或流质饮食 2 日，以后逐渐恢复正常饮食。

②术后 3 日内给予抗生素预防感染。

③对有排尿困难或尿潴留患者，留置导尿 1~2 日。

④术后第 3~4 日可给予软泻剂协助粪便的排出，排便后可给予 0.1% 乳酸依沙吖啶溶液 20~40ml 保留灌肠。

3）经直肠黏膜切除绕钳缝合修补术

麻醉：骶管阻滞或鞍麻，单纯轻度直肠前突可采用局部麻醉。

体位：左侧卧位或折刀位。

手术步骤：

①显露直肠前壁黏膜：用肛门直肠拉钩牵开肛门及直肠远端显露直肠前壁，术者用左手食指探查直肠阴道隔薄弱部位。

②钳夹直肠前膨出部位直肠黏膜并切除：用组织钳在前正中位齿线上 1cm 处提起直肠黏膜，用中弯止血钳夹长约 5~6cm 长的直肠黏膜组织。注意要使被钳夹的黏膜组织上窄下宽。然后用组织剪或手术刀将止血钳上方的黏膜组织切除。

③绕钳缝合修补直肠阴道隔：自齿线上 0.5cm 处，用丝线绕止血钳连续缝合直肠黏膜肌层，缝合达耻骨联合水平，即缝合顶点超出止血钳尖端 1cm 左右。然后边抽出止血钳边拉紧缝合线，先在顶端打结，然后将缝线尾部再在齿线上 0.5cm 处与第 1 针水平再缝合 1 针后打结。

术后处理：

①术后放置包绕油纱条的橡胶管于直肠内，观察有无出血。如无出血可于术后 24 小时将橡胶管去除。

②术后 2 日内禁食，只补液，然后进无渣饮食或流质饮食，视情况于术后 4 日后逐渐恢复正常饮食。

③术后 3 日内给予适当的抗菌药物预防感染。

④术后第 4~5 日第 1 次排便前可给予缓泻剂，如麻仁润肠丸、五仁汤等协助第 1 次排便。

⑤术后一般给予胃肠动力药物 1~2 周。

⑥有排尿困难或尿潴留者，可留置导尿 2 日。

4）经直肠切开直肠黏膜的直肠前突修补术

麻醉：鞍麻或低位连续硬膜外腔阻滞麻醉。

体位：折刀位，用宽胶布将两侧臀部对称牵开。

手术步骤：

①充分扩肛：一般使肛门容纳 4 指即可。

②用肛门直肠拉钩牵开肛门，充分显露直肠前壁：术者用左手食指自阴道插入并将阴道后壁推向直肠侧，用 1:（10万~20万）U 去甲肾上腺素生理盐水 50ml 注入直肠前突部位的直肠黏膜下层，使直肠黏膜与肌层分离开，并在游离直肠黏膜瓣可达到减少出血的目的。

③切除直肠黏膜：用组织钳在齿线上 0.5cm 处钳夹起直肠黏膜，用弯止血钳沿直肠纵轴于直肠前正中部位钳夹直肠黏膜，长约 6~7cm，用组织剪或手术刀在止血钳下方将直肠黏膜切除。切除后即可显露薄弱的直肠阴道隔。

④显露肛提肌：用组织钳夹住被切开的直肠黏膜肌瓣边缘，用组织剪或手术刀锐行游离两侧直肠黏膜肌瓣，达肛提肌边缘后再游离 1cm 左右，以显露肛提肌。

⑤用 4 号丝线或 2-0 可吸收线间断缝合两侧肛提肌：一般自右侧肛提肌进针，从肛提肌边缘内侧出针，再自左侧肛提肌边缘内侧进针，自左侧肛提肌出针。缝合 4~5 针即可。然后自上向下顺序打结，使两侧肛提肌对合，加强直肠阴道隔。

⑥缝合直肠黏膜肌瓣，修剪多余的直肠黏膜肌瓣，用丝线间断或连续缝合直肠黏膜肌瓣。

术后处理：

①术毕时用一裹有凡士林油纱条的橡胶管放置于直肠内，观察有无出血，并可压迫局部切口。如 24~48 小时无出血，可拔除。

②重度直肠前突患者多伴有结肠转运功能差，一般在术后第 4~5 日晚开始口服麻仁润肠丸、五仁汤或胃动力药以协助粪便的排出。饮食、预防感染等同 Sehapayak 手术。

5）经阴道切开阴道后壁黏膜的直肠前突修补术

麻醉：鞍麻或骶管阻滞麻醉。

体位：截石位。

手术步骤：

①会阴切口：用组织钳挟持两侧小阴唇下端并向两侧牵拉，用剪刀或尖刀切开两钳中间的后阴道壁与会阴部皮肤边缘。

②分离阴道黏膜：在切口中部用弯组织剪刀尖部贴阴道黏膜下向上分离阴道直肠间隙，达直肠前突部位以上，并向

会阴切口两侧剪开阴道黏膜，达组织钳固定点。

③剪开阴道后壁：剪开前以组织钳牵拉拟切开阴道后壁的顶端及阴道后壁黏膜中线两侧，使之成直线，沿后正中线剪开阴道后壁黏膜。

④分离直肠前突部的直肠：用组织钳向外上方牵拉左侧阴道瓣，用刀刃或刀柄剥离阴道黏膜与直肠间组织，使突出的直肠左侧游离，分离时术者以左手拇指、食指把握牵引用的组织钳，以中指垫于左侧阴道瓣之上，使被剥离处紧张而容易分离。用同法分离右侧阴道瓣。

⑤分离两侧肛提肌：直肠充分分离后，即可显露左、右两侧肛提肌。

⑥修补直肠前突：如直肠前突呈球状，用1号细丝线或0号铬制肠线做几个荷包缝合突出的直肠，各同心圆荷包线缝完后，自内向外，顺序打结。如系高位直肠前突呈筒状时，可采用平行点状缝合法，在缝合完毕后，由上向下顺序打结。缝合时仅缝合直肠表面筋膜，缝针勿穿透直肠黏膜。

⑦缝合肛提肌加强直肠阴道隔：用4号中丝线或0号铬制肠线间断缝合肛提肌4~5针。

⑧切除多余的阴道黏膜：根据会阴松弛情况和直肠前突的深度，决定切除阴道黏膜的多少。一般自两侧会阴切口端斜向阴道后壁切缘顶点，剪去约1cm宽的阴道黏膜，愈向顶端切除愈少。注意勿切除过多，以防阴道及阴道外口狭窄。

⑨缝合阴道黏膜：用0号铬制肠线自内向外间断缝合阴道黏膜。

⑩缝合会阴部皮下组织及皮肤：用1号丝线间断缝合会阴部皮组织及皮肤。

术后处理：

①术后2~3日内禁食，只补液，然后进流质饮食2~3日，以后逐渐恢复正常饮食。

②术后3~4日给予抗生素预防感染。

③术后每天用高锰酸钾液坐浴，并用新洁尔灭或碘伏等消毒阴道。

④术后第4~5日可给予麻仁润肠丸等以协助第1次粪便的排出。每次排便后坐浴，并自肛门注入小檗碱或0.1%乳酸依沙吖啶液20ml。

⑤留置导尿3~4日，以防止污染会阴伤口。

⑥阴道创口有渗血者，可用凝血酶1000U溶解后，用纱条外敷于创口。

6）直肠前突黏膜结扎注射术

麻醉：鞍麻或局部浸润麻醉。

体位：折刀位或侧卧位。

手术步骤：

①扩肛：一般使肛门能容纳3~4指。

②显露直肠前壁：术者左手将喇叭肛门镜插入肛内，充分显露松弛的直肠前壁黏膜。

③结扎黏膜：术者右手用组织钳自上而下钳夹直肠前壁黏膜，但不能伤及肌层，退出肛门镜，轻轻提起直肠黏膜，用弯血管钳在基底部钳夹提起的直肠黏膜，用10号粗丝线予以结扎。同法结扎直肠最末端的直肠前壁黏膜。

④药物注射：用1:1消痔灵注射液约20ml注射于直肠前突部及结扎的基底部。

术后处理：

①术后2~3日内禁食，只补液，然后进流质饮食2~3日，以后逐渐恢复正常饮食。

②术后3~4日给予抗生素预防感染。

③术后每天用高锰酸钾液坐浴，并用新洁尔灭或碘伏等消毒阴道。

④术后第4~5日可给予麻仁润肠丸等以协助第1次粪便的排出。每次排便后坐浴，并自肛门注入小檗碱或0.1%乳酸依沙吖啶液20ml。

（3）直肠内脱垂的手术疗法

1）多排缝合固定术

适应证：直肠远端或直肠中段黏膜

内套叠。

麻醉：腰麻、骶麻或局部麻醉。

体位：侧卧位或截石位。

手术步骤：

①扩肛：一般扩肛能容纳 3~4 指。

②多排缝合：在直肠后壁及两侧分别用肠线纵行折叠缝合松弛的直肠下端黏膜，自齿线处开始向上连续缝合，缝合高度可考虑排粪造影片上套叠的高度和深度，一般高达 7~8cm。

③药物注射：3 排缝合中间可注射硬化剂，加强固定效果。可选用 4% 的明矾溶液或 1∶1 的消痔灵注射液，总量约 20ml，在排与排中间点状注射，不可伤及肌层。

术后处理：

①术后 3~4 日禁食，只补液，以后逐渐恢复正常饮食。

②术后给予抗菌药物，如头孢克肟、头孢地嗪纳、甲硝唑、氨曲南等注射液静脉滴注。

③术后第 4~5 日可给予润肠通便药物如养荣润肠舒合剂、五仁汤口服以协助第 1 次粪便的排出，排便后热水坐浴。

2）直肠黏膜套扎术

适应证：直肠远端或直肠中段黏膜内套叠。

麻醉：腰麻、骶麻或局部麻醉。

体位：侧卧位或截石位。

手术步骤：

①充分扩肛：使肛管容纳 4 指以上为宜。

②在齿状线上方作套扎：先用组织钳钳夹齿状线上方 1cm 左右的直肠松弛的黏膜，然后用已套上胶圈的 2 把弯止血钳，用其中的 1 把钳夹被组织钳钳夹的黏膜根部，然后用另 1 把止血钳将圈套至黏膜根部，为保证胶圈不致滑脱，可在套扎前在黏膜根部剪 1 小口，使胶圈套在小切口处。

③在齿状线上方套扎 1~3 处，向上套扎 2~3 行，最多套扎 9 处，被套扎的黏膜 7~10 日缺血坏死脱落，其瘢痕组织可使直肠黏膜与直肠肌层黏膜固定。

术后处理同多排缝合固定术。

3）直肠黏膜纵行折叠、硬化剂注射术

适应证：直肠远端内套叠，直肠远端黏膜内脱垂，中位直肠内套叠。

麻醉：腰麻、骶麻或局部麻醉。

体位：侧卧位或截石位。

手术步骤：

①扩肛：同直肠黏膜套扎术。

②钳夹松弛的直肠远端黏膜：用组织钳夹持直肠黏膜定位，再以长弯止血钳沿直肠纵轴夹持松弛之黏膜，夹持的长度应依据术前排粪造影 X 光片测算的套叠长度。

③折叠缝合：自齿线上 0.5cm，用丝线向上连续缝合。用此法分别在直肠前或后壁及两侧纵行折叠缝合松弛的直肠黏膜共 3 行。

④硬化剂注射：常用的注射药物有消痔灵注射液、明矾（硫酸铝钾）水溶液、5% 的苯酚植物油等。常用的注射方法有：黏膜下注射法，适用于直肠远端黏膜内脱垂，即用上述药物在每 2 纵行折叠缝合柱之间纵行注射，具体注射方法又有经肛门镜在直视下注射和经肛周皮肤在直肠指诊引导下注射两种；直肠周围注射法，适用于直肠远端内套叠，是经直肠外将上述药液注入两侧骨盆直肠间隙及直肠后间隙，使直肠高位与周围组织两侧直肠侧韧带及前筋膜，通过药物所致的无菌性炎症产生纤维粘连，使直肠与周围组织固定。行骨盆直肠间隙注射时，应在肛门一侧 9 点或 3 点位肛缘外 1.5cm 处用 7.5cm 腰穿针穿刺，经外括约肌至肛提肌，术者用左手食指伸入直肠作引导，将穿刺针进达骨盆直肠间隙，边退针边注药，使呈扇形分布。行直肠后间隙注射时，穿刺针应沿直肠后壁进针 4cm 左右，此时即达直肠后间隙，可注入药物。

3 个部位注入药物总量为 20~25ml 左右。

术后处理：同直肠黏膜套扎术。

4）改良 Delorme 手术

适应证：多发性直肠内套叠，套叠总深度达 8cm 以上者。

麻醉：腰麻、低位连续硬外麻醉或全身麻醉。

体位：折刀位，用宽胶布将两侧臀部牵开。

手术步骤：

①注入去甲肾上腺素生理盐水：用肛门直肠拉钩先将肛门直肠左、右牵开，于齿线上 0.5cm 处黏膜下层注射 1：20 万 U 去甲肾上腺素生理盐水 20ml。前位、后位注射完毕后，再用肛门直肠拉钩上、下牵开肛门直肠，同法在左、右侧注入 1：20 万 U 去甲肾上腺素生理盐水，总量在 80ml 左右。

②环形切开直肠黏膜：于齿线上 1~1.5cm 处用电刀作环形切开直肠黏膜。

③游离直肠黏膜管：用组织钳或 Pennington 钳夹住近端直肠黏膜之切缘，并向下牵拉，然后用组织剪沿黏膜下层向上锐性游离直肠黏膜，显露直肠壁的肌层。黏膜管游离的长度主要依据术前排粪造影所示直肠内套叠的总深度，一般在切口上方 6~15cm 左右。

④直肠环肌的垂直折叠缝合：用 4 号丝线垂直缝合直肠环肌层，一般缝合 4~6 针即可。这样不但将直肠环肌折叠缝合以加强盆底功能，同时可以达到可靠止血、消除无效腔的目的。

⑤切除直肠黏膜管：在距游离的直肠黏膜管最高点下方 2cm 用电刀切断。

⑥吻合直肠黏膜：用丝线间断缝合，首先在 12 点、3 点、6 点、9 点缝合，然后再在每两点之间间断缝合。

⑦肛管直肠远端放置包裹有凡士林油纱条及吸收性明胶海绵的橡胶管。

术后处理：

①术后禁食 4~5 日，然后逐渐恢复正常饮食。

②术后 2~3 日给予止血药，如止血敏等。

③术后 4~5 日给予抗菌药物，如甲硝唑、青霉素类、头孢菌素类等药物静脉点滴。

④术后 2 日拔除肛管。

⑤术后 4~5 日拔除留置导尿管。

⑥在拔除橡胶管前每日自橡胶管向内注入庆大霉素 8 万 U（加生理盐水 20ml 稀释）。

⑦术后第 4~5 日可给予液体石蜡 50ml 或其他润肠通便类药物，如养荣润肠舒合剂、五仁汤等，协助大便的排出。

5）乙状结肠切除、直肠固定盆底抬高术

适应证：中位、高位直肠内套叠伴乙状结肠冗长和肠疝者。

麻醉：连续硬外麻醉或全身麻醉。

体位：仰卧位或截石位。

手术步骤：

①直肠固定：取左旁正中切口，显露直肠膀胱（或直肠子宫）陷凹，沿直肠前壁腹膜最低处向直肠上段两侧作弧形剪开直肠乙状结肠两侧的腹膜。用锐性或钝性的方法分离腹膜后疏松的组织，直达尾骨部。再分离直肠前壁疏松组织，直达肛提肌边缘。用组织钳提起直肠前陷凹膀胱（或子宫）侧腹膜，锐性分离达膀胱（或子宫）后壁。将已经游离的直肠向上拉直，用中号丝线将直肠后壁左、右两侧与骶前筋膜缝合 3~4 针，并将直乙交界部用中号丝线将其固定于骶骨岬。

②提高直肠膀胱（或直肠子宫）陷凹：将原来切开的直肠膀胱陷凹的前腹膜，即膀胱（或子宫）侧的腹膜向上提起，剪去多余的腹膜后，用中号丝线缝合于提高并

固定于骶骨前的直肠前壁上。

③乙状结肠切除：将冗长的乙状结肠切除。

术后处理：

①胃肠减压至肠功能恢复。

②静脉输液，维持电解质平衡。

③术后有效抗菌药物应用。

④术后3日拔除引流条。

（4）会阴下降综合征的手术治疗

会阴下降综合征的治疗一般不主张采用手术疗法，建议患者首先要建立及养成每晨定时排便的良好习惯，多食高纤维食品，多吃蔬菜、水果，应特别强调，排便期间需减少努挣力度，酌情使用通便药物，必要时可灌肠通便。

但对有直肠前壁黏膜脱垂或内痔脱出患者，可采用硬化剂注射治疗，如无效则可考虑用胶圈套扎疗法或手术切除。Parks等提出，在做痔切除时如将直肠前壁黏膜大量切除，对某些患者有较好的疗效。对已有粪便失禁的患者，可采用疗程性的骨盆感应电流刺激疗法，进行括约肌锻炼，以改善功能，如果保守治疗无效，必要时可考虑做肛门修复手术。

（5）耻骨直肠肌综合征的手术治疗　耻骨直肠肌肥厚肌束部分切除术。

适应证：耻骨直肠肌肥厚。

麻醉：鞍麻、骶麻或低位连续硬外阻滞麻醉。

体位：折刀位。

手术步骤：

①切口：自尾骨尖上方1~1.5cm处向下至肛缘，切口长约5~6cm。

②游离耻骨直肠肌：术者左手食指插入肛门，扪及后正中位肥厚的耻骨直肠肌，并向切口方向顶起，仔细将耻骨直肠肌表面的软组织切开，仔细分辨肥厚的耻骨直肠肌与外括约肌深部，然后用弯止血钳自尾骨尖下方游离耻骨直肠肌上缘，达直肠后壁肌层后，沿耻骨直肠肌内侧面与直肠后壁肌层之间向下游离，达外括约肌深部的上缘，最后沿耻骨直肠肌与外括约肌交界处将耻骨直肠肌下缘游离，所游离的耻骨直肠肌长约2cm左右。

③切除部分全束耻骨直肠肌：将被游离的耻骨直肠肌用止血钳钳夹，在止血钳内侧将其切除1.5~2cm，将耻骨直肠肌断端缝扎止血。

④缝合切口：用生理盐水冲洗创面，检查直肠后壁无损伤、局部无活动性出血，放置橡皮条引流，缝合皮下组织及皮肤。

术后处理：

①术后禁食3~4日，补液，3~4日后开始进无渣饮食2日，以后逐渐恢复正常饮食。

②术后24小时拔除橡皮条引流。

③术后每日换药1次，一旦患者排便，便后必须换药。

④术后给予抗菌药物以预防感染，如青霉素类、头孢菌素类、甲硝唑等。

⑤术后8~10日拆缝合线。

（6）盆底肌痉挛综合征的手术治疗　目前对盆底肌痉挛综合征的发病原因还不清楚，心理因素可能对该病发生起一定作用，多认为盆底肌群功能异常，未发现器质性病变，临床上本征的发生常合并有会阴下降、直肠前突、直肠内套叠等盆底疾患，积极治疗这些并发症及其临床症状，可得缓解。此外，对患有盆底肌痉挛综合征的患者，Bleijenbery用肌电生物反馈与模拟排便来训练治疗，结果取得了良好疗效，牛虹利用肛管直肠测压仪协助生物反馈疗法治疗，训练患者纠正其排便时的盆底肌肉异常活动，也取得了满意疗效。基于上述原因，目前对盆底肌痉挛综合征的治疗，多主张采取饮食疗法、针灸、理疗、按摩、生物反馈与训练等保守治疗，而不主张手术治疗。部分耻骨直肠肌切断术、耻骨直肠肌全束部分切除术均无效，闭孔内肌自体移植术可获较理想的疗效。

闭孔内肌自体移植术

适应证：盆底肌痉挛综合征。

麻醉：低位连续硬外麻醉或鞍麻。

体位：折刀位。

手术步骤：

①切口：距肛缘1.5cm处的坐骨直肠窝左、右两侧各做一长5cm的切口。

②解剖闭孔内肌下缘：切开皮下组织及坐骨直肠窝的脂肪组织，术者左手食指插入直肠，在坐骨结节上2cm处即或触摸到闭孔内肌下缘，用拉钩牵拉开坐骨直肠窝内组织，在左手食指的引导下用尖刀切开闭孔内肌筋膜，用锐性或和钝性相结合的方法游离闭孔内肌的下缘和后下部。

③闭孔内肌移植：将游离的闭孔内肌后下部、闭孔内肌筋膜缝合在肛管的每一侧壁，即缝合在耻骨直肠肌、外括约肌深层的浅层之间。每侧缝合3针，即前外侧、正外侧、后外侧各缝合1针。3针缝合完后一起打结。

④缝合切口：检查无活动性出血后，放置橡皮条引流，缝合皮肤。

术后处理：

①术后3~4日禁食，然后逐渐恢复正常饮食。

②术后3~4日给予抗菌药物，如头孢菌素类、青霉素类等。

③术后24小时拔除引流条。

④术后每日更换敷料，排便后必须立即清洁切口、换药。

⑤术后第3日开始可每日做局部理疗，如红光、微波、激光等理疗。

⑥术后7~8日拆除缝合线。

（7）孤立性直肠溃疡综合征的外科治疗　孤立性直肠溃疡综合征直肠溃疡的形成，通常认为可能与直肠黏膜缺血和损伤有关，与直肠脱垂的关系也得到了广泛认可。目前对孤立性直肠溃疡综合征的治疗主张以直肠理疗、药物治疗、生物反馈法治疗为主，对合并直肠脱垂者，可采取手术对并发症治疗。其手术指征为：①有直肠脱垂。②经保守治疗无效。③排粪造影有直肠内脱垂。其他手术方式还有Delorme术、直肠腔缩小等，均有一定效果。

（8）初排综合征　初排综合征本身是手术的并发症，其发病原因是多方面的，应积极采取有效的保守治疗措施进行治疗，多不需手术治疗。轻者可戴手套涂石蜡轻轻地扩大肛口，并将干结粪块挖出；若患者出现剧烈腹痛、明显腹胀、恶心、呕吐、不能进食及造肛处停止排便排气，检查发现胃肠型、蠕动波、腹部弥漫性压痛及听到气过水声，结合腹透发现明显的气液平面，应考虑到器质性肠梗阻的存在，及时进行手术治疗。

3.其他疗法

（1）生物反馈疗法　生物反馈疗法是通过工程技术手段，把一些不能被人体感知的生理、病理性活动转化为声音、图像等，并以此为参照，指导功能障碍性疾病的恢复训练，达到治疗疾病的目的。生物反馈疗法在肛肠科的应用始于20世纪40年代，Amoldkeyel首先报告了以会阴压力测定计，指导盆底肌功能训练治疗肛门失禁，近年来应用盆底肌功能失常所致的出口梗阻排便障碍性疾病，取得了较好疗效。RAO等报道了生物反馈治疗肛肠疾病的共识指南，认为生物反馈短期和长期治疗便秘和排便功能紊乱为A级推荐。

生物反馈疗法主要有两种，即肛管压力生物反馈疗法和肌电图生物反馈疗法，前者是通过监视肛管压力变化来指导盆底肌训练。后者是利用监视肌电图变化来指导训练，目前肌电图生物反馈疗法应用最为普遍。

生物反馈疗法具体应用是通过肛管压

力仪的肌电图，在静息、缩肛、模拟排便三种状态下，指导患者做静息、缩肛、模拟排便动作训练，从而使盆底肌群的活动得以纠正。由于该疗法操作方便、经济，患者愿意接受，是治疗排便障碍性疾病的一种较好方法。

出口梗阻性便秘的训练方案：①因盆底失弛缓综合征所致便秘的训练主要分两个阶段：第一阶段为盆底肌松弛训练，主要目的是降低肛管静息压；第二阶段是肛管内、外括约肌等的协调训练，配合呼吸完成瓦尔萨尔瓦动作训练，并在治疗仪的辅助下不断强化。②因盆底松弛综合征所致便秘的训练重点在于提高盆底肌肉张力及耐疲劳性，配合呼吸完成凯格尔动作训练，第二阶段通过在直肠内放置充气球囊模拟排便感觉并逐渐减少充气量的训练方法降低排便感觉阈值，提高直肠敏感性。

（2）红外线凝结疗法　本疗法是用红外线局部照射使其蛋白变性，达到瘢痕挛缩、固定的作用。多用于治疗直肠脱垂，具体操作在肛门镜下进行，在齿线上直肠黏膜作点状散在照射（前位正中不宜照射），照射时间1.5~2秒，不宜过长，也不宜过短。

（三）辨证治疗

1. 辨证施治

（1）热结肠燥型

治法：清热润肠。

方药：麻子仁丸加减。

大黄12g，枳实12g，厚朴12g，杏仁12g，火麻仁30g，白芍30g，玄参30g，生地30g，全瓜蒌30g，当归20g。若大便秘结，排出困难，伴有神疲乏力，口干乏津，加火麻仁30g，肉苁蓉30g；若大便干硬，腹胀，口臭，苔黄厚腻，可加槟榔15g。

（2）气机郁滞型

治法：理气行滞。

方药：六磨汤加减。

大黄12g，杏仁12g，枳实20g，槟榔20g，当归20g，乌药10g，木香10g，沉香3g。嗳气、叹息、闷闷不乐者可加柴胡12g，香附15g。若烦躁易怒，口干目赤者，可加磁石20g，菊花15g。

（3）气血亏虚型

治法：补气养血。

方药：十全大补汤加减。

当归20g，麦冬20g，炙黄芪40g，生白术40g，肉苁蓉30g，玄参30g，生地30g，补骨脂30g，白芍25g，枳壳12g，木香10g，甘草6g。气短、乏力者，加太子参30g，面色无华、心悸明显者加阿胶（烊化）15g，当归12g。

（4）湿热下注型

治法：清热利湿。

方药：二妙散加减。

苍术20g，牛膝20g，滑石20g，黄柏30g，白茅根30g，补骨脂30g，全瓜蒌30g，黄连12g，炒枳壳12g，乌药10g，木香10g，小茴香10g。

（5）气虚下陷型

治法：补中益气。

方药：补中益气汤加减。

党参30g，白术30g，全瓜蒌30g，生地30g，玄参30g，当归20g，槟榔20g，生黄芪40g，升麻6g，柴胡6g，枳壳12g，木香10g。大便干燥者加火麻仁30g，肉苁蓉30g。

（6）阳虚阴寒型

治法：温阳通便。

方药：济川煎加减。

肉苁蓉30g，牛膝30g，补骨脂30g，淫羊藿30g，郁李仁30g，火麻仁30g，蒲公英30g，当归20g，木香10g，乌药10g，肉桂6g。

2. 外治疗法

（1）敷脐疗法　脐也称脐眼，中医称

脐为先天之本，原脐部为神阙穴，脐通百脉，经曰："五脏之动气"，发于脐之上下左右也。足阳明、冲脉皆挟脐，而督脉贯脐中央。任脉通肺以系脐带，故儿在胎中随母脐为呼吸也，冲、督、任皆始于气冲，气冲起于胃脉，一源而分三支。督行背，任行腹，冲脉起于胃下，出于气街，挟脐上行至胸中，上颃颡，渗诸阳，灌诸精，下行入足，渗三阴，灌诸络，为十二经之海主血。带脉横围于腰如束带，总约诸脉，脐与五脏六腑、十二经脉、奇经八脉有着密切联系，通过脐部用药可达到治病的目的，脐疗用药多为散剂或膏剂。《理瀹骈文》中就有大黄附子巴豆散、四生散、大戟红枣膏之脐疗，《中药外贴治百病》也有当归大黄膏、温阳通秘方等脐疗的叙述。

（2）穴位注射 穴位注射是通过针刺穴位机械刺激和穴位注药化学性刺激的双重治疗，以达到治疗疾病的目的。药物对穴位的作用亦可通过神经系统和神经体液系统作用于机体，激发人体的抗病能力，产生出更大的疗效。因此，穴位注射不仅为针刺治病提供了多种有效的特异性穴位刺激物，而且也为药物提供了有相对特异性的给药途径，能减少给药量，且能提高疗效。

（3）针灸疗法 百会、长强两穴均属督脉穴位，艾灸百会通过经络反应，可达升阳提肛之功，长强穴为督脉别络。《针灸大成》注："长强穴为痔之根本"，针刺长强穴能有效地改善直肠、肛门周围组织的营养状态，加速局部血液循环，促进肛门收缩功能，有利于疾病的恢复。肛肠术后及直肠脱垂的患者，可通过灸百会、针刺长强而取得较好疗效。

（4）喷药疗法 局部喷药有使用方便、见效快、疗效好、不良反应小的优点，受到患者的好评。陈晓杨等通过喷药法治疗直肠孤立性溃疡32例，显效24例，有效7

例，无效1例，总有效率96.9%。用药方便，疗效较好，值得推广。

（5）热熨疗法

①将葱白250g捣烂成饼，敷于神阙穴上，上盖厚布一块，用茶壶盛满开水熨烫。每日1~2次，每次30分钟，至壶冷为度。

②用乌桕树皮500g，石菖蒲250g，共捣烂成泥，酒炒，装入布袋，垫坐身下，热熨肛门，药袋冷即更换。每日1~2次，每次30分钟。

（6）点穴疗法 取太渊（补）、合谷（泻）、承山（泻）、照海（补）、膀胱、肾。再配以足三里（补）、中脘（泻）、气海（补），调理肠胃，以助通秘之效。如实热便秘，照海穴改为泻法，加天枢（泻）。每穴自上而下、缓慢进行平揉、压放各100次。阴虚便秘者，手法速度宜慢、不宜快，宜轻不宜重。实结者，手法应缓而重，腹部酌情加以摩擦或震颤。

（7）推拿疗法

①患者仰卧，医者在其腹部推拿，先由上腹而下平抹几遍，继之在脐部及其周围用单手掌顺摩、逆摩的方法分别摩动，掌下触及腹腔内有硬物时，摩动要缓慢柔和，揉摩时间要长，腹内变软后，摩动可略快，接着用双手掌在脐周做接力绕圈的摩动若干遍。一点一点地慢慢加力，使肠壁内津液润通，促进肠内粪物排出。每日按摩1~2次，每次10~20分钟。

②先按揉中脘、天枢、大横，每穴1分钟，然后以顺时针方向摩腹7~8分钟，而后斜推小腹两侧3~5次。

③在脊部两侧膀胱经腧穴从肝俞推至腰骶往返5~7遍，然后按揉肾俞、大肠俞、八髎、长强。

④按揉足三里、三阴交以酸胀为度，每日按摩3~5次。

（8）塞肛疗法

①取皂荚6g，麻油3g，面粉60g，肥

皂 6g。将皂荚碾成细末，与麻油、面粉、肥皂调拌成形，外塞肛门并上下进行滑动。每日 2~3 次。

②将萝卜去皮削成如大拇指大小，在梢尖端涂上凡士林或油类均可，塞入肛门，稍时即通便。若无萝卜用其他鲜菜梗也可。

（9）埋磁疗法　取穴：结肠、直肠、迷走或交感。方法：可用磁块贴敷耳垂背侧，不定时做压穴动作，可贴敷单侧，每 3 日更换 1 次，或两侧同时贴敷，每贴 3 日后停贴 1 日，再做第 2 次贴敷。按耳廓不同部位的形态和大小，分别制作相应大小的磁块，约厚 3mm，充磁后表面磁场强度为 500×10^{-4} T，将磁块放置于耳廓的相应部位，每次可放一侧或两侧同时安放，用胶布固定即可，每日 1 次，10 次为 1 个疗程。

3. 成药应用

①养荣润肠舒合剂。每次 100ml，每日 3 次，口服。

②通便合剂。每次 100ml，每日 2~3 次，口服。

③首荟通便胶囊。每次 2 粒，每日 3 次，口服。

④麻仁润肠丸。每次 1 丸，每日 3 次，口服。

⑤麻仁软胶囊。每次 1 丸，每日 2 次，口服。

⑥苁蓉通便口服液。每次 10ml，每日 3 次，口服。

⑦通秘口服液。每次 20ml，每日 3 次，口服。

⑧通秘丸。每次 9g，每日 3 次，口服。

⑨牛黄解毒片。每次 3~6 片，每日 2~3 次，口服。

⑩黄连上清片。每次 3~6 片，每日 3 次，口服。

4. 单方验方

①热秘：大黄 6g，麻油 20ml。先将大黄研末，与麻油合匀，以温开水冲服。每日 1 剂。

②冷秘：冷秘方（魏龙骧验方）。白术 60g，肉桂 3g，厚朴 6g，生地黄 10g，升麻 5g。水煎服。

③气滞秘：气秘方（黄文东验方）。大腹皮 12g，青、陈皮各 6g，枳壳、乌药、橘叶、玉竹各 9g，生首乌 15g。水煎服。

④气虚秘：双术汤（岑鹤龄验方）。白术、苍术各 30g，枳壳 10g，肉苁蓉 20g。水煎服。

⑤血虚秘：首乌润便散（申田英验方）。何首乌、胡桃仁、黑芝麻各 60g，共为细末，每次 10g，每日 3 次。

⑥阴虚秘：增液汤（《温病条辨》）。玄参 30g，生地黄 20g，麦冬 20g。水煎服。

（四）新疗法选粹

1.STARR 术

经肛吻合器直肠部分切除术（staple transanal rectal resection，STARR）为近年来国内外治疗排便障碍综合征的主要术式之一。适用于中、重度直肠前突合并直肠黏膜脱垂。具体操作：腰麻或硬膜外麻醉，取折刀位或截石位。用扩肛器扩肛，置入肛门镜，取出内芯，将肛门镜固定。在缝合器视野下，于直肠前壁距齿线约 7cm 层面处，自截石位 9~3 点（顺时针）在黏膜下层做半荷包，同法在齿线上约 5cm 层面、3cm 层面处分别做半荷包（上下共 3 个半荷包）。用挡板（压舌板）从肛门镜外侧紧贴直肠后壁插入直肠挡住直肠后壁，置入吻合器，将 3 根荷包线绕吻合器连杆同时收紧打结，自侧孔引出，轻轻拉紧，关闭吻合器，开保险，启动吻合器切断黏膜并同时吻合，取出吻合器，检查吻合口，有活动性出血点用可吸收线"8"字缝扎止血。同法在直肠后壁，做 3 个半荷包，用挡板挡住直肠前壁，置入吻合器，处理同前。最后剪开并结扎两个吻合口连接处形成的"猫耳朵"状黏膜隆起，检查无出血后，置入排气管，术毕术后常规应用抗生素并止血、输液等治疗，3日后开始进半流食。

由于该术式需要使用两把吻合器，操作较为复杂，学习曲线长，而且切除组织容积有限，且能产生较多的并发症，如直肠穿孔、直肠外出血或大血肿以及直肠阴道瘘等，因此，国内外学者一直在寻找一种更为快捷、有效地切除更多直肠组织的STARR改良技术。

Naldini等报道了一种外径36mm，吻合腔容积＞35cm³，且具备4个可视开窗的圆形吻合器，将其应用于治疗排便障碍综合征及脱垂痔的治疗，将该技术命名为TST STARR+。具体操作：腰麻或硬膜外麻醉，取折刀位或截石位。充分扩肛，暴露并以手指触诊确定直肠前突范围，置入肛门镜，取出内芯，将肛门镜固定，用纱布卷做直肠牵拉实验，观察组织脱垂情况，采用降落伞式荷包在脱垂组织最低平面（截石位12、3、6、9点）缝合。逆时针旋开吻合器尾翼至最大位置，将吻合器头部置入扩肛器内，将四点位缝线分别从四个开口视窗内带线器引出并拉紧。旋紧吻合器，牵引的直肠组织通过肛门镜的窗口拉进吻合器的钉槽内，根据前突严重度及直肠组织脱垂情况，从视窗内调整牵拉相应点位缝线的力度，击发吻合器（女性患者做阴道指诊，确定阴道后壁未在钉仓内），完成切割和吻合。固定静待30秒，逆时针旋松尾翼3/4圈，将吻合器退出。仔细检查吻合口，有活动性出血点用可吸收线"8"字缝扎止血。检查无出血后，置入排气管，术毕术后常规应用抗生素并止血、输液等治疗，3日后开始进半流食。

2.TST在治疗直肠前突中的应用

辽宁中医药大学附属肛肠医院及成都肛肠专科医院运用TST治疗直肠前突，具体操作：先在直肠前突最明显处（距齿线5~6cm）的最右侧（约在10点位）进针，深达肌层，沿顺时针方向做单荷包缝合或连续螺旋状缝合，至直肠前突最明显处的左侧（约2点位）止，并打结固定于中心杆上，用带线器将其从吻合器两侧孔分别牵出，适当牵引，使要切除的组织进入吻合器套管内，收紧吻合器，检查阴道壁，击发同时完成对远端直肠前壁的切割和吻合，然后检查吻合口有无出血，如有明显出血点，可行"8"字缝扎止血，术后静脉滴注止血药，适当足量抗生素预防感染，每天常规换药。TST手术在治愈率及总有效率上与临床报告的STARR手术及改良STARR手术疗效相仿，且作为一种新的手术治疗方式既简化了操作，又达到了所需的疗效，还能避免很多并发症的发生，如减少了植入钛钉的数量，可降低术后钛钉引起的肛门的不适感肛管直肠狭窄等，并且极大地节约了医疗成本，避免了医疗资源的浪费，具有经济安全、创伤小、恢复快、并发症少的特点，值得临床推广。

3.结肠水疗仪治疗习惯性便秘

辽宁中医药大学附属肛肠医院采用CTS-3肠道水疗机对56例便秘患者进行大肠水疗的治疗，其具体操作为：患者呈屈膝左侧卧位，用液体石蜡润滑专门插肛器，然后将其慢慢插入肛门，以医用绷带固定。插完后患者转为仰卧位，腰部及脚底着床呈屈膝位，嘱其双手放于胸前，放松下腹部，确认进水管、肛管和下水管连接可靠，温度调至38℃，按定时器倒计时开始，打开进水阀，压力调至7kpa，对结肠注水，时间为3~5分钟，关闭水阀，压力达到10kpa时，肠道内的水及污物即会同时流出，时间约5分钟，此交替过程反复进行7~8次，肠疗中辅以轻柔的按摩腹部，整个水疗过程持续约45分钟，关闭进水阀，按清洗开关约3秒，使系统泄压后，关闭总电源开关即可。大肠水疗治疗3个月后回访，

23例排便通畅，症状明显改善，排便时间少于20分钟，28例患者较前通畅，排便时间由原来30~40分钟缩短为20分钟以内，5例患者无明显疗效。

4. 直肠前突伴会阴下降的综合治疗

（1）经直肠切开修补术　患者取俯卧位，双下肢下垂约45°，用挂钩暴露肛管直肠，在齿线上0.5cm处作一长6~7cm的纵行切口，深达黏膜下层，沿黏膜下层向两侧潜行游离1.5~2.5cm。用2-0可吸收线间断折叠缝合黏膜下层组织，以加强直肠阴道隔薄弱区。然后修剪直肠黏膜，用"4"号丝线间断缝合黏膜切口。

（2）经阴道切开修补术　患者取膀胱截石位，经阴道后壁薄弱区作一椭圆形（长6~8cm、宽3~4cm）切口，深达直肠阴道隔，游离阴道黏膜瓣并切除，用2-0可吸收线纵行间断折叠缝合阴道黏膜下肌层，最后用"4"号丝线间断缝合阴道黏膜。

（五）医家诊疗经验

1. 田振国

慢性功能性便秘的病因病机错综复杂，其病位在大肠，病变多在五脏，病理基础为各种原因造成的大肠气血津液的循行异常，其中，气的功能失常对便秘的影响尤大。田振国认为慢性功能性便秘以正虚为本，便秘为标，临床上以虚实夹杂表现多见，治应"塞因塞用"，从而建立了"以补通塞，以补治秘"的治秘思想，并进一步提出了"调肝理脾健胃，补肺强肾养心，通腑润肠"的具体治疗方法，形成了一套独特的治疗便秘的理论。"从气治秘"是田振国治疗便秘的学术思想的一部分，田振国认为慢性功能性便秘常表现为大肠动力不足，气机不畅，临床时以强肾益气、疏肝理气、健脾行气、润肺助气、通腑降气等方法，进行补气、行气，常收良效。"从气治秘"包含了补气和行气两个方面，应用于慢性功能性便秘时应以补气为主，行气为辅。补气包括了补脾气、补肺气、补肾气等方面，三法临床应用应各有侧重，因脾为后天之本，气血生化之源，故以补脾气为补诸气之本；年老或素体禀赋不足的患者，当重用补肾气之法；伴有肺气不利，或久卧少气的患者，当用补肺气之法，或气血津液已补，大便仍干的患者，亦当补肺行津，津液布散，则大肠得润，而糟粕自通。行气包括了，行脾气，助肺气，疏肝气，降腑气，其中，降腑气又包括了降胃气和大肠之气，降腑气当与行脾气相须为用，使清气得升，则浊气自降；疏肝气，可疏调一身之气机，久病肝郁气滞或实邪阻滞气机，应用尤佳；因肺与大肠相表里，且肺为气之上源，性主肃降，助肺气，使气能专注下行，可达事半功倍之效。因气虚则无以行，故行气之前当先补气，过补当防滋腻，故补气之余不忘行气，而通腑降气为治标之法，不可独自使用，应在补气的基础上进行应用。

2. 蔡淦

治疗慢性便秘患者时强调肝郁脾虚、肠失濡润为病机核心，围绕健脾、疏肝理气、养阴润燥进行治疗，同时又注重辨证求因，在治疗中应用调肺、补肾、清热、活血、祛痰诸法综合调治。潘琦慧等通过收集2016~2018年蔡淦膏方门诊功能性便秘患者137例的处方，统计常见药物频率，并运用SPSS modeler 18.0的Apriori算法进行关联分析，处方涉及中草药170种，对频率＞30%的40味中药进行主要功效分类，结果表明理气药、补气药使用频次居第一、二位，其他依次为清热药、滋阴药、润下药。蔡淦认为，对于功能性便秘的治疗，若单纯以芒硝、大黄等攻伐之剂通腑泻下，虽可缓一时之急，但停药后多复发或发生变证。其对于功能性便秘的治疗以健脾助运为主，多用太子参、茯苓、生甘草、生白术、陈皮、半夏等；行气导滞多用木香、枳壳、枳实、乌药、延胡索等；润肠通便多用火麻仁、杏仁、决明子等；清热化湿多用蒲公英、连翘、黄连、黄芩等；滋养阴津多用黑芝麻、枸杞、黄精、生地黄、桑椹、天花粉等；活血化瘀多用当归、桃仁、路路通等；化痰导滞多用牛蒡子、冬瓜子、紫菀、款冬花等；补肾通便多用胡桃肉、怀牛膝、肉苁蓉等。以上药物药性大多平和，寒温并用，并无大黄、巴豆霜类攻逐峻猛的药物。

3. 龙惠珍

重视患者脾胃气虚与习惯性便秘的关系，强调此病多因饮食劳倦、脾胃气机失调、大肠传导失司所致，从"清阳不能独升，浊阴不可独降"的理论出发，始终着眼于脾升清、胃降浊的生理特点。遣方用药时，灵活运用益气升阳、斡旋中焦、承上启下、调畅腑闭的治则治法。创制益气升阳通便方加减进行治疗，组方如下：黄芪30g，党参30g，生白术30g，升麻6g，枳壳9g，火麻仁15g，秦艽9g，炙甘草6g。诸药合用，升降相应，攻补兼施，因此在气虚型习惯性便秘的诊治中获得满意疗效。

4. 董建华

治疗便秘不通不主张用硝、黄之剂，特别是老年患者，因老年人气血渐衰，以硝、黄峻品，必虚上加虚，会导致虚虚之虞，变生他症，即在某些危重大疑难候中出现便秘，亦不通用硝、黄峻品，如湿温病证见大便不通时，董建华常用皂角子为主药。皂角子入肺与大肠二经，其辛能通上下二窍，并于临床常加大腹皮、枳壳以助通下之功，收效良好。对老年性便秘，董老还常以肉苁蓉、当归为主药，配加麻仁、蜂蜜。肉苁蓉能壮肾阳，兼有润肠通便之功，取其滋肾润燥，当归养血润燥，对阴虚血亏，肠中干燥者用之有显效，麻仁养脾生津，增液润肠，蜂蜜润肠通便，

诸药为伍，滋肾养血，体内津血自生，润燥通肠故而每获良效。此外，董建华以肉苁蓉、当归为主药酌加桃仁、红花、牛膝、麻仁、枳壳等品治疗截瘫患者的便秘也取得良好效果。

5. 陆金根

陆金根认为治疗出口梗阻型便秘时不能简单通便，而应该根据患者的症状、体征及影像学、动力检测等辅助检查结果，先明确诊断，然后结合舌脉辨证施治。对于盆底失弛缓型便秘的治疗多采用清肝泄热、疏通解痉之法，药以龙胆、黄芩、生山栀清肝泻火，玫瑰花、柴胡疏肝解郁、调和肝脾，泽泻、草薢清热利湿，白芍酸苦微凉，柔肝敛肝，土中泻木以制肝旺，与甘草相配缓急和中，缓解肛门括约肌痉挛，火麻仁、瓜蒌仁、郁李仁润肠通便，此类患者通常病程较久，久病必虚，气虚则推动无力，更会加重便秘的症状，故在疾病后期加用太子参、白术、黄芪等药物以补益中气；治疗盆底松弛型便秘以十全大补汤配合补中益气汤加减，药用生黄芪、生白术理脾行气，通达大肠，充盈大肠气血，配党参、茯苓、甘草等健脾益气，加用当归、女贞子、枸杞子、桑椹以滋养肝肾，红花、桃仁破血行瘀，润燥滑肠，炒枳实、莱菔子理气化痰，消满除胀；对于耻骨直肠肌肥厚型便秘，陆老认为是由盆底肌间水肿，收缩不利导致，基本病机为气血壅滞，经络瘀阻，治以和营通络，逐水利络，常用补阳还五汤合少腹逐瘀汤施治；对于直肠前突型便秘，通常先以直肠前突修补术治疗这类患者，术后给予中药治疗，组方时多重用生黄芪和生白术以补益元气，最多可用到60g，加用炒枳实、莱菔子、槟榔理气化痰，消满除胀，以生地黄、麦冬、玄参组成的增液汤以增液行舟，配以火麻仁、瓜蒌仁润肠通便。若患者兼见口干、舌红少津等阴虚症状，可加用南

沙参、北沙参、知母、百合等养阴类药物。

6. 刘沈林

刘沈林认为魄门为五脏使，大肠传导功能与肝、脾（胃）、肺、肾诸脏密切相关，需从五脏辨治；虚证便秘当以补为主，通补结合；实证便秘，以通为要，谨防伤正。胃肠的功能正常与否，与脾之健运、肺之宣降、肾之封藏开合有度，以及肝主疏泄、疏通畅达全身气机的功能密切相关，关键在于气机的疏利及肠腑的通降与否。从疏肝理气调治，常用方有柴胡疏肝散、四磨汤等，药物有柴胡、青皮、陈皮、枳实、槟榔、木香、乌药、香附；根据脾胃生理特性，在治疗便秘时对脾虚患者，采用健脾升清的治疗方法，欲降先升，补气药常和升提药合用，常用的补气药有太子参、炙黄芪、白术、党参，升提药如升麻、柴胡、荷叶、羌活、防风、桔梗。根据"肺合大肠"的关系，在治疗便秘时从宣降肺气着手，采用杏仁、紫菀、桔梗、苏子、枇杷叶等药，取"上窍开泄，下窍自通"之意，亦即"腑病治脏，下病治上"之法也，开肺气以启魄门。刘沈林在治疗老年性便秘和久病体弱，肾元不足患者时常采用益肾阴、补肾阳的方法，所用药物，大多具有补药之体，且有泻药之用的特点，如熟地、制首乌、当归、肉苁蓉、枸杞子、山药、怀牛膝等。

7. 丁泽民

丁泽民对于便秘治疗强调"究其源"，以虚实为纲，次辨寒热，再辨脏腑气血。根据脏腑气血的状态，通补兼施，升降相应，温清并用。临证注重辨证与辨病相结合，既从整体观认识慢性便秘的一般规律，亦随证采用个体化治疗方案。辨病位：慢性便秘基本病变虽为大肠传导失常，但丁泽民认为其与脏腑经络、气血津液、精神情志皆有关，故急先治魄门，缓后调五脏。揣病机：丁泽民认为慢性便秘是多脏腑功能失衡所致，属全身性疾病的局部表现，局部属实，全身属虚，为本虚标实，临床常见肝脾不调、肺脾气虚、肝肾阴虚、脾肾阳虚四证。治疗上：丁泽民善用益气养阴润肠，升降调理枢机之法治疗慢性便秘，佐以行气活血化痰，不轻易使用峻下之剂。

8. 刘颖

刘颖认为慢性便秘的病因病机主要是热结、气滞、寒凝、气血亏虚四方面，涉及经脉主要有胃经、脾经、肝经、膀胱经和任、督、阴跷与带脉，辨证时通过大便、兼症及舌脉情况辨虚实寒热及病变经脉，治疗上将患者按虚实分类，重视从带脉进行调节，强调疏调带脉经气；在临证治疗便秘时，除常规辨证选穴如热秘配曲池、气秘配太冲、虚秘配气海、冷秘配关元等之外，配合大肠、胃或小肠的下合穴、募穴，以调畅腑气，补虚泻实，另外还重视带脉，常选取腧穴如章门、带脉、五枢、维道。刺法以泻法或平补平泻为主。

五、预后转归

排便障碍是临床多个综合征的共同临床表现，其病因复杂，机制也不同其他疾病，而往往合并出现，相互影响，互为因果，恶性循环，致使疾病诊治复杂化。单一方法的治疗往往不能取得预期效果，随着对排便障碍诊断技术的不断改进，研究的不断深入，虽然许多问题尚处于一知半解状态，无论是诊断或是治疗都在发生日新月异的变化，许多新观点、新术式、新药特别是中医药的应用，给排便障碍的治疗开辟了广阔前景。积极治疗并发症，多种方法综合应用，临床已取得较好的疗效，排便障碍目前临床治疗，近期疗效尚令人满意，远期疗效不尽如人意，排便障碍若失治误治，常常形成恶性循环，使病情逐渐加重。

六、预防调护

（1）培养良好的排便习惯，纠正不良的习惯，要养成每天定时排便，不要忍便或忽视便意，排便时不要过度用力努挣。

（2）调节饮食，不要片面追求过精过细的食物，不要因为减肥而过少饮食，要养成多吃蔬菜、瓜果等，要多吃含纤维素丰富的食物，少用或忌食辛辣刺激之品。

（3）加强锻炼，合理安排工作和生活，不要失于节奏，要做到生活工作稳当有序，劳逸结合，起居有常，精神愉快，尽量避免久卧、久坐、久立、久行等，这对预防便秘很重要。

（4）发生便秘时，不要滥用泻药，要注意饮食调节，积极采取有效治疗，切忌让病情任意发展，失治、误治会使病情逐渐加重，使治疗愈加复杂。

（5）经常用温开水或高锰酸钾溶液坐浴，一方面保持肛门部清洁卫生，另一方面通过坐浴、热敷，能增加局部血液循环，对防治盆底肌群的功能失调有很大好处。

（6）坚持每日早晚做提肛运动，每次30~50回，对排便障碍性疾病的恢复很有帮助，对预防便秘也有积极的意义。

七、专方选要

（1）芪蓉通便汤　黄芪30g，党参20g，肉苁蓉15g，白芍15g，当归10g，熟地黄30g，牛膝10g，桃仁15g，枳实10g，杏仁15g，郁李仁10g，麻子仁10g。每天1剂，水煎2次，取汁400ml，分早、晚2次，各服200ml。

（2）冬络汤　冬瓜子15g，丝瓜络10g，肉苁蓉15g，槟榔10g，枳实10g，炒莱菔子15g，怀牛膝10g，熟大黄10g（后下）、玄明粉6g（冲）、鸡内金10g。每天1剂，水煎2次，取汁400ml，分早、晚2次，各服200ml，连服4周为1个疗程。

（3）术枳汤合增液汤加减　生白术60g，炒枳实40g，生地40g，玄参20g，麦冬20g，火麻仁30g，杏仁6g，决明子20g。湿热加藿香15g、黄芩10g，便血加槐花15g、地榆15g，肝郁气滞加槟榔15g、郁金15g，脾虚气陷加人参10g、升麻10g。每日1剂，水煎取液300ml，分3次温服。7天为1个疗程，口服2个疗程。

（4）五仁汤　杏仁15g，郁李仁15g，火麻仁10g，瓜蒌仁10g，桃仁15g，黄芪30g，当归15g，柴胡6g，厚朴6g，太子参15g，炙甘草6g。每日1剂，分两次煎服，连续治疗14天为观察疗程。同时嘱咐患者养成良好的排便习惯，每日清晨可练习排便一次，若无便意，可稍加等待，达到形成条件反射的目的。若条件允许可选择坐便器，营造安静、舒适的排便环境。老年患者应多摄入青菜、瓜果、豆类食物，并增加每日饮水量，可有效避免便秘。

八、研究进展

在排便障碍的研究进展中，人们重点集中在其发病原因及机制上，但在治疗方法的改进方面也作了深入研究，中医药的应用也取得了可喜成果。

（一）病因病机

彭勤燕等认为便秘以大肠传导失常为基本病机，其发生与上、中、下三焦各部功能失调密切相关，且互为因果，相互影响。应辨清病性为寒为热，病位在上焦、中焦还是下焦，以确立相应的治法。在上焦，应追踪患者是否曾有外感病史，是否有恶寒、发热、汗出、鼻塞流涕等兼证，准确鉴别风寒表实证、风寒表虚证、风热证等引起的便秘，灵活运用宣上焦之法；在中焦，应抓住胸脘痞闷、腹胀、苔腻、大便黏腻的症状，运用化湿热、畅中焦之法，疗效甚佳；在下焦，应考虑临证中见四肢不温、腹中冷痛、腰膝酸冷、小便清长、脉沉，无论年纪长幼，当辨为下焦虚寒，法当温阳通便。

刘汶认为，气是不断运动的、具有很强活动性的精微物质，是构成人体和维持人体生命活动的最基本物质，人体的气的升、降、出、入运动协调平衡，才能维持人体正常的生理活动。汉代张仲景称便秘为"脾约""闭""阴结""阳结"，故便秘实为"不通"，与气机壅滞密切相关。临床中以益气通便、理气通便、降气通便之法辨证施治，取得较好疗效。

直肠前突是引起排便障碍的常见原因，正常排便时粪块在人体的腹压和自身的重力以及周围解剖结构的联合作用下做向下向前运动，向下为主要的运动方向，而向前运动时则有压力作用于直肠前壁。在女性，直肠前壁与阴道后壁之间有直肠阴道隔，该隔主要由骨盆内筋膜组成，内有肛提肌的中线交叉纤维组织及会阴体等融合，进一步加强了该结构的强度，抵抗粪块下降时向前作用于直肠前壁的压力。女性经阴道分娩、雌激素水平下降、长期腹压增高、直肠阴道隔发育不良以及退变等众多因素均可造成直肠阴道隔的薄弱缺损，支持强度下降，导致其不能抵抗排便压力，部分压力方向改变而朝向阴道，导致部分粪块陷入直肠前膨出内，不能排出。当排便停止后，粪便又返回到直肠内，使患者产生排便不尽感，从而更加用力排便，进一步导致直肠前膨出加深，形成恶性循环。通过排粪造影，发现直肠前突的深度与盆底下降的程度呈正相关，因此提出直肠前突不是独立的病变，可能是盆底肌松弛综合征的表现之一。另据报道，直肠前突肛管最大收缩压、直肠感觉功能和直肠收缩功能均明显下降，提示有神经损害。直肠前突合并直肠内套叠，耻骨直肠肌痉挛肥厚患者 EMG 表现较复杂，呈混合性损害，

既有神经损害特征，又有肌源性损害表现，治疗起来比较困难，效果较差。

1986 年 Broden 和 Snellman 用排粪造影确立了直肠内脱垂，实质上是直肠套叠的概念。一般认为直肠内脱垂的发病与长期腹内压增加、用力排便以及分娩等导致盆底肌肉薄弱松弛有关。Swash 等提出分娩可引起阴部神经损伤，导致排便困难，长期用力排便造成会阴反复下降，阴部神经受到牵拉损伤，形成恶性循环，最终导致直肠黏膜脱垂。Berman 等则认为肥胖、高龄、肛门部手术或炎症后形成的肛门狭窄等可导致过度用力排便，长期反复用力排便可导致直肠黏膜脱垂，最终形成直肠套叠。Asmanlbre 提到，倒置样息肉样错构瘤和直肠孤立性溃疡，可能是直肠内脱垂的不同病理表现。Allen-mersb 等也推测，直肠前壁黏膜脱垂是会阴下降综合征的一个组成部分，其发病缓慢，排便时会阴向下移动，随访 10 年后有 10% 患者发展成会阴下降综合征，他报告 250 例，男：女为 1：27，平均年龄为 49±16 岁，因而认为直肠前壁脱垂和会阴下降综合征是同一病理的不同发展阶段。

已有研究证实，女性的会阴或阴部神经损伤导致的盆底肌肉无力是女性会阴下降的主要原因。另外，子宫全切除手术及直肠膨出及膀胱膨出修补手术亦与会阴下降有关。且直肠膨出、耻骨直肠肌及乙状结肠痉挛与患者会阴下降程度密切相关。张康为研究发现，肛管静息压与患者动态会阴下降程度密切相关，而肛管最大缩窄压与静息像及动态会阴下降程度均无关。

耻骨直肠肌痉挛综合征，Kuihpers 认为这种持续性痉挛是盆底肌肉功能障碍引起的，近年来研究发现，此证主要为耻骨直肠肌痉挛、肥大、增厚而致。长时间的痉挛致耻骨直肠肌纤维肥大和部分细胞变性的组织学改变，因其病理变化明显，保守

治疗无明显效果，为手术治疗提供了理论依据。李国栋等结合生物学研究推测，盆底失迟缓综合征引起的出口梗阻性便秘可能与以下因素有关。①精神因素引起反馈环路失调：此类患者常常伴有精神心理性障碍，如焦虑、烦躁、抑郁等，使大脑兴奋性增高，不断发出下行激活命令，兴奋γ神经元，提高肌梭敏感性，盆底肌非自主性极度活跃地静息性收缩，当欲行大便时，错误的指令致使盆底肌Ⅰ型纤维在高静息电活动基础上，Ⅱ型纤维的位相性收缩活动，相互矛盾运动；②超负荷收缩引发Ach超常释放：主要缺血性痉挛和TrP痉挛。当盆底肌收缩力过大压迫自身血管引起缺氧、缺血，高浓度的组胺、缓激肽、前列腺素等释放激活了化学感受器，持续刺激与运动神经元建立的神经通路，致使盆底肌持续紧张。另一方面高腹压或肌肉超负荷收缩，均激活TrP引起反常收缩。

（二）用药及治法探讨

便秘有着复杂而多样的发病机制，即使是诊断治疗意见相对一致的慢传输性便秘，其发生机制以及手术后复发机制均不清楚，其手术术式的选择更是充满争议。至于出口梗阻型便秘，其分型依据不清，其症状难以用单因解释，当前的理解可能只是冰山一角，虽然手术治疗的术式多达百种以上，但也多限于对解剖异常结构的恢复，治疗效果也有限。手术永远只是便秘治疗全过程中的一个环节，需要谨慎考虑，严格把握其适应证。

1. 习惯性便秘

（1）赵烨等通过检索中国期刊全文数据库（CNKI）治疗老年性便秘的中成药和中药处方，符合纳入条件的202首处方中共使用中药156味，用药频率≥19的中药30味，其中润肠通便药9味，补血药4味，补气药6味，养阴药4味。用药频次

前10味中药为当归、火麻仁、白术、肉苁蓉、甘草、枳壳、黄芪、白芍、生地黄、玄参。归经分布的前三位为脾（21.04%）、胃（16.92%）、大肠（13.49%）。

（2）穴位埋线法治疗习惯性便秘，选穴 第1组穴取天枢、大肠俞、支沟、足三里，第2组穴取大横、胃俞、曲池、上巨虚，两组穴位交替使用。将0.5~1cm长的羊肠线从7号注射针头的针尖穿入针体（注射针头内作为针芯的28号15寸不锈钢毫针稍退后），线头与针尖内缘平齐，用"两快一慢"操作手法（左手食指和拇指固定在穴位两侧，使皮肤绷紧，右手食指、拇指和中指持针，针尖离皮肤1cm高，手指掌握方向，手腕用力，针尖快速刺至皮下，过皮后缓慢推针至穴位处，右手食指按压针灸针顶部，边退针边放线，退至皮下时，快速出针，同时按压针孔），将羊肠线植于穴位皮下组织或肌肉内，线头不得外露，背部穴位采用斜刺，上、下肢及腹部穴位采用直刺。每周治疗1次，6周后观察疗效。痊愈45.5%，总有效率90.9%。穴位埋线能够对穴位进行埋线和针刺的双重刺激进而达到刺血效应。埋入的线体会随着时间的延长而逐渐吸收、液化、分解和软化，对穴位产生持续性的物理和生物刺激，进而调节人体功能，改善内分泌失调和自主神经功能紊乱等症状，利用经络－神经－皮层－内脏的综合调节，发挥治疗作用。

（3）扎西才让观察口服藏药结合峻导泻法治疗习惯性便秘，入组患者口服藏药六味能消丸，早晚饭后用温水服用，每次2g，每日2次，10天为1个疗程。并给予患者峻导泻法治疗，方用：多麦茵芋10g，麻花桑芜5g，大黄5g，木香3g，柏枝5g，碱花2.5g。将上药混合煎煮后取100ml灌肠液，加入200ml肥羊肉汤，混合后进行灌肠。5天1次，10天为1个疗程。结果显示：

显效 14 例（40%），有效 20 例（57.14%），总有效率 97.14%。

（4）黄芬等观察综合心理干预对习惯性便秘患者心理状态和便秘程度的影响，在常规药物治疗的基础上，观察组患者在对照组患者的基础上配合综合心理干预，结果显示观察组患者便秘程度缓解程度较对照组佳。习惯性便秘患者的焦虑或抑郁情绪能够通过自主传出神经通路影响正常的胃肠功能，而习惯性便秘又引起患者不同程度的心理障碍，综合心理护理干预老年习惯性便秘可以改善心理状态，从而提高生活质量。

2. 直肠前突

对直肠前突引起排便困难的症状，治疗目的是消除薄弱区，加强直肠阴道隔的支撑作用。手术适应证及注意事项：①重度直肠前突，应超过 3cm；②直肠前突内有造影剂存留，表明直肠前突能够导致排便困难；③有明显排便困难的临床症状；④需要手辅助排便，如果排便时用手从会阴部向直肠方向压迫可以排出粪便，说明只是前突导致的排便困难，手术后疗效显著；⑤不合并盆底肌痉挛综合征和慢传输型便秘，如果合并直肠内脱垂，可同时手术治疗。

目前使用的手术路径：治疗直肠前突的手术方法包括经肛、经阴道、经会阴和经腹腔镜修补术。经肛修补术的手术方法：①闭式修补法：主要有 Block 法、Sulivan 法、闭式荷包缝合术；②开放式修补法：主要 PPH 术、STARR 术和补片修补术。经会阴修补术创伤大，经腹腔镜修补术难度大，临床相对采用少。目前常采用的手术方法有 PPH 术、STARR 术及经阴道修补术。

（1）在 Block 术的改良上，于永铎在纵行钳夹直肠前突部位的肠壁黏膜及部分肌层后，剪除钳上组织，用可吸收线自上而下绕钳连续缝合，抽紧后再从下而上连续包埋缝合原切口，切口周围"U"型注射硬化剂，如果肛门较窄或肛直角较小，可于左后或右后位松解部分外括约肌皮下部、内括约肌和耻骨直肠肌至麻醉状态下可以容纳两指。其双重缝合既减少了出血，又降低了术后感染；配合硬化剂注射，使局部产生无菌性炎症，加固缝合。

（2）张芸华采用 PPH 术治疗直肠前突导致出口梗阻型便秘患者 53 例，结果显示治愈 19 例（35.8%），好转 32 例（60.4%），总有效率 96.2%。PPH 通过环形切除脱垂、冗长的直肠黏膜，使得直肠前壁不再发生前突，同时吻合钉形成无菌性炎症将直肠黏膜牢牢固定在直肠壁肌层，吻合钉和周围组织粘连，使得直肠前壁强度增加，减少直肠前突复发。PPH 术是在齿状线上方约 3~4cm 的直肠下段，利用缝扎器对黏膜下层做两荷包缝台，直至黏膜下层，缝合后确认无遗漏然后置入 PPH 吻合器，并将其放开至最大，将头端伸入到缝合荷包水平线远处，接着将缝线收紧并予以结扎，对吻合器进行旋转，使吻合器内的黏膜及具肌层固定，防止发生滑脱，将吻合器激发彻底，将被吻合器切除的组织取出，查看黏膜完整性，检查无出血后，置入排气管。

（3）吴桂喜等通过文献检索及 Mata 分析显示，PPH 术与 STARR 术对于直肠前突治疗的近期有效率无统计学意义，但 STARR 术的远期有效性优于 PPH 术。STARR 通过加强直肠前壁的力量，有效减轻直肠前突情况，改善直肠下端排便过程中形成的囊袋子状结构，提高了直肠最大收缩压，切除了过于松弛的直肠前壁，降低了初始排便阈值和最大排便阈值，改善了直肠下段的顺应性。

（4）罗东等通过对 400 例直肠前突患者 STARR 术后肛肠动力学变化分析，发现患者在实施 STARR 治疗后，肛管舒张压、肛管静息压、最大收缩压、直肠感觉阈值量、直肠最大耐受量、直肠最大顺应性，与术前比较，各项指标均得到了显著改善。通过切除过长的直肠前壁以及后壁黏膜，恢复直肠正常的生理解剖结构，对于直肠生理功能的改善具有重要意义。但环形切除黏膜组织过多，造成术后肛门狭窄、直肠阴道瘘发生可能大，而 STARR 的改良术先在直肠前突最明显处（距齿线 4~5cm）的最左侧（约 2 点位）进针，深及黏膜下层，沿顺时针方向缝一荷包，至最明显处的右侧（约 10 点位）为止，然后同法在齿线上方 2~3cm 处缝一荷包，置入吻合器，收紧缝线打结后，分别用带线器从吻合器两侧孔分别牵出，适当牵引，收紧吻合器。在击发前检查阴道后壁是否被牵拉套入吻合器内，以免造成损伤引发直肠阴道瘘。此法简化操作，也节约了医疗资源，可同时治疗伴随的其他肛管直肠疾病，如痔疮黏膜脱垂等。另外，在重建肛管直肠角问题上，因术野中可直视，更优于其他术式。缺点是不能同时纠正膀胱突出或阴道后疝。

（5）周立青等报道采用 TST 治疗直肠前突所导致的出口梗阻型便秘患者 160 例，治愈 120 例，显效 30 例，有效 10 例，总有效率为 100%，术后均未出现尿潴留、大出血、肛门狭窄、直肠阴道瘘、肛门失禁等并发症，术后随访 1 年，均未复发。TST 手术在继承 PPH 手术"悬吊""断流""减积"的理论依据的基础上，有选择地切除脱垂冗长的直肠黏膜，同样可以悬吊、提拉松弛的直肠黏膜，消除囊袋的形成，使直肠前壁成为一个紧绷的界面。它以只纠正病变部位病理生理结构改变的方式，保留了正常的黏膜组织，保留了正常的黏膜桥，从而减少了术后并发症的发生，有效预防狭窄，同时与 STARR 相比减少了钛钉的植入数量，不仅降低肛门的不适感，维系了肛门的精细功能，更减轻了患者的经济负担。

（6）李帅军采用自动痔疮套扎术（RPH）分层套扎治疗直肠前突。方法是充分暴露直肠黏膜，将负压吸引接头与外源负压抽吸系统相接，并确认负压释放开关处于关闭状态。经肛门镜置入枪管并对准目标，套扎层面的选择为最高层面选择直肠前突最高处，最高层面下移，位于前突两侧边缘为第二层面。第二层面下移，位于前突两侧边缘为第三层面（层面较少时无此层面）。第四层面位于齿状线前突下缘但距齿状线约 1cm 处。在负压抽吸下组织即被吸入枪管内，当负压值达到 0.08~0.1kPa 时，即可转动棘轮释放胶圈。每个层面套扎后，于套扎组织中心处注射消痔灵利多卡因 1∶1 混合液 0.5~1ml，直至饱满状态。检查直肠前壁紧张度，薄弱处无凹陷，九华膏纱条塞入。此疗法是目前创伤最小的手术方法，并可多次重复进行，其治疗的 48 例除 3 例出现术后尿潴留外，未出现直肠阴道瘘、大出血、感染、肛周脓肿等不良反应。

（7）豆红丽等通过经阴道修补加固术治疗直肠前突患者 37 例，治愈 23 例，显效 10 例，有效 4 例，总有效率 100%，术后出现出血 1 例，感染 2 例。术中于阴道后壁黏膜注射肾上腺素，在阴道后壁和会阴皮肤边缘作一弧形切口，长度 3cm，左手在直肠内作引导，用弯组织剪锐性游离黏膜，超过直肠前突区域 0.5cm，而后正中切开并翻转钝性游离阴道后壁黏膜，止血后以 1 号线间断缝合直肠前壁，至直肠黏膜下层，以 1 号线间断缝合肛提肌，3~4 针为宜，如存在缺损过大问题，以 Teflon 修剪后加固，切除阴道黏膜，以 2-0 铬制肠线对阴道后壁进行锁边缝合，以 4 号丝线缝合会阴切口。亦有报道在改良缝合方式的基础上，在肌肉薄弱部分分区荷包缝合结扎，并且让每相邻的两个区有少许的重叠，不仅增加了阴道后壁的厚度，而且创面平整。此外也有人做"Δ"切开修补，适用于伴有子宫脱垂、膀胱后突的患者。

（8）王永彬等经会阴巴德补片植入修补直肠阴道隔，分离阴道黏膜与直肠间组织在直肠肌层同心圆小心缝合闭合膨出直肠，根据缺损的面积将巴德聚丙烯网片剪成适合大小，植入直肠阴道间隔。该术式术野清晰洁净、污染小、术后感染率低，不会造成肛门、直肠狭窄，不会影响性生活。巴德补片是一种治疗各类疝的特殊材料，与组织相容性高，易于裁剪，可修复受损组织强度与弹性，维持直肠阴道隔的正常解剖形态，复发率低，远期效果理想。但无法同时处理阴道和直肠内的病变，且补片费用相对闭式修补术高。

（9）范克锋等对60例重度直肠前突患者行腹腔镜直肠乙状结肠部分切除联合直肠前突纵行柱状缝合术，术中采用气管内插管全身麻醉，患者取头低足高30°改良截石位，气腹压力维持在12mmHg，常规切除冗长部分乙状结肠及直肠，行乙状结肠直肠端端吻合术，不留过多肠管。将食指伸入阴道内，将阴道后壁向直肠方向顶起，于齿状线上前突薄弱处，先中间，后两侧，行柱状缝扎，结扎点间距约1.0cm，纵向排列，分别缝合3次，术后应用抗生素72小时，排气后进流质饮食。与对照组比较，联合前突纵行柱状缝合术的整体手术效果优于PPH。临床中，严重直肠内脱垂的患者多伴有会阴部下降或乙状结肠冗长，因此，针对这部分患者进行PPH效果不佳，且术后也存在一定并发症，包括术后尿潴留、肛门坠胀感、吻合口狭窄等。与此相比，直肠乙状结肠部分切除有助于上提悬吊肠管，从根本上改变解剖学异常，进而改善黏膜内脱垂症状。但应注意，直肠乙状结肠部分切除吻合仍有一定的吻合口漏发生率，本研究中，术后发生2例吻合漏。经腹腔镜修补术难度大，临床

相对采用少。

3. 直肠黏膜内脱垂

手术适应证及注意事项：①排粪造影检查诊断为重度直肠脱垂，最佳手术适应证为直肠脱垂至肛管或双重内脱垂；②应从严掌握手术适应证，经过严格的非手术治疗无效后方可考虑手术；③术前行盆腔四重造影，可了解直肠内脱垂是否合并盆底疝、膀胱脱垂及子宫脱垂，以便了解盆腔整个形态改变，为手术方式选择提供客观依据；④肛肠测压测定能够了解肛门括约肌功能和直肠感觉功能，重点要了解有无盆底肌痉挛，如合并盆底肌痉挛则不能行单纯的直肠内脱垂手术；⑤结肠传输试验正常。

直肠内脱垂的手术治疗方法有两种类型，分为经肛门手术和经腹手术。经肛手术方式：包括直肠黏膜间断缝扎术、硬化剂注射术、经肛吻合器直肠黏膜环切术（PPH）、经肛吻合器直肠切除术（STARR）。无论经肛门或经腹腔手术，术后仍有部分患者疗效欠佳。经肛手术优点是创伤小，患者容易接受。

（1）在加强黏膜悬吊、粘连固定上，孙洁慧报道采用PPH加直肠黏膜柱状黏膜结扎术治疗直肠内脱垂。方法是PPH高位切除松弛脱垂的黏膜，分别于吻合口上方大约8cm、5.5cm、3cm处用组织钳钳夹局部黏膜并提起，7号丝线贯穿缝扎。指检以直肠腔能轻松容两指为度，如仍松弛，可在松弛明显处加行黏膜结扎术。40例患者症状全部消失37例，改善者3例，有效率100%。李东平等将PPH改良，提出在壅滞肛管扩张器口黏膜最中心环单荷包缝合挂线法，即不在肛管缝扎器的辅助下直接在壅滞于肛管扩张器口的黏膜最中心环，做黏膜下的荷包缝合，以2-0带针线从3点位进针，9点位出针时在缝合线上挂0号丝线，再继续从9点位进针缝合至3点位出针，完

成荷包缝合。此缝合法使最中心环口径最小，此处直肠黏膜堆积最多。在荷包缝合上，何群峰等认为做单荷包缝合完全能达到治疗目的，且双荷包并不能增加黏膜切除长度，并有可能带来一些问题，如血肿、出血、操作困难等。

（2）叶晋生等根据直肠瓣膜结扎术和STARR术的优缺点，提出STARR结合直肠瓣膜结扎术的术式治疗直肠黏膜内套叠引起的出口梗阻性便秘。直肠瓣膜结扎术偏重于处理直肠近端壶腹部直肠瓣膜以及松弛的直肠黏膜，但对于直肠远端黏膜以及直肠前突处理效果较差，而STARR手术主要是切除直肠前突以及齿线上约3~5cm的直肠黏膜，使直肠下段黏膜绷紧，从而纠正内脱垂，同时由于吻合口周的炎症反应及瘢痕形成，可改善直肠前突，从而重构直肠中下端的直肠内解剖结构，恢复正常排粪功能。

（3）赵素花等采用改良Delorme手术治疗直肠脱垂者42例，即在Delorme术式黏膜切除、肠壁肌层折叠的基础上，联合实施肛管后方修补术、肛提肌成形术，以改善疾病治疗效果，可有效修补盆底肌肉，闭合肛后三角间隙，以此使肛直角变钝、肛门迁移，并提拉、紧缩肛门，预防疾病复发。

4. 会阴下降综合征

会阴下降综合征的发生可能与盆底肌肉张力下降有关，临床常用检查方法有排粪造影、MRI排粪造影、经会阴超声等。治疗一般不主张采用手术疗法，建议首先饮食及生活方式调节，如上述方法失败则可尝试生物反馈疗法。但尽管直接的盆底修复手术未能取得理想疗效，仍有报道可选择外科手术通过矫正其伴随直肠疾病，间接改善会阴下降。

（1）林友彬采用中药结合硬化剂注射治疗会阴下降综合征52例，中药内服采用健脾补肾法，组成：生黄芪30g，党参15g，升麻10g，柴胡9g，枳实9g，白术30g，黄精15g，枸杞子10g，制首乌15g，肉苁蓉20g，怀牛膝10g，杜仲10g，续断10g。每日1剂，水煎2服，10日为1个疗程，共治疗3个疗程。注射方法：采用双层注射法，内层注射于直肠中下段黏膜下层，先用眼科球后针头注射器吸取药液，于截石位3、6、7、11点齿线上方进针行直肠黏膜下层柱状注射，边注射边退针，每针注射约5ml，总量为20ml。外层注射于双侧肛提肌以上的骨盆直肠间隙及后侧直肠后间隙，用7号腰穿针分别从截石位3、6、9点肛缘外1.5~2cm处进针，进针约5~8cm的深度，到达骨盆直肠间隙及直肠后间隙后，将药液均匀呈扇形注入，每点区域注射量10ml，同时左手食指在直肠内作引导，外层总注量为30ml，注射完毕后，指诊内按摩，促进药液均匀吸收。术后全组无并发症发生，术后便秘症状缓解率78.85%，排粪困难缓解率为73.08%。术后随访，肛上距缩小50例，治愈23例（44.23%），有效26（50%），无效3例（5.77%），总有效率94.23%。

（2）江泽报道采用吻合器痔上黏膜环切术联合消痔灵注射液治疗会阴下降综合征37例，总有效率97.3%。一般于3点位置于齿线上3~5cm处用2-0针带线于黏膜下做一圈荷包缝合，在第一个荷包线的下方0.5~1cm 9点位置黏膜下做另一荷包缝合，切除钉合后，于3点位置肛门外侧1.5cm进针至骨盆直肠间隙，再进针2cm后缓慢注入按1:2比例配制2%利多卡因与消痔灵混合液7~8ml，12点方向距吻合口上约1cm处进针，在直肠黏膜下层均匀注射1:1消痔灵混合液10ml。联合消痔灵注射，一方面保留了PPH手术的优点，另一方面避免术后直肠中上段松弛套叠的黏膜继续下移，保证疗效。

5. 耻骨直肠肌综合征

（1）耻骨直肠肌肥厚经直肠外手术法是由史兆歧设计，所用的切开刀是特制的专用针状切开刀，针状切开刀长 10cm，针体直径 0.15cm，前端呈尖状，一侧为刀刃，长 0.7cm，针末端有手柄。切开方法：骶管麻醉，侧卧位，肛门直肠消毒后在肛门口下侧，距肛门口 2cm，相当于外括约肌皮下层外方，作一圆形（直径 1cm）皮肤切口，切除皮肤及皮下组织。将针状切开刀刺入内外括约肌间隙，另手食指插入肛门直肠内指诊证实针刀尖位于耻骨直肠肌平面的直肠外侧（不能刺破直肠），刀刃侧位于耻骨直肠肌内侧，向外切开该肌，宽约 < 1cm，厚 < 0.5cm（成人耻骨直肠肌平均值宽 1.3cm，厚 0.7cm）。取出针刀后，放入胶条引流，每日更换引流条，先用过氧化氢冲洗，再用盐水冲洗，至组织修复愈合。该法不易感染，不损伤直肠壁，安全准确，方法简单。

（2）郑丽华等采用经肛门耻骨直肠肌部分松解联合内括约肌侧切术及直肠黏膜微创套扎术治疗耻骨直肠肌综合征，步骤：取截石位，经肛门指诊确定肥厚的耻骨直肠肌，自肛缘至齿线上 0.5cm 做纵向切口显露耻骨直肠肌，用血管钳钝性分离肥厚的耻骨直肠肌下端 1~15cm 切断松解，并在原手术切口内做肛门内括约肌的部分切断术，用痔疮自动套扎器在齿线上直肠黏膜 3 点、9 点及 12 点行套扎，形成一等边三角形状，其向心力朝向直肠腔内。治疗后临床疗效及随访 2 个月患者各项症状、体征观察指标得到较大改善，治愈 27 例，显效 5 例，有效 5 例，无效 3 例，临床总有效率达 92.5%。

（3）刘佃温针对耻骨直肠肌痉挛综合征所采用长强穴挂线疗法，利用缓慢切割、引流作用，降低了排便时直肠内压力，有利于直肠排空，避免术后扩肛或肛门失禁并发症发生。具体操作是在肛门后正中或两旁距肛缘 1~3cm 处（视患者耻骨直肠肌肥厚程度）入路，向同方位肛缘方向切开皮肤及皮下组织，用小弯血管钳或球头探针由外向里探入，从齿线上 0.5~1cm 处探出，并引出橡皮筋，进行收紧结扎，仔细结扎出血点，查无搏动性出血后，纳入太宁栓 1 枚，挂线处注射长效止痛剂，纱布包扎固定。术后恢复快，安全性高，无明显后遗症及并发症，克服了手术切除或切断的不足。

6. 盆底肌痉挛综合征（或盆底肌失弛缓综合征）

耻骨直肠肌痉挛和盆底失弛缓综合征易于诊断却难以治疗。最早由 Wasse man 报道，将该病命名为耻骨直肠肌综合征，1985 年 Kuijpers 报道了一种与此相似的疾病，称之为盆底痉挛综合征。我国李实忠教授于 1995 年首次提出盆底失迟缓综合征的概念。目前国内外报道该病无论采用哪种治疗方法，近期疗效明显，远期疗效欠佳。治疗方法包括手术和非手术两种方法。手术方法包括耻骨直肠肌部分肌束切断术、闭孔内肌自体移植术。非手术方法，包括扩肛法、肉毒素 A 注射法、生物反馈治疗方法。

（1）肉毒毒素 A 注射是一项简单的耻骨直肠肌综合征治疗法，它易于施行，不受患者心理因素的影响，也不引起矫枉过正或永久性括约肌损伤，却能减轻耻骨直肠肌的异常收缩，恢复正常排泄功能。于永铎等在 A 型肉毒素注射剂基础上联合古方解郁汤口服治疗盆底肌痉挛综合征，显效 24 例（80%），有效 4 例（13.33%），无效 2 例（6.67%），总有效率 93.33%，明显优于单纯 A 型肉毒素注射组（有效率 66.67%）。但由于毒素 3 个月便失去效力，必须重复注射以维持疗效。

（2）生物反馈疗法用于治疗便秘，应

为首选，其中主要适应证就是耻骨直肠肌痉挛和盆底失弛缓综合征，疗效优于药物和手术治疗。刘经州等采用针刺配合生物反馈疗法治疗盆底失弛缓型便秘患者，选穴：中脘、下脘、关元、气海、天枢、大横、上巨虚、支沟穴，热结内蕴者加曲池、合谷，气滞血瘀者加太冲、行间，气虚血亏者加足三里、血海穴，阳虚者艾灸神阙穴。每日1次，6周为1个疗程。结果显示：治愈32例（68.08%），显效8例（17.02%），有效6例（12.77%），无效1例（2.13%）。生物反馈疗法能够有效调节患者胃肠激素的分泌水平，但联合针刺治疗可进一步改善胃肠激素水平，且能够有效改善患者盆底肌群的异常收缩，使得治疗便秘的作用更加显著。

（3）郑毅等采用耻骨直肠肌全束部分切断＋自体闭孔内肌移植术治疗盆底痉挛综合征42例，疗效满意。步骤：按结直肠手术要求进行清洁灌肠等术前准备。采用腰硬联合麻醉。患者取左侧卧位，常规消毒、铺巾，碘伏消毒肛管及直肠下段。首先实施耻骨直肠肌切断术，在尾骨尖和肛缘中间（距肛缘2~3cm）作一横行切口，长4~5cm，逐层切开，钝性分离外括约肌至深筋膜，暴露尾骨尖，术者左手食指在直肠内向下顶起耻骨直肠肌，弯血管钳沿肠壁与耻骨直肠肌间隙小心分离，用两把止血钳相距1.5~2.0cm钳夹并切除游离出的耻骨直肠肌束，断端缝扎止血。直肠内感耻骨直肠肌已松弛，并可扪及V形缺损，冲洗伤口，切口中间耻骨直肠肌束切断处，以7号丝线横行全层缝合1针，于耻骨直肠肌两断端处以1号丝线全层缝合1针，其余部位可酌情缝合，置橡皮片引流，凡士林纱布填塞压迫。随后完成闭孔内肌自体移植术，耻骨直肠肌切断术后，距肛缘1.5cm处的坐骨直肠窝左右两侧各做一长约5cm的切口。切开皮下组织及坐骨直肠窝的脂肪组织，

术者左手食指插入直肠，在坐骨结节上2cm处即可触摸到闭孔内肌下缘，在左手示指的引导下用尖刀切开闭孔内肌筋膜，用钝锐结合的方法游离闭孔内肌的后下部。将游离的闭孔内肌后下部、闭孔内肌筋膜缝合在肛管的相应侧壁，即耻骨直肠肌、外括约肌深层和浅层之间，每侧缝合3针。注意在缝合耻骨直肠肌及外括约肌时，勿穿透肠壁。术后处理：术后进流食3天；静脉使用抗生素3天；便后换药，保持切口周围清洁；术后24小时拔除引流片，术后9天拆线。

7. 孤立性直肠溃疡综合征

直肠孤立性溃疡是一种慢性、良性诊断的疾病，可以表现为单个或多个直肠黏膜溃疡，有血便和黏液便、排便费力或排便异常等表现，是一种罕见的良性病变。迄今为止，治疗孤立性直肠溃疡没有特效的药物，柳氮磺吡啶不管是口服或者灌肠，效果都不令人满意。对孤立性直肠溃疡综合征的治疗尚无共识，由于本病发病率低、手术例数少、病因复杂，因此文献报道的手术效果不尽相同，有些文献相差甚远。

（1）龚文敬等在学术会议上提出孤立性直肠溃疡综合征手术适应证 ①孤立性直肠溃疡综合征诊断明确，排除恶性疾病；②伴随直肠脱垂或直肠黏膜内脱等排便困难疾病；③经半年以上非手术治疗无效，症状严重者。

（2）海燕等在腰麻下行直肠溃疡全层、完整切除，术后禁食水，静脉点滴喹诺酮类、头孢类抗生素预防感染，局部用甲硝唑纱条换药治疗，术后症状消失。半年、一年分别复查电子肠镜提示，结直肠黏膜未见异常。

（3）谢守勇等采用经肛门手术治疗直肠孤立性溃疡综合征，所治3例患者发病部位距肛缘近，均表现为较大溃疡，予局部清创有利于创面的重新生长，部分病变

的切除及缝合，对于大出血止血效果确切，愈合较快。

（4）陈晓杨等在镜下直接给药治疗孤立性直肠溃疡，药物组成：青黛15g，赤石脂15g，血竭6g，儿茶10g，白及15g，冰片3g，朱砂1.8g，硼砂15g，以上八味中药，粉碎药物，研成细粉，将其混匀。治疗方法：嘱患者在用药前排净大小便，以使直肠无内容物残留，便于操作，让患者摆正体位后（胸膝位或侧卧位），将涂有硅油润滑剂的直肠镜或肛门镜轻轻插入直肠，观察病变部位，将院内自拟中药粉末加入适量香油，放在药碗内调成糊状，在直肠镜或肛门镜观察下直接涂抹患处，根据病变位置嘱患者平卧或侧卧位保持15~30分钟即可，每日1次，以连续治疗20日为1个疗程。结果显示32例患者中，显效24例，有效7例，无效1例，总有效率96.9%，治疗期间未见不良反应发生。

主要参考文献

［1］孙健，梁宏涛．陆金根治疗出口梗阻型便秘经验［J］．上海中医药杂志．2019，53（12）：17-20．

［2］李秋勇．研究结肠水疗与药物疗法治疗慢传输型便秘的临床效果［J］．中国医药指南，2019，17（36）：29-30．

［3］潘琦慧，沈瑜，龚彪，等．蔡淦膏方治疗功能性便秘用药规律数据挖掘研究［J］．北京中医药，2019，38（6）：529-531．

［4］宋任逸，王珺，罗睿，等．刘颖教授针刺治疗慢性便秘临床经验总结［J］．浙江中医药大学学报，2020，44（3）：303-306．

［5］童步青，梅婷娟，傅蔚聪，等．芪蓉通便汤治疗老年便秘的疗效观察［J］．中国中医药科技，2019，26（3）：401-403．

［6］刘小军．自拟五仁汤治疗老年习惯性便秘疗效观察［J］．中医临床研究，2019，34（11）：68-69．

［7］豆红丽，张沁光．经阴道修补加固术治疗中重度直肠前突37例疗效观察［J］．中国肛肠病杂志，2019，39（9）：32-33．

［8］范克锋，王萍，黄玉萍，等．腹腔镜直肠乙状结肠部分切除联合直肠前突缝合术治疗重度出口梗阻型便秘的临床效果［J］．腹腔镜外科杂志，2019，24（10）：774-777．

［9］赵素花，高春波，赵晨鸣．改良Delorme手术在直肠脱垂中的应用价值［J］．安徽医学，2019，40（11）：1262-1264．

［10］沙巴义丁·吐尔逊，刘洁，徐斌，等．经肛门耻骨直肠肌部分松解联合内括约肌侧切术及直肠黏膜微创套扎术治疗耻骨直肠肌综合征疗效评价［J］．中国临床医生杂志，2020，48（3）：339-341．

［11］刘经州，杨红群，黄首慧，等．针刺配合生物反馈疗法治疗盆底失弛缓型便秘的疗效观察［J］．上海针灸杂志，2019，38（9）：1008-1012．

第十八章 结直肠肿瘤

结直肠肿瘤就是发生于结、直肠及肛管黏膜上皮的肿瘤。结、直肠肿瘤有良性与恶性之分，本章要介绍的是结、直肠的恶性肿瘤，即大肠癌，包括肛管直肠癌、结肠癌和特殊性大肠癌。结、直肠恶性肿瘤在西欧、北美等发达国家堪称最常见恶性肿瘤。与世界其他国家相比，我国大肠癌死亡率虽然处于极低水平，但大量资料表明，我国大肠癌发病率、死亡率呈逐年上升趋势，是我国十大常见肿瘤之一，也是肛肠疾病中对人类生命威胁最大的疾病。

结、直肠恶性肿瘤一般临床表现有：大便性状和习惯改变、腹痛或腹部不适、腹部肿块、急慢性梗阻症状，慢性消耗性临床表现，还有一些出现急性结肠穿孔和腹膜炎症状。其共同特点是在肿瘤发生的早期阶段常无症状和体征（随着病情进展，会逐渐表现出一些非特异性的结肠症状，如大便性状和习惯改变），难于与结、直肠炎性、自身免疫性、良性肿瘤及功能性肠道疾病区分开，也是早期大肠癌误诊的主要原因之一。发生于右半结肠的结肠癌，最常见的症状是腹部肿块。癌肿发生于左半结肠则以便血，大便习惯改变，肠梗阻症状多见。肛管直肠癌也以便血、大便习惯改变、疼痛为常见症状。发生于上段直肠癌中梗阻多为完全性，晚期肛管直肠癌有时可有肿瘤突出肛门，常误以为"脱肛"。大肠癌的早期几乎无症状表现，有些仅表现出轻度腹痛及大便频数、黏液血便等肠道刺激症状。青年期大肠癌表现往往为典型便血和大便习惯改变，而老年期大肠癌多表现为便秘和腹部肿块的特点。中医学对结、直肠癌也有"脏毒""便血""肠覃""癥瘕""锁肛痔"等记载，《外科大成》也有"锁肛痔，肛门内外如竹节锁紧，形如海蜇，里急后重，粪便细而扁，时流臭水"的叙述片段，就是对本病的详细描述。

一、病因病机

（一）西医学认识

1. 病因

现代医学对结、直肠恶性肿瘤的病因尚未完全明白，目前认为与下列因素有关。

（1）饮食结构因素

①食物中的脂肪一直是结肠癌形成的可能诱因。Wynder 及 Shigematsu 在 60 年代后期就提出大肠癌的发生主要与食物中的脂肪有关。Mc-keown-Eyssen 及 Bright-see 发现全脂肪特别是动物脂肪的摄入与结肠癌的死亡率有绝对的联系。近期对比病例研究显示，脂肪的摄入量增加可增加大肠癌的发生率。

众多流行病学资料表明：大肠癌的地区发病率与本地区的脂肪摄入量呈正相关。亚洲和南美洲的居民肠癌死亡率很低，而北美、西欧国家肠癌死亡率很高，美国的日本移民发病率也高，通常认为这些地区发病的差异与这些国家脂肪和肉类的摄入量有关。Brey 和 Howell 发现牛肉消费量多的地区与大肠癌发病率高有关。如新西兰大肠癌死亡率是世界之冠。南美洲国家大肠癌的发病率属中等水平，阿根廷却很高，调查发现阿根廷人的饮食中牛肉所占比例较高，Mademanwynder 则认为可能与摄入的牛肉中的脂肪占的比例高有关，因为最瘦的牛肉也含有 30% 的脂肪。

波士顿大学 1977 年对 3 组大白鼠都给以致癌物 OMH，但所给脂肪不同，一组给大量植物油（含不饱和脂肪酸）；一组给以大量动物性脂肪（饱和脂肪酸）；第三组给以低脂肪饮食。结果是：摄取植物油的大白鼠100%患肠癌，摄取动物脂肪的大白鼠85%发生癌症，而低脂肪饮食的大白鼠发生肠癌的只有50%。

动物模型研究发现，食物中脂肪的数量与结肠癌有密切地联系。实验测定含20%及5%脂肪的食物对致癌物如1，2-二甲联氨（DMN），醋酸甲基氨本甲醇（MAM），2，3-二甲基氨基二苯（DMAB）或甲硝基脲（MNU）引起的结肠癌形成的影响不论致癌物是什么，喂食高脂肪的动物结肠癌发病率较喂食低脂肪的高。但Nauss等应用含24%的玉米油、牛油或Grisco的高脂肪食物喂养的由DMN诱导结肠肿瘤的动物，没有起到促进肿瘤发展的作用。Bull等发现高牛脂食物能增加经AOM癌诱导的小鼠的肠肿瘤发生率，但在给予致癌物前及过程中进食这一类食物者无此作用。说明过量的牛脂是在肿瘤诱导的起始阶段以后发生作用的。Beddybs等将23.5%及5%的玉米油分别在癌诱导前及过程中（癌起始阶段）喂食小白鼠，发现两组的结肠癌的发病率皆未增加，但将上述两种玉米油在癌诱导后（即发展阶段）进行喂食，喂食23.5%玉米油组结肠肿瘤的发生率远高于5%的一组及其在癌症起始阶段喂食组的发生率。这结果表明，玉米油对结肠肿瘤形成的影响是在发展阶段而不是在起始阶段起作用。Beddybs等用富含Omega-3脂肪酸的鱼油在癌起始阶段喂食动物。与同时喂食5%玉米油的一组比较，具有显著降低大肠肿瘤发生的作用。因此，在癌起始阶段，食物脂肪促进癌形成的作用有赖于其类型及其脂肪酸的成分。对脂肪酸成分不同的玉米油、椰子油、橄榄油、红花子油及鱼油的作用进行试验，在高低脂肪喂养的动物之间，不论脂肪类型如何，消耗的总卡热量、蛋白质、微养分和纤维是可以比较的。食用高玉米油和高红花籽油（23.5%）饲料动物AOM诱导的结肠肿瘤的发生率高于进食低脂肪（5%）饲料的动物。椰子油、橄榄油、大鲱鱼油含量高的饲料对结肠肿瘤无促进作用。玉米油及红花子油富含Omega-6脂肪酸（亚油酸），椰子油富含未饱和脂肪酸（油酸），橄榄油富含中链脂肪酸（月桂酸），而鱼油富含Omega-3脂肪酸（二十二碳六烯酸及二十碳五烯酸），不同的脂肪在结肠癌形成的过程中的作用不同，表明脂肪酸的成分在结肠肿瘤的发展中是决定性的因素之一。实验室资料显示，进食高质量的鱼油会改变脂肪酸整合入结肠黏膜及肿瘤微粒体的过程，与用23.5%的玉米油喂食的动物微粒体相比较，前者中的Omega-3脂肪酸代替了后者的诸如亚油酸及花生四烯酸的Omega-6脂肪酸在结肠黏膜及肿瘤中的活动。

综上所述，饮食中脂肪数量及类型在调节结肠肿瘤的形成中起着重要作用，它很可能是作用在肿瘤形成过程中的激发阶段。

②饮食中的纤维素在营养学中一直被营养学者看成是几乎完全没有价值的东西，认为纤维素的缺乏不会产生缺乏病，只有预防便秘的作用。到20世纪40年代Cleane发现西方许多常见病如肥胖、糖尿病等都与大量摄入精制食物如精制白面粉、食糖等有关。到20世纪60年代中期，Burkitt调查发现，非洲乡村大肠癌发病率极低，占全部癌症的1.5%~2.5%，西欧、北美却占全部癌症的15%~16%，提出大肠癌的发生率与饮食中富含精制碳水化合物，缺乏饮食纤维有关的"纤维假说"。Burkitt的纤维假说认为，富含纤维的食物能增加粪便，稀释致癌物的浓度，缩短肠道通过时间，减少致癌物与大肠黏膜的接触，防止大肠癌的发生。1975年以色列学者进行一项研究，

通过对 6 家医院 198 例结肠癌和 177 例直肠癌患者及上述 6 家医院的外科患者，医院附近的居民进行了调查，发现结肠癌患者中平时食用含纤维 0.5% 以下的食品者明显多于外科患者及居民，而这项研究对直肠癌患者未见明显差异。1978 年 Reddy 等对芬兰农村地区农民的饮食、粪便及大肠癌高发的纽约市民的饮食、粪便作了分析对比，发现两组人群脂肪、蛋白质的摄入量大致相同，粪便次级胆汁酸排出量也大致相同，而芬兰农民由于饮食纤维素量多，粪便量是纽约市居民的 3 倍，次级胆汁酸浓度、葡萄糖苷酸酶的活性都显著低于纽约市居民。1980 年国际癌症中心对丹麦、芬兰大肠癌发病率不同的 4 个地区人群的饮食、粪便作了进一步的研究，发现 4 个地区中大肠癌发病率以丹麦哥本哈根市最高，丹麦农村坦姆地区与芬兰赫尔辛基市为中等发病地区，芬兰农村中的里卡拉最低，最高与最低地区发病率相差 3 倍。对这 4 个地区各 30 名 50~59 岁男性的饮食研究发现，4 组人群都有高脂肪饮食习惯，在脂肪的摄入量上无明显差异，而摄入纤维量是有显著差异，大肠癌危险性及粪便胆汁酸、类固醇浓度与总纤维摄入量呈正相关。从而说明了高纤维饮食可降低高脂肪高肉类饮食人群中大肠癌的危险性，其原因可能是纤维饮食增加了粪便量、稀释了高脂肪饮食者的肠道胆汁酸的浓度。同年德国的一项研究也表明，纤维的大量摄入可降低结肠癌的发生。而病例对比研究的结果与此有所矛盾。用来评定食物中纤维及含纤维食物的作用的 19 个研究显示，3 个无拮抗作用，2 个反而有增加的趋势，13 个具有拮抗作用。近几年的研究表明：诸如纤维素、半纤维素、果胶、树脂及一种非糖类的物质（木质）之类非淀粉性多糖多相群的食物，其防癌作用取决于食物中的纤维的特点和来源。饮食中某些纤维素具有抗癌作用的原理可

能与降低肠道中的致癌物、癌症促进因子的扩散与吸附有关，影响肠道菌群的代谢活动及其组成，相应地改变了肠道代谢中的非淀粉性多糖、脂肪、蛋白的降解物，肠道菌群产生的降解物的数量及类型部分地取决于某些饮食纤维的性质。这些降解物在结肠内可作为致癌物或抗癌物而起作用。因此，某些饮食纤维的摄入可能在激活或灭活致癌物、致癌因子方面起了重要作用。某些食物中纤维还可引起肠道黏膜上皮的结构及功能的改变，调节结肠黏膜细胞的增生与爬行速率。有人应用动物来研究饮食纤维的类型及数量对结肠癌形成的影响。另一研究中，喂食含 1% 玉米外壳的半合成食物的动物其发生结肠腺癌的数目增加，而喂食含 7.5% 木质食物的动物的结肠腺癌的数目与喂食含 5% Alpiacel 的对照组相比有明显的减少。Barnes 等研究了含 20% 玉米油的半纯净食物内加入 20% 的小麦麸、糠、玉米壳及豆渣在用 DMH 诱导的小鼠身上的作用。喂食小麦麸、糠、豆渣的各组，其结肠肿瘤的发生得到了抑制，而喂食玉米外壳的一组，其结肠肿瘤的发生率都增加。综上所述：食物中纤维在结肠肿瘤形成中的抑制作用取决于纤维类型。在动物模型中小麦麸似乎有持续的抑制结肠肿瘤的发展作用，其他类型纤维的实验结果相互矛盾的原因可能是因为实验方案用来诱导结肠肿瘤的致癌物的数量及类型的不同，或许更重要的是饮食中成分不同而引起的，尚有待于进一步研究。

③饮食中热量摄入限制会降低小白鼠自发性的及化学物引起的肿瘤的发生率。这是 Tannenbaum 及其他研究的结论。Polland 及 Tuckert 发现降低 25% 的热量摄入对醋酸 MAM 诱导结肠癌的作用无影响（需经过宿主激活但对 MNU 直接引起癌变），而 Klurfeld 等发现降低 40% 的热量摄入能抑制 DMH 诱导小鼠结肠癌形

成。Polland 等将 AOM 诱导结肠癌分为两组，其发展阶段分别喂食高脂肪饮食及降低 30% 热量摄入的饮食，前者作为对照组，后者作为试验组。结果试验组结肠肿瘤较对照组发生率低。Reddybs 等应用不同水平的热量限制来考察其作用，这一试验分三组，皆予以高脂肪饮食，但热量分别减少 10%、20%、30%。结果后两组中结肠肿瘤的发生率及其数目较之第一组有明显降低。由此可见，不同水平的热量限制具有明显不同的限制结肠肿瘤发生的作用。结果全热量的摄入在进食高脂肪饮食并用 AOM 诱导结肠肿瘤发生的动物身上有显著的作用。目前，饮食中热量的摄入与大肠癌的关系尚缺乏临床资料，尚需待进一步研究以明确其中关系。

④饮食中特种酒精饮料与结直肠癌的关系到目前为止流行病学与动物实验未获得一致结果。就近年来许多调查结果表明，饮用特种酒精饮料与结直肠癌具有一定关系。澳大利亚学者大量调查结果是：每日饮 5kg 以上啤酒的人最容易患直肠癌。日本对 46 个县的调查表明，果子酒与男性直肠癌有关。英国的斯托克斯在 166 名男性中发现肠癌发生与啤酒消费之间有明显关系。通过 1200 名中年挪威人的调查发现啤酒和高度蒸馏酒消费频率与结直肠癌发生有剂量反应关系，其中与啤酒的关系最大。维特尔等人发现在 19 个国家中啤酒消费与结直肠癌之间的相关数为 0.78，与其他酒类饮料的消费关系不大。而有人对芬兰、堪萨斯及挪威肠癌患者的研究发现，肠癌与啤酒消费量之间没有明显关系。最近，美国伊利诺斯大学在动物实验中得出了啤酒能减少肠道肿瘤的发生的结论。有关酒精饮料与肠癌的关系尚未定论。

（2）慢性炎症因素　Deveroede 对 396 例慢性溃疡性结肠炎病例进行统计，结果为病史在 10 年、20 年、40 年内恶变率分别是 3%、20%、43%。另有资料表明：慢性溃疡性结肠炎患者发生大肠癌的机会比正常人高 5~10 倍，通常认为溃疡性结肠炎病程愈长，大肠癌发生率愈高。有资料统计溃疡性结肠炎病史少于 10 年，癌变率为 2.4%，超过 10 年以上则为 19%。发病年龄愈小，发生癌变的可能性愈高。一般认为克罗恩病结直肠癌危险性远低于溃疡性结肠炎癌变的危险性，但越来越多的证据显示，如果总病程和结肠病变程度相同，克罗恩病的致癌危险性至少与溃疡性结肠炎致癌危险性相同。慢性菌痢、阿米巴痢疾、结肠憩室炎等慢性肠道疾病也可通过肉芽肿、炎性和假息肉阶段而发生癌变。Holly 等发现患有肛裂、肛瘘和痔疮的女性，其患肛管肿瘤的危险性增加了 2.3~3.3 倍。而如果有肛裂、肛瘘或最近 1 年内有几次痔疮发作史的同性恋和异性恋男性则有相同的患肛管癌的危险性。另有资料表明：患肛瘘、肛裂、肛周脓肿和痔疮病史的患者有较高的肛管癌发生率，肛管癌患者中既往有肛瘘、肛裂和肛周脓肿者占 28%~60%。

（3）良性肿瘤恶变　目前，绝大多数结肠癌是由原在的腺瘤演变而来，也已被众多学者承认。有关结肠腺瘤与结肠癌发生的关系报道很多，从不同的角度加以论证。

①从患者年龄的相关性看，患腺瘤患者的平均年龄比结直肠癌患者低 5~7 岁，符合腺瘤癌变的时间过程。

②从解剖角度看，结直肠腺瘤与大肠癌好发部位相一致，均好发于直肠和乙状结肠。

③组织学检查可见到轻、中、重度典型增生，原位癌到浸润癌的演变过程中，约有 10% 的大肠癌组织学检查中可见到残余的腺瘤组织随癌的进展而减少，并且屡屡发现残存的腺瘤组织中有结肠癌，此种微小癌灶极少能在正常黏膜中看到。

④临床研究表明，经内镜切除息肉，可防止其发展为癌，预防性切除结肠腺瘤可明显减少以后癌的发生。伦敦 St.Mark 医院对家族性息肉病患者进行结肠切除术，显示以后癌的发生率下降。

⑤30% 大肠癌有残存的腺瘤性息肉。

⑥不同地区尸检大肠腺瘤检出率与该地区大肠癌的发生率呈正相关，不同地区腺瘤的临床检出率与该地区大肠癌的发病率也呈正相关，而大肠癌发病率上升的地区，大肠腺瘤的检出率也随之上升。以上几个结果均一致表明结肠腺瘤与结肠癌发生呈正相关。

⑦动物模型试验表明，诱发动物大肠癌的试验中同样见到大肠腺瘤的高诱发率及两者较高的并存率。

⑧从肿瘤的生物学特性看，腺瘤良性区与恶性区有相同的染色体异常，从而进一步说明结肠腺瘤与结肠癌的相关性。

基于流行病学和组织病理学的研究，近年发现遗传和环境因素对腺瘤的发生和癌变起相当大的作用。多发腺瘤是基因突变的信号，而低纤维素饮食可促使腺瘤癌变。分子生物学的研究手段能提示腺瘤的转归，非整倍体存在于半数以上结肠癌病例，也可从 5%~15% 腺瘤中测出，是预后不良的指标。与基因活动有关的 DNA 的亚甲醇可从结肠癌和腺瘤中检出，而不存在于正常结肠黏膜。各种检测均说明在大肠腺瘤中有 DNA 质和量的改变，是一种癌前病变。

（4）维生素 A 和维生素 D

1）动物实验发现缺乏维生素 A 的大鼠接触黄曲霉毒素时明显增加结肠癌的发病率，饮食中如增加维生素 A 则有明显的保护作用，可以减少黄曲霉毒素所诱发的结肠癌。这表明，化学致癌物容易诱发维生素 A 缺乏动物发生结肠肿瘤。对维生素 A 拮抗结直肠肿瘤的机制目前还不太明了，可能原因为：

①维生素 A 对上皮组织的分化有调控作用，它可使上皮组织细胞向成熟的非角质化细胞发育，缺乏时，可使上皮细胞分化导向角质化形成鳞状细胞，最终发展成癌。

②维生素 A 可改变致癌物的代谢或者起载体作用。

③维生素 A 可增强动物的免疫反应，增强对肿瘤的抵抗力。

2）维生素 D 通过其活性形成物 1, 25-（OH）$_2$D，在人体的钙代谢调节中起着重要作用。20 世纪 80 年代初 Garland 提出维生素 D 与大肠癌的发生有关，其与结肠直肠肿瘤发生、发展、抑制增生和促分化的作用在国内外日益引起重视。20 世纪 80 年代的许多文献提出：经饮食或其他途径摄入较多的维生素 D 能降低结、直肠肿瘤的发生率。Bargor 认为长期维生素 D 缺乏可增加结肠癌的发生，高维生素 D 摄入与结肠黏膜癌前病变的减少有显著联系，Heaney 的研究也显示相同的结果。Emerson 分析美国 9 个地区癌登记，资料证实阳光照晒有利于减少直肠癌的发生，从而为维生素 D 的作用提供了佐证。在维生素 D 对结肠直肠肿瘤作用的整体水平研究中，Belleli 利用 DMH 诱发大鼠结肠肿瘤的模型，按 DMH 作用前、同时和作用后每只注射 1, 25-（OH）$_2$D 400ng 分组，检测反应结肠上皮增生状态的鸟氨酸脱羧酶（ODC）活性及肿瘤发生数，发现 DMH 作用前予 1, 25-（OH）$_2$D 能显著抑制 DMH 所致的 ODC 活性增长，显著降低肿瘤数达 50%。Shabahang 则发现 DMH 作用后注射 1, 25-（OH）$_2$D 组肿瘤数比 DMH 对照组显著降低，仅为后者的 39%，显示维生素 D 对结肠恶性肿瘤的发展亦有抑制作用。Kaurawa 的实验也得出类似结果。在离体实验研究中，Thomas 用隐窝组织增生速率（CCPR）和 KI-6T 单抗标记指数判断上皮组织增生率，发现 1~10pmol/L 的二羟 D_3 能显著抑制人组织培养的人直肠上皮细胞增生，同时维生素 D 及其衍生物 Calapotriol 显著抑制人结肠癌细胞株 TH-29 的生长；在腺瘤组织中，维生素 D 对正常、癌前与恶性结肠上皮的增生均有抑制作用。Gross 通过观察 Caco-2 结肠癌细胞株对氚标记胸腺嘧啶核苷的摄取判断组织增生状态，发现维生素 D 显著抑制细胞对核苷的摄取，表明维生素 D 抑制结肠恶性肿瘤细胞生长的作用，而这种作用受到表皮生长因子的促进。Hallin 的类似研究进一步揭示 Caco-2 细胞的生长抑制对 1, 25-（OH）2D 存在剂量依赖，且二羟 D_3 显著提高作为其分化标志的 AKP 的酸活性与 mRNA 表达，显示维生素 D 的促分化作用。Kane 在 HT-29 细胞株上也获得相同的结果。近年来对维生素 D 多种衍生物的研究也显示了它们的抑制结肠肿瘤细胞生长的活性，表明维生素 D 是防止结肠上皮细胞恶变，调节其生长和分化的重要因素。通过动物实验和细胞培养，维生素 D 对结肠直肠肿瘤具有抑制增殖和促进分化的作用已日益被人接受，而其确切的作用机制尤其在分子水平上还需做进一步的研究。

（5）微量元素铜、锌、铁、硒、钾、钼、钙　近年来，微量元素与大肠癌之间的关系越来越受到重视，对微量元素与大肠癌关系的研究十分活跃。许多研究表明，微量元素钙、硒、钼、钾、铁、锌、铜等均有预防结肠癌的作用，其中铜、锌、铁、硒被认为是具有抗癌作用的必需微量元素，它们都具有清除自由基、抗脂质过氧化、保护生物膜及调节多种酸活性的作用，以此来产生防癌、抗癌作用，同时，它们之间又有着相辅相成或相互抑制的复杂链式关系。凌瑞等通过对直肠癌患者血清及癌组织中的铜、锌、铁、硒 4 种元素进行测定分析，结果显示，直肠癌患者血清铜及铜、锌比值升高，而血锌呈下降趋势，与大多数报道结果相同。铜具有抗脂质过氧化作用。铜离子可明显降低去甲基化酶活性，而使多种亚硝胺的代谢活化能力受到抑制。直肠癌血清锌值降低目前认为与以下原因有关：

①直肠癌患者多有人血白蛋白减少，使白蛋白之结合态锌（约占血清锌 70%）减少。

②癌肿生长消耗大量锌。

③肿瘤患者饮食量降低及肠道吸收减少而致锌摄入不足。

④铜、锌元素在体内之拮抗作用。

凌瑞等还认为，直肠癌患者血清铜、锌比值的升高可能是癌发生后而导致的一个结果，是直肠癌患者机体产生微量元素紊乱的一个表现形式，而不是癌发生的原因。铁的含量异常有无诱癌作用，目前未见报道，直肠癌患者血清铁及组织铁的降低表明机体总铁水平降低必然会导致贫血加重，免疫功能降低，相关酸活性降低而使机体抗病能力降低。钾对结肠癌的预防作用已得到流行病学资料、病例对照研究和动物实验的证实，但作用机制尚不明确，目前推测可能是增加细胞的单价离子的浓度，使核内染色体更加折叠紧密，使核小体形成更多的螺旋形结构，更能抵抗致癌物的袭击。

硒是目前研究最明确的对结肠癌发生有保护作用的微量元素。普遍认为：

①硒可以阻碍致癌物在体内的代谢过程。

②硒是谷胱甘肽过氧化物酸（8GSH-PX）的成分，此酸可以分解人体脂质过氧化物及过氧化氢，具有抗氧化作用，可以保护生物膜免受损伤。

③硒在一定范围内对细胞免疫、体液免疫的非特异性免疫，均有不同程度的促进作用，从而激活免疫反应。

④硒通过微粒体可减弱 PMBA 的致突变活性。

⑤硒对肿瘤的直接杀伤作用。

钼与大肠癌的关系的研究可以从以下 3 个方面理解：

①钼是植物亚硝酸还原酸的组成元素，此酸可使亚硝酸还原为氨，使致癌性得到解除。

②钼是一种抗氧化剂，人体中缺钼即缺乏抗氧化剂，也等于防止致癌物活化的保护剂。

③钼的缺乏有地域性关系，某地区土壤钼缺乏，可致人体缺钼。美国东北地区的中北部为大肠癌高发区（死亡率在 1715/10 万以上），其他地区则为低发区，地理学研究发现，大肠癌发病率高的地域土壤中含钼量低，为缺钼与大肠癌高发的论点提供了佐证。

钙与肠癌的关系过去少有报道，近年有人发现二者存在相关性，摄入钙质丰富的食物如牛乳、鱼和蔬菜，或直接补充钙剂，可降低患者结直肠癌的危险性，其确切的机制尚不明白，而近年维生素 D 的摄入能减少大肠癌的发病率被越来越多的人所接受，也为钙与大肠癌的相关性给予了有力的支持。

（6）肠道 pH 值、肠道菌群与细菌酶的活性

①关于肠道 pH 值与大肠癌的关系，1908 年 Metchnikaff 报道了酸化肠道有保护肠黏膜的作用。1983 年 Pietrosti 通过病例对照分析表明结直肠癌患者的粪便 pH 值为 8.0，对照组为 6.6，前者高于后者，Samelson 的动物实验也支持上述观点，而 Lupton 在 1985 年用乳果糖、山梨醇硫酸镁酸化肠道，结果是肠内酸度增高，肠上皮 S 相细胞增多，从而认识到酸性环境可促进细胞 DNA 合成。Ingram 用 3.3% 乳果糖和 22% 脂肪饮食，未发现肠道酸化对大肠肿瘤的发生有任何影响，这与 Metchnikaff 的观点背离，而近年的流行病学资料和实验室研究表明，酸化肠道可以抑制肿瘤的发生。

②许多研究表明，肠道菌群可把饮食成分转化为具有生物活性的化合物和致癌物，也可把内源性分泌物转化成该类化合物，还可从前体中产生特殊的致癌毒素，由此可见，肠道菌群与大肠癌的相关性。Finegold 研究肠道菌群的分布发现，从回肠到直肠的大便中厌氧菌含量上升，需氧菌含量下降，厌氧菌在乙状结肠的数量是回肠中的 17714 倍，需氧菌则为厌氧菌的 1/50。流行病学研究表明，大肠癌高发于乙状结肠和直肠，进一步表明了厌氧菌与大肠癌的关系。代谢流行病学的研究表明，高脂肪饮食习惯的结肠癌高发人群粪便成分与低脂肪饮食习惯的结肠癌低发人群的粪便成分比较有明显区别，前者粪便中厌氧菌多，需氧菌少。

③肠菌均有活化致癌的作用，如大鼠口服苏铁苷可致肠癌、肝癌等，但皮下或腹腔注射或无菌大鼠口服苏铁苷却不致癌，原因是未经肠菌素产生的 β- 葡糖醛苷酸酶的作用，使其释放有致癌性的甲基氧化偶氮甲醇。Tokoha 把肠菌的 β- 葡糖醛苷酶抑制后，偶氮甲氧烷的诱癌率明显降低。大肠癌高危人群中此酶活性显著升高，有利于游离致癌物。

（7）病毒　病毒可引起良性或恶性肿瘤，现在已证实。在一些良性或恶性肿瘤中，可以看到病毒小体，但是哪些类型病毒是致癌物质，尚在研究中。能诱发肿瘤的病毒很多，在自然界中普遍存在，但只有在一定条件下才能致病。

病毒包括人类乳头状瘤病毒（HPV）、单纯疱疹病毒（HSV）等。德国有资料显示：性活跃的成人中，生殖道 HPV 阳性者占 10%~12%，在有生殖道 HPV 感染者

中，约有 50% 病例可发现 HPV-16 基因，而这一基因在肛管恶性上皮肿瘤中被发现。Holmes 及 Daling 等通过多种因素综合分析，HSV-2 感染作为肛管癌的流行病学因素，远比年龄、性别及性生活因素重要。Holly 还报告：有淋病病史的患者，患肛管肿瘤的危险性比同性恋男女分别增加 3.8 倍和 2.7 倍，有梅毒病史的男性同性恋者，患肛管肿瘤的危险性增加 3.8 倍。病毒可改变细胞基因，进而在肿瘤因子的作用下导致肿瘤形成，这就促进了病毒与肛管肿瘤发生的相关性。

（8）免疫抑制　在自身免疫性疾病中，有些患者也常合并肿瘤，如溃疡性直肠炎患者患肠癌的可能性比正常人高 30 倍。人体免疫功能异常，如细胞免疫功能的抑制在患者中普遍存在，随着细胞免疫反应性下降，癌的发病率就增高。细胞免疫功能的抑制可能是直肠癌发生发展的一个重要因素。

Penn 等研究发现，因肾移植而长期应用皮质类固醇激素和环孢素 A 者（医源性免疫抑制），患肛管肿瘤的危险性增加 100 倍，这一发现引起了人们关于免疫抑制与肛管肿瘤的思考，但目前资料不多，仅就肛管肿瘤是由人类免疫缺陷病毒（HIV）直接引起的还是继发于因病毒感染导致机体免疫抑制，其机制尚未定论。

（9）社会、心理、精神情绪　人的各脏器受自主神经调节，大脑是中枢器官，人体大脑的各种思维活动通过神经系统调节全身各部位脏器的生命活动。而人不同于动物的特点就是具有思维活动，对外界的多种刺激能做出反应，也能引起全身各部的变化以适应外部环境。因此，社会、心理、精神情绪对大肠癌的发生显然不能没有关系。心理社会因素与遗传、生理、生化、免疫等因素一样，在疾病的发生、发展、治疗和预防中起一定的作用。近年来学者也对心理社会因素与癌症的关系进行研究，发现食管癌、胃癌、乳腺癌和大肠癌的发生与精神情绪刺激有关。浙江医科大学流行病学学者通过病例对照研究发现：114 例大肠癌患者有 51 例有精神创伤史，占 44.74%，而对照组仅有 31 例有精神创伤史，占 27.19%。段淑贞认为紧张的心理因素是通过神经心理、内分泌和免疫的相互作用引起疾病的。

（10）吸烟、肥胖、同性恋及肛交

① Daniell 等首次提出了吸烟可能为女性患肛管癌的危险因素，Daling 等和 Holms 等通过流行病学研究发现，吸烟对男女两性均为肛管癌发病的危险因素，Holly 等发现男性同性恋者、吸烟，其患肛管癌的危险性随吸烟量增加而增大。还发现年吸烟量为 20 包或 50 包者患肛管肿瘤的危险性分别增加 1.9 倍或 5.2 倍，而女性和非同性恋的男性吸烟构不成对肛管癌发生的危险因素。目前，有较多的证据表明，吸烟可增加头颈部、食管、肺鳞癌及膀胱移行细胞癌的发病率。因此，防治肛管癌的发生，对吸烟的控制也是不可忽视的。

②美国癌协会的一项大规模调查发现，严重超重（体重超出平均值 30% 以上）的男性中间，结肠癌和直肠癌的发病率较高。浙江医科大学、浙江省肿瘤医院等单位与美国几所大学合作的大肠癌病因研究表明，在 40 岁时身体质量指数大于 24 与小于 20 者相比，我国患者结肠癌的 OR（发生概率与不发生概率之比）值分别为 2.7 和 3.4。肥胖增加肠癌的概率是显而易见的，但随着人们生活水平的提高，社会上肥胖者在人群中所占的比例也越来越高，实行有效的减肥措施对预防大肠癌的发生也有一定的作用，应引起社会的重视。

③ Daling、Austin、Peters 及 Holly 等发现有肛交性活动的男性，肛管癌的发病危险性能增加 12.4 倍，而女性没有这一危

险。其机制目前尚不清楚，有待于进一步研究。但通过多参数分析，男性同性恋患肛管癌的危险性增加的原因可能与其有较高的生殖器感染及肛周慢性损伤有关。

（11）亚硝胺、食物中的亚硝酸盐 亚硝酸胺在食物中含量较少，且极不稳定，但其前体二级胺、三级胺及亚硝酸盐等在人类食物中却有一定的含量。它们进入人体后在一定条件环境中经肠菌作用下可还原为亚硝胺，酸性环境更利于这种变化，若有细菌存在即使在中性环境中也可形成亚硝胺。亚硝胺在肠菌作用下，可转化为肼类化合物，成为强致癌物。Liginsky 认为亚硝酸盐在食物中的含量增多可能和缺钼有关，他发现缺钼的地方大肠癌发病率高。钼是植物硝酸还原酶的组成部分，此酶在植物体内可使亚硝酸盐转化为硝酸盐。土壤中缺钼，植物中此酶相对缺乏，亚硝酸盐含量就会增加。食入这类植物经肠菌作用可使其中的亚硝酸盐还原为亚硝胺，成为致癌物。

（12）放射线 有资料提出放射线是肛管癌的始动因子，机制在于其具有致基因突变作用，目前对此报道的资料不多，有待做进一步深入研究。

2. 发病机制

结直肠肿瘤的发生是黏膜上皮受遗传和人体内外多种因素的作用致基因改变的结果。最早的变化是隐窝细胞生长失调，呈高增生状态，随着细胞的增生、堆积，隐窝增生细胞区的扩大，逐渐形成肿块，并向肠腔突出。通常认为，肿瘤细胞浸润基膜便可视为癌变，进一步发展便可出现转移。在对肿瘤发生、发展和转归的机制上，从分子生物学角度也进行了深入的研究，认为肿瘤的发生和癌变是多种因素导致基因改变的结果，就目前对肿瘤癌变演进的过程大致分以下几个方面。

（1）大肠黏膜细胞的增生调节机制 大肠黏膜的基本功能单位是腺管。研究显示食物的组成和食物块的大小对大肠黏膜上皮细胞的生长有明显的影响。高纤维饮食不但可以增加大肠黏膜细胞增生的速度，还可以增加大肠黏膜腺管的高度。此外，胃泌素不仅能促进胃液的分泌和胃黏膜细胞生长，还影响大肠黏膜的生长，如果胃泌素水平过高（胃泌素血症）时，结肠黏膜会过度增生，可诱发结肠癌的形成。

大肠黏膜细胞的增生受多聚胺和鸟氨酸脱羧酶的调节。鸟氨酸是合成多聚胺的底物，鸟氨酸脱羧后，形成第一代多聚胺即丁二胺可作为底物合成亚精胺和精胺。鸟氨酸脱羧酶含三种多聚胺（丁二胺、亚精胺和精胺）限速酶，尤其是在鸟氨酸形成丁二胺过程中，鸟氨酸脱羧酶起着非常关键的作用。丁二胺、亚精胺、精胺与核酸、蛋白质以非共价键结合，从而影响并调节 DNA、RNA 和蛋白质的合成。鸟氨酸脱羧酶的活力和多聚胺的水平是一些组织增生所必需的重要因子，鸟氨酸脱羧酶和多聚胺的水平与肠黏膜生长、增生及过度增生非常相关。动物实验显示：大鼠在接受 1 次剂量的化学诱癌剂 4 小时后，其结肠黏膜鸟氨酸脱羧酶的活性明显增高。经化学诱癌剂处理过的大鼠结肠黏膜，虽然它们的外观和正常组织一样，但结肠黏膜细胞鸟氨酸脱羧酶的活力远比正常对照组高，大肠癌组织中的鸟氨酸脱羧酶活力最高。大肠黏膜的基本功能单位腺管是由柱状上皮细胞、杯状细胞、帕内特细胞及少量有内分泌功能的细胞组成。柱状细胞 2~3 日更新 1 次，杯状细胞的更新时间为 5~6 日，而帕内特细胞则需 3 周时间，可见大肠腺管上皮细胞更新的速度是惊人的，这对维持正常结肠黏膜是必需的。如果大肠黏膜细胞丢失的速度超过增生速度，就会产生溃疡，形成溃疡性肠病，反之如果增生的速度超过细胞丢失的速度，细胞就会堆积，在肠黏膜表面形成息肉或肿瘤。

（2）高危黏膜期　高危黏膜的特征性变化是隐窝增生区的扩大，这亦是大肠癌的最早变化，也可以认为是大肠黏膜癌变的前提条件，通常又称其为高危黏膜期，进一步可发展为肿瘤性及非肿瘤性息肉。长期以来，许多学者做了大量研究，因大肠癌的演变关系到遗传和许多因素，就高危黏膜期，隐窝增生调节失常有关的机制仍不十分清楚。

就大肠黏膜的基本功能单位腺管进行研究发现，在一些高危人群中，尽管黏膜活检显示正常，但MZ（腺管细胞增生带）和PC（增生空隙）的异常达60%~90%，在腺管的上1/3，高危人群中S期细胞占6.1%~15.6%，而正常人结肠黏膜S细胞占3.2%。给小鼠连续6次注射二甲基肼（DMH），大肠黏膜腺管会出现Ⅲ期腺管异常增生，而高危人群腺管Ⅲ期异常增生占65%。在局部典型增生腺瘤和腺癌中，腺管Ⅲ期异常增生所占比例更高。

研究表明，家族性结肠息肉病患者的结肠黏膜5号染色体短臂的丧失，可能提示与隐窝细胞生长和增生失调改变有关，将小鼠纤维细胞用Ras癌基因转染显示ODC水平的显著增高，而高危黏膜有ODC水平升高，这就容易认为Ras基因可能通过提高ODC水平的表达而影响细胞增生。

（3）癌前病变　腺瘤及腺瘤病是一种公认的癌前病变，早在20世纪60年代，以Morson为代表的研究者就提出了腺瘤癌演变学说，认为大肠癌的发生起源于腺瘤的癌变，并获得了大量病理学研究证据的支持。1974年，Morson提出了"腺瘤癌"顺序的理论，Morson对1961例大肠癌标本进行了细胞切片研究，发现14.2%的病灶中有多少不等的腺瘤组织存在，并且可见从腺瘤演变成浸润癌的过程。原位癌时，6%的病灶可见残存的腺瘤组织，当癌浸润到肠壁外组织时仅7%，Morson等因此认为大肠癌要经过一个腺瘤期。

研究表明，APC基因（Adenomutus Polyosis Coligene）和MCC基因（Mutatedin Colorectal Cancergene）为肿瘤抑癌基因，同处于染色体5q21区。APC基因突变在家族性大肠息肉病（FAP）中被认为是引起上皮增生的原因，APC基因及MCC基因的突变及染色体5q21等位基因缺失，使突变细胞发生肿瘤性变化，形成早期腺瘤，DNA去甲基化发生于腺瘤早期，ras癌基因家族中的K-ras基因突变作用于早期腺瘤，致使其发展为中期腺瘤。王志永等分别用限制性片段长度多态性（RFLP）单链构象多态性（SSCP）和S1核酸酶保护（S1NP）技术对41例结肠黏膜腺瘤和腺癌石蜡手术标本及10例内镜摘除的腺瘤石蜡手术标本进行了K-ras癌基因突变的检测，结果证实了小腺瘤阶段（直径<1cm）没有或仅有很低的ras基因突变率，同时腺癌组织较腺瘤组织中的ras基因突变率高，说明了ras基因可能出现在结肠腺瘤体积较大，潜在恶性程度较高及向癌转化的关键阶段中，这种异常可能加速了细胞的转化过程。另有研究也表明，18号等位基因与DCC基因在结直肠腺瘤腺癌的发展过程中的基因缺失，主要发生在进展期腺瘤向癌演变过程中。以上研究结果虽不能完全清楚腺瘤癌演变的全部机制，但却足以说明这种事实本身。

（4）黏膜癌变期　病理学确认，凡在不典型增生基础上，出现腺上皮细胞核显著增大、变圆、核仁明显并出现病理性核分裂或不典型增生腺管向黏膜下层浸润者，就可诊断为腺瘤癌变。现在研究认为，大肠癌的发生、发展和多个肿瘤基因及抗肿瘤基因变化有关，也就是许多遗传学改变整体积累的结果，而这种基因变化的积累比其发生的顺序更重要，5号MCC突变，ras基改变，DNA去甲基化发生于早期，18

号 DCC、17 号、P53 的等位基因丢失则发生于晚期。各种遗传变化交织一起相互作用，相互制约，构成了促进大肠癌发生的网络体系。

（5）结直肠癌扩散　恶性肿瘤的特点就是通过浸润、转移、种植方式而播散全身，由于大肠、肛门的解剖生理特殊性，故肿瘤的播散有其特点，十分复杂，呈多步性过程。癌灶的播散是指癌细胞从其起源组织主动迁移到周围组织与器官中去的病理过程，因此也可以称为浸润或蔓延。癌灶的转移是指癌细胞脱离其原发部位，经过各种渠道的转运（血液、淋巴等），达到不连续的靶组织或靶器官，癌肿继续增殖与生长，形成同样病理特性的癌肿过程，新形成的癌灶称"继发癌"或"转移灶"。

1）结直肠癌的浸润机制：浸润是指癌细胞在组织异常生长分化的现象，是癌细胞扩散的前提。其机制是：随着癌细胞的增生，癌肿内部压力逐渐增大，导致癌细胞之间的黏附力逐渐减弱，癌细胞继而脱离原发癌。由于癌细胞拥有更多的层粘连蛋白和纤维连接素受体，很容易地与基底膜黏附，完成对基底膜的侵袭。癌细胞接着通过合成和分泌多种水解酶，如纤溶酶、透明质酸酶和Ⅳ型胶原酶等来分解基底膜，使基底膜出现缺口。然后，癌细胞从不完整的基底膜向周围组织浸润，在浸润过程中，据研究发现癌细胞可产生细胞激肽，比如自分泌移动因子可介导癌细胞的移动，基质成分的降解产物和某些生长因子对癌细胞有化学趋向性。

结直肠癌浸润的形式有纵向浸润、环形浸润和周围浸润三种。

①纵向浸润：就目前研究表明，结直肠癌纵行浸润的长度在 2cm 以内，2~3cm 者较少，很少超过 3cm。由于直肠癌远端肛管的切除长度决定能否保留肛门的问题，对直肠癌纵行浸润的研究资料较多，贾尔民等对 100 例直肠癌术后标本进行病理检查，发现癌纵向浸润的距离多在 3cm 以内，浸润的距离与大体类型、组织学类型及 Dukes 分期有关，溃疡性一般较隆起型远，低分化腺癌和黏液腺癌较中分化腺癌远，侵犯周径大于 1/2 者远。目前多数学者普遍接受的观点是：直肠癌逆行壁内扩散 90% 以上不超过 1cm，95% 以上不超过 2cm，而 5% 以下可超过 2cm。

②环形浸润：环形浸润指肿瘤延肠壁的环周生长的方式，一般认为横行蔓延比纵向蔓延更快，一些直肠壶腹癌侵犯肠周 1/4 需 6 个月，侵犯全周一般需 18~34 个月。

③周围浸润：周围浸润是结直肠癌向肠壁外方向浸润，通过黏膜下层、肌层、浆膜层向周围脏器扩展，也可因腹膜上有丰富的淋巴管网蔓延至全腹腹膜。肝区肠癌常侵犯肝脏、右肾及周围组织、十二指肠及胆管门脉系统。横结肠癌可沿大网膜侵犯胃、肝等。脾区肠癌可侵犯脾、左肾、胰尾等器官。结肠癌侵犯其他肠管时可由外向内逐层通过肠壁，以致穿孔形成"肠肠"内瘘。结肠癌穿透浆膜层后，浆膜处的水肿炎性渗出物使癌细胞沿大网膜向纵横方向及周围侵犯生长，并使大网膜发生粘连。直肠上部癌肿可向前侵入 Douglas 凹的盆底腹膜，中段和下段癌可侵犯膀胱壁及直肠膀胱隔膜，男性患者精囊、前列腺或尿道球旁部常被侵犯，女性患者可侵犯直肠阴道隔、阴道后穹、子宫峡部。直肠癌向后可侵犯骶前结缔组织、骶前静脉丛、神经丛，也可进一步侵犯骶、尾骨，向两侧侵犯盆腔的矢状膈。直肠癌两侧的盆腔内的静脉（髂内、髂外、髂总静脉）、盆腔内的淋巴系统（髂内、髂外、髂总淋巴结）和盆内神经丛（下消化道神经丛）、闭孔神经和坐骨神经等。肛管癌在穿出肛管壁后，肛提肌和前列腺、阴道壁常被侵犯，内外括约肌、肛周组织包括坐骨结节也可被浸

润，亦可经皮肤和皮下组织向周围大面积浸润。

2）结直肠癌的转移机制

①淋巴转移：淋巴转移是结直肠癌的主要转移途径，大肠黏膜层没有淋巴管，固有膜只有淋巴结，故原位癌不发生淋巴转移。一旦癌肿侵犯至黏膜下层，癌细胞便有机会进入附近的淋巴管，特别是毛细淋巴管，以及与小动脉和小静脉相伴而行的较大的淋巴管。

结肠癌淋巴转移：a. 结肠上淋巴结转移：结肠上淋巴结位于结肠壁的浆膜下，有时可在肠脂垂内。结肠的淋巴管有 20% 左右汇入此淋巴结，因此这些淋巴结常先受累，其受累的范围常与肿瘤壁内扩散的范围相吻合。b. 结肠旁淋巴结转移：结肠旁淋巴结沿升结肠和降结肠的内侧缘及横结肠和乙状结肠的系膜缘分布，是结肠癌转移的第一站。肿瘤的转移常首先见于此淋巴结。c. 中间淋巴结转移：中间淋巴结为沿结肠各主干血管排列的淋巴结。结肠共有 5 个主干血管，即回结肠血管、右结肠血管、结肠中血管、左结肠血管和乙状结肠血管，是结肠癌转移的第二站。各中间血管间的引流范围无严格分界，一般中间淋巴结的转移率为 14.2%~14.6%。d. 主淋巴结转移：回盲部至肝曲的肿瘤淋巴转移通过回结肠动脉、右结肠动脉、结肠中动脉排列的中间淋巴结转移至肠系膜上淋巴结。脾曲以下结肠癌通过沿左结肠动脉、乙状结肠动脉排列的中间淋巴结转移至肠系膜下淋巴结。位于脾曲的肿瘤可能有向肠系膜上、下淋巴结转移。肠系膜上、下淋巴结为结肠癌转移的第三站。转移率为 7.5%~10.4%。e. 腹主动脉旁淋巴结转移：肠系膜上、下淋巴结转移时，亦有向腹主动脉旁淋巴结转移的可能，腹主动脉旁淋巴结是结肠和直肠癌转移的第四站。有报告此转移率为 10%，此淋巴结转移者多为晚期病例。

直肠肛管癌的淋巴引流：直肠的淋巴网主要位于黏膜下层和浆膜下层，肌层中较少，黏膜内是否存在淋巴管仍有争议。位于黏膜、黏膜下层、肌层的淋巴管与浆膜下层、肛门周围皮下、皮肤的淋巴结连成淋巴网，通过直肠上、中、下血管伴行的 3 个途径输入壁外淋巴结系统，互相吻合，任何部位的直肠癌或肛管癌一旦侵入淋巴网，均可通过 2 条或 3 条途径扩散。a. 上方引流：上方引流是任何部位的直肠癌主要流向，依次为直肠旁淋巴结→直肠上动脉旁淋巴结→肠系膜下淋巴结→腹主动脉旁淋巴结。分别称为 N1、N2、N3、N4 四站。任何部位的直肠癌均可发生上方转移，直肠各段癌肿的上方淋巴转移率无明显差异。b. 侧方转移：下段直肠及肛管黏膜部的癌肿发生淋巴转移时，沿肛提肌表面走行的淋巴管汇入直肠中动脉旁淋巴结或穿过肛提肌汇入闭孔淋巴结，再注入髂内、髂总淋巴结。侧方转移是直肠癌淋巴转移的第二条主要途径。c. 下方转移：直肠下段、肛管癌发生淋巴转移可通过所在部位的淋巴结汇入腹股沟淋巴结，再一次汇入髂外淋巴结、髂总淋巴结。

其转归有四方面：a. 由于癌细胞自身代谢障碍或宿主防御机制作用的结果使癌细胞死亡。b. 癌细胞以潜伏状态存活下来而不发生转移。c. 在局部淋巴结内停留，继续进入远部淋巴结。d. 在局部淋巴结中定居繁殖形成转移瘤。淋巴结对肿瘤扩散有一定的屏障作用，但也为扩散提供了通道。

结直肠癌跳跃性转移：癌细胞淋巴转移不按各站依次近站淋巴结转移而在远隔一站查到转移癌的现象。隔站淋巴结之间有直接通路是跳跃性转移的解剖学基础。Villemin、Montagen 和 Huard 认为直肠淋巴引流存在 3 个直接通路，最短的 1 个是直肠淋巴管直接汇入直肠上动脉分支处，第 2 个直接通路是直肠淋巴结直接汇入直肠动脉和乙状结肠动脉的分支处，最长的直接通路是直肠淋巴管直接汇入肠系膜下淋巴结。结直肠癌的跳跃性转移并不多见，仅发生在正常淋巴通道发生阻塞时。直肠癌跳跃性转移以第一条途径多见。

逆行转移：在结肠癌发生转移时如果在癌肿水平以外的肠旁淋巴结查见转移癌称为逆行转移。在直肠癌转移时如果在癌肿以下直肠旁查见转移癌亦称为逆行转移。逆行转移与肿瘤壁内逆行扩散和上方淋巴阻塞有关。Calligher 等对 1500 例直肠癌术后标本解剖发现逆行淋巴转移率占 6.5%。发生转移者多是晚期病例，预后较差。

②血行转移：血行转移也是结直肠癌发生转移的主要途径。癌细胞侵入血管后多通过门静脉系统进入下腔静脉，经右心进入肺循环，再通过左心进入体循环。因为门静脉与其他周围静脉的联络十分广泛，癌细胞也可不通过下腔静脉和心脏而直接进入其他器官。直肠与乙状结肠下段的肿瘤亦可以直肠侵入椎静脉系，因为直肠静脉丛与椎静脉丛存在着直接交通。通过门静脉的引流结直肠癌转移最常见的脏器是肝脏。有资料表明，约有 1/3 的结直肠癌患者在其诊断时或在病程的发展中就有肝转移，50% 的结直肠癌患者死于肝转移。单纯的肝转移占 10%~15%，伴其他部位的转移者占 45%。结直肠癌也可通过右心或门静脉肺静脉直接交通转移到肺脏，通过体循环椎静脉系转移至脑、骨。早、晚期病例均可发生，可以发生在淋巴转移之前，常见 3 种方式。

侵入血管：这是最明显的途径，肿瘤生长到一定程度后便会侵入血管。小静脉常是癌肿最易侵入的部位。Dukes 在直肠癌标本中将直肠上静脉全部切开后，证明有癌侵入。

侵入淋巴管继而输入静脉：以往认为直肠癌沿结直肠的淋巴汇流，经胸导管汇入静脉后造成全身散播，仅发生于晚期的观点具有片面性。现代技术证明，淋巴结对癌细胞来说不是可靠的过滤装置，一些癌细胞可以不在淋巴结内停留，可直接通过淋巴 – 静脉通路进入血循环。

渗入血管：当血管有缺损、肿瘤组织破裂和瞬间血管外压力超过血管内时，癌细胞可渗入血管。有力的肠蠕动又将侵入静脉内的癌细胞输送到身体各部。

③种植转移：肿瘤细胞因某种原因自原发部位脱落，在其他部位生长、繁殖称为种植转移。

自发性种植：肿瘤生长到一定大小时，癌细胞常有脱落。癌细胞脱落在肠腔内时，一般不会形成种植转移，偶见肠黏膜损伤处发生种植转移。当肿瘤侵出浆膜面后，正常的呼吸运动、肠蠕动等都会使癌细胞发生脱落。

手术引起的种植：手术会引起结、直肠癌肿种植转移已被公认。手术过程为癌细胞种植转移提供了机会和条件：a. 手术可使癌细胞自原发部位脱落，尤其是在分离肿瘤和切除肿瘤组织时。b. 手术造成的创面为癌细胞的附着生长创造了机会。c. 手术麻醉、创伤、药物皆可引起机体抵抗力下降，使癌细胞易于成活。

3）结直肠癌浸润转移的遗传生物学机制

现在对结直肠癌分子生物学研究认为，结直肠癌的发生发展与多种因素致使多个肿瘤基因及抗肿瘤基因变化有关。目前，大致认为结直肠肿瘤的发生的早期阶段，基因变化主要是肿瘤基因的突变和过度表达。APC 基因变化被认为是肿瘤始发的重要标志，ras 基因突变与肿瘤组织异常活跃增生状态有关，ras 基因转录翻译的蛋白 P21，结构不同于正常蛋白，其在细胞生长繁殖过程中的调控作用常处于异常激活状态，使已转化的细胞呈更活跃增生，从而促使细胞从良性增生向恶性转化。此外，Cmyc基因、Src基因的变化、过渡状态也表明结直肠肿瘤细胞活跃增生状态。

在结直肠肿瘤从良性增生向恶性转化过程中，抗肿瘤基因的丢失的突变也是正常细胞向肿瘤细胞转化的又一重要因素。抗肿瘤基因大都与细胞的分化调控有关。其丢失或突变，正常功能降低或丢失可能出现细胞的异常分化。如P53基因的点状突变或丢失在结直肠肿瘤恶化的过程中起重要作用已被众多研究所证实，HSV17714基因是应用减式杂交技术筛选出来的结直肠癌负相关基因，已被美国NIN基因银行作为新基因录入。莫益群等对15例大肠癌标本组织及同一患者正常肠黏膜中的表达情况进行比较，结果显示HSV17714基因表达水平在大肠癌组织中明显低于同一患者的正常黏膜，说明了HSV17714基因在大肠癌中发生了不同程度的表达缺陷。NIH基因、NM23基因也是影响结直肠癌转移方面的主要异常表达基因。一般认为，表现为等位基因缺失的肿瘤抑制基因失活（如杂合性等位基因丢失），至少部分与恶性肿瘤的发展和其他生物学行为有关。结直肠癌中最频繁的杂合性等位基因的位点被定位在5号、17号、18号。这些可能是P53基因、DCC和NM23-H1基因的位点。Takanish研究了8P的杂合性等位基因缺乏，该处可能含有两个肿瘤抑制基因，他还证实，多数结直肠癌至少存在一个等位基因缺失，在第17号、18号染色体上发生的频率较高。结果还显示越是晚期肿瘤，等位基因缺失的频率越高。

（二）中医学认识

结直肠癌属于中医学"积聚""肠覃""癥瘕""脏结""下痢""脏毒""肠风""锁肛痔"等范畴。《医宗金鉴》有"醇酒厚味，勤劳辛苦，蕴注于肛门，两旁肿突形如桃李，大便秘结，小水短赤，甚者肛门重坠紧闭，下气不通，刺痛如锥。"的记载，《外科大成》也有对结直肠癌临床症状和体征的描述："锁肛痔，肛门内外如竹节锁紧，形如海蜇"，致使排便困难，大便变形，变细，腹痛，腹胀，流脓便血，恶臭难闻。《灵枢·水胀》篇曰："寒气客于肠外，与卫气相搏，气不得营，因有所系，癖而内着，恶气乃起，息肉乃生，其始生也，大如鸡卵，稍以益大，至其成，如怀子之状，久者离岁，按之则坚，推之则移，月事以时下，此其候也。"只不过没有对结直肠专章论述，而散见于"锁肛痔""脏毒""癥瘕""脏结""积聚""肠覃""下痢""肠风"等病证。

中医学对结直肠癌的成因多责之于下列因素。

1. 气滞

正常情况下，气在全身的运行无所不至，如寒、热、温、凉失调，忧思郁结，情志抑郁以及痰饮、湿浊、瘀血、宿食等，均可影响气的正常运行，引起气滞、气郁、气逆等病理现象，正如《灵枢.刺节真邪》篇中所说："有所结，气归之，卫气留之，不得反，津液久留，合而为肠瘤，久者数岁乃成……"气郁日久不解，气滞血瘀，长期蕴聚不散，而逐渐形成肿块。《内经》说："百病皆生于气。"在临床工作中，常遇到肿瘤患者发病前后有气滞血瘀等症状。如应用理气药治疗，往往能收到一定效果，所以气郁是引起结直肠癌的因素之一。

2. 血瘀

气为血帅，气随血行，而血的阻滞凝结除其他因素外，多与气滞不畅有关。因此，气机不利常引起血瘀，蕴结日久，聚结成块。在临床上，根据血瘀凝滞的理论，重用活血化瘀药进行治疗，常可收到比较良好的效果。所以，中医学认为瘀血是引起结直肠癌发生的主要原因之一。

3.痰凝

《丹溪心法》中说："痰之为物，随气升降，无处不到……凡人身上中下有块者，多是痰。"痰是由于胖人水气不化，津液不布，郁滞不通，凝滞而成。也可由邪热烁津，凝结成痰。痰可影响脏腑的功能活动，导致气血凝滞，停聚在不同部位，形成积聚肿块。在临床上，应用软坚化痰的方法治疗肿瘤，往往可使其逐渐缩小或变软。所以，痰凝也是诱发结直肠癌的因素。

4.热毒

热毒是郁火及邪热郁结日久的结果。热毒内蕴脏腑郁久不散，经络阻隔，或正气虚弱，不能透毒外出，以致毒滞难化，积聚不去，渐成癥瘕积块。火毒炽盛，往往是癌肿晚期症状。应用疏肝解郁，泻火解毒，清热利湿等法，治疗后可收到比较明显的效果。所以，热毒邪火也是结直肠癌发病的因素。

5.湿聚

湿为阴邪，性重浊而黏腻。湿邪侵入机体，停留滞着，气机不畅，气血阻滞，导致脾运化水湿失职，而更助长湿邪凝聚，日积月累，便成湿毒，停留于肛门、直肠，则成癌肿。故临床上结直肠癌的患者常有热痢、寒痢或泻泄等病邪之症状。

6.正气虚弱

《内经》说："正气存内，邪不可干。""邪之所凑，其气必虚。"结直肠癌的发生，与人体气血虚弱，抵抗力低下，不能抵制外邪的侵袭，或是正气虚弱，脏腑功能失调，客邪留滞痰凝湿聚，互相搏结，蕴郁于内于下所致。正如"癌发，40岁以上，年高病久，元气败坏，手足寒冷，粪如羊屎，沫大者皆不治"之说。

以上六种病因病机，在临床上常是几种因素互相出现，互为因果，相互联系。因此，在治疗结直肠癌时，除应用理气活血、化瘀、软坚、清热利湿等药物外，还应从整体观念出发，调整脏腑经络的功能，扶正祛邪，调动体内的内在因素，达到消除癌肿的目的。

二、临床诊断

（一）辨病诊断

结直肠癌的诊断随着现代大型医疗仪器如纤维结肠镜、CT、MRI 的问世，结合病史，症状和体征，通过组织病理学做出诊断并不难。而结直肠癌的早期常无任何自觉症状和体征，就算是有某些症状也是非特异性的"结肠症状"，常与结直肠的炎性疾病，自身免疫性疾病和功能性肠道疾病难于区分。结直肠癌表现的一些"腹部症状"，在腹部其他脏器疾病中也可出现，"慢性消耗性症状"可见于任何部位的恶性肿瘤晚期，还有结直肠癌在一定阶段表现出的"梗阻症状"等等，也是结直肠癌的定位症状。这些表现是结直肠癌特别是青年结直肠癌早期诊断、早期治疗的主要障碍。这需要广大医务工作者提高警惕，不要放过和忽视任何一个轻微的临床症状，做好结直肠癌的医疗卫生宣传工作，提高国民对本病的认识，熟悉临床症状、体征、及早就诊，以提高早期诊断率，达到"早病早治"提高生存率的目的。

1.临床表现

（1）结直肠癌的临床症状 结直肠癌早期常无症状，随着病情发展，癌灶不断增大，逐渐产生一系列症状，如大便性状和习惯改变，腹部肿块，急慢性肠梗阻，肠穿孔，腹膜炎及消瘦、乏力、贫血、水肿等临床症状。

1）排便习惯与粪便性状的改变：为最早出现的症状。改变了平时正常的排便时间与次数，多表现为排便次数增加、腹泻、便秘，粪便中带血、脓或黏液。便血是癌肿体积的增大，由于炎症、血运障碍、粪便的机械刺激和癌组织质脆、渗出性强、瘤体本身血液供应与肿瘤生长不协调等因素致使癌肿表面黏膜糜烂、溃疡、癌肿破裂的结果。并且在结直肠癌症状中出现较早，少量出血时肉眼不易发现，临床上往往在化验大便常规时发现大便潜血阳性，大量出血时才发现肉眼血便。脓血便和黏液便是肠道内大量细菌使癌肿表面黏膜破损继发感染和坏死组织脱落，癌肿大量渗液的结果，其发病率较高，特别是癌肿发生在乙状结肠、直肠和肛管表现尤为突出。大便形状改变是发生在结肠远端的肛管直肠癌生长到一定大小时，使大便形状变细、粪便带沟的现象。大便习惯改变是指排便次数和排便时间改变，临床上以便秘、腹泻或便秘与腹泻交替出现，以及排便困难为表现。大便性状、形状和大便习惯的改变在肠癌临床症状中出现较早，往往被患者忽视延迟就医，而医生又往往常与肛肠良性疾病症状相混，加上对"癌"警惕性不高而误诊。此类症状右半结肠癌没有左半结肠癌表现明显，特别是肛管直肠癌表现尤为突出。

2）腹痛和腹部不适：这是早期症状之一。腹痛发生率为60%~81%。常为定位不确切的持续性隐痛，或仅为腹部不适或腹胀感。腹痛主要是由于：①癌灶局部侵犯，尤其达黏膜下层及肌层时，疼痛程度与频率随癌灶侵犯的深度而增加。②腹痛可因癌灶刺激肠道引起。③癌肿透过肠壁引起周围炎症，以及与腹膜或周围脏器粘连造成牵引痛。④癌肿引起肠梗阻时可发生阵发性腹痛。⑤癌肿引起肠穿孔时发生急性腹膜炎而出现腹膜刺激征。

3）腹部肿块：腹部的良性肿瘤和恶性肿瘤生长到一定大小时均表现出腹部肿块，良性肿瘤生长较慢，位置局限，有活动度，癌肿局限于肠壁，肿块常可推动，或随体位变化有所变化，当肿瘤突出肠壁与邻近器官或组织发生粘连时，肿物常固定不移，癌肿发生于右半结肠，腹部肿块是最常见症状，肿块常位于癌肿的相应部位，活动度相对较小；横结肠、乙状结肠的癌肿发生的肿块，位置极不稳定；当癌肿与周围器官或组织发生粘连时，肿块的大小常较癌肿体积要大，因此，腹癌肿块触及位置不一定是肿瘤发生部位，腹部质硬，位置固定不移，呈持续性增大的腹部肿块常能提示恶性肿瘤。

4）急慢性肠梗阻症状：当肿瘤生长到一定大小时机械地阻塞肠腔可引起完全性或不完全性肠梗阻症状。左半结肠因肠腔径小，大便常为固体，较右半结肠容易发生梗阻。如果常有便秘与腹泻交替或老年性单纯便秘病史，又出现排便排气障碍，肠鸣音亢进伴恶心、呕吐、腹痛、腹胀者，常能提示梗阻发生。癌肿发生于右半结肠，因右半结肠肠腔大，粪便稀，早期很少有梗阻症状，随着病情发展可发生慢性结肠梗阻。发生梗阻的癌肿一般较晚，应引起高度重视，及时治疗，积极争取根治机会。

5）急性结肠穿孔和腹膜炎症状：一般属于结肠癌的晚期并发症，结肠癌合并肠穿孔而致急性弥漫性腹膜炎者占结肠癌患者的6%左右。在肠穿孔发生前常伴有不同程度的低位肠梗阻表现，在此基础上患者突然出现腹痛剧烈、发热、腹部压痛与反跳痛等腹膜刺激征，合并全身中毒症状者，应考虑结肠癌合并急性肠穿孔的可能。

6）慢性消耗性表现：结直肠癌发展到晚期可出现慢性消耗性症状，如贫血、持续或间断的低热、消瘦、乏力等，患者常呈恶病质状态。由于右半结肠肠壁薄，肠腔大，蠕动较小较密，血液循环及淋巴组织丰富，且大便在右半结肠呈稀糊状，吸收能力强，中毒症状较明显。

（2）肛管、直肠癌的症状

1）直肠癌早期病变仅限于黏膜，无明显症状，仅有少量便血和大便习惯改变，当癌肿发展到一定程度，癌肿表面破损，中心部分溃破，继发感染，可见便血，大便习惯改变，大便性状及形状改变，疼痛及梗阻症状。

便血：便血是直肠癌最多、最常见的症状，80%~90% 的直肠癌患者可见便血，血液常与脓液和黏液混杂一起，血色呈鲜红或暗红色，出血量一般与癌肿大小无关，也可发生大量出血。

大便习惯、大便性状和形状改变：直肠癌的早期就可见大便次数增多，黏液稀便。癌肿增大，分泌物和机械刺激可表现为肛门坠胀，排便不尽感，黏液血便，大便次数显著增多，每天由数次到数十次不等，还可见大便阻塞，排便困难，造成大便干结，便条带沟或变细。

疼痛：直肠癌早期一般无疼痛，当直肠癌肿浸出肠壁，特别是侵及骶丛神经和骶骨时，可引起持续性剧烈疼痛，闭孔神经受侵或受压的情况下，会出现顽固性会阴部疼痛并向大腿内侧放射。在直肠癌侵及齿线处特别是齿线处肛管皮肤和括约肌时，可感觉疼痛，排便时疼痛加重。

梗阻：当直肠癌肿体积增大阻塞肠腔或癌浸润波及直肠周围大部，引起狭窄时可发生梗阻，多在直肠上段出现，呈不完全性梗阻。直肠癌同时伴便秘者多见，特别是老年患者。

2）肛管癌：由于肛管被覆复层鳞状上皮受躯体神经支配，尤其是齿线以下，感觉敏锐。肛管癌主要表现为持续性肛门疼痛，大便后疼痛加重。便血、大便习惯改变，大便次数增多和排便不尽感也是肛管癌常有症状，癌肿增大可突出肛门，指诊时因疼痛剧烈不愿配合，有时需在麻醉下方能检查，腹股沟淋巴结常肿大而硬。

（3）早期大肠癌的临床症状　早期大肠癌是指病变处于组织发生的早期阶段，是一个相对的概念，一般指癌浸润浅表，局部切除或其他合理治疗后患者预后良好的病例。因为现代医学对大肠癌的自然病史和生物学特性还未完全明白，对大肠肿瘤的恶变及转移演变的机制以及癌变后最初的隐性转移等问题还了解不够，目前还没发现大肠癌特异性的高敏锐的早期诊断的最好方法。多数学者倾向于将早期癌规定为局限于黏膜和黏膜下层的病变。高位结肠的早期癌几乎无任何症状，发生于低位结肠的早期癌临床症状表现也不明显，早期可见轻度腹痛，黏液便或黏液血便及大便稀、次数增多、排便不适等肠道刺激症状，只有当癌肿生长、表面产生破损继发感染后才表现出来。因此说，早期大肠癌的诊断，首先对轻微的肠道症状和体征进行认真检查，树立高度警惕性，做好高危人群的普查工作，正确选择临床检查项目，才能提高早期大肠癌的检出率，随着高新技术的发展，会有更好的手段问世，为早期大肠癌的诊断创造新的前景。

（4）青年期大肠癌的临床症状和体征　青年期癌年龄划分，国外大多数学者定为 40 岁，我国学者根据国人大肠癌的特点定为 30 岁。青年大肠癌有些呈隐匿性生长，临床上早期无症状表现，有相当一部分患者最早出现腹痛症状，并且是一些早期大肠癌唯一的表现症状，腹痛多为右下腹慢性、阵发性发作，大便习惯、大便性状和大便形状的改变（包括大便次数增多，黏液便、大便变细等）、便血，也是青年期大肠癌患者常见症状，而与其他年龄组大肠癌所不同的是青年大肠癌在大便习惯、性状、形状改变、便血的同时常伴有里急后重，这有可能是青年大肠癌多发生于直肠的原因。青年期大肠癌的特点为发病年龄集中，误诊率高，癌组织分化差，淋巴结转移率高，治疗效果不满意，术后5年生存率低，预后较差。临床工作者应给予重视。

（5）老年期大肠癌的症状　老年以60岁以上年龄组大肠癌患者称为老年期大肠癌。由于老年期患者在生理上的特殊性，对疼痛反应差，以腹痛为主诉就诊的情况较少见，而常以便秘为主诉的大便习惯改变就诊，因便秘而发生肠梗阻就诊的情况也不少见，这与老年期体力活动减少，结肠蠕动较缓，大肠癌肿阻塞肠管的因素分不开。因此说，对于老年便秘和有便秘史的患者出现结肠梗阻时，应警惕老年大肠癌的发生。由于老年大肠癌一般发现较晚，在癌肿生长到一定大小出现便秘、梗阻时才就诊，因而对老年腹部肿块，腹部不适不能满足于一般性诊断。此外，因老年人常合并多种疾病，如心脑血管、糖尿病等疾病，对以便秘为主的大便习惯改变也不能满足于这些疾病并发症的简单判断。在积极治疗、明确诊断并发症的同时，要根据老年大肠癌发病的特点加以排除，以免误诊和漏诊。

2. 相关检查

（1）大便隐血试验（fecal occult blood test，FOBT）　FOBT是早期发现结肠癌的较为理想的方法，因为结肠癌患者出现临床症状前，FOBT就可呈阳性表现。又因FOBT简便、经济、无痛苦，适用于大规模的人群普查和有结肠症状的患者的筛选检查。但临床上有一些假阴性表现，在结直肠癌的诊断中应注意与其他检查结果参照，不能使FOBT的阴性结果给患者造成延误诊断。

（2）钡灌肠和气钡双对比造影检查　在结直肠癌诊断的过程中，钡灌肠和气钡双对比造影是经常被医师普遍选择的项目，可对结直肠癌肿的有无、癌肿的部位、大小、大致形态等做出初步诊断，结直肠癌X线常见表现如下：

①早期结直肠癌：目前国内对早期结直肠癌的X线分型普遍采用日本分型法。Ⅰ型：肿瘤高度大于0.5cm；Ⅱa型：肿瘤高度小于0.5cm；Ⅱb型：病变区黏膜高度无变化或变化轻微；Ⅱc型：浅表溃疡，深度小于0.5cm；Ⅲ型：凹陷明显，深度大于0.5cm。早期结直肠癌多数造影显示Ⅰ或Ⅱa型隆起病变较小，一般在2~3cm以内，Ⅰ型无蒂病变，Ⅱ型形态多不规则，可有分叶表面毛糙。

②进展期结肠癌

增生型：表现为肠腔内充盈相缺损影，双对比造影肿瘤面的少量钡剂可显示肿瘤的大致轮廓，通常呈圆形、卵圆形或分叶状。

浸润型：表现为肠腔内充盈相偏心性或全周向心性狭窄，双对比造影还能显示病变与邻近的肠管之间的界线。

溃疡型：表现为肠腔内充盈相呈圆形，卵圆形，半月形或不规则形，周边有结节状或堤状沿肠管纵轴发展。

混合型：兼有上述两型以上X线表现。

（3）内镜检查　内镜包括硬管的直肠镜、乙状结肠镜、软管的纤维结肠镜。结肠镜能直视整个大肠肠腔，可发现肠腔的黏膜血管变化，不仅能对占位性病变做出诊断，对炎性肠道疾病也能清楚地观察，随着高科技的应用，通过内镜可以诊断，治疗并可将特殊病变摄影留作资料记录，尤其是通过内镜可取肠腔病变、脱落细胞涂片和进行活检取样，因此说，内镜是结直肠癌诊断检查中最重要的检查之一，起着不可替代的作用。

①早期结直肠癌的内镜分型多参照胃癌的内镜分型。

Ⅰ型：息肉隆起型，又可分为Ⅰp有蒂型和Ⅰs无蒂广基型。

Ⅱa型：为扁平隆起型。

Ⅲ型（Ⅱa＋Ⅱc型）：为扁平隆起伴溃疡型。

②进展期结直肠癌的内镜分型多采用Borrmanns胃癌分型法。

B1型息肉型：癌肿体积较大，一般4~6cm，多呈广基息肉样隆起，表面高低不平，可有散在糜烂及浅小溃疡，触之易出血。

B2型溃疡型：癌灶局限性溃疡范围较B1型为大，中央是较大的溃疡，深约0.8~1.0cm，溃疡边缘呈结节状隆起，呈火山口状，此型是最为常见的一型进展期结直肠癌。

B3型溃疡浸润型：该型与B2型区别是肿瘤向周围肠壁及黏膜浸润，与肠壁无明显界限，癌灶溃疡边缘有向外的溃破口，也有表面呈多个大小不一的溃疡及糜烂高低不平的表现。

B4型硬化型：癌灶绕肠壁周边呈环形浸润生长，随着浸润的范围大小造成不同程度的狭窄，癌瘤质较硬，表面有散在糜烂和浅溃疡。

B5型特殊型：癌肿质地松软，有弹性，表面有绒毛乳头状突起，边界不甚鲜明。

（4）CT检查 结直肠癌CT的诊断率大约75%左右，虽然CT在结直肠癌的诊断不如内镜和钡灌肠检查，但CT比内镜和钡灌肠在诊断癌瘤在直肠壁和肠外侵犯方面有独到的功用。CT对结直肠癌的分期方法尚未统一，根据Megibow等的分期法将结直肠癌分期如下。

Ⅰ期：腔内息肉型肿块，肠壁不增厚。

Ⅱ期：肠壁增厚，超过1cm，无周围组织浸润。

Ⅲ期：周围组织及器官明显受累或远处淋巴结转移。

（5）MRI检查 MRI与CT检查同样是诊断结直肠癌肠壁浸润和肠外侵犯的方法，因癌瘤坏死组织与粪便信号相类似，检查前需清洁灌肠，以提高准确率。MRI直肠癌分期如下。

Ⅰ期：腔内息肉样肿块，无肠壁增厚。

Ⅱ期：肠壁增厚＞0.5cm，未侵犯周围组织。

Ⅲ期：肿瘤侵犯周围组织，但未累及盆壁。

Ⅳ期：肿瘤侵犯盆壁，并伴有远处转移。

（6）腔内B超 Thaler报道腔内B超在判断肿瘤侵犯深度及对周围组织侵犯准确率为88.2%，判断淋巴结是否转移准确率为70%，高于CT和MRI，还有在检查时可行穿刺活检。目前多采用Hildebrandt和Feifel提出的分类方法进行超声分期。

UT1期：肿瘤限于黏膜和黏膜下层，超声表现为黏膜下层的强回声区为不规则状。

UT2期：肿瘤穿过直肠壁，未浸润周围脂肪组织。

UT3期：肿瘤穿过直肠壁，并浸润周围脂肪组织。

UT4期：肿瘤侵犯邻近器官，如侵犯阴道。

（7）结直肠注水超声检查 结直肠注水超声检查是结直肠逆行结肠注水后，经腹部超声检查，通过结肠注水后可显示肠壁各层结构及发生的结果，对肠壁结构的显示可与腔内超声相媲美，对周围淋巴结转移诊断的敏感性与腔内超声相同，还能正确地进行大肠肿瘤的诊断与分期，并可获得很高的敏感性和特异性。结肠注水超声检查患者耐受良好，无不良反应，是帮助结直肠癌患者术前合理选择术式及结直肠普查的理想检查方法。经结肠注水超声检查结直肠癌的TNM分期如下。

T1期：肿瘤侵犯第三层。

T2期：肿瘤侵犯第四层。

T3期：五个层次及周围结缔组织均受侵犯。

T4 期：在 T3 期的基础上，又出现其他器官的转移。

（8）直肠腔内三维超声检查　是将一个可旋转 360 度的旋转环直肠 B 超，以一定的速度，沿直肠缓慢向上推进，随推进过程将超声信号输入计算机，经计算机处理后，产生三维立体图像。直肠腔内三维超声检查可非常清晰地显示直肠及周围组织，可清晰地显示肿块的大小，浸润的深度，淋巴结是否有转移，是判断直肠癌病变范围最精确的检查方法之一。

（9）细胞学检查　结直肠癌发病部位 70% 以上在肛门指诊所能及范围内，细胞学标本采集容易而方便，随着内镜的普及应用，内镜下毛刷涂片和咬检组织印片细胞学检查，在目前临床结直肠癌诊断方面已广泛应用。由于细胞学检查取样较易，设备简单，易于推广，日益受到重视。但由于细胞学检查阳性率受制片及诊断者水平影响，有其局限性，在诊断中不能满足于一次的阴性结果，应多次取样，重复检查以免因人为因素而漏诊。目前临床常用的诊断分级方法主要有 3 级分类法及 5 级分类法，由于 3 级分类法简单，标准明确，被普遍采用。

Ⅰ级阴性：未查见癌细胞。

Ⅱ级可疑：见有可疑癌细胞，即涂片中发现有异型细胞（核异质细胞），而细胞不典型，数量少，不足肯定诊断又不宜否定癌的诊断。

Ⅲ级阳性：可见典型的癌细胞。

（10）粪便基因异常甲基化诊断结直肠肿瘤　基因甲基化是表基因调控机制的一种主要形式，而抑癌基因 CpG 岛的高甲基化是结直肠肿瘤发生最常见的分子改变。由于异常甲基化改变经常发生在结直肠肿瘤早期，且对近端和远端 CRC 以及较大腺瘤的检测具有同等高的效率，因此可以检测血液、粪便中的基因异常甲基化作为筛查的标志物，其在结直肠肿瘤早期筛查诊断中可能具有重要价值。

3. 临床分类

（1）结直肠癌的病理分型

1）早期结直肠癌：早期结直肠癌指限于大肠黏膜层及黏膜下层的癌，包括原位癌，黏膜内癌及黏膜下层癌。

①大体分型：借鉴日本早期胃镜分型。

息肉隆起型（Ⅰ型）：根据肿瘤蒂的形态又可分为有蒂型（Ⅰp）、广基型（Ⅰs）两个亚型。

扁平隆起型（Ⅱ型）：肿瘤如钱币状隆起于黏膜表面。

扁平隆起伴溃疡型（Ⅲ型或Ⅱa+Ⅱc型）：肿瘤如小盘状，边缘隆起，中心凹陷。

②组织学分期：早期结直肠癌的组织学分型与进展期结直肠癌相同。

2）进展期结直肠癌

①大体分型：国内普遍采用的进展期癌大体分型是根据 1982 年全国大肠癌病理研究协作组讨论决定的标准。

隆起型（息肉型）：肿瘤呈结节状，息肉状或菜花状隆起向肠腔内突出，有蒂或广基。切面肿瘤与周围组织界线较清楚，浸润较为浅表局限。若肿瘤表面坏死，形成浅表溃疡，形如盘状者，则另立一亚型，称盘状型；其特点为肿瘤向肠腔作盘状隆起，边界清楚，广基，表面有浅表溃疡，基底部一般高于周围肠黏膜。肿瘤边界多较清楚，局部肠壁肌层可见肿瘤浸润，但肌层结肠仍可辨认。

溃疡型：该型肿瘤表面形成较深的溃疡，根据溃疡外形和生长情况又可分为局限性和浸润性溃疡两个亚型。局限性溃疡型：肿瘤外观呈火山口样，溃疡边缘隆起呈围堤状，中央坏死区深凹，溃疡隆起的边缘组织与周围黏膜界线清楚，肿瘤基底部向肠壁组织深层浸润，但边界清楚；浸润性溃疡型：肿瘤中央形成溃疡，溃疡口边缘多无围堤状隆起，系正常肠黏膜覆盖的肿瘤细胞，肿瘤主要向肠壁深层浸润，边界不清。

浸润型：肿瘤向肠壁各层弥漫浸润，使局部肠壁增厚，表面却无明显溃疡或隆起。肿瘤可累及肛管周围，常伴有纤维组织增生，可使肛管径缩小，形成环状狭窄，局部浆膜面可见因纤维组织牵引而形成缩窄环。

胶样型：肿瘤外形不一，或隆起，或伴有溃疡形成，但其外观及切面均呈半透明胶冻样。

②组织学分型

乳头状腺癌：癌瘤组织呈粗细不等的乳头状结构，乳头间质少，癌细胞呈柱状，根据生长方式可分为两个类型：一为腺癌组织向黏膜表面生长呈绒毛状；另一则为肿瘤深部腺腔扩大呈囊状，囊内呈乳头状增生。

管状腺癌：癌组织内出现腺管状结构称为管状腺癌。根据分化程度又分为三个亚型。高分化腺癌：癌组织由大小不一的腺管构成，癌细胞分化良好，呈柱状，排列为单层，核多位于基底部，胞质内常有较多的黏液，可出现散在的杯状细胞。中分化腺癌：癌细胞分化较差，大小不甚一致，呈假复层，细胞核大，位置参差不齐，常直达胞质顶端，胞质少，胞质内缺乏或仅有少量黏液，癌细胞构成大小不一、形态不规则的腺管，部分癌细胞可呈实性的条索状或团块状结构。低分化腺癌：癌细胞中腺管状结构不明显，仅小部分（<1/3）可呈腺管样结构，癌细胞多形成大小不一、形态不规整的实性癌巢，癌细胞分化更差，异形性更明显。

黏液腺癌：此型癌肿以癌细胞内出现大量黏液为特征，根据形态分为两种。呈现大片"黏液湖"中漂浮着小堆癌细胞；表现为囊腺状结构，囊内充满黏液，囊壁衬覆分化较好的黏液柱状上皮。

印戒细胞癌：此型是从黏液癌中分出来的一种特殊类型，因为癌细胞形态和生物学行为不同于一般黏液腺癌，癌细胞多呈小圆形细胞，胞质内充满黏液。核偏于一侧，呈圆形或卵圆形，整个细胞呈印戒形，可找到核分裂象，肿瘤由弥漫成片的印戒细胞构成，不形成腺管状结构，有时可伴有少量细胞外黏液。

未分化癌：癌细胞弥漫成片或呈团块状，不形成腺管结构或其他组织结构，可找到核分裂象，肿瘤由弥漫成片的印戒细胞构成，不形成腺管状结构，有时可伴有少量细胞外黏液。癌细胞大小形态可较一致，有时细胞较少，与恶性淋巴瘤难区分，未分化癌细胞核大，有异形性。

腺鳞癌：肿瘤组织具有腺癌和鳞癌两种结构，同一肿瘤内腺癌与鳞癌两成分混合存在，并非碰撞性肿瘤，腺癌伴小灶性鳞化的，仍属腺癌。腺鳞癌中的腺癌部分分化一般较好，有腺样结构形成或有较多杯状细胞及黏液分泌，而鳞癌部分则一般分化较差，角化现象很少或无。

鳞状细胞癌：癌组织呈典型的鳞癌结构，多为中度到低度分化。偶尔在癌组织中可见到角化现象或细胞间桥。鳞状细胞癌是一种完全由鳞状细胞所组成的罕见的结肠肿瘤，诊断此癌应确诊有细胞间桥和角质的存在。

其他：当同一种肿瘤中出现两种以上组织学类型时，根据全国大肠癌病理研究协作组提出的诊断原则诊断：癌瘤内有两种或两种以上组织学类型时，若各种类型分布的范围相似，诊断时应将各种类型均予写明，其中恶性程度较高的写在前面，恶性程度较低的写在后面。癌肿中有两种组织学类型，其中一类占2/3以上，另一类占1/3以下，一般以占大区域组织类型为诊断依据，占据小范围的组织类型可不列入诊断。当后者分化程度较前为低时，诊断时应将后一类型列在后面。大肠类癌，此型也称嗜银细胞癌，根据癌细胞对银染色反应的差异，可分为亲银性及嗜银性，根据组织学结构，可分为下列四型：腺样型：癌细胞排列呈脉管样，菊形团块样，带状等。条索型：癌细胞排列呈实性条索状，间质反应明显的似硬癌。实心团块型：癌细胞排列呈实心团块状。混合型：即上述三型的任意混合。

3）结直肠癌的分级：大肠癌的分级也就是大肠癌的分化程度，国内主要采用三级分级法：Ⅰ级为分化良好，属低度恶化；Ⅱ级为分化中等，属中度恶化；Ⅲ级为低分化癌，属高度恶性。

国际上常用的 Broder 分级法（四级分级法）。Ⅰ级指 2/3 以上癌细胞分化良好，属高分化，低恶性；Ⅱ级指 1/2~2/3 癌细胞分化良好，为中等分化，一般恶性；Ⅲ级指癌细胞分化良好者不足 1/4，属低分化，高恶性；Ⅳ级指未分化癌。

（2）结直肠癌的临床病理分期　结直肠癌的临床病理分期是关系到根治手术预后的主要因素，是不同地区在结直肠癌病期进展中衡量各家治疗结果和水平的尺度。随着对结直肠癌认识的不断深入，不同地区间日益活跃的技术合作的交流，使得原有的临床分期系统中需要赋予许多新的内涵，同时也暴露出一些 Dukes 分期系统临床应用的种种不足，虽然许多学者对 Dukes 分期系统进行了完善，但仍然没有形成国际上较为理想的对结直肠癌专业性质的具有统一、准确、有效的分期系统。

1）Dukes 分期系统：Dukes 分期系统是属单纯的病理分期系统，是临床医师应用最普遍、也是改良多、比较难统一应用的分期系统。Dukes 分期系统是 Dukes 在 1932 年根据直肠癌细胞的播散和淋巴转移范围提出的原始分期系统。

A 期：癌肿局限于肠壁，肠外组织及淋巴结构均无累及。

B 期：癌肿累及肠外组织，但淋巴结阴性。

C 期：为癌细胞穿透肠壁并伴有淋巴结转移。

1935 年 Dukes 又将 C 期分为 C1（指转移淋巴结接近直肠壁）和 C2（指转移淋巴结接近结扎的直肠上动脉）。1949 年 Kirklin 等将 Dukes 分期应用于结肠癌并且补充了一些内容：A 期肿瘤仅局限于黏膜层，B1 期肿瘤穿透黏膜层，但未穿过肌层；B2 期肿瘤穿透肠壁至浆膜层。

Astler-Coller 在 1954 年又对 C 期再分期定义进行了改良，将 C1 期定义为是肿瘤细胞局限于肠壁内并伴有局部淋巴结转移；C2 期为肿瘤穿出肠壁伴淋巴结转移。经过改良后的 Dukes 分期系统得到普遍应用，因此，有单独称 Astler-Coller 分期的说法。经统计各期的 5 年生存率分别为：5 年生存率 A 期 100%，B1 期 66.6%，B2 期 53.9%，C1 期 42.8%，C2 期 22.4%。

在 1967 年，Turnbull 又增加了 D 期，D 期指癌转移至肝、肺、骨，肿瘤种植或由于周围浸润或附近脏器浸润而不能切除者。这样把临床与病理结合起来，能较精确地反映疾病程度和正确估计预后。对 Dukes 分期，在 1974 年 Gunderson 等、1978 年 Friedmann 又进行了改良，A、B1、B2 期未改变，增加了 B3 期，B3 期为癌已穿透肌层并侵入邻近脏器和组织，但无淋巴结受累的含义，相应增设 C3，则为 B3 伴淋巴结转移者，D 期是有任何远处转移病灶者。1984 年，美国胃肠研究组将 C1、C2 限定于淋巴结转移数，即 C1 指 1~4 枚淋巴结转移，C2 指 5 枚以上淋巴结转移。我国在 1978 年第一次全国大肠癌会议上经过充分讨论修正，确定了全国大肠癌临床病理分期试行方案。即 A0 期病变局限于黏膜及黏膜下层；A1 期病变侵及黏膜下层；A2 期病变侵及肌层；B 期病变侵透肠壁或侵犯周围组织或器官，但尚可切除或一起整块切除；C1 期伴癌灶附近淋巴结转移（指肠旁或边缘血管结）；C2 期伴血管周围和系膜切缘附近淋巴结转移，尚可作根治性切除；D 期为已有远处转移，有腹膜腔广泛转移，并有远处淋巴结的转移扩散。

2）TNM 分期系统：该系统为 Denoix 在 1954 年首先指出，是根据疾病程度对癌症分期的肿瘤（Tumor）、淋巴结（Nodes）、转移（Metastases）的 TNM 分期法。1966 年国际抗癌联盟（UICC）倡议在恶性肿瘤分期中试用 TNM 分期系统，1977 年美国癌症联合委员会（AJCC）开始应用于直肠癌的分期，1978 年在 UICC 会议上，AJCC 的建议得以肯定并推荐，另外 AJCC 还建议根据临床、手术、病理、再治疗和尸解情况在 TNM 名词前加一字母，分别以 cTNM、sTNM、pTNM、rTNM、aTNM 来区分，经过不断完善形成了目前的结直肠癌 TNM 分期系统。

①结直肠癌 TNM 标志的含义及分期：

T：原发癌直接浸润范围

T_x 癌肿浸润肠壁深度不能肯定；

T_0 临床未发现肿瘤；

T_{is} 组织学检查为原位癌；

T_1 癌局限于黏膜或黏膜下层；

T_2 癌浸润限于肠壁，但未穿透；

T_a 部分固有肌层浸润；

T_b 全部固有肌层浸润；

T_3 癌浸润肠壁全层，伴有或无侵犯邻近组织或脏器，有或无瘘管存在；

T_4 癌肿直接扩散的范围已超出邻近组织和脏器；

（ ）T：多发性原发癌，其中最大肿瘤用上述规定描述，肿瘤数目填入括号内。

N：淋巴结转移情况

N_x 未估计；

N_0 不认为有淋巴结转移；

N_1 邻近原发病变的 1~3 个局部淋巴结转移；

N_2 系膜切缘外或血管结扎线外的区域淋巴结转移；

N_3 转移淋巴结部位不确切，淋巴结检查数，转移淋巴结数不等。

M：远隔转移情况

M_x 未估计远隔转移情况；

M_0 远隔转移不清楚；

M_1 有远隔转移，转移部位。

②Beahrs 大肠癌分期方案。（表 18-1）

③1978 年在杭州第一次全国大肠癌会议，按照 Dukes 分期的基本原则，根据解剖、病理的基础理论，结合国际上常用的 TNM 分类方法，讨论通过了我国大肠癌 TNM 分期法。（表 18-2，表 18-3）

（3）肛管癌的分期 由于肛管癌癌肿大小、浸润深度以及在治疗方法的选择上有其特点，因此，AJCC/UICC 对肛管和肛缘上皮恶性肿瘤根据临床、X 线、内镜有关资料进行了分期如下。（表 18-4）

另外，关于肛管癌的分期法还有 Richards 和 Boman 的肛管癌分期法。A 期为肿瘤限于肛管上皮和皮下结缔组织；B_1 期病变侵犯外括约肌；B_2 期病变侵犯内括约肌；C 期为上述病变有腹股沟和盆腔淋巴结转移者；D 期为转移超过外科治愈性切除的范围。

（二）辨证诊断

本病在中医学称为"锁肛痔""肠结"范畴，结直肠癌临床可分为三个病程阶段来辨证施治。早期阶段：癌肿较小、局限，未侵犯重要脏器，故正气不衰，临床多以气滞血瘀，湿热蕴结证型出现，治宜下法，以消瘤祛邪为主；中期阶段：癌肿较大，

表 18-1　Beahrs 大肠癌分期方案

0 期	T_{is}	N_0	M_0	组织学检查为原位癌
I 期	T_{1-2}	N_0	M_0	癌限于黏膜、黏膜下或限于肠壁，无淋巴结及远隔转移
II 期	T_3	N_0	M_0	癌浸润肠壁全层及邻近结构，无淋巴结及远隔转移
III 期	T 任何 T_4	N_{1-3} N 任何	M_0 M_0	癌侵犯肠壁任何层次，伴区域淋巴结转移癌浸润超相邻组织或浸润邻近器官，无局部淋巴结转移
IV 期	T 任何	N 任何	M_1	癌侵犯肠壁任何层次，有或无淋巴结转移，已有远隔转移

表 18-2　改良杭州会议分期的 TNM 标志

T 原发肿瘤	N 区域淋巴结	M 远处转移
T_X 穿透深度不肯定	N_X 淋巴结未估计或未记录	M_X 未估计
T_0 癌局限于黏膜	N_0 不认为淋巴结转移	M_0 估计无远处转移
T_1 癌侵犯黏膜下层	N_1 肠周淋巴结转移	M_1 有远处转移（如肝、肺、骨、脑、左锁上淋巴结、腹主动脉前或旁系膜淋巴结、供应血管根部的淋巴结转移、腹膜广泛转移）
T_2 癌侵犯固有肌层	N_2 系膜淋巴结转移	——
T_3 肿瘤侵及浆膜	N_3 系膜根部淋巴结转移	——
T_4 癌已突破浆膜	——	——
T_5 癌已广泛侵犯邻脏器	——	——

注:（ ）T 多发性原发癌最大的肿瘤用以上描述法缀明肿瘤的数目在括号内前缀。

表 18-3　改良杭州会议大肠癌 TNM 分期

分　期		TNM	病变描述
I	0	$T_0N_0M_0$	癌局限于黏膜层
	1	$T_1N_0M_0$	癌侵犯黏膜下层（早期浸润癌）
	2	$T_2N_0M_0$	癌侵犯肌层
	3	$T_3N_0M_0$	癌侵犯浆膜
II	——	$T_4N_0M_0$	癌侵犯超越肠壁
III	1	$T_{1-4}N_1M_0$	伴肠周淋巴结转移
	2	$T_{1-4}N_2M_0$	伴系膜淋巴结转移
	3	$T_{1-4}N_3M_0$	伴系膜根部淋巴结转移
IV	1	T_5N 任何 M	任何癌广泛侵犯邻近脏器
	2	T_{1-4}N 任何 M_1	伴远外转移

表 18-4　AJCC/UICC 肛管和肛缘癌分期

原发肿瘤（T）	T_x 原发肿瘤无法估价 T_0 无原发瘤证据 T_{is} 原位癌 T_1 肿瘤最大径 ≤ 2cm T_2 肿瘤最大径 > 2cm，≤ 5cm T_3 肿瘤最大径 > 5cm
肛管	T_4 无论肿瘤大小而侵及周围器官如阴道、宫颈、膀胱、肛缘 T_4 侵及皮肤以外的深部结构，如骨骼肌区域淋巴结侵犯（N） N_x 区域淋巴结没有估价 N_0 没有区域淋巴结转移
肛管	N_1 直肠周围淋巴结转移 N_2 单侧髂内血管周围或 / 和单侧腹股沟区域淋巴结转移 N_3 直肠周围和腹股沟淋巴结或 / 和双侧髂内血管周围淋巴结或 / 和双侧腹股沟淋巴结转移
肛缘	N_1 同侧腹股沟淋巴结转移远处转移（M） M_x 远处转移与否无法估价 M_0 没有远处转移 M_1 有远处转移

分期	0 期	Tis	N_0	M_0
	I 期	T_1	N_0	M_0
	II 期	T_{2-3}	N_0	M_0
肛管	IIIA 期	T_0	N_1	M_0
		T_{1-3}	N_1	M_0
	IIIB 期	T_4	N_1	M_0
		T 任何	$N_{2、3}$	M_0
肛缘	III 期	T_4	N_0	M_0
		T 任何	N_1	M_0
	IV期	T 任何	N_1	M_1

注：除由病理检查确定的 PT 和 PN 外，术后外科分期法同上。

正气受损，临床除表现里急后重，便结难下，腹部气滞，便脓血等实证症状外，同时也表现出患者日渐消瘦，伴体力下降等正气不足症状，治宜攻补兼施，祛邪扶正并行。晚期阶段：多已侵犯周围脏腑，致使全身气血阴阳失调，正气大伤，治宜扶正为主，兼以祛邪。应根据其临床表现和证候，辨证分型诊断。

1. 四诊

望诊：面白，消耗体质，有脓血便，或黏液便，血色暗，有梗阻发生时表情痛苦。舌质红或紫暗，少苔或黄腻。

闻诊：或呻吟，或无。

问诊：大便频，带有暗血或黏液，或有腹痛，里急后重，肛门下坠。小便黄，或小便频。

切诊：肛内可触及质硬的菜花状或溃疡状肿块。脉细弱、细数或涩。

2. 辨证分型

（1）湿热蕴结型

临床证候：肛管直肠癌临床症见肛门坠胀，便次增多，大便带血，色泽暗红，或挟黏液，或有里急后重。舌红、苔黄腻，脉滑数。

辨证要点：肛门坠胀，便次增多，大便带黏液血，里急后重。舌红、苔黄腻，脉滑数。

（2）气阴两虚型

临床证候：肛管直肠癌病久，常见面色无华，消瘦乏力，便溏，或排便困难，便中带血，色泽紫暗，肛门坠胀，或伴心烦口渴，夜间盗汗。舌红或绛，少苔，脉细弱或细数。

辨证要点：面色无华，消瘦乏力，肛门坠胀，夜间盗汗。舌红或绛，少苔，脉细弱或细数。

（3）气滞血瘀型

临床证候：肛周肿物隆起，触之坚硬如石，坠痛不休，或大便带血，色泽紫暗，里急后重，排便困难。舌质紫暗，脉涩。

辨证要点：肛门肿物隆起，触之坚硬如石，大便带血，色泽紫暗，里急后重，舌质紫暗，脉涩。

三、鉴别诊断

（一）西医学鉴别诊断

结直肠癌临床主要表现为便血，黏液便，腹泻、便秘或二者交替出现，排便次数增多，腹痛腹胀，里急后重及肛门疼痛等症状应与下列疾病相鉴别。

1. 慢性结肠炎

该病的临床表现亦以腹泻、便秘或二者交替出现，排便次数增多为主要症状，其中溃疡性结肠炎便血，大便次数多与结直肠癌更难区别。慢性结肠炎临床呈慢性经过，病程往往几年，间断性症状加重，而结直肠癌病程相对较短，症状逐渐加重，便血血色较暗，常与黏液混杂而下，也与慢性结肠炎有别。

2. 慢性菌痢

慢性菌痢临床亦表现为腹泻、脓血便、里急后重、排便次数增多，但应用抗生素治疗可有暂时的疗效，而结直肠癌应用抗生素往往难以收效，应做内镜和钡灌肠检

查明确诊断。

3. 慢性肠阿米巴病

本病起病缓慢，多无发热或仅有低热，全身症状轻微，脓血便以便血多脓少，或有原因不明的便血，典型患者可见果酱样大便，取黏液脓血便做镜检可发现阿米巴滋养体，粪便培养可发现阿米巴原虫，肠黏膜刮取物可检查出阿米巴滋养体，也可作内镜检查排除占位与结直肠癌相鉴别。

4. 克罗恩病

克罗恩病临床表现有发热、腹痛、腹泻和贫血等症状与结直肠癌相似。而结直肠癌多见于青壮年，病变部位多见于回肠末端及右侧结肠，右下腹可触及包块，有压痛及不完全肠梗阻表现。个别患者可形成肠瘘，应作X线钡剂灌肠及纤维内镜检查明确诊断，临床上许多患者经剖腹探查时才发现。

5. 溃疡性肠结核

该病临床早期症状不明显，随着病情发展表现出发热、盗汗、消瘦、贫血、腹痛、腹泻或腹泻与便秘交替出现，排便次数增多等全身表现，与结直肠癌有相似之处；而溃疡性肠结核常有肠外结核病并存，腹痛常伴有腹泻，腹痛多位于右下腹或脐周，多呈持续性急痛或胀痛，常因进食而诱发，应与结直肠癌相区别。

6. 肠功能紊乱

临床肠功能紊乱与结直肠癌均有腹痛、腹泻、黏液稀便表现，肠功能紊乱患者问诊有使用抗生素药物治疗症状好转情况，而重复使用不但无效，反而使腹泻加重。粪便镜检无红、白细胞可见，内镜检查可见肠黏膜无异常，可排除占位病变。

7. 内痔

内痔在临床上亦表现为便血，而血色多鲜红，便后滴血或手纸染红，大便常无改变，大便干结，饮白酒、吃辛辣食物时常导致便血或加重，与结直肠癌可区别。

8. 肛裂

肛裂临床表现为肛门部痛，大便出血，但不伴有大便习惯和大便性质的改变，其便血为鲜血与结直肠癌黏液血混杂而下的表现可有明显区别，肛管癌亦有肛门部疼痛，但通过肛门指诊可明确诊断，肛裂疼痛多为大便时疼痛呈阵发性，而肛管癌呈持续性疼痛。

9. 肛门湿疣

该病围绕肛门在肛缘皮肤可生有大小多少不等，形状不规则的肿物，也可延伸入肛管下段，表面呈细颗粒样生长，高低不平，临床上主要表现为肛门部异物感，结合病理应与肛管癌相鉴别。

10. 直肠邻近器官肿瘤

如宫颈癌、前列腺癌，以及种植在盆底腹膜的其他恶性肿瘤。如胃癌、卵巢癌等。

（二）中医病证鉴别

1. 辨出血

（1）实证　湿热毒邪蕴结，黏液脓血混杂而下，气味腥臭难闻，舌质红、苔黄腻，脉濡数或弦数。

（2）虚证　便血色暗，舌质淡、苔薄白或花剥，脉沉细无力者属气虚型；便血色暗，舌质红、苔黄而光剥，脉细数者属肝肾阴虚型。

2. 辨肿物

此证临床多为实证，肿物按之痛甚，固定不移。

3. 辨疼痛

此证临床多为实证，疼痛按之痛甚，位置固定，多为持续性疼痛，逐渐加重。

4. 辨大便

（1）实证　腹泻与便秘交替再现，黏液血便，伴里急后重，肛门灼痛，小便黄赤、苔黄腻，脉濡数或弦数者属湿热毒蕴型。

（2）虚证　大便溏薄或五更泻伴见小便清长，形寒肢冷，舌质淡胖、苔白，脉沉细弱属脾肾阳虚型；大便干结伴见小便短赤，腰膝酸软，舌质红、苔黄而光剥，脉细数者属肾阴虚型。

四、临床治疗

（一）提高临床疗效的基本要素

结直肠癌是威胁人类生命的多发疾病，一经确诊，尽早手术根治在目前已成共识。但为了提高临床疗效，提高生存率和生活质量，只在手术方法上下功夫是不够的。随着科技的发展，人们对结直肠癌的发生、发展、演进过程不断有新的认识，高新技术也不断有新的诊疗仪器问世，给结直肠癌的研究和临床不断开拓更新的视野，人们的愿望逐渐得到满足，我们认为提高结直肠癌疗效的基本要素应从以下几个方面考虑。

1. 早期诊断

结直肠癌发生的早期，常无任何临床症状，随着病情的发展，才逐渐表现出一些结肠症状，如大便习惯，大便性质的改变、便血等，而这些症状往往被忽视，特别是青年人大肠癌，常理解为炎性肠病，给结直肠癌的早期诊治造成了障碍。为了提高结直肠癌的早期诊断率，应做好结直肠癌的普及知识宣传，增强患者的自觉意识，特别是医务工作者，不要放过任何一个轻微的结肠症状，提高对结直肠癌的警惕性。因为70%的结直肠癌发生在指诊所能触及的范围内，指诊简便、易行、经济，是提高早期诊断率最好的检查方法，能给其他特殊检查提供临床依据，应该受到重视。

2. 结直肠癌临床分期

目前最常采用的是 Dukes 和 TNM 分期系统。Dukes 分期是属单纯的病理分期，虽然该分期系统比较确切地反映了结直肠癌播散和淋巴结转移的发展规律，但多年来，学者们对该分期在临床上进行了多次改良，使用比较混乱。TNM 分期是为了完善 Dukes 分期系统，国际抗癌联合会主要由 Denoix 提出，于 1977 年被国际抗癌协会（UICC）采纳，制定为统一的分期系统，这一分期系统照顾了原发肿瘤（T），区域淋巴结（N）和远处转移（M）的情况，并补充了以术后切除标本的病理检查结果的临床病理分期，各期定义相对明确，在肿瘤的病理分期和预后的估价方面有所提高。目前现有结直肠癌分期系统存在的主要缺点在于对肿瘤病理的分析中的某些定义的不明确，不完善和不确切。例如：多数病理分期中只对癌细胞壁内浸润的情况进行论述区分，没有明确描述肠壁外侵袭范围。Dukes 分期对黏膜内癌与黏膜下癌没有进一步区别，而临床研究证实，黏膜内癌不会发生转移，只有侵及黏膜下层才能发生转移的可能。随着对结直肠癌在分子生物学等方面的研究，老的分期系统的概念显然不能对反映癌肿恶性程度和转移潜能的一些生物病理学特性指标进行明确表达，比如：癌细胞核 DNA 含量、癌基因蛋白、细胞表面黏附分子结构、细胞黏附性等。另外，对于术中癌肿的残留问题及其相关的定义标准和含义。同时性多原发肿瘤的分期等，显然给结直肠癌的诊治造成了诸多新的问题，影响着外科学的发展，也是影响结直肠癌临床疗效的因素之一。

3. 综合疗法的应用

结直肠癌一经确诊，尽快进行手术切除，早已成为治疗癌症的原则，随着对结直肠癌研究的不断深入，以手术为主的其他疗法综合应用在患者的手术适应证，生活质量等方面有所提高，比如，近年来在由过去放疗、化疗、手术三大方法的基础上，采取运用中西药物的介入疗法，确能提高了手术切除率和临床疗效，对早期癌应用内镜下切除术提高了患者的生活质量，腹腔内温热化疗法应用等，尽管说某些方法的临床应用不够成熟，甚至说对结直肠癌疗效的提高尚存争议，就其本身来说已给结直肠癌的治疗就是一个希望的"禾苗"。中医中药在结直肠癌的治疗中，特别是康复阶段越来越显示出其极大的优越性，对因化疗手术引起的临床症状和术后的恢复有不可替代的作用。

4. 扩大淋巴结清除术的应用

对结直肠淋巴结转移规律的认识，使扩大淋巴结清除术在临床的应用成为现实。虽然近来以手术法为主综合治疗结直肠癌的应用使术后 5 年生存率有所提高，但结直肠癌的远期疗效并未得到理想的提高，局部复发仍出现在许多术后患者中，其中的主要原因是对结直肠癌淋巴结转移的规律缺乏足够的认识，手术对大肠癌淋巴结的清扫不充分彻底。近年来解剖学的观察证实，在肠系膜下动脉根部结扎血管不会引起残留降结肠的坏死，可以直接将肠系膜下血管根部淋巴结作为中央淋巴结而在手术时完全清除，在此基础上，临床中将左半结肠中央淋巴结的清扫范围扩大了，从而提高了手术疗效。许多学者普遍认为就是高龄大肠癌在积极治疗并发症的同时也不必姑息，在考虑手术时扩大淋巴结清除术仍该积极采用。

5. 积极治疗并发症

临床中有许多老年大肠癌，确诊时多为中晚期，使患者家属和临床医师困惑的主要原因就是老年伴有的许多并发症，如严重的心脑血管疾病、糖尿病等。因此，临床中许多患者被迫放弃手术治疗，随着结直肠癌研究的不断深入，综合疗法的应用，在积极治疗并发症的同时，使原来应该放弃手术的病例，纳入了手术适应证，提高了结直肠癌的疗效。

（二）辨病治疗

结直肠癌的治疗临床以外科根治术为主，科技的迅猛发展，给医疗界在结直肠癌的治疗创造了光辉的前景，在应用较久的放疗、化疗基础上，中医中药的应用正发挥着越来越重要的作用，许多新的特效药物出现，生物调节剂的临床应用以及激光技术、电化学疗法等技术的应用使结直肠癌的治疗方法不断进步，令人振奋。

1. 结直肠肿瘤的外科放射疗法

由于结直肠与小肠等均为对放射线敏感脏器，因此，结直肠癌的放射疗法受到很大限制，我们所谓的放射疗法指的是肛管直肠癌的放射疗法。Symonds1919年报道了用镭治疗直肠癌，因为当时外科技术不断提高，手术危险性降低，而直肠癌被认为属放射线拮抗性肿瘤，在一个时期内，放疗不被重视。近40年来，单纯的外科治疗总不能令人满意，对结直肠癌的综合治疗被普遍采用，取得了令人鼓舞的效果，作为综合治疗的放疗才被引起人们的重视。

（1）直肠癌的放射治疗

①外科治疗的辅助性放疗：作为辅助性放疗其应分为术前辅助放疗，术中、术后以及夹心放疗。术前放疗能使肿瘤体积缩小，消灭或抑制区域淋巴结内的转移癌，减轻癌性粘连，降低肿瘤细胞活力及闭合脉管，降低直肠癌对肠壁及肠外组织的浸润，从而获得更安全的切缘，提高外科手术切除率和肿瘤的局部区域控制率，也减少了医源性癌播散。有资料报道，术前放疗可降低10%~15%的局部复发率。Mendenhall等也指出，经过术前放疗，术后盆腔淋巴结内的阳性率只有未做术前放疗的一半，其局部复发率比单纯外科手术治疗明显降低。术后放疗，适应于手术切除有可疑残留或术后病理证实有肿瘤细胞残留病例。许多资料显示，术后放疗对患者

预后很有价值，可降低15%~30%的局部复发率。术中的放疗是近年来应用的新技术，其最大的特点是能针对腹部和盆腔癌瘤，通过外科手术法，对原发瘤的扩散区域进行直接照射，很方便准确定位，避免对敏感组织器官的照射。夹心放疗是直肠癌手术加放射法综合治疗的一种新方法。又称三明治放疗，兼有术前和术后放疗的优点，可使不能手术的肿瘤缩小，转化为可以切除，避免术中播散，还有对术后残存肿瘤及周围亚临床灶进一步消灭的作用。

②单纯根治性放射治疗：就是通过放射治疗杀灭肿瘤细胞，主要应用于Dukes A期，通过局部切除的肿瘤距切缘较近者，其方式有单纯体外照射或腔内治疗两种方式。临床对这种单纯根治性放射治疗持不积极态度，一般不宜提倡。

③姑息性放射治疗：就是针对局部晚期肿瘤及术后复发癌，局部浸润到邻近组织器官无法手术切除者，或者由于全身情况不佳难于耐受手术的患者，采取放射治疗，这种姑息性放疗可减轻症状，使肿瘤缩小，能使晚期局部浸润癌通过放疗获得10%~15%的手术切除机会，有益于改善晚期癌肿患者的生存率。

（2）肛管癌的放射治疗　肛管癌具有较高的放射敏感性，其转移的淋巴结也有此特性，这是近40年通过大量研究的新认识，使肛管癌的放射治疗成为可能，改变了20世纪70年代以前肛管癌根治疗法的老观念，放射治疗在肛管癌的治疗中逐渐被重视。目前对T_1、T_2及较小的T_3期肿瘤行放射治疗一般可有相当高的治愈率，多数病例可保留肛门功能，只有较大肿瘤采取手术加放疗联合达到根治目的。

2. 结直肠肿瘤的化学治疗

化学治疗在结直肠肿瘤治疗中是最为普遍的方法，其疗效是肯定的，尤其是对晚期病例或仅作姑息性手术的患者，生

存率的提高最为重要。近年化疗在临床的应用更是活跃。经动脉插管化疗、肠腔和腹腔化疗、温热化疗等取得了较好的临床效果。

（1）单一药物化疗 结直肠癌单一药物的化疗，5-FU 是最为广泛应用药物，其疗效及其在结直肠肿瘤治疗中的地位是其他药物所不能替代的。5-FU 在临床应用目前多主张采用每周给药或毒性反应低的改良负荷剂量方案，以及采用每天静脉给药，连续 3~5 日，2~4 周重复的给药的方案。关于给药途径，众多学者多不主张口服给药，而是采用静脉给药。5-FU 治疗方案，现列举几位学者的研究方案，仅供临床参考。

Ansfield，$15mg/(kg \cdot d) \times 5$；以后改 7.5mg/kg 隔天，静脉滴注。

Machiavelli，$1200mg/m^2$，连续静脉滴注 2 小时，2 周重复。

Herrmann，$450mg/m^2$，静脉滴注第 1~5 日，3 周重复。

Hortman，$20mg/(kg \cdot d) \times 5$，连续静脉滴注，以后每周 15mg/kg 维持。

（2）联合药物化疗 5-FU 单一药物化疗，在临床取得了一定疗效，为了进一步提高化疗效果，许多学者经过多年研究认为，5-FU 为主合并应用其他化疗药物组成联合方案治疗结直肠肿瘤，有效率较单一用药有所提高，而总的生存期无明显延长。这里仅列举几位学者的研究方案，供临床参考。

MOF 方案：5-FU $350mg/m^2$，第 1~5 日连续静脉给药；VCR $1mg/m^2$（最大量限于 2mg），第 1 日静脉推注，以上两药每 5 日重复；Me-CCNU $175mg/m^2$，第 1 日口服，每 10 周重复。

MOF-STZ 方案：该方案是由 Me-CCNU、VCR、5-FU 和 Streptozocim（链左星，STZ）4 药组成，即 Me-CCNU $30mg/m^2$ 口服，第 1~5 日，每 10 周重复；VCR 1mg，静脉滴注，第 1 日，每 5 周重复；5-FU $300mg/m^2$，静脉滴注，第 1~5 日，每 5 周重复；STZ $500mg/m^2$，静脉滴注，第 1 日，每周 1 次。

5-FU+ 亚硝脲类方案：5-FU 每天 800mg，连续静脉滴注 5 日；Me-CCNU $150mg/m^2$，口服，第 1 日。以上两药每 4 周重复，用 4 次，以后改为 5-FU 50~100mg，口服，Me-CCNU $125mg/m^2$。口服，每 4 周重复。

COMF 方案：COMF 方案由 CTX、VCR、MTX 和 5-FU4 药组成。CTX $5mg/(kg \cdot d)$，静脉滴注，第 1~5；VCR $0.05mg/(kg \cdot d)$，静脉滴注，第 2 日、5 日；MTX $0.5mg/(kg \cdot d)$，静脉滴注，第 1 日、4 日；5-FU $10mg/(kg \cdot d)$，静脉滴注，第 1、5 日。以上 4 药每 28 天重复。

MFV 方案：MMC $3~4mg/m^2$ 静脉滴注，每周 1 次；5-FU $300mg/m^2$，静脉滴注，每周 2~3 次；VCR $1.4mg/m^2$（每次最大量为 2mg），静脉滴注，每周 1 次，以上 3 药连用 6 周为一个疗程。

FDVB 方案：5-FU $10mg/(kg \cdot d)$，静脉滴注，第 1~5 日；DTIC $3mg/(kg \cdot d)$，静脉滴注，第 1~2 日；VCR 0.025mg/kg，第 1 日；BCNU 1.5mg/kg，静脉滴注，第 1 天。以上 4 药每周重复。

（3）5-FU 与生物化学调节剂联合应用 生物化学调节剂与 5-FU 在结直肠肿瘤中的应用问题，是近年来研究较为活跃的课题。目前临床上较常用的生物化学调剂有 MTX、PALAC（N- 磷酸乙酰基 - 乙 - 门冬氨酸）、Leucovorim（醛氢叶酸）、hydroxyurea（羟基脲）、thymidine（胸腺嘧啶氧核苷）、allopurinol（别嘌呤醇）、dipyridamole（双嘧达莫）、interferon（干扰素）。生物化学调节剂作用的机制是药物直接调节细胞内生物化学作用，从而增强 5-FU 的活跃，改变 5-FU 在某一方面的细胞药理机制，形成选择性的抗瘤细胞作用，正是这种选择抗瘤机制，使宿主细胞得到保护。目前，生物化学调节剂的研究和应用尚处于探索阶段，许多方面的问题没有搞清楚，是生物化学调节剂在临床应用的障碍。

MTX 与 5-FU 的联用是最早的试验，MTX 能阻止嘌呤核苷酸的合成，使细胞内的磷酸核糖焦磷酸浓度增高，5-FU 在体内转化为抗瘤效应产物（氟尿嘧啶脱氧核苷酸，FDLLMP）时，磷酸核糖焦磷酸行使酸的作用。此外，MTX 还可促进 5-FU 与 RNA 结合而抑制细胞增生。有资料显示，先用 MTX 后再用 5-FU 的序贯给药疗法能加强疗效，先给 MTX 40~50mg（不加解救）或 200~1500mg/m^2（加 CF 解救后），在不同的时间给予 5-FU 600~1500mg/m^2 治疗，获得了较好疗效，发现在注射 MTX 24 小时后再给予 5-FU，其药物间的协同作用最强，还发现 MTX 和 5-FU 序贯疗法能提高缓解率，与 5-FU 单药相比也伴有各种毒性增加。MTX 与 5-FU 合并 LV 序贯疗法对有转移的结直肠癌的临床试验比较结果也显示了 MTX 与 5-FU 联合的协同作用，最佳给药方式和恰当的剂量可能是治疗的重要问题，还有待临床进一步研究。

5-FU 与醛氢叶酸联合应用：醛氢叶酸（folinic acid，leucovorin.LV）能增强 5-FU 的生物作用，提高 5-FU 的抗瘤效价。5-FU 在体内转变为氟尿嘧啶脱氧核苷酸（FDUMP）后抑制胸苷酸合成酶（TS），从而阻止 DNA 的合成，FDUMP 与 TS 的合成需还原型叶酸（如甲酰四氢叶酸 CH$_2$FH$_4$）的参与，与 FDUMP 和 TS 在细胞内共同参与合成三重复合物，然而，生理剂量的 CH$_2$FH$_4$ 所形成的三重复合物不稳定，外源供给的醛氢叶酸在体内转变为 CH$_2$FH$_4$，通过增加三联复合物的形成能加强 5-FU 的效果。研究显示，给予大剂量 LV 可使细胞内 CH$_2$FH$_4$ 达到高浓度，FDUMP-TS-CH$_2$FH$_4$ 三重复合物共价结合，较为稳固，5-FU 的细胞毒性可大大增强。5-FU 和 LV 联合给药的最佳剂量方案虽然未定，NCCTG 在 1989 年将 280 例转移的结直肠癌患者随机进行了单用 5-FU 或 LV+5-FU 两种不同剂量［高剂量 LV200mg/（m^2·d），低剂量 LV20mg/（m^2·d）］方案的研究结果说明，高剂量或低剂量 LV 方案均较单纯用 5-FU 的生存期延长。关于 5-FU 与 LV 联合用药的最佳剂量方案问题，Bruckner 等总结多年文献报告的各种剂量方案，发现以下三种方案均有明显疗效。

① LV 200mg/（m^2·d），5-FU 365mg/（m^2·d），静脉滴注，连用 5 日。

② LV 每次 500mg/m^2，静脉滴注，2 小时，5-FU 每次 500mg/m^2，在 LV 用至 1 小时静脉滴注，每周 1 次，连用 6 周。

③ LV500mg/（m^2·d），静脉持续滴注 6 日，5-FU 370mg/（m^2·d），在 LV 滴注后 24 小时开始每天静脉滴注 1 次，连用 5 日。

丙胺肌苷（ISO）合并 5-FU 联合治疗晚期结肠癌收到了一定疗效。而 1988 年 Mariantonil 等采用 5-FU 合 ISO 用于以前未曾治疗过的晚期有转移的结肠癌 15 例，第 1 组 7 例，5-FU 的剂量是 7.5mg/kg，静脉滴注，第 1~5 日，第 1 个疗程后剂量逐渐上升到 11.5mg/kg，静脉滴注。如果无毒反应，2 疗程后上升到 13mg/kg，静脉滴注。另一组的 8 例开始 5-FU 的量是 11.5mg/kg，随着疗程的增多，剂量逐渐增加到 13mg/kg，ISO 的量为每日 4g，第 1~5 日用，5 周为 1 个疗程。共用 39 疗程，无 1 例缓解，仅获得 73.3% 的稳定，全部患者中位生存期为 33 周。ISO+5-FU 联合治疗的结果没有超过 5-FU 单一药效。

5-FU 与 PALA 合用：最初的方案是采用高剂量的 PALA 和低剂量的 5-FU，结果缓解率不令人满意。近年采用大剂量 5-FU 加低剂量 PALA 获得了较为满意的效果，但研究发现，这种方案对生存率的提高有无益处不能定论，而且由此导致的共济失调和骨髓抑制问题可能是 PALA 与 5-FU 联合应用的障碍。

左旋咪唑与 5-FU 合用的初步研究显示，对某些可手术切除的结直肠癌患者辅助化疗，可降低复发率，生存期可能延长。并且发现左旋咪唑加 5-FU 所获得的临床疗效，很可能是与免疫作用完全无关的生化调节作用所取得的，其确切的机制尚未研究。

其他生物化学调节剂如羟基脲与 5-FU 的联合应用同 MTX 的研究一样，二者联合的方法和最佳剂量有待研究。胸腺嘧啶脱氧核苷与 5-FU 联合应用因为其造成的中枢神经系统为主的不良反应，限制了在临床上的应用。

总之，5-FU 与生物化学调节剂合用治疗结直肠肿瘤的研究已引起了人们的注意，两者之间的协同关系，临床应用的方法及其最佳剂量有待深入研究。此外，5-FU 与生物化学调节剂合用所引起的不良反应问题也是值得探索的课题。中医药在结直肠肿瘤化疗中所引起的不良反应问题上就初步研究的资料已显示其独特的优势，5-FU、生物化学调节剂和中药联合应用于临床，能给广大结直肠肿瘤患者带来多大好处，还有待广大中西医学家思考和研究。中西医结合定能在结直肠肿瘤的化疗问题上创造出奇迹。

（4）肝动脉化疗　晚期结直肠癌大约有 50%~75% 发生肝转移，正常肝实质靠肝动脉与门静脉双重的血液供应，所以病理情况下，阻断肝动脉不会导致广泛的肝细胞坏死。而肝转移瘤主要从肝动脉得到血液供应。根据上述理论采用肝动脉灌注化疗对预防和治疗肝转移癌是可行的，临床实践也收到一定疗效。1964 年威斯康星大学首先采用肝动脉内连续输注化疗药物治疗胃肠道肝转移 293 例，结果全身用 5-FU 化疗失败率为 75%，肝内输注 5-FU 21 日后获得缓解率是 55%。多年临床应用，肝动脉插管化疗有效率在 50% 以上，比静脉给药有更好疗效。

（5）动脉插管化疗　动脉插管化疗是治疗晚期直肠癌无法根治手术或姑息性肿瘤切除后出现复发和转移病例化疗供药的很好方法，其特点是选择性强，给药集中，较低剂量可达到较好效果，全身毒性反应小。术前应用动脉插管化疗可使瘤灶缩小，提高手术切除率，防止术中医源性扩散，随着介入技术的应用，经皮股动脉途径下腹药盒植入术为肿瘤长期、间断性化疗给药提供了良好的途径。

（6）肠腔化疗　通过肠腔内注入化疗药物，可使结直肠癌组织局部产生较高药物浓度，增加了细胞毒性，可使细胞遭到有效破坏。常用药物为 5-FU。1963 年 Mokherjee 对直肠内用药的优点进行了报告，肠腔化疗逐渐被重视，目前肠腔化疗已广泛应用，取得一定疗效，因为肠腔化疗简便易行，毒副反应远比静脉和口服给药为小，耐受性强，为广大患者乐于接受。

（7）腹腔内化疗　由于手术等原因腹腔内少量残留癌细胞和微小转移灶造成的术后复发，不是单一手术方式能够顺利解决的，通过腹腔内给药使腹腔内有很高的药物浓度，进而杀灭残留癌细胞，对术后癌复发和转移有重要意义，目前，腹腔内化疗已广泛应用于术中腹腔灌注化疗药物和术后的治疗。此外，腹腔内给药经门静脉系统吸收，对门静脉系统和肝脏内的癌细胞也可有较好的疗效。

（8）温热化学疗法　早在 1960 年 Woodhall 用 42℃ 的抗癌药物灌注治疗头颈部肿瘤，1973 年 Johnson 报道用噻替哌合并温热作用于中国地鼠细胞，其杀伤效果明显增强，也有报道表明温热可使药物效价增强 3~10

倍。由于其操作简便，不良反应小，目前已受到重视，在日本等国家已经广泛开展了该项治疗。通过腹腔内温热化疗可防治结直肠癌术后的腹膜扩散。王崇树等报告6例晚期直肠癌已无法手术切除病例，在乙状结肠造口后经直肠投入加温至43.5℃的5-FU，配合5-FU栓剂塞肛，结果肿块缩小，疼痛缓解，黏液血便减少。

3.结直肠肿瘤的外科治疗

（1）结肠肿瘤的外科手术疗法

1）右半结肠切除术：右半结肠切除术适应于盲肠、升结肠或结肠肝曲的恶性肿瘤，根据浸润转移的具体情况采取根治或姑息切除术，若结肠肿瘤无远处转移行根治性右半结肠切除术。若癌肿有远处转移，全身情况尚佳者则采取姑息性右半结肠切除术。在具体手术操作方面有经横结肠上途径行右半结肠切除术，经横结肠下途径行右半结肠切除术和经右侧结肠旁沟进路行右半结肠切除术。经横结肠上途径与经横结肠下途径均为先结扎支配癌瘤区域的血管，同时处理该区域的淋巴管蒂，进一步弄清与邻近重要脏器如肝、十二指肠等之间的关系之后再考虑癌肿肠段的切除，符合Turnbull结肠癌的不接触游离技术的要求，经右侧结肠旁沟进路行右半结肠切除术与前两者不同之处是首先处理肿瘤部位，手术操作对癌瘤部位的接触增加了癌细胞远处转移的机会。

①经横结肠上途经右半结肠切除术

a.沿右腹直肌或正中切口逐层切开腹壁，探查腹腔，确定手术行右半结肠切除术。

b.沿胃大弯血管弓外切开胃结肠韧带，并分离显露十二指肠第二、三段。

c.从横结肠肠系膜根部结扎、切断结肠中动脉或结扎、切除结肠中动脉右侧支，分离右半横结肠系膜在根部切断。

d.结扎、切断右结肠血管及回肠血管。

e.沿右侧结肠旁沟切开腹膜，从侧方分离升结肠，切断肝结肠韧带。

f.分离回盲部，距回盲部10~20cm切断末段回肠（肿瘤在肝曲结肠）或30~40cm（肿瘤在回盲部）。

g.在横结肠中段切断横结肠。

h.行末端回肠与横结肠保留段端－端吻合。

②经横结肠下途径行右半结肠切除术

a.腹部切口，腹腔探查同经横结肠上途径术式。

提起横结肠在结肠中动脉右侧切开其下方后腹膜，找到结肠右动脉起始部，在该处结扎、切断结肠右动、静脉，向下结扎、切断回结肠动、静脉。

b.若癌肿在盲肠或升结肠起始部，结扎、切断结肠中动脉的右侧分支，若癌肿在结肠肝区侧，结扎、切断中动脉根部。

c.切开右侧结肠旁沟的侧腹膜，游离升结肠、回盲部，切断右半结肠等步骤与经横结肠上途径术式相同。

3）经右侧结肠旁沟进路行右半结肠切除术

a.腹部切口，腔内探查与经横结肠上途径术式相同。

b.切开右侧结肠旁沟腹膜向上切断肝结肠韧带，向下游离回盲部。

c.结扎、切断结肠右动、静脉和回结肠动、静脉根部。

d.结扎、切断结肠中动脉根部（癌肿在结肠肝区），或结扎、切断结肠中动脉右侧支（癌肿在回盲部）。

e.以下右半结肠切除术与经横结肠上途径术式相同。

2）横结肠切除术：该术式只适用于癌肿位于横结肠中段，若癌在结肠肝曲或肝曲横结肠交界处，可行右半结肠切除术，若癌在结肠脾曲或脾曲与横结肠交界处可行左半结肠切除术。主要手术步骤如下。

a. 腹部手术采用正中切后腹膜腔探查了解肿瘤位置及其与邻近器官有无浸润转移决定术式。

b. 沿胃大弯分离结扎、切断胃网膜右动脉分支。

c. 分别分离结肠的肝结肠韧带和脾结肠韧带。

d. 在横结肠系膜根部分离、结扎、切断结肠中动脉、中静脉。

e. 切除横结肠及其肠系膜。

f. 将保留的部分结肠肝、脾曲肠段残端，向腹中部牵拉，行端－端吻合。

3）左半结肠切除术：该术式适用于癌肿在左半结肠者，具体癌瘤在降结肠和乙状结肠位置不同，术式也各不相同。若癌肿在降结肠，切除肠段是结肠脾曲降结肠，乙状结肠部分保留，若癌肿在乙状结肠，切除肠段是乙状结肠、降结肠，保留部分结肠脾曲，其具体术式主要步骤简介如下。

①降结肠切除术

a. 在左腹直肌切口或正中切口。

b. 切开腹壁，探查腹腔，有无肝及其邻近脏器浸润转移决定术式。

c. 从网膜血管弓外切开胃结肠韧带向左分离并切断脾结肠韧带。

d. 在乙状结肠系膜根部，向左、右两侧分别切开后腹膜，游离乙状结肠系膜根部向上继续分离至肠系膜下动脉起始部，并行结扎、切断肠系膜下动脉，肠系膜下静脉在横结肠根部结扎、切断。

e. 在乙状结肠与直肠上动脉分界处结扎、切断该处脉管。

f. 沿左侧结肠旁沟切开腹膜，将左半结肠由外向内分离。

g. 切除降结肠、结肠脾曲横结肠左侧段，乙状结肠大部分及相应的系膜淋巴血管蒂。

h. 将横结肠与乙状结肠远侧残部吻合。

②乙状结肠切除术

a. 腹部手术切口，腹腔探查同降结肠切除术。

b. 切开乙状结肠系膜根部左右两侧的腹膜，向下至直肠上段，向上至结肠脾曲。游离乙状结肠系膜。

c. 在结肠左动、静脉分离的升降支的近端结扎、切断。

d. 游离脾结肠韧带。

e. 在直肠上动、静脉根部结扎、切断。

f. 切除乙状结肠、降结肠远侧段及其相应的淋巴血管蒂。

g. 将降结肠近侧段与直肠行端－端吻合。

（2）直肠癌外科手术疗法

1）经腹会阴联合切除术：Miles 腹会阴直肠癌切除术是 Miles 在 1908 年报告的术式，该术在临床的应用，使直肠癌的治愈率大大提高，被认为是治疗直肠癌经典术式。由于 Miles 对直肠癌淋巴引流认识有某些局限性，多年来，Miles 术的应用随着人们对直肠癌淋巴引流认识的明朗化，其手术适应证发生了变化，术式中对血管的结扎和淋巴结清扫范围也逐渐进行了完善改良。Miles 在结扎血管方面强调在乙状结肠动脉第 1、2 支之间进行结扎，近来处理肠系膜下动脉多强调在根部结扎并清除相应的淋巴结。会阴部腔隙的处理也由 Miles 的敷料填塞伤口，Ⅱ期愈合改为Ⅰ期缝合会阴部创面，随着对直肠癌研究的不断提高，Miles 术的一些适应证逐步被各种保肛术式所代替。

该术式分腹部和会阴部两组进行。

①腹部组：首先开始手术。

a. 自耻骨联合在腹部正中或右下腹直肌作 4~6cm 长的切口。

b. 探查腹腔有无邻近脏器转移确定术式。

c. 游离乙状结肠，结扎癌肿上方 15cm 处的肠管和系膜。剪开左侧腹膜，将乙状结肠系膜从后腹壁游离，分离切除左髂总动、静脉前的脂肪淋巴组织，切开右侧腹膜在直肠膀胱陷窝两侧会道。

d. 钝性或锐性方法使乙状结肠的根部系膜与主动脉分叉处、骶前神经、第五腰椎和骶岬分离，然后用长剪刀在盆筋膜壁层和骶前神经之前直肠深筋膜之后，向下插入骶前间隙，用右手将直肠、直肠周围筋膜连同其所包裹的脂肪淋巴组织从骶前凹分离，向下达尾骨尖及两侧肛提肌平面。

e. 游离直肠前壁：切断分离直肠前壁与膀胱后壁间筋膜粘连，将精囊、前列腺（女性子宫、阴道后壁）与直肠前壁分离直至提肛肌平面。

f. 切断直肠侧韧带：在靠近盆腔侧壁处结扎、切断两侧直肠侧韧带。

g. 处理肠系膜下血管：先游离结扎、切断肠系膜下静脉，而后将乙状结肠系膜根部同骶前神经和主动脉前壁分离至肠系膜下动脉根部，经左结肠动脉起点远侧，钳夹，切断结扎肠系膜下动脉。

h. 左下腹乙状结肠近端造口：在左下腹髂前上棘至脐孔连线中点上方与腹直肌鞘的外侧缘交接点，作一直径3cm的圆形切口。切开腹外斜肌腱膜，分离腹内斜肌及腹横肌。在乙状结肠近端某部位切断肠管，远侧端用橡皮手套包裹后，经骶前间隙交会阴组处理。在乙状结肠与降结肠交界处切开侧腹膜，经腹膜外隧道将近端乙状结肠拖出进行永久性造口。

i. 重建盆底腹膜：会阴组将直肠切除后，将盆腔创面彻底止血冲洗后间断缝合盆底腹膜。

j. 缝合并固定造口的结肠肠管：将肛管拉出皮肤约4cm将结肠脂肪垂、乙状结肠系膜与腹外斜肌腱行缝合固定。将造口结肠壁外翻，全层间断缝合于皮肤切缘。

②会阴组：会阴组一般在腹部组手术操作行切开直肠侧韧带时开始。

a. 肛门部切口从会阴体中点后方至尾骨尖，两侧至坐骨结节内侧缘作椭圆形切口而后行闭锁缝合肛门。

b. 切开肛门皮肤后，逐层切开皮下组织，切断肛尾韧带，横行切口 Waldeyer 骶前筋膜，沿骶骨向上分离直肠与腹部组会师。

c. 切断肛提肌：将坐骨直肠窝内脂肪组织切除后，切断两侧肛提肌。

d. 与腹部组配合：从骶骨前腔隙将乙状结肠远侧断端提出会阴体切口。

e. 沿会阴浅横肌后缘，切断直肠尿道肌和耻骨直肠肌，分离直肠肛管前壁与尿道、前列腺、女性阴道后壁。

f. 彻底行创面止血冲洗后缝合会阴伤口，留置骶前橡皮管引流。

2）保留肛门括约功能的直肠癌切除术：Miles 手术明显提高了直肠癌患者的生存率，而 Miles 手术永久性腹部结肠造口给患者造成较大的心理障碍，遂有了保留肛门括约肌功能的直肠癌切除术，特别是近十几年来，直肠癌外科治疗有了较大进展，在改善直肠癌术后患者生存质量方面收效显著，各种保留肛门括约功能的直肠癌手术，特别是吻合器的应用，在直肠癌的治疗中占去了重要比例，受到普遍重视。

关于保留肛门括约肌功能的术式很多，应用较多的有经腹前切除术的 Dixon 手术，主要适用于距肛缘6cm以上的直肠癌肿，肠管游离后远侧残端在提肛肌平面以上2cm的直肠癌手术。Dixon 手术在临床上根据吻合口位置不同可分为吻合口在腹膜返折以上的高前位切除术和吻合口在腹膜返折以下的低位前切除术；近年来 TA（线型吻合器）和 EEA（端端吻合器）在直肠癌前切除术中的应用受到较好评价，尤其在低位前切除术中避免了在狭窄的盆腔深部进行直肠远切端较为艰难的荷包缝合，受到临床医师的赞扬。主要步骤如下。

①左下腹直肌切口：经腹直肌自耻骨联合至脐上约 4cm。

②开腹后的腹腔探查、乙状结肠系膜解离、肠系膜下动脉处理、直肠前后壁分离以及两侧直肠侧韧带的切断结扎等步骤，与腹会阴联合直肠切断术的步骤相同。距肿瘤上方 10cm 处用纱布带结扎肠管，但对于直肠乙状结肠交界处肿瘤，一般不需要切断直肠韧带。

③切断乙状结肠：在距癌肿上缘 20cm 处用肠钳夹住肠管，然后在距癌肿上缘 15cm 处切断结肠。

④在距癌肿下缘 3~5cm 处切断直肠（包括癌肿组织）。

⑤行直肠与乙状结肠吻合。

⑥将盆腔充分冲洗后，骶前放置引流管，缝合盆底腹膜。

3）直肠癌提出切除、结肠肛管吻合术（Parks）

适应证：应用于低位直肠癌，提肛肌上方残留直肠太短而无法进行低位吻合的患者。

操作步骤：

①腹部手术操作包括腹部切口，腹腔探查，肠系膜下动脉等血管的处理、乙状结肠、直肠的游离等与 Miles 手术相同。

②扩肛后，消毒冲洗直肠下段，在齿线上 0.5cm 处环形切开直肠黏膜和肌层，达内括约肌。

③剥离直肠黏膜肌层至肛提肌平面，环形切开直肠浆肌层。

④将直肠和乙状结肠提出肛门外，距癌肿上缘 15cm 处切断乙状结肠，除去癌肿肠管，间断缝合肛提肌和内括约肌与相应部位的乙状结肠浆肌层。

⑤切除多余的乙状结肠，将其断端与齿线皮肤吻合。

4）直肠经腹腔：肛管拖出式切除术（Bacon）：该术式适用于癌肿位于肛缘上方 6cm 以上，病理条件适应前切除术吻合技术

困难，直肠残端切缘距齿线 1~2cm 的患者。主要操作步骤如下。

①腹部手术包括腹部切口、腹部探查、肠系膜下动脉等血管的处理、乙状结肠、直肠的游离等，同腹会阴联合直肠切除术。

②充分扩肛后，在齿线远侧 3mm 处环形切开肛管皮肤。

③沿内括约肌深面作环形分离向上达肛提肌平面，并环形切断直肠黏膜和肌层。

④将直肠（包括癌肿组织）及乙状结肠从肛门拖出，在肿瘤上缘 10~15cm 处切断肠管，除去切除肠管标本。

⑤从肛口拖出乙状结肠 5~7cm，缝合固定结肠浆肌层于肛管外括约肌上。

⑥2 周后切除齿线以外多余肠管行肛门成形术。

5）直肠经腹腔、肛管拖出式切除吻合术（Turnbull–Cutait）

适应证：距肛缘 5~10cm 的直肠癌肿。

操作步骤：

①腹部手术操作与联合直肠切除术相同。

②在癌肿下缘 3cm 处用直角钳夹住直肠，然后在直角钳下方前后各缝 1 针支持线，经肛门冲洗直角钳下方的直肠腔后，在直角钳夹取下缘切断直肠（包括瘤体组织），将直肠蒂牵出肛门，充分扩肛，使肛管外翻。

③把乙状结肠经直肠和肛管拉出直肠断端外 5~7cm，把乙状结肠浆膜与直肠残端缝合。

④在拖出的乙状结肠肠腔内放入粗乳胶管，用丝线固定。

⑤2 周后切断肛缘外的乙状结肠和直肠。

⑥将乙状结肠和直肠残端吻合后推入肛管内。

6）直肠经腹切除，左下腹结肠造口术（Hartmann）

适应证：腹膜返折处或腹膜返折以上

的伴有梗阻症状，癌肿可以切除，患者年迈体弱，或伴有严重的心血管疾病，或已有肝脏等腹腔内远处脏器转移，不能耐受或不能适应其他方法手术的患者。

操作步骤：

①腹部切口、腹部探查、乙状结肠系膜游离、乙状结肠切断及左下腹壁结肠造口等操作与 Miles 手术相同，直肠分离与 Dixon 相同。

②在距癌肿上缘 10~15cm 处切断乙状结肠。

③在距癌肿下缘 3~5cm 处切除直肠。

④缝合直肠远侧残端肠管，缝合盆底腹膜留置直肠残端于腹膜外。

⑤将乙状结肠近端在左下腹结肠造口。

7）经耻骨路径直肠癌低位切除术

适应证：癌肿距肛缘 4~8cm，恶性程度相对较低的中低位直肠癌，尤其是骨盆狭小或过于肥胖者。

操作步骤：

①在腹部旁正中切口至耻骨联合，显露耻骨前面和耻骨结节外侧。

②切断阴茎悬韧带，分离耻骨后面靠耻骨下缘切开，用线锯从耻骨结节外侧楔形切除 5~6cm 耻骨。

③切开膀胱左侧和乙状结肠两侧腹膜，切断、结扎左膀胱下血管，游离膀胱。

④切断直肠两侧侧韧带，充分游离直肠至提肛肌。

⑤切除直肠癌瘤段。

⑥行乙状结肠和直肠端端吻合。

8）经腹、骶直肠癌联合切除术

适应证：瘤体较小，恶性程度相对较低的中、下段直肠癌患者。

操作步骤：

①取右侧卧位，腹部取斜切口，逐层切开腹壁。

②将乙状结肠和直肠游离后用纱布结扎乙状结肠，缝合腹壁切口。

③在骶尾关节水平面作横行切口，切除尾骨，切开提肛肌及筋膜，打开盆腔。

④把乙状结肠和直肠从盆腔后切口中拉出，在距癌肿近侧端适当长度的乙状结肠处切断乙状结肠，并将癌肿段直肠切除。

⑤将乙状结肠与直肠端端吻合，还纳盆腔内。

⑥缝合切口并在骶骨前留置引流管。

9）直肠癌扩大的腹盆腔淋巴结清除术：直肠癌扩大的腹盆腔淋巴结清除术是建立在对淋巴结引流规律认识的基础上。最早关于直肠淋巴结引流的报道是 1895 年 Certa 提出直肠的淋巴引流有三个方向，即上方向引流齿线以上的直肠，沿直肠上动脉上行；侧方向引流齿线以下的直肠及肛管，沿直肠中动脉直行；下方向引流肛管的皮肤至腹股沟淋巴结。1908 年 Miles 通过对经会阴部切除术后复发死亡的直肠癌患者尸体解剖，发现患者盆底腹膜、乙状结肠系膜和左髂总动脉分叉处的淋巴结常有转移，他认为直肠淋巴上方向是沿肠系膜下静脉到左髂总动脉分叉处，侧方向是沿提肛肌上缘到两侧闭孔淋巴结，再到髂总动脉分叉处，下方向经坐骨直肠窝沿髂内动脉上行。并且进一步提出手术治疗不仅要切除癌肿本身，还要切除癌肿所有扩散途径。腹会阴联合大范围切除手术也是基于当时对直肠淋巴引流的认识基础的"扩大"淋巴结清除术。随着对直肠淋巴引流规律研究的不断深入，由 Dekes、Grinnell 等在 20 世纪 30~40 年代提出了与 Gerota 关于直肠淋巴引流相同的观点，而与 Miles 的观点则不同，即上方向的淋巴引流应沿直肠上动脉走行，其根部在肠系膜下动脉根部，而不是 Miles 所说的沿肠系膜下静脉上行至髂总动脉分叉处。至 20 世纪 70 年代 Slanetz 发现并不是直肠所有部位都有三个方向的淋巴引流，腹膜返折以上的直肠癌一般有上方向的淋巴结转移；而膜腹返折以下的直肠癌可同时有上方向和侧方向的淋巴结转移；只有近齿线的直肠癌和肛管癌才同时有上方、侧方和下方三个方向的淋巴结转移。这些研究是直肠癌扩大腹盆腔淋巴结清除术的理论基础。

目前，我们所说的直肠癌扩大的腹盆腔淋巴结清除术是在 Miles 手术基础上，对直肠癌上方向和侧方向的淋巴结清扫范围的扩大和改进。对上方向淋巴结清除范围，国内外认识已基本上达成共识，认为上方向淋巴结转移是所有部位直肠肿瘤最主要的转移途径，任何部位的直肠癌包括肛管癌，均应整块切除全部上方向的淋巴通路，一直到肠系膜下动脉根部。

直肠侧方向淋巴引流远远比上方向引流复杂，从 20 世纪 50 年代，西方国家开始大量进行侧方淋巴结清扫术，但侧方淋巴结清扫术的临床效果令他们失望，从其术后随访结果看，侧方淋巴结清扫术没有取得明显的治疗效果。而扩大的侧方清扫可使手术后性功能和排尿障碍等并发症的发生率明显增高，因此，西方国家目前对直肠癌侧方淋巴结扩大清扫存在争议，并且有逐渐放弃的倾向，普遍认为侧方淋巴结转移往往意味着病变的广泛性扩散，已失去了根治意义。

日本和我国学者的观点与西方国家则不完全一致，认为腹膜返折以下直肠癌侧方向淋巴结转移是除了上方转移外又一重要扩散转移途径，部分肿瘤甚至仅仅存在有侧方转移而没有上方向的淋巴结转移，并且进一步认为侧方淋巴结的扩大清扫是必要的。1977 年日本大肠癌研究会就在制定的规约中将侧方淋巴结清扫的直肠癌扩大根治术作为日本统一使用的治疗腹膜返折以下直肠癌的定型手术，国内学者张玉科等也认为对腹膜返折下的直肠癌行侧方淋巴结清扫是必要的。

下方向淋巴结转移多见于近齿线的直肠癌和肛管癌，一般认为对这些部位的癌肿在清扫上方和侧方淋巴结的同时，应密切注意腹股沟淋巴结，当确有癌转移时，应适当进行腹股沟浅深淋巴结和髂外淋巴结的清扫。

10）保留自主神经的直肠癌切除术：盆腔自主神经的交感纤维主要由胸 11 至腰 4 的交感神经节发出，组成腹下神经下行，副交感纤维主要来自骶 2 到骶 4 的盆内脏神经。腹下神经与盆内脏神经共同组织了骨盆神经丛，再由该神经丛发出纤维参与排尿和性功能的调节，保留自主神经的直肠癌切除术改善了直肠根治术后，尤其是扩大根治术后患者的生活质量，减少了术后排尿和性生活障碍并发症的发生。目前，保留盆腔自主神经的手术主要有完全性保留和部分保留两大类。完全性保留盆腔自主神经的手术应完整地保留腹主动脉神经丛，腹下神经、盆内脏神经、骨盆神经丛以及由该丛发出的分支纤维。部分保留盆腔的神经手术又可分为单侧保留盆腔自主神经、单侧或双侧保留盆内脏神经以及部分保留盆内脏神经等术式。保留盆内脏神经术式因为其适合于大部分中、晚期患者，运用最为普遍。

①完全性保留盆腔自主神经的直肠癌扩大根治术

该术式切除范围同直肠癌扩大根治术。手术保留上方下腹上神经，应在直肠癌手术进行到向上清扫到肠系膜下动脉根部和腹主动脉旁时，腹主动脉分叉以下、直肠上血管根部的右侧、腹膜后结缔组织中可发现呈三角形的扁片状银色下腹上神经丛，在游离直肠后间隙时沿着下腹上神经丛的两个下角可找到两条束状的腹下神经，该神经在两侧髂内动脉和直肠深筋膜之间下行，在腹膜返折处进入骨盆神经丛，在游离操作时宜轻柔，避免过度牵拉而使神经断开，充分显露直肠后壁与骶前间隙，沿骶骨岬仔细向下摸索，在第 2 到第 4 骶前孔外侧剥离骶前筋膜，可发现银白色的神经纤维呈扁形向前走行进入骨盆神经，这样留意神经的分布和走行不损伤腹下神经和盆内脏神经。若游离骶前间隙时，骶前出血切忌盲目钳夹，避免神经损伤，可用热盐水垫压迫止血。在游离直肠与精囊、前列腺或阴道后壁之间隙时宜紧靠直肠壁仔细分离，不要显露精囊腺或剪破前列腺包膜，以保护进入这些脏器的神经纤维不受损伤。在游离直肠与膀胱时也应紧靠直肠壁，注意保留骶骨膀胱韧带内走向膀胱的骨盆神经发出的细小分支，直肠前后壁游离后从右侧沿腹下神经向下找到骨盆神经丛上角，靠近直肠深筋膜游离可使骨盆神经丛与直肠壁分离，继续游离至直肠侧壁到肛提肌上缘可将骨盆神经丛与直肠壁完全分开，再沿骨盆神经丛外侧从直肠中动脉根部向下剥离至阴部内动脉的起点处，剪断梨状肌筋膜和骶骨直肠韧带筋膜后可见完整的骨盆神经丛、盆内脏神经及其汇合部，这样手术就完整保留了侧方的骨盆神经丛。

②部分保留盆腔自主神经的直肠癌根治术

该术式在不影响根治性原则下，尽量保留患者的排尿功能和性功能，对已有淋巴结转移或癌肿已侵及直肠深筋膜患者，在不同情况下多选择以下术式：单侧保留盆腔自主神经手术，即切除癌肿及其所在一侧的腹下神经和骨盆神经丛而保留对侧完整的腹下神经、盆内脏神经、骨盆神经丛以及发出的神经纤维分支；保留盆内脏神经的手术，具体保留的一侧均应完整地保留骶 2 到骶 4 的盆内脏神经丛及与它相连的骨盆神经丛的后下缘和由骨盆神经丛发出的分布到膀胱及前列腺的神经分支；保留骶 4 盆内脏神经手术，该术式也分单侧保留和双侧保留两种，要求骶 4 内脏神经连同

与之相连的一些骨盆神经丛和由神经丛发出的膀胱分支均以保留。

保留盆腔自主神经的直肠癌切除术经开展 20 年来的临床证实，直肠癌术后的排尿和性功能均有显著改善，术中大多靠钝性分离摘除，与根治术的整块切除相比，担心这种术式切除的不彻底也是有其道理的，而众多的资料却显示保留盆腔自主神经的直肠癌根治术并不会降低患者的生存率，决定因素在于能否正确选择术式，准确把握适应证。

（3）肛管癌外科手术疗法　肛管癌外科手术的决定术式选择因素有肿瘤大小、肿瘤的浸润深度及淋巴结转移情况，此外还应该注意癌肿是否向上侵犯齿状线以上直肠黏膜组织。一般多主张原发癌≤2cm 的肛管癌采取局部切除术，原发癌＞2cm 者则采取腹会阴联合切除术，因为原发癌＞2cm 者局部切除效果不理想，Golden 等报告 134 例肿瘤局部切除，其 5 年生存率仅为 65%。在结直肠癌的治疗中，扩大腹盆淋巴结清除术明显提高了临床效果，而肛管癌的手术采取扩大腹盆腔淋巴结清除即选择性、预防性腹股沟淋巴结清除及相关盆腔器官的切除，临床结果未得到与直肠癌同样令人满意的效果。近年对肛管癌采取局部切除与术后放疗、化疗联合应用较多，众多的研究资料其结果相差较大，尚未达成共识。肛管癌的局部切除术与腹会阴联合切除术与直肠癌术式相同不再论述，仅将肛管癌淋巴结清除术的两种术式简述于下：

1）腹股沟浅组淋巴结清除术

①取仰卧位，双下肢分开外展。

②自髂前上棘内侧 2cm，腹股沟韧带中外 1/3，卵圆窝体表投影的外侧 3 点的连线切口。

③在腹股沟韧带上 5cm 下至卵圆窝下约 2cm 的股前区范围行皮下分离，使皮瓣

与皮下脂肪充分游离开来，沿皮瓣范围周边切开并将脂肪组织与内层深筋膜整块切除，操作过程中切断大隐静脉主干及其分支，并切断结扎股动脉内外侧和其上端的分支，在大隐静脉汇入股静脉处结扎切断，连同剥离的脂肪组织筋膜整块移去。

④缝合皮肤切口，留置负压引流。

2）髂腹股沟淋巴结清除术

①该术式是在浅组淋巴结清除术完毕后开始。

②切断腹股沟韧带，向下切至卵圆窝，向上切开长5cm的腹外斜肌腱膜，自卵圆窝向上清除股血管周围淋巴结、脂肪组织，并于根部结扎髂深动静脉及腹壁下动脉。

③分离腹股沟韧带内侧使与股神经、股动静脉前方分离打开股管。

④整块切除髂内、外及髂总血管周围，髂腰肌前面的淋巴结脂肪组织。

⑤缝合腹股沟韧带及腹外斜肌腱膜，将腹外斜肌腱膜缝合于耻骨梳韧带、切断缝匠肌起始端，使肌腹上端内旋外缘变内缘，覆盖于股血管前面用粗丝线将其断端缝合于腹股沟韧带上，将新变换成的"内缘"与耻骨肌及长收肌间断缝合。

⑥缝合皮肤切口，留置负压引流。

（4）直肠癌腹会阴切除原位肛管直肠重建术　直肠癌腹会阴切除原位肛管直肠重建术，早在1930年就有Chittenden等关于股薄肌移植肛门括约肌成形术的报道，到20世纪50年代末外科领域开展了对肛管、直肠癌患者行腹会阴联合切除原位肛管直肠重建术的实验研究，到20世纪70年代埃及学者Shafik等进行了大量关于肛管和直肠解剖、生理功能的实验和临床研究，发现肛管和直肠的储粪、排粪等功能不仅依赖某一个或几个解剖结构，而是多结构共同协调作用的结果，对耻骨直肠肌、肛门内括约肌和肛直角等结构在控便、排便中的作用有了更深入的了解，并得到了进

一步的重视。我国学者从20世纪60年代以来对直肠癌腹会阴切除原位肛管直肠重建术进行了大量研究工作，取得了较为满意的临床效果，但是，由于临床各种原位肛管直肠重建术式目前还不够成熟，虽然取得了较为满意的近期效果，但远期疗效还未得出，在肛管直肠癌的治疗中，对原位肛管直肠重建术式选择仍应持谨慎观点。关于原位肛门直肠重建术式较多，以下仅对近年来文献报道，目前较为成熟的股薄肌移植原位成形术，臀大肌移植原位成形术和结肠套叠式肛门内括约肌重建术简单叙述。

1）股薄肌移植原位肛门重建术：该术式最早在1930年由Chittenden等报道，是目前最受重视的一种手术方法，国内张庆荣早在19世纪60年代就开始了这种手术的应用，到1981年正式报道。张津林等也报道了采用左股薄肌作肛门括约肌成形术26例取得较为满意的效果。主要手术步骤如下：

①腹部及会阴部切除术操作与Miles术相同，只是不做左下腹永久性人工肛门。

②将乙状结肠下拉，需要时游离部分降结肠，再把乙状结肠稍弯向前至会阴部切口前端再弯向下曲成90°作为肛管。

③将乙状结肠浆肌层与周围组织缝合，在乙状结肠和外侧肛提肌以及皮下组织之间作一环形深沟。

④游离一侧股薄肌（勿损伤该肌上1/3处的血管神经束）在股上部切口至会阴部伤口前端做一皮下隧道，再在对侧腹股沟韧带内侧切一开口，在皮下做一道到会阴创口前端的隧道，将股薄肌经该隧道从创口前方拉出，在已做好的沟内顺时针围绕结肠一周在乙状结肠前交叉再通过对侧隧道，由腹股沟切口将肌腱拉出固定于对侧耻骨结节韧带上。

⑤缝合切口。

2）臀大肌移植原位成形术：该术式由Proshiantz在1982年首次报道，国内王平治首次报告了单侧臀大肌束重建外括约肌肛门功能取得优良率达93%的临床效果，葛来增用双侧臀大肌束交叉固定围绕结肠末端重建外括约肌也有较好的括约功能。臀大肌的重建手术可与腹会阴联合切除术同期手术也可行二期手术，手术主要步骤如下：

①在Miles手术后将结肠拉下在会阴部切口牵出。

②在坐骨结节上3cm，股骨大粗隆下3cm，向股外侧肌中下1/3处作"乙"切口，显露臀大肌肌腹。

③在臀大肌下缘分离宽4cm的臀大肌肌束，远端到臀大肌下端附着于股骨臀肌粗隆处及在臀大肌止点处与此相连的部分股外侧肌，长约20cm，切断股外侧肌远端后再向近心端分离股外侧肌束和臀大肌。

④将游离的臀大肌和股外侧肌通过皮下隧道引至会阴部切口。

⑤将臀大肌肌束按逆时针方向环绕结肠下端，紧张度以肠腔内能容纳一食指为宜，缝合固定臀大肌于对侧坐骨结节及肛提肌边缘。

⑥2~3周后，再切除多余的结肠并将结肠残端与皮肤缝合做成肛管和肛门。

3）结肠套叠式肛门内括约肌重建术：该术式由国内席忠义设计于1981年首次报道，其主要手术步骤如下。

①Miles术后将已游离的乙状结肠、直肠从会阴切口拖出。

②在预计切除远端肛管上方3cm处，缝制一肠套叠环形成由3层肠壁组成的环状套叠狭窄环，该环宽约5~6cm。

③将相对应的套叠环后部系膜缝合固定于尾骨尖。

④在套叠环上方7cm处对系膜缘做长3cm的人工直肠瓣。

⑤将已做成人工直肠瓣及套叠环的结肠置于骶前间隙以代替直肠缝合固定。

⑥切断肠管，断端与皮缘分层间断缝合。

4.结直肠肿瘤生物调节剂（BRM）疗法

结直肠肿瘤生物调节剂治疗是20世纪80年代新技术，虽然目前对生物治疗的许多方面了解不够，临床大多还处于实验阶段，实际应用的诸多问题尚未很好解决，但众多资料已表明其治疗的肯定效果正日益受到重视。生物调节剂治疗的机制是增强、促进和开发宿主的抗癌防御能力，抑制血清中抑制因子和瘤细胞产生的促生长因子，提高宿主对抗癌治疗的耐受性，减少肿瘤的恶变和转移，也可通过修饰过的肿瘤疫苗，增强机体的免疫应答能力，协同其他疗法，清除残留细胞，消灭或抑制转移瘤细胞的生长。

（1）单克隆抗体导向治疗结直肠肿瘤 其原理是通过淋巴杂交瘤技术取得高度特异性的单克隆抗体（单抗McAb），利用单抗作导向载体将抗瘤物质输送到肿瘤部位，从而提高疗效。目前能与单抗偶联对肿瘤靶细胞有选择性杀伤作用的抗癌药物有氨甲蝶呤、苯丁酸氮芥、顺铂、阿霉素、柔红霉素、丝裂霉素C、长青碱类衍生物、阿瓦斯丁等，常用的单抗导向毒素有白喉素、相思豆毒素、蓖麻毒素、假单胞菌外毒素等；常用的导向核素有[131]碘、[125]铟、[99]锝、[90]钇、[186]铼等，近年资料虽不多见，但足以说明单克隆抗体导向治疗结直肠肿瘤的前景乐观，如1990年日本学者Takahashi等使用单克隆抗体TA-NC3（新制癌菌素）对73例晚期结肠癌和胰腺癌患者进行了单抗导向治疗，分别经动脉、静脉和腹腔注射给药，报告结果3例肝转移患者CT显示瘤体明显缩小，伴有远处转移的患者术后生存率实验组也高于对照组，且无表现出严重的不良反应。1989年

Byers 等对转移性结直肠癌患者进行抗结肠癌单抗 –ricinA 链免疫毒素 Xoma、zxme-791 的临床 I 期研究的报告，17 例有肝、肺或其他部位转移的晚期结肠癌患者接受治疗 10~20 日，大部分患者单抗 –ricinA 链免疫毒素的免疫球蛋白的 IgM 和 IgG 升高，3 例巨大肝转移灶缩小，2 例肝及锁骨上淋巴结转移灶缩小。治疗结束后，肿瘤缩小仍持续数月，仍有提高宿主免疫反应的作用。

（2）自身肿瘤细胞疫苗 自身肿瘤细胞疫苗是从结直肠癌患者肿瘤切除标本术后立即培养患者自身的非存活瘤细胞制备的疫苗，实验研究显示，自身肿瘤细胞疫苗能激活患者免疫系统，具有防止癌转移的作用。1999 年周慧敏等报告，应用 30 例（其中胃癌 15 例，结直肠癌 10 例，乳腺癌 5 例）恶性实体瘤手术切除的自身肿瘤组织，制成多因素处理的病毒异种化瘤苗 TVPBh，对术后患者进行主动脉免疫治疗，以 15 例患者作对照组，结果发现治疗组患者外周血 CD4$^+$/CD8$^+$ 细胞比值及 NK 细胞活性在治疗后显著高于术前水平（$P <$ 0.01），对照组变化不显著（$P > 0.05$），两组 TNF-α 和 IL-2 含量在治疗前后均有显著变化（$P < 0.01$），治疗组变化幅度高于对照组（$P < 0.05$），治疗过程中未观察到明显的不良反应，通过透射电镜还观察到瘤苗中新城疫病毒（NDN）对来源于消化道的瘤细胞易感而对乳腺来源的瘤细胞不易感。

（3）细胞因子 细胞因子包括 IFN、ILS、TNF、CSF、EPO 等百余种，目前研究较为深入的除 IFN、肿瘤坏死因子及众多的白介素（IL）外，尤其值得一提的是粒单集落刺激因子（GM-CSF）。Baxevanis 等取经过一定剂量 IL-2 治疗的肿瘤患者外周血分离出外周血单个核细胞，在体外用 IL-2 及 CM-CSF 混合诱导，诱导后杀伤红

白血病细胞株 K562 及淋巴瘤细胞株 Daudi、Raji，结果显示：GM-CSF（10~100ng/ml）与低剂量的 IL-2（100μ/ml）可协同作用，显著提高了 LAK 细胞的杀伤率，较单独使用 IL-2 杀伤率提高了 3 倍，诱导后的细胞体外培养 5 天后，仍表现出高水平的抗肿瘤活性。

（4）过继细胞免疫治疗 目前对过继细胞免疫治疗肿瘤研究较深入广泛的主要是 IL-2/LAK 疗法，LAK 细胞主要包括 IL-2 激活的 NK 细胞及少量的细胞毒性 T 细胞，LAK 细胞能溶解几乎所有的由本种属动物产生的瘤细胞，但不溶解异种的肿瘤细胞。自 1982 年美国学者 Rosenberg 等发现淋巴因子激活的杀伤细胞（LAK 细胞）以来，淋巴因子激活的杀伤细胞 / 白介素（IL-2）过继免疫疗法对晚期肿瘤患者的治疗取得了确切的疗效，成为肿瘤过继免疫治疗的重大突破，但由于 IL-2 的用量较大，常导致严重的毛细胞血管渗漏综合征（CLS）等不良反应的发生，从而限制了 LAK/IL-2 疗法的广泛应用，近十年来，由于新的生物反应调节剂的出现给 LAK/IL-2 肿瘤过继免疫治疗带来了新的生机。凝集素作为 T 细胞的强激活剂，早已引起人们的关注。刘乐琴等用经过植物血凝素（PHA）预刺激后的正常人外周血单个核细胞（PBMC）IL-2 诱导的 LAK 细胞（PHA-LAK）与直接 IL-2 诱导的 LAK 细胞后细胞的增殖力、体外存活时间、细胞毒性方面都有明显优势。Kimoto 等研究发现：美洲商陆（pwm）可以通过与靶细胞的结合作用提高其对 LAK 细胞杀伤作用的敏感性，董海东等研究报告也显示 Pepwm 存在下正常人 LAK 细胞诱导靶细胞凋亡的程度明显高于 LAK 细胞单独使用时。讨论推测：凝集素的作用在于结合和修饰靶细胞表面结构，从而更有利于效应细胞对其识别和杀伤。此外在增强 LAK 细胞抗肿瘤活性方面，

还有许多中草药如冬虫夏草、结构多糖等，其中以黄芪的研究较为深入。储大同等应用凝胶柱提取出分子量 20000~25000 的黄芪有效成分 F3，与 IL-2 共同诱导的正常人 LAK 细胞外作用于黑色素瘤细胞株，结果显示不但可以提高 LAK 细胞的活性，而且可以大大地减少 IL-2 的用量。总之，在提高 LAK 细胞抗肿瘤活性方面应用 BRM 种类较多，研究也日益深入，其机制复杂多样，有的提高效应细胞表面受体的表达，有的增强靶细胞表面修饰，但目前尚不明确。总之 BRM 使 LAK 细胞抗肿瘤活性得到了显著提高，使肿瘤生物过继免疫更加引人注目。在众多的 BRM 中，中草药是有待开发的广阔领域。

（5）非特异性细胞免疫刺激疗法　目前研究较多的有 BCG 及其提取物、OK-432 和香菇多糖。德国 Queisser 等随机分组综合治疗统计，术后辅助化疗加 BCG 可提高 Dukes B 及 C 期结直肠癌患者的生存期。朱宏满等于 1990 年应用 BCG 行直肠癌瘤体内注射治疗的同时并用灭活 TS 细胞，灭活抑制性巨噬细胞和阻抑前列腺 E2 作用药物使 BCG 治疗直肠癌疗效明显提高，治疗 12 例，结果均有疗效，（CR 4 例，PR 8 例）。从众多文献看 BCG 治疗直肠癌疗效各家结论不一致，有报告加用 BCG 的综合治疗组中未见疗效，有的甚至有不良反应。OK-432 是由脓性链球菌的减毒菌株制备而成，在大肠癌的免疫治疗中取得了明显疗效。1992 年 Takushi 等报告了将制备的 OK-432 溶解于 1ml 抑肽酶中，并与含有 XⅢ因子的 80mg 纤维蛋白原相混合。通过内镜对 20 例结直肠癌患者行术前肿瘤体局部注射，在治疗后的第 1~15 日分别行手术切除。病理检查表明：注射部位纤维化并有炎性细胞浸润肿瘤组织缩小等改变。香菇多糖是高纯度、高分子结构的葡聚糖。日本学者田口铁男等于 1985 年对不能手术治疗的以及复发的结直肠患者采用香菇多糖进行对比随机治疗试验，香菇多糖与化疗药物（替加氟、5-FU、MMC）并用，结果表明香菇多糖加化疗药物比单用化疗药物者存活时间明显延长，生存率提高。香菇多糖不直接杀伤细胞或抑制细胞生长对自体肿瘤和同系肿瘤产生疗效，而是通过调节宿主自身免疫机制而发挥其抗肿瘤作用。

5. 结直肠肿瘤的其他疗法

（1）激光技术在直肠癌中的应用　激光医学是一门新兴的学科，利用激光的热效应及光动力效应可使癌组织汽化或切割达到治疗目的。目前主要应用于 Dukes A 期及部分 B₁ 期直肠癌的根治性治疗，老年体弱不能承受手术或拒绝外科手术者，对伴有严重并发症和晚期肿瘤所致的肠梗阻病例，激光常作为姑息治疗手段或综合治疗的部分应用于直肠癌的治疗。具体操作：首先辨清肿瘤的大小、性质、活动度及有无中心溃疡，确定治疗范围及深度后，先用低功率辐射肿瘤周边组织，使周边淋巴管和血液循环阻断，而后增大功率对瘤体组织行汽化治疗。非热力型激光疗法是用卟啉化合物或去血卟啉酚作为肿瘤感光物质静脉滴注后，在氧气中该物质被激活破坏细胞膜的完整性，有资料证明这种疗法可根除肿瘤，值得学者进行深入研究。总之，激光疗法对隆起型肿瘤效果好，很少研究报道能治愈浸润性直肠癌。对于完全性梗阻癌肿疏通的治疗，激光可得到很好应用，但激光治疗操作应严格把握治疗范围及深度，否则易造成肠壁穿孔，给治疗造成更大麻烦。

（2）冷冻疗法　普遍认为，该疗法效果不好，因为冷冻治疗很难控制治疗区域，并且有大出血的危险，目前较少应用。但 Orth 等认为，对一般情况差、不能手术、肿瘤复发或拒绝手术者，冷冻疗法可缓解局部梗阻，减少并发症，延长生存时间。

（3）电化学疗法（ECT） 该疗法又称直流电疗法（DCT），就是将直流电施加于肿瘤组织，使之发生一系列电生理、电化学反应，从而破坏肿瘤细胞的生存环境，使肿瘤细胞变性、坏死。该疗法由瑞典科学家 Nordenstrom 在 1966 年设计，1987 年辛育龄将此疗法引进我国，目前该疗法在国内已得到广泛应用。国内应用的直流电治疗仪多为 SY 系列和 WL 系列。治疗操作对直肠或乙状结肠原发瘤在直肠镜或乙状结肠镜下沿肠管的长轴方向将套有绝缘管的导向针刺入肿瘤，退出导向针，保留绝缘管，将电极插入绝缘管内，尽量使电极贯穿肿瘤；打开治疗键，逐渐缓慢上调电压，达到合适的治疗电压和电流水平而后维持治疗，一般治疗电压为 6~12 V，电流 50~100mA。目前，电化学疗法治疗结直肠癌研究结果令人鼓舞。该疗法作为局部疗法尚处于探索阶段，有许多技术问题有待解决，但随着仪器设备的改进，操作技术的提高，临床治疗必将有更好的效果。

（4）腹腔镜直肠癌切除术 腹腔镜胆囊切除术自 1987 年在法国第 1 例手术后，以其创伤轻、痛苦小、恢复快的特点在世界范围内迅速开展，并深受患者的欢迎。利用腹腔镜行直肠癌切除术目前正处于发展阶段，曹军选取 88 例结肠癌患者，根据随机数字表法分为观察组和对照组，每组 44 例。对照组为传统根治术，观察组借助腹腔镜完成手术治疗。比较两组患者术前、术后 5 小时血自由基相关指标——血清丙二醛（MDA）和超氧化物歧化酶（SOD）水平变化，观察两组患者的术中、术后情况及并发症发生情况，最终结果显示使用腹腔镜手术治疗，相对于传统根治术，更有利于患者血自由基水平的恢复，有着较小的切口长度和术中出血量，效果较为显著，

并发症发生率低。腹腔镜行直肠癌切除术属微创术式，利用微小器械操作，大大减少了对癌组织的挤压和脱落细胞的扩散，有助于提高 5 年生存率。但这种术式面临的问题也突出表现出来，术中出血、直肠乙状结肠内容物污染腹腔、淋巴结清除的彻底性等有待深入研究。总之，这种术式改变了人们的观念，随着仪器设备不断改进，手术操作技术的不断完善成熟，必将在结直肠手术领域发挥其独特的优势。

（三）辨证治疗

手术、放疗、化疗是治疗结直肠肿瘤三大抗癌疗法，在癌瘤的治疗中占主导地位，目前单用化疗就使十多种恶性肿瘤获得了治愈的机会，使二十多种恶性肿瘤得以缓解，但几乎所有抗癌化学药品都有不同程度的不良反应。研究表明早在明清时期众多医家便致力于大肠癌预防及治疗，近年中医药在抗癌及癌症化疗不良反应的防治方面发挥较好作用，日益受到重视。

1. 辨证施治

（1）湿热蕴结型

治法：清热解毒，活血利湿。

方药：龙胆泻肝汤加减。

龙胆草 30g，白头翁 30g，车前子 30g，地榆炭 30g，蒲公英 30g，槐花 30g，黄芩 12g，木通 12g，连翘 12g，当归 12g，黄连 6g，柴胡 9g。伴有脓血便者，重用白头翁 40~60g；腹胀者加枳壳 12g、大腹皮 12g。

（2）气阴两虚型

治法：补气养阴。

方药：十全大补汤或人参养荣汤加减。

党参 30g，炒白术 30g，茯苓 30g，熟地 30g，黄芪 40g，当归 20g，赤芍 12g，甘草 10g。伴失眠者加炒酸枣仁、合欢皮、柏子仁各 30g；食欲不振者加木香 10g、砂仁 10g、鸡内金 15g；伴脓血便者加白及 20g、

阿胶 10g、地榆炭 30g、败酱草 30g。

（3）气滞血瘀型

治法：活血化瘀，软坚散结。

方药：桃红四物汤加减。

桃仁 10g，红花 10g，木香 10g，当归 12g，川芎 12g，赤芍 12g，熟地 20g，白蒺藜 30g，白头翁 60g，三七粉 4g（另）。伴心悸气短、胸闷、呼吸困难、心前区疼痛者加川楝子 12g、延胡索 15g、红参 10g、麦冬 20g、五味子 12g；下肢水肿，肝脾大者加云苓 30g、黄芪 30g、泽泻 30g。

2. 外治疗法

（1）保留灌肠法 中药煎汁保留灌肠，通过直肠给药，不良反应大大减轻。该法在结直肠癌治疗中应用特别多，此法可使药物直接灌注癌肿部位，可使疗效大大提高。灌肠中药较多，常用清热解毒消瘤类的中药有：鸦胆子、雄黄、白花蛇舌草、大黄、黄柏、蟾酥、蛇床子、黄连、槐角、皂角、青黛、败酱草、土茯苓、白头翁、半枝莲、枯矾、乌梅、轻粉、五倍子等；常用于止痛的中药有：乳香、没药、川楝子、延胡索等；常用于止血的中药有：地榆炭、三七粉、白及、槐角、仙鹤草、生地炭等。

（2）敷贴疗法 敷贴疗法就是将中药制成油剂、糊剂、膏剂、酒剂等剂型直接调敷于身体局部，经皮肤吸收达到治疗目的的方法。此法可大大减轻药物的不良反应。目前，在癌性疼痛治疗方面研究较为深入，随着透皮技术和离子导入技术的应用，敷贴疗法临床疗效有明显提高，常将消瘤止痛的中药制成一定剂型，直接调敷于疼痛部位，优点为简便、药效持久、免受因口服而引起的不良反应。

（3）针灸疗法

1）直肠癌便秘：选穴大肠俞、支沟、照海为主。配穴合谷、天枢、大横、行间、气海、足三里、肾俞、三阴交。腹部穴用徐徐提插手法。余穴用提插捻转手法，间歇行针 30~60 分钟，均日针 1 次。

2）直肠癌腹泻：选穴以天枢、神阙、足三里、大肠俞、八髎为主，酌加肾俞、合谷、内庭、委中、中脘、脾俞、肾俞、气海、四缝穴点刺；委中穴挑出血，余穴用刮针捻转手法，重时持续行针至症状减轻或消失后，轻时再间歇行针 30 分钟，每日针 2~3 次，10 次为 1 个疗程，疗程间隔 2~3 日。神阙用艾条灸 30~60 分钟，日灸 1 次。

3）结肠癌

①取穴：早期：天枢、关元、内关、下巨虚、大肠俞、足三里、内庭；中期：足三里、三阴交、天枢、关元、大肠俞、小肠俞、下巨虚、合谷、太冲；里急后重加气海，黏液便加阳陵泉、三阴交。方法：中期用平补平泻法。早期用泻法。取 26~28 号毫针 1~2.5 寸，针刺待产生酸、麻、胀感后，用中强刺激持续捻针 2~3 分钟，留针 30 分钟，每隔 5 分钟运针 1 次，每天可针 2~3 次，也可加用电针。

②取穴：天枢、神阙、足三里、大肠俞。配穴：肓俞、合谷、内庭、委中、四缝。方法：用毫针刺入后，产生针感，持续捻针 2~3 分钟后出针，每日 1 次。

（4）穴位注射

①直肠癌：取穴：天枢、合谷、关元、大肠俞、下巨虚、足三里。用 2% 当归或红花注射液，穴位注射，每穴 0.5~1.0ml，每日 1~2 次，每次 2~4 穴。

②结肠癌：取穴：天枢、大肠俞、足三里、大横。用 2% 当归或红花液注入穴位中，每穴 0.5~1.0ml，每日 1~2 次，每次 2~4 穴。

（5）耳针

取穴：神门、交感、皮质下、大肠、直肠下段、小肠、腹点、脾。中等刺激，留针 20 分钟或埋针。每日 1~2 次。

（6）直肠癌的推拿疗法

①患者取仰卧位，用一指禅推法施于中脘、天枢、气海、关元、大横诸穴数分钟；然后顺时针方向摩腹数分钟。

②自我推拿：先按照海、支沟两穴各1分钟；然后两膝屈曲、使腹壁放松，顺时针方向摩脐周及下腹部3分钟；按大横穴1分钟；最后腹部两侧自上而下抚摩50次。

3. 成药应用

①平消丹：每次1.5~6g，3次/日，口服。

②消瘤净：每次2片，3次/日，饭后口服。

③六味地黄丸：每次6g，3次/日，口服。

④黄芪片：每次4片，3次/日，口服。

⑤健脾生血颗粒：小于1岁，每次服3.5g，1~3岁每次服7g，3~5岁每次服10.5g，5~12岁每次服14g，成人每次服21g，3次/日，饭后口服。

⑥复方天仙胶囊：每次4粒，3次/日，口服。

⑦参芪扶正注射液：250ml，静脉滴注。

⑧人参健脾片：4片，3次/日，口服。

⑨生血丸：5g，3次/日，口服。

⑩健脾益肾冲剂：10g，2次/日，开水冲服。

⑪益血生胶囊粒：4粒，3次/日，口服。

⑫养阴生血合剂：50ml，1次/日，口服。

⑬复方苦参注射液：15ml加入生理盐水250ml中，1次/日，静脉滴注。

⑭艾迪注射液：50~100ml加入生理盐水250ml中，1次/日，静脉滴注。

⑮华蟾素注射液：10~20ml加入5%葡萄糖注射液500ml中，1次/日，静脉滴注。

⑯得力生注射液：20ml加入生理盐水500ml中，1次/日，静脉滴注。

4. 单方验方

①附桂河车汤：附子6g，干姜6g，肉桂6g，紫河车25g，炙五倍子45g，禹余粮30g，赤练蛇30g，没食子12g，诃子肉10g。共研细末，每次3g，2次/日，开水冲服。本方具有温补脾肾，散结消瘤之功效，主治肠癌。

②苦参白头翁汤：苦参6g，草河车15g，白头翁30g，白槿皮9g，无花果15g，薏苡仁12g，红藤30g，半枝莲30g，白花蛇舌草30g。每日1剂，水煎取汁，分2次口服。本方具有清热利湿，消肿解毒之功效，主治大肠癌。

③抗癌8号：八角金盘12g，山慈菇30g，蛇莓30g，预知子30g，石见穿30g，败酱草30g，薏苡仁30g，鸡血藤15g，丹参15g，黄芪15g，枳壳10g，大黄6g。每日1剂，水煎汁，分服。本方具有清热解毒，软坚消肿之功效，主治直肠癌。

④抗癌9号：黄芪30g，鸡血藤30g，石见穿30g，山慈菇30g，预知子30g，党参15g，丹参15g，败酱草15g，山楂12g，八角金盘12g，枳壳10g，大黄6g。每日1剂，水煎服，30日为1个疗程。本方具有补益气血，清热解毒散结之功效，主治晚期直肠癌。

⑤乌梅灌肠方：乌梅6g，五倍子9g，贯众9g，海浮石30g，半枝莲30g，槐角30g，夏枯草30g，牡蛎30g。每日1剂，水煎浓缩，保留灌肠。本方具有清热解毒，软坚散结之功效，主治大肠癌。

⑥熏洗方：蛇床子30g，苦参30g，薄荷10g，雄黄10g，芒硝10g。将蛇床子、苦参、薄荷加水1000ml，煮沸后加入大黄10g，再煮2分钟后将雄黄、芒硝放入盆中捣拌，乘热蹲于盆上熏蒸肛门部，待水变温换为坐浴，每晚1次，3个月为1个疗程，本方具有清热利湿解毒，消肿止痛之功效，主治肛管直肠癌。

⑦蜡矾方：黄蜂蜡30g，乳香120g，没药120g，白矾180g，黄药子120g。诸粉成面蜡制丸如桐子大，每服10粒，每日3次，

主治大肠癌。

（四）新疗法选粹

1. 老年梗阻性结肠癌围手术期 TPN 治疗

营养支持疗法经过近几十年的发展已渐趋成熟。最早的"静脉高营养"的提法是 1945 年提出的，这种在当时所谓"营养支持疗法"只是用于不能进食的患者。1967 年 Dudrick 通过临床和动物实验发现人体和动物不经过胃肠道进食，单纯静脉供养可以使切口愈合和正常生长，提出了完全胃肠外营养（TPN）的概念，于是营养支持疗法引起广泛关注。但有关 TPN 应用的技术条件问题而未在临床广泛应用。近十年间对梗阻性结肠癌患者围手术期进行短期 TPN 治疗，对解决梗阻性结肠癌患者急症手术期切除吻合口瘘问题取得较好疗效。

TPN 的设计：热卡估算：25~30kcal/kg·d。碳水化合物及脂肪糖脂比例以 3：2 为宜，葡萄糖不超过 300g 为宜，输入速度应 < 4~5mg/kg·min。蛋白质：每天 1.5~2g/kg；热氮比例以 100：1 为宜；微量元素、维生素及电解质：微量元素和维生素供应 2 倍于常规量。

输注方式：葡萄糖、脂肪乳、氨基酸、维生素、微量元素及胰岛素等所需要的全部营养物质，使用前配制到"全合一"3L 营养液袋内，经中心静脉或周围静脉在 24 小时内均匀输入，也可经周围静脉分别输入。

分段营养支持：术前和术后 1 周给予完全 TPN 供养，术后 1 周后若无并发症逐渐向 TEN（全肠内营养）过渡。

疗效观察：现阶段 TPN 的疗效已经得到了广泛的认可，但各医家认为不同的 TPN 方案的治疗效果也存在着差异，

程学远选取 100 例结肠癌合并肠梗阻患者，分为观察组和对照组，每组 50 例，对照组仅给予标准肠外营养，观察组加用丙氨酰－谷氨酰胺 100ml/d，实验表明结肠癌合并肠梗阻围手术期采用丙氨酰－谷氨酰胺强化肠外营养，可显著增强营养，提高机体免疫力，抑制炎症反应，降低感染率，其效果优于标准肠外营养。

李中国选取 68 例接受腹腔镜大肠癌手术的患者给予低氮低热量 TPN 供养，研究表明低氮低热量肠外营养支持，可减少术后并发症，缩短胃肠功能恢复时间及住院时间，对提高短期治疗效果具有显著的推动作用。

2. 同种异体 LAK 细胞治疗晚期大肠癌

LAK 细胞的制备：取 4~7 月龄水囊引产胎儿脾脏及胸腺剪碎后经胶原酸消化制成细胞悬液，用淋巴细胞分离液分离出单个核细胞，生理盐水洗涤 2 次后置入含 1000U/ml IL-2，10mg/ml 抗 CD3 单抗的 RPMI-1640 完全培养基中，37℃，5% CO_2，饱和湿度条件下培养 72 小时，洗涤 3 次后分装于 200ml 生理盐水中，每瓶细胞数为 1×10^{10} 左右，活细胞数在 90% 以上。杀伤活性采用乳酸脱氢酶释放法检测，LAK 细胞的杀伤活性为（29.12 ± 12.27）%。

治疗方法：停止其他治疗措施，每日静脉滴注 LAK 细胞悬液 200ml，每日肌内注射 IL-2 5 万 U，15~20 日。

疗效观察：王小众等治疗的 10 例患者机体免疫功能得到明显提高，治疗后患者食欲改善，疼痛缓解，中毒症状减轻或消失，肠梗阻症状明显缓解，3 例患者粪便中大量肿瘤坏死组织，影像学检查显示癌肿缩小 1~4cm，随访 6 个月无 1 例死亡，LAK 细胞治疗中无明显不良反应。该疗法在大肠癌患者的综合疗法中将发挥积极作用，尤其对不能手术切除的晚期大肠癌患者，LAK 细胞更是一个较为理想的治疗手段。

3. 大肠癌浸润淋巴细胞（TIL）的过继免疫疗法

肿瘤生物疗法为恶性肿瘤的临床治疗开辟了新途径，其中过继免疫治疗最引人注目，肿瘤浸润淋巴细胞（TIL）是近年来研究较为活跃的新一代抗瘤效应细胞，齐玉茹等报道治疗 10 例大肠癌患者应用肿瘤浸润淋巴细胞（TIL）腹腔输过继免疫治疗取得较好效果。

TIL 细胞的分离及培养：取无菌手术癌组织标本，去掉出血坏死部分，用 Hanks 液洗净，剪成直径 2~3mm 大小，在 37℃ 含 0.01% 透明质酸酶，0.1% III 型胶原酸，0.002%DNA 酸的 RPMI-1640 培养液中，连续搅拌 3~5 小时，然后将细胞悬液从 4 层纱布中过滤，再经人白细胞分离液分离，获得 TIL 细胞悬液。TIL 细胞以 1×10^6/ml 之浓度，置 24 小时孔板或塑料培养瓶中，在含有 15% 新鲜小牛血清，150U/ml 的庆大霉素，500~1000U/ml rIL-2 的 RPMI-1640 液中培养，细胞浓度达到和超过 2×10^6/ml，将细胞浓度稀释到 5×10^5/ml，用同样条件继续培养 6~8 日后 TIL 细胞胞体增大，胞质丰富，形态不一，呈多角形，梭形，不规则形，培养 2 周后其细胞杀伤活性呈高峰。

治疗方法：TIL 细胞输入前 1 日，患者静脉滴注 rIL-2 20 万 U，次日将患者自身的 TIL 细胞加入 20 万 U rIL-2 在 200ml 生理盐水中缓慢输入腹腔导管中，通过腹腔输入人体，输入前 1 日，经 51Cr 释放试验，确定有明显的细胞变性，输入的 TIL 细胞均在旺盛增殖期。输入 TIL 细胞后继续静脉滴注 rIL-2 3 日，每次 20 万 U。

疗效观察：天津的齐玉茹用上法治疗 10 例大肠癌患者，有 2 例在治疗中出现短时间发热，其余 8 例输注过程顺利，患者自我感觉良好，输 TIL 细胞后食欲增大，精神体力均感改善，从免疫功能测定结果看，输注 TIL 细胞后，患者淋巴细胞总数和转化率均有明显改善。随访 2 年未出现远端转移和复发，效果良好。陈志芬利用 IL-15 与 IL-18 共同作用于肿瘤浸润淋巴细胞，发现该方法能明显提高肿瘤浸润淋巴细胞对结肠癌细胞 SW480 的杀伤活性。肝脏转移的肿瘤结节明显减少，血清中 IFN-γ 水平明显升高，腹腔巨噬细胞的吞噬能力增强。

（五）医家诊疗经验

钱佰文

钱佰文在肿瘤治疗中常用补益法，根据临床的不同情况又应用益气养血，养阴生津，滋阴补肾，温肾助阳等法。在肿瘤患者到中晚期或手术、放疗、化疗后正气虚弱偏于气血不足时，常用四君子汤、补中益气汤、四物汤、当归补血汤等，常用药物有党参、太子参、人参、黄芪、炙甘草、熟地、当归、白芍、黄精、制首乌等。临床患者如表现出阴液亏虚，阴虚内热，舌红少苔或舌绛无苔等，治疗以养阴生津，常用方有增液汤、地黄饮子、沙参麦冬汤、大补阴丸、六味地黄丸等。常用药有北沙参、天冬、麦冬、玄参、百合、石斛、玉竹、生地、龟甲、鳖甲、天花粉、太子参、皮尾参、西洋参等。此外，在养阴药中用丹皮、知母、黄柏等以清内热，常用陈皮、木香、佛手等理气药使滋而不腻，补而不滞。临床表现形寒肢冷，面色㿠白，腰膝酸软，神疲乏力，舌淡苔白等肾虚、阳气不足及水液失调时，常用金匮肾气丸、附桂八味丸、左归丸等，常用药有附子、桂枝、锁阳、胡芦巴、狗脊等。钱佰文用滋阴补肾法治疗中晚期肿瘤患者出现的肺肾阴虚，心肾阴虚，肝肾阴虚征象，常用方有养阴清肺汤、麦冬汤、六味地黄汤、知柏地黄丸等，常用药物有生地、熟地、沙苑子、蒺藜、天冬、制首乌、菟丝子、龟甲、鳖甲、女贞子、旱莲草、五味子、知母等。

五、预后转归

结直肠肿瘤的预后决定于多方的因素，肿瘤生物学特点及治疗方式的选择及应用是影响预后的重要因素，医生的医疗水平，患者自身素质以及手术前后护理也是考虑预后的不可忽视因素，随着对结直肠解剖学认识研究的深入，生物学研究的进展，高科技在结直肠肿瘤治疗方面的应用，中西医结合的独特疗效，都会使结直肠肿瘤的预后转归发生变化，人们对结直肠肿瘤"不治之症"的观念在发生转变。早期大肠癌5年生存率为95%~100%，周汝杨回访50例早期大肠癌患者，无1例死亡，生存率为100%，无1例复发，复发率为0，有8人再发，再发率为16%。研究结果表明，绒毛状腺瘤、大肠多发腺瘤、病变位于直肠、病变浸润至黏膜下层均有较高的再发率。50例患者中，服用中药有30例，其中2例再发，未服用中药20例，其中6例再发，提示中药在一定程度上能抑制大肠腺瘤生长。早期大肠癌就诊较晚，Ⅲ、Ⅳ期病例所占比例较高，组织分化比较差的、分泌黏液的黏液腺癌，印戒细胞癌为多，多呈浸润生长，较易发生转移，其发病部位以直肠癌为多见，一般认为青年期大肠癌预后较老年大肠癌偏差，Callagher等报告30岁以下青年期大肠癌术后5年生存率为16.7%；Miller等报告5年生存率为17.8%，国内资料表明30岁以下青年期大肠癌手术切除率为40%~70%，根治性切除率为35%~55%，根治性切除术后5年生存率为30%~65%。老年期大肠癌相对青年期大肠癌误诊和延期诊断发生率亦较高，而前者以分化型癌肿居多，高中分化的管状腺癌及乳头状腺癌占相当高比例，淋巴转移较晚，老年大肠癌一般合并多脏器并发症，众多资料表明，这不影响扩大切除术式的选择，在积极治疗并发症的同时，尽可能扩大切除术并不降低手术生存率，有资料说明，老年大肠癌Dukes A、B期根治性切除术后5年生存率可达80%以上，Dukes C期根治性切除术后5年生存率可达40%~70%。

六、预防调护

（一）心理护理

结直肠癌患者已经确诊，要求立即以手术根治为主的综合治疗，由于不同阅历、不同文化程度、不同的家庭和社会问题，不同的生死观，患者会对自己疾病的诊治以及由此引起的社会和工作问题产生不同的忧虑和遐想。这就需要护理人员根据不同的病员做好认真细致的思想工作，这是了解患者心理障碍，配合治疗的首要工作。当患者由一个正在热心工作、努力进取的社会一员，一经确诊，变成一个住进医院的病人，生活环境的骤然变化，此时青年肠癌患者多表现抑郁，担心自己的疾病会影响自己的爱情、婚姻、事业等；中年患者多表现为焦虑，过分考虑工作、事业、家庭等；老年患者则多有孤独、悲观。这需要医护人员态度热情，视患者如亲人，服务热情细致，消除患者的各种抑郁、焦虑、孤独情绪。

结直肠癌手术是多数患者的主要治疗方法，对手术的认识不同，会使患者产生焦虑和恐惧，有些则表现心悸、多汗、失眠、不安、不思饮食等临床症状。护理人员根据患者的不同情况对患者关于手术方面的一些问题进行适当的解释，使患者心中踏实，消除因缺乏对手术的了解而产生过多的焦虑和恐惧。

医护人员在患者术后应该经常巡视病房，对肛门重建术，患者一时难以接受这一事实，对以后的生活工作产生很多顾虑，护理人员应该对患者认真讲明手术和肛门重建的必要性，认真做好患者思想工作，对术后恢复非常重要。

（二）术后换药及切口护理

对手术创面及切口有无出血倾向，疼痛，有无感染及裂开是术后护理的重要内容，对创面有少量渗血、敷料湿透应及时更换敷料，以免切口感染，若发现有活动性出血，应及时与医生联系，争取及时处理。对术后麻醉药作用消失后，伤口疼痛剧烈者可给予镇痛剂，使患者保持安静休息。术后伤口感染多表现为伤口疼痛加重，或一度减轻后再度加重，体温升高等表现，临床应及时发现，及时处理，换药应遵守无菌技术。原位肛门重建术患者，应勤洗会阴部，勤换内裤，保证会阴部清洁，如发现肛周皮肤有红、肿、痒等轻度不适者，可用 1∶5000 高锰酸钾液坐浴，或用10% 氧化锌软膏涂搽肛周皮肤，以免伤口感染。

（三）结直肠癌患者的饮食营养

结直肠癌患者在诊治过程中多有食欲下降、贫血和消瘦。营养缺乏多属综合性的，护理人员应认真加强营养学知识的宣传教育，鼓励患者加强营养，宜进高蛋白质、高碳水化合物、高维生素、清淡、易消化食物。

（四）结直肠癌术后恢复期护理

结直肠癌术后恢复期护理除重视患者精神情绪、饮食等方面的问题，还应鼓励患者进行功能锻炼，对原位肛门术后功能锻炼，可使括约肌尽快恢复排便自控功能，收缩提肛是一个较好方法，术后第 7 天就可开始收缩提肛锻炼，每次可由少到多，每日多行 3~4 次，注意根据患者体质情况，不要过于劳累，此外，游泳、气功、保健操对肛门功能恢复也大有益处。

（五）食疗法

（1）药酒 猕猴桃根 250g，白酒适量，将猕猴桃树根切成小段，洗净浸入酒中，1周后可饮用。每日 3 次，每次 15~30ml，常服见效。

（2）药粥

①灸黄芪 30~60g，人参 3~5g（或党参 15~30g），白糖少许，粳米 10~30g，先将黄芪人参（或党参）切成薄片，用冷水浸泡 0.5 小时，入炒锅煎沸，后改用小火煎成浓汁，取汁后，再加冷水如上法煎取二汁，去渣，将一、二煎药液合并，分两份于每日早晚同粳米加水适量煮粥，粥成后，入白糖少许，稍煮即可。人参亦可制成参粉，调入黄芪粥中煎煮服食。服粥期间，最好不食萝卜、茶叶，用量可根据患者具体情况而定，3~5 日为 1 个疗程，间隔 2~3 日后再服，主要用于结肠癌术后，接受放化疗气血两亏，体质虚弱的患者。

②人参 3~5g（或党参 15~20g），白茯苓 15~20g，生姜 3~5g，粳米 100g，先将人参（或党参）、生姜切成薄片，把茯苓捣碎，浸泡 0.5 小时，煎取药汁后再煎取汁，将一、二煎药汁合并，分早晚 2 次同粳米煮粥服食。用于肠癌后期倦怠乏力，面色苍白，大便稀薄，食欲不振。

③生大蒜汁半匙，炒陈皮末半匙，加冰糖 1 匙，拌入糯米粥内，一次吃完。

④大山楂（连核）10g，三七 2g，粳米 50g，煮浓粥，加蜂蜜 1 匙，早餐食用。可健胃利肠，抗癌通瘀。

（3）甲鱼 500g（或猪瘦肉 100g），黄芪 50g，枸杞 30g，油盐适量。将黄芪切片，用纱布包扎，将枸杞洗净，甲鱼去内脏后切细。上物放锅内，加水适量，炖熟，去药渣，用油盐调味即可食用。用于肠癌放射治疗期间或治疗后出现眩晕贫血，或白细胞减少，疲乏无力者。

（4）雪梨汁 1 份，甘蔗汁 2 份，葡萄汁 1 份。将三者混合调匀，即可服用，可冷服亦可加热后温服，用于肠癌放射治疗期间出现烦躁口干、恶心纳呆、便结尿黄者。

（5）用糯米碾粉以白糖拌和，再加入胡椒粉少许，以开水冲服。

（6）牛奶，加入甘蔗汁或再加芦根汁，以及生梨汁或新鲜的龙眼汁，少量生姜汁，炖熬成膏加入蜂蜜，以开水冲服。

七、专方选要

（1）通幽消坚汤　白花蛇舌草 35g，槐角 35g，槐花 35g，龙葵 20g，仙鹤草 20g，地榆 20g，当归 10g，生黄芪 10g，败酱草 10g，穿山甲（以他药代替）15g，昆布 15g，三七 5g，生大黄 5g，黄药子 30g。水煎，分早、中、晚 3 次口服，每日 1 剂，30日为 1 个疗程。

（2）清肠消肿汤　预知子 15g，丹参 15g，红藤 15g，苦参 15g，凤尾草 15g，广木香 15g，地鳖虫 9g，乌梅肉 9g，菝葜 30g，野葡萄藤 30g，生薏苡 30g，瓜蒌仁 30g，白毛藤 30g，贯仲炭 30g，半枝莲 30g，白花蛇舌草 30g，壁虎 4.5g（研粉分 3 次分服）。水煎服，每日 1 剂，分早晚 2 次温服。并将本方煎剂的 1/3（约 200ml）保留灌肠，每日 1~2 次。

八、研究进展

有关结直肠肿瘤的研究报道很多，近年生物学研究、手术和药物治疗都取得了很大进展。

（一）大肠肿瘤生长的生物学研究

大肠肿瘤的生长需要靠新生血管，通过瘤体新生血管的建立，使癌肿组织得到供养。肿瘤新生血管的生长有其自身的机制，首先由肿瘤细胞合成和释放一系列能诱发毛细血管新生的生长因子，如血管内皮细胞生长因子、转化生长因子、内皮细胞生长因子、纤维细胞生长因子等，通过这些生长因子，促进血管内皮细胞分裂、增生，毛细血管出芽生长。大量研究表明肿瘤的毛细血管密度越大，其生长速度越快，恶性程度越高，术后越易复发，预后越差。新生的血管除为肿瘤提供营养外，也是肿瘤发生转移的基础条件，阻断肿瘤血管形成，是抗癌治疗的一个新途径。研究和开发阻断肿瘤血管形成的抗瘤药物是目前研究的新课题，具有广阔的前景。

（二）直肠水囊法 B 超应用于直肠癌的诊断

超声技术诊断疾病是一种无外伤，分辨率高，简便经济的诊查手段，已广泛应用于临床，但是，直肠在盆腔位置深处，由于盆壁环形骨骼，超声界面对比度差，声波衰减率高，同时，受直肠和乙状结肠内气体和粪便干扰，往往使病变的界限不清。赵洪瑞等应用直肠水囊法 B 型超声检查，通过了解直肠癌临床统计对比资料，结果得出水囊法超声对直肠癌的诊断与病理标本的对比符合率在 80% 以上。同时指出：应用直肠水囊技术，可提高盆腔肿物鉴别诊断，可以进行直肠癌壁深处测定。在双层液性暗区的衬托下，癌灶周径、纵长的测定，子宫及附件疾病，直肠内肿物都可获得清晰图像，具有定位和定性的双重诊断意义，为直肠癌的诊断和治疗工作，提供较为可靠的科学依据。

（三）结直肠癌术前肠道准备应用中药的研究

结直肠癌术前肠道准备，对预防术后感染非常重要。传统的肠道准备是清洁灌肠和服泻药，近年有人用全肠道灌洗，要素饮食、甘露醇等作肠道准备也获得了满意效果。叶朝文等应用中药大承气汤：生大黄（后下）、玄明粉（冲）、枳实、厚朴各 9g 为基础方加清热解毒药，白花蛇舌草、蒲公英各 30g，金银花和玄参各 9g，每日 1 剂，连服 3 日。术前急用煎药汁 300ml 作 1 次灌肠，观察 38 例，取得了优级 21 例（55%），良级 16 例（42%），差级 1 例（3%），全部病例无 1 例并发切口、腹腔、盆腔感染及吻合瘘。比较中药肠道准备与传统的方法，有其独特优势。中药肠道准备具有机械清洁肠道，减少肠道细菌数量，其中药的抗菌消炎和增强机体免疫功能作用是传统口服泻药和灌肠所不能具备的。该法只在术前晚一次性灌肠，简化了传统法频繁灌肠的治疗工作，也减少了患者的痛苦，由于大黄用量不大（9g），一般不会引起肠绞痛，该法患者乐于接受，是一种较为理想的清洁肠道的方法，值得推广，也展示了中医学的广阔前景。

（四）结直肠癌术中输血可增加复发率

结直肠癌手术输血，对患者术中安全、术后康复以及减少并发症均有好处。但早在 1982 年 Burrows 就指出输血能增加结肠癌根治术复发率，输血输注的库存血，其血小板及其他血细胞均遭到一定的破坏，释放一些活性物质如血小板生长因子（PDGF），此因子进入手术患者外周血，患者处高凝状态，从而易使脱逸的肿瘤细胞，在机体其他部位种植生长。同时，库存血血细胞有丝分裂活性随着库存时间加长而显著升高，这可影响机体免疫功能和吞噬功能，甚至说直接刺激肿瘤生长，因此建议结直肠癌患者尽量少输或不输血，尽量输新鲜血以减少术后复发率。

（五）放射免疫导向手术在结直肠癌诊治中的应用

放射免疫导向手术（radioimmunoguided surgery，RIGS）是将放射性核素标记的抗肿瘤单克隆抗体（MAb）经静脉滴注入拟手术肿瘤患者体内，术中用手持 γ 射线探测仪检测，判断肿瘤的浸润范围及转移程度，帮助术者决定手术方案。1949 年 Sellerstone 等首次使用 ^{32}P 及 γ 射线探测仪，在术中对脑肿瘤进行探测。1960 年 Myers 报道了术中使用手持探测仪确定肿瘤病灶的方法。Martin 和 Aitren 先后使用 MAb 注入荷瘤裸鼠体内，通过 γ 射线探测发现较小肿瘤病灶，至 1985 年 Martin 等将 RIGS 应用于临床，发现该技术的灵敏度和特异度均优于体外显像，1987 年 Siokle 等应用此法对原发性和继发性结肠、直肠癌进行探测，术中确定病灶准确率达 82%~89%；1988 年 Gredipe 发现此法可确定亚临床癌灶。

据 Nabi 研究结果，RIGS 技术在结直肠癌诊断的敏感和特异性分别是 100% 和 98%。Oredipe 等也指出 RIGS 可以辨别出含 3.9×10^4 个细胞的肿块较任何体外扫描技术的低限都小。RIGS 技术应用于结直肠癌，特别是复发性结直肠癌具有较高价值，RIGS 能为外科医生在手术时提供关于癌灶的位置、范围、类型和转移程度等信息，帮助医生精确分期，决定清除范围，改变手术方法，重新评价复发性结肠直肠癌患者的手术的可能性，使手术更加合理，改善患者的预后。

尽管 RIGS 应用于结直肠癌已取得了较好的临床效果，特别是对于复发性结直肠癌，具有较高的应用价值。众多的临床资料也显示出其假阴性检测结果。原发与复发肿瘤，不同分期的肿瘤对 RIGS 的敏感性不同；原发性结直癌 RIGS 假阴性率较高，其中原发性 Ⅰ、Ⅱ 肿瘤对 RIGS 的敏感性较原发性 Ⅲ、Ⅳ 期肿瘤和复发性肿瘤为低。

RIGS 的检测有赖于使用的放射性核素标记的抗肿瘤单克隆抗体（MAb）与肿瘤抗原的结合，肿瘤抗原是否表达，抗体与肿瘤细胞的亲和力及其在肿瘤细胞表面的停留时间均影响 RIGS 的检测结果，RIGS 敏感性的提高在很大程度上有赖于更新一代肿瘤特异性抗体的产生。临床仍需与其他方法如体外显像检测技术相互对比结合使用。目前，结直肠癌 RIGS 使用的 MAb 可分为两类，一类是抗 CEA 的抗体，如 ZCE-025、C110 等，其使用较少，原因可能是 CEA 大部分在原发性结肠癌中表达，以及抗 CEA、MAb 如 F023C5 等在肿瘤细胞表面停留时间较短。另一类应用较多的抗体为抗肿瘤相关糖蛋白（TAG）抗体，其第一代产品有 17-1A、BT2-3 等，最新的第二代抗体为 CC-49。

RIGS 临床应用的另一个问题是 RIGS 阳性标准的确定。关于选择合理的 T/NT 比值标准来判断肿瘤或正常组织方面，Martin 等报告复发性结肠癌 T/NT 值（4.18：1）略高于原发性结直肠癌（3.97：1），无显著统计学意义；有些学者主张以 T/NT ≥ 1.5 或 ≥ 2.0 为阳性；也有主张根据病理阳性的 T/NT 平均值减去 2 倍标准差为阴性的上限；也有学者根据统计学公式推导出确定 T/NT 正常比值的公式。总之，目前 T/NT 比值标准尚难定论，有待于进一步探索。

（六）中医药在癌症化疗中的应用

近年补益中药在肿瘤治疗中的应用，越来越受到重视，大量临床和实验资料证明，补益中药的应用，能明显改善手术、化疗、放疗引起的不良反应，能提高机体的免疫功能，增强垂体 - 肾上腺皮质的功能，有助于肿瘤机体紊乱的生理功能得到恢复，补益中药在治疗恶性肿瘤特别是对中晚期患者将发挥更大作用。

1. 清热解毒法

"热毒"蕴结于结肠内是结肠癌发病重要原因之一，其常与痰、瘀等因素一起加剧肿瘤的发生发展。清热解毒药具有提高机体免疫力及清除热毒等功效，可用于治疗恶性肿瘤。

阮善明将 BALB/c 小鼠随机分为用药 A 组、用药 B 组、用药 C 组和模型 D 组。A、B、C 组分别连续使用解毒三根汤灌胃 5、7、10 天后，与 D 组一起通过眼球取血获得含药血清，并作用于结肠癌 CT-26 细胞，通过 MTT、Western-Blot 等方法观察清热解毒中药解毒三根汤（水杨梅根、虎杖根、藤梨根）对 CT-26 细胞的抑制率、细胞中与凋亡相关蛋白 Bcl-2、Bax、Caspase-3、P53 的表达量的影响，从而得出解毒三根汤能够通过抑制结肠癌 CT-26 细胞的生长，抑制 Bcl-2 的表达，促进 Bax、P53、Caspase-3 的表达，进而说明清热解毒中药在肿瘤凋亡方面的作用机制。

杨弘通过体内外联合实验研究清解扶正颗粒（白花蛇舌草、半枝莲、炙黄芪、炒麦芽）对大肠癌细胞生长的抑制作用及其作用机制，最终结果表明清解扶正颗粒在体内外对大肠癌均具有显著的抑制作用，能够抑制大肠癌细胞增殖，诱导大肠癌细胞凋亡，抑制大肠癌血管新生，其作用机制是能够通过抑制 PI3K/AKT 和 ERK 信号通路的活化，发挥对大肠癌的抑制作用。

2. 补肾健脾法

脾肾两虚是癌症晚期恶病质的基本病机特点，其中医辨治应重视脾肾，故可采用补肾健脾法调整机体状态来治疗结肠癌。近年来，大量的临床观察和实验研究发现，补肾健脾法治疗结肠癌，可提高患者免疫力、减少复发和转移等。

张娟将 58 例予以大肠癌根治术的患者随机分为观察组和对照组，每组各 29 例，两组均采用 XELOX 方案化疗 4 个疗程，观察组在化疗基础上服用补肾健脾消积方（党参、黄芪、山药、骨碎补、白术、灵芝、绞股蓝、茯苓、猪苓、薏苡仁、红豆杉、藤梨根、白花蛇舌草、虎杖、莪术）观测两组 T 细胞亚群［CD3⁺、CD4⁺、CD8⁺、CD4⁺/CD8⁺、自然杀伤细胞（natural killer cell，NK）］、癌胚抗原（carcinoembryonic antigen，CEA）和 CA199、卡氏功能状态评分（Karnofsky performance score，KPS），并进行比较来评估补肾健脾消积方对大肠癌术后化疗患者的免疫功能影响，结果显示补肾健脾消积方能增加大肠癌患者化疗耐受性，提高患者的免疫功能和生活质量。

徐川将 70 例晚期结肠癌患者随机分为治疗组和对照组，给予对照组 FOLFIRI 方案治疗，给予治疗组 FOLFIRI 方案治疗的同时，患者口服具有益气健脾、补肾助阳作用的加味香砂六君子汤。方药：党参 15g，白术 10g，茯苓 15g，炙甘草 6g，陈皮 10g，法半夏 10g，木香 10g，砂仁（后下）6g，菟丝子 15g，补骨脂 15g，鸡血藤 24g，葛根 12g，石榴皮 30g，每日 1 剂，分 2 次口服。结果表明加味香砂六君子汤能减轻 FOLFIRI 方案治疗的不良反应，改善患者生活质量，有助于患者顺利完成化疗。

3. 补气养血法

结肠癌中晚期患者大多气血亏虚，因此可采用补气养血法进行治疗。经临床研究，补气养血法治疗结肠癌在提高机体免疫功能、降低化疗不良反应、减少术后康复的时间、延长患者生存期等方面均可取得显著疗效。

张进选取结、直肠癌患者 60 例，采用单盲法，简单随机分为治疗组（中西医结合治疗组）和对照组（纯西药治疗组），两组都采用西医常规治疗，治疗组加用中药八珍汤（人参、白术、白茯苓、当归、川芎、白芍药、熟地黄、炙甘草）同时，在治疗中监测患者的症状体征以及 CRP 指标，最终结果显示补气养血法能加快术后腹胀、腹痛的缓解，加快患者的排气排便，使患者体力状况及精神状况更快好转，加快患者的康复并且使不良反应及并发症的发生

率降低，临床上安全可行。

癌症化疗能取得全身治疗效果，正日益受到重视，化疗药物对机体产生的不良反应也越来越受到人们的关注，大量临床应用中医药，在防治癌症化疗药物的不良反应有不可替代的地位，使越来越多的人感兴趣。化疗药物多引起患者多系统脏器的损害。临床表现多种多样，精神不振、头晕、身困乏力、失眠多梦、食欲减退等，是化疗药物引起的全身中枢神经系统损害所致，中医诊断为气血两虚、肝肾不足，方用八珍汤、十全大补汤、六味地黄丸等，药用党参、白术、当归、熟地、黄芪、山药、女贞子、旱莲草、白及等。临床见头晕乏力、自汗或低热、出血、心悸怔忡、多梦，多属气虚或血虚症，是化疗药物引起的骨髓抑制临床常有的表现，方用四物汤、补中益气汤、八珍汤等，药用党参、白术、茯苓、阿胶、大枣、熟地、当归等。临床见恶心、呕吐、腹痛、泻痢等症状多是化疗药物引起的消化道反应，治疗多用香砂六君子汤、理中丸等，药用人参、白术、茯苓、山药、玉米、木香、砂仁、陈皮、半夏等。临床见四肢刺痛、肢体麻木、感觉障碍等，为周围神经毒性表现，治疗宜滋养肝肾、活血通络，方用补阳还五汤、独活寄生汤等，药用桃仁、红花、地龙、川芎、白及、赤芍、全蝎、牛膝、独活、秦艽、黄芪等。症见心悸气短、胸闷、呼吸困难、心前区疼痛、下肢水肿、腹水、肝脾肿大等，常为心脏损害所致，治宜益气养心、活血化瘀，方用生脉散等，药用人参、白术、五味子、麦冬、炙甘草等。症见肝区胀痛不适、腹胀、纳差、乏力、皮肤黄疸、转氨酶升高等多为肝脏损害，治宜疏肝利胆、清热利湿，方用柴胡疏肝散、茵陈蒿汤等，药用柴胡、香附、枳壳、茵陈、栀子、泽泻等。症见干咳少痰、咳痰带血、口干咽燥、胸闷气促、呼吸困难

等，多为肺脏损害，治宜养阴润肺、生津止咳，方用沙参麦冬汤、养阴清肺汤、葶苈子汤等，药用沙参、麦冬、生地、玄参、贝母、芦根、玉竹、天花粉等。症见腰痛、尿少水肿等，多为肾脏损害，治宜六味地黄丸加减、真武汤加减，药用附子、山药、泽泻、山茱萸等。

主要参考文献

[1] 曹军，姜楠，龙再菊. 腹腔镜与传统根治术治疗结肠癌的疗效对比及术后血自由基水平检测 [J]. 安徽医药，2018，22（6）：1071-1074.

[2] 李孜睿，柳越冬. 明清时期中医药防治大肠癌发展特点 [J]. 内蒙古中医药，2017，36（5）：140-141.

[3] 程学远，黄忠. 丙氨酰-谷氨酰胺强化肠外营养对结肠癌合并肠梗阻患者炎症反应及免疫功能的调节作用 [J]. 中国现代医学杂志，2016，26（9）：110-113.

[4] 李中国，吴瑶强. 低氮低热量肠外营养对腹腔镜大肠癌术后患者短期疗效的影响探讨 [J]. 中国医药指南，2016，14（6）：107-108.

[5] 周汝杨. 早期大肠癌内镜下治疗后5年生存率、复发与再发率及中药干预作用研究 [D]. 南京：南京中医药大学，2018.

[6] 阮善明，沈敏鹤，李梦婷，等. 清热解毒法基于Bcl-2/Bax等凋亡信号通路调控结肠癌的研究 [J]. 中华中医药学刊，2013，31（7）：1531-1534.

[7] 杨弘. 基于PI3K/AKT和ERK信号通路研究清解扶正颗粒抑制大肠癌生长的作用机制 [D]. 福州：福建中医药大学，2019.

[8] 张娟，黄敏，胡平，等. 补肾健脾消积方联合XELOX方案治疗大肠癌根治术后患者的临床研究 [J]. 南通大学学报（医学版），2018，38（1）：31-34.

[9] 张进. 补气养血法促进大肠癌术后病人康复的临床研究 [D]. 成都：成都中医药大学，2019.

第十九章 肛门、直肠、结肠外伤

肛门直肠因其特定的解剖位置外伤的发生率较低，但肛门直肠位于消化道末端，是粪便和细菌积聚之处，且肛门直肠周围间隙较多，组织疏松，一旦肛门直肠损伤，易受粪便污染而发生感染，而且还常伴有邻近器官的损伤，因此肛门直肠损伤后较难以处理。现将肛门、直肠、结肠外伤的诊治分述如下。

第一节 肛门外伤

一、病因病机

肛门外伤，因部位关系，易被忽视，引起盆腔蜂窝组织炎，可向上蔓延到腹膜后组织，造成肛门和肛管狭窄及肛门失禁。由内向外的损伤范围较小，有的只有一个小孔。由外向内的损伤范围广泛，常有肛门括约肌的广泛撕裂。一部分肛管和血管破坏，造成严重后遗症。

（一）西医学认识

1.病因病机

（1）肛门部刺伤　如金属、木屑、竹尖等硬性异物，在人体从高处坠落臀部着地时，刺伤肛门及臀部软组织，大多为意外伤。农村常见牛角顶伤，在凶猛水牛角顶于臀部，常见肛门臀部软组织刺伤，肛门撕裂。

（2）火器伤　战时弹片、枪弹击中肛门部位，在战伤的比例中，发病率很低。

（3）挫裂伤　多见于精神异常或性变态者，将异物塞入肛门直肠内致伤；也可发生于医源性，如用直肠镜、乙状结肠镜检查时，患者因惧怕用力收缩肛门，而检查者粗暴用力；此外测肛门体温忘了取出，体温表断裂割伤肛门，此类损伤一般较轻；在肛门部手术，如肛瘘手术不当，而发生肛门失禁者则较严重。

2.分类

（1）挫伤（血肿）。

（2）撕裂伤　①未穿孔（非金属）；②穿孔（金属，但不完全横断）；③大块毁损（撕脱、复杂性破裂、组织丢失）。

（二）中医学认识

肛门直肠外伤，在中医学中，属于伤科范畴。由于外伤（如肛门部各种硬性物刺伤、火器伤、挫裂伤、手术创伤等），损伤肛门部血络，使血溢于脉外，则可见肛门出血；血溢于脉外，积于皮下，则可见肛门肿胀；脉络受损，血液运行受阻，瘀血停滞，经络瘀阻，气血不通，则可见肛门疼痛。

二、临床诊断

（一）辨病诊断

1.病史

无论战伤或平时创伤，肛门部外伤史是获得确诊的首要方法。

2.临床表现

伤后肛门部疼痛，出血或肛门失禁、狭窄致排便困难、便细。伤后早期检查可见肛门部及其周围组织裂伤、出血，肛管括约肌横断者，常有粪便流出、污染，时间较久者局部有严重感染，可见臀大肌深部蜂窝组织炎。

3.直肠指诊

在严格无菌操作下，用戴有指套的手

指做肛门直肠指检。手指进入肛门动作应轻柔。嘱患者肛门收缩，以了解有无肛管括约肌断裂，如有断裂，则肛门失去张力而松弛，如仅有部分撕裂，仍能感到括约肌有张力。通过指检，还可了解低位直肠有无穿破，可从检查的感觉判断，如肠壁光滑则无损伤，如有穿破，则有局部疼痛及空虚感。

4. 直肠肛门外伤

有下列情况之一者，当考虑直肠肛门外伤：①肛门出血；②肛门指检发现指套染血或触及破裂口；③小便中含有粪便或肛门溢尿；④下腹疼痛，或伴有腹膜刺激症状，或腹部立位平片显示膈下游离气体；⑤腹腔穿刺液中含有粪汁或混浊液。明确直肠损伤后还要区别是腹膜反折上方损伤还是腹膜反折下方损伤。

（二）辨证诊断

1. 四诊

望诊：呈痛苦面容，肛门局部有明显伤口及出血，血色鲜红，舌红或淡或暗，舌苔薄白或黄腻。

闻诊：时有痛苦声音，气味无明显异常。

问诊：有明显外伤史，肛门剧烈疼痛，肛门出血，或肛门失禁。

切诊：肛周可有局部压痛。脉弦数或细数。

2. 辨证分型

（1）气虚血瘀型

临床证候：多为肛门外伤早期。肛门剧痛如针刺状，血色暗红或紫暗，身倦乏力，少气懒言，或有自汗，舌质暗红或有瘀点、苔薄白，脉弦细而涩或弦滑。

辨证要点：血色暗红或紫暗，肛门疼痛如针刺状，身倦乏力，少气懒言，或有自汗，舌质暗红或有瘀点，脉弦细而涩或弦滑。

（2）气血两虚型

临床证候：多为肛门外伤中后期或失治误治后。肛门疼痛轻微，出血量少，色淡红，或伤口有稀薄分泌物溢出，少气懒言，头晕目眩，面色淡白，舌质淡红、苔薄白，脉弦细或细数。

辨证要点：肛门疼痛轻微，出血量少，色淡红，或伤口有稀薄分泌物溢出，舌质淡红、苔薄白，脉弦细或细数。

（3）气随血脱型

临床证候：肛门损伤后，大量出血的同时，见面色苍白，四肢厥冷，大汗淋漓，气息微弱，甚至昏厥，脉微欲绝，舌淡、苔白。

辨证要点：大量出血的同时，见面色苍白，四肢厥冷，大汗淋漓，气息微弱，甚至昏厥，脉微欲绝，舌淡、苔白。

三、鉴别诊断

肛门损伤的临床症状因致伤原因、损伤部位和合并伤的不同而有很大差异。

1. 出血及休克症状

肛门损伤后肛门出血是最重要的临床表现之一。一般而言，肛门损伤较轻者，很少出现或引起休克。若损伤较重，可出现创伤性出血性休克，但大多为合并其他脏器伤、骨盆骨折、大血管损伤、腹膜后血肿或广泛软组织创伤等的严重肛门损伤。在伤后早期，肛门损伤所引起的出血性休克是比较常见的，有的大出血往往难以控制，尤其是合并腹膜后大出血和大血管损伤者，一般单独肛门损伤的发生率为1%，而伴有合并伤时，则休克的发生率较高，可达31.7%，特别是合并骨盆损伤时更为严重。

2. 合并伤症状

肛门损伤的临床表现，由于合并伤的不同而可能有很大的差异，甚至于可出现以合并伤的症状为主，而肛门损伤本身却被忽视以致误诊。肛门损伤同时有膀胱或尿道损伤时，除可发生排尿困难外，还可有肛门漏尿或尿中带粪、带血、带气等症状；女性伤员同时有阴道损伤时，则粪便可自阴道溢出；肛门损伤合并有肛门括约肌损伤时，可有大便失禁。

四、临床治疗

（一）提高临床疗效的基本要素

1. 防治休克，当为首务

在肛门损伤患者中，尽管较少出现休克，但仍应积极防治休克的发生，休克的防治措施主要是及时控制出血和解决有效血容量不足的问题。在急救时应先采用非手术疗法，包括止痛、加压包扎，快速由上肢静脉插管，大量输血、血浆或羧甲淀粉及平衡液等，以补充血容量。

2. 预防感染，治疗关键

肛门损伤以及合并有其他脏器损伤，常因粪便的排出或漏出，污染创面而发生感染，在积极抢救治疗的同时，应针对性的应用抗生素，预防或控制感染。此外，还应重视破伤风和气性坏疽的预防注射。

3. 尽早手术，不失时机

外科治疗的原则是首先处理危及生命的紧急病症，如失血性休克、气胸、腹腔内实质性脏器损伤、颅脑损伤等；其次要处理肛门直肠邻近器官损伤，如骨盆骨折、尿道膀胱损伤等。肛门直肠损伤的治疗原则是早期清创修补破损，远端直肠灌洗，有效引流及粪便转流。但在面对每一个患者时，需遵守个体化原则：①对腹膜反折上方直肠损伤，需尽早剖腹探查，彻底冲洗，修补创面，充分引流；如腹腔污染较重，或直肠损伤严重时，需行近端结肠造口；反之，也可单纯修补创面，不做结肠造口。②对腹膜反折下方直肠肛门损伤，

如损伤严重，或创面污染严重，或损伤位置较高不易修补，也应行近端结肠造口，造口远端结直肠充分灌洗，创面清创修补、局部引流。对损伤较轻，损伤位置较低者，则行经肛门直肠或会阴创面清创修补及局部引流。③对伴有肛肠环损伤者，需尽可能修补耻骨直肠肌及外括约肌深部，最大限度保持肛肠环的完整性，以免引起肛门失禁。④结肠造口术后 2~3 个月可行造口回纳术。术前需行肛门指检、肠镜、直肠测压等检查，以了解直肠肛门损伤愈合后的局部情况、肛门括约肌功能。如怀疑造口回纳后可能引起肛门失禁，需先行肛门括约肌修复手术治疗。

肛门损伤后易引起感染，无论患者病情严重与否，都应尽早施行手术治疗。肛门损伤的处理原则与一般软组织伤相同，在进行清创时，应尽可能地保留肛门周围健康组织，更不可切除括约肌，以免日后发生肛门狭窄或畸形。如肛门括约肌有缺损者，应做妥善的修补，特别是外括约肌伤口不做缝合，保持引流通畅。在肛管有广泛撕裂伤时，为了避免日后的畸形，或做定位缝合，但引流必须通畅。肛管伤口愈合后必要时要及早做扩肛治疗，以防止肛门过度狭窄的发生。

（二）辨病治疗

临床上重点在于对症处理。

1. 止血清创

首先进行结扎止血，或缝扎、加压止血，继之行清创术，局部清创时应珍惜组织，尽可能保存组织，对创缘进行修整缝合，防止畸形愈合；肛管括约肌除一处断裂者外均应缝合，不可切除，先在局部清创后作横向双层缝合并于肛管周围的骶骨前放置引流管。

2. 近端造口术

为防止肛门、肛管修复后局部感染，

于其近端做乙状结肠造口术，使其修复处能得充分休息而顺利愈合，造口远端乙状结肠和直肠应用生理盐水充分灌洗，并用庆大霉素、甲硝唑液清洗。

3. 防治感染

术前、术中、术后全力用抗生素控制和预防感染。可选用头孢地嗪钠 2.0g，甲硝唑 250ml，静脉滴注，每日 1 次。

（三）辨证治疗

1. 辨证施治

（1）气虚血瘀型

治法：益气养血，活血化瘀。

方药：自拟方。炙黄芪 30~60g，当归 15g，太子参 15g，茯苓 15g，鸡血藤 30g，丹参 30g，红花 12g，桃仁 12g。

伴有出血者，加白及 30g、阿胶 15g；大便秘结者加肉苁蓉 30g。

（2）气血两虚型

治法：益气养血。

方药：八珍汤加减。黄芪、白芍各 30g，党参 15g，当归 12g，茯苓 12g，熟地 12g，丹皮 12g，甘草 6g。

气虚较重时，重用黄芪 60g；血虚为主时，加用阿胶 15g、鸡血藤 30g。

（3）气随血脱型

治法：益气固脱。

方药：参附汤加减。红参 15g，附子 12g。大汗淋漓加红参为 20~30g、煅龙骨 15g、煅牡蛎 12g。

2. 外治疗法

（1）熏洗法　痔瘘外洗 1 号。取药液 250ml，兑水适量，趁热先熏后洗，每次 15 分钟。适用于肛门损伤轻微者。

1：5000 的高锰酸钾溶液。适量，外洗患处。用法及适应证同上。

（2）贴敷法　黄连膏或如意金黄膏适量，外敷患处，每日 1 次。适用于肛门损伤局部无破损、局部红肿疼痛者。

3. 成药应用及单方验方

①生三七胶囊：每次 2 粒，3 次/日，口服。

②血竭胶囊：每次 2 粒，3 次/日，口服。

③龙血竭胶囊：每次 2 粒，3 次/日，口服。

④云南白药：每次 2 粒，3 次/日，口服。

五、预后转归

包括患者本身和医疗条件两个方面。

（一）患者本身因素

（1）肛门损伤的伤因、部位与严重程度　肛门部损伤一般都是显性损伤，临床上可根据损伤物的性质不同，损伤的创面深浅、严重程度进行及时的、有针对性的治疗，因而预后相对较佳。

（2）合并伤的多少与严重性　当肛门损伤患者合并有直肠或腹腔内其他脏器损伤或身体其他部位多发伤者，其预后常很差。许多结肠伤的死亡原因均与存在的合并损伤有重大关系。

（3）患者的全身情况　患者全身情况较差，尤其是伴有休克的患者，死亡率明显增高。肛门损伤后感染严重，合并有脓毒败血症者，其伤死率甚高。

（4）患者的年龄和体质　肛门损伤的预后与患者的年龄和体质有明显的关系。年龄较老和体质差者，其预后较差，伤死率可显著增高。这是因为老年人除一般抗病力较低和重要脏器功能的代偿能力较差外，还常夹杂高血压、冠心病、慢性支气管炎、肺气肿、糖尿病和脑血管意外等疾病，因而难以耐受手术，手术后并发症也多，大大影响其预后。

（二）医疗条件因素

（1）伤后手术时间　肛门损伤的伤死率与就诊时间有重大关系。延迟就诊，势必延误手术时机而大大影响其预后。

（2）手术方式的选择　目前肛门损伤的处理方法也多，选择适应证的标准尚不完全一致。如果采用的手术方式不够恰当，势必增加并发症的发生而直接关系到其预后。对伤情复杂的危重伤员，若能诊断及时，处理方式正确，则其预后也可能获得改善而降低其伤死率。

（3）并发症的多少与严重性　肛门损伤后可能发生局部并发症较多，如肛门失禁、肛门狭窄等，严重者必然会影响其预后。

六、预防调护

肛门损伤发生后，患者往往较为紧张，针对出血较多，病情相对较重的患者，要及时消除患者及家属的紧张和恐惧心理，并请家属配合，如有什么悲观情绪，要及时做患者的思想工作，直到消除他们的心理疑惑为止。

肛门损伤后大出血时，应首先暂时禁食，待患者病情稳定后，再给以流食，食物要选择易于消化的食物，少吃含纤维素高的食物，从而抑制胃肠蠕动，避免大出血进一步加重。

不吃热食及饮热水，少吃辛辣油腻之物，保持大便通畅，少吃或不吃能加强胃肠蠕动的药物，药物制剂中应不含扩血管药物。容易引起"上火"的食物及有刺激性的食物也应不吃，有条件的家庭，可以制作一些药膳供患者食用，促进生血，增强体力。

主要参考文献

［1］喻德洪. 现代肛肠外科学［M］. 北京：人民军医出版社，1997：267-271.

［2］黄乃健. 中国肛肠病学［M］. 济南：山东科学技术出版社，1996：1441-1443.

［3］吕厚山. 结肠与直肠外科学［M］. 北京：人民卫生出版社，2000：321.

［4］徐少明，郑毅雄，龚渭华. 结直肠损伤86例治疗分析［J］. 中华普通外科杂志，2004，19（6）：337-339.

［5］周辉，牟洪超，胡雪峰. 结直肠损伤38例救治分析［J］. 中华创伤杂志，2005，21（12）：950-951.

［6］陈佑江，文明波，吴云阳. 多发伤患者肠道损伤早期漏误诊原因分析［J］. 中华创伤杂志，2005，21（4）：307-308.

［7］张利萍. 肛门直肠外伤32例临床处理与分析［J］. 现代中西医结合杂志，2007，16（2）：215.

［8］董全进，曹鸿峰，邓高里. 直肠肛门损伤诊治分析（附52例报告）［J］. 浙江创伤外科，2011，2（16）：241.

第二节　结肠、直肠外伤

结肠外伤不易早期发现，可引起腹膜后的严重感染。结肠壁薄，血供较差，愈合能力不好，结肠内积存大量细菌和粪便，容易发生感染。破裂后刺激性较小，早期症状可不明显，但感染严重。结肠外伤多发生在横结肠，其次是盲肠、升结肠和降结肠，可合并有其他内脏损伤和骨折。结肠、直肠外伤平时多因工农业生产外伤，交通事故，生活意外及殴斗所致，以腹部闭合性损伤为多见。发生率在腹部内脏损伤中次于小肠、脾脏、肝脏、肾脏损伤而居第5位，合计大肠外伤占腹部内脏损伤的10.07%。结肠、直肠伤的危险性在于伤后肠内容物流入腹腔引起严重的细菌性腹膜炎，时间较久或肠内容物较多者会发生中毒性休克。

一、病因病机

（一）西医学认识

1. 病因

（1）钝性伤　腹部遭受重物撞击，如

工伤、车祸、坠落、摔跌、殴斗、拳击等钝性暴力打击，大肠位于后腹壁与前腹撞击之间，致使肠壁受伤，穿孔可破裂。

（2）刀刺伤　战时多见于刺刀伤，平时多见殴斗、凶杀、抢劫等事故。

（3）火器伤　战时枪弹伤、弹片伤，常合并有小肠或腹腔，全身其他器官损伤。

（4）医源性损伤　行乙状结肠镜、纤维结肠镜检查致结肠穿孔，目前并不罕见。

2. 分类

（1）挫伤（血肿）。

（2）撕裂伤　①未穿孔（非全层或浆膜撕裂）；②穿孔（全层，但未完全横断）；③大块毁损（撕脱、复杂性、破裂、组织丢失、明显粪便污染）。

（二）中医学认识

中医学认为本病主要是外来伤害或跌仆损伤，直接伤害人体而发生肠腑突然壅滞，气血骤闭而发病。气滞血瘀，郁而化热则出现发热，全腹疼痛，拒按等实热症状，热甚伤阴，阴损及阳，甚则出现亡阴亡阳的危候。故此病起病急，来势猛，以腹部突然疼痛、面色苍白，并有腹部外伤史为其特点。

二、临床诊断

根据外伤史及临床表现一般比较容易诊断。在野战条件下或是在紧急抢救情况下，往往来不及进行各种辅助检查和等待实验室检查结果。凡是有腹部外伤者，主诉有腹痛，体检时有腹膜炎体征，膈下有游离气体时，均应考虑到大肠外伤的可能。

（一）详询外伤史

对神志清楚的伤员应详细询问负伤史和伤后症状，问清腹痛部位和性质，有无

休克、下消化道出血等临床表现；并认真了解受伤情况，如负伤时间、体位、姿势、致伤的性质及其投射方向、距离等，结合大体解剖关系，以初步判断有无大肠外伤等腹腔脏器损伤的可能。

（二）全面体检

包括全身检查、腹部检查和直肠指诊，均具有重要诊断价值。

腹部检查时，不仅要观察腹部有无伤口，还要注意腹部附近或下胸部等有无伤口，伤道内有无血性液、混浊液或肠内容物流出。腹部开放伤的诊断一般多不困难，如伤口见有大网膜、小肠或结肠等内脏脱出时，即可立即确诊有腹腔脏器伤，而不必再做其他烦琐的检查。腹部压痛、腹肌紧张及反跳痛，肝浊音界消失或缩小，肠鸣音减弱或消失等临床表现，为大肠外伤的重要体征。移动性浊音阳性结果有助于确定腹膜炎的诊断。但往往因伤后早期腹腔内积血渗液量少，变动体位时流动缓慢而致阳性率较低，阴性不可轻易排除大肠外伤。对休克严重的伤员不应作此项检查，以免因变动体位而加重病情。大肠外伤早期的腹膜刺激症状可不明显，故强调反复进行检查对比。平时应将伤员收治入院严密观察伤情变化，战时切不要轻率地按轻伤后送，以免发生漏诊。

有下列情形之一者须考虑腹膜反折上损伤：①有腹膜炎体征；②腹腔穿刺液中有粪汁或混浊液；③腹部立位平片显示膈下游离气体。在明确诊断的过程中，须注意以下情况：①指检前要擦净肛周可能存在的血迹，以免手套将肛周血迹带入直肠，造成直肠外伤的假象。

直肠指诊在诊断大肠外伤时应列为常规检查。直肠低位损伤可触及损伤部位呈空洞感觉，指套上带有血迹，结肠外伤仅少数有血迹。

（三）化验检查

红细胞计数、血红蛋白和红细胞比容可用以判断有无内出血和休克的进展情况；但在急性大出血的早期，往往由于身体尚未及代偿稀释而表现为正常值，须加注意。如有时间和条件，应复查对比。伤后早期显示白细胞计数及嗜中性粒细胞增加，对腹内脏器损伤往往有一定的诊断意义。结肠外伤后，由于肠内容物进入腹腔引起的急性炎症反应，白细胞计数可有不同程度的增高。严重伤员应暂置导尿管观察每小时尿量，可对了解休克程度和肾功能有所帮助；送尿常规检查正常时还能排除泌尿系损伤的可能，具有鉴别诊断价值。

（四）诊断性腹腔穿刺

这项检查对战时和其他腹部损伤的诊断都有重要参考价值，准确率高，方法简单易行，其阳性率可高达90%以上。当腹腔内有200ml以上的积液时，就能经穿刺针吸出腹腔积液做检查，故值得推广使用。但应注意，腹腔穿刺表现阴性结果时，也不可轻易排除结肠外伤的可能，对腹部有明显腹胀者和孕妇应列为腹腔穿刺的禁忌证。

（五）X线检查

结肠外伤后，腹部X线检查可发现部分伤员中有膈下游离气体，火器性肠伤引起者还能显示腹腔内金属异物存留，对确定诊断有重要参考价值。

（六）诊断性剖腹探查术

对伤情复杂而诊断难以确定的伤员，若经细致观察分析后仍不能排除结肠外伤者，应尽早进行剖腹探查术以免误诊或漏诊。

此外，B超、CT、MRI在以上检查如能明确诊断，可选择性地用其中任何一、二项检查以助诊断。

三、临床治疗

（一）提高临床疗效的基本要素

1.防治休克

结肠外伤的治疗，关键是要积极防治休克的发生。休克的防治措施主要是及时控制出血和解决有效血容量不足的问题，在急救时首先止血，加压包扎，快速由上肢静脉插管，大量输血及羧甲淀粉或平衡液等，以补充血容量。

2.预防感染

结肠外伤多造成腹腔感染，在术前、术后，应足量使用针对革兰阴性杆菌和厌氧菌有效的抗生素。术前、术后应用抗生素时间长短及用量应视感染程度而定。

3.不失时机，尽早手术

结肠外伤后，无论腹腔污染程度与否，都应尽早手术治疗。受伤时间距手术时间在6小时以内，单纯结肠外伤，无合并其他内脏伤，患者全身情况好，应采用一期缝合修补术或肠切除吻合术。受伤时间距手术时间超过6小时，腹腔内污染严重，合并全身多发性伤或腹内多脏器伤，患者全身情况较差，不能耐受较长时间手术，应采用分期手术。主要术式有：

（1）结肠外置术。

（2）损伤肠袢缝合近端外置术。

（3）缝合加外置术。

（4）直肠外伤缝合加乙状结肠造口术。

4.预防并发症

（1）造瘘口的位置要准确，以防造口处结肠方位的不恰当，术后引起排便困难，或引起梗阻。

（2）结肠游离要充分，以防造瘘口回缩。若游离不充分，皮肤外肠腔较短，血循环差，术后易发生坏死回缩。

（3）切口感染。手术完后，在关腹前用大量等渗盐水冲洗腹腔，并放置抗生素溶液。尽量做好局部及肠道准备。纠正水、电解质平衡，必要时可给予全静脉营养。

（二）辨病治疗

1.抗生素的应用

结肠外伤多造成腹腔感染，在术前、术中和术后应用足量针对革兰阴性杆菌和厌氧菌有效的抗生素是防止发生与感染有关的各种并发症的重要措施。结肠外伤后应用抗生素，最好在术前即开始用药，术中、术后继续使用 7~10 日，时间长短视感染程度而定。

2.全身支持疗法

结肠外伤治疗的成功与否，不仅取决于手术处理的成效，还与抗休克、抗感染、维持水与电解质平衡以及加强营养等全身疗法紧密相关，所以从术前开始，就应重视全身情况的改善。

3.一期缝合修补穿孔或肠切除吻合术

随着抗生素、手术、围手术期处理、全静脉营养的进步，结肠、直肠创伤处理近年国内外均有向一期手术方面的改变。优点是一期缝合住院时间短，治愈时间短，一次完成治疗，避免了人工肛门给患者带来的精神上、生理上或再次手术的痛苦。

（1）适应证

①受伤距手术时间在 6 小时以内。

②粪便外溢少，污染腹腔较轻。

③单一结肠、直肠伤，无合并其他内脏损伤或合并伤不重。

④患者全身情况好。

⑤年轻。

⑥右半结肠外伤。

（2）手术方法

①穿孔缝合修补术：适用于游离肠段如横结肠、乙状结肠穿孔；在固定的升、降结肠穿孔缝合修补之前，必须充分游离该段结肠，必要时切断肝结肠韧带，或脾结肠韧带并切开同侧腹膜，检查穿孔前、后壁。穿孔部先做全层缝合，再做浆肌层缝合。

②结肠切除对端吻合术：适用于结肠近距离内多个穿孔或完全横断伤、大块毁损伤，在清创后，断端修剪整齐后行端端吻合术，第一层做全层连续缝合，再做浆肌层间断缝合。

③右半结肠切除，回肠末端与横结肠吻合术：适用于升结肠、盲肠严重毁伤，切开右侧侧腹膜，将盲肠与升结肠游离，切断肝结肠韧带，切除右半结肠与回肠末端，做回肠与横结肠对端吻合术。第一层作全层连续缝合，第二层用丝线做间断伦勃缝合。

（3）并发症的防治 结肠、直肠外伤行手术治疗后最常见的并发症为吻合口裂漏。

①原因：结肠本身血循环差，壁薄，肠腔内含有大量细菌和很多粪便，如术后结肠胀气，吻合口张力大，缝合不够细致，就容易发生吻合口裂漏。

②诊断：一期缝合后，如术后 10 日内突然发生腹痛、呕吐，有腹膜刺激征，脉快，体温升高，血压下降，肠鸣音减弱或腹内引流物内有粪便样物溢出，白细胞增高，超声检查有腹内积液，即可确诊。

③治疗：再次手术。进腹后用大量等渗盐水清洗腹腔，将缝（吻）合处结肠外置，将一期缝（吻）合改为二期手术，腹内置双套管引流，术后持续负压吸引。

4.分期手术

分期手术沿用至今仍为许多外科医师所推荐。

（1）适应证

①受伤距手术时间超过 6 小时。

②腹腔内粪便污染较重。

③合并全身多发性伤或腹内多器官伤。

④患者全身情况较差，不能耐受较长时间手术。

⑤年纪较大。

⑥左半结肠伤。

⑦战时大量伤员，处理后不能留置或在该救护站继续留置观察1周以上者。

（2）手术方法

①结肠外置术：适用于结肠的游离部分，如横结肠、乙状结肠多处破裂伤。探查后另做切口将损伤肠袢提于腹壁外，并在其系膜血管弓下戳一个小孔，用肠线玻璃管作为支撑管，将损伤肠袢固定于腹壁外，以防回缩入腹腔。

②损伤肠袢缝合加近端外置术：适用于升、降结肠和直肠等固定肠袢损伤。术中必须切开其旁的侧腹膜，损伤肠袢游离，创口清创，探查有无多个穿孔后，将伤口一期双层缝合后放入原位，再在其近端游离结肠做造口术。如直肠伤缝合后取乙状结肠造口，降结肠伤缝合后左横结肠造口。以达到粪流改道，促使伤处愈合。

③缝合加外置术：在游离的结肠袢如横结肠、乙状结肠伤，将损伤肠袢伤口清创，缝合后外置于腹外，术后可从腹壁外观察到伤口愈合情况，如愈合良好，10日左右放回腹腔，如不愈合，拆除缝线，则仍为一期肠袢式造口术，待二期还纳。

④直肠外伤缝合加乙状结肠造口术：直肠外伤多为腹膜外直肠伤，应做直肠外伤处清创，伤口缝合，其近端乙状结肠造口以使粪流改道。乙状结肠造口远端用生理盐水充分清洗并放入甲硝唑溶液，骶骨前直肠后放置引流。术后3~4日拔出引流。伤口愈合后4周再做二期手术，将外置乙状结肠切除后吻合。

5. 结肠造口或外置术后并发症

（1）造口近端扭转　因造口处结肠方位放得不恰当，发生扭转，术后粪便排出困难引起梗阻。

预防：①手术中必须将结肠带置于腹壁侧。②造口的结肠袢必须充分游离，外置应无张力。

处理：轻度扭转，可用手指扩张后在造口处入一粗软橡皮管于近端支撑使其排出粪便；严重扭转血循环障碍，发生结肠坏死或腹膜炎者应即再次手术重做造口。

（2）造口回缩

①造口或外置的结肠上下端游离不够充分。

②造口在皮肤外短于3cm。

③造口外露虽然较长，但血循环差，术后发生坏死回缩。

④造口与腹壁各层缝合固定不牢，缝线脱落。

⑤用肠袢式造口，结肠尚未与周围形成粘连即拔除了支撑的玻璃棒致使造口退缩。

治疗：轻度回缩，周围已形成粘连，粪便可能会污染伤口，可先观察，如回缩到腹腔内引起腹膜炎，应紧急手术，切除坏死肠袢后在近端活动段结肠上另做造口。

（3）造口旁小肠脱出　造口处如周围肌肉分离过多，结肠未能与腹膜、腹外斜肌腱膜逐层严密缝合，术后肠功能恢复后，小肠不规则蠕动有时会从造口旁脱出，此种多见于乙状结肠外置或造口。发生后应立即将小肠还纳于腹腔，重新缝合固定结肠。

（4）乙状结肠内疝　如乙状结肠外置或造口时，未将乙状结肠与其旁的壁腹膜缝合固定，遗留一腔隙，术后小肠蠕动恢复后，小肠从乙状结肠外侧间隙脱入盆腔引起内疝，甚至会发生肠梗阻或绞窄性肠坏死。明确诊断后应尽快手术，将小肠复位，小肠如嵌顿坏死者应行肠切除吻合术，术毕应缝补结肠旁间隙，防止再次形成内疝。

（5）造口黏膜脱出

①造口的结肠露于腹壁外过长。

②造口处狭窄，术后部分梗阻，或术后有便秘以致常要用力排便，时间久后即发生黏膜松弛脱出，这样并发症是逐渐发生的，久后伤员已成习惯，可在便后用手自行还纳。

（6）造口狭窄

①造口处皮肤或腱膜开口过小。

②造口旁切口感染愈合后瘢痕收缩狭窄。

③造口术后忽视了定时手指扩肛，如轻度狭窄，粪便尚可流出，尽早做二期手术闭合造口，如狭窄引起梗阻，则需手术切开造口处结肠及周围瘢痕组织，扩大造口。

（7）切口感染及切口裂开　结肠伤多有腹腔污染，手术后切口感染率都较高，如手术距受伤时间较长，造口或外置结肠方法不当，特别是在剖腹探查的切口上造口或外置，手术后粪便流入切口后，更易发生切口感染，一旦感染易发生全层裂开，小肠外露，增加后期处理的困难甚至威胁生命。

预防：造口或外置结肠时不要放在原切口上，应另作切口，手术结束在关腹前用大量等渗盐水冲洗腹腔，并放置抗生素溶液。若已发生全腹壁切口裂开，粪便流入腹腔，必须及时手术，在原造口近端另做造口使粪流改道，不再污染切口与腹腔。

6. 结肠造口闭合术

（1）闭合条件　结肠造口闭合时间早晚取决于以下因素。

①伤员的全身情况是否恢复。

②局部炎症有无控制，如局部有感染，应延迟到感染控制后进行。

③造口远端的结肠缝（吻）合肯定愈合。

④腹部多脏器损伤时，其他伤都已痊愈。

⑤X线钡餐灌肠确知远端通畅。

⑥闭合前做好肠道的消毒准备。

（2）闭合时机　一般造口后4~6周，但如伤员全身情况未恢复或腹腔伤口感染未愈可延期进行。

（3）闭合方法　取决于造口或外置的部位与方法，主要目的是恢复肠道正常的连续性和功能，将原造口处结肠及其周围组织切除，游离造口上下端结肠，在完全无张力情况下作端端吻合，在吻合口附近置双套管引流，术后持续吸引。然后缝合腹壁各层组织，并严密观察，每天扩肛一次，防止吻合口瘘。

（4）闭合术并发症　常见有吻合口裂漏，发生原因为闭合手术时两断端游离不充分，吻合口张力较大；或吻合口血循环不良，加上术后结肠胀气，因而发生吻合口裂开、吻合口瘘致腹膜炎。此时应及时确诊，手术引流，并重做造口。其次为切口感染，多因为术前全身、局部及肠道准备不充分，细菌污染，全身情况差，致使切口感染，切口裂开。积极对症治疗，多可痊愈。

四、预后转归

包括伤员本身和医疗条件两个方面。

（一）患者本身因素

1. 结肠外伤的伤因、部位与严重程度

开放性火器伤，尤其是高速弹片或子弹伤造成的结肠外伤，一般均较非火器伤为严重，因而预后较差。医源性损伤中，钡剂灌肠所致的结肠穿孔与化学性损伤，预后均极差。

结肠外伤部位与预后也有一定的关系。由于固定段结肠伤容易漏诊，处理上也比较困难复杂，所以升、降结肠和结肠肝曲、脾曲损伤后的预后相对的稍差。

伤情的严重程度对预后有明显影响。

一般穿孔较小的单一损伤预后较好；伤情复杂的多发穿孔或广泛损伤者的预后则较差。凡腹腔内污染严重的伤员，其预后要比腹腔污染轻微者为差。

2. 合并伤的多少与严重性

当结肠外伤患者合并有腹腔内多脏器损伤或身体其他部位多发伤者，其预后常很差。许多结肠伤的死亡原因均与存在的合并损伤有重大关系。

3. 患者的全身情况

患者全身情况较差，尤其是伴有休克的患者，死亡率明显增高。结肠外伤后感染严重，合并有脓毒败血症者，其伤死率甚高。

4. 患者的年龄和体质

平时结肠外伤的预后与患者的年龄和体质有明显的关系。年龄较老和体质差者，其预后较差，伤死率可显著增高。这是因为老年人除一般抗病力较低和重要脏器功能的代偿能力较差外，还常夹杂高血压、冠心病、慢性支气管炎、肺气肿、糖尿病和脑血管意外等疾病，因而难以耐受手术，手术后并发症也多，大大影响其预后。

（二）医疗条件因素

1. 伤后手术时间

结肠受伤的伤死率下降与护送迅速、缩短受伤到手术时间有重大关系。据统计：伤后 2 小时内手术的腹部战伤 90% 可望治愈；4~12 小时手术者，治愈率降至 25%；如延长至 12 小时以上，只有少数患者可获救。因此，时间因素对结肠外伤与伤死率有直接关系。最好的手术时机是伤后 2~4 小时。结肠外伤后发生漏诊者，势必延误手术时机而大大影响其预后。

2. 手术方式的选择

目前结肠外伤的处理方法较多，选择适应证的标准尚不完全一致。如果采用的手术方式不够恰当，势必增加并发症的发生而直接关系到结肠伤的预后。对伤情复杂的危重伤员，若能诊断及时，处理方式正确，则其预后也可能获得改善而降低其伤死率。

3. 并发症的多少与严重性

结肠外伤后可能发生的全身和局部并发症很多，严重者必然会影响其预后。

4. 平时、战时的环境影响

平时的医疗技术条件远比战时野战条件为佳，一般伤员均能得到早期诊断与妥善手术，术后也可留置观察并加强术后处理以防治各种并发症，因而预后较好，并发症的发生率与伤死率常比战时结肠外伤为低。结肠伤者战时的死亡主要发生在早期，如伤员经早期处理可以到达后方医院者，死亡率即可降低，并发症也相对减少且预后较好。

五、预防调护

腹部外伤引起结直肠外伤后，病情多较严重，来势凶猛，要及时消除患者及家属的紧张和恐惧心理，并请家属配合医生积极给予治疗。应首先让伤员暂禁食，待术后病情稳定后，再给以流食，食物要选择易于消化，含纤维素较低的食物，少食辛辣油腻及容易上火的食物，加强营养，增强机体免疫力。

主要参考文献

[1] 喻德洪. 现代肛肠外科学 [M]. 北京：人民军医出版社，1997.

[2] 黄乃健. 中国肛肠病学 [M]. 济南：山东科学技术出版社，1996.

[3] 董全进，曹鸿峰，邓高里. 直肠肛门损伤诊治分析（附 52 例报告）[J]. 浙江创伤外科，2011，2（16）：241.

第二十章　肛肠急症

肛肠急症是指在肛肠科范围内所有需要紧急处理的病症，临床上常见的主要包括大肠梗阻、大肠穿孔、坏死性结肠炎、大肠肛门急性大出血、粪及异物嵌塞、肛门直肠外伤、直肠内异物等症，在这些疾病中，多数病情严重，变化复杂，甚至可以危及生命，常需要及时，迅速地采取治疗措施。

第一节　急性大肠梗阻

急性大肠梗阻是一种较为常见的肛肠急症，指自回盲部到肛门部的梗阻。引起大肠梗阻的原因较多，一旦形成大肠梗阻，常可导致严重的病理变化，死亡率较高。若能早期正确诊断及时恰当地治疗，其并发症及死亡率可大大降低，否则将造成严重的后果。目前有许多文献报道称，本病发病率有逐渐增加的趋势，因此，对此病要引起足够的重视。

一、病因病机

（一）西医学认识

1. 病因

大肠梗阻的病因较多。常见的主要有癌性梗阻、结肠扭转和套叠，其次还有盆腔术后肠粘连、结肠血吸虫病、结肠外肿瘤、粪块、胆石、急性假性结肠梗阻以及神经功能紊乱或传导异常等，现分述如下。

（1）癌性梗阻　是大肠梗阻的首要原因。据有关文献报道，结肠癌性梗阻占结肠梗阻发病率的半数以上。肿瘤位置以左半结肠较多见，其余依次为：横结肠、右半结肠、直肠。大肠梗阻的常见部位依次

为：乙状结肠、脾曲、降结肠、横结肠、直肠、盲肠、升结肠、肝曲。由于大肠癌多数分化较好，生长缓慢，故形成癌性梗阻者多为晚期病例。

（2）结肠扭转或套叠　结肠扭转是结肠襻以其系膜的长轴为中心发生旋转或以肠管本身的纵轴为中心发生扭曲，导致肠腔部分或完全闭塞，系膜血管也可因扭转而被拧闭，致使肠壁血运障碍。在结肠扭转病例中，以乙状结肠最常见，约占90%，其次还可见于盲肠、横结肠。乙状结肠发生扭转的原因有以下几点：

①乙状结肠冗长。

②乙状结肠系膜基部狭窄或收缩。

③肠段内的容量增加和外力的推动，如长期摄取粗纤维素、高渣食物、乙状结肠内粪便积聚，或长期便秘及强烈的肠蠕动等。乙状结肠扭动可呈逆时针或顺时针方向，以前者较常见。旋转小于180°时，不影响肠腔通畅，超过此限，即可以出现肠梗阻，超过360°时，肠壁血运将出现障碍，进一步发展成为绞窄性肠梗阻。而结肠套叠常见于婴幼儿，多为原发性，可能与肠蠕动紊乱和肠管环状肌持续痉挛有关。在成人则多为继发性，常因肠道器质性疾病如憩室病、息肉、平滑肌瘤、癌肿等引起。

（3）盆腔术后粘连致结肠梗阻　多发生于中年女性盆腔术后，表现为间歇性腹胀、慢性腹痛及便秘。钡灌肠无特殊病变，行纤维结肠镜检查可见乙状结肠呈角或有狭窄，阻止结肠镜进入。

（4）结肠血吸虫病　在我国血吸虫流行区，血吸虫肉芽肿或伴发结肠癌者仍常可见到，由于大量血吸虫卵沉积在肠壁，

反复发生炎症、破坏和修复，使肠壁组织增生变厚形成息肉，导致肠腔狭窄而发生梗阻。

（5）其他　结肠外肿瘤如胰腺癌或胃癌侵及横结肠而引起大肠梗阻，女性盆腔肿瘤，特别是卵巢肿瘤压迫乙状结肠亦可引起大肠梗阻。此外胆道结石经过胆囊十二指肠瘘、胆囊-结肠瘘、胆道胃瘘及胆总管十二指肠瘘或扩张的壶腹等进入消化道亦引起大肠梗阻。

2. 发病机制

大肠梗阻一旦形成，常可引起复杂而严重的病理变化。

（1）肠管局部病理变化　结肠梗阻时，由于回盲瓣关闭，肠内容物只能进不能出形成闭袢性肠梗阻，梗阻部位以上的肠蠕动增强，肠管迅速扩张，由于结肠血供不如小肠丰富，加之管壁变薄，易发生肠壁血运障碍而进一步发展为绞窄性肠梗阻，由于血运受阻，组织供氧不足，肠壁逐渐失去活力，若不及时救治，很快就会发生局部坏死和穿孔，并对全身产生严重影响。

（2）全身性病理变化　主要由体液丧失、肠膨胀、毒素吸收和感染所致。大肠梗阻引起肠腔膨胀，扩张使腹压增高，膈肌上升，腹式呼吸减弱，影响肺内气体交换，同时妨碍下腔静脉回流，继而形成呼吸循环功能障碍。大肠梗阻发生后，患者进食减少，同时大量液体不能被正常吸收而潴留于肠腔，体液渗出也随着静脉回流受阻的加重而增多。如果肠绞窄存在，更会丢失大量血液，这些变化可造成严重的缺水，并导致血容量减少和血液浓缩，以及酸碱平衡失调和水电解质紊乱，继而造成一系列严重的后果。随着梗阻时间的延长，在梗阻部位以上的肠腔内细菌数量显著增加，加之肠壁血运障碍，丧失活力，也造成细菌大量增殖，并产生多种强烈的毒素。细菌和毒素渗透至腹腔内即可引起严重的腹膜炎和败血症，甚至可导致中毒性休克、急性肾功能及心肺功能衰竭而死亡。

（二）中医学认识

中医学认为，"六腑以通为用"，六腑为"传化之腑"。司饮食之传化，取其精华，排其糟粕，故泻而不胀，满而不实。凡饮食不节、寒邪凝滞、热邪郁闭、湿邪中阻、气血瘀滞、虫团集聚等因素，影响六腑的功能，则导致肠腑气滞血阻，不通则痛，出现"痛、吐、胀、闭"四大症状，进一步发展，可出现郁久化热，或水饮内停，或热甚肠腑溃烂等现象。

二、临床诊断

（一）辨病诊断

1. 临床表现

大肠梗阻主要症状为：腹痛，腹胀，呕吐，排气排便停止。

（1）症状

①腹痛：所有患者都有腹痛。右半结肠梗阻引起的腹痛多位于右上腹，左半结肠梗阻引起的腹痛多位于左下腹。腹痛在机械性肠梗阻多为阵发性，常突然发作，持续数分钟后逐渐消失，间隔一定时间反复发作。绞窄性肠梗阻腹痛呈持续性，疼痛剧烈，并伴有阵发性加重，急性梗阻腹痛严重。慢性梗阻腹痛则较轻微。

②腹胀：一般出现较晚，较小肠梗阻明显，两侧腹部突出呈马蹄形分布。麻痹性大肠梗阻腹胀尤为明显。

③肛门停止排便排气：大部分患者梗阻早期仍可有少量气体排出，有些严重的绞窄性肠梗阻患者可经肛门排出血性黏液。

④恶心呕吐：出现较晚，甚至可以缺如，由于回盲瓣的作用，大肠内容物不能返流到回肠，故呕吐在大肠梗阻早期并不

明显，甚至可以不出现恶心呕吐，晚期可以出现反射性呕吐。

（2）体征

①腹部检查：体检时可见腹胀明显，可呈马蹄形，此外还应注意有无压痛，包块及肠型，单纯性肠梗阻一般无腹膜刺激征，绞窄性肠梗阻常有腹膜刺激征，腹部叩诊多为鼓音，听诊可闻及气过水音，在腹部听诊时应注意肠鸣音的情况，肠鸣音亢进多为机械性梗阻，肠鸣音减弱甚至消失多为麻痹性肠梗阻。

②肛肠指诊：应作为本病的常规检查手段，部分患者指诊时可触及直肠内肿块，或指套口有脓血性分泌物。

③单纯性肠梗阻早期，患者全身情况多无明显变化，随着病情的进展，可出现酸碱、水电解质平衡紊乱，脱水，休克，腹膜炎，败血症等一系列表现。

2.相关检查

（1）腹部 X 线诊断　作为临床最为常用的辅助检查之一，对于急性肠梗阻的检出率尚不具有明显的特异性，一般影像学多表现为多段小肠不同程度肠胀气及气液平面，或者可见肠腔积液、肠壁增厚及肠祥成团，但其对于绞窄性肠梗阻的诊断价值并不明显，临床上还需结合其他辅助检查共同指导诊治。

（2）B超　超声诊断提示可有肠管扩张、肠腔积气与积液，键盘乐器按键样排列整齐的肠黏膜皱襞。肠管运动亢进或消失，并可帮助了解肠管的血运状况及有无腹腔积液情况等。肠腔内胀气可影响肠梗阻病情的超声显示，腹腔内其他脏器损伤情况亦无法有效排除，因此，超声诊断对肠坏死和绞窄性肠梗阻的判断比较困难。要判断梗阻的部位和病因，需结合临床表现及辅助检查，方能做出最终诊断。

（3）CT　行腹部检查可显示肠壁水肿、粘连、增厚以及肠祥呈团块状，肠管扩张，

积液积气、腹腔内有渗出或肠管内较长时间内未通过造影剂等表现。检查的特异性可同时帮助排除腹部的一些其他病变，如腹腔脓肿、机械性肠梗阻等。由于肠梗阻患者多病情较急，该检查不但方便快捷，而且能准确定性定位肠梗阻的类型，对闭袢性及绞窄性肠梗阻的诊断敏感性高并能对肠腔内及肠腔外的软组织肿块和由于肠扭转、小肠肿瘤以及腹腔内肿瘤引起的小肠梗阻做出较为明确的诊断。还可明确一些少见的引起小肠梗阻的原因，如粪石、憩室等。具有独到的诊断价值，有利于临床采取相应的治疗措施。

（二）辨证诊断

1.四诊

望诊：痛苦面容，面色苍白或潮红，汗出，舌苔厚腻或黄厚。

闻诊：呻吟不止，口中可有粪臭味，肠鸣音亢进或减弱。

问诊：腹痛、腹胀，大便不通或仅有稀便流出。

切诊：腹部压痛明显，拒按，或腹部有肠型，脉弦紧或细数。

2.辨证分型

（1）郁结型

临床证候：不发热，不满或微满，腹中窜痛或无定处，舌淡或紫、苔薄白或腻，脉弦细或紧。

辨证要点：腹中窜痛或无定处，舌淡或紫、苔薄白或腻，脉弦细或紧。

（2）蛔结型

临床证候：有蛔虫史，腹部阵痛，有软包块，面部有白斑，或眼中白睛有黑斑，红花舌，脉忽大忽小。

辨证要点：有蛔虫史，腹部阵痛，面部有白斑，或眼中白睛有黑斑。

（3）实热型

临床证候：发热，口渴，不畏寒，手

足温，尿短赤，舌红苔黄，或焦黄有刺，脉洪大或弦滑有力。

辨证要点：发热，口渴，尿短赤，舌红苔黄，或焦黄有刺，脉洪大或弦滑有力。

（4）虚寒型

临床证候：不发热，反恶寒，手足冷，腹痛喜热，得热则减，舌质淡、苔薄白，脉沉细或沉紧。

辨证要点：腹痛喜热，得热则减，舌质淡、苔薄白，脉沉细或沉紧。

近年来，一些专家又主张三型分类法：

（1）痞结型　为气机瘀滞，运化障碍，临床上相当于无血液循环障碍的单纯性肠梗阻。

（2）瘀结型　为肠腑因血瘀结聚而胀痛，临床上相当于有轻度血液循环障碍或肠管膨胀加重的肠梗阻。

（3）疽结型　既疸又厥，肠管坏死，并发休克，临床上相当于已有腹膜炎或明显血液循环障碍的肠梗阻。

三、鉴别诊断

急性大肠梗阻的诊断，临床应结合患者病史年龄、临床表现、腹部 X 线检查所见以及治疗反应等。对某病因、病位、病性做出全面的诊断，婴幼儿患者应注意其有无先天性肛门畸形，儿童患者应注意有无肠套叠、蛔虫及巨结肠症，老年患者注意有无结肠癌或粪块阻塞，有腹部手术史者应考虑是否存在肠粘连。一般做出有无梗阻的诊断并不十分困难，但进一步辨别梗阻的病位及类型则较为复杂，且有更重要的临床意义，麻痹性梗阻常有典型慢性结肠梗阻表现，如便秘、腹泻、脓血便、大便习惯和性状改变等病史，右半结肠梗阻的腹痛在右侧腹和中上腹部，左侧梗阻则在左下腹，慢性梗阻可逐渐或突然发展为急性梗阻，故有许多文献报道提出：老年人有进行性腹胀和便秘是典型的结肠癌

梗阻，乙状结肠扭转常有便秘史或以往有多次腹痛发作，经排气、排便后症状缓解，腹部 X 线平片可见异常胀气的双袢肠曲，呈马蹄形，几乎占满整个腹腔。检查有关走向时，可行钡剂灌肠，在梗阻部位呈"鸟嘴状"。

1. 小肠梗阻与大肠梗阻

高位小肠梗阻指空肠以上部分消化管道阻塞，其特点为呕吐出现得早，且频繁，腹胀不明显；低位小肠梗阻是指空肠以下部位消化管道部分梗阻，其与大肠梗阻临床表现较为相似，两者出现呕吐均较晚，X线平片均可显示有较固定的积气肠袢，但两者在治疗上有很大区别，小肠梗阻常不需要手术治疗。低位小肠梗阻常起病较慢，常伴有阵发性剧烈腹痛，腹胀明显，呕吐出现晚，呕吐物可呈粪样。X线片显示，扩张的肠袢集中在腹中部，呈现阶梯状液平面排列，结肠内无气体；大肠梗阻，除在早期有反射性呕吐外，一般晚期才会出现呕吐。绝对性便秘是大肠梗阻的主要特征。X线片显示，扩张的肠袢分布于腹部周围，可见结肠袋，积气的结肠阴影在梗阻部位中段，结肠袋消失。

2. 完全性梗阻与不完全性梗阻

完全性大肠梗阻腹胀明显，排气排便完全停止，X线腹部检查见梗阻以上部位肠袢明显充气和扩张，梗阻以下结肠内无气体，晚期可出现呕吐，而不完全性大肠梗阻腹胀较轻，呕吐出现较晚，或无呕吐，可有少量排气或排便，X线检查所见肠袢充气扩张都较不明显，而结肠内仍有气体存在。

3. 机械性大肠梗阻与高动力性梗阻

机械性大肠梗阻，具有阵发性绞痛，腹胀出现且呈不对称性，肠鸣音亢进，腹部 X 线平片可见膨胀显著，麻痹性大肠梗阻无阵发性绞痛等肠蠕动亢进的表现，相反为肠蠕动减弱或消失、腹胀显著，而且

多继发于腹腔内严重感染、腹腔出血、腹部大手术后等，X线显示大肠、小肠广泛扩张。

4. 单纯性大肠梗阻与绞窄性大肠梗阻

单纯性大肠梗阻可试行非手术治疗，而绞窄性肠梗阻，病情严重，必须及早进行手术，故两者的鉴别极为重要。有下列表现者，应考虑绞窄性大肠梗阻。

（1）腹痛发生急骤，起始即为持续性剧痛或在阵发性加重之间仍有持续性疼痛。

（2）病情进展迅速，全身中毒症状出现较早，早期出现休克，抗休克治疗后改善不明显。

（3）可出现明显的腹膜刺激征，腹胀呈不对称性。

（4）肛门指诊检查时指套常有血迹，腹腔穿刺可抽出血性液体。

（5）腹部X线检查见膨胀显著的肠袢，其位置不因时间而改变。

而单纯性大肠梗阻与绞窄性大肠梗阻有显著差异，其起病缓进度慢，腹痛呈阵发性，在间歇期可毫无腹痛，全身情况在早期多无变化，无腹膜刺激征。二者不难鉴别。

四、临床治疗

（一）提高临床疗效的基本要素

1. 知常达要，以通为用

肠梗阻的病因主要是气血瘀结，肠腑不通。然其病势急，变化快，易出现危证，故在治疗中应密切观察病情。急性肠梗阻按脏腑辨证多为阳腑实证，从本病的痛、胀、吐、闭的四大特征分析，以肠闭为主要治疗，若重疏通肠道，一旦便通气畅，则痛、胀、吐三症自行缓解。因此，当以通里攻下为其治疗基本要素。由于寒热不同，应根据临床症状，分别采用温下、寒下、润下法。对虚中挟实的患者，可用攻补兼施的方法。同时还应根据血瘀、虫积、

气滞等病因的不同，在攻的基础上配合活血化瘀、理气止痛、消积杀虫的方法进行辨证施治。

2. 中西医结合权衡轻重缓急

肠梗阻在发病后，应注意病情变化，在用药的同时，可根据病情配合西药治疗。如腹痛、呕吐剧烈且用中药口服及灌肠不能缓解病情并逐渐加重者，可采用手术疗法。如果脱水感染、电解质紊乱的，还要给予液体以纠正脱水及电解质紊乱，并给予抗生素以免引起腹膜炎等。

（二）辨病治疗

大肠梗阻的治疗原则是解除梗阻，纠正因大肠梗阻所引起的全身生理紊乱，治疗原发疾病，具体治疗方法需依据肠梗阻的类型，部位以及患者的全身情况而定。

1. 基础方法

不论采用非手术治疗还是手术治疗，均需应用基础处理，由于急性大肠梗阻患者全身情况多较差，故应针对患者病情及时给予持续胃肠减压，纠正酸碱及水电解质紊乱，及时输血改变血容量，抗感染，抗休克，抑制胃肠分泌，止吐等以改善全身状况，必要时行急诊手术以解除梗阻的根本原因。

2. 解除梗阻

解除梗阻可分为手术治疗和非手术治疗两大类。

（1）手术治疗　各种类型的绞窄性肠梗阻，血运性肠梗阻，肿瘤及先天性肠道畸形引起的肠梗阻，不能复位、肠扭转的肠套叠和合并其他病症的高龄患者频繁腹痛，压痛固定，腹水出现时，以及非手术治疗无效的患者，均适合手术治疗。由于上述急性大肠梗阻患者的全身情况常较严重，所以手术的原则和目的是，在最短手术时间内，以最简单的方法解除梗阻或恢复肠腔的通畅，由于病因、性质、部位及

患者全身情况不同，手术方式也有所不同。

1）癌性梗阻的手术方式：大肠癌发生梗阻，其手术治疗的目的主要是解除梗阻，根治癌肿，手术切除癌肿是治疗癌性梗阻最根本的方法，治疗上应特别注意围手术期的处理及合理手术方式的选择。围手术期的处理重点是及时有效的术前准备，术前的积极处理，改善全身状态，抗生素的及时适量联合应用，多选用对厌氧菌敏感的广谱抗生素；术前尽量缓解梗阻，手术方式具体分三种：

①一期切除吻合。

②先结肠造口解决梗阻，二期肿瘤切除吻合或一期切除同时结肠造口，二期缝闭造瘘口。

③完全性梗阻，中毒症状严重并伴有低蛋白血症应选择三期手术，即先作结肠造口减压，2周后病变肠段结肠切除，吻合并行近端结肠造口，三期缝闭造瘘口。对于右半结肠癌梗阻，多数外科医师同意行一期次全切除吻合术，对左半结肠癌梗阻越来越多的医生主张行一期急诊次全切除吻合术。

为了增加一期切除吻合术的安全性，一定要严格选择适应证：a.患者无全身严重中毒表现。b.无低蛋白血症。c.梗阻时间短，近端肠管血供好，肠管扩张，炎症水肿不严重。

为了提高手术成功率，一定要加强术前、术中的肠道清洁工作。曾有文献报告，用长的气囊管（240mm）治疗结肠癌引起的梗阻，将气囊管送到梗阻部位，术前减压效果较好，减压后腹胀明显好转，并且通过术前、术中减压和冲洗，可大大提高手术成功率，减少术后并发症。报道认为长管的作用有以下几点：a.术前、术中均可行肠道冲洗和减压。b.变急诊手术为择期手术。c.可行术前抗生素肠道准备。d.通过治疗使部分切除代替全切除。e.不行远端造口而能安全切除吻合。

但长管进入肝曲时间长是其缺点，此外还有一些文献报道：对梗阻近端肠内容物必须清洗干净，首先游离癌段肠管，于肿瘤远端5~10cm处切断肠管，将肿瘤拖出切口，妥善保护切口，肿瘤近端打开肠管或插入一较粗的橡皮管，排出肠管积气、积液，开始灌洗结肠，从阑尾根部插入一Foley气囊导管至盲部，气囊越过回盲瓣，气囊充气，阑尾与导管扎紧，然后进行灌洗，灌洗液可选用庆大霉素、生理盐水（800万U，500ml）或生理盐水持续灌洗，直至灌洗液清澈为止，一般用4000~7000ml，最后可用1000ml生理盐水加入卡那霉素1g和0.5g甲硝唑200ml使近端结肠清洗干净，或者将新霉素2g、甲硝唑1g保留在结肠腔内，拔出Foley导管切除阑尾，然后切除肿瘤行端端双层吻合并放置腹腔引流管，通过以上处理，不但可以保证一期切除的顺利，并可避免术中污染和术后感染的发生，在施行左半结肠急诊一期吻合时还应注意做到"上要空，口要正，下要通"9个字，以及"引流要放过危险期"。其中"上要空"系指吻合口近端结肠要空而无物，既要彻底冲洗肠腔内容物，又要以抗生素液等冲洗，必要时还要做有效的盲肠造口术，以维持吻合口肠腔空无内容物；"口要正"系指吻合口处于正常状态中，包括吻合口肠段无病变，无明显炎症，血运正常，没有张力，吻合口两侧肠腔口径相似，吻合技术操作按常规进行；"下要通"系指吻合口远侧结肠、直肠要通畅无阻，既无功能性障碍，也无机械性狭窄、扭曲，还包括术毕扩肛，使肛门括约肌张力降低，置放肛管以排气，净化肠腔，避免吻合口出现过高压力，此为避免吻合口裂开之关键所在。

"引流要放过危险期"是指：a.引流要放在吻合口近处，但不能压迫吻合口。b.引流管要柔软，但又不致被压瘪。c. 属于安全引流，平时无渗出物流出，不可用负压吸引。d. 结肠吻合口破裂危险期可达术后 2 周，故对吻合不理想的患者引流管不可过早拔除。此外置放引流管时间较长可使该区形成粘连，即使吻合口破裂感染，也容易局限化并可引导粪液外流，避免引起弥漫性腹膜炎。

另外，行一期结肠切除的患者还应注意术后的全身处理，包括合理有效地应用抗生素，纠正酸碱及水电解质紊乱，以及补充营养等。

总之，不论急症或非急症，应尽量争取一期切除肿瘤，但对于危重患者来说，癌性梗阻的有效治疗仍是近端结肠造口术，对那些不能手术切除或复发的结直肠癌引起的梗阻，为了减轻患者痛苦，有人报道行肿瘤局部切除，有短期疗效。

2）乙状结肠扭转所致大肠梗阻的手术疗法：乙状结肠扭转是一种较严重的机械性大肠梗阻，常可在短时期内发生肠绞窄坏死，死亡率较高。死亡的主要原因多为就诊过晚或治疗延误。故一般应及时手术治疗、剖腹探查。急诊一期切除吻合加末端回肠或横结肠预防性造瘘，有利于肠道功能的尽快恢复，对于降低肠道内压力，减轻肠管水肿，防止吻合口漏具有重要意义。

手术指征：

①经非手术复位失败。

②有肠坏死或腹膜炎征象者。

③插镜时见肠腔内有血性粪水或肠黏膜有坏死或溃疡形成。依据乙状结肠扭转程度及其局部病变的程度不同，分为扭转复位术和肠切除术。如果肠壁未发生坏死，肠系膜血运恢复情况良好，肠管尚未失去生机，可行单纯性扭转复位术。如果已有局部肠壁坏死，血供障碍，肠管已失去生机，则需先行一期肠切除造口术，以后再行二期肠吻合术，较为妥当。

对于早期乙状结肠扭转，可试行直肠插管等非手术治疗，但在操作过程中，一旦发生肠穿孔或发现存在肠坏死，则必须作肠切除，不必先复位，以免细菌和毒素释放入血液，因肠腔内可能存在易爆气体，故在治疗过程中严禁用电灯。坏死肠段切除后常用三种手术方式，一是一期切除吻合术，应严格选择适应证，只适用于扭转结肠水肿与肠扩张不显著之病例，如果患者情况尚可，无严重的腹膜炎，在血供良好的肠管上行切除吻合是较安全的。术中一定要做全结肠彻底灌洗，预防术后吻合口瘘的发生。二是乙状结肠外置造口术（Mikulicz 手术）。三是乙状结肠切除、远端关闭近端造口术（Hartmamn 手术）。造瘘口8~12 周后还纳。三种术式中以 Hartmamn 手术为首选，其并发症少，死亡率低且能充分切除已坏死的肠段。

关于乙状结肠切除后仍有复发的问题，多数文献分析最多见于巨结肠合并乙状结肠扭转。复发的主要原因为手术时仅切除乙状结肠，忽略了对扩张的结肠作适当的处理，有关文献中指出"巨结肠合并乙状结肠扭转，非手术复位很少能成功，单纯乙状结肠切除亦常无效。"若全结肠扩张，结肠切除的范围愈长愈好。最长全结肠切除、乙状结肠切除后复发的患者有乙状结肠扭转相似的表现，但手术或钡剂灌肠证实扭转仅有近端结肠弛缓扩张，而切除后症状消失。

3）肠套叠所致大肠梗阻的手术疗法：对于大肠套叠的患者早期可用空气（或氧气、钡剂）灌肠复位，如套叠不能复位，或病程较长或疑有肠坏死或空气灌肠复位后出现腹膜刺激征及全身恶化者，应尽早进行手术治疗，手术方法有手术复位和肠切除吻合术。一般在手术中，先探查回盲部，然后，由远及近顺序检查全部结肠。

找到病变部位后，若无肠坏死可轻柔地由远端挤出套叠部分，切忌用力牵拉，以免发生肠破裂。如果套入部分因水肿不易挤出时，可用手指探入套叠的颈部将鞘部与套入部之间的粘连分离，然后整复套叠。如果仍不能复位，可在套叠鞘部肠壁对系膜侧做一长约2.5cm之纵行切口，使鞘部扩大，以便于整复，待套叠完全整复，再将肠壁切口横行间断缝合。由于此法易于污染腹腔，非必要时不宜采用，若肠已坏死则可做一期肠切除吻合术。如果患者全身情况较差，则可先切除坏死肠管，将两断端外置造口，关闭腹腔，等患者一般情况好转后再行二期肠吻合术。成人肠套叠多继发于肠道恶性肿瘤，尤其是结肠套叠，并且较易出现肠道血运障碍及肠绞窄坏死。与婴幼儿肠套叠治疗不同的是，手术一贯被认为是成人肠套叠的首选治疗手段。对于腹胀不明显、一般情况良好的患者可选择腹腔镜探查，具有探查全面、术后恢复迅速、住院日缩短等优点。

4）胆石梗阻所致的大肠梗阻：治疗目的是取出结石，解除梗阻。较小的胆道结石（直径小于2.5cm）常可由肠道自行排出，较大的结石（直径大于3cm）可产生肠梗阻，对于结石梗阻的多数患者最常用、最有效的治疗手段是手术治疗，主要手术方式有3种：

①单纯肠切开取石术。

②一期肠切开取石术，二期胆囊切除术和瘘修补术。

③一期行肠切开取石术、胆囊切除术及瘘修补术。

5）急性假性结肠梗阻：过去多采用保守治疗，如胃肠减压，纠正水电解质失衡，抗感染及肛管排气等，必要时行盲肠造口术。近年来国内外许多学者报道用纤维结肠镜治疗此病获得成功，还有人认为结肠未行肠道准备也可行纤维结肠镜检查，只需在检查前1小时用1L水灌肠，冲出粪便即可。检查时尽量少充气，不要盲目插管，如果检查中发现肠黏膜缺血或出血，应停止检查，改做手术，以免发生穿孔。

急性假性结肠梗阻手术适应证：

①有肠壁坏死及腹膜炎体征。

②盲肠直径＞9cm或12cm者较易穿孔。

③保守治疗失败。

④严重呼吸困难。

⑤诊断有疑问者。

此外盲肠直径和结肠减压的时机与死亡有直接关系，因此早期诊断，及时减压可降低死亡率。

6）疝所致的肠梗阻：可以导致肠梗阻发生的疝包括腹外疝和腹内疝，其中腹外疝较为多见，解除因疝所导致肠梗阻的核心在于对疝的处理，不论腹外疝还是腹内疝，手术治疗均是首选。

总之，结肠梗阻的治疗方法多种多样，选用何种手术方式应根据患者全身及局部情况而定，没有固定不变的术式。每个人处理患者的经验和方法也不相同，因此要结合自身条件综合考虑，以求最佳疗效。创造条件，争取一期切除吻合是当今治疗结肠梗阻的趋势。

（2）非手术治疗　主要适用于单纯性粘连性肠梗阻、蛔虫性肠梗阻、不完全性大肠梗阻、麻痹性或痉挛性大肠梗阻、胆石性或结肠扭转、肠套叠的早期，可试用一些药物、窥镜、手法操作以及肠套叠复位器等方法。在治疗期间必须严密观察，如症状、体征不见好转或反有加重，即应立即手术治疗。

（三）辨证治疗

在中医中药治疗上，肠梗阻的治疗应以通里攻下为主，辅以理气开郁及活血化瘀等法。

1. 辨证施治

（1）实热型

治法：清热泻下。

方剂：复方大承气汤。

方药：炒莱菔子 30g，厚朴 15g，枳实 15g，木香 9g，生大黄 10g，芒硝（冲服）9g。

（2）蛔结型

治法：温脏，补虚，安蛔。

方剂：乌梅丸。

方药：乌梅 18g，黄柏 6g，人参 6g，细辛 6g，附子 6g，桂枝 6g，黄连 5g，当归 5g，川椒 5g，干姜 5g。

（3）郁结型

治法：理气开郁，活血化瘀。

方剂：肠粘连松解汤。

方药：炒莱菔子 15g，木香 9g，乌药 9g，桃仁 9g，赤芍 9g，番泻叶 9g，芒硝（冲服）9g。

（4）寒实型

治法：温补脾肾，补中益气。

方药：温脾汤或三物备急丸。

①温脾汤：大黄 9g，附子 9g，干姜 6g，人参 6g，甘草 9g。

②三物备急丸：生大黄、生巴豆（去皮）、干姜各等份，共研细末装入胶囊，每 0.3g，或制成水丸，每次 1~2 丸。

在上述症状基础上，可根据患者不同情况随证加减。气血虚者加黄芪、当归；津液不足者加沙参、麦冬、石斛；阴虚发热者加地骨皮、丹皮、生地；湿重者加藿香、佩兰、白术；蛔虫梗阻者加使君子、苦楝根皮、槟榔；呕吐重者加代赭石、半夏、竹茹。

（5）痞结型

治法：散结，行气，止痛。

方药：通结理气汤（实证），通结润肠汤（虚证）。

①实证：大黄 10~30g，枳实 10~15g，莱菔子 15~30g，杭白芍 10~30g，甘草 6~25g。

②虚证：火麻仁 15~30g，油当归 10~20g，生地黄 10~20g，肉苁蓉 15~30g，肥知母 15~30g。

加减：腹痛加木香、川楝子、延胡索、香附；腹胀加厚朴、陈皮、大腹皮；津亏肠燥加柏子仁、郁李仁、石斛、玉竹。

（6）瘀结型

治法：通结行气，化瘀清解。

方剂：通结化瘀汤（实证），通结温化汤（虚证）。

①实证：大黄 10~30g，枳实 10~15g，莱菔子 15~30g，厚朴 10~15g，赤芍 10~15g，五灵脂 10~15g，木香 15~30g，桃仁 9~15g，蒲黄 10~15g，甘草 6~12g。

②虚证：党参 15~30g，川椒 6~15g，赤芍 9~15g，干姜 6~15g，甘草 6~12g。

热盛加金银花、连翘、蒲公英、黄芩、黄连、栀子；便秘加芒硝、甘遂末（冲）、柏子仁、郁李仁、田大云；腹痛加川楝子、延胡索、广木香、杭白芍；呕吐加法半夏、陈皮、姜竹茹。

（7）疽结型

治法：手术配合针刺治疗

①手术治疗：局部病变要切除，如肠管坏死或肠管肿瘤切除。

捷径手术：有利于肠管通畅，如肠管侧侧或端侧吻合或造瘘术等。

去除局部原因：如松解粘连、肠扭转复位或回纳套叠肠管等。

减压术：对膨胀的肠管行彻底减压术，有利于改善肠壁血液循环，减少有毒物质的吸收，方便手术操作和腹壁关闭，有利于肠壁和腹壁切口的愈合，避免腹胀压迫膈肌可预防肺部并发症。

②针刺疗法

主穴：足三里、天枢、中脘、支沟。恶心呕吐加内关、内庭；发热者加合谷、曲池、大椎，留针 30~60 分钟。

2.外治疗法

（1）体针

1）选穴：天枢、足三里、合谷、气海、三阴交、进针后徐徐提插手法，持续行针至症状减轻或消失后，再间歇行针30分钟，10分钟行针1次。每日针2~3次，还可在梗阻部位艾灸30~60分钟，每日1次。

2）选穴：以天枢、足三里、公孙为主，寒邪内积加神阙，湿热积滞加三阴交、中极；肠结核腹痛加大肠俞、气海、内关；热毒蕴结加大椎、合谷、内庭，神阙穴用艾炷隔盐灸；天枢、气海、大椎徐徐提插，再间歇行针30~60分钟，10~15分钟行针1次，每日针2~3次。

3）选穴：双侧大横，有严重失水、酸中毒者应禁食，输液，但不用胃肠减压。大横穴，进针4寸，强刺激法不留针，一般1天2次，大部分患者经治疗后24~48小时内解除梗阻。

4）选穴：主穴：足三里、内庭、天枢、中脘、曲池、合谷；配穴：呕吐加内关、章门，少腹痛加气海、关元。手法：强刺激，每次留针20~30分钟。

5）选穴：主穴：双天枢、大肠俞、足三里、阿是穴。配穴：双腹结、双大横、关元。方法：均施以强刺激手法，留针30~60分钟，每5~10分钟捻针1次，阿是穴可配合艾条灸。用于蛔虫性肠梗阻。

6）选穴：主穴：关元、气海、中脘、百会、大敦、天枢、三阴交。配穴：合谷、太冲、足三里、水分、小肠俞、大肠俞、胃俞。方法：关元，气海用补法，三阴交平补平泻，大敦用泻法，天枢先针后灸，中脘针灸并施，其余穴位或补或泻，根据病情而定，留针2小时，每15分钟行针1次。针后加艾条熏灸1小时，以后每隔12小时针1次，灸亦1次。疼痛剧烈者每日3~4次，直至腹部肿块完全消失。适应于肠套叠。

7）选穴：大肠俞、小肠俞、天枢、关元、足三里、上巨虚、下巨虚、归来、水道、丰隆、诸穴施提插捻转泻法。

8）辨病期针灸治疗

①痞结期：取穴：天枢、三阴交、气海、阿是穴；上腹痛加内关、章门，小腹痛加关元，阴虚火旺加太溪、太冲。方法：腹部穴位斜刺1.5~2寸，实证用泻法，虚证用补法。三阴交、内关、太冲用泻法，太溪用补法。每次留针30~60分钟，每2~4小时一次，以上穴位可交替使用。功能：通里攻下，行气止痛。

②瘀结期：取穴：大横、上巨虚、曲池、内庭、水分；恶心呕吐加内关、上脘，腹胀重者加次髎、大肠俞；阴虚加太溪；虚寒型加关元、天枢、阿是穴；虫积，加四缝、下脘、公孙；食积加足三里、中脘。方法：大横、水分等腹部穴位斜刺，用泻法。次髎要求针感到达骶部。四缝点刺挤出白色黏液。关元，天枢，阿是穴温针灸或艾条灸30~60分钟，其余穴位均用泻法，留针30~60分钟，每2~4小时一次。③毒结期：病情危重，以手术治疗为宜。不适宜针灸。

（2）耳针

①取大肠、小肠、下腹、三焦、膈、皮质下，中等刺激，留针20分钟或埋针。

②取神门、大肠、胃、小肠或交感、大小肠、皮质下、腹部。方法：针刺得气后强刺激，留针30~60分钟，每4~6小时一次。

（3）穴位注射

①取双足三里或双下巨虚，腹痛甚加内庭或太冲，腹胀加中脘，每穴注射生理盐水3~15ml，以患者能忍受的最大酸、麻、沉、胀感为度，每2~4小时注射1次，上述穴位交替使用，梗阻解除后，每日或隔日1次，以巩固疗效。适应证：麻痹性肠梗阻。

②取双足三里，每穴注射新斯的明

0.25mg。每2~4小时注射1次。适应证：麻痹性肠梗阻。

（4）杵针疗法　取穴：脊中八阵、命门八阵、腰阳关八阵、河车路（至阳至长强段）、下脘八阵、梁门、天枢、足三里，杵针用泻法。

（5）三棱针放血　取曲泽穴，常规消毒后，以三棱针刺该穴放血数滴即可。

（6）推拿疗法

①患者仰卧，医者双手涂上滑石粉，轻而有力地紧贴腹壁按摩，先按顺时针或逆时针方向进行，然后按患者乐于接受的方向继续进行。如疼痛加重，应立即改变推拿方向，可多次改变体位。亦可左侧卧或右侧卧进行按摩，这对肠袢的回旋复位可能有帮助。也可用生葱切碎炒热或用粗盐、吴茱萸炒热，用布包好后熨，适用于早期腹胀不重，无腹膜刺激征的肠扭转、肠粘连、蛔虫性肠梗阻。

②拧胃脘，捏脐周：在胃脘至脐周围的部位进行捏、拿、提、拧等手法，每次3~5分钟。若同时配合按摩双侧足三里、丹田、少腹则效果更佳。

③推法：患者袒露背部，屈肘伏卧，术者站在患者左侧，右手中指置于督脉之上，食指、无名指分别放在两侧背俞穴处，然后用指腹由长强穴向大推穴连推3次。

④捏脊法：术者双手中指、无名指、小指屈曲，食指半曲，拇指伸直，虎口向前，用拇指和食指自长强穴起，沿督脉自下而上将皮肤连捏连拿，边推边放，直至大椎穴为止，连捏9遍，每次捏完，用拇指揉按肾俞数下，最后在脾俞、胃俞、大肠俞、小肠俞、三焦俞、气海俞、关元俞等穴处，用5指反复提拿抖动，提拿高度可达数厘米，抖动程度以患者能忍受为度，甚至患者肛门有排气或腹痛、腹胀缓解为止。无效者，可休息片刻，再行第2、第3次治疗。本法用于单纯性肠梗阻。

（7）颠簸疗法　取膝肘位使上下肢距离加大，充分暴露腹部，让患者放松腹肌，术者双掌轻托患者腹部两侧，由上而下反复颠簸或左右震荡，震度由小到大，以患者可能忍受为度，每次进行5~10分钟，根据病情可反复应用。适应于早期腹胀不明显，无腹膜刺激征的肠扭转，对于一般情况不佳，脱水严重，明显血液循环障碍者则忌用。

（8）穴位贴敷　本法以中医经络腧穴理论为依据，将辨证论治的中药打粉，制成膏剂，贴于特定腧穴，可明显提高局部的血药浓度。一般选取神阙穴，使用行气通脐中药膏剂进行贴敷，将膏剂均置于贴敷帖中央，贴于神阙穴，辅以热敷，每次4~6小时，每日2次。

此外还有刺络拔罐、中药热奄包腹部热敷、中药中频电导入等中医治疗方法。

3. 成药应用

①大黄苏打片：4片，每日3次，口服。

②麻子仁丸：6g，每日3次，口服。

③通秘丸：6g，每日3次，口服。

4. 单方验方

①复方大承气汤：川朴15~30g，炒莱菔子30g，枳实9g，桃仁9g，赤芍15g，大黄15g（后下），芒硝9~15g（冲服）。用法：加水500ml，煎成200ml，每剂分2次内服或经胃管注入，每日1~2剂。

②理气宽肠汤：当归15g，桃仁6g，乌药9g，陈皮6g。用法：加水500ml，煎成200ml，每剂分2次服，每日1~2剂。

③桃仁承气汤：桃仁9g，当归15g，赤芍15g，红花9g，川朴15g，大黄9g（后下），芒硝9g（冲服）。用法：加水500ml，煎成200ml，每日1~2剂，分2~4次服。

④生植物油：生豆油或香油或花生油。用法：成人200~250ml，儿童80~150ml，加温至20℃口服或由胃管注入，为防止呕吐，在1小时内分次口服或胃管注入为好。

（四）医家诊疗经验

1. 黄家驷

黄家驷认为，肠梗阻的治疗应以通里攻下为主，辅以理气开郁及活血化瘀等方法应用，故在用药上多以大承气汤及温脾汤为主。

2. 王瑞麟

王瑞麟认为，急性肠梗阻属于关格、肠结范畴，肠属腑，六腑以通降下行为顺，而肠腑闭结又当以通便为治，其病有虚、实、寒、热、虫、食积，当随其虚而补之，实而泻之，热而寒之，寒而热之，虫而驱而杀之，食积而消导之。相兼见者，兼而治之，其本多实，其初多寒，其久多热。早期易治，久则难治。用量宜足，得病即止，攻后症状加重，全身情况恶化，闭结不通者，当改为手术，可见治疗方法之选择恰当甚为重要。

3. 郭霭春

郭霭春认为，以承气寒下法为基础，但对有些肠梗阻患者体温不高，手足不温，面白唇青，舌淡苔白腻，脉沉紧迟缓，证属寒实停滞者，当用温下法。处方：大黄30g，干姜15g，附子10g，莱菔子30g，水煎去渣后加蜜糖60g，并将巴豆2枚，微炒去皮，用药面包裹砸烂，用药液送服。

4. 张圣德

张圣德认为，肠梗阻的治疗的原则是：泻热导滞、理气活血、通腑散结，治疗上以清热导滞、理气通腑、活血化瘀为主，故用木香槟榔丸、复元活血汤、枳实导滞丸为基本方，再根据患者的具体情况调整用药。

五、预后转归

急性大肠梗阻的治疗结果与梗阻的原因、梗阻的部位和程度、患者的年龄、全身情况以及诊断是否及时、治疗方法是否

得当等因素有着密切的关系，此病的治疗结果近年来虽然不断有所改善，但仍然是急腹症中死亡率较高的一个病种，单纯性肠梗阻的死亡率在3%左右，而绞窄性肠梗阻仍在10%左右，而死亡原因多为腹膜炎、感染性休克及全身衰竭等，所以，随着现代医学的发展及医疗技术的不断提高，早期正确诊断，积极有效治疗，急性大肠梗阻是可以治愈的，多数患者预后良好。

六、预防调护

肠梗阻的发生都有一定的病因和诱因。找出肠梗阻的发生原因，采取有效措施预防发生，在不少类别的肠梗阻中是可能的，如预防及积极治疗肠蛔虫症也是预防肠梗阻的有效措施之一。青壮年的小肠扭转，往往与饱食后剧烈运动有关，注意到这个问题，就可以降低小肠扭转的发病率，老年人采取饮食及药物疗法改善其习惯性便秘，对于预防乙状结肠扭转及粪块堵塞性肠梗阻有一定意义。其他如饮食不当、寒温不适常常是发生肠梗阻的诱因，也应当给予注意。再就是对一些盆腔、腹部手术后给予积极抗感染治疗，早期活动，以加快胃肠道功能恢复，多食含纤维素、高蛋白、营养丰富的食物，避免食辛辣及刺激性食物。

七、专方选要

（1）大黄通结汤　大黄9g，厚朴9g，白术9g，枳实12g，桃仁12g，莱菔子30g，川楝子30g，柏子仁30g，陈皮6g，木香6g，杭白芍15g，甘草3g。水煎服，每日1剂，分早晚2次服。本方调理脾胃，疏通肠腑，攻下闭结。适用于急性肠梗阻患者。

（2）补脾运化汤　党参20g，白术15g，茯苓15g，槟榔15g，香附25g，枳壳10g，丹皮10g，薏苡仁10g，当归10g，芒硝10g

（另包后下），川楝子 30g，丹参 30g，甘草 5g。水煎服，每日 1 剂，分早晚两次服。本方能补脾理气，通津化滞。适用于气虚型肠梗阻。

（3）肠粘连缓解汤　厚朴 10g，桃仁 10g，乌药 10g，番泻叶 10g，炒莱菔子 15g，木香 15g，赤芍 20g，芒硝 5g（后下）。水煎服，每日 1 剂，分早晚 2 次服。本方行气活血，通里攻下。

（4）通腑泻下汤　大黄 20g（后下），厚朴 15g，芒硝 20g（冲），黄芩 10g，枳实 15g，木香 9g，白芍 10g，槟榔 10g，甘草 6g。将大黄、芒硝以外的药材加水过药面浸泡 30 分钟，煎煮 2 次，依次是 60 分钟、30 分钟，首次煎煮 40 分钟后下入大黄，煎液过滤，两次煎液混合，冲入芒硝，浓缩，拌匀，装袋，每袋 100ml，高压灭菌，即得。于每日肥皂水灌肠后，给予通腑泻下汤保留灌肠。本方通腑泄热、行气导滞止痛，适用于不完全性肠梗阻。

八、研究进展

（一）病因病机

急性肠梗阻多属于"腹胀""肠结""关格"等诸类之中，由于多种原因使肠道气血瘀结，传化不利，通降失调而发病，其主要症状是："痛、吐、胀、闭"四大症状。王瑞麟认为，腹痛乃肠道气滞血瘀，阻塞不通，不通则痛的反应；呕吐乃胃肠之气上逆所致，腹胀乃肠胃不能升清降浊，气液污秽之物阻留肠间而成；便闭乃肠腑传导失司，大便、矢气不通之故。故初起正气尚盛，邪毒较弱，治疗及时，治法得当，则邪去正安，肠腑通达而愈。

潘智敏认为，肠结的发病可分为：痞结、瘀结、疽结 3 个阶段，瘀、阻是疾病的病理因素之一，其病机为腑气闭塞于里，腑气升降功能受阻，气滞血瘀，热毒壅滞内结。

（二）辨证思路及分型诊治

目前临床上多以三种分型方法来论治，以调理脾胃、疏通肠腑、攻下闭结，补脾理气、通腑化滞，通结行气、化滞消解为大法。痞结型肠梗阻，以通结理气汤加减，常用药物有大黄、枳实、杭白芍、甘草等。瘀结型肠梗阻，以通结化瘀汤加减，常用药物有枳实、莱菔子、木香、桃仁等。疽结型肠梗阻，多以手术配合针刺治疗。

刘锋等认为可将急性肠梗阻（肠结）归纳为如下八种证型。

（1）气血虚弱　此证型可见大便秘结不通，腹部胀满疼痛，神乏懒言，语气低微，舌淡胖，可见齿痕，脉沉虚。治疗大法当以补益气血、润肠通便。

（2）阴虚肠燥　此证型可见大便秘结、难下不通，多以阴虚等症状为主，午后潮热、阴虚盗汗、五心烦热，可有口干舌燥，舌苔干红有裂苔，脉象细数。治疗大法为滋阴清热、通便导滞。

（3）寒凝固结　此证型可见腹部胀满剧痛，痛势较巨，多以寒实冷积者多见，舌淡苔白厚腻，脉象沉紧或弦紧。治疗大法以攻逐寒积为主。

（4）脾肾阳虚　此证型多以脘腹胀满疼痛不甚为主，亦见大便秘结不通，可见舌淡苔白，脉象细弦。

（5）瘀血阻滞　此证型可见脘腹刺痛，或有钝痛，痛定不移，夜间伴有发热，舌苔黯或有瘀点瘀斑，脉象细涩。治疗大法为理气活血，导滞通便。

（6）食积阻肠　此证型可见宿食积于胃肠，日久化热，郁而化热，大便不通或排出困难为主要表现，可伴有嗳腐吞酸、纳差，小便短赤，舌黄苔厚腻，脉沉数有力。治疗大法以攻积泄热为主。

（7）蛔虫聚阻　此证型可见腹痛，大便不通，食则吐蛔，舌淡苔薄白，脉象沉弦。治法：驱虫攻下。

（8）燥热内结　此证型可见腹部痞满胀痛明显，大便秘结，或热结旁流，神昏谵语，更有甚者可见头痛干呕，大烦渴引，吐血或呕吐棕褐色胃内容物，舌干红、苔燥、起刺或焦黑干裂，脉象沉实。治法：较轻者，峻下热结。

（三）外治疗法

针刺治疗肠梗阻，是近年来国内较为广泛使用的一种方法，研究结果表明，针刺治疗在于调节人体免疫系统，能通络、活血、化瘀，起到非特异性免疫调节作用。肖刚用针刺治疗粘连性肠梗阻取得较好疗效，选取主穴为中脘、天枢、足三里。腹痛较剧烈加内关穴，呕吐甚者加上脘穴，腹胀甚者加大肠俞穴。

（四）评论及展望

中医药治疗急性肠梗阻的效果是肯定的，但对于疝结型肠梗阻是不适用的。中医药对调理脾胃，活血化瘀，有着巨大优势，开发前景广阔，但传统的剂型及给药方式和途径，限制了许多药物应用，影响其疗效的发挥，今后应对这方面药物进行提炼、加工，制成针剂，采取多渠道给药以提高疗效，以使更多的药物被发掘利用，避免患者采用手术疗法带来许多不必要的麻烦。

主要参考文献

[1] 李伟. 急性肠梗阻40例临床诊治体会[J]. 临床合理用药，2014，7（3）：46.

[2] 程晓娜，王丹，杨丽，等. 传统治疗与肠套叠复位器治疗粘连性和蛔虫性肠梗阻临床效果对比分析[J]. 国际消化病杂志，2017，37（4）：242-245.

[3] 张翼，李江利，唐天勋，等. 成人肠套叠24例临床分析[J]. 江苏医药，2014，40（24）：3057-3058.

[4] 卜炜琴，胡奕，刘水红，等. 胆石性肠梗阻4例报道[J]. 中华全科医学，2019，17（11）：1969-1972.

[5] 王晓，李兆星，范焕芳，等. 恶性肠梗阻的中西医治疗进展[J]. 中国老年学杂志，2020，40（5）：1101-1105.

[6] 孙小杰，陈苏宁，梁硕. 通脐化瘀汤治疗术后肠梗阻的疗效观察[J]. 实用药物与临床，2016，19（6）：719-722.

[7] 吴德峰，张英，陈璇，等. 张圣德先生运用古方治疗粘连性肠梗阻经验[J]. 中医临床研究，2018，10（30）：1-2.

[8] 熊美娇. 通脐泻下汤治疗实热内结型不完全性肠梗阻的临床疗效及对炎症因子的影响[D]. 福州：福建中医药大学，2019：18-20.

[9] 肖刚，魏海梁，郭辉，等. 通脐活血方结合针灸治疗粘连性肠梗阻的临床效果[J]. 临床医学研究与实践，2019，28（35）：125-127.

第二节　大肠穿孔

大肠穿孔是指由于病理或非病理性原因引起大肠肠壁发生穿孔，可发生在病变的肠道，也可发生在正常的肠道中。

一、病因病机

（一）西医学认识

大肠穿孔按发病原因可分为自发性和继发性两大类，在临床中继发性大肠穿孔较多见，即自发性大肠穿孔较少见。

1.自发性大肠穿孔

自发性大肠穿孔是指大肠肠管本身无任何病变或外伤所致的情况下发生的突然穿孔，又称特发性大肠穿孔。由于乙状结肠内腔是结肠中最狭窄的一段，扩张度最小，而干硬粪块最多。因此乙状结肠发生自发性穿孔的机会较多。目前对自发性大肠穿孔的病因尚不明确，可能和以下因素有关。

（1）慢性便秘时硬性粪压迫　由于硬性粪块长时间滞留于结肠内直接压迫肠道壁，引起肠壁局部缺血，坏死，导致发生粪褥性溃疡而穿孔。

（2）肠管内压力增高　多由于便秘、硬性粪块蓄积和肠管蠕动亢进所致，尤其是在肠管过度伸展时，肠系膜对侧缘血供不足，发生局部缺血坏死，或硬性粪块通过乙状结肠时，由于肠管较细，而产生肠壁裂伤，进而引起大肠穿孔。有文献报道，乙状结肠自发性穿孔多见于老年人，有习惯性便秘史者常见。多数便秘者存在不同程度的肛门痉挛，加之慢性便秘患者直肠感受性降低，阴部神经存在慢性损伤，致排便反射弧感受器及感觉传导障碍等，使粪便滞积于直肠、乙状结肠内，肠管扩张变薄。当肠痉挛或用力排便时，腹内压和肠内压突然增高而致肠壁穿孔。

（3）腹腔内压增高　在用力排便、咳嗽、腹肌急骤收缩时，腹内压增加，在直肠子宫陷凹压力最高，可引起局部肠壁破裂、穿孔。

（4）肠壁先天性畸形　由于一些先天性环状畸形而致局部形成薄弱点，在肠内压力增加时引起局部肠壁穿孔。

（5）肠外巨大肿瘤的长时间压迫　一方面引起结肠壁局部变薄、缺血，另一方面引起肠腔内粪块蓄积，而导致穿孔。

（6）长期口服激素类药物　如泼尼松碱性剂等，长期服用可诱发大肠部分溃疡，继而引起大肠穿孔。

2. 继发性大肠穿孔

继发性大肠穿孔多由某些原发性疾病或损伤引起，常见的原发病是肿瘤（如大肠癌）、憩室炎或慢性炎性病（如阿米巴肠炎、坏死性结肠炎等）、直肠脱垂等。当病变侵及肠壁全层时很容易形成穿孔。此外，

由于结肠梗阻可使肠管扩张，肠壁变薄，在压力过高时也可造成穿孔，常见的损伤因素如诊治过程中的灌肠、肠道窥镜检查、肠内异物或外来暴力等，均可直接或间接损伤肠壁而造成大肠穿孔。结肠局部破裂穿孔多是由于局部组织炎症、供血不足等情况下组织变脆变薄，逐渐坏死的结果。

（二）中医学认识

中医学认为，大肠穿孔是由于外邪侵袭及外来损伤致使脏腑毒窜，气血骤闭，郁久化热，热腐成脓，溃烂成瘘以致穿孔。毒热炽盛，耗伤阴津，阴损及阳，甚则可见亡阴亡阳之证。

二、临床诊断

（一）辨病诊断

1. 临床表现

（1）症状

①腹痛：多为突发性腹痛或者在原有疾病所表现的腹痛基础上的突然加重。由于肠穿孔腹痛的程度不如上消化道穿孔急剧，有时容易延误诊断。肠壁穿孔后，会有大量细菌和毒素的大肠内容物进入腹腔，引起不同程度的全身中毒症状，甚至引起中毒性休克，这是患者死亡的主要因素之一。

②恶心呕吐：发病初期多为由腹痛引起的反射性呕吐，继而形成腹膜炎，麻痹性肠梗阻时也可出现呕吐，此外在结肠梗阻而致穿孔时，也可出现频繁的呕吐。

（2）腹膜刺激征　肠壁穿孔后，肠内容物进入腹腔可引起腹膜刺激征。但不如上消化道穿孔引起的显著，尤其是老年或伴有休克等症的患者体征则更不明显。

自发性大肠穿孔临床表现多无特殊性，故不易早期明确诊断。当患者无明显诱因而突然出现腹膜刺激征，并有下列情况时，应考虑为本病。

①老年病人，有习惯慢性便秘史；②无病理性或外伤所引起的空腔脏器穿孔者；③用力排便或负重时突然出现腹痛；④腹部可触及粪性包块或腹部平片见膈下游离气体或粪块阴影；⑤腹腔穿刺抽出恶臭粪液；⑥常合并中毒性休克；⑦直肠指诊扪及直肠内质硬粪块。

2. 相关检查

（1）腹腔穿刺　常可抽出不凝固的血性液体或脓性渗出液及粪便样的肠内容物。

（2）实验室检查　血液中白细胞总数及中性粒细胞常有明显升高。

（3）X线检查　立位腹部透视，多可见膈下有游离气体。但如果穿孔较小，时间较短或已形成局限性腹膜炎者可不出现此征。有报道称大肠穿孔时游离气体的量少于上消化道穿孔，在没有合并肠梗阻时更为明显。老年患者有腹膜炎体征，且长期便秘，在用力排便时出现左下腹痛，腹部透视提示有钙化粪块或粪块阴影时，应怀疑本病。

（4）病理检查　对原因不明的大肠穿孔，可在行剖腹探查术时，取活组织送病理检查，可见血管扩张，充血出血及炎性细胞浸润，穿孔超过72小时者可见脓细胞，个别可见坏死灶。

（二）辨证诊断

1. 四诊

望诊：急性痛苦表情，或呈卷曲状，或大汗淋漓，呼吸急促。舌质淡、苔薄白。

闻诊：呻吟不止，或语声低微，或便血，或呕吐等。

问诊：发病前或有一定病史，如溃疡性结肠炎、结肠镜检查等。

切诊：腹肌紧张，如板状腹，压痛明显，或反跳痛明显，脉弦紧或细数无力。

2. 辨证分型

（1）气血骤闭型

临床证候：骤然发生，刀割样剧烈腹痛，迅速涉及全腹，可见腹痛拒按，满腹压痛，反跳痛，腹肌紧张，或成板状腹、舟状腹，肠鸣音减弱或消失，汗出肢冷，呼吸浅快，血压下降，舌苔薄白，脉弦细数或芤数。

辨证要点：骤然发生，刀割样剧烈腹痛，腹痛拒按，腹肌紧张，肠鸣音减弱或消失，汗出肢冷，呼吸浅快，血压下降，舌苔薄白，脉弦细数或芤数。

（2）实热型

临床证候：持续剧烈腹痛，腹胀，满腹压痛，反跳痛，肌紧张明显，肠鸣音减弱或消失，伴发热恶寒，恶心呕吐，大便秘结，小便黄赤，舌质红绛，舌苔黄腻或黄燥，脉洪数。

辨证要点：持续剧烈腹痛，腹胀，伴发热恶寒，恶心呕吐，大便秘结，小便黄赤，舌质红绛，舌苔黄腻或黄燥，脉洪数。

（3）厥脱型

临床证候：腹痛，腹部膨胀，满腹压痛，反跳痛，肌紧张明显，伴精神萎靡，或神昏谵语，呼吸浅促，口干唇燥，手足不温，甚至四肢厥冷，血压下降，小便不利或无尿，或皮肤有斑疹，呕吐、衄血、便血等。舌质红绛，舌苔黄干厚或黑起芒刺，脉沉细数或脉微欲绝。

辨证要点：满腹压痛，反跳痛，肌紧张明显，伴精神萎靡，或神昏谵语，呼吸浅促，口干唇燥，手足不温等。舌质红绛，舌苔黄干厚或黑起芒刺，脉沉细数或脉微欲绝。

三、鉴别诊断

1. 继发性大肠穿孔

一般根据其病史症状、体征，结合辅助检查，不难做出诊断。但对于一些病情危急的病例，尤其是贯通性腹部损伤所致的大肠穿孔，应尽早施行手术探查，以便早期明确诊断，早期积极治疗。对于一些症状不典型的患者，必要时可进行腹腔灌洗或诊断性腹腔穿刺，以协助诊断。

2. 自发性大肠穿孔

临床表现多无特殊性，故不易早期明确诊断。当患者无明显诱因而突然出现腹膜刺激征，并有下列情况时，应考虑为本病。

（1）老年患者有长期便秘史。

（2）穿孔部位的肠管无肉眼所见的病变。

（3）肠管内通过障碍，无异物存留，腹腔内无粘连、腹内疝及腹壁疝。

（4）腹部无外伤或因医疗操作所致的损伤。

（5）腹痛常发生于右下腹，继而遍及全腹部。

（6）其他症状及体征　如直肠自发性穿孔，可伴有膀胱欲裂感等症状，大便可有鲜血，直肠指诊或直肠镜检查，可以确诊。

四、临床治疗

（一）提高临床疗效的基本要素

肠穿孔病因各异，临床表现复杂。部分肠穿孔并无典型影像学特征，往往导致诊断困难或延误。本病发病较急，治疗必须及时，如延误就诊及治疗时间，势必会造成较严重的后果。故应结合病史、临床表现、腹腔穿刺等进行具体分析，综合判断，必要时应尽早剖腹探查，视病情行肠切除和肠造瘘术，早期抗感染治疗，积极预防并发症，术后继续抗感染等治疗是提高临床疗效的关键。

（二）辨病治疗

1. 治疗原则

（1）全身治疗，纠正休克、水电解质及酸碱失衡等并发症，增加患者的耐受性和抵抗力，积极做好术前准备。

（2）尽早手术，清除腹腔肠内容物，以免造成或加重中毒性休克。肠破裂后，中毒性休克的发生率较高，尽早清除腹腔内污染源和阻止其继续进入腹腔，是防止休克发生、发展和降低死亡率的关键。

（3）选择适宜的手术方式。

（4）临床对结直肠穿孔处理是根据穿孔的大小、距离肛门的远近、是否与腹腔相通的具体情况，分别采取多种方式引流基础上的保守治疗及病损封堵手术治疗。如果病损的位置接近肛门，穿孔不大，且不与腹腔相通，多采取引流基础上的保守治疗效果相对较好。但是对于病损较大，距肛门较远，与腹腔相通，则必须采取各种方式的封堵，或传统的一期近端结肠造瘘，3个月后二期手术回纳肠管的处理方式。

2. 术式选择

目的在于减少并发症，降低死亡率。

（1）自发性大肠穿孔的手术方式，目前国内较常用的术式有以下几种。

①单纯穿孔修补加腹腔引流术：适用于穿孔时间较短，一般情况较好，腹腔感染较轻者，如果患者穿孔时间长（大于8小时），全身情况较差或腹腔感染较严重时，仅行单纯穿孔修补术则易形成吻合口不愈合或吻合口破溃。

②穿孔修补加上段肠管造口术：采用该术式可使粪便等大肠内容物暂时不经过穿孔部位肠管，相对减少了形成吻合口瘘的可能，增加了穿孔修补愈合的机会，但需在术后三个月左右行二期手术闭合造口肠管。

③穿孔肠段切除加一期肠管端端吻合或端端吻合加近段肠管造口术，或远端肠段闭合加近端肠管造口术：此术式适用于穿孔较大，单纯穿孔修补困难，或术中怀疑肠管穿孔部位有病变者。前者行一期吻合时不加造口术，有引起吻合口瘘的可能，

故应慎用，后两者则相对较为安全。

（2）继发性大肠穿孔的手术方式选择 传统观点认为选择近端结肠造口，腹腔引流最为安全，但实际中往往得不到满意的效果。原因在于一般横结肠袢式造口功能不全，造口远端肠腔的大量积粪可使修补的穿孔再次破溃，粪汁流入腹腔，引起腹膜炎，一旦发生二次破溃，病情严重，处理十分困难，死亡率极高。所以国内越来越多的学者认为在患者全身情况许可的情况下，根据原发病灶的大小及范围，最好选择一期切除术，右半结肠病变可做一期切除吻合术，左半结肠切除后可做近端结肠造口。目前多数学者主张，在术中行结肠灌洗，早期应用甲硝唑等条件下，对左半结肠、乙状结肠、直肠上段病变均可做一期切除吻合术，是为比较安全稳妥方法。对回盲部结核一般选择右半结肠切除，回肠与结肠侧侧吻合，若为结肠癌所致大肠穿孔，位于回盲部、横结肠等处可根据穿孔大小及肿瘤浸润范围，选择较为安全适宜的手术方式。如果瘤体较局限，能够切除，穿孔较小，腹腔污染不重，无腹膜及其他转移，则可做根治性切除术。如果穿孔较大，腹腔污染严重，则可行一期肿瘤切除，双腔造口术，腹腔留置引流管，择期行二期造口还纳术。如为上段直肠癌或直肠乙状结肠交界处癌肿穿孔者，可选用肿瘤切除，远端直肠缝闭，近端结肠腹壁造口术，腹腔留置引流管以充分引流，择期行二期直肠结肠吻合术。如为腹膜反折部的直肠穿孔，盆腹腔污染不严重，在患者全身情况许可的条件下可行一期直肠癌切除，腹部肠造口或会阴部结肠套叠式肛门重建术，充分冲洗腹腔、盆腔后，注入甲硝唑200ml，会阴肛门旁留置双腔引流管，术后运用甲硝唑冲洗盆腔。若老年乙状结肠自发穿孔须及早手术，彻底清除腹腔污染物和阻断污染源是防治感染性休克，

改善预后的重要环节。其术式须简单、有效，一般有病变肠段切除Hartmann术、穿孔修补加近端结肠双腔造瘘术及穿孔肠段直接外置双腔造瘘术。在穿孔时间短、污染轻等特殊情况下，有人认为可采取一期手术修补穿孔，但存在较大争议。

（三）辨证治疗

1. 辨证施治

（1）气血骤闭型

治则：活血，行气，止痛。

方药：胃痛煎加减。

蒲公英15g，五灵脂15g，白及15g，川椒12g，杭白芍30g，甘草10g。水煎服，每日1剂。

疼痛较甚者加制乳香、制没药、木香、香附、延胡索等；呕吐者加姜竹茹、陈皮、代赭石、半夏、大黄、黄连。

（2）实热型

治则：通里，泻火，解毒。

方药：导泻清热汤加减。

生大黄（后下）10g，芒硝（冲）10g，枳实15g，黄柏15g，厚朴15g，黄芩20g，甘草6g。水煎服，每日1剂。大便秘结者重用大黄、芒硝，加莱菔子；疼痛明显者加五灵脂、蒲公英、川椒、延胡索等；热毒较重时，加黄连、蒲公英、栀子等。

（3）厥脱型

治则：清营，凉血，解毒。

方药：犀角清营汤加减。

水牛角15g，生地黄15g，赤芍15g，牡丹皮12g，鱼腥草30g，金银花30g，连翘20g，黄芩20g，石菖蒲10g，甘草6g。水煎服，每日1剂。神昏谵语者加安宫牛黄丸或紫雪丹；四肢厥冷者，加服参附汤。

2. 外治疗法

急性穿孔早期，以针刺为主，选用主穴：中脘、天枢、足三里、内关。配穴：

梁丘、支沟、肝俞、脾俞、胃俞。用泻法，每次留针 30~60 分钟，每日 2~3 次。

五、预后转归

大肠穿孔较小肠穿孔病死率高。因为结肠积存大量粪便，细菌含量高，一旦穿孔，腹腔污染严重。另外，由于就诊时间长，容易误诊，常使预后险恶，因此就诊时间、腹腔污染程度是影响本病预后的重要因素，随着目前各种诊疗手段的逐渐完善，大肠穿孔的并发症及死亡率已明显降低。

六、预防调护

积极治疗和预防能使腹压增高的一切疾病，若系便秘者可给予软化大便的药物，同时避免食用辛辣刺激性食物，多食高纤维素、高热量及富于营养、易于消化的食物。

七、研究进展

王纯忠等报道，近年来，随着纤维内窥镜及电视腹腔镜技术不断发展和临床应用水平提高，应用包括生物蛋白胶在内的各种可吸收人工生物材料封堵穿孔的研究也在加快。应用可降解支架修复穿孔的研究也在不断深入。更有学者已经采用覆膜镍钛合金支架对直肠癌手术后出现的低位吻合口漏进行肠腔内封堵治疗，避免传统二期手术带来的困局，取得了较好的效果。

张鹏等认为，对于单纯性肠穿孔患者，实施肠造瘘术治疗相对肠吻合术治疗可促进患者术后恢复，降低术后并发症发生率，具有更好的疗效和安全性。

尚大可等认为，急诊手术是治疗结肠癌伴穿孔的首选方案，术中应根据具体情况选择个体化的手术方式，对右半结肠癌伴穿孔行肿瘤一期切除吻合是可行的。而对于左半结肠癌伴穿孔行肿瘤一期切除，

近端造瘘、远端封闭是安全有效的。对患者状况极差，生存的可能性极小或肿瘤浸润周围组织无法切除者应行穿孔修补近端肠管造瘘，以抢救生命为第一要务，不可强行切除肿瘤。

师拥周报道，近年来，腹腔镜技术日臻成熟，逐渐在外科尤其是普外科系统中得到广泛应用。在处理肠穿孔时，应遵循手术原则，即探查明确穿孔位置、原因；关闭穿孔、去除病因；清除腹腔感染、充分引流等。

俞旻皓等认为，结肠镜并发肠穿孔的处理，早期诊断、早期修补是处理肠镜并发肠穿孔的基本原则。除内科保守治疗，如内镜下夹闭破口外，主要方法为手术修补。早期腹腔镜干预处理是安全的，对于患者而言，腹腔镜下肠穿孔修补可降低手术风险，缓解患者在住院时间方面的精神压力。

主要参考文献

[1] 张海强, 谭麟. 老年自发性乙状结肠穿孔 14 例诊治分析 [J]. 现代实用医学, 2014, 7 (26): 839.

[2] 计达, 韩辉, 刘杰. 大肠穿孔临床特征的研究 [J]. 河北医学, 2014, 8 (20): 1313.

[3] 伍玉海, 陈晓鹏. 不典型肠穿孔 2 例报告并诊治思考 [J]. 齐齐哈尔医学院学报, 2019, 40 (12): 1512-1514.

[4] 余卫中, 余琼, 张刚. 直肠覆膜支架置入治疗直肠癌术后吻合口漏 28 例分析 [J]. 西南国防医药, 2017, 27 (3): 273-277.

[5] 王纯忠, 刘楚天, 沈三弟, 等. 覆膜镍钛合金支架管一期修复结直肠穿孔的实验研究 [J]. 重庆医学, 2020, 49 (7): 1063-1066.

[6] 张鹏, 毕敬涛. 肠造瘘术治疗单纯性肠穿孔较肠吻合术具有较好的疗效 [J]. 基因

组学与应用生物学, 2019, 38（3）: 1405-1410.

[7] 尚大可, 张慧力, 俞汉蒙. 结肠癌伴穿孔的术式研究 [J]. 中国现代医药杂志, 2017, 19（2）: 32-35.

[8] 师拥周. 腹腔镜在治疗外伤性结直肠穿孔手术中的应用 [J]. 大家健康: 现代医学研究, 2015, 9（9）: 121.

[9] 俞旻皓, 王正实, 钟鸣. 腹腔镜修补术在医源性结肠镜肠穿孔治疗中的应用体会 [J]. 腹腔镜外科杂志, 2013, 18（11）: 854-856.

第三节 坏死性结肠炎

坏死性结肠炎是病变局限于结肠黏膜, 继而累及结肠全层的急性出血性坏死性炎症。任何年龄均可发病, 以成年人为多见, 一年四季均可发生, 尤以夏秋季节多发, 为散在性发病, 有时可在暴发菌痢的流行中出现。多数患者有不洁饮食史, 临床表现主要是: 腹痛, 便血, 发热, 呕吐, 腹泻, 并常可引起腹膜炎和感染性中毒性休克。本病起病急骤, 来势凶险, 进展迅速, 预后不良。轻者可以恢复, 重者常休克致死。近年来, 由于对本病的认识不断提高, 加强了防治, 治愈率已大为提高。

一、病因病机

（一）西医学认识

本病病因及发病机制至今尚不十分清楚, 在病因研究中, 至今尚未建立成功的动物模型。

1. 病因

本病病因尚未确定, 在多数患者的粪培养中为肠道正常菌属, 无特殊致病菌生长。少数病例分离出产气荚膜梭菌、致病性大肠埃希菌、志贺菌属、铜绿假单胞菌

或金黄色葡萄球菌等多种细菌, 此外在结肠发生坏死穿孔行剖腹探查时有恶臭气味, 提示可能有厌氧菌混合感染, 因此有部分学者认为本病的发生与肠道感染有关。另外有一些学者认为本病是一种特殊病原体引起, 特别是在本病患者的肠腔中, 发现一种可产生剧烈毒素的 F 型厌气菌, 其 β 毒素有引起强烈的溶血、坏死的作用, 但这种病菌究竟是否属本病的病因尚需进一步证实。也有人认为本病可能不存在特殊的病原体, 而是某种病原菌在一定条件下所引起的肠道炎性反应。有较多的报道提出, 本病是一种非特异性感染, 如细菌、病毒或其分解产物所引起的变态反应性疾病。切除的结肠标本在镜下检查有小动脉壁纤维样坏死和嗜酸性粒细胞浸润等, 与变态反应相似, 故认为本病可能与肠道非特异性感染引起的变态反应有关。近年来有相当部分学者认为本病是由产生 β 毒素的 C 型魏氏杆菌或肠道内缺乏足够破坏 β 毒素的胰蛋白酶所引起。在上述病因学说中, 越来越多的学者倾向于后两者。

新生儿坏死性小肠结肠炎（NEC）是一种在新生儿重症监护病房最常见的急症, 主要由小肠、结肠广泛或局限性坏死引起。该病发病较快, 致死率较高, 造成新生儿的死亡率也逐渐升高, 因此, 必须观察并分析可能诱使新生儿出现该种疾病的多种因素, 从而明确其主要危险因素, 才能采取科学有效的预防措施降低新生儿的死亡率。一般认为新生儿的胃肠道尚未发育成熟, 所以在多种有害因素影响下容易产生此疾病, 发病后胃肠黏膜的血液供应受阻, 导致局部严重缺血, 胃肠道蠕动也逐渐减弱, 肠腔内积聚大量食物, 造成细菌繁殖、肠道功能下降。

2. 发病机制

病变常仅累及结肠, 呈散在灶性或节段性。初起病灶多发生于盲肠和升结

肠，其次在乙状结肠，继续发展病变可累及全结肠。在结肠的不同部位可同时存在不同程度的病理变化，常可清楚地观察到其演变过程，病变肠壁增厚，质地较硬，黏膜肿胀，广泛出血，皱襞顶端常被覆污绿色假膜，浆膜面有充血及出血并常被覆纤维素性渗出物。病变黏膜与正常黏膜分界清楚，常激发溃疡形成，溃疡深者甚至可引起肠穿孔，早期病变一般局限在黏膜及黏膜下层，可见结肠黏膜有暗红色点片状坏死灶，脱落后形成浅溃疡。镜下见有深浅不同的结肠黏膜坏死与正常组织交界处有中性粒细胞及单核细胞浸润，有时可见较明显的嗜酸性粒细胞浸润，邻近细胞之间的比较正常黏膜变为潜行状并呈水肿和息肉样改变。黏膜下层除有广泛出血外也有严重水肿及炎性细胞浸润，血管壁肥厚，腔内血栓形成前有血栓机化再通现象，在发生结肠全层坏死区可见成片的坏死逐渐由黏膜面深及黏膜下层、肌层乃至累及肠壁全层。肌层及浆膜层一般出血较轻，肠平滑肌纤维肿胀断裂、玻璃样变及坏死。血管壁呈纤维素样坏死，也常伴有血栓形成。在黏膜坏死处有时可见细菌菌落，小血管中的透明血栓形成及嗜酸性粒细胞浸润等，较符合变态反应性疾病的表现，黏膜面病变多由点状坏死演变至全层坏死，坏死范围可由局部发展到全结肠。

（二）中医学认识

中医学认为，本病系肺气虚热，肃降无力，导致热毒壅盛，壅结于肠，伤及肠道，肉腐成脓所致。

二、临床诊断

1. 临床表现

（1）症状　本病多见于男性青少年，但老年人或女性亦可发生，夏季发病率较高，发病前有饮食不洁或有呼吸道感染病史，起病常较突然。早期临床症状主要是腹泻，程度不一。一般开始以大便次数增多，稀水样便为主，次数多少不定，随后可出现血便，呈鲜红色或暗红色血水样大便。腹痛为阵发性或持续性隐痛阵发性加剧，多在脐周围或上腹部开始，以后则限于病变部位。部分患者可伴有恶心、呕吐，早期为反射性呕吐，呕吐物为胃内容物。后期可因肠麻痹而产生充溢性呕吐，呕吐物为有粪臭气味的肠内容物。腹膜炎症早期以右下腹较多见，在发生结肠全层坏死穿孔后，腹痛加重，局部有时可触及有压痛的包块，并可出现腹胀等症。部分患者起病时亦可有发热、畏寒等症，随着病情发展，可出现全身中毒症状，并进行性加重，甚至可出现中毒性休克。体温一般呈中度升高，继发肠坏死和穿孔后则显著升高。

（2）体征　查体患者精神萎靡，烦躁，嗜睡，面色灰暗无光，腹部检查可触及局部压痛。发病早期肠鸣音亢进，发生肠穿孔后出现全腹压痛及反跳痛。肝浊音界消失，肠鸣音减弱或消失。

2. 相关检查

（1）腹部穿刺　腹穿可抽出混浊脓性或血性液体，有腥臭味。

（2）大便　大便常规检查可见大量脓球和红细胞，细菌培养可有产气荚膜梭菌、志贺菌属、铜绿假单胞菌等细菌生长，但多数患者大便培养无特殊致病菌生长。

（3）血液　血常规检查有白细胞总数增高，中性粒细胞增多，并有核左移，可见中毒颗粒，轻度或中度贫血。血培养一般无细菌生长，提示发热原因是毒血症引起。

（4）X线检查　腹透可见肠管不同程度积气征象。钡灌肠X线检查可见结肠壁不整齐，提示有结肠溃疡存在。

（5）纤维结肠镜检查　可观察到结肠病变部位、范围及病变程度。此操作有引起肠穿孔的危险，故应慎用。

三、鉴别诊断

主要依靠临床症状和体征，对以腹泻、血水样大便为主要临床表现，用一般抗生素治疗无效者应考虑患本病的可能，结合腹部X线检查、血常规检查和粪常规、粪培养协助诊断。当患者有血水样大便等症状合并局限性腹膜炎体征时，应果断手术探查明确诊断。本病应当与下列疾病相鉴别。

1. 中毒性菌痢

急性坏死性结肠炎和中毒性菌痢都有腹泻和血便，毒血症症状均较重，但中毒性菌痢起病更急，早期即可出现高热、惊厥，甚至休克，腹痛多不重，腹胀较轻，有里急后重，便下脓血，血量不多，主要是黏液和脓液，大便培养呈阳性，用抗菌药物治疗可收到明显效果。

2. 急性出血坏死性肠炎

其主要病变是小肠的急性出血坏死性炎症。病变多发生于空肠和回肠，结肠很少受累，以儿童及青少年多见，临床症状与坏死性结肠炎相似。腹部X线检查可见局限性小肠肠管扩张，肠蠕动减弱。腹部肠间隙增宽，有时可看到大段小肠肠管坏死所形成的一堆致密阴影，有时需要手术探查，明确肠坏死的部位和范围才能做出与坏死性结肠炎的鉴别诊断。

3. 缺血性结肠炎

其突出的临床症状是轻度的下腹痛和鲜红色血便。病变结肠浆膜面可见明显缺血，黏膜表面有水肿和斑片状溃疡，黏膜下层增厚及明显的炎症反应和出血坏死。钡剂灌肠X线检查可见肠壁有"指压迹"，此征象是缺血性结肠炎病变部位水肿、增生、息肉样改变在钡灌肠充盈期所产生的肠壁扇形边缘，少数患者可发生结肠全层坏死及穿孔。缺血性结肠炎病变比较局限，腹泻与血便较少，预后较坏死性结肠炎好。

4. 急性阑尾炎

急性阑尾炎主要症状是腹痛，典型患者早期腹痛位于腹部中线脐周围或上腹部，为阵发性疼痛，随着病情进展，腹痛转移至右下腹阑尾所在部位，呈持续性，患者可伴有腹泻及右下腹局限性腹膜炎体征。二期坏死性结肠炎病变局限在盲肠升结肠的二期坏死性结肠炎，其右下腹局限性腹膜炎症状与急性阑尾炎相似。其实这些患者往往合并有阑尾的轻度炎症，术中探查可见阑尾充血水肿，盲肠或升结肠浆膜面有散在暗红色点片状病灶，如果仅做阑尾切除，术后仍有持续性腹痛和血水样大便，1~2日后即可能发生结肠全层坏死，穿孔，出现弥漫性腹膜炎。

5. 肠套叠

系指一段肠管套入邻近的肠管腔内，临床表现为腹痛，多为突然发生的剧烈阵发性疼痛，腹痛发作时即可出现呕吐，呕吐物为胃内容物。并可出现黏液血性便。病变早期，腹部柔软且无明显气胀时可触及腹部腊肠形肿块，表面光滑，稍可移动，在疼痛发作时肿块可能变硬，疼痛过去后肿块可变软，肿块部位按套叠部位和程度而定，一般多沿着升结肠、横结肠或降结肠方向，而右下腹扣诊时有空虚感，在X线透视下可见钡柱在结肠受阻，其尖端并呈杯状形。

6. 急性肠梗阻

其临床表现为腹痛、呕吐、腹胀及停止排气排便。腹部X线透视显示多数气胀肠袢和液面，如是空肠梗阻，腹部X线透视则显示梯形排列的大肠空肠袢，主要分布在上腹，并可见"青鱼骨刺"状黏膜环状襞。总之除腹痛外，明显腹胀、呕吐、停止排便排气是肠梗阻的独特症状。

7. 腹腔脓肿

其腹痛并不明显，有弛张性发热，脉搏增快，盗汗，周身无力，白细胞计数增高及中性粒细胞比例增加。X 线检查可显示膈肌上升，活动受到限制或消失，肋膈角不清，含有气体的脓肿可显示膈下气泡和液平面阴影。左侧膈下脓肿在钡餐 X 线检查时，可发现胃受压迫和向下、向前、向后移位现象。

四、临床治疗

在病程早期可采用非手术治疗，治疗原则是抢救休克，纠正水和电解质紊乱，控制感染，减轻消化道负担，改善中毒症状，增强机体抵抗力。如果非手术治疗无效，疾病出现不可逆的病理改变时应及时采取手术治疗。

（一）非手术治疗

1. 卧床休息

病情严重者均应卧床休息，以减少结肠运动及压力，解除患者情绪紧张和恐惧感，保持安静环境使患者休养与治疗。

2. 禁食

起病后即应禁食，以利于胃肠道休息，有明显腹胀时应放置胃管，持续胃肠道减压。待症状缓解，肉眼可见的血便消失，腹胀和腹痛减轻后，即可从流质半流质食物逐渐恢复到正常饮食，但应避免刺激性食物和多维生素及不易消化食物。此外恢复饮食宜慎重，因过早过急可导致病情恶化或延长病情。

3. 抢救休克

坏死性结肠炎患者出现的休克多属于失血性及中毒性的混合型休克，在治疗时应迅速补充血容量，改善微循环及心功能。具体措施包括输液，如低分子右旋糖酐注射液，及输新鲜血液，以补充血容量，并吸氧以保持红细胞的组织供氧。在血容量

已补足而休克情况仍无明显好转时可加用肾上腺皮质激素和血管活性药物，改善心血管功能。

4. 纠正酸碱及水电解质平衡紊乱

由于腹泻和呕吐引起水及电解质大量丢失，导致酸碱失衡及电解质紊乱，故在禁食期间要经静脉补给生理需要量以及累积丢失和继续丢失量，纠正酸中毒补充钾盐。此外，营养支持对增强机体抗力和疾病的恢复有重要作用，可通过周围静脉供给葡萄糖、胰岛素、复方氨基酸和脂肪乳等，以补充营养物质。减少机体消耗，纠正负氮平衡，如热量仍不能补足，应给予静脉高营养。

5. 控制感染

应用抗生素控制肠内细菌感染对减轻肠道的损伤是有利的，本病可能有混合性细菌感染，故需应用广谱抗生素，可用氨苄西林、羧苄西林或头孢菌素与氨基糖苷类，或与甲硝唑等联用，在大便培养结果出来后根据药敏试验选用敏感的抗生素。

6. 其他治疗

根据病情的不同进展，采取适宜的对症治疗，如根据便血情况可酌情选用氨甲苯酸、维生素 K 等止血药物。

（二）手术治疗

在经过积极的非手术治疗，患者全身病情反而加重，或有明显的腹膜刺激征，疑有肠坏死和穿孔，腹腔穿刺抽出血性或脓性渗出物，以及大量出血不能制止，腹腔脓肿需要引流时，应立即采取手术治疗。手术探查如无明显肠段坏死，仅见结肠浆膜面局限性点片状暗红色病灶，可作病变肠段切除端端吻合，切除范围应达距病灶边缘至少 5cm 的正常黏膜部位。手术中如果发现结肠浆膜面散在多处点片状暗红色病灶，肠壁水肿、增厚时，应果断地行全结肠切除、回肠造瘘，直肠远端关闭，放

置腹腔引流。这样既可以彻底切除原发病灶，又可以阻断致病菌和毒素经肠黏膜吸收。如果仅切除病变明显的病灶，遗留部分，则术后残留的病灶有可能进一步发展，甚至引起坏死及穿孔。当结肠已经发生广泛性坏死穿孔并合并中毒性休克时，则应将病变严重部分肠段切除并作肠造口术，而不应一期吻合。但是做全结肠切除，创面过大，有助于毒素吸收，易加重休克而导致死亡，同时有一些患者由于全身条件较差，不能耐受全结肠切除手术。如果只单纯修补穿孔或仅切除部分坏死的肠段，由于其他部分肠段仍会继续坏死，故预后极差。

五、预后转归

急性出血性坏死性肠炎起病急，发展快，预后较差，死亡率较高。

六、预防调护

及时彻底治疗肠道疾病，食用一些易于消化、易于吸收的食物，减轻胃肠蠕动，避免食用辛辣刺激及不洁食物。

七、研究进展

谈娅娟等认为，多巴胺是临床常用的多巴胺受体激动剂，可通过直接激动 β_1 受体而增加心输出量，且通过刺激多巴胺受体可使肾及肠系膜血管扩张而改善其血液微循环，并可增加尿及钠排泄而缓解水肿，近年来已逐渐被应用于坏死性小肠结肠炎（NEC）治疗中，有利于提高疗效。小剂量多巴胺辅助治疗能够有效改善 NEC 早产儿炎症因子水平，缓解患儿的临床症状，有利于改善患儿治疗疗效及预后，且安全性好。

王琦凡等通过总结大量临床研究报道，导致坏死性小肠结肠炎的重要原因为机体谷氨酰胺水平过低，为有效预防坏死性小肠结肠炎的发生，需积极补充谷氨酰胺。谷氨酰胺可维持和恢复肠黏膜的代谢、结构和功能，同时可使核因子 –κB 的活性降低，由此使细胞因子生成减少，使肠黏膜受到有效保护。通过肠内途径补充谷氨酰胺水平，可有效避免肠道黏膜萎缩，保持肠道黏膜正常结构、重量及蛋白质含量，增强肠道细胞活性，提升肠道免疫功能，减少肠道内毒素与细胞易位，从而减少坏死性小肠结肠炎。

罗厚忠等报道，坏死肠道切除及肠道造瘘术对新生儿坏死性小肠、结肠炎且出现腹膜炎或内科保守治疗病情加重的治疗效果较好，手术成功患者的预后较好，可能与术后 IL–6、PCT、IgG、IgA 等炎症和体液免疫因子的恢复较快有关。术前综合评定患儿整体情况，采取恰当的手术方式，紧密观察围手术期的不良情况并及时纠正，可提高患儿生存率，改善远期预后。

主要参考文献

[1] 陆妹，朱小瑜，刘登礼，等. 新生儿坏死性小肠结肠炎危险因素临床分析 [J]. 中国新生儿科杂志，2012，27（6）：382.

[2] 李保堂. 新生儿坏死性小肠结肠炎 26 例临床分析 [J]. 中国医学创新，2011，8（21）：158.

[3] 谈娅娟，谭从容，唐敏，等. 小剂量多巴胺辅助治疗对坏死性小肠结肠炎早产儿炎症因子及预后的影响 [J]. 中国当代儿科杂志，2020，22（2）：136-140.

[4] 王琦凡，梁世山，庄婉珠. 谷氨酰胺预防早产儿坏死性小肠结肠炎的效果 [J]. 中外医学研究，2019，17（36）：136-140.

[5] 罗厚忠，雷贤明，陈娟，等. 坏死肠道切除及肠道造瘘术治疗新生儿坏死性小肠结肠炎：附 82 例报告 [J]. 中国普通外科杂志，2019，28（4）：507-511.

第四节　大肠肛门急性大出血

许多大肠肛门疾病皆可引起大肠肛门急性大出血，它是指一次出血量200ml以上者，因病因繁杂，且出血部位较为隐秘，往往在患者出现腹胀，大量鲜血便排出，头晕，面色苍白，甚至造成失血性休克时才能发现，给临床早期诊断，治疗带来很大困难。本病出血部位位于回盲部以下且出血量大，所排出便均为肉眼可见，但因出血部位、出血量和在肠道停留时间不同，可呈现鲜红色血块、暗红色、果酱色、黑色等表现，血液可与粪便分离或互相混合。随着现代医学的发展，纤维内镜、核素扫描、选择性动脉造影、高频电灼、激光、微波等技术的应用，过去常认为必须做的急症剖腹探查或盲目的结肠次全切除术多已废弃，代之以诊断明确的择期手术，减少了手术的盲目性，降低了手术的死亡率。

一、病因病机

下消化道出血的原因中，除内痔、肛裂等肛门部病变引起的出血外，在结直肠部最常见的出血为肿瘤、息肉、肠道炎症性疾病引起的出血，分别占下消化道出血疾病的52.8%~53.4%、4.04%~21.76%、4.2%~16.13%，其余如肠套叠、血管疾病等，及一些出血性疾病，如紫癜、血友病、白血病、维生素C和维生素K缺乏，长期服用抗凝血药物而未及时调整药物剂量等都可引起下消化道的出血。从年龄看，在婴儿和儿童中，幼年性息肉、肠套叠和梅克尔憩室是常见原因，成人则以结肠炎性疾病如菌痢、肠阿米巴病、溃疡性结肠炎、结肠息肉、肿瘤、肛裂、痔常见。60岁以上老人中，结肠癌及其他恶性疾病、息肉、结肠憩室炎、缺血性肠炎、结肠血管异常

扩张是常见原因。引起大肠肛门急性大出血的主要原因有以下几种。

1.肠道炎症性疾病

（1）溃疡性结肠炎　多原发于直肠，向上蔓延而形成，大出血多因炎性病变侵及血管所致。

（2）克罗恩病　多因长期大量应用激素引起大出血。

（3）放射性结直肠炎　可有长期慢性失血，急性大出血罕见。

（4）缺血性结肠炎　偶有大出血。

（5）肠道一些急性传染性疾病　如痢疾、伤寒、结肠阿米巴病等。

2.直肠息肉或多发性息肉

直肠息肉或多发性息肉多因继发感染，带蒂息肉脱落，而导致大出血。

3.结直肠癌

该病虽然是引起下消化道出血的最常见疾病，但因癌肿引起的大出血则少见，大出血多因癌肿侵及较大的血管或发生电灼、取活检、激光治疗后。

4.先天性大肠血管病变

先天性大肠血管病变包括肠道血管发育不良、血管瘤（如结直肠弥散性海绵状血管瘤）、遗传性毛细血管扩张症等，其中肠道血管发育不良，如动静脉血管畸形或称结肠血管扩张症占老年大出血的50%。

5.直肠下段静脉曲张

肝硬化门脉高压引起的直肠下段静脉曲张可致大出血。

6.内痔

单纯内痔引起的大出血比较少见，多在排便后自止。大出血主要发生在手术中对出血点处理不当，或止血的结扎线滑脱，或手术后因痔坏死脱落，或感染损伤了较大的血管而致大出血。枯痔液治疗时，因注射剂量过大，浓度过高或注射过深引起直肠下段肠壁感染，坏死侵及痔动、静脉而引起大出血。

7. 手术操作不当

肛门直肠部其他手术因术中止血不彻底或肛门直肠部外伤损伤较大血管或因粪块、异物嵌顿肛门处理不当损伤肛门引起大出血。

8. 结肠憩室

结肠憩室病可引起大出血，欧美国家较多见。国内少见。

9. 肠套叠

这种情况多见于 2 岁以内、平素健康的婴幼儿，常表现为果酱样便。

注：出血性疾病单纯引起急性大出血者少见，多在以上疾病的基础上发生。

大肠出血的临床特点：

（1）中老年发病率高，可能与癌症发病率高，血管退行性改变有关。

（2）出血病因复杂，术前诊断困难者占 34%~38%，主要是对少见病种缺乏认识，未能普遍采用出血期选择性动脉造影诊断技术有关。

（3）下消化道出血有 80% 可自行停止，约有 25% 可再出血。

二、临床诊断

（一）临床表现

1. 病史

围绕血便性质了解色泽变化、量、排便规律、便次、坠胀与粪便的关系；既往排便情况和便血史，是否有腹部与肛门直肠的手术，手术距便血时间等，以及其他部位出血倾向，如呕血、鼻衄、伤口不易止血等情况，是否有其他伴发症状，如呕吐、腹疼、腹泻等；了解有无憩室病、炎症性肠病、息肉病、嗜酒史、慢性肝病史、放化疗史、药物史、家庭史等。此外也需注意患者的年龄，如肠套叠好发于小儿，恶性肿瘤、血管畸形则多发于中年人。

2. 症状

患者下腹部、肛门部坠胀难忍，随后大量血便排出，或者直肠肛门部伤口持续大量出血，可伴有头晕、乏力、面色苍白等贫血征象，若失血量达 500ml 以上可出现血压下降、脉细速、口渴、尿少、神态改变等急性失血性休克的表现。

3. 体征

（1）全身检查　注意有无淋巴结、肝脾肿大，有无腹部包块压痛，注意血压、脉搏、呼吸等生命体征。

（2）局部检查，观察肛门部伤口出血情况及血便性状，切勿遗漏肛门指检，约有 80% 的直肠癌位于直肠下段，通过指检可获诊断。

（二）相关检查

1. 直肠镜、乙状结肠镜及左半结肠镜检查

因为肿瘤、息肉、炎症性肠病是下消化道出血的三大疾病，发病部位多位于大肠远端，通过上述内镜检查往往可查出出血病灶。

2. 纤维结肠镜检查

本法因可直接观察整段结肠、直肠，有较高的诊断正确率，从而使因消化道出血而盲目使用探查术大为减少。由于插镜技术的进步，本法现在能迅速、安全、高质量地完成全结肠的检查，可检出 1mm 直径的病变还可以取活检组织做病理检查，对部分息肉还可进行电灼切除，还可对出血部位进行止血。本法适用于间歇性少量出血的患者、大量出血已停止的患者和正在大量出血的患者。在大量出血患者中，因肠腔内堆积的血液或血块会妨碍观察，使一些小的和暂时止血的病变被遗漏，同时还可造成插镜困难，甚至引起穿孔的危险，因此术前应作肠道灌肠清洁肠腔，如果肠腔内血块不能清除，宁肯推迟检查，

也不可冒险。纤维结肠镜检查禁忌证为：肠炎、肠狭窄、腹膜炎、腹水、腹腔内大动脉瘤等。其缺点如下。

（1）有些病变隐藏在黏膜皱襞内或被肠腔内残留粪汁遮盖，或因肠道蠕动越过镜头而造成漏诊。

（2）因结肠解剖或技术操作因素或病员不能合作，有时不能送达病变部位检查。

（3）肛门直肠部病变的检查不如直肠镜、乙状结肠镜检查方便、直观、准确。

3. 结肠钡剂灌肠或气钡双对比造影检查

本法往往与纤维结肠镜检查相互配合使用，以提高检出率，单独使用易遗漏一些较小的病变，在肠道容易重叠部位都可发生漏诊，如乙状结肠、肝曲脾曲重叠部，肛门直肠部病变显示不清。适应于下消化管慢性中少量出血。对大量出血病例有人认为不宜应用（因不能清楚观察到病灶），主张选用动脉造影等其他方法检查。

4. 选择性动脉造影

适用于正在发生的急性大出血，出血量每分钟不少于 0.5ml。肠系膜上动脉造影可发现屈氏韧带以下小肠至结肠脾曲出血灶，肠系膜下动脉造影可发现结肠脾曲至直肠的出血。造影方法：绝大多数采用 Seldinger 法，即经皮穿刺股动脉逆行插管，进入所选择动脉后，注入血管造影剂，多数主张每秒照 1 张，共 8 秒，使动脉及毛细血管相显影，以后每 3 秒 1 张，到 24 秒即可。造影剂浓度在 70%~75% 剂量为 10ml/s。对急性下消化道出血的确诊率达 67%~89%。少量出血或不出血时检查阳性率为 45%~65%。常为血管异常、肿瘤、肠道炎症，造影的阳性表现如下。

（1）肠腔内有造影剂停留。

（2）血管畸形病变。

（3）肿瘤征象　异常血管影，营养血管及毛细血管的增加或减少，肿瘤实质阴影。

（4）肠道炎症，如克罗恩病、溃疡性结肠炎等，肠壁小动脉有异常的血管影像。在 X 线中若见到异常血管影，可同时留置导管，注入止血药物，能控制部分出血。如造影后，肠腔内有造影剂或手术中需进一步明确出血部位，可经动脉注入亚甲蓝使该肠段着色，有助于辨别出血部位。

动脉造影检查禁忌证是：心血管疾患、凝血机制障碍及碘过敏，其缺点是可引起严重并发症，如造影剂过敏、血栓形成、假性动脉瘤等，其中血栓常发生于穿刺部位，偶可发生于远端，半数以上患者可因此而截肢，故应引起重视。

5. 核素扫描的应用

本法比血管造影安全又能减少痛苦，感受性高，且出血速度在 0.1ml/min 即可进行检查，目前使用较多的有两种方法。

（1）静脉滴注锝胶体硫，可检出每分钟 0.05~0.1ml 的出血，敏感性 62%，结肠病变错误为 15%。锝胶体硫由体内网状内皮系统将其清除，故除骨髓外，肝脾亦显示，而肠道一般不显示。当带有同位素的血液流出血管进入肠腔不参与循环时，在扫描中，可在出血部位出现"热点"，根据"热点"的部位和运动的方向，可鉴别大小肠位置，但由于有肝脾同时显像，因此会影响对结肠肝曲、脾曲的观察。

（2）静脉滴注 ^{99m} 锝在胃黏膜壁细胞中浓缩，利用梅克尔憩室中含有异位胃黏膜，用同位素锝酸盐扫描，可诊断憩室出血。其缺点是：显影需要时间长，易延误治疗时机。

6. CT 检查

不能直接发现出血部位，但对盆、腹腔肿瘤诊断有帮助。

7. 实验室检查

粪便中可查见血细胞，潜血试验阳性或者发现大量脓细胞、阿米巴滋养体等，血液中需查血小板计数，出、凝血时间等。

必要时还需进行骨髓检查明确出血性疾病的原因。

三、鉴别诊断

1. 内痔

本病为下消化道便血最常见疾病，发病时，大便次数一般正常，出血与大便不相混合，便后一般不再出血，大出血主要发生在术后，国内统计痔术后大出血的发生率为0.5%~2%，在术后24小时内发生的出血称为原发性出血，常由手术操作不当，或手术中对创面止血不完善所致。在术后7~14日痔核坏死，脱落期由于创面修复不同步引起的出血称为继发性出血。此外，因术前未做详细体检，患者存在某些易出血疾病，如血小板减少、出凝血时间延长、门静脉高压、高血压、再生障碍性贫血、血友病、白血病等均为术后出血的基础。

2. 直肠癌

本病多发年龄多在40岁以上，但青壮年直肠癌也并不少见。早期多为鲜血便，易与内痔相混淆，后期因继发感染而多为黏液、脓血便，又可误诊为菌痢。因80%直肠癌均可手指触及，故直肠指诊是重要的检查方法，结合内镜检查、病理活检多可明确诊断以资鉴别。

3. 结肠癌

左半结肠癌主要为少量暗红色黏液、脓血便，有大便习惯改变、腹痛、肠梗阻等症状。右半结肠癌大都伴有大便次数增加，果酱色大便，贫血症状较明显。曾有乙状结肠癌患者首发症状表现为急性大出血，因混合有内痔，被误诊为痔出血，后经结肠镜检查发现乙状结肠肿瘤处出血而确诊。钡剂灌肠可发现病灶部充盈缺损及狭窄梗阻等，而纤维结肠镜下可见病灶并取活检二者结合检查有助于提高结肠癌的检出率。

4. 肠息肉

腺瘤性息肉多见，好发年龄在40岁以下，大多位于直肠或乙状结肠部位。一般表现为少量或中等量多次便血，出血时多附于大便外，少数表现为急性大量便鲜血，长期慢性少量出血可致贫血。低位直肠腺瘤有时脱出肛外，表面糜烂，溃疡面出血。钡灌肠检查可见到球形充盈缺损，且因气泡或粪便形成假阳性。纤维结肠镜既可发现病灶又可取活组织病理检查鉴别良恶性，并可以在镜下做治疗。二者结合可减少因镜下死角造成漏诊，提高检查阳性率。

5. 结肠憩室病

欧美报道本病是老年人便血的常见原因，据统计结肠憩室发生率60岁以上者占30%~50%，80岁以上可达60%，但大出血少见，主要症状为腹痛、便秘或腹泻、便血、发热或恶心呕吐等。因大多数可采取非手术疗法止血，因此诊断结肠憩室出血，必须是凝血机制正常，经内镜、钡灌肠或血管造影排除其他肠道疾病，如血管异常等疾病，经钡灌肠检查证明有结肠憩室者，才可做出因结肠憩室出血的诊断。在急症诊断时，因有钡剂溢出肠腔引起严重的血管性虚脱和死亡的危险，可采用水溶性造影剂灌肠。在急性情况下内镜检查应十分小心，防止充气过多或试图进入导致穿孔。

6. 肠道炎性疾病

包括急性出血性肠炎或菌痢、溃疡性结肠炎、阿米巴性结肠炎、克罗恩病、肠结核等，临床上都可有脓血便等症状，钡剂灌肠不可能有重要发现，有的与肿瘤难以鉴别，而纤维结肠镜检查时各有一些特异的表现，有助于鉴别诊断。

7. 动静脉血管畸形

常见于60岁以上老人，好发于盲肠、升结肠，出血前常无症状，初期出血量少，随着动静脉部毛细血管扩大出血增多，当动脉直接灌注出血部位，血管破裂，可致大量出血。一般认为凡慢性复发性下消化道出血，直肠镜和钡灌肠等常规检查阴性者，应考虑此病。可选用肠系膜血管造影检查，阳性表现为：①营养动脉增粗；②有血管池；③静脉回流提前。

纤维结肠镜检查可发现蜘蛛状、半球状扁平、环形或线状的血管扩张灶。活检发现黏膜下仅有一层内皮扩张和扭曲的薄壁血管，很少有平滑肌。当病情严重时，黏膜可密集以扩张扭曲的血管形成的迷路样结构，此时活检可引起危险的大出血。

8. 缺血性结肠炎

本病是结肠局限性缺血性病变，特指肠系膜下动脉或肠系膜上动脉的分支结肠中动脉的供血不足，引起所支配的肠段缺血。主要表现为腹疼、腹泻、便血，常在24~48小时内症状消失，重症病例则血性腹泻严重，伴腹部压痛、反跳痛、肌紧张，可同时有休克、发热、心率增快、白细胞数增高，可在1~4日内发展为坏死穿孔，偶尔有大出血发生。半数以上患者伴有其他内科疾病如心血管疾病、糖尿病、肾功能不全和血液疾病。还有一部分病员在大手术后发生，如主动脉重建术后、冠状血管旁路手术、剖腹手术、肾移植手术后，其诊断主要选用纤维结肠镜检查、腹部X线摄片及泛影葡胺灌肠造影。

9. 放射性结肠炎

盆腔恶性肿瘤常选用放疗，直肠是最易受损器官，其他偶可坠入盆腔的肠段如乙状结肠、盲肠、横结肠都有受损的可能，其他部位则很少受损。放射的急性损害从放疗后几小时就可发生，但大多数患者在接受3000~4000mGy后才出现急性放射线损害的症状，如腹痛、腹泻、里急后重和直肠出血。直肠黏膜呈现充血，水肿而且质脆，伴弥漫性毛细血管扩张。因黏膜下小动脉内皮细胞对辐射极为敏感，出现肿胀、增生、纤维素样变性，形成闭塞性脉管炎，故绝大多数都是慢性失血，急性大出血罕见。

此外，其他手术外伤引起的大出血，有明确的病史可供诊断参考。

四、临床治疗

（一）提高临床疗效的基本要素

积极治疗原发疾病，争取早期明确诊断，及时采取相应治疗措施，避免并发症及后遗症的发生，是提高临床疗效的关键。临床还要根据出血原因、出血部位和出血量的多少采取不同的处理方法，如血液病、肠道炎性疾病应由内科治疗，肠肿瘤、息肉等则需要手术治疗。

（二）非手术疗法

下消化道出血患者中，急性大出血者占5%，处理较为困难。原则上对病因不明者应采取禁食、胃肠减压、止血药物、输液、成分输血、补充凝血因子等非手术治疗，待休克纠正、出血停止，再进行详细的检查。

（1）禁食、胃肠减压　主要目的是排除上消化道出血。

（2）输血、输液以纠正血容量不足。

（3）止血药物　氨甲苯酸、垂体后叶素、巴曲酶等药物可试用，如出血部位比较低，可将导管插入直肠，注入8%肾上腺素生理盐水100ml或5%~10%孟氏液100ml或1%葡萄糖酸钙20ml止血，必要时可重复使用。放射性直肠炎并发直肠大出血时，有用4%甲醛纱条直肠镜直视下接触出血的黏膜而止血，效果良好。

（4）内镜下止血　经纤维结肠镜检查出现出血部位，可通过内镜喷洒孟氏液或去甲肾上腺素冰盐水反复灌洗，也可通过内镜注射针头在出血部位注入硬化剂止血，也可通过电凝止血或切除较小病灶；微波、激光也有较高的止血效果。但需注意，使用纤维结肠镜止血有造成穿孔的危险，尤其是肠腔内有积存的血液和血块时，更要警惕。此外，结肠憩室出血时，用纤维结肠镜检查止血、取活检都有穿孔的危险。

（5）经动脉导管治疗　选择性动脉造影确定出血部位后可在该动脉导管内注入血管收缩剂或人工栓子止血，在全身状态不佳，不能进行手术者，疗效评价较高。收缩药物常使用垂体后叶素，每分钟注入0.2U，15~30分钟后再动脉造影观察效果，无效时药量加倍，有效时维持6~12小时，以后减半药量维持6小时，若无出血时可停药，观察6小时仍无出血即可拔除导管，对有严重心肾功能不佳者需慎重使用。人工栓子是将吸收性明胶海绵剪成极细小的颗粒，用注射器将含有栓子的生理盐水注入出血的动脉，使该部动脉栓塞止血。该法对结肠多发憩室并发出血是比较安全有效的方法，但应注意肠血管栓塞可引起肠坏死等并发症。

（6）钡灌肠法止血　结肠憩室大量出血时，可急诊钡灌肠，硫酸钡有直接止血作用，有效率90%，但40%有再出血倾向，多发生在高龄伴有心肾功能欠佳者。故紧急灌肠止血后应积极地手术治疗，由于憩室壁薄，有穿孔可能性，故灌肠时忌用高压。

（7）压迫治疗　对直肠肛门部的严重出血，除可采用电灼、激光、微波治疗外，还可采用压迫止血，在直肠镜或乙状结肠镜下，使用浸有肾上腺素的纱条加压填塞，或以氨甲环酸、巴曲酶局部加压填塞。因外伤或手术引起的急性大出血，直接缝扎出血部位止血有效。

（三）手术治疗

1. 下消化道大出血

经非手术治疗70%~90%可停止出血，约10%~25%需急症手术治疗，手术治疗指征如下。

（1）短时间内出血较多，很快出现休克或24小时内出血超过1000ml，血流动力学仍难维持稳定者。

（2）大出血不止或止血后又复发者。

（3）大出血合并肠梗阻或肠穿孔者。

（4）已明确出血原因和部位，全身情况较好的青壮年。对于原因不明伴有严重全身疾病和肝硬化，严重心、肺、肾功能不全者，应严格掌握手术适应证。

2. 术中出血定位、定性的方法和原则

（1）根据消化道血液停滞情况来估计出血部位，仔细触摸有无肿瘤、息肉、憩室等易出血的病灶，并仔细触摸系膜边缘动脉处有无震颤等，可在出血部位血管内注入亚甲蓝，若有血液溢入肠腔可使该段肠腔着色而定位。

（2）术中应用肠钳分段钳夹肠段，有出血部位肠段可发现膨隆现象。

（3）术中纤维结肠镜检查　从肛门插镜与术者配合对可疑肠段进行仔细反复检查，如有积血和粪便，须行吸引或冲洗以免影响观察效果，还可以把手术室变为暗室，以内镜光源做透光检查，对一些血管病变更易明确诊断。

（4）结肠造口术　做暂时性横结肠双孔或造口，观察是近端或远端出血，可区别左侧或右侧结肠出血，明确出血部位后，可作左半或右半结肠切除，现已少用。

3. 术式的选择

（1）出血肠段切除肠吻合术　对出血部位局限、病灶可切除者为首选术式。应注意切除肠段要够长，切除不彻底留下后患会造成再次出血，尤其是血管病变和多发性息肉，结肠广泛出血不止的，可做结肠次全切除，回肠、乙状结肠或直肠吻合。作结肠端端吻合时应做结肠灌洗，以免术后发生吻合口瘘，若术前肠道准备不充分对吻合部位疑有吻合不全者，可加做近端肠造口，二期造口段闭合还纳。

（2）血管结扎术　对结肠、直肠病变广泛不易控制的大出血，患者全身情况差，不能耐受大手术者可做肠系膜下动脉、髂内动脉或直肠上动脉结扎术，以控制出血。

（3）肠造口术　肠道弥漫性多发性病变，患者不能耐受彻底手术，可采取病变近端造口术。要避免食物对病灶刺激出血，为二期手术创造条件，但本法止血效果不确切，且当造口段较高时，由于肠内容物的丢失导致水、电解质和营养障碍，故只能作为暂时手段。

五、预后转归

如能早期明确出血部位及原因，并采取相应的治疗措施或及早手术治疗，纠正休克及水电解质紊乱，积极抗感染及预防术后并发症，预后一般较好。

六、预防调护

避免外伤，积极治疗原发疾病。医务人员还应熟练掌握操作技能，避免暴力伤害，多食易消化、高蛋白营养食物，必要时可给予维生素C及维生素K的药物。

七、研究进展

吴瑞乔等认为，急性下消化道出血是指在短时间内一次或反复多次解鲜红色或暗红色血便导致血流动力学变化，引起休克的症状和体征，常需输血、输液或紧急手术。急性下消化道出血原因复杂，对出血原因及部位的判断往往较为困难。国外文献报告出血原因多为结肠憩室与肠道血管畸形，而国内文献报道以肠道肿瘤、血管病变及炎症性肠病为主。

朱新兵等报道，直肠急性大出血是结直肠肛门外科中引起失血性休克的危重疾病之一，临床上常见于直肠癌术后吻合口出血、痔术后出血、直肠外科损伤，临床上除了积极补充血容量抗休克外，及时有效的止血显得尤为重要，根据气囊压迫止血的原理设计的紧密触压型气囊肛门管应用于直肠急性大出血，取得满意疗效。

郭星等报道内镜下金属钛夹治疗不失为消化道急性出血的优良治疗方法，通过对金属钛夹术和药物治疗方法进行比较分析，得出结果：金属钛夹组的总有效率高于药物治疗组。金属钛夹组的治愈率、有效率明显高于药物治疗组，金属钛夹组的无效率明显低于药物治疗组。

孙向阳等认为，急性出血为临床常见的危重病症，主要包括各种原因所致消化道出血、子宫出血、腹腔内及肝肾出血、咯血及肢体骨盆动脉出血等，还包括一些医源性出血。其出血速度快，失血量多，极易因失血性休克而危及生命，如果诊断、治疗不及时，患者病死率高。随着介入放射学的发展，选择性动脉造影不仅能及时诊断出血部位，明确出血性质，还可以进行血管内栓塞治疗，起到迅速有效的止血效果，从而广泛应用于临床。

杨锋认为，对于治疗肛肠科术后并发大出血，前提是做好预防，关键是及时找到出血原因、出血部位，有效地控制出血。对需要行痔手术的患者，认真选好适应证，手术时止血彻底；对施行手术的患者，要充分估计到术后治疗期间的安全，术后尽量避免引起原发性出血；对可疑出血点，术中采取完善止血措施，做到防患于未然。

主要参考文献

［1］王吉甫. 胃肠外科学［M］. 北京：人民卫生出版社，2000：1184-1186.

［2］刘韬滔，刘亚林，何清，等. 重组活化凝血因子Ⅶ对老年患者外科术后大出血的治疗效果［J］. 临床药物治疗杂志，2020，18

（5）：60-64.

［3］吴瑞乔，沈新明，王益，等.急性下消化道出血52例临床分析［J］.腹部外科，2010，23（3）：160-161.

［4］朱新兵，胡尊朋，李凤苍.紧密触压型气囊肛门管在直肠急性大出血中的应用［J］.吉林医学，2013，34（20）：4094-4095.

［5］郭星，郭玲.回顾性总结分析消化道急性出血的治疗方法［J］.吉林医学，2013，34（28）：5835-5836.

［6］孙向阳，张凯，谢富波，等.介入诊疗在急性出血的应用价值［J］.中华介入放射学电子杂志，2014，2（4）：15-17.

［7］杨锋.肛肠疾病术后大出血的治疗体会［J］.临床医药文献电子杂志，2020，7（16）：70-86.

第五节　粪嵌塞

粪嵌塞是便秘的一种特殊形式，指粪便在直肠腔内停留时间过久，水分被过度吸收，并结成球状，堵塞在肛管上口而不能自行排出肛外的一种症状。中医称热结旁流。好发于老年人及长期卧床者。大多属于并发症，而不是原发性疾病。

一、病因病机

（一）病因

（1）长期卧床　一些慢性病患者，年老体弱者，腹部盆部及眼部手术后患者，因长期卧床，腹肌收缩力减弱，腹压降低，肠蠕动功能明显减退，粪便不易排出，积聚成团致粪便嵌塞。

（2）先天性巨结肠　因肠远侧端神经节细胞缺如，处于持续收缩状态，近端结肠扩张，粪便积聚不能排出。

（3）直肠无力　直肠对粪便容量性刺激无反应，肛门括约肌松弛，粪便仍不能排出体外。

（4）肛门疾病　如肛裂、炎性外痔、肛门术后因恐惧排便时的肛门疼痛而抑制便意不排便或因疼痛而中断排便，使水分在肠道内过分吸收，造成粪便干结，不能排出，或因为肛门直肠手术后，肛管上皮及齿线被切除，粪便刺激的敏感带破坏，或因麻醉造成排便反射迟钝，便意感减退形成嵌塞。

（5）药源性因子　长期使用泻药和灌肠有导致结肠自主蠕动功能减退的可能性，一旦停药，常可因排便无力致粪便嵌塞。在肛门直肠术后，因镇痛而摄入可待因、吗啡、哌替啶或樟脑酊、阿片酊类镇痛药物，或术后为保持伤口相对清洁而控制排便。应用收敛止泻药造成肠蠕动缓慢，亦可造成粪嵌塞，或因为肛门直肠术后服用清热镇痛药物出汗较多丢失水分，引起粪便干燥，不易排出。另外，也有因摄入盐酸维拉帕米导致粪嵌塞的病例。

（6）心理性因素　精神病患者、抑郁症患者、对排便习惯意识长期淡漠者，人为忽略排便，引起粪便嵌塞；也有因工作、学习等原因，一直抑制排便而引起粪嵌塞者。

（7）神经系统疾患　因脑出血或栓塞，脊髓疾患引起膀胱直肠功能障碍，不仅可引起粪便失禁，也可引起粪嵌塞。

（8）直肠内异物　过食粗糙食物，如果壳等硬性固体物质与粪便混合，于肠道碱性环境下形成粪石引起嵌塞。

（9）甲状腺功能减退、甲状旁腺功能亢进、糖尿病等内分泌代谢疾病和慢性肾衰患者易形成粪块嵌塞。肾移植患者中右半结肠嵌塞的发生率高，可能是因为尿毒症抑制迷走神经活性或是由于移植的肾脏一般都位于右侧。恶性肿瘤本身通过直接的机械性梗阻也可以引起粪块嵌塞。

（10）帕金森病的进行性活动障碍、腹

肌僵硬、膈肌无力和使用胆碱受体阻滞药物都增加嵌塞的危险。

（11）脊髓肿瘤或损伤的患者中粪块嵌塞是最常见的晚期胃肠道并发症。颈胸段损伤易引起右半结肠嵌塞，腰骶段损伤易引起直肠嵌塞。损伤位置较高的患者中，嵌塞多是由于不能感知直肠内的粪便，而不是由于运动障碍，所以手指刺激肛门可能激发相对正常的反射排便。

（12）肛门术后，因恐便而控制不排便者；生活饮食习惯突然改变，未能定时排便者；长期高热患者；食用大量的带壳果实均易形成粪块嵌塞。

（二）发病机制

粪嵌塞患者的直肠呈明显的管状扩张，整个直肠腔被大量硬性粪块所充盈。直肠内压力升高、时间较长者，肛门括约肌可松弛，但肠道无力推动粪便排出。粪块上方的液态样粪便可绕过嵌塞的坚硬粪块而排出肛门外，可被误认为腹泻或肛门失禁。长期直肠内压增高，可诱发直肠黏膜的含粪性溃疡。在组织学上，有黏膜的丧失和所有肠壁层的急性炎症细胞浸润，可以是浅表的，也可以是穿透肌层而直肠穿孔，直肠黏膜糜烂，有散在性出血点。如果嵌塞延伸入乙状结肠，含粪性溃疡穿孔可使粪便进入腹膜腔，形成急性腹膜炎。类似憩室病的穿孔，由于粪块填塞至直肠，乙状结肠进行性扩张，可使输尿管在膀胱附近受到压迫，或使膀胱抬高，尿道形成角度致尿路梗阻。

二、临床诊断

（一）临床表现

1.病史

大多数患者有便秘史，有些有长期使用泻药和灌肠助排便史，或手术后长期卧床等，就诊前有1至数日未排便史或肛门失禁史。

2.症状

肛管内坠胀不适，腹部胀满，肛门溢液，大多数患者还有全身性不适、头痛、烦躁、焦虑等不适。厌食较少见，多为患者因未排出粪便，害怕加重肠道负担而有意减少饮食，可引起体重下降、乏力等。若含粪性溃疡引起穿孔，则可出现腹痛、腹肌强直等腹膜刺激症状。若致尿路梗阻，则有小便困难或因尿潴留致泌尿系感染症状。

3.体征

腹部可胀满，有明显压痛或触及硬质粪团块膀胱区膨隆，肠鸣音消失，直肠指诊可在肠腔内触及大量坚硬粪块，肛门括约肌张力增高、正常或松弛。

若数日无大便及伴随症状，配合肛门检查可见：肛周潮湿，肛内指检触及直肠腔内巨大粪球，可活动。

（二）相关检查

1.腹部平片

可见肠腔扩张，充盈粪块在肠腔内显影不一定十分清晰，可供参考。

2.粪便嵌塞解除后的检查

包括排粪造影检查、结肠镜检查、钡灌肠造影等检查，以明确引起梗阻的病理原因，防止直肠肿瘤等疾病漏诊。

三、鉴别诊断

需与腹泻，肛门失禁、直肠息肉、直肠肿瘤等相鉴别，直肠指诊不难做出正确的判断，直肠内可扪及一光滑而形态不整的肿物，紧压该物，即陷落不起，或腹部扪及条索样肿物，按压后可发现形状的变化，息肉、肿瘤则无此种情况。

本病不同于便秘，两者都有大便困难史，便秘可通过口服通便药或通常的灌肠排出，粪块嵌塞使用这些方法则排不出。

便秘一般都是便意弱，而粪块嵌塞则是便意频繁，伴肛门下坠。

四、临床治疗

1.一般治疗

应增加活动，口服润肠药物。目前，临床上应用较多的是聚乙二醇和磷酸钠盐。聚乙二醇是一种不易吸收的渗透性物质，常用于结肠镜检查前的肠道准备，与其他清肠液相比，电解质丢失的不良反应较轻。无肠梗阻的患者中，以100ml/h的速度口服或通过胃管注入聚乙二醇电解质溶液，1~3天可达到消除粪块的目的。磷酸钠盐口服溶液主要是通过渗透效应，使大量的水分进入肠道，产生渗透性腹泻，从而清洁肠腔。其用量较小，口感较好，服药后胃肠道不适反应小，能减少肠道菌群失衡，减少肠道黏膜损伤。

2.手指挖出

因直肠粪便质地硬、堵塞直肠腔，灌肠管很难通过直肠，粪块巨大不易取出者，可在局麻扩大肛门后，戴液体石蜡润滑手套给予掏挖粪便，待直肠相对空虚后可给予大量温生理盐水、肥皂水、甘油灌肠剂等灌肠或手指伸入直肠，捏碎粪块后取出。

3.高压灌肠治疗

临床发现，由于粪便球可在肠腔壶腹部活动，有时用手指也难以挖出，患者痛苦也大。为此，在通过普通灌肠法的基础上进行改进，采用高压灌肠法，临床应用，效果满意，具体方法如下：

材料：50ml注射器1支、一次性塑料导尿管或肛管1根、止血钳1把、弯盘1个。

药物：开塞露50ml、生理盐水100ml。

操作方法：患者取侧卧位，暴露臀部，将塑料导管插入肛门内，若是用肛管，需用止血钳夹住前端将其送入直肠内，深度约12cm。由于粪球嵌塞肛管上口，此法可直接将导尿管或肛管插入粪球内部。在弯盘内将开塞露及生理盐水混合，注射器去掉针头后抽取药液接在导管或肛管的尾部，将药物推入，推完一管后，将导管稍微后撤再推入，如此方法直至药液推完。拔出导管，嘱患者平卧5~10分钟，即可蹲厕排便。

注意：在插导管时一定要顺着肠腔走，切勿粗暴乱插，防止刺穿肠壁。若有血从导管内流出，应立即停止插管。插入的深度不可过深或过浅，否则药液将不在粪球中，无法达到粉碎粪球的目的。若150ml药液仍达不到目的，可同法加量。

4.液电碎石

取液体石蜡50ml或甘油50ml，或用温开水、肥皂水100~200ml，用导尿管插入直肠送达嵌塞粪便上端，软化大便利于排出，或开塞露20~40ml注入肛内，约10分钟后可排出粪便。若为大块坚硬粪团，则灌肠难以奏效，可在腰俞穴麻醉或肛周局部麻醉松弛肛门后，以手指或汤匙伸入肛内，捣碎粪块后挖出。需注意防止穿孔，再以温盐水灌肠使粪块排净，酌情使用直肠栓剂、膏剂，减轻肛门直肠炎症反应。对于嵌顿在乙状结肠或其上方的粪块，可由乙状结肠镜插入一根大孔橡皮管，捣碎粪块，再由该管注入水，轻柔冲洗。水溶性X线造影剂（15%~20%）灌肠，因高渗的含碘物质可以透入粪块，通过渗透压平衡作用，可使坚硬粪块解体。对继发于盐酸维拉帕米的粪便嵌塞患者，采用静脉内注射钙剂的方法，除可逆转盐酸维拉帕米对心血管的毒性作用外，还有助于改善胃肠道平滑肌的蠕动活性。

五、预后转归

本病为粪石嵌塞，肛诊一般都能及时明确诊断，经过及时地清理，均能起到立竿见影的效果，预后较好。

六、预防调护

（1）有粪便嵌塞危险的卧床患者，应接受大便软化剂、缓泻剂相结合的日常处理，监测和记录排便的情况，如有便秘或少量水便发生，应做直肠检查以便早发现。对于不完全排空的患者，可给予较强烈的泻药、灌肠、栓剂等治疗。

（2）对于手术患者，术后首次大便前晚，可适当口服麻仁丸、果导片或番泻叶、液体石蜡，以便第2日大便通畅，鼓励患者多饮水，多食新鲜蔬菜、水果等含纤维素的食物，术后要适当活动，不必久卧。

（3）鼓励患者养成良好排便习惯，可晨起饮凉开水1杯，使胃部受刺激，利用胃结肠反射及早晨起立反射，促进肠蠕动排便。

七、研究进展

翟金荣等认为，粪嵌塞是便秘的一种特殊形式，是肛肠外科急诊。粪便排出必须具备三个必备条件：①健全的盆底骨骼肌功能；②敏感的排便感受器；③协调的排便–自制反射。粪嵌塞一经确诊应立即治疗，解除粪嵌塞。粪嵌塞的治疗顺序应首先解除嵌塞于直肠下端之硬便。如先行灌肠排粪，会由于灌肠液不能进入而导致失败。也不能在直肠粪块未排出的情况下口服泻药排便，否则结肠内容物快速下送，而肛门出口处仍堵塞，造成堵塞上方肠腔内压力剧增而并发急性肠梗阻。

吕益中等认为，选择灌肠、口服泻药这样的处理对某些便秘患者可能有效，但对粪嵌塞患者是无效的。人工协助排便是唯一合适的治疗措施。先将靠近肛门口部位的粪便抠出或捣碎，使其直径变小，利于粪便的排出，腾出的空间使上端粪便下降。为克服肛门括约肌收缩给操作带来不便，吕益中等采用肛周4点麻醉方法使肛门

括约肌松弛，减轻手指反复进出肛门引发的刺激，亦减轻手指的疲劳。结果显示没有任何不良反应，均顺利完成操作。

张睿等认为，粪嵌塞是肛肠科术后常见并发症，可引起创面水肿、创面出血、影响创面愈合，引发尿潴留等，给患者带来很大痛苦。粪嵌塞的预防比治疗更有意义，良好的术前肠道准备可以有效预防术后粪嵌塞的发生，处理粪嵌塞最简单有效的方法是用手指抠出嵌塞在直肠腔内的干硬粪块，然后800ml温水灌肠，保留15分钟左右排便，可有效解除嵌塞。口服润肠通便药物，如麻仁软胶囊、芦荟珍珠胶囊等，或进行腹部按压，通过刺激体表一定的部位及有关穴位，使胃肠的气血流动活跃，均能有利于恢复胃肠功能，促进肠蠕动。

史忠波采用自拟加味大承气汤药液800ml清洁灌肠，方药组成：大黄10g，芒硝6g，枳实10g，厚朴10g，败酱草15g。联合大黄粉、香附（2∶1）粉碎后以姜汁调糊外敷于神阙、中脘、双侧天枢穴，每次贴敷4~6小时，连用7日，预防肛门病术后粪嵌塞，结果表明，肛门病手术采用中药灌肠及穴位贴敷，可明显减少术后粪嵌塞的发生，获得较好临床效果。

陈红桂等认为，老年患者肛管松弛，发生直肠粪嵌塞时灌肠液常无法保留，随灌随出，无法软化粪便，导致嵌塞便始终停留在直肠中，因此灌肠液的配置、灌肠管的选择、灌肠的深度、速度和灌肠过程中配合的特殊指法都非常重要，研究者采用生大黄粉灌肠加肛管紧闭治疗肛管松弛治疗粪嵌塞患者，取得较好疗效。

主要参考文献

[1] 安阿玥. 肛肠病学 [M]. 第2版. 北京：人民卫生出版社，2005：386.

[2] 韩少良，倪士昌. 大肠肛门疾病外科治疗

[M]. 北京：人民军医出版社，2006：581.

[3] 丁义江. 丁氏肛肠病学 [M]. 北京：人民卫生出版社，2006：361.

[4] 杨贞，蒙有轩，李金蓉. 磷酸钠盐和聚乙二醇用于老年患者术前肠道准备的耐受性与依从性比较 [J]. 国际老年医学杂志，2020，41（3）：181-184.

[5] 翟金荣，陈云生，李梅琴，等. 老年人粪嵌塞52例临床分析 [J]. 结直肠肛门外科，2013，19（2）：87-89.

[6] 吕益中，沈柏儒，彭亮. 老年人直肠粪嵌塞的门诊应急处理 [J]. 中外医学研究，2013，11（13）：114.

[7] 张睿，孙化中. 不同肠道准备方法对混合痔术后粪嵌塞发生的影响 [J]. 中国药物与临床，2015，15（9）：1339-1340.

[8] 史忠波. 中药灌肠联合穴位贴敷预防肛门病术后粪嵌塞疗效观察 [J]. 中国肛肠病杂志，2020，40（3）：28-29.

[9] 陈红桂，陈冬凤. 改良生大黄粉灌肠法治疗老年肛管松弛粪嵌塞治疗体会 [J]. 中医临床研究，2014，6（35）：91-93.

第六节　异物嵌塞

大肠异物占全消化道异物的 3%~5%，其种类较多，大小不等，来源不同，除一些开头特殊的异物外，大都可自行排出。

一、病因

1. 经口进入

较为常见的有各种骨片、果核、瓜子等。由于不慎或精神患者、小儿将异物吞下，如金属饰物、纽扣、小玩具、铁钉、发卡、假牙等。最常见的为鱼骨刺、鸡骨。口服异物一般可从大便排出，锐利的异物常刺伤直肠黏膜，尤其是在直肠内，由于直肠的收缩和粪便的挤压，常可使异物刺伤肠壁引起局限性脓肿及肉芽肿。

2. 经肛进入

因医疗意外、性变态、肛门瘙痒或外伤、外力强迫等原因，把异物插入肛门内，常见有灌肠器头、纱布块、缝针、酒瓶、香水瓶、萝卜、灯泡、木棒、手电筒等，由肛门进入的异物，多可自行排出，如异物太大，不规则，因肛门疼痛、炎症所致括约肌痉挛，则排出困难。

3. 肠内生成

消化道内的柿石、毛粪石、巨大胆结石或食用大量纤维素不被吸收或久用碳酸钠、硫酸镁、炭末、钙盐等药物在肠管内形成异物或粪石，较大的异物多在直肠瓣处，小的异物多在肛窦处贮积。

二、临床诊断

因异物大小、形状和所在部位深浅及损伤轻重不同，临床上有不同表现。异物刺激直肠可引起肠管痉挛或绞痛。异物接近肛管，则肛门内坠胀，疼痛，呈持续性，以及出现会阴部放射痛，大便时加重，可有少量便血甚至大出血，部分可出现排尿障碍。若异物刺破肠壁引起穿孔者，可有便血，下腹部疼痛，板状腹，腹部压痛，反跳痛，肝浊音界缩小或消失，肠鸣音减弱或消失，时间较久则会引起中毒性休克，锐利异物亦可刺破肛管直肠壁，引起肛门直肠周围间隙感染。一些较小异物亦可刺入肠壁停留，引起结肠溃疡，异物较大阻塞直肠，可出现低位肠梗阻体征，如腹胀、恶心、呕吐等，腹部隐痛，肛门可有少量排气，腹部可见肠型，肠鸣音活跃，下腹部压痛。如异物较大则在下腹可触及，直肠指诊可触及异物下端，应了解异物形态、大小、性质及与直肠壁关系，还可了解下段直肠有无其他病变，如狭窄、肿瘤等，对决定治疗方案有重要价值。其他检查如直肠镜检查可在直视下见到异物下端，明确异物性质及与肠壁关系，且可在明视下，帮助取出某些异物，骨盆部X线透视或摄片可发现不透光异物定位。

三、临床治疗

（1）吞下或塞入肛内的一些小而光滑圆钝的异物，不用任何治疗，可以自行排出，有些小的尖锐的异物，可进食大量纤维素食物增加粪便容积，包裹异物后排出肛门，可服用一些轻泻药如液体石蜡，但不能使用重泻药。

（2）运动疗法　我国古代即有此疗法，令食入异物者不停地走动或跑动，变换不同体位，以促进异物的排出，特别是一些比重大的流体如水银，如停滞不动，长时间压迫肠壁，可导致穿孔引起腹膜炎，活动后可促进排出。

（3）异物较大　不规则或尖锐异物部分刺入肠壁，不易随粪便排出体外者，可在骶麻或局麻下，松弛肛门。术者以肛门扩开器扩开肛门，在直视下或直肠内置一手指引导下，用卵圆钳或组织钳钳住异物，调整异物方向使沿肛管直肠纵轴方向拖出肛外。如为大量瓜子等异物嵌塞，可用手法抠除，取出异物后，可肛内适当使用痔疮膏药物促进肛管直肠局部炎症消退。

（4）一些特别大的或较高位异物不易自肛门取出，或容易造成肠管损伤，或已经引起穿孔者，或原有肠道疾患而又有异物者，如结肠曾有过手术，有肠狭窄、肠粘连或结肠肿瘤者，应经腹手术取出，同时处理肠道疾患。

（5）合并引起肛管直肠间隙脓肿者应同时处理。

四、预防及调护

（1）饮食上应细嚼慢咽，防止异物咽下，照看好儿童防止游戏时吞下异物，使用义齿的老人应注意防止义齿随食物咽下。

（2）医疗上应认真操作，防止医源性异物嵌塞。

（3）良好的精神生活，防止异物自肛门塞入。

主要参考文献

[1] 黄乃健. 中国肛肠病学 [M]. 济南：山东科学技术出版社，1996：1444-1446.

[2] 李雨农. 中华肛肠病学 [M]. 重庆：科学技术文献出版社重庆分社，1990：613.

[3] 喻德洪. 现代肛肠外科学 [M]. 北京：人民军医出版社，1997：272-273.

[4] 吴存亮. 现代肛门直肠病学 [M]. 北京：中国人口出版社，1998：465-467.

第二十一章 肛肠疾病综合征

第一节 肠易激综合征

肠易激综合征（IBS）是临床上常见的一种肠功能紊乱性疾病。其特征是肠道壁无器质性疾病，但整个肠道对各种刺激的生理反应有过度或反常现象，以腹痛、腹泻、便秘或腹泻与便秘交替出现为特征，有时大便可带有大量黏液。WHO的 CIOMS 提出：IBS 是适应精神紧张和刺激而产生的一种肠功能障碍的肠运动性疾病，有细菌感染病史，检查无器质性疾患，临床表现为腹胀、腹痛、便秘、腹泻交替。患者发病多有精神因素，心理因素在本病的发生发展中起着重要作用。本征的命名过去一直比较混乱，曾有过多种名称，如结肠功能紊乱、痉挛性结肠炎、过敏性结肠综合征、激惹性肠综合征、肠应激综合征、过敏性结肠炎等。近年来国内外学者倾向于肠易激综合征的名称。在中医学中，本征属于"泄泻""腹痛""便秘"范畴。

IBS 可以发生于任何年龄，以 18~55 岁为多，女性在 18 岁和 55 岁左右呈现高峰，男性在 30 岁呈现高峰，女性多于男性，约占 3/4。据 Thomon 报道，中产阶级以工人易患本征，其中精神紧张和孤独，心情不畅的家庭主妇发病率偏高。Nana 认为 IBS 患者约占世界人口的 14%~22%，为肠道门诊的一半；在英美的健康人群中约 30% 的人具有胃肠道症状；张锦坤在 2950 名干部体检中，发现 712 名具有胃肠道症状（24.1%），其中本院新医护人员 256 人中 55 人有胃肠道症状（占 21.5%），占胃肠专科门诊的 1/3 以上，患者被认为系 IBS 或胃肠功能紊乱。李定国认为，IBS 约占人群的 15%，占胃肠疾病的 1/3~1/2。

一、病因病机

（一）西医学认识

1. 病因

（1）精神因素　IBS 发作及症状加剧与精神因素关系很大，如严重的焦虑、抑郁、紧张、激动和恐惧等因素都影响自主神经的调节，从而引起结肠运动与分泌功能障碍。章止绪等报告，IBS 因情绪紧张等因素诱发者占 45%，国外有报道高达 80%。

（2）饮食因素　在某些肠易激综合征的患者食物中纤维素的缺乏起着重要的作用。纤维素对肠管的运动有促进的作用，对肠内容物的渗透压有很大的影响。食物中含纤维素过少，在肠管内通过缓慢，粪便量少。食物中纤维素多，则在肠管内通过加快，粪便量也多。临床上应用高纤维膳食治疗以便秘为主的肠易激综合征，其症状明显改善，结肠运动活力也有相应的客观变化。另外，食物中可因乳糖酶缺乏，而发生乳糖类消化不良，也可因冷食、刺激性食物或过细无渣食物而致发病。

（3）感染因素　本征不属于感染性疾病，但在肠道感染后，易诱发结肠功能紊乱。如微生物或寄生虫所致的感染性肠道炎症，也能改变结肠的反应性，诱发或加重 IBS，尤其是在患痢疾之后，本病发病率可增高。

（4）肠道菌群失调　正常人肠道以厌氧菌为主，需氧菌以肠杆菌占优势。改变饮食种类或过量食入某种食物后，肠道菌群比例失调；长期口服广谱抗生素药物者，粪便中革兰阴性菌减少；IBS患者需氧菌明显高于正常。此外，儿童时期有胃肠功能失调，常延续为成人IBS。

（5）遗传因素 有些患者从儿童时期即有此症，有些从进入青春期即有此症，其中有些有家族史，在同一家族中可有多人患IBS疾病，因此，本病可能与遗传有关。

（6）肠道动力紊乱 结肠肌电活动研究提示，患者结肠节段性及集团性运动有增强倾向，结肠扩张、进餐、胆碱能药物的敏感性均增加，压力曲线变化与肌电活动密切相关，此可解释其腹痛、腹泻等症状。

（7）其他因素 有些疾病的影响如甲状腺功能亢进或减退、类癌、糖尿病、肝胆系统疾病等，亦可引起IBS。消化性溃疡、慢性胃肠炎常可与IBS同时存在。另外，常服用泻药、灌肠及其他生物、理化因素，如妇女月经期等也可诱发IBS。

2. 发病机制

（1）肠道动力学改变 IBS患者结肠测压可见高动度和低动度图形变化；不论便秘或腹泻者均可导致乙状结肠和直肠的运动指数增高；IBS患者的直肠耐受性差；静息乙状结肠压力于腹泻时降低，便秘时增高；用气囊扩张结肠各部和小肠可引起IBS样腹痛；乙状结肠的张力类似括约肌的功能，当其张力增高时，引起近端扩张及便秘，当其张力减低时，则引起腹泻；结肠的肌电活动以每分钟三周的慢波为特征，其出现率与正常人相比更为明显；结肠动力学改变对拟副交感神经药物及缩胆囊素的敏感性增高。结肠动力学改变常伴有小肠和食道动力学改变。

（2）肠道分泌与吸收功能改变 IBS患者结肠黏膜的黏液分泌增多而引起黏液便，甚至形成黏液管型；结肠液体吸收障碍使过多液体停留于结肠，亦是引起腹泻的原因之一。

（3）免疫改变 有人认为IBS与T细胞群变化有关，血清IgG含量明显高于正常，故认为IBS存在免疫调节功能紊乱。

（4）激素影响 IBS腹泻患者肠腔内前列腺素 E_2（PGE_2）增高，直肠黏膜前列腺素 E_1（PGE_1）明显高于非腹泻者和正常人。前列腺素可促进细胞黏膜黏液分泌，引起大量黏液便。5-羟色胺（5-HT）、肠血管活性肽、胰高血糖素、生长抑制素等，可能通过旁分泌系统直接作用于平滑肌，引起"慢波"电活动改变。缩胆囊素可使结肠收缩功能增强而引起腹痛。另外其他胃肠激素的分泌异常或肠道对此类激素的敏感性增强，亦可能是结肠功能紊乱的机制之一。其他分泌系统疾患，如甲状腺功能减退或增强、胰岛细胞癌、甲状腺髓样癌等，亦可导致IBS。

（二）中医学认识

中医学对于"肠易激综合征"之病名，尚无明确记载，根据其临床表现，当属"泄泻""滞下"等范畴。朱震亨《丹溪心法》有"伤食泄，因饮过多，有伤脾气，遂成泄泻"。秦景明曰："膏粱厚味，酒湿、辛辣、香燥之物，时积于中，积湿成热，热蒸于胃，下传大肠，积热之泻成矣。"《证治要诀》有"饮啖日中所晒之物"的记载，意指吃不洁食物致病之意。明代医家张景岳说："气泄症，凡迁怒作泄者，必先怒时夹食，致伤脾胃，故有所犯，即随触而发，此肝、脾两脏之病也。"由此可见，此病与饮食不洁、愤怒伤肝或脾胃虚寒，不能腐熟水谷，运化功能失常，精微水液糟粕混杂而下，即成泄泻，病变日久，损伤肾阳，引起脾肾两虚，使病情复杂，久治不愈。中医学认为，本病主要是情志内伤，尤其是肝郁气滞、肝胃不和、外感寒湿、劳倦过度等引起。

二、临床诊断

（一）辨病诊断

1. 临床表现

（1）分类　目前尚无统一分类标准，可简单分为如下几型。

①痉挛性结肠型：以下腹尤其是左下腹疼痛和便秘为主。

②无痛性腹泻型：以腹泻为主，伴有黏液。

③混合型：可有腹痛、腹胀、腹泻与便秘，亦可二者或三者交替出现，时轻时重，以二者兼而有之，或以某一型偏重。

（2）此外，Bockus 所分型为：结肠痉挛型、黏液腹痛型、神经性下痢型。日本池见分为三型：不安定型、持续下痢型、分泌型。另有分为四型者，即腹泻型、便秘型、腹泻便秘交替型、黏液型。

2. 症状体征

（1）消化道症状

①腹痛：IBS 最突出的症状为腹痛，多位于左下腹或下腹部，大便前或冷食后加重，可在清晨 4~5 点发生。

②腹泻：常为黏液性腹泻或水样腹泻，可每日数次，甚至十几次，并常有排便不尽的感觉。

③腹胀：腹胀发生率是正常人的数倍，并常与便秘或腹泻相伴，以下午或晚上为重，肛门排气或排便后减轻。

④便秘：主要由结肠痉挛引起，尤其是降结肠和乙状结肠痉挛，肠腔狭窄，肠内容物推进缓慢，粪便停留时间过长，水分被过度吸收，腹部胀满不适，排气多，粪便干硬呈球状或羊粪状，伴阵发性痉挛性左下腹痛。腹痛时可扪及痉挛性肠曲。

⑤假性肠梗阻：因肠管功能异常而引起肠管局部持久强烈收缩，其他部位肠段运动也被抑制。

⑥此外，还可出现上腹饱胀、厌食、嗳气、心悸、气促、心前区不适、乏力、多汗潮热、头痛、失眠、焦虑、抑郁等。

⑦体征：腹部或左下腹于腹痛时可扪及条索状物或包块。

（2）消化道以外症状　IBS 患者 60% 以上有精神因素，对各种外界刺激反应敏感，表现为焦虑、心烦、抑郁、失眠多梦等。约 50% 的患者合并有尿频、尿急、排便不畅的感觉。有些可能合并有性功能障碍，如阳痿、早泄等。

3. 相关检查

（1）一般检查　可有腹胀、腹痛、肠鸣音亢进或减弱。

（2）实验室检查　大便常规可无异常。大便隐血、血常规、尿常规、甲状腺功能、肝胆胰肾等功能、红细胞沉降率、电解质、血清酶均无异常。

（3）X 线钡餐或钡灌肠检查　钡餐示钡剂迅速充盈小肠和结肠，钡剂经过小肠时间显著缩短，此点颇为突出。钡剂灌肠示结肠充盈迅速、结肠腔普遍变细呈条索状，或节段性变细或袋形增多和加深，特别以横结肠为突出和典型。结肠形态可有变化，甚至和变细的肠段交替出现，某些肠段袋形消失或轻度扩张，但从无黏膜破坏、溃疡、固定狭窄、充盈缺损等征象。

（4）结肠镜检查　仅有轻度黏液分泌，肠腔未发现器质性改变，可见肠易激惹征。

（5）肛肠压力测定　直肠、乙状结肠静息压力与充盈压力反应较正常人群均有不同程度异常。

（二）辨证诊断

1. 四诊

望诊：或神疲乏力，或面色萎黄，或呈痛苦面容，大便或干或稀，舌质淡、苔薄白。

闻诊：语言无明显异常，大便无明显臭味。

问诊：或腹痛，或腹中隐痛，大便时干时稀，但以便次增多为主，无脓血，或有少量黏液，或每因饮食或情志不舒而诱发。

切诊：腹部有压痛，以左下腹多见，脉弦紧或弦滑。

2. 辨证分型

（1）脾胃虚弱型

临床证候：大便时溏时泻，餐后而泻，夹有黏液，次数增多，肛门坠胀，轻度隐痛，脘闷不舒，面黄不华，纳差倦怠，舌淡苔白，脉细弱缓。

辨证要点：大便时溏时泻，餐后而泻，脘闷不舒，面黄不华，纳差倦怠，舌淡苔白，脉细弱缓。

（2）脾胃阴虚型

临床证候：腹痛不甚，便秘难下，粪如鹅卵，大便覆有黏液，数天一次，下腹胀满可触及肠型，聚散无常，按之胀痛，消瘦，饥不欲食，口干喜饮而量少，尿频色黄，常伴焦虑、心悸、失眠等，舌红少苔，脉细数。

辨证要点：腹痛不甚，便秘难下，消瘦，饥不欲食，口干喜饮而量少，尿频色黄，常伴焦虑、心悸、失眠等，舌红少苔，脉细数。

（3）脾胃阳虚型

临床证候：晨起即泄，便下清稀，完谷不化，便后腹痛不减，腰膝酸胀，形寒肢冷，舌苔淡白，脉沉细迟。

辨证要点：晨起即泄，便下清稀，完谷不化，便后腹痛不减，腰膝酸胀，形寒肢冷，舌苔淡白，脉沉细迟。

（4）肝郁气滞型

临床证候：欲便不畅，腹痛便秘，大便困难，脘腹胀闷，便后窘迫，胁肋胀满，窜痛，排气后胀痛缓解，恼怒忧虑易发，纳差，舌苔薄，嗳气呃逆，脉弦细。

辨证要点：脘腹胀闷，便后窘迫，胁肋胀满，窜痛，恼怒忧虑易发，纳差，舌苔薄，嗳气呃逆，脉弦细。

（5）肝脾不和型

临床证候：常因恼怒或精神紧张而发病或加重。症见肠鸣放屁，腹痛即泻，泻后缓解，泻下不多，伴少腹拘急。胸胁胀满，嗳气少食，便下黏液等。舌淡红、苔薄白，脉弦细。

辨证要点：腹痛即泻，泻后缓解，胸胁胀满，嗳气少食，便下黏液等。舌淡红、苔薄白，脉弦细。

（6）肝脾不和、寒热夹杂型

临床证候：症见久泻，便下黏液呈泡沫状，或腹泻便秘交替发生，便前腹痛、肠鸣、腹胀，便后减轻，须臾又作。舌苔白腻，脉细弦滑。

辨证要点：便下黏液呈泡沫状，或腹泻便秘交替发生，便前腹痛、肠鸣、腹胀，便后减轻，须臾又作。舌苔白腻，脉细弦滑。

（7）瘀阻肠络型

临床证候：症见泄泻日久，大便黏滞或干或溏，泻后不尽，腹部刺痛，痛有定处，按之痛甚，面色灰滞。舌质淡红或紫红，脉弦细涩。

辨证要点：大便黏滞或干或溏，泻后不尽，腹部刺痛，痛有定处，按之痛甚，面色灰滞。舌质淡红或紫红，脉弦细涩。

（8）气滞血瘀型

临床证候：症见腹痛、便秘、脘腹胀闷、疼痛走窜，以左下腹为主，排气后缓解，恼怒忧虑易发作，舌苔薄，脉弦涩。

辨证要点：腹痛、便秘、脘腹胀闷、疼痛走窜，以左下腹为主，排气后缓解，恼怒忧虑易发作，舌苔薄，脉弦涩。

三、鉴别诊断

（一）西医学鉴别诊断

IBS疾病主要与下列疾病相鉴别。

1. 吸收不良综合征

本征常有腹泻，但大便常规可见脂肪和未消化食物。

2. 慢性结肠炎

亦可有腹疼、腹泻，但以黏液血便为主，结肠镜下见结肠黏膜充血水肿，糜烂或溃疡。

3. 慢性痢疾

腹泻以脓血为主，粪常规可见大量脓血球，或见志贺菌属，大便培养可见痢疾杆菌生长。

4. 克罗恩病

常见有贫血、发热、虚弱等全身症状，肠镜检查见"线性溃疡"或肠黏膜呈"卵石样"改变。

5. 肠结核

有腹泻、腹痛，粪便中可有脓血，并伴有全身中毒症状，如低热、消瘦等，或在其他部位发现结核病灶，结核菌素试验强阳性。

6. 肠肿瘤

以脓血便为主要症状，可伴有腹泻。在肛诊、结肠镜检查可发现阳性体征。

7. 其他疾病

如消化性溃疡、肝胆系统疾病等。

（二）中医病证鉴别

肠易激综合征主要表现在每遇精神刺激或饮食不洁则出现腹痛泄泻，据临床所见，其发病与精神、饮食有关，与痢疾、锁肛痔不同，且不可仅凭腹痛、泄泻而辨证治疗。痢疾和锁肛痔除腹痛、腹泻外，多数患者便中有脓血及里急后重等可资鉴别。

肠易激综合征与痢疾、锁肛痔从病因病机和主症上做如下鉴别：

病因病机：肠易激综合征多因脾胃虚弱及精神因素等引起脾胃运化失常或肝气横逆犯脾所致，病机为脾胃运化失职，水谷精微及水液夹杂而下。痢疾为湿热之毒侵及胃肠并伤及血络，泻下脓血黏液。锁肛痔为痰湿凝结肠道而形成包块所致。

主症：肠易激综合征是以腹痛、泄泻，但便中无脓血、黏液，舌苔、舌质无变化为其主要症状。而痢疾以腹痛，便下脓血，并伴有发热，舌质红，舌苔黄腻为主要症状。锁肛痔是便中带有暗血，因肛门有块而排便困难为主要症状。

四、临床治疗

（一）提高临床疗效的基本要素

1. 调和肝脾

肠易激综合征的病因主要为脾胃虚弱或肝气郁结所致，故健脾养胃，疏肝理气为治疗大法。疏肝理气，肝气和则气机通，升降条达，脾气和则运化正常，水谷精微布散全身，正气充则病情恢复正常有望。

2. 注重兼证

此病患者多有心情急躁、失眠、多梦、腹部拘痛等，在中药健脾疏肝的同时，要给镇静安神，暖胃止痛的炒白芍、干姜、肉桂等。

3. 饮食调理

饮食制定因人而异，每个人都有不同爱好，并对各种食品有不同的耐受性，但一般主张避免生冷和刺激性食物。个别患者对某些食品耐受性差，应忌食如鸡蛋、鱼、虾、蟹等水产食品。

（二）辨病治疗

1. 心理治疗

主要是帮助患者找出引起本征的精神原因，对患者存在的心理障碍进行疏导。医生应以同情和支持的态度与患者接触，使患者消除各种恐惧、疑虑，树立战胜疾病的坚强信念。

2. 饮食调节

一般以容易消化、低脂肪、适量蛋白质的食物为主，多食新鲜蔬菜。避免过冷过热、高脂、高蛋白及刺激食物。

3. 药物治疗

（1）对精神障碍严重的患者，可给予口服安定 2.5mg，每日 3 次，亦可选用氯氮䓬、苯巴比妥，适当用些阿米替林、盐酸丙米嗪等，同时服用一些调节神经药物如谷维素 20~50mg，以及维生素 C、维生素 B_6 等。

（2）以腹痛为主者，除使用阿托品、颠茄合剂外，可使用钙通道阻滞剂，如盐酸维拉帕类片或硝苯地平 10mg，舌下含化或口服，每日 3 次，以减轻腹痛和排便次数。

（3）以腹泻为主者，可用盐酸洛哌丁胺 2mg，每日 3 次，口服，或用溴化赛米托品或磷酸可待因，洛哌丁胺。

（4）以便秘为主者，大便干结时可口服通便灵胶囊 2 粒，每日 3 次或口服蓖麻油、液体石蜡、番泻叶等；亦可用开塞露、液体石蜡、甘油 20~50ml 肛内注入。胃动力不良者可同时加服多潘立酮片 10mg，每日 3 次，口服。

（5）以黏液便为主者，可口服吲哚美辛 25mg，每日 3 次。

（6）对于长期大剂量使用广谱抗生素患者，可使用促菌生片 2.5mg，每日 2 次，或双歧杆菌制剂。在服用活菌制剂时，停用一切抗菌药物，以免降低疗效。

（三）辨证治疗

1. 辨证施治

（1）脾胃虚弱型

治法：健脾益气，和胃渗湿。

方药：参苓白术散或七味白术散加减。

党参、白术、茯苓、炒山药、陈皮、甘草各 100g，炒薏苡仁、莲子肉、炒白扁豆各 75g，桔梗、砂仁各 25g。共为细末，

每服 6g，用大枣煎汤送下或米汤送下。

（2）脾胃阴虚型

治法：养阴滋便。

方药：麻仁丸或增液汤加减。

火麻仁 30g，生地、麦冬、当归 20g，玄参 15g，桃仁 10g，甘草 6g。

（3）脾胃阳虚型

治法：温补脾胃，固涩止泻。

方药：附子理中汤合四神丸加减。

党参、白术、五味子、补骨脂、肉豆蔻、吴茱萸各 10g，甘草 6g，附子、炮干姜各 5g。

（4）肝郁气滞型

治法：降逆通便，顺气行滞。

方药：六磨汤或柴胡疏肝饮加减。

党参、枳壳、香附各 12g，柴胡、川芎各 10g，乌药、沉香、木香各 6g，甘草 5g。

（5）肝脾不和型

治法：疏肝解郁，健脾和胃。

方药：痛泻要方合四逆散。

白芍、枳壳、柴胡各 12g，白术、陈皮各 10g，防风、甘草各 6g。

（6）肝脾不和，寒热夹杂型

治法：泄木安土，平调寒热。

方药：乌梅丸或乌梅丸加减。

黄连 50g，乌梅 48g，干姜 30g，人参、细辛、桂枝各 10g，附子、黄柏各 18g，当归、蜀椒各 12g。上药共为细末，制成水丸，每服 6g，每日 3 次。

（7）瘀阻肠络型

治法：化瘀通络，和营止痛。

方药：少腹逐瘀汤加减。

小茴香、炮姜各 10g，赤芍、当归、生蒲黄、炒五灵脂各 9g，川芎、延胡索、肉桂各 6g。

（8）气滞血瘀型

治法：行气活血

方药：柴胡舒肝饮加减。

柴胡、炒枳实、白芍、甘草、青皮、

陈皮、制香附，痛剧加金铃子、玄胡；便秘加火麻仁、柏子仁。

2.外治疗法

（1）针灸　针刺天枢、大肠枢、阳陵泉；灸上脘、天枢、神阙、关元、足三里。

（2）拔火罐　用中型火罐，于肚脐窝处（相当于神阙穴，包括天枢穴处），隔1日或隔4日1次。适用于寒性腹泻。

3.成药应用及单方验方

①逍遥散：每次6g，每日2~3次。

②归脾丸：每次6g，每日2~3次。

③香连丸：每次6g，每日2~3次。

④四神丸：每次6g，每日2~3次。

⑤补脾益肠丸：每次6g，每日2~3次。

（四）医家诊疗经验

1.武明钦

武明钦认为，本病归于中医的泄泻范畴，按八纲辨证，多属虚寒证，病位在脾肾，早期多属脾虚湿盛，病久则累及肾阳，导致脾肾阳虚，脾虚亦可导致木郁乘土，肝郁脾虚。湿邪中阻，气机失调，还可出现上盛下虚，上热下寒之复杂病变，临证时应详细辨证，审慎用药。临床上将该病分为脾肾阳虚、木郁乘土、肾阳虚衰和上盛下虚四型，在临床治疗上多以甘姜苓术汤加味为主。其具体用法是：脾肾阳虚者，症见肠鸣腹泻，粪便挟有不消化食物或有黏液，纳呆，胸闷，乏力，畏寒，腰酸，舌质淡，苔白滑。治则为健脾化湿，温通肾阳，方药选用甘草、干姜、茯苓、白术等；如肾阳虚较甚，加附子；寒饮内停，心下痞满加桂枝；伴倦怠乏力且易外感者加玉屏风散。木郁乘土型者，多见于情绪激动或紧张时发病，腹痛即泻，泻后痛减，伴胸胁胀痛，脘闷，纳呆，舌苔薄白，脉弦而无力。治宜抑肝扶脾，疏肝健脾，用甘姜苓术散与甘术正气散合方加减。其中甘草、干姜、茯苓、白术健脾温中化湿，

培土以泻肝木，此乃"见肝之病，知肝传脾"之意，乌药、香附、苏叶、陈皮四药合用，共有理气醒脾、泻肝止痛之效。肝肾虚衰者，多见于病程迁延日久，症见畏寒，面色㿠白，腰酸膝冷，肠鸣腹泻，以鸡鸣泻为主。治以温肾健脾，固肠止泻，方用甘姜苓术散合四神丸加减。上盛下虚型多见于心下痞满，干呕或呕吐，腹部隐痛，肠鸣腹泻。治以和胃降逆，温脾暖肾之法，选用半夏泻心汤合甘姜苓术散加味，方中黄连、黄芩苦泄除上热，干姜、半夏、白术辛温开散下焦之寒，党参、大枣、甘草甘温益气补其虚，茯苓化湿健脾。若腰膝酸冷，可加附子。

2.焦树德

焦树德认为，本病不能单从健脾利湿论治，因为此病年久不愈，中气渐虚，中虚则泻不止，泻不止则中愈虚，关门不固则脾气随泻而衰，则寒从中生，寒性下降，泻必伤阴，阴寒下沉，必伤及肾，故治宜温补肾阳，使肾气足，开合有权，并能温煦中焦，再兼以健脾益气，使中阳复，则水湿运化，清气上升，浊气下降，泄泻自止。常用景岳之九炁丹合理中丸减荜茇加茯苓、诃子组成。其药物组成：熟地、茯苓各15g，肉豆蔻、补骨脂各10g，五味子9g，制附子8g，吴茱萸、甘草各5g，另加灶心土60g，煎汤化水。若有肝郁乘脾之象，用痛泻要方加减。

3.丁光迪

丁光迪对本病采用的主要是李东垣的升阳除湿法，主要用风药升阳除湿，同时益气和营，标本相合。常用柴胡、升麻、防风、羌活、苍术、黄芪、芍药、甘草、当归等，内外兼治。临证时，随症加减，常收到较好疗效。

4.丁柏林

丁柏林认为，此病单服中药无效，常采用灌肠、敷脐和口服共用，疗效较为显

著。其灌肠药用马齿苋 10g，生地榆、白头翁、败酱草、苦参、贯众、黄连、甘草各 5g，儿茶 2g，明矾 0.5g，锡类散 2 支，2% 的利多卡因 10ml，此为一次灌肠药量。制法，将前两味药研成细粉，其他药加水 600ml，煎至 100ml，纱布滤过，加锡类散及利多卡因，摇匀灌肠，保留 4 小时以上，每日 1 次，2 周为 1 个疗程。敷脐药方：五倍子、虎杖、皂角刺、露蜂房各等份，共研细粉，每取 2~3g，加樟脑粉 0.2g，麝香 0.1g，拌匀，用 75% 乙醇贴敷肚脐，隔日 1 次，2 周 1 个疗程。口服药：怀山药、莲子米 30g，炙黄芪、龟甲胶各 20g，肉豆蔻、砂仁各 12g，肉苁蓉、老鹳草各 10g，乌梅肉、补骨脂、炒白术各 3g，红枣 10 枚，前 2 味研末，其他药煎汁，过滤后加温，加入药粉，1 次口服，在治疗期间，禁房事、生冷及辛辣与高脂饮食。

5. 李柏群

李柏群研究风芍六君子汤对脾虚腹泻型肠易激综合征的治疗作用，采用大黄复制小鼠脾虚腹泻模型，观察受试药物对小鼠排便及肠推进率的影响：采用番泻叶及胶带束缚法复制大鼠脾虚泄泻型肠易激综合征模型，观察受试药物对大鼠肠道敏感性、肠推进率及结肠组织中 5- 羟色胺量的影响：以及观察受试药物对冰醋酸致小鼠疼痛模型的镇痛作用。结果风芍六君子汤对脾虚腹泻具有止泻作用，能改善腹泻型肠易激综合征大鼠的肠道功能。水煎液及不同提取部位对改善脾虚腹泻型肠易激综合征症状的不同表现有不同的效果。风芍六君子汤由红参、白术、茯苓、白芍、法半夏、防风、陈皮、地锦草、甘草组成：成人剂量为每日 122g（生药）/60kg。

五、预后转归

本病经治疗好转后，仍有复发的可能，但一般不会严重影响患者的健康。

六、预防调护

由于本病首先与情志、饮食有关，因此应做好本病患者的情志护理，调其情，舒其志，使患者保持良好的精神状态，对本病的治疗、预后都具有重要意义。

由于患者来自各方，个性、病情、家庭、经济情况、生活环境、文化素养均不相同，精神情志各有所异，护理人员要了解掌握其性情所失，究其根源，辨情施护。平时，饮食应以柔软、易消化，富于营养，有足够热量为原则，宜少食多餐，补充多种维生素。避免冷饮、水果、多纤维素的蔬菜及其他刺激性食物，忌食牛乳及乳制品。

本病的预防，除做到上述调护外，还要讲究劳逸结合，有劳有逸，能够增强体质，预防疾病的发生。这也是本病预防中常遵循的重要原则之一。俗话说；"生命在于运动"，通过运动，能强化脏腑，调养精神，舒筋壮骨，增强人体的抗病能力，但锻炼必须适度，量力而行，把握适度的运动量，采用循序渐进、持之以恒的方式，才能达到预期的目的。

运动的方法很多，最简单易行的有徒手操、散步、慢步跑、其他如气功、太极拳、八段锦等，只要长期坚持，运动适量，定能增强脾胃等脏腑的功能，达到预防本病的目的。

七、专方选要

疏肝解郁调理气机方：白芍 15g，柴胡 12g，当归、白术、茯苓、郁金、川楝子各 10g，甘草 3g，生姜 5 片。本方疏肝理气，用于肝郁犯脾之证可以取得很好的效果。

八、研究进展

目前，对肠易激综合征发病的机制无统一认识，一般认为精神因素在本病的发生与发展中起重要作用，如劳累过度、情绪紧张、家庭纠纷、生活和工作上的困难长期得不到合理解决，均可干扰高级神经的生理活动，影响自主神经功能，进而引起肠道功能障碍。有人在描记结肠腔内压力时证明，焦虑、愤怒、对抗、抑郁、惧怕等情绪能影响神经功能而使结肠运动和分泌失调。激动的对抗情绪常伴有乙状结肠收缩减弱和黏膜分泌增多，这类患者多发生黏液性腹泻，腹痛不显。

饮食失调，经常服用泻药或灌肠等理化因素刺激，微生物或寄生虫所致的感染性肠道炎症等，能改变结肠的反应性，起诱发或加重症状的作用。此外，部分患者在患痢疾治愈后可发生后遗症，即"痢疾后结肠功能紊乱"。

主要参考文献

[1] 陈振侬. 肠道易激综合征 [J]. 中国实用内科杂志, 1991, 11（1）: 10.

[2] 史兆岐. 中国大肠肛门病学 [M]. 郑州: 河南科学技术出版社, 1995: 540–542.

[3] 翟绍衣. 抑肝扶脾治疗肠道易激综合征62例 [J]. 肛肠病的诊断与研究, 2000: 54.

[4] 王兴亚. 中西医结合肛肠病研究新进展 [M]. 沈阳: 辽宁科技出版社, 2000: 101–102.

[5] 安阿玥. 肛肠病学 [M]. 第2版. 北京: 人民卫生出版社, 2005: 423.

[6] 皮执民, 刘栋才, 赵华. 肛肠外科手术学 [M]. 北京: 军事医学科学出版社, 2007: 458.

[7] 李柏群, 陈绍成, 彭腾, 等. 风芍六君子汤治疗脾虚腹泻型肠易激综合征的药效研究 [J]. 中成药, 2012, 11（34）: 2229.

第二节　蛋白丢失胃肠综合征

蛋白丢失胃肠综合征是由于多种原因所引起的血浆蛋白（尤其是白蛋白）从胃肠黏膜丢失而导致的一种综合征。临床上又称蛋白丧失综合征、蛋白漏出胃肠病或渗出性胃肠病。

一、病因病机

（一）西医学认识

蛋白质从胃肠道丢失的原因不甚明确，多倾向于多因学说，认为与多种疾病有关。

1. 胃肠道黏膜上皮异常的疾病

如肥厚性胃炎、局限性肠炎、克罗恩病、胃癌、溃疡性结肠炎、肠癌以及其他炎症或溃疡性疾病，均可导致血浆蛋白从病变的黏膜渗入肠腔，超过肝脏代偿能力时，即形成低蛋白血症。

2. 胃肠道或全身淋巴管异常的疾病

包括原发性小肠淋巴管扩张症和继发性小肠淋巴管扩张。继发性小肠淋巴管扩张常发生于以下疾病：①自身免疫性疾病如系统性红斑狼疮、皮肌炎、系统性硬化症等。这类疾病常发生肠系膜及后腹膜炎症反应，使该处淋巴管腔狭窄或阻塞；②肿瘤，如淋巴肉瘤、腹膜间皮瘤、后腹膜纤维瘤等，由于瘤体压迫、浸润、转移至淋巴系统，使淋巴回流障碍；③所有使中心静脉压升高的疾病，如缩窄性心包炎、房间隔缺损等，可使肠淋巴管内压升高。原因有两种，静脉回流不畅致肠淋巴液生成增多，胸导管回流受阻又使肠淋巴液淤滞；④其他，如肠系膜淋巴结结核、丝虫病、肝硬化腹水、克罗恩病等亦可引起肠淋巴回流受阻。

3. 毛细血管通透性增加的疾病

如伴有毛细血管扩张的结肠息肉病、胃肠道黏膜代谢障碍、过敏性胃肠病等，均可使毛细血管通透性增加，从而导致蛋白质丢失，如成年人乳糜泻。

（二）中医学认识

中医学认为，本病属于"泄泻""腹痛""积聚"范畴，在临床上可分为湿热瘀阻、邪滞互结、脾肾两虚三型。

二、临床诊断

（一）辨病诊断

1. 临床表现

由于血浆蛋白特别是白蛋白的丢失，引起胶体渗透压降低和继发性醛固酮增多，造成水钠潴留，患者可出现全身浮肿，下肢尤为明显；此外可有胸水、腹水、体重减轻、贫血等，儿童则可有发育障碍。消化道症状可有呕吐、腹泻、食欲不振、恶心和腹痛等；钙的丢失可诱发手足搐搦征；小肠蛋白扩张症常有免疫球蛋白丢失和细胞免疫异常，植物血凝素的淋巴细胞返祖现象亦减弱，因此易导致肺部感染。

2. 相关检查

（1）^{131}I-PVP　PVP（聚乙烯吡酮）是一种大分子物质，在消化道很少被吸收。用 ^{131}I-PVP 静脉滴注 10~15 微居里后，收集 4 日不含尿液的粪便进行测定：正常人仅排泄 1.5%。有蛋白丢失胃肠综合征者 ^{131}I-PVP 的排泄量可增加达 2.9%~32.5%。也可用 ^{59}Fe- 右旋糖酐代替 ^{131}I-PVP 进行测定。

（2）^{51}Cr- 白蛋白和 ^{51}Cr- 转铁蛋白　静脉滴注 25 微居里 ^{51}Cr- 白蛋白，收集其 4 日不含尿的粪便，正常人 ^{51}Cr 的排泄量为 0.1%~0.7%，而患者为 2%~40%。有人报道用静脉滴注 10 微居里 ^{51}Cr- 白蛋白则更为有效。由于用 ^{51}Cr 标记的白蛋白或转铁蛋白，几乎不经胃肠道吸收，也不从正常的消化液（如：唾液、胃液、胰液、十二指肠液）中分泌，故对了解胃肠蛋白的丢失量很有参考价值。由于 ^{51}Cr 能从尿液中排泄，所以在收集标本时，一定要大便与尿液分离，否则就失去参考价值。

（3）粪便 α-1- 抗胰蛋白酶清除率测定　α-1- 抗胰蛋白酶为肝脏合成的一种糖蛋白，是人类丝氨酸激酶的主要抑制剂。这种蛋白质分子量与白蛋白分子量相似，并且具有总血清蛋白质的 5%，由于它抗蛋白水解酶的活性，α-1- 抗胰蛋白酶很少被肠道激酶消化，可以反映肠道蛋白排出情况。α-1- 抗胰蛋白酶在诊断肠道蛋白质丢失的敏感性为 58%，特异性 80%。对诊断蛋白质从胃肠道丢失具有较大意义，但其检测方法复杂，临床上难以普及。

（4）X 线胃肠钡餐检查　特别是以下 X 线征：胃肠黏膜皱襞巨大肥厚（见于肥厚性分泌性胃病）；吸收不良的 X 线（肠腔扩张、雪花样或羽毛样钡剂沉着，钡剂呈分节状分布，见于各种伴有吸收不良的蛋白质丢失性胃肠疾病）；小肠黏膜皱襞普遍增厚（淋巴瘤、克罗恩病、原发性肠淋巴管扩张症或继发性肠淋巴管阻塞）；小肠黏膜呈结节样改变后指压征（淋巴瘤、克罗恩病）。腹部 CT 扫描有助于发现肠系膜淋巴结肿大等。

（5）淋巴管造影　可以发现淋巴管扩张及淋巴液的丢失。

（6）内镜检查

①胃镜可发现胃部疾病：如肥厚性胃炎、浅表性胃炎、胃溃疡。

②结肠镜可发现：克罗恩病、溃疡性结肠炎。

（7）生化分析　血浆白蛋白明显低于正常人，可合并有血液其他成分减少。

3. 诊断参考

（1）临床症状体征　全身浮肿。

（2）实验室检查　低蛋白血症。

（3）放射性同位素检查　以上有前二项即可确认，再结合放射性同位素检查可区别具体疾病。

（二）辨证诊断

临床上中医主要是参照"泄泻""腹痛""积聚"进行辨证。

（1）湿热瘀阻型

临床证候：腹痛、腹泻，大便黄褐秽臭，小便短赤。舌红、苔黄腻，脉弦滑或滑数。

辨证要点：腹痛、腹泻。舌红、苔黄腻，脉弦滑或滑数。

（2）邪滞互结型

主证：腹痛、腹胀，胸腹痞满。舌红，苔厚腻而干，脉弦数。

辨证要点：腹痛、腹胀。舌红，苔厚腻而干，脉弦数。

（3）脾肾阳虚型

临床证候：腹痛隐隐，泄泻反复发作，迁延日久，舌淡胖、苔白，脉缓或沉迟。

辨证要点：腹痛隐隐，泄泻反复发作，舌淡胖、苔白，脉缓或沉迟。

三、鉴别诊断

（一）西医学鉴别诊断

1. 急性阑尾炎

急性阑尾炎很少有腹泻，右下腹肿块多见，压痛明显；白细胞总数显著增加。

2. 出血性肠炎

急性出血性坏死性肠炎病变主要在空肠，呈节段性分布，多发生于儿童，主要表现为急性腹痛、腹泻、发热，与本病相似，但发病前多有不洁饮食史，腹痛多位于左下腹，便血多见，呈水样或暗红色糊状便，腥臭不堪，中毒症状较明显，病程较短，很少复发。

3. 肠结核

肠结核大多继发于肺结核，尤其是开放性肺结核；回盲肠大多同时受累，少有瘘管形成，抗结核药治疗有效。结核菌素试验有助于两者的鉴别，阴性结果提示局限性肠炎。

（二）中医病证鉴别

1. 风水相搏浮肿

多因小儿机体柔弱，气血未充，风邪乘虚而入，客于肌表，与体内水气相搏而致。风为阳邪，其性轻扬，故初见眼睑浮肿；风水郁闭于肌腠，故四肢、全身肿胀；风邪外袭，肺失宣降，不能通调水道，下输膀胱，故发热恶风，咳嗽，浮肿，小便不利。治宜疏风解表，宣肺行水，方选越婢加术汤或麻黄连翘赤小豆汤加减。

2. 湿热壅盛浮肿

多因小儿脏腑未坚，饮食不节，水湿内停，湿热壅滞，中焦气机升降失调，三焦气化不利，气不化水，水溢四肢而致。故而遍身浮肿，色泽光亮，皮肤胀急，湿热内蕴，故有烦热口渴，舌质红、苔黄腻，脉滑数。治宜淡渗利水，清利湿热，方选五苓散合五皮饮加减，或疏凿饮子加减。

3. 湿热壅盛浮肿与风水相搏浮肿

二者皆属阳水实证，一者为湿热壅滞三焦，中焦气化不利，气不化水，水湿泛滥，发为浮肿，故见胸膜胀满，舌质红、苔黄腻，脉滑数等症；一者为外感风邪，风水相搏，水湿溢于肌表，肺失宣降，水道不通，膀胱气化不利，发为浮肿，故见发热恶风，咳嗽，舌红、苔薄，脉浮数等症。

4. 脾阳不振浮肿

多因小儿后天失调，饮食不节，嗜食生冷，损伤脾阳，脾不制水，水湿浸渍，发为浮肿。如《素问·至真要大论篇》所说："诸湿肿满，皆属于脾。"其临床特点为：周身浮肿，按之凹陷不易恢复，面色㿠白，身重懒言，胸闷纳差，便溏溲少，舌淡、苔白滑，脉濡。治疗宜温运脾阳，化湿行水，方选实脾饮加减。

5. 肾阳衰微浮肿

多因小儿禀赋不足，后天失调，或病累日久，以致肾阳衰弱，无以温煦蒸腾，以致气不行水发为浮肿。《诸病源候论·卷二十一》曰："肾主水，肺主气，肾虚不能制水，故水妄行。"肾阳衰微，则膀胱开阖失司，水道不利，故见面浮身肿，腰以下为甚，按之没指。如形寒肢冷，治宜温补肾阳，化气行水，方选真武汤或金匮肾气丸加减。

6. 肾阳衰微浮肿与脾阳不振浮肿

二者均属阴水虚证，前者因肾阳不能温化水液，使水聚而为浮肿，临证必有寒象，如形寒肢冷、脉迟等；后者因脾阳不振，不能运化水湿，水湿泛滥，发为浮肿、身重便溏为其特点。二者之间，肾阳衰微浮肿较重，而脾阳不振浮肿较轻。且脾阳不振日久往往累及肾阳，肾阳衰微与兼见脾阳不足，故两者有互为因果的关系。

小儿浮肿，首先要分清阴阳虚实，阳水属实，病邪较浅，多为半身以上浮肿，皮色光亮，按之即起，治当发汗、利小便；阴水属实，病邪较深，正气已虚，多为腰以下浮肿为甚，皮色灰滞，按之凹陷没指，治当扶正利水。若正气尚实，能耐攻逐者，可先攻后扶。然小儿禀赋未充，脏腑娇嫩，攻伐必须谨慎。否则，常致虚虚实实之弊而难以挽救。

四、临床治疗

（一）提高临床疗效的基本要素

在确定致病原因的情况下，明确诊断情况，区分好鉴别诊断，在治疗上以保守治疗与对症治疗相结合。

（二）辨病治疗

原则：治疗原发病，对症处理，避免并发症。

（1）肠道感染时，可使用肠道有效的抗生素。如诺氟沙星、庆大霉素、甲硝唑等口服；静点可选用阿米卡星、妥布霉素、氨苄西林等。

（2）肠道肿瘤患者，应首先选用肿瘤切除术，再结合化疗、放疗进行综合治疗。

（3）对于免疫变态反应性疾病，可用免疫抑制剂或类固醇激素。

（4）对症处理　补充蛋白质，必要时可静脉滴注白蛋白、低盐饮食，使用利尿剂，如双氢克尿噻、呋塞米等。

（三）辨证治疗

1. 辨证施治

（1）湿热瘀阻型

治法：清热利湿。

方药：葛根芩连汤加减。

葛根 10g，黄连 8g，秦皮 7g，黄芩、赤白芍、车前子、泽泻各 6g。水煎服，每日 1 剂，分早晚温服。

（2）邪滞互结型

治法：清热通腑。

方药：大承气汤加减。

枳实 10g，莱菔子 9g，厚朴、大黄、山楂、神曲各 8g，芒硝、槟榔各 6g。水煎服，每日 1 剂，分早晚温服。

（3）脾肾阳虚型

治法：温补脾肾。

方药：归脾汤加减。

党参 10g，炙甘草、吴茱萸各 8g，白术、茯苓、五味子、附子各 6g。水煎服，每日 1 剂，分早晚温服。

2. 外治疗法

在明确有器质性病变（含肿瘤）的情况下，可采用手术矫正或肿瘤切除。

3. 成药应用及单方验方

（1）参苓白术散　山药、莲子肉、桔梗、砂仁各 8g，白扁豆、人参、甘草、薏苡仁各 6g，白术 5g。水煎服，每日 1 剂，分早晚温服。

（2）附子理中丸　每次9g。1日2次，口服。

（3）山楂丸　每次1丸。1日2次，口服。

（4）温中健脾汤　肉桂、半夏7g，吴茱萸、陈皮、炮姜6g，附片、莪术、神曲、甘草各6g，白术5g，水煎服，每日1剂，分早晚温服。

（5）四逆汤　干姜8g，附子、甘草6g。水煎服，每日1剂，分早晚温服。

（6）四君子汤　人参、甘草、茯苓、白术各8g。水煎服，每日1剂，分早晚温服。

（四）新疗法选粹

1.远红外线治疗仪

利用远红外线作用于人体局部，从而疏通经络，调整人体各器官功能。

2.经络导平疗法

利用经络导平仪疏通经络。

五、预后转归

本病为综合病变，不单指某种病症，所以根据疾病的实际情况不同，而预后也不尽相同。

六、预防调护

在预防方面主要是饮食规律，细嚼慢咽，吃易消化食物。

七、专方选要

（1）温中健脾汤　吴茱萸、陈皮各8g，炮姜、附片、莪术、神曲、半夏、肉桂各7g，甘草6g，白术5g。水煎服，每日1剂，分早晚温服。

（2）四逆汤　干姜8g，附子、甘草各6g。水煎服，每日1剂，分早晚温服。

（3）四君子汤　人参、甘草、茯苓、白术各8g。水煎服，每日1剂，分早晚温服。

（4）参苓白术散　山药、莲子肉、桔梗、砂仁各8g，白扁豆、人参、甘草、薏

苡仁各6g，白术5g。水煎服，每日1剂，分早晚温服。

（5）附子理中丸　每次9g。每日2次，口服。

（6）归脾汤　黄芪、远志各8g，白术、茯苓、当归各7g，人参、木香、龙眼肉、酸枣仁各6g，甘草5g。水煎服，每日1剂，分早晚温服。

主要参考文献

［1］黄乃健．中国肛肠病学［M］．济南：山东科技出版社，1996：959-961.

［2］李雨农．中华肛肠病学［M］．重庆：科学技术出版社重庆分社，1990：587-589.

［3］贺帼英．以低蛋白血症为主要表现蛋白丢失性胃肠病病因和误诊分析［D］．长沙：中南大学，2008.

［4］杨景林，谭松，魏涛．蛋白丢失性胃肠病［C］．贵州省中西医结合学会2010年消化系病学术交流会资料汇编，2010.

第三节　结直肠类癌综合征

结直肠类癌综合征指结肠直肠类癌经淋巴或血行转移到肝脏，当转移癌增生到一定体积时，由于类癌细胞分泌大量多肽与多肽氨类激素而引起的一系列临床症状。其临床特点是：①往往具有典型的阵发性皮肤血管症状；②有原发病灶；③症状的产生多伴有肝脏转移；④多数患者尿中5-羟吲哚乙酸水平升高。本病的平均发病年龄约为45~60岁，无明显的性别差异，男性略多于女性。

一、病因病机

（一）西医学认识

1.病因

确切病因不明确，但和血管活性物质

的大量分泌有关。胃肠道类癌源于肠道的嗜银细胞。类癌患者60%以上的色氨酸是经过肿瘤嗜银细胞转化，产生大量的5-羟色胺，因而尿中5-羟色胺的代谢产物相应较多。5-羟色胺的代谢产物为5-羟吲哚乙酸，正常人每24小时尿中的排出量一般波动于2~10mg，类癌综合征患者尿中的排出量可高达50~100mg，为正常人排出量的10~25倍。类癌细胞可分泌5-羟色胺、组织胺、缓激肽、前列腺素等血管活性物质，其作用的结果，即患者出现各种类型临床症状。

2. 发病机制

类癌多被认为来源于肠道嗜银细胞，具有嗜银亲银的颗粒，此种细胞多数来源于胚胎细胞的神经嵴，广泛分布于消化道，包括胰腺、支气管系及泌尿生殖系的上皮内，因此这些部位均可发生类癌。但不同解剖部位的类癌，具有不同的组织学及组织细胞学表现，并可分泌不同的多肽类及活性胺类激素。近年来发现肠嗜银细胞具有基底颗粒细胞的普通特性，是APUD属细胞的一部分。因此，类癌与胰岛细胞瘤、甲状腺髓样癌等都属于激素分泌细胞瘤。类癌肉眼观为胃肠道黏膜下的小硬结，呈灰白色，边缘清楚，质硬、多数直径在1.5cm以内，较大者表面可形成溃疡，与腺癌不易区别，有时可伴有局部肠壁肌层的增厚以及纤维化反应，引起肠管粘连。类癌可以单发，亦可多发，多中心生长者以小肠为最多，可达25%~33%，而阑尾、结肠及直肠各有4%分布。类癌并发其他癌的可能性要比一般人群高，根据不同资料来源可为7%~37%，尤以小肠多见，结肠占3%，阑尾占13%，直肠占30%，伴发癌中51%位于胃肠道内。类癌与其他激素分泌细胞瘤一样，可以同时并发其他内分泌腺瘤病，少数表现为Ⅱ型。文献中亦可偶见类癌呈家族性发病的报告。

类癌细胞在显微镜下呈方形、柱形、多边形或圆形。细胞核均一，很少有核分裂期，细胞质内含有嗜酸性颗粒。根据电子显微镜观察，胃肠道各部分类癌的胞质内颗粒形态与组织化学呈不同表现，小肠类癌细胞内含有较大而多形的颗粒，银紫色反应呈阳性，故谓亲银性。直肠类癌细胞的颗粒是圆形、均匀一致的大颗粒，据报道，用某些较新的硝酸染色技术，即使直肠类癌亦能染色。

类癌的组织学特点为癌细胞的排列呈多样化，Soga等根据其排列方式分成5型。

A型：类癌细胞聚成结节性实性巢团，细胞大致同形，排列不规则，呈索状侵入周围。多见于起源于中肠系统的类癌，是最典型的一型。

B型：瘤细胞呈小梁状结构，排列成一层，如壳状，细胞核在周边部分，排列整齐如栅状或条索状，多见于起源于前肠系统的类癌。

C型：方形细胞排列呈腺体状，但中无空腔，或呈玫瑰花形。

D型：瘤细胞形状排列不规则，成大片髓样结构。C型及D型多见起源于后肠系统的类癌。

E型：为上述各型的混合型。

类癌的恶性表现与其他激素分泌细胞一样，并不取决于形态学，主要取决于生物学行为，可以根据以下条件分型。

（1）类癌的大小 凡直径在1cm以下的，75%表现为良性，凡直径在1cm以上者，较早地就发生远外转移，表现出类癌综合征。

（2）侵犯性 Hajdu将类癌分为两类，凡最大直径超过2.5cm或浸润超过该器官全层1/2者，称为"深在侵犯性"，不足标准的为"浅在侵犯性"。105例"浅在侵犯性"类癌无一例发生转移，50例"深在侵犯性"类癌中45例（90%）发生转移。

（3）生长部位　阑尾类癌几乎都呈良性表现。Hoertel 报道阑尾类癌浸润至浆膜者占 66%，但发生转移者仅为 2% 左右。

类癌的转移途径可直接浸润生长，穿透浆膜至周围组织内，亦可发生淋巴转移或血行转移，Hajdu 等报告亦偶见无局部转移而发生远端转移者。血行播散多数入肝，亦可转移至骨、肺及脑。其他少见转移部位有：附睾、卵巢、皮肤、后腹膜、眼眶、骨髓、脾、胰、肾上腺、甲状腺、肾、前列腺、膀胱、子宫颈等。文献有报告转移入乳腺，与原发乳癌很相似。

（二）中医学认识

中医学认为，类癌综合征应归属于"胃脘痛""脐腹痛""少腹痛""小腹痛""泄泻"范畴。

二、临床诊断

（一）辨病诊断

1. 临床表现

早期无明显症状，有肝转移时可出现下列表现：肝脏有明显转移浸润性增大，阵发性面颊部皮肤潮红，伴有毛细血管扩张与青紫。潮红可因注射肾上腺药物，饮酒或食用奶酪、腌肉等食物，情绪变化，排便或按摩肿瘤而诱发。5- 羟色胺能促进肠蠕动并激活小肠黏膜上皮细胞的 CAMP 系统，促进肠黏膜大量分泌水和电解质，故 85% 的慢性水样腹泻的患者表现为皮肤潮红，同时伴有肠易激综合征，如腹泻、腹痛等症状，有的腹泻可达每日 20~30 次，引起严重脱水及电解质紊乱。手术切除肿瘤和转移病灶后症状可缓解。约有 20% 哮喘患者中，皮肤潮红时可出现换气过度综合征或支气管哮喘，哮喘可能与 5- 羟色胺有关；晚期患者的心脏损害是由于肝转移的类癌分泌某种物质，促使心内膜与瓣膜上有局灶性或弥漫性纤维素沉着，引起肺动脉瓣狭窄以及三尖瓣狭窄和关闭不全所致，临床上出现可变性心脏杂音与潮红发作。心力衰竭是类癌综合征致死的原因之一。下面对几个主要肛肠类癌进行介绍。

（1）阑尾类癌　类癌分布最多的部位，阑尾恶性肿瘤 80% 以上为类癌。综合 5 万例阑尾手术切除之阑尾标本，发现阑尾类癌占 0.03%~0.69%，平均为 0.5%。综合 5 万例尸体解剖资料，发现阑尾类癌者占 0.009%~0.17 %，平均为 0.04%。患者诊断时平均年龄为 41 岁。发现类癌综合征的病例极为少见。3/4 病例的类癌生长于阑尾的远侧端，因此导致阻塞阑尾腔发生急性阑尾炎或黏液囊肿形成，引起相似临床症状。瘤体一般均较小，70% 病例其直径小于 1cm，因此开腹手术时偶然发现阑尾类癌，亦常误认为阑尾类癌有自动消失的可能性。

（2）直肠类癌　2/3 以上的患者并无症状，仅有少数出现大便习惯改变或便血等，大多数病例是在常规肛门指诊或直肠镜检时发现。指诊时可以触及圆形光滑小结节，能活动。镜检见黄色或淡黄色小结节；表面黏膜多数完整。Quan 报告 6 万次乙状结肠镜检报告中，发现有 0.04% 直肠类癌。诊断时患者平均年龄 50 岁。85% 的肿瘤位于直肠前壁或侧壁上，与阑尾类癌相似，多数体积较小，病变局限。也有过类癌发生于直肠绒毛状腺瘤体内的报告，直肠类癌多无类癌综合征出现，但也不排除个案。

（3）结肠类癌　较少见，其发生率与大肠癌之比为 1∶60。症状与大肠癌相似，但因位于黏膜下，出血不像大肠癌那样多见。患者诊断时平均年龄为 58 岁，分布部位以盲肠较多。由于结肠腔不易梗阻，检查又不似直肠方便，因而发现较晚，半数病例确诊时已发生转移。

（4）梅克尔憩室类癌　综合文献中临

床及尸体解剖发现 40 例，其中 32 例男性。40 例中有 3 例有类癌综合征，均为女性。患者诊断平均年龄为 53 岁。86% 的患者瘤体直径小于 1cm。

2. 相关检查

（1）直肠指诊　直肠类癌位于齿线上 4~13cm 处，79.5% 见于齿线 8cm 内，多数在前壁、内侧壁及后壁，直径多小于 1cm，呈结节状，多不损伤黏膜。

（2）内镜检查　常见有肛门镜、直肠镜、乙状结肠以及结肠镜等，可发现直肠、结肠、阑尾处的类癌结节及肿块型、息肉型、浸润病变肠段僵硬狭窄型、肠梗阻型。

（3）激发潮红试验

①乙醇激发潮红试验：嘱患者饮 10ml 乙醇加 15ml 橘汁的混合液，约 1/3 患者可在 3~4 分钟后出现皮肤潮红并持续较久。

②儿茶酚胺激发潮红试验：一般静脉滴注 5~10mg 肾上腺素可激发潮红。

③利血平激发潮红试验：口服利血平 0.25~0.5mg，2 小时后可激发潮红。

（4）实验室检查　尿中 5-HIAA 在 24 小时内若小于 25mg 属可疑，达到 40mg 可确诊（正常人小于 10mg）；测定血液或血小板中 5-HT、5-HIAA、组胺、缓激肽等活性物质（正常时血液 5-HT 小于 80mg/ml，血液 5-HIAA 小于 20mg/ml，组胺小于 140mg/ml）也有诊断参考价值。

（5）X 线钡灌肠检查　可通过 X 线钡餐造影，发现肿块型、息肉型、浸润型、肠梗阻型。

（6）B 超、CT、磁共振检查　借助于 B 超可了解类癌的范围，CT、磁共振可给类癌定位。

（7）病理检查　活体组织病理标本仍是目前对类癌确诊的必要手段。检查时首先从光学显微镜下观察典型形态，辅以银染色，对没有类癌综合征而形态又不典型者，多采用电子显微镜下观察内分泌颗粒以帮助诊断。近年来改进染色技术证实，直肠类癌可具嗜银反应，细胞扩大呈圆形，此举有助于对直肠类癌的诊断。一般上消化道类癌在肝脏转移前很少有类癌综合征表现，诊断很不易。

3. 诊断参考

临床症状＋特殊检查（病理）是确认类癌综合征的两大主要手段。

（二）辨证诊断

中医学认为，本病乃机体失调，加上外来因素的影响而发病，应根据其临床表现和证候，辨证分型诊断。

1. 四诊

望诊：躯干或四肢可出现红色、暗红色瘀点，或有红色、淡红色粒状皮疹，大小不一，面白，消耗体质，有梗阻发生时表情痛苦。舌质红或淡、苔白或黄腻。

闻诊：烦躁不安，或有谵语，或无。

问诊：高热不退，躯干或四肢有瘀点或皮疹，呈点状或片状，压之不褪色，抚之碍手或不碍手；大便频或正常，干或不干，或有腹痛，里急后重。小便短黄。

切诊：肛内可触及质硬的肿块。脉细弱、细数或浮数。

2. 辨证分型

（1）热入营血

临床证候：多伴高热不退，可在躯干或四肢出现红色或暗红色瘀点，压之不褪色，抚之不碍手，疹点之间可见正常皮肤。兼有烦躁、谵语，或并发抽搐惊厥，舌质红绛，舌苔黄，脉数或细数。

辨证要点：高热不退，可在躯干或四肢出现红色或暗红色瘀点，压之不褪色，抚之不碍手。舌质红绛，舌苔黄，脉数或细数。

（2）风热挟湿

临床证候：起病多急，皮疹呈红色或

淡红色，粒状皮疹，形态大小不一，稠密处可融合成片，瘙痒或奇痒。兼见身热胸闷，烦躁不安，小便短黄，舌质红绛、苔黄腻，脉浮数。

辨证要点：起病多急，皮疹呈红色或淡红色，粒状皮疹，形态大小不一，稠密处可融合成片，瘙痒或奇痒。舌质红绛、苔黄腻，脉浮数。

（3）风寒郁闭

临床证候：发病突然，疹色淡红，遇风冷则症状加重，皮肤瘙痒，此伏彼起，形态大小不一。兼有发热恶风，头痛，舌淡、苔白，脉浮等症状。

辨证要点：发病突然，疹色淡红，遇风冷则症状加重，皮肤瘙痒，此伏彼起，形态大小不一。舌淡、苔白，脉浮。

（4）血虚不荣

临床证候：疹色淡红或苍白，疹形小如米粒，大如豆瓣，参差不一，反复发作，时隐时现，每以夜晚为甚，经年不退。伴头晕心烦，面色少华，舌质淡、苔白，脉细弱。

辨证要点：疹色淡红或苍白，疹形小如米粒，大如豆瓣，参差不一，反复发作，时隐时现。舌质淡、苔白，脉细弱。

另外，还可以从腹痛、泄泻方面进行辨证。

三、鉴别诊断

结直肠类癌综合征需与各部位的良恶性肿瘤相鉴别，并且注意与各种类型内分泌疾病相鉴别。

四、临床治疗

（一）提高临床疗效的基本要素

临床上以手术为主，在切除原发病灶的情况下，再采用对症治疗，用中医学以辅之。

（二）辨病治疗

胃肠道类癌主要是手术切除病灶，放疗并不敏感，治疗时要注意类癌具有多中心性，有发生 2 个原发癌灶的可能。手术原则：对于未侵犯肌层或直径小于 2cm 者，可以局部切除；对于已侵犯肌层或直径大于 2cm 者采取癌肿根治手术。

1. 按治疗方法分类

（1）抗癌治疗 类癌恶性程度较低，但有癌变倾向，故可用抗癌治疗。口服 5- 氟尿嘧啶或氨甲蝶呤治疗，可以使转移到肝脏的类癌缩小 50% 左右，而肝动脉灌注 5- 氟尿嘧啶等药物是最成功的治疗方法，故手术后常辅以化疗。

（2）对症治疗 针对体液介质进行治疗，可用 5- 羟色胺拮抗剂如：羟二甲麦角新碱、赛庚啶和对氯苯丙氨酸（PCPA）能抑制氨酸羟化反应，每日 1~4g，对吸收不良腹泻有一定疗效；马来酸甲麦酰胺对控制腹泻尤其有效，每日 1~4mg，分 3 次服；氯丙嗪（25mg，每日 3 次）与丙氯拉嗪（5~10mg，每日 3 次）能控制潮红。另外 5- 氟色氨酸和利血平对类癌综合征也有疗效。

（3）中医治疗 中医学认为当治以扶正祛邪、活血消结之法，可选用白花蛇舌草 30g，黄芪、丹参、黄芪各 20g，三棱、当归各 15g，莪术、人参各 10g，白芍 8g，黄药子、白术 5g。每日 1 剂，水煎口服。

（4）支持疗法 类癌综合征患者在纠正营养平衡，达到正氮平衡后，可改善免疫活性和肿瘤的免疫应答反应，并降低并发症。对于类癌患者，可保持一定营养，增加患者体内蛋白质和维生素类物质，避免饮酒及摄入牛奶、蛋类、奶酪及柠檬酸、香蕉、苹果、柑橘类水果食品。

（5）手术治疗 目前对类癌主要强调手术治疗。由于肿瘤的部位，大小及浸润深度不同，手术原则亦不同，结肠类癌85%有浸润性，转移率高达55%~63%，尤其右半肠类癌转移率更高，国内外学者公认对结肠类癌应采取根治手术。对于直肠类癌直径小于1cm者则主张局部切除术，大于1cm以上，采取根治术。

由于类癌综合征患者对麻醉特别敏感，故术前、术中均应给抗5-羟色胺药物，一般可给甲基多巴或氯丙嗪。

2. 根据类癌发生部位分为类

（1）阑尾类癌　有人观察阑尾类癌之切片检查几乎都有肌层侵犯，2/3的病例可有浆膜浸润，淋巴管浸润也较常见，但发生远端转移者仅1.4%（2/144）。因此认为单纯切除阑尾后绝大部分病例已能根治，其手术后转移复发之可能性在20%以下。直径大于2cm或已有系膜淋巴结转移者，应作右半结肠切除术，此种情况约占全部阑尾类癌的20%左右。近年来有人研究指出，阑尾类癌中尚有特殊组织学结构的一种类型，具有产生黏液的特征，暂且命名为腺类癌。其组织学结构与生物学行为均与一般阑尾类癌不同，预后比一般阑尾类癌差。一般可分为杯状细胞型与腺管型两种，其中尤以杯状细胞型预后差。因此对于此种类型类癌，不应以2cm作为标准，应当扩大切除范围。

（2）直肠类癌　主张1cm以下者局部切除或电灼，直径2cm以上者，80%有转移，因此2cm以上或肌层有侵犯者，应按直肠癌根治手术处理。直径在1~2cm之间，其转移的可能性约为10%，因此可以进行包括周围组织在内的黏膜至肌层的局部切除，但如已有肌层侵犯甚至有粘连固定时，应按直肠癌的切除范围处理。

（3）结肠类癌　由于结肠类癌85%有浸润性，转移率可高达55%~63%，所以根治术是必需的，并应配以术后化疗与放疗。

（三）辨证治疗

1. 辨证施治

（1）热入营血型

治法：解毒清营凉血。

方药：清瘟败毒饮或清营汤。

（2）风热挟湿型

治法：疏风清热利湿。

方药：消风散加减。

（3）风寒郁闭型

治法：祛风散寒透疹。

方药：荆防败毒散加减。

（4）血虚不荣型

治法：养血祛风。

方药：当归饮子加减。

2. 成药应用

①龙血竭胶囊：2片，每日3次，口服。适用于气血郁滞的患者。

②贞芪扶正胶囊：4粒，每日3次，口服。适用于术后气血郁滞，体质虚弱者。

③参芪扶正注射液：250ml，每日1次，静脉滴注。适用于癌症术后体虚者。

④鱼腥草注射液：100ml，每日2次，静脉滴注。适用于癌症术后体虚者。

3. 单方验方

①半枝莲洗剂：半枝莲60g，白花蛇舌草、乌梅、蒲公英各30g，诃子、制乳香、制没药各15g。水煎，取汁300ml，坐浴熏洗。

②生地榆洗剂：生地榆20g，地丁、蒲公英、白花蛇舌草、金银花、马齿苋、大青叶各30g，白矾10g。水煎熏洗，每日1~2次，每次20~30分钟。

③乌梅煎剂：乌梅12g，夏枯草30g，贯众、半枝莲各15g，五倍子、槐角各9g。上药加水500ml，浓煎取汁，临睡前保留灌肠，10日为1个疗程。

五、预后转归

由于类癌生长缓慢，病程较长，有资料显示，71%类癌切除术后可生存5年以上，直肠结肠类癌5年生存率为33%。另外，由于类癌确诊时间晚，治疗时已发生远端转移，所以预后差。

六、预防调护

患者应居住在环境幽雅、舒适；饮食宜易消化、刺激性小的食物；同时要保持心情舒畅和健康的心态。对于手术的患者，要保持伤口局部清洁。

七、专方选要

安阿玥用自拟方：党参、黄芪、熟地、龙眼肉、阿胶、桂圆肉、当归、陈皮、半夏、藿香、佩兰、何首乌、山萸肉等，扶正固本治疗本病，可明显改善全身症状。

主要参考文献

［1］黄乃健. 中国肛肠病学［M］. 济南：山东科学技术出版社，1996：993–996.

［2］李雨农. 中华肛肠病学［M］. 重庆：科学技术出版社重庆分社，1990：590–592.

［3］徐忠法，左文述，刘奇. 现代肛肠肿瘤外科学［M］. 济南：山东科学技术出版社，1993.

［4］安阿玥. 肛肠病学［M］. 北京：人民卫生出版社，1998：2.

第四节　结肠曲综合征

结肠曲综合征又名肝脾曲综合征，是指结肠肝（脾）区部过度积聚气体所致腹胀、腹痛、胃肠功能紊乱。偶尔可以突发剧烈腹痛，酷似急腹症。德国外科医师Payr收集35例本症患者，认为是独立疾病，称为Payr综合征。Mechella最早提出脾曲综合征，Palmer最早提出肝曲综合征。

一、病因病机

（一）西医学认识

1. 病因

（1）水肿　特发性肠炎、溃疡、肿瘤以及外伤引起肠腔黏膜水肿，致使肠蠕动减弱或增强所致。

（2）回肠黏膜疝或脱垂进入结肠所致。

（3）黏膜下脂肪堆积　常见于肥胖患者或脂肪代谢障碍患者。

（4）回盲部良恶性肿瘤　肿块压迫肠腔导致排气障碍。

（5）回盲部的炎症　如阑尾炎、回盲部炎症、克罗恩病、憩室病、寄生虫等。

2. 发病机制

由于回盲部充血、炎症以及肿瘤、外伤等多种原因引起肠黏膜损伤、变性、肠蠕动减弱和积气，从而导致脾曲或肝曲积聚过多的气体。

（二）中医学认识

本病相当于中医学"息积病""腹胀"等证。宋代陈无择《三因极一病证方论》云："息积病，乃气息癖滞于胁下。"病因多为劳倦、风冷或气郁，伤及脾胃，而使功能失调，浊气壅滞不通所致。病机为脾之升降功能失调，浊气不降，上攻胸胁，则胀满作痛。治疗以调理升降，通腑行气为主。

二、临床诊断

（一）临床表现

1. 阵发性上腹痛

由于解剖关系不一，不同部位胀气临床表现不同。常在饭后发生，结肠肝区积气表现为右上腹疼痛，与慢性胆囊炎和十二指肠溃疡症状相似，偶尔有右上腹剧烈腹痛，向背部及右肩部放射；结肠脾区积气者以左上腹或左下胸胀痛为重，可向左胸或后背部放射，深呼吸和咳嗽时疼痛加重。腹痛时间从数分钟到数小时不等，在排气排便后疼痛可突然或逐渐缓解。轻症状时仅有上腹部或下腹部发作性胀痛不适、嗳气及腹胀，重症患者以突发剧烈腹痛出现，酷似急腹症。

2. 伴随症状

少数患者发作前有精神紧张、不安，发作时可有头晕、出汗、心动过速等，发作间歇期宛如常人。以冬季多见，一般与饮食关系不大，但与情绪波动有关。

3. 腹部检查

右或左上腹叩诊呈鼓音，结肠肝曲综合征时肝浊音界缩小或消失；而结肠脾曲综合征时左上腹叩诊鼓音高到左腹中线第5肋间，局部有压痛或可触及胀气的结肠祥，但无腹肌紧张和反跳痛，肠鸣音可活跃或亢进。

4. X线表现

腹部X线平片可见结肠肝曲或脾曲局限性明显充气扩张，右或左膈肌或脾曲局限性明显充气扩张，右或左膈肌可因此而升高。结肠其他部位气体少或无气体，借此可区别"结肠假性梗阻"，后者X线平片显示包括直肠在内的全部结肠充气。发作过后症状缓解时，腹胀及肝（脾曲）积气随之减少或消失。

（二）临床分型

以腹胀、腹痛为主要临床表现，有时可以表现为乏力、失眠、倦怠、精神抑郁等。可分为以下四种类型：

1. 脾曲综合征

常有左上腹或左前胸闷胀、膨胀感，甚至有压迫性疼痛，疼痛向剑突下左侧腹部或左肾区放射，往往夜间症状加重而在睡梦中痛醒。患者有时会被迫采取一定体位后，症状才有所缓解。若遇到排气，症状即减轻或消失。

2. 肝曲综合征

右上腹部有压痛感和膨胀感，严重时可有右上腹痛或右前胸痛，并向背部或右肩部放射，犹如胆囊炎发作。

3. 肝、脾曲综合征

兼有肝曲综合征与脾曲综合征两种症状。

4. 胃、结肠、心脏综合征

在腹痛的同时可引起心前区疼痛，形如心绞痛发作。

（三）诊断参考

（1）凡主诉季肋部、心前区、胸部、上腹部不适感，绞痛、胀痛等症状，尤以夜间为甚，排气后症状暂时好转或完全缓解，并且有时有神经官能症病史。通过体检与实验室检查排除心、肝、肾、胆囊、脾、胰等器官器质性疾病后，即应考虑本病可能。

（2）腹部检查发现有肝区、脾区积气过多的征象，经肛门排气和自行排气后症状、体征有明显缓解。

（3）发作时（腹痛明显时）经X线腹部透视可见结肠脾曲、肝曲处有明显积气，而在腹痛、腹胀缓解后腹部X线透视积气减少或消失。

三、鉴别诊断

（一）西医学鉴别诊断

肝曲综合征与肝胆疾病相鉴别：常见肝胆疾病有急性肝炎、胆石症、慢性肝炎、慢性胆囊炎。肝脾曲综合征须与间位结肠综合征、结肠器质性病变相鉴别，特别是与肝、脾曲处肠粘连和结肠狭窄相鉴别。常规需做的辅助检查有十二指肠引流、超声波、X线检查及肝功能化验、纤维或电子结肠镜检查，有时尚需做 CT、磁共振以及介入造影检查。

（二）中医病证鉴别

结肠曲综合征应首先辨别寒热虚实，腹痛得热而减者属寒，得寒而减者属热，腹痛喜按者为虚，腹痛拒按者为实。

四、临床治疗

（一）提高临床疗效的基本要素

首先要明确诊断与鉴别诊断，治疗上应采用中西医结合的方法。

（二）辨病治疗

首先应鼓励患者树立战胜疾病的信心，耐心解释，消除顾虑，针对患者的心理转移患者的注意力，在此基础上可采取下述治疗方法。

1. 一般治疗

增强体质、加强锻炼，特别是多做俯卧撑运动，加强腹肌的锻炼。也可做冬季冷水浴或冬泳锻炼。饮食清淡，少食用产气食物。如：糖、黄豆、牛乳和猪肉等，多食用萝卜、蔬菜、豆制品、淡水鱼等。

2. 对症治疗

腹痛、腹胀明显时，可使用解痉药物（如颠茄合剂、阿托品等）和镇静剂（如艾司唑仑、苯巴比妥等）。对于肠蠕动减弱者，可使用抗副交感神经药物（如新斯的明等）。肠腔胀气明显可口服硅酸盐吸附气体。

3. 避免刺激

避免精神刺激和刺激性食物，同时配合口服镇静剂或大肠动力药。

4. 手术治疗

结肠冗长及肝脾曲综合征保守治疗如导泻、中药灌肠，效果不理想，所以对诊断明确，无手术禁忌证，症状较重，影响日常工作生活者，宜选手术治疗。要根据患者症状有无伴发疾病及术中探查所见等具体情况来确定手术方式，肠道及肠外的病症可以加重其症状，甚至诱发急性发作。结肠肝脾曲综合征患者手术时应先分离乙状结肠、降结肠、横结肠、升结肠在内的整段结肠，切除多余的结肠段，吻合后排列固定，使整段结肠通畅，不扭曲、成角，无张力，恢复结肠畅通，一次性地解决肝脾曲过高、扭转、成角及冗长结肠，如术中忽视了结肠冗长，则不能达到真正的治愈。在手术治疗中，肠冗长部分切除一定要充分，否则达不到满意的治疗效果。

（三）辨证治疗

1. 辨证施治

（1）脾胃虚寒型

治则：温脾健胃。

方药：黄芪建中汤加减。

（2）胃阴不足型

治则：和胃养阴。

方药：麦门冬汤合一贯煎加减。

（3）寒邪犯胃型

治则：温胃散寒。

方药：良附丸加味。

（4）肝郁气滞型

治则：疏肝理气。

方药：柴胡疏肝散加减。

（5）饮食积滞型

治则：消食导滞。

方药：保和丸加减。

2. 外治疗法

可采用手术切除局部肠管，纠正扭曲；也可采用推拿按摩等法以疏通肠道。

3. 成药应用

①通秘丸：9g，每日 3 次，口服，适用于实证及体质较强者。

②通秘口服液：20ml，每日 3 次，口服，适用于虚证及体质较虚者。

③六磨汤：20ml，每日3次，口服，适用于气滞不通者。

4. 单方验方

甘遂9g，甘草6g。共研细末，醋调，涂脐部，以膏药贴之。

（四）新疗法选粹

1. 腔内支架

采用新材料制成的腔内支架，通过纤维结肠镜放置入结肠肝曲，从而使肠曲疏通。

2. 腹腔镜辅助Soave手术

随着腹腔镜手术设备与技术的日臻成熟，腹腔镜辅助Soave手术治疗小儿结肠脾曲综合征具有操作简单、创伤轻、出血少、术后康复快、并发症少、安全美观、近远期效果好等优点，可采取较积极的态度进行手术治疗，是治疗小儿结肠脾曲综合征较理想的术式。

（五）医家诊疗经验

1. 王世乾

王世乾等以疏肝健脾、消食化痰为治疗大法，运用自制香附丸合四君子汤治疗结肠曲综合征，自制香附丸中香附、陈皮、川芎、白芍等有疏肝理气之功，四君子合剂中党参、茯苓、白术等共奏补脾益气之效，两药合用能疏肝理气，健脾通肠，使肠道腑气通畅，食滞得消，痰湿得化，达到通则不痛的效果。且服用方便，安全有效。

2. 伊文琪

伊文琪运用柴胡疏肝散加减治疗结肠曲综合征，药物组成：柴胡6~12g，陈皮6~12g，白芍药9~20g，枳壳6~15g，炙甘草6~12g，川芎9~15g，醋香附10~20g。受情绪影响明显应增加疏肝解郁之药，如川楝子、郁金、木香等；疼痛甚应增加理气通络止痛之药，如青皮、白芥子；病程

长见血瘀征象应化瘀止痛，加红花、赤芍药、苏木；若兼有胃失降，伴见胸闷、恶心呕吐，应和胃止呕，加半夏、生姜、苏梗；遇寒易发应散寒止痛，加乌药、延胡索；若气郁化火，症见胁肋掣痛、烦热口干、二便不畅、舌红苔黄、脉弦数，应清肝调气，加金铃子散、左金丸、牡丹皮、栀子等。水煎服，每日1剂。方中柴胡疏肝，配香附、枳壳以理气，川芎活血，白芍药、甘草缓急止痛。治疗时同时予上腹部热敷温经止痛，应禁食难消化且产气多的食物，避免情志刺激，效果良好。柴胡疏肝散疏肝解郁，理气止痛，治疗结肠曲综合征可改善胃肠功能，治疗过程中未发现不良反应，效果显著，并且安全可靠。

五、预后转归

此症早期诊断，早期治疗，一般预后良好。

六、预防调护

适当卧床休息，休息与锻炼相结合，如果是手术后患者，更应注意休息，勿劳累。

七、专方选要

（1）黄芪建中汤 黄芪、赤芍各20g，桂枝15g，大黄10g，生姜12g，甘草6g，饴糖30g。水煎服，每日1剂，分早晚温服。

（2）附子理中汤 附子9g，人参、白术15g，干姜12g，甘草6g。水煎服，每日1剂，分早晚温服。

主要参考文献

[1] 李雨农. 中华肛肠病学［M］. 重庆：科学技术出版社重庆分社，1990：586-587.

[2] 黄乃健. 中国肛肠病学［M］. 济南：山东科技出版社，1996：969.

[3] 皮执民，刘栋才，赵华. 肛肠外科手术学
　　[M]. 北京：军事医学科学出版社，2007：
　　7，496.

[4] 王世乾，孙贤义. 四制香附丸合四君子
　　合剂治疗结肠曲综合征临床观察[J].
　　湖北中医杂志，2013，6（35）：40.

[5] 伊文琪. 柴胡疏肝散加减治疗结肠曲综合
　　征50例疗效观察[J]. 河北中医，2009，
　　29：230.

[6] 石群峰，苏江敏. 腹腔镜辅助Soave手术治
　　疗小儿结肠脾曲综合征的临床体会[J]. 腹
　　腔镜外科杂志，2013，9（18）：688.

[7] 李文杰. 结肠肝脾曲综合征121例治疗分
　　析[J]. 中国误诊学杂志，2009，25（9）：
　　6188.

第五节　肠扭转综合征

肠扭转综合征系指结肠袢以其系膜的长轴为中枢发生旋转，扭转发生后肠袢两端受压，故形成闭袢型肠梗阻。同时肠系膜血管受压，也是绞窄性肠梗阻，扭转肠袢很快发生血运障碍，闭袢之肠腔又高度膨胀，很容易造成结肠穿孔和腹膜炎。本病以中老年为常见，男性多于女性。盲肠扭转或横结肠扭转则较少见。

一、病因病机

（一）西医学认识

1. 病因

结肠扭转在我国约占肠扭转发病率的20%，而多数发生于乙状结肠，男性多于女性，扭转一般呈顺时针方向，扭转在180°以上时即可发生梗阻。轻度扭转可以不到360°，重者可达到2~3周。发病后一方面可以出现肠腔狭窄和梗阻，另外可因系膜血管受压而形成绞窄。乙状结肠扭转属于闭袢型肠梗阻，扭转的肠袢常呈高度扩张膨胀，当肠壁膨胀过度时，亦可发生斑点状张力性坏死或穿孔。

（1）解剖因素　乙状结肠过长，而乙状结肠系膜附着处又短窄，近侧和远侧两侧肠管接近，肠袢活动度过大，这是容易发生扭转的解剖基础。

（2）病理因素　在上述解剖因素的基础上，如盆腔发炎、粘连、瘢痕形成，使乙状结肠系膜根部缩短。肠壁或系膜内有肿大淋巴结、肿瘤、囊肿等，可能是形成扭转的诱因。

（3）结肠动力改变　饱餐、食物内纤维残渣过多、大便秘结、肠内蛔虫团、先天性巨结肠等，可使肠袢的本身重量加重，由于重力关系，体位姿势突然改变，容易发生扭转。滥用泻剂、精神病患者、腹部外伤可使肠蠕动亢进。长期卧床的老人、低钾血症等又多有肠麻痹。实践证明，肠动力异常变化与肠扭转有密切关系。

2. 发病机制

乙状结肠扭转可呈顺时针或逆时针方向。扭转对肠管血循环的影响程度，主要决定于扭转多少圈和松紧程度，如扭转180°时，肠系膜血循环可无绞窄，仅位于乙状结肠壁后面的直肠受压而出现单纯性肠梗阻。扭转超过360°时，必将造成绞窄性闭袢性肠梗阻。肠腔内气、液体体积增大，乙状结肠因扭转而过度膨胀，最初是静脉血流停止，充血、血栓形成，再进一步扭转加重，动脉血流也将停止。扭转肠袢成为一个理想的厌氧环境，数小时内厌氧菌和需氧菌可同时大量繁殖，使肠黏膜屏障功能受破坏，通透性增加，肠道内细菌及有毒物质，一方面可漏入腹腔而吸收入血，另一方面可直接侵入门静脉系统，发生菌血症和毒血症。严重者最终死于感染性和低血容量性混合型休克。

（二）中医学认识

肠扭转综合征在中医学上依据其症状可归属于"腹痛""关格""肠结"范畴。将其病因分为气机郁滞、脉络瘀阻、食滞胃肠等，归纳起来主要为气滞血瘀、食滞胃肠所致。本病病位在大肠，病理机制是气机不畅、郁而不通、脉络瘀阻、饮食积滞。

郁、瘀和滞是造成本病的主要原因，郁和瘀二者存在着一定的联系，"气为血帅，血为气母"，气行则血行，气滞则血瘀，气滞则胀满，血瘀则不通，不通则痛；饮食积滞，肠腑不通，不通则痛则胀，故可导致"腹痛""关格""肠结"诸病。

二、临床诊断

（一）辨病诊断

1. 临床表现

本病起病急骤，发展迅速，主要表现为中下腹部阵发性剧烈绞痛、腹胀、排气排便停止，中期以后可出现恶心、呕吐、呕吐物为胃内容物。如发生肠绞窄可出现穿孔性腹膜炎、中毒性休克和水、电解质紊乱等症状体征。体检可见腹部膨隆或伴肠型，腹部压痛以病变部位为重；叩诊有鼓音，听诊早期可闻及高调肠鸣音及气过水声，中期以后肠鸣音减弱或消失。可有腹膜刺激征。

2. 相关检查

腹部 X 线平片和钡剂灌肠对确定诊断十分重要。腹部平片可见巨大胀气的扭转乙状结肠袢，从盆腔垂直延伸到上腹。肠皱襞纹理消失，与之相比其余的结肠只是表现轻微的扩张。由于肠腔扩大，所以肠壁变薄，立位时肠袢的两臂中均显示宽大的液平。如果发现膈下游离气体，应考虑肠扭转有坏死穿孔的可能。钡剂灌肠时，钡剂进到扭转处受阻，呈一种独特的畸形，典型的"鸟嘴形"或螺旋形狭窄。但对急性扭转发展快，考虑有肠坏死的可能时，多不主张钡剂灌肠检查。

（二）辨证诊断

肠扭转综合征在中医学上可归属于"腹痛""关格""肠结"范畴。但辨证分型不外乎气滞血瘀、脉络瘀阻、饮食积滞等型。

1. 四诊

望诊：或面色苍白，或神差痛苦，或舌红有瘀点、苔黄。

闻诊：或口气臭秽，或语言及气味无明显异常。

问诊：或疼痛难忍，或腹痛拒按，或腹胀痞满，或恶心、呕吐，或排气排便停止。

切诊：或腹部有压痛，或腹中有包块，脉弦数或弦涩。

2. 辨证分型

（1）气滞血瘀型

临床证候：腹胀痛，痛引少腹，得嗳气或矢气则胀痛酌减，或痛势剧烈，痛处不移，舌质青紫、苔薄，脉弦或涩。

辨证要点：或胀痛攻窜不定，或刺痛固定不移，舌紫、苔白，脉弦涩。

（2）脉络瘀阻型

临床证候：腹部痛势较剧，痛处固定不移，久之可伴腹胀，排便及排气停止，舌质暗有瘀点、苔薄，脉弦涩。

辨证要点：腹痛较剧，痛处固定不移，舌质瘀暗、苔薄，脉弦涩。

（3）饮食积滞型

临床证候：腹部胀满疼痛，拒按，恶食，嗳腐吞酸，大便秘结不通，舌红、苔厚腻，脉滑。

辨证要点：腹痛，恶食，嗳腐吞酸，舌红、苔厚腻，脉滑。

三、鉴别诊断

（一）西医学鉴别诊断

需与胎粪性肠梗阻、先天性巨结肠、肠套叠、肿瘤等相鉴别。方法是除依靠 X 线检查外，可采用生理盐水灌肠。如能把胎粪排出，则为胎粪梗阻；肛肠压力测定直肠肠腔压力测不出或充盈无反应即可诊断为先天性巨结肠（结合临床症状）；结合结肠镜检查可排除肿瘤，否则即为此征。

（二）中医病证鉴别

肠扭转综合征病因主要为气郁血瘀、脉络瘀阻、饮食积滞，但在临证时也存在着一定的关系，往往互为因果，互相转化，如气滞可导致血瘀，血瘀亦可影响气机的流通，气滞血瘀均可导致脉络不通。

肠扭转综合征应与胃痛相鉴别，肠扭转综合征与胃痛有着密切的关系，但就部位而言，二者是有区别的，以上腹部近心窝处疼痛者为胃痛，而胃脘以下，耻骨毛际以上疼痛者为肠扭转综合征；胃痛多出现脘腹胀闷，或得食痛轻，或得食痛增，或嗳腐吞酸，这些症状，在肠扭转综合征中是很少见的，肠扭转综合征主要表现为阵发性绞痛，腹胀，且排气排便停止，故二者不难鉴别。

四、临床治疗

（一）提高临床疗效的基本要素

提高疗效的基本点在于保守治疗与手术治疗相结合，抓住治疗时机，避免并发症及并发症的发生。本病的治疗以"通"字立法，以"通则不痛"为原则。

（二）辨病治疗

1. 非手术治疗

适应于全身情况良好，临床症状较轻的早期扭转。对年老体弱者，估计尚未发展为狭窄性肠梗阻时，可采用非手术治疗。但对乙状结肠扭转在积极治疗过程中应密切观察病情变化，包括临床症状、体征以及实验室检查结果的细心观察，即使有经验的外科医生，术前凭借经验诊断无坏死的病例中，仍有 30% 左右手术中证实已发生绞窄。因此对早期肠扭转在非手术治疗时，可能要冒着延误治疗绞窄性肠梗阻的风险。在保守治疗 24 小时后，当发现症状体征不减轻反而加重时应果断手术探查。

在非手术治疗过程中，除禁食、胃肠减压、补液、维持水电解质和酸碱平衡，早期使用抗生素防治感染外，还需针对扭转的乙状结肠进行观察。

（1）乙状结肠镜解除胀气 患者胸膝卧位，将乙状结肠镜由肛门插至扭转处，此时对黏膜应仔细地观察，如发现黏膜颜色有改变，或见到血染的液体征象，应怀疑肠壁已有坏死，此方法显然不宜采用。观察黏膜正常，将一根润滑的胃管或直肠管小心地通过扭转处进入扩张的乙状结肠闭袢内，会有大量的气体和肠内容物顺利地排出，使膨大的肠管排空，而扭转可能自行复位。

（2）灌肠疗法 对于乙状结肠扭转的患者，可试用热的高渗盐水或肥皂水 500ml 缓慢灌入直肠和乙状结肠，通过水压使乙状结肠复位。为了达到安全处理急症的目的，灌肠压力不可过大，不可重复使用，以免扭转肠管发生坏死穿孔。

（3）颠簸疗法 近年来国内有报告在肠扭转早期采用此方法，能及时地使乙状结肠扭转复位，但必须根据患者的全身情况及术者的经验来决定，有腹膜炎者不宜使用。

2. 手术治疗

（1）手术指征 目前国内外对乙状结肠扭转的治疗原则仍多主张积极采用手术治疗。因为乙状结肠扭转系闭袢性、绞窄性肠梗阻，延误治疗或方法不当，死亡率仍很高。主张有以下情况时应及时手术。

①对复杂的乙状结肠扭转合并有腹膜炎、肠坏死、休克者。

②非手术疗法无效，病程超过 48 小时，有肠坏死趋势者。

③手术复位后复发，或非手术治疗复位后，由于乙状结肠冗长，为了防止复发，施行根治性乙状结肠切除术。

（2）手术方法

①乙状结肠扭转复位、固定术：适用于乙状结肠扭转无肠坏死者。取左下腹正中旁切口，开腹后，即可见到胀大扭转的乙状结肠。术者右手伸入盆腔，引导辅助人员自肛门插入肛管，通过扭转处，直达膨胀的乙状结肠，当即有大量气体和稀粪便自肛管排出，膨胀的肠管即可得到缓解。即将肠袢按其扭转相反方向回转即可复位。一定要注意不要撕破了肠壁的浆膜层。如肠管扩张明显，胶管不能进入扭转的肠袢，则在膨胀肠袢的对系膜侧，放置荷包缝线，在其中央穿刺吸引减压，完成减压后，结扎荷包缝线，将乙状结肠提出腹外复位。但这种穿刺方法应尽量避免，防止腹腔感染。复位后，留置肛门导管的头端要超过远端梗阻的肠腔，并予保留，3 日后取出。这种手术虽简单有效，但复发的机会多。所以近年来多主张复位后，同时将冗长的乙状结肠部分平行折叠，固定于降结肠内侧，这对防止复发有重要意义。

②乙状结肠切除术：对扭转复位后的肠管应仔细观察肠段的活力。切除的适应证是：肠管坏死，失去生机；扭转同时伴有其他器质性病变；复位后防止再复发。

（3）术式选择

①一期切除、端对端吻合术：一期切除吻合是最理想的手术，因为可以防止复发并在一次手术中达到治愈。然而过去一直认为，左半结肠由于局部血供和肠道细菌的特殊性，做坏死段的一期切除吻合有很大的危险性。为防止裂漏，应做分期手术。近年来一期切除吻合已大量应用，但应注意要保证吻合口血供良好，张力小；进行肠腔内灌洗，吻合口二端严格消毒；术后要进行扩肛，并置入肛管超过吻合口；术后严密观察，一旦发生吻合口瘘，立即施行结肠造口术。

②结肠造瘘术：对肠管坏死严重，病程较晚，或治疗延误，腹腔已有感染，中毒症状较重者，应以抢救生命为原则，进行坏死肠袢切除，双腔造瘘术。如果肠扭转使乙状结肠直肠受累范围较大，坏死远端的直肠不能达到腹壁做双造口时，可选择施行 Hartmann 手术，待手术后 3 个月左右再将近端与远端做重建吻合。

（三）辨证治疗

1. 辨证施治

（1）气滞血瘀型

治法：疏肝理气，活血化瘀。

方药：柴胡疏肝散合少腹逐瘀汤加减。

柴胡、香附、陈皮、枳壳各 15g，芍药、五灵脂、没药、小茴香各 20g，川芎、当归、生蒲黄、肉桂各 12g，干姜、甘草 9g。若术后腹部作痛者，加泽兰、红花以散瘀止痛；若血瘀较重者加三七粉、云南白药以行血破瘀。

（2）脉络瘀阻型

治法：活血化瘀。

方药：少腹逐瘀汤加减。

赤芍、没药各 30g，生蒲黄、五灵脂各 20g，当归、川芎、肉桂各 15g，延胡索、干姜各 12g，小茴香 9g。胀甚加陈皮、厚朴以理气解郁。

（3）饮食积滞型

治法：消食导滞。

方药：枳实导滞丸加减。

枳实、黄芩、黄连各 12g，茯苓 30g，泽泻、神曲 20g，白术 15g，大黄 9g。若痛甚可加延胡索、川楝子。

2. 成药应用

①桂参止痛合剂：50ml，必要时口服。

②龙血竭胶囊：4片，每日3次，口服。

3. 单方验方

①赤芍 20g，延胡索 12g，桃仁 10g，红花、木香、香附、官桂、乌药各 6g，生姜 3g。共研为细末，以面粉或凡士林调制成饼状，加热后外敷贴腹部神阙穴。

②苦瓜藤 20g，洗净后捣烂外敷腹部疼痛处。

③葱白 30g，苦楝根 10g，胡椒 6g，捣烂后，用鸡蛋清或茶油调拌，外敷神阙。

④厚朴 20g，枳实 12g，加姜汁捣烂外敷贴脘腹疼痛处，然后温灸。

五、预后转归

此症早期治疗预后好。一旦出现并发症，如肠绞窄、肠坏死、肠穿孔、弥漫性腹膜炎等预后较差，死亡率为 4.5%~31%。

六、预防调护

平卧休息，合理营养，避免剧烈活动。手术前后保持局部清洁。

七、专方选要

（1）柴胡疏肝散　柴胡、香附、陈皮、枳壳各 15g，芍药 20g，川芎、当归各 12g，甘草 9g。

（2）少腹逐瘀汤　当归、川芎、肉桂、赤芍、没药各 30g，生蒲黄、五灵脂各 20g，延胡索、干姜各 12g，小茴香 9g。

（3）枳实导滞丸　枳实、黄芩、黄连各 12g，茯苓 30g，泽泻、神曲各 20g，白术 15g，大黄 9g。

主要参考文献

[1]黄乃健. 中国肛肠病学［M］. 济南：山东科技出版社，1996：971–972.

[2]李雨农. 中华肛肠病学［M］. 重庆：科学技术文献出版社重庆分社，1990：592–593.

[3]皮执民，刘栋才，赵华. 肛肠外科手术学［M］. 北京：军事医学科学出版社，2007，7：437.

第六节　回盲瓣综合征

回盲瓣综合征也叫回盲括约肌综合征，是由于各种原因导致回盲瓣非特异性水肿而言。临床表现为反复腹泻、右下腹疼痛及消瘦。多见于青壮年男性及肥胖女性。若回盲瓣与突出的回肠黏膜一起脱入盲肠，又称回盲瓣脱垂综合征，也叫回盲部脂肪过多症。

一、病因病机

（一）病因

（1）特发性炎症或各种原因损伤，如手术、擦伤等引起。

（2）回肠黏膜疝入或脱垂入结肠。

（3）黏膜下脂肪堆积，如肥胖症。

（4）回盲部良恶性肿瘤。如回盲部癌、阑尾类癌等。

（5）累及回盲部的炎症　寄生虫病，如阿米巴肠炎；非特异性疾病，如克罗恩病，非特异性结肠炎。

（二）发病机制

此病是由于回盲部充血、水肿、肥厚，严重时瘢痕形成等变化引起。回盲部括约肌反射性功能亢进，导致括约肌痉挛或增生，末端回肠把内容物（贮量）向下推进时需加强推力，从而造成回盲瓣活动增强，肠内容物推进加快。临床表现为腹部疼痛、腹胀、腹泻等症状。

二、临床诊断

（一）辨病诊断

1. 症状体征

本病表现为反复发作腹痛，以右下腹为主，腹泻并伴有消化不良，体重减轻消瘦。可同时伴有食欲差，腹部胀满，有时有反酸、恶心等症状。检查见右下腹压痛，但无反跳痛及肌紧张。本病也可表现为腹泻、便秘交替出现，有时右下腹可触及包块，并伴有大便带血或血便。

2. 相关检查

（1）血液化验　各项指标基本正常。

（2）X线检查　气钡双重造影可见回盲部有典型充盈缺损，呈玫瑰花结状、帽徽状、蕈状、伞状等，并伴有局部压痛。正位片可见比较光滑圆形缺损。

（3）结肠镜检查　在直视下可直接动态观察回盲部形状。

（二）辨证诊断

依据其临床表现，回盲瓣综合征可归属"腹满""腹痛""泄泻"范畴。辨证分型如下。

（1）寒湿内聚型　腹痛腹满，恶心呕吐，泄泻，食欲不振，口渴不欲饮，舌淡、苔白腻，脉弦缓。

（2）脾胃虚寒型　腹痛腹胀时发时止，时轻时重，厌食，纳呆，舌质淡红、苔薄白，脉迟。

（3）湿热蕴结型　腹满而胀，脘痞呕恶，心中烦闷，口渴不欲饮，大便干，小便短赤，舌红、苔黄腻，脉濡数。

（4）宿食停滞型　腹满且胀，嗳腐吞酸，口臭，厌食，舌质淡、苔厚腻，脉沉滑。

三、鉴别诊断

此病鉴别须与阑尾炎、回盲部肿瘤、阑尾回盲部类癌相鉴别。并注意主要从症状、体征上加以分析判断，充分利用现代仪器及检查手段，就不难加以鉴别。

四、临床治疗

（一）辨病治疗

症状较轻的，可自行缓解。

症状明显者，可给予对症治疗，如镇静剂，使用抗菌消炎药，特别是伴有肠道感染者有明显效果。

对于内科治疗无效，如合并有肠梗阻、肠狭窄、直肠有大量出血或与急慢性阑尾炎不易鉴别时，可考虑外科手术治疗或剖腹探查。在手术中，对于脱入的回肠部位肠管可切开回盲括约肌进行复位。对于轻型患者可采用结肠镜腔内治疗方法，如腔内复位、诊断、治疗等。

（二）辨证治疗

1. 辨证施治

（1）寒湿内聚型

治法：温化寒湿。

方药：胃苓汤合厚朴温中汤加减。

（2）脾胃虚寒型

治法：温补脾胃。

方药：理中汤合厚朴生姜甘草半夏人参汤加减。

（3）湿热蕴结型

治法：清热化湿。

方药：王氏连朴饮加减。

（4）宿食停滞型

治法：消食导滞。

方药：保和丸加减。

2. 外治疗法

（1）揉中脘3分钟，摩腹5分钟，按脾俞、胃俞10次，按揉足三里10次，合谷10次。

（2）生附子15g，甘遂、甘草10g，葱汁熬膏和药，加蟾蜍、麝香、鸦片、丁香末堆贴。贴于肚脐处。

3. 成药应用及单方验方

①四磨汤：20ml，每日3次，口服。

②麻仁丸：9g，每日2次，口服。

③吴茱萸12g，胡椒10g，干姜8g，雄黄3g，研细末，调拌姜汁，外敷贴腹侧。

五、预后转归

本病一般预后较好，如有并发症需手术治疗者，可对症治疗。

六、预防调护

合理营养，活动适量，并加强锻炼，积极防治并发症。

主要参考文献

［1］胡国斌，孙振亚. 现代肠外科学［M］. 武汉：湖北科学技术出版社，2008.

［2］林庚金，王恭宪. 临床消化系病［M］. 上海：上海医科大学出版社，1994.

［3］刘福龄. 现代医学辞典［M］. 济南：山东科学技术出版社，1990.

［4］朱继德，常玉和. 消化系疾病综合征的诊断与治疗［M］. 天津：天津科技翻译出版公司，1996.

［5］姚希贤. 临床消化病学［M］. 天津：天津科学技术出版社，1999.

第七节　活动盲肠综合征

活动盲肠综合征是有时盲肠活动超过中线或到左侧腹部，导致部分肠梗阻的一系列症状。在正常生理情况下，盲肠各面均有腹膜覆盖，但有5%的人盲肠上段后面可无腹膜覆盖，且系膜发育欠佳，故有一定程度活动性，其活动范围一般不超过5cm。在胚胎时期右侧肠系膜与侧面腹膜未能融合，则可导致盲肠和部分升结肠的活动性加大，尽管解剖位置没有变化，但因其易于发生异常活动，从而引起肠扭转、移位。

一、病因病机

此为先天发育不良所致，是由于胚胎期间，右侧结肠系膜与侧腹膜未能融合，导致盲肠与部分升结肠具有异常的增强性活动引起。

二、临床诊断

（一）辨病诊断

1. 临床表现

患者多表现为右下腹痉挛性腹痛，可间歇发作。有时可向右腰背部放射，甚至上腹部也出现疼痛，可伴有腹泻、便秘，或腹泻与便秘交替出现。严重时可出现假性不完全肠梗阻症状，少数患者在服用缓泻剂后可使腹泻加重。

2. 相关检查

（1）X线检查　气－钡双重造影，可见盲肠有异常活动增强甚至移位。

（2）结肠镜检查　有助于发现盲肠扭转或肠梗阻等表现，以助诊断。

（二）辨证诊断

本病中医学可归属于"腹痛""泄泻"范畴。

三、鉴别诊断

患者症状明显时，可因排气而缓解，是其典型临床特征。确诊主要是临床表现结合X线检查，但也有少许在手术时才发现病因。

四、临床治疗

（一）提高临床疗效的基本要素

本病在明确诊断后，若反复发作，且症状愈加明显，可行手术治疗。

（二）辨病治疗

以手术治疗为主，采用侧腹膜盲肠固定术。手术方式：在腹腔侧壁游离盲肠外切口，做成一带蒂的游离片，然后用纱布球进一步游离盲肠和升结肠相当于系膜缺损处，再将带蒂腹膜片覆盖于盲肠和升结肠前壁，将盲肠和升结肠部分置于腹膜后。

（三）辨证治疗

1. 寒邪内阻型

治法：温中散寒。

方药：良附丸加减。

2. 湿热壅滞型

治法：泄热通腑。

方药：大承气汤加减。

3. 中虚脏寒型

治法：温中补虚，和里缓急。

方药：小建中汤加减。

4. 气滞血瘀型

治法：疏肝理气，活血化瘀。

方药：柴胡疏肝散合少腹逐瘀汤加减。

五、预后转归

本综合征在积极手术后，一般预后较好；若出现严重的并发症时预后较差。

六、预防调护

早期手术，合理养护，保持良好的心态，避免剧烈活动。

主要参考文献

［1］黄乃健. 中国肛肠病学［M］. 济南：山东科学技术出版社，1996.

［2］刘子会. 新编肛肠病学［M］. 海口：南海出版公司，2005.

［3］宋太平，巩跃生. 大肠肛门病综合征［M］. 郑州：河南科学技术出版社，1998.

［4］胡国斌. 现代大肠外科学［M］. 北京：中国科学技术出版社，1996.

［5］陈祖培，杨小庆. 临床综合征影像学［M］. 北京：科学技术文献出版社，1994.

第八节　假性结肠梗阻

假性结肠梗阻又称 Ogilvie 综合征。其临床表现酷似机械性结肠梗阻的症状，结肠明显充气扩张，但无器质性梗阻存在，临床上以腹痛、腹胀、呕吐为主要表现。中老年患者多见，平均 58 岁，男女之比 1∶1.5。

一、病因病机

病因不明确，Ogilvie 认为系支配大肠运动的交感与副交感神经系统之间失去平衡所致，本征 88%~94% 为继发性，其原发病为糖尿病等内分泌疾患、脑梗死、心脏病、闭塞性动脉硬化症等循环系统性疾患，胰腺炎、恶性肿瘤、脊髓损伤和电解质紊乱。有时也会发生在腹部手术后以及大量使用神经阻滞药物或氯丙嗪之后发生。

二、临床诊断

（一）辨病诊断

1. 临床表现

患者主要以腹痛、腹胀、恶心、呕吐及便秘等肠梗阻的一系列症状，可有腹部压痛，叩诊为鼓音，肠鸣音消失或减弱。在肠穿孔时可伴有腹膜刺激症状，同时伴有原发性疾病的症状或体征。在继发有恶性肿瘤时，腹部有时可触及包块。

临床上可把假性结肠梗阻为分三类：

（1）病因不明型。

（2）继发于肾功能衰竭、胰腺炎、肺炎、充血性心力衰竭、脊髓损伤或电解质紊乱者。

（3）由持续的低血压或缺氧引起者。

2. 相关检查

（1）X线检查　腹部平片可见横结肠、盲肠或全结肠扩张，肠腔宽度在 7.5~17cm 之间。钡灌肠可诱发肠穿孔，应慎用。

（2）结肠镜检查　可见结肠腔有无病变。应有操作技术熟练的医学操作，避免肠穿孔。

（二）辨证诊断

本综合征中医学可归属于"腹痛""呕吐"范畴。

三、临床治疗

（一）提高临床疗效的基本要素

镇静，减压，休息，补充水、电解质是提高临床疗效的基本要素。

（二）辨病治疗

可采用胃肠减压、禁食水、肛管排气等保守治疗措施，同时补充电解质、水分及对症治疗。有时也可借助结肠镜进行胃肠减压。由于肠腔胀气，当肠腔扩张到一定程度时可引起盲肠穿孔，特别是盲肠直径达到 9~12cm 以上时最易穿孔。此症忌用新斯的明等平滑肌兴奋刺激剂。

（三）辨证治疗

1. 寒邪内阻型

治法：温中散寒。

方药：良附丸加减。

2. 湿热壅滞型

治法：泄热通腑。

方药：大承气汤加减。

3. 中虚脏寒型

治法：温中补虚，和里缓急。

方药：小建中汤加减。

4. 气滞血瘀型

治法：疏肝理气，活血化瘀。

方药：柴胡疏肝散合少腹逐瘀汤加减。

四、预后转归

经保守治疗后，一般预后较好。对于合并有盲肠穿孔时，则预后较差。

主要参考文献

［1］黄乃健. 中国肛肠病学［M］. 济南：山东科学技术出版社，1996.

［2］刘子会. 新编肛肠病学［M］. 海口：南海出版公司，2005.

［6］宋太平，巩跃生. 大肠肛门病综合征［M］. 郑州：河南科学技术出版社，1998.

［3］胡国斌. 现代大肠外科学［M］. 北京：中国科学技术出版社，1996.

［4］陈祖培，杨小庆. 临床综合征影像学［M］. 北京：科学技术文献出版社，1994.

第九节　小左结肠综合征

小左结肠综合征是 Davis 于 1974 年命名的，其特点为：患者大多为早产儿，患儿母亲中 50% 左右患有糖尿病；患儿左半结肠肠管细小呈无力蠕动收缩状态，从而导致胎粪梗阻性便秘和肠梗阻，而横结肠、升结肠、盲肠部位则呈现扩张状态；患儿全身其他器官则很少有先天畸形。

一、病因病机

具体病因不明确。结合患儿母亲有糖尿病病史，患儿又多为早产或剖宫产儿，且早产儿有高血糖症和胰高血糖素症，大多学者认为本征和患儿的胰岛功能有关，主要病因应是胰高血糖素血症。

胰高血糖素系一种由 29 种氨基酸碱基组成的多肽，分子量为 3485。它除具有分解肝糖原，促进葡萄糖释放进入血液循环导致高血糖症外，又具有抑制胃酸分泌、抑制胃肠道功能、刺激胆汁流出和刺激布伦纳腺和肠分泌的功能。实验研究证实，胰高血糖素可直接抑制左结肠运动。患儿的高血糖症使迷走神经兴奋受抑制，而迷走神经支配至横结肠肠壁，故而出现左结肠呈收缩状态，而左半结肠、横结肠直到脾曲可呈现扩张状态。

二、临床诊断

（一）临床表现

新生儿在出生后 24~48 小时无胎粪排出，并逐渐出现腹胀呕吐等肠梗阻症状。肛门检查提示患儿肛门位置，大小均正常，直肠指诊肛管及直肠张力增高，有紧张感，无其他阳性体征发现。

（二）相关检查

X 线气钡双重造影可见对比十分明显的细小左结肠（降结肠）和扩张的横结肠、升结肠与盲肠，而脾曲则恒为分界线。

三、鉴别诊断

1. 胎粪梗阻综合征

X 线检查无小左结肠特征，无液平及脾曲分界面。

2. 先天性巨结肠

X 线检查无小左结肠特征。病理取活组织检查可见狭窄段肠壁肌层神经节细胞缺如。钡剂灌肠 X 线检查见直肠呈痉挛性狭窄，而小左结肠综合征则提示直肠扩张。

四、临床治疗

（一）提高临床疗效的基本要素

加强观察，注意是否出现胎粪梗阻或其他梗阻症状，并注意血糖，发现问题及时纠正。

（二）辨病治疗

（1）有肠梗阻症状时，可采用持续胃肠减压；有胎粪梗阻则采用等渗温生理盐水适量作清洁灌肠清除胎粪梗阻。

（2）及时纠正高血糖。

（3）如果病情持续加重，可采用盲肠造口术以预防盲肠穿孔。

五、预后转归

本病应积极手术治疗，防止并发症的发生。

主要参考文献

［1］Lawrence W．Way（美）．现代外科疾病诊断与治疗［M］．10 版．宗正，黎一鸣，译．北京：人民卫生出版社，1998．

［2］叶孝礼．小儿消化系统疾病学［M］．天津：天津科学技术出版社，1992．

［3］黄乃健．中国肛肠病学［M］．济南：山东科学技术出版社，1996．

［4］宋太平，巩跃生．大肠肛门病综合征［M］．郑州：河南科学技术出版社，1998．

［5］徐延翰．中国痔瘘诊疗学［M］．成都：四川科学技术出版社，2008．

第十节　波伊茨 - 耶格综合征

波伊茨 - 耶格综合征（PJS），又称家族性黏膜皮肤色素沉着胃肠息肉病，简称黑斑息肉综合征。本征有三大特征：①黏膜、皮肤特定部位色素斑；②胃肠道多发性息肉；③遗传性。以往认为本病罕见，近年来临床报道病例较多。本病可发生于任何年龄，多见于儿童和青少年，男女发病大致相同。

1896 年 Hutchinson 首先报道了一对孪生女孩的上唇有黑色素斑点。1919 年其同事 Weber 报道了此两姐妹中的一个在 20 岁时死于肠套叠。1921 年 Peutz 报道了一家三代人中曾有 7 人患小肠息肉病，口唇和颊黏膜有黑色素斑点。描述了本病的家族遗传性。1949年Jeghers会同Mckusick和Katz等收集了世界文献22例，并报告了自己的10例，强调本病的家族遗传性及皮肤、黏膜色素斑的特点，引起了广泛注意。1954年Bruwer等首次用Peutz-Jeghers综合征这一名称。Vilchis等报道，这一综合征全世界平均每年只有10例。但1987年后藤明彦收集日本文献共355例。1977年Mcallister等收集欧美文献共320例。孟荣贵等收集1985~1989年国内文献44篇共173例，说明PJS在我国也不少见。

一、病因病机

PJS属于家族遗传疾病。其遗传方式是染色体显性遗传，由单一多效基因所传递，患者的染色体分纯合子、杂合子，由于基因的突变，二者都能发病。纯合子的出现率很低，而往往易致死胎或夭亡。在临床上所见的患者中以杂合子居多。在双亲中的一方正常，另一方为杂合子，其子女中约有1/2可能发病。患者的健康子女如果不是近亲婚配，不会有致病基因传给后代而发病。郭敏等报道了3个家族8例患者中，一家为父女遗传，一家为母子遗传，另一例共生4子，其三、四子患本病，其长子仅唇部、口腔黏膜有黑色素斑，并无胃肠道多发性息肉，可称为不完全的显性遗传。PJS的患者约有50%无明显家族史，可能是由于新的基因突变所造成的，但其后代仍有发病的可能。目前还不能通过遗传标志预测本病患者子女中谁可能发病，这有待进一步研究。

PJS的主要病理改为黏膜、皮肤色素斑和胃肠道息肉。黏膜、皮肤色素斑为真皮基底内黑色素细胞数量增加，黑色素沉着所形成。本征的息肉为错构瘤性，非肿瘤性息肉。息肉的表面是正常肠胃上皮细胞所构成的腺管。

本征的癌变问题文献讨论颇多，大多数学者认为错构瘤癌变机会少，即便有恶变，也须严格区分是息肉恶变还是合并与息肉无关的肠管原发性癌症。有人发现癌多发生于有错构瘤及腺瘤同时存在的病例，因此认为癌变很可能是由腺瘤演变而来，不一定来自本征的息肉。有些在癌性溃疡的边缘也密布着息肉，但究竟是伴发还是癌变尚难定论。一般认为本征息肉即使发生癌变，其恶性程度也较低，病变局限，转移也不多见。癌变多发部位报道不一，小西等综合日本及欧美文献提出，本征息肉恶变的部位主要在大肠、十二指肠、空肠和胃。有的则认为在胃及小肠。Dozois等收集321例，其中有11例恶变占3.4%，宇都宫等报告为8.6%，刘汝报告为3.6%。在螳国铮报告的6例PJS中，有2例伴发肠癌，从形态学观察，2例均呈隆起性高分化腺癌，其中1例伴淋巴结转移（2/6枚），1例侵及肠壁全层。

二、临床诊断

（一）辨病诊断

1.临床表现

本征临床表现不一，个体差异很大。病情轻者可无自觉症状，严重者可出现腹痛、腹泻、黏液便、便血、便秘、呕血等消化道症状。除以上症状外，本征尚有胃肠道息肉、色素沉着两大特征性表现。

（1）胃肠道息肉　常呈多发性，息肉可发生在整个胃肠道，以小肠多见，在胃、大肠、阑尾腔也有生长。这些息肉大小不定，小者仅为针头般大小的隆起，多在0.2~0.5cm之间，表面光滑，质硬，蒂的长短、粗细不一，也可无蒂。较大息肉可呈菜花样。

此外，胃肠道息肉所引起的长期腹泻和便血可导致贫血；当息肉发展成大型息肉时，可发生肠梗阻；也可因息肉过多或息肉牵拉引起肠套叠，有时还可并发直肠脱垂。肠套叠大多数可自行复位，如不能及时复位，延误较久可引起肠坏死。

（2）色素沉着

①部位：色素斑主要发生于面部、口唇周围、颊黏膜、指趾及手掌足底部皮肤等处。

②色泽：多数患者发生在上下唇和颊黏膜的色素斑为黑色，其余部分多为棕色或黑褐色。

③出现时间：可出现于任何年龄，斑点多在婴幼儿时期发生，至青春期明显，部分患者在 30 岁可逐渐减退或消失。

④与息肉关系：绝大多数病例为两者同时存在，约 5% 的患者仅有胃肠道多发性息肉或色素沉着。两者在出现顺序上，临床多为先有色素斑点，然后才发生息肉，但色素斑的数目和深浅与息肉的数目无相关性。

⑤色素斑的特征：其外形圆形、椭圆形、梭形等多种形态，一般界限清楚，以口唇及颊黏膜最明显，下唇尤为突出。色素斑常紧密相连，不高出于皮肤黏膜表面。

2. 相关检查

（1）视诊　仔细检查口唇、口腔、黏膜、手掌、足底、指和趾、肛门周围等部位，观察有无色素斑。

（2）直肠指诊　在食指可及的直肠范围内检查有无息肉。

（3）X 线检查　因为本征的息肉可散在地分布于整个消化道，所以，对发现皮肤黏膜有色素斑的可疑患者，必须做胃肠钡餐造影和钡灌肠双重对比造影，以了解是否有息肉存在。但应说明，如未发现息肉并不能排除本征的存在，其理由是：①息肉的出现多晚于色素斑点。②一些较小的息肉或基底宽且低平的息肉不易被直接观察到。所以还需应用内镜检查加以证实。

（4）超声波检查　怀疑并发肠套叠和肠梗阻者可做腹部超声波检查。

（5）组织学检查　本征所发生的肠息肉在镜下多数显示为正常细胞的排列畸形或错构瘤的结构。黏膜肌带有上皮成分的树枝样畸形，在息肉内有平滑肌纤维，上皮细胞虽然有异常排列，但亦为分化正常的杯状细胞而无增生。

（6）内镜检查　包括胃镜、直肠镜、乙状结肠镜和纤维或电子结肠镜检查，如发现息肉和可疑组织应取活组织检查。

（二）辨证诊断

本综合征相当于中医学的"悬珠痔""悬胆痔"，《外科大成》曰："悬胆痔，生于脏内，悬于肛外，时流脓水，便痛出血，先枯去痔，不须收口，服血竭内消丸。"对其生长部位、形态与治疗作了精辟的论述。

望诊：或面黯消瘦，或面部及下肢浮肿，或舌红或淡，或苔薄白或黄腻。

闻诊：或口气臭秽，或语言及气味无明显异常。

问诊：或大便黏浊带血，或肛门灼热不适，或有肿物脱出肛外，或大便清冷。

切诊：或可触及肛门肿物脱出肛外，或腹痛喜按。

本综合征的发生多与湿热下迫大肠，肠道气机不利，经络阻滞，瘀血浊气凝聚有关。

三、鉴别诊断

如发现口唇、口腔黏膜等部位的色素斑，结合 X 线及内镜检查发现有消化道息肉存在并经组织学证实为错构瘤，即可确诊。然而，近年来因不典型患者报道有所增加，故在直肠中发现腺瘤性息肉或绒毛状息肉亦不能排除本征。

大多数患者都有家族史，但必须强调指出，并不是所有患者都有家族史。故有人将具有色素斑、胃肠道多发性息肉及家族遗传这 3 大特征者称为完全性 PJS；仅有黑斑及家族史或仅有黑斑及息肉而无家族史者称为不完全性 PJS。本征需和其他胃肠道息肉相鉴别。其鉴别要点见表21-1。

四、临床治疗

（一）提高临床疗效的基本要素

本病有遗传倾向，以对症治疗为主，并结合中西医治疗为好。

（二）辨病治疗

本征的治疗，主要是对胃肠道息肉和其并发症的治疗。若患者感到黑斑有碍美容，且要求治疗时，也可对黑斑治疗。

1. 胃肠道息肉的治疗

（1）有蒂息肉在1cm左右者，可经内窥镜电凝切除，一次可摘除多个息肉。

（2）对息肉较小临床无症状者，以内科保守治疗为主，并定期随访，每隔1~2年做纤维或电子结肠镜检查1次，但应告知患者，胃肠息肉随时有并发出血及肠套叠、肠梗阻的可能，一旦发作，应及时治疗。

（3）息肉较大（2cm以上）且有症状者，应尽早手术，可行肠切开单纯息肉摘除术，以免发生肠套叠梗阻。

（4）结肠、直肠内息肉较大且密集丛生无法逐个摘除者，可行全结肠切除术，保留部分直肠，行回肠直肠吻合，保存良好的肛门功能，直肠残留息肉可经内镜作电凝或冷冻切除。

华积德报告治疗17例，认为一旦确认，应根据病情缓急和息肉大小及位置，手术治疗以除去病因。他们认为本征的手术适应证如下：

①有腹痛、贫血者。

②癌变或梗阻者。

③并发肠套叠者。

④位于胃、十二指肠、结肠、直肠等易发生癌变的部位者。

⑤息肉大于2cm者。

孟荣贵等认为，本征的治疗主要是摘除息肉，以防止腹痛、腹泻、出血和肠套

表 21-1　PJS 鉴别诊断要点

病种	遗传方式	息肉性质	组织学	息肉分布	息肉数	其他表现	恶变率
PJS	常染色体显性	错构瘤	黏膜肌层的错构瘤	全胃肠道小肠为主，结肠次之，胃及十二指肠较少	数十个或大于100个	黏膜皮肤特定部位色素斑点	约2%，有报道达20.25%，少数报道胃肠道癌变略高普通人群
家族大息肉病	常染色体显性	腺瘤	多个散在或密集的腺瘤	结肠，直肠为主	大于100个或平均1000个	便血	极高，不治疗几乎均发生结直肠癌
加德纳综合征	常染色体显性	腺瘤	多个散在腺瘤	结肠为主，偶见小肠	大于100个	多发性颅骨瘤病，体表多发软组织肿瘤，齿异常	高，同上，尚易发生十二指肠癌，直肠壶腹部周围癌
特科特综合征	常染色体隐性	腺瘤	散在腺瘤	结肠，直肠为主	—	中枢神经系统肿瘤但少见	高，中枢神经恶性肿瘤
幼年型结肠息肉病	常染色体显性	错构瘤	—	直肠，乙状结肠为主	200~300个	—	高，胃肠道

叠的发生。他们常采用以下三种方法清除肠道息肉：

①经纤维结肠镜圈套摘除清除大肠息肉：此法无须在术中进行，是对大肠息肉治疗的一大改进。但应注意摘除息肉前应抽换肠腔内气体3~4次，吸尽粪水。有蒂大息肉行分叶切除，注意每次圈套不宜保留＞2.0cm，以防圈套丝陷入切割的组织内进退不能。无蒂息肉＞2.0cm多主张手术切除。门诊患者经纤维结肠镜摘除息肉后留观3~4日。一般认为，一次圈套摘除息肉不应超过8枚，但对于无高血压、心血管疾病的中青年患者，可以适当增加摘除息肉的枚数。

②剖腹术结合纤维结肠镜清除回肠及结肠息肉，肠道及内镜准备同前。曾用此法摘除1例回肠末端直径约1.0cm大的息肉6枚，结肠息肉9枚。方法：患者麻醉成功后取截石位。优点是不污染手术野，对回肠息肉的清除较彻底、安全。缺点是内窥镜进入空肠较困难，故空肠息肉不宜用此法。

③择期剖腹术＋小肠切开，纤维结肠镜经小肠切口插入用PSD清除息肉。肠道准备同一般大肠手术前的肠道准备法。内窥镜可用CF-IBW或（OES）CF-P101型镜，全镜可浸泡于1:1000的氯己定溶液中30分钟消毒。若不是防水镜子就只浸泡镜身，操作部及导光束段用乙醇擦拭即可。手术方法：患者麻醉后仰卧位。进入腹腔后探查，在小肠最大的息肉处（最好在小肠的中段）切开，切除息肉后，肠壁切口不缝合，在切口边缘用4号丝线做一荷包缝合后牵出腹壁切口外，在切口周围加盖无菌治疗巾防止污染。内镜医生及插镜者将内镜从小肠切口插入后，适当收紧荷包缝合线，打结。由一名术者固定保护切口处肠管。内镜先向小肠近端插入，动作要轻柔，边进镜边仔细观察，边抽吸内容物，一直插到十二指肠降部，然后退镜。息肉

蒂＜1.5cm时，当即用PSD或微波通过内镜摘除。大肠息肉不经内镜摘除时，用4号丝线在肠壁缝1针做标记，待镜退出后再行息肉摘除。然后将内镜转向小肠切口的远端，镜向远端插入前在距回盲瓣10cm的回肠上夹一把钳，防止气体进入结肠，寻找和处理息肉的方法同近端小肠息肉处理法。

2. 黑斑的治疗

对皮肤、黏膜黑斑目前尚无特效治疗方法，一般也不需治疗，如年轻患者有碍美容，可外用"密丽"瘢痕灵或"立得"消斑灵，每日早晚各1次外涂，涂后轻轻按摩，有一定效果。或由整容科进行电离、激光、冷冻等多种治疗方式。

（三）辨证治疗

1. 风伤肠络型

治法：清热凉血，祛风止血。

方药：槐角丸加减。

2. 气滞血瘀型

治法：活血化瘀，软坚散结。

方药：少腹逐瘀汤加减。

3. 脾气亏虚型

治法：补益脾胃。

方药：参苓白术散加减。

主要参考文献

[1] 漆德芳，张泰昌. 消化系统血管疾病［M］. 济南：山东科学技术出版社，2004.

[2] 池肇春. 实用临床胃肠病学［M］. 北京：中国医药科技出版社，2001.

第十一节 静脉畸形骨肥大综合征

静脉畸形骨肥大综合征（KTS）系一种先天性异常的疾患。其特征是血管痣、静脉曲张和四肢的骨与软组织肥大的三联征。因为有些患者可有直肠出血的症状，故列入肛肠病学讨论的范畴，但这种直肠

出血系直肠血管瘤所致，亦有人将本征作为斑痣性错构瘤病的一部分。

一、病因病机

本征病因尚不明确。但一般认为，妊娠第3~6周期间发生的子宫内损伤可能与本病有关。即胎儿血管发育的任何一个阶段出现发育停止或障碍，均可导致本病。Blinznak指出：胎儿在子宫内时，损伤了脊髓中间束（外侧）上的交感神经节，是造成胎儿KTS的原因。确实，对交感神经系统的实验性损伤可导致静脉扩大、动静脉分流的扩张和软组织肥大。

某些学者报道，采用实验室诱发静脉瘀滞的方法可制造出KTS模型。

此外，现代医学已有不少证据表明，KTS的形成也和遗传因子有关。

KTS可由于纤维带造成的静脉系统的受压，与淋巴畸形有关的血管发育不全所致。直肠的受累，既可是结肠弥漫性海绵状血管瘤的一个组成部分，也可是由于髂内静脉和包括直肠静脉在内的系统的侧支血流过量所形成的继发性静脉曲张。但此静脉曲张与痔疮有所不同。

病理组织学检查可见痔小静脉有平滑肌的明显肥大和介质的轻度不规则。某些血管可显示扩张和充血，而有些有中、轻度内膜增厚。血管的直径和厚度呈现为一种类似模式的非典型血管结构。

大多数KTS患者，在受累肢体的小腿后部有较多血流。皮下静脉的活检证实，其组织学特征与长期增加血流的血管反应相一致。

二、临床诊断

（一）临床表现

典型患者除了有血管痣、静脉曲张和四肢中骨与软组织肥大三联征外，还可有Parkes-weber综合征表现的大动静脉分流体征。少数病例有结肠、直肠弥漫性海绵状血管瘤。此外，患者可有多汗症、皮肤萎缩、疣状皮炎、血栓性静脉炎和蜂窝组织炎。与KTS有关的先天性异常可有并指（趾）、多指（趾）畸形、脊柱裂和马蹄内翻足。直肠出血和血尿均较为罕见，直肠血管瘤可脱出肛门之外。

有时，患者腹部和躯干可有多发性血管瘤。有血管瘤的大腿和小腿周径比无血管瘤者大3~5cm。

（二）相关检查

钡灌肠检查，侧位观可见骶前间隙增大，内镜检查常无其他的结肠病变。

病理检查常显示肛管黏膜和黏膜下组织的鳞状上皮和柱状上皮均为正常。黏膜固有层或黏膜下层可无炎性反应。但血管的直径和厚度可呈现为一种类似模式的非典型血管结构。

Servelle建议，为了查明有无损害，例如受累静脉是否存在压力过高，可做静脉造影术。

三、鉴别诊断

有典型的三联征伴有先天性并指（趾）、多指（趾）、脊柱裂和马蹄内翻足，便可做出诊断。如有直肠出血和血尿，且发现血管瘤存在，则更可进一步明确诊断。但需要与单纯性内痔和尿路结石所致的出血相鉴别。

四、临床治疗

（一）提高临床疗效的基本要素

可结合现代诊疗技术明确诊断，早期手术可纠正畸形。

（二）辨病治疗

从原则上讲，KTS的治疗应因人而异，

对不同患者的处理方法差异较大，如静脉造影显示髂内静脉有高压征象可考虑做表浅和深层股静脉放血术，以作为治疗的第一步。这有助于减轻髂内静脉的循环负荷，以达到病因学治疗的目的。

有些学者建议，对有直肠出血的患者，可直接治疗出血部位，一般是做直肠切除术。Kahn 等人提出，对于有直肠出血的年轻人来讲，做 3/4 痔切除术，可能已足够达到目的。

五、预后转归

本综合征患者预后较差。

六、预防调护

合理营养，合理检查治疗，必要时手术纠正畸形，术后保持局部清洁，加强功能锻炼。

主要参考文献

[1] 宋太平，巩跃生. 大肠肛门病综合征 [M]. 郑州：河南科学技术出版社，1998.

[2] 黄乃健. 中国肛肠病学 [M]. 济南：山东科学技术出版社，1996.

[3] 曼绮. 小儿常见皮肤病及其综合征 [M]. 北京：中国医药科技出版社，1992.

[4] Christopher. D. M. Fletcher（美）. 肿瘤组织病理诊断 [M]. 周庚寅，刘洪琪，张庆慧，译. 济南：山东科学技术出版社，2001.

第十二节 加德纳综合征

加德纳综合征又称遗传性肠息肉综合征。其特征为结肠息肉病合并多发性骨瘤和软组织肿瘤，属常染色体显性遗传病。本征结肠息肉的恶变率很高，男女发病率相似。

1912 年，Devic 和 Bussy 最早发现了软组织和骨肿瘤与结肠息肉间的关系，但对其遗传背景并不知晓。1951 年 Gardner E J 详细研究了大肠息肉病伴发颅骨和下颌骨骨瘤及软组织肿瘤的一个家族，认为大肠息肉病与骨瘤、软组织肿瘤有相关遗传性。此后 Gardner 和 Plenk（1952 年）、Gardner 和 Richards（1953 年）、Oldfield（1954 年）、Weinei 和 Cooper（1955 年）以及 Danning 和 Ibrahim（1965 年）等对此综合征又相继进行报道。1958 年 Smith 把具有大肠息肉病、骨瘤和软组织肿瘤这三个特征的疾病命名为加德纳综合征。至 1967 年 Macdonald 等人综述文献共报告 118 例。此后本征的报道开始增多。1975 年宇都宫进一步把具备上述三特征的疾病称为完全型加德纳综合征。

一、病因病机

本征为孟德尔显性遗传疾病。Gardner 最初的报告和随访资料提示该综合征系由单一缺陷基因或几个独立的但却密切联系的基因所致。

本征与家族性大肠息肉病是否为同一遗传性疾病尚有争议，Mckusiek 有证据表明，导致家族性息肉病的情况不同，本征是单一基因作用的结果。但 Smith 则认为，所有的腺瘤性息肉均可伴有程度不等的胃肠道外病变。牛尾恭辅等报告，家族性结肠腺瘤患者半数以上有潜在性骨肿瘤，特别是在下颌骨，在家族性结肠腺瘤手术及活检时，可见上皮囊肿之类的软组织肿瘤，所以两疾患在本质上应是同一疾患。

Cole 等人证实了在结肠息肉病患者的结肠黏膜中有质变细胞的复制。Alvin 等人使用 Deschner 等人设计的结肠黏膜孵化技术证实了在本征患者中，利贝昆氏腺表面细胞中的 DNA、RNA 和蛋白质形成的增加。尽管在本征中遗传因子的作用已十分明确，但这一体质的人自身对环境致癌剂易感性的增加，也可导致黏膜上皮细胞的质变。

二、临床诊断

（一）辨病诊断

1. 临床表现

本征患者的表现主要为消化道外病变和消化道息肉病两大方面。

（1）消化道外病变　主要有骨瘤和软组织肿瘤等。

①骨瘤：本征的骨瘤大多数是良性的，从轻微的皮质增厚到大量的骨质增殖不等，甚至可见有茎性的巨大骨瘤，多发生在颅骨、上颌骨及下颌骨、四肢长骨亦有发生。并有牙齿畸形，如过剩齿、阻生齿、牙源性囊肿、牙源性肿瘤等。Fader 将牙齿畸形称为本征的第四特征。骨瘤及牙齿形成异常往往先于大肠息肉。

②软组织肿瘤：有多发性皮脂囊肿或皮样囊肿及纤维性肿瘤，也可见脂肪瘤和平滑肌瘤等。

上皮样囊肿好发于面部、四肢及躯干，是本征的特征表现。往往在少儿期即已见到。此特点对本征的早期诊断非常重要。纤维瘤常在皮下，表现为硬结或肿块，也有合并纤维肉瘤者。硬纤维瘤通常发生于腹壁外、腹壁及腹腔内，多发生于手术创口处和肠系膜上。其与大肠癌的鉴别困难，切除后易复发，有时会导致输尿管及肠管的狭窄。

③伴随瘤变：如甲状腺瘤、肾上腺瘤及肾上腺癌等。与家族性大肠息肉病相比无特征性表现。最近有报告本征多见视网膜色素斑，且在大肠息肉发生以前出现，为早期诊断的标志之一。

（2）消化道息肉病　息肉广泛存在于整个结肠，数量可达 100 个以上；胃和十二指肠亦很多见，但空肠和回肠中较少见。息肉一般可存在多年而并不引起症状。通常在青壮年后才有症状出现。初起可仅有

稀便和便次增多，易被患者忽视；当腹泻严重和出现大量黏液血便时，才引起患者重视，但此时往往已发生恶性变。

必须注意，临床上尚有一些不典型患者，有些仅有息肉病而无胃肠道外病变，而另一些仅有胃肠道外病变而无息肉病。

2. 相关检查

（1）视诊　检查面部、牙齿、甲状腺、四肢有无异常，特别观察有无皮脂囊肿、上皮样囊肿、色素痣、龋齿、多发性复发性牙瘤、纤维瘤和骨瘤。

（2）粪便检查　粪便类固醇气相色谱法和厌氧菌增减法可显示本征患者中粪便胆固醇和原发性胆汁酸有较高的浓度。这与肠道中梭杆菌、二裂菌属的相对增加有关。

（3）内镜检查　最好作纤维结肠镜检查。对怀疑有胃息肉或其他胃病变的患者，可考虑做胃镜检查。

（二）辨证诊断

本综合征可归属于中医学"息肉"范畴，中医认为，该病是寒气与卫气相搏，气不得荣，瘀而内着所致。其主要病因病机为因气血、湿热瘀阻，下迫大肠，或因先天遗传所致肠道气机不利，经络阻滞，瘀浊气凝而成。

三、临床治疗

（一）提高临床疗效的基本要素

由于本综合征为遗传性疾病，在治疗上应早诊断，早治疗，防治并发症是提高疗效的基本要素。

（二）辨病治疗

对大肠病变的治疗同家族性大肠息肉病，以手术为主。Moertel 等提倡，对多发性息肉病应作全直肠结肠切除术，因为其

直肠癌的发病率可高达 5%~59%。而圣马克医院的 Bussy 统计资料后却认为，患者在作回直肠吻合术后，形成直肠癌的累积性危险仅为 3.6%。许多外科医师发现，作永久性回肠造口术的癌变发病率超过 3.6%。

有人提出可做预防性结肠切除术和回肠直肠吻合术，但必须严格掌握手术适应证。重要的是，回肠吻合到直肠，而不是吻合到乙状结肠。因为息肉数量庞大，故不主张采用电灼术。Hubbard 观察到，在行该术式后，直肠节段中的息肉可消退。此外，患者的结肠传输时间可从 19.4 小时减少到 14.2 小时。粪便中的类固醇可完全消失，鹅去氧胆酸（CDCA）和胆酸浓度明显升高，而石胆酸和脱氧胆酸则明显降低。

Decosse 近来观察发现，口服大剂量维生素 C，可有助于直肠残端中息肉的消退。

胃肠道外病变的处理因病而异，有些患者可随访观察，而有些患者可做手术。对硬纤维瘤的治疗，虽可完全切除根治，但因肿瘤细胞弥漫性浸润性生长，完全摘除有时很困难，如残留必致复发。对不能完全切除者，可行放射线疗法或给予非激素类消炎药物。本征患者应与医生保持终生的合作，对 40 岁以上的患者，均必须定期随访检查，主要包括物理检查和直肠镜检查。

（三）辨证治疗

1. 湿热下注型

治法：清热利湿，理气止血。

方药：黄连解毒汤加减。

黄连、黄芩、黄柏、地榆炭各 10g，茯苓 12g，栀子、枳壳各 8g。若便秘加草决明 15g。

2. 气滞血瘀型

治法：理气活血，化瘀散结。

方药：补阳还五汤加减。

生黄芪 20g，赤芍 15g，桃仁、红花各 12g，全当归、川芎、牛膝各 10g，穿山甲（以他药代替）8g，地龙 6 条。腹胀，肛门下坠加枳实 10g、木香 8g。

3. 脾虚气滞型

治法：温中健脾，理气散瘀。

方药：良附丸加减。

高良姜、制黄芪、制香附各 15g，炒枳实 8g。便时带血加赤石脂 15g、血余炭 6g。

4. 寒凝结滞型

治法：温中散寒，理气利湿。

方药：金匮肾气丸加减。

熟地、生地各 15g，茯苓 12g，山药、山茱萸、木香各 10g，泽泻、桂枝各 8g，制附片 6g。腹痛者加白芍 15g、甘草 9g。

主要参考文献

[1] 冯延昌，魏元明，刘志民，等. 实用临床腹部外科少见病学［M］. 北京：中国医药科技出版社，2000.

[2] 王玉凯. 骨肿瘤 X 线诊断学［M］. 北京：人民卫生出版社，1995.

[3] 朱明德. 名医忠告［M］. 上海：上海科学技术出版社，2005.

[4] 胡恩. D（德），赫尔曼. R（德）. 恶性肿瘤的药物治疗［M］. 4 版. 胡国清，译. 沈阳：辽宁科学技术出版社，2006.

[5] 桑毓枚，李永昶. 实用儿科综合征［M］. 北京：北京医科大学中国协和医科大学联合出版社，1993.

第十三节　卡纳达－克朗凯特综合征

卡纳达－克朗凯特综合征又名息肉－色素沉着－脱发－爪甲营养不良综合征。其临床特征以腹泻为主，全消化道多发性息肉，伴皮肤色素沉着、毛发脱落、爪甲萎缩等。

1955 年 Cronkhite 和 Canada 首先报告 2 例，1966 年，Jarnum 和 Jensen 将本征命名为卡纳达 – 克朗凯特综合征。其后，文献报道逐渐增多。1982 年以后，Danzel 报告 3 例，并查到世界文献共 55 例。1985 年以后，本征发病骤增，1 年有 20 余例报告，至 1990 年底，全世界已有 224 例，其中日本人 180 例。目前我国尚未见报道。据 1985 年石藤统计，日本发病率最高，其次为北美洲和欧洲。其地理分布与人口密度成正比。发病年龄 26~85 岁，平均 61 岁，约 80% 患者初发年龄已过 50 岁。欧美报告男女发病率无差异，但日本报告男女之比为 2.2∶1。

一、病因病机

病因迄今未明。大部分患者有发病诱因，如精神刺激、过度劳累、长期服药或手术等，其与胃、十二指肠溃疡的诱因有相似之处。

全消化道息肉病可能与炎症有关，因小肠内细菌繁殖，缺乏迟发性免疫反应，血浆免疫球蛋白 IgM 值降低，而免疫球蛋白 IgA 值正常。免疫荧光检查显示小肠产生 IgA 细胞减少，而产生 IgG 的细胞却增多，可能与细菌或病毒感染有关。由于小肠二糖酶缺乏，细菌可使肠道内停留较久的糖类转变为短链脂肪酸，并因其渗透压作用而引起腹泻。

多数学者认为本征的息肉属于幼年型错构瘤样息肉。息肉有上皮细胞覆盖，腺体增生而呈囊性扩张，分泌亢进，内含蛋白样液或黏液。黏膜固有层血管充血，有慢性炎症水肿和明显的嗜酸性粒细胞浸润。息肉可分布在从食管到直肠的全消化道中的任何部位。

日本学者石藤根据本征的发病经过，将其分为四型：Ⅰ型：以腹泻为初发症状；Ⅱ型：在全部症状出现之前，先有味觉异常；Ⅲ型：初发症状为毛发脱落，爪甲萎缩；Ⅳ型：先有食欲不振、全身倦怠，继之出现爪甲萎缩、毛发脱落和味觉异常，但无腹泻。

二、临床诊断

（一）辨病诊断

1. 临床表现

（1）胃肠道症状

腹痛：严重程度不一，表现为上腹部或下腹部疼痛。许多患者可出现绞痛，多与腹泻同时发生，亦有仅上腹部不适、胀满者。

腹泻：是本征最重要的症状，90% 患者可见，多为水样便，每日数次至 10 余次，少数患者便中带血，大多数伴有腹痛。1/3 患者出现食欲不振、味觉异常、易疲劳，数日或数月后才发生腹泻，但可短暂缓解，易复发。也有少数患者只有软便或无腹泻。

味觉异常、口渴、舌麻木等：80% 患者可有味觉消失、口渴等症、少数患者可有舌麻木、智力低下、手足搐搦等。

（2）皮肤症状

爪甲变化：所有患者均有爪甲变化。表现为爪甲颜色变暗，呈棕色、白色、黄色或黑色，表面出现鳞屑，高低不平或变成匙样。爪甲质地脆弱而薄，软而易裂，可从甲床上部分离，甚至完全脱落。脱甲往往从近端开始，远端仍粘着，一段时间后完全脱离，留下脊状甲床。新生甲的远侧部仍然高低不平。

色素沉着：大多数患者见此症，表现为小痣样或浅棕色至深棕色斑，大小从数毫米至 10cm。好发于手掌、足趾、手足背和面部等。斑状色素沉着除上述部位外，亦可见于口唇及其周围、口腔黏膜、会阴等。

毛发脱落：90% 患者有毛发脱落，常

为泛发性，如头发、眉毛、胡须、腋毛、阴毛、四肢毛发等皆可脱落。多数患者头发呈非常稀疏的状态，甚至可在2~3日内完全脱光，且通常在腹泻等消化症状加剧后发生。

2. 相关检查

（1）X线检查　消化道钡餐检查，胃内有多发性结节状息肉样充盈缺损，大小不等，大者可至3cm。胃黏膜龛影广泛粗大，有时可被误诊为梅尔特里耶病，即巨大肥厚性胃炎；小肠则显示广泛性息肉样充盈缺损，或肠黏膜粗厚，其中以十二指肠内最多。钡剂灌肠或气钡双重造影，结肠直肠内息肉广泛存在。有时息肉密集丛生，使结直肠腔内无正常黏膜可见。

（2）血液检查　88%患者呈现低蛋白血症，血清总蛋白在60g/L以下。蛋白漏出试验为1.1%~11%，87%患者为1.6%以上，血清电解质中，钾、钙、磷和镁均低，但钠和氯在正常范围内。少数患者血中微量元素铁、铜、锌低下。多数患者血中免疫球蛋白IgG、IgM均低于正常。

（3）消化吸收试验　半数患者右旋木糖吸收试验、^{57}Co维生素B_{12}的希林试验可见吸收障碍。^{131}I试验甘油三油酸酯的脂肪吸收试验，70%吸收障碍。经空腹组胺刺激后的胃液分析发现，多数患者有胃酸缺乏或胃酸过少。

（4）内镜检查　纤维或电子胃镜检查，胃和十二指肠内均有大量有蒂或无蒂之息肉。纤维或电子结肠镜检查，见有大量息肉密布于整个结直肠腔内。

（二）辨证诊断

本综合征在中医学中可归于"濡泻""洞泄""飧泄"范畴，《素问·阴阳应象大论篇》曰："清气在下，则生飧泄……湿胜则濡泄。"本征的病因病机主要为情志内伤，饮食所伤及脏腑虚弱等。

三、临床治疗

（一）提高临床疗效的基本要素

本综合征应早期诊断，早期治疗，同时应结合中医中药辨证治疗。

（二）辨病治疗

1. 内科治疗

一般采取对症疗法、营养疗法，使用抗生素和糖皮质激素及蛋白同化激素，抗纤溶酶，也可使用血浆制品。近年来有人应用柳氮磺胺吡啶行抗感染治疗。日本学者则采用高能量疗法，取得一定疗效。

2. 外科治疗

直肠乙状结肠息肉，可经肛门分次结扎切除或电凝。如发现癌变或全身消耗严重或并发肠套叠时，可做结肠直肠切除术。

（三）辨证治疗

1. 肝气乘脾型
治法：抑肝扶脾。
方药：痛泻要方加减。

2. 脾胃虚弱型
治法：健脾益胃。
方药：参苓白术散加减。

3. 肾阳虚衰型
治法：温肾健脾，固肠止泻。
方药：四神丸加减。

主要参考文献

[1] 蒋军广，王建平，曹道俊，等. 实用临床内科诊断治疗学［M］. 北京：中国医药科技出版社，2000.

[2] 张之南，单渊东. 内科疑难病诊断 协和医生临床思维例释［M］. 北京：中国协和医科大学出版社，2007.

[3] 吴铁锋. 皮肤病症状鉴别诊断与治疗［M］.

南昌：江西科学技术出版社，1999.

［4］刘赓年，李松年．腹部放射诊断学［M］．
北京：北京医科大学中国协和医科大学联
合出版社，1993.

［5］蔡三军．循证结直肠肛管肿瘤学［M］．上
海：上海科学技术出版社，2016.

［6］张庆荣．临床肛门大肠外科学［M］．天津：
天津科技翻译出版公司，1992.

第十四节　贝赫切特综合征

贝赫切特综合征是土耳其皮肤病学专
家 Behcet 首次叙述并以其名字命名的一种
疾病，因有口腔、生殖器溃疡和眼葡萄膜
炎，故又称眼、口、生殖器综合征。此外，
部分病例的病变可侵犯大血管、中枢神经
系统和胃肠道。近年来有人报告不少的结
肠炎病例系本征所致。结肠炎发病率高达
30% 以上。

一、病因病机

其病因不明。曾有感染和感染过敏学
说，但均未证实。近年来，一般倾向是一
种自身免疫性疾病，因为发现本征患者往
往带有多种自身抗体，如抗口腔黏膜抗体、
抗动脉壁抗体等。

其病理主要为血管的改变，尤其是静
脉，其次是动脉和毛细血管。静脉表现为
炎症性充血，血管通透性增加，纤维蛋白、
中性粒细胞和红细胞渗出，继而管腔内血
栓形成。有时可形成静脉瘤。毛细血管表
现为内皮细胞增生肿大，周围有中性粒细
胞和淋巴细胞浸润。

二、临床诊断

（一）临床表现

本病以男性为多见，临床上一般为慢
性进行性发展，可呈周期性加剧和缓解。

患者可有发热、关节肿痛等全身症状。

1. 消化系统表现

可有食欲减退、嗳气、腹胀、腹痛、腹
泻、便秘、便血和消化不良等症状。近年
来，有关本病的结肠炎报道甚多，Oshima 报
告 85 例，其中 49 人有腹泻、腹痛等症状。
消化道如食道、胃、大小肠均可发生溃疡，
但以回盲部及右半结肠多见。

2. 眼部表现

眼部受累往往是暴发性的，严重者甚
至可能导致失明。一般可见角膜炎、眼葡
萄膜炎，可伴有眼前房积脓，有时可见视
神经炎。

3. 口腔表现

黏膜有单个或多个溃疡，反复发作疼
痛，溃疡直径为 2~10mm，有时可呈现鹅口
疮样溃疡。

4. 外生殖器和皮肤表现

男性阴囊、阴茎、龟头，女性阴唇、
宫颈和阴道及肛周可见有大小不等的痛性
溃疡。皮肤损害有结节性红斑、多形性红
斑、毛囊炎或痤疮样皮疹。

5. 关节病变

据 Ephraim 等人报告，大约有 2/3 的
患者可发生关节炎，最常侵犯膝关节和踝
关节。

6. 血管病变

可侵及动静脉和毛细血管，有时甚至
累及较大的动静脉。一般可有血栓性静脉
炎和脉管炎的发生。

7. 中枢神经系统表现

可有颅神经性瘫痪、惊厥、大脑炎，
有时可出现精神紊乱和脊髓病变。

（二）相关检查

1. 血液

白细胞可正常或增加，发作期红细胞
沉降率加快，血清黏蛋白增高，白蛋白比
例减低。丙种蛋白可呈阴性。

2. 脑脊液

如有中枢神经系统受累，可见脑脊液中单核细胞与蛋白量增加。

3. X线

小肠可显示肠管扩张、气水滞留和蠕动功能障碍。结肠可显示结肠袋形成。

4. 内镜检查

可行纤维结肠镜检查，观察大肠黏膜病变，有无溃疡形成等。

三、鉴别诊断

有眼、口、生殖器三联征即可确诊。如有结肠炎症需和溃疡性结肠炎进行鉴别。后者无外生殖器溃疡，不侵及中枢神经系统。亦无血管系统病变。

四、临床治疗

（一）提高临床疗效的基本要素

早期诊断，早期治疗，并配合中医学辨证治疗，是提高疗效的基本要素。

（二）辨病治疗

1. 皮质类固醇激素

曾被认为是主要治疗措施，但其作用仅仅可改善自觉症状，而无根治之效。

2. 免疫抑制药物

如硫唑嘌呤、苯丁酸氮芥等，疗效不确切。

3. 免疫增强剂

如左旋咪唑和转移因子等，疗效亦不确切。

4. 中药

黄连解毒汤与四物汤等，对本病有一定疗效。

5. 局部对症处理

可用九华膏、青黛散等处理口腔和外生殖器溃疡。对眼睛和皮肤的病变也作相应的处理。

主要参考文献

［1］陈智. 大肠肛管外科学［M］. 石家庄：河北科学技术出版社，1998.

［2］李彪，龚景林. 新编中医外科学［M］. 北京：人民军医出版社，1999.

［3］靳士英，陈素云. 新编中医诊断学［M］. 北京：人民军医出版社，1997.

［4］张乃峥. 临床风湿病学［M］. 上海：上海科学技术出版社，1999.

［5］蒋雨平. 临床神经疾病学［M］. 上海：上海医科大学出版社，1999.

第十五节　特科特综合征

特科特综合征，又名胶质瘤息肉病综合征。其特征为家族性多发性结肠腺瘤伴有中枢神经恶性肿瘤。本征临床上非常罕见，男女均可罹患，年龄 2~84 岁，平均 17 岁，年轻人多见。

1959 年加拿大外科医生 Turcot 等首先报告 2 例近亲结婚第四代的同胞兄妹，均患大肠息肉病和中枢神经系统肿瘤，这 2 人分别于确认后 3 个月及 8 年死于脑内恶性胶质瘤，提出了二者在遗传上相关的可能性。1962 年遗传学家 Mckasick 收集了 16 例，认为本征具有家族性，应命名为 Turcot 综合征。1969 年以后 Baughman、Itoh、川波、Nuyts、Adams 等均报道，至 1981 年伊藤研究了全世界的报告共 30 例，认为本征属一种常染色体隐性遗传的独立综合征。此后，上谷（1982 年）、落谷（1983 年）、Takayama（1989 年）、南武志（1990 年）等各有报道。

一、病因病机

本征是一种遗传性疾病。由于病例少，单发病例的比重大，患者多在婚前死亡，不能从其子孙获得有价值的信息，故对其遗传方式上意见不一，主要有两种学说。

（1）隐性遗传学说　认为本征与加德纳综合征同样，系家族性结肠腺瘤症中一亚型。其根据是家族性结肠腺瘤症的家族内常常发生本征；对隐性遗传学说，同胞间的发生率过高。

（2）本征中、结肠息肉为腺瘤性息肉。中枢神经系统肿瘤为神经胶质瘤，其病理组织形态有多种多样。如胶质母细胞瘤、髓母细胞瘤、星形细胞瘤、多形性胶质母细胞瘤等。

二、临床诊断

（一）临床表现

癌变前症状多不明显，可首先出现结肠息肉病引起的不规则腹痛、腹泻、便血或黏液血便。也可先见神经胶质细胞瘤引起的症状如腹痛、复视、视觉障碍、运动意识障碍等。

（二）体征

1. 结肠息肉

（1）息肉数 100 个左右（家族结肠腺瘤症平均 200~1000 个）。

（2）全结肠散在分布，体积较大（最大直径达 3.0cm 以上）。

（3）癌变率高且年龄较轻（20 岁以前）。

2. 中枢神经系统肿瘤

多发于大脑半球，也有发于小脑、脑干部及脊髓者。另有报告，本征可合并脑垂体腺瘤、恶性淋巴瘤等。

3. 伴随病变

可并发胃、十二指肠、小肠的肿瘤，脂肪瘤，甲状腺癌，卵巢囊肿等，皮肤多见咖啡牛乳色斑及其他皮肤异常。

（三）辅助检查

钡灌肠和钡餐 X 线造影及纤维内镜检查，对结肠腺瘤或消化道其他部位肿瘤的诊断有实际临床价值。CT、MRI 和脑血管造影术则有助于早期发现神经系统肿瘤。

三、鉴别诊断

本征诊断依据：①家族史；②结肠内多发性息肉；③同时并发中枢神经系统肿瘤。

特科特综合征应与家族性结肠腺瘤症、特科特综合征鉴别，根据各自病变的特点，鉴别并不困难。

四、临床治疗

以手术治疗为主。本征结肠腺瘤性息肉恶变率高，一经确诊，应立即行单纯息肉切除术或早期行结肠切除术，术后应定期行纤维结肠镜复查。对于手术难以清除的多发性肿瘤，药物和放疗有一定效果。

五、预后转归

预后不良，大部分病例在确认后数年内死亡。其原因是多数情况下不能完全摘除神经系统肿瘤，在结肠息肉癌变前，即已死于脑肿瘤。

主要参考文献

[1] 宋太平，巩跃生. 大肠肛门病综合征［M］. 郑州：河南科学技术出版社，1998.

[2] 黄乃健. 中国肛肠病学［M］. 济南：山东科学技术出版社，1996.

[3] 徐忠法，左文述，刘奇. 现代肛肠肿瘤外科学［M］. 济南：山东科学技术出版社，1993.

第十六节　痔－前列腺肥大－阳痿综合征

人体肛肠系统和泌尿生殖系统存在着有机的联系。痔－前列腺肥大－阳痿综合征系指 40 岁以上的男性同时存在痔核、前列腺肥大和阳痿的一种三联征。本综合征中，痔疮往往以 Ⅲ 期内痔为主，前列腺肥大属于良性增生，故称为 BPH（benign prostatic hyperplasia），而阳痿在性质上则属于器质性阳痿。

据李润庭报道，在 40 岁以上男性的 Ⅲ 期内痔患者中，此综合征发生率为 1%~3%，但在泌尿外科中，约 95% 以上的前列腺肥大伴阳痿患者，患有本综合征。故此综合征患者更多的是在泌尿外科中就诊。一般来说，在泌尿外科就诊者，内痔症状可较轻。

一、病因病机

确切的病因不明，但可能和人体退行性变有关。

Thomson 等人曾提出，痔疮系人体退行性变化在肛管直肠方面的一种具体表现。Glenn 等人认为，前列腺腺泡以及前列腺纤维肌肉基质的青春期发育要靠促性腺激素和睾丸间质细胞分泌的雄激素刺激。男性 40 岁以后，雄激素的产生减少，可发生腺泡肥大和前列腺增生，并且随着年龄的增大而加剧。

随着前列腺的不断增大，腺体向后位突出，压迫直肠前壁，有时可产生便秘，加重肛门直肠静脉丛的瘀血扩张，形成痔疮。此外，前列腺肥大患者因排尿困难，往往不得不增加腹压，从而加剧了痔疮的发展。

Wespes 等人认为，阴茎勃起的动力学基础是动脉血流增加，窦状平滑肌松弛和静脉回流减少的结果。这些血管机制中的任何变化均可导致阳痿，但近代实验研究表明，平滑肌成分改变在阳痿中起着重要的作用。计算机显影技术表明：海绵状平滑肌纤维的减少或功能障碍可引起阳痿。

在临床上，前列腺炎和经会阴前列腺切除术是形成器质性阳痿的重要原因之一。前列腺肥大，作为良性增生，始终有慢性炎症的浸润，不仅造成前列腺静脉丛扩张瘀血，而且也可导致阴茎静脉扩张，引起阳痿。Krupp 认为，前列腺手术后阳痿发生率高达 40%~50%。

从血管解剖学说，肛门直肠静脉丛回流至髂内静脉和肠系膜下静脉，膀胱前列腺静脉丛也回流注入髂内静脉，而收集阴茎背静脉血液的阴部丛，与膀胱前列腺丛交通，经膀胱静脉最终也注入髂内静脉。相同的回流途径，能使其在静脉回流缓慢的情况下形成这些静脉丛的共同瘀血扩张，这就形成了痔、前列腺、阴茎三者之间疾病上的互相影响和交叉。

前列腺发生肥大的部分主要是围绕尿道周围腺体。不同叶的增大可形成不同的病理后果。腺体大小与症状严重性不一定成正比，关键在于病变部位。一般中叶肥大易梗阻内尿道口。随着前列腺的增生肥大，前列腺尿道弯曲、延长，可导致梗阻，继而使膀胱基底向上移位，引起膀胱壁增厚，黏膜表面出现小梁、小室或憩室，严重者输尿管可积水。在显微镜下，前列腺增大部分可见腺体、平滑肌和纤维组织增生。

Caine（1986 年）认为，有症状的 BPH 男性中膀胱下梗死系由静力学因子和动力学因子所组成，梗死的静力学成分主要与肿大的前列腺腺瘤所引起的机械性梗死有关，而动力学成分则主要由前列腺平滑肌的张力所决定。据 Hedlund 等人（1985 年）报道，前列腺腺瘤和前列腺囊平滑肌的收缩特性主要受到 α_1 肾上腺素能受体的调节。

在肛管直肠区，齿状线上母痔区部位可见明显的痔黏膜突起，有时黏膜表面可见到一层白色纤维薄膜，痔核呈结节状或球状，稍用力努挣便可脱出于肛管之外，需用手法还纳。个别患者痔黏膜表面可充血、水肿，或有散在的出血点。

二、临床诊断

（一）临床表现

Walsh（1986年）认为，BPH的临床表现完全与膀胱出口梗死有关。患者有所谓的"前列腺病态"（prostatism）：排尿犹豫和紧张、尿流变细变弱，有时有中断现象，排尿时间延长，以及夜尿症。每晚有2~3次以上的夜尿，提示前列腺肿大对尿道的机械性压迫以及每次排尿有膀胱不完全排空的可能性。严重患者甚至可每晚夜尿20余次，明显影响睡眠和休息。

膀胱内的残余尿，如果超过1000ml以上时，可在下腹部触及犹如肿块的膨胀膀胱。如果膀胱出口完全梗阻，则出现尿潴留。

血尿也是前列腺肥大可出现的症状之一，因为肿大的前列腺中覆盖腺瘤的黏膜小血管明显充血，患者的紧张用力排尿可使小血管破裂。此外，残余尿进行性的存在，可导致感染，发生化脓性膀胱炎。尿在膀胱内的瘀滞有可能形成膀胱结石，从而加剧排尿困难和出现痛性尿淋漓的症状。

患者可有明显的直肠内不适和会阴部坠胀，内痔经常外脱，但便血者较为少见。有些患者可有排便困难、肛门炎性水肿和疼痛等表现。

性功能障碍的表现主要有性欲减退，勃起不能或不坚，性交困难，会阴部不适等。

（二）临床检查

1.直肠指检

可触及程度不等的肿大的前列腺，大多数往往是对称的，前列腺质地犹如橡胶状。有时因增大的前列腺部分凸入膀胱，则指检时不能发现前列腺增大。轻度增大时可发现前列腺中央沟消失，而中间凸出明显时，则表明前列腺肿大已较显著。

2.肛门直肠镜检查

可发现齿状线上母痔区内痔黏膜明显突起，但是一般以某个方位为主，右前较多，次为左侧或右后，有时也可三个方位均有明显突起。痔黏膜表面可见明显的纤维化迹象，有时可形成部分的白色薄膜状覆盖物。

3.膀胱镜检查

除可见肥大的前列腺外，有些患者可发现膀胱壁上有小梁、小房甚至憩室形成。这一检查还可了解前列腺部尿道闭合程度。

4.NPT试验

NPT又称为夜间阴茎胀大试验，可区别心理性阳痿和器质性阳痿。这一试验需在睡眠实验室里进行，主要测定人体在睡眠状态下阴茎勃起的情况。心理性阳痿勃起可正常，而器质性阳痿则可见睡眠时勃起减弱或消失。在生理情况下，青春期男孩一夜平均有6次以上的勃起，青中年人则为4次以上，老人为3次以上。

5.血液生化测定

主要测定血浆中尿素氮、尿酸和肌酸酐等，以了解肾功能状况。为了排除前列腺癌，可测定前列腺血清酸性磷酸酶（PAP），如PAP明显升高，则应怀疑有前列腺癌的可能性，因为前列腺癌患者中50%以上有前列腺肥大。

6.免疫学试验

主要测定前列腺特异抗原（PSA）。PSA是由前列腺组织产生的一种糖蛋白。其血清学浓度的测定被认为是前列腺癌疾病活性的一个重要标记，PSA测定有助于BPH和前列腺癌的鉴别。

三、鉴别诊断

1.前列腺癌

直肠指检可触及前列腺质地坚硬，表面有结节，并且与周围组织有明显的粘连。PAP和PSA测定对诊断有决定性意义。近年来，Thomas 等人采用一种 Lowa 吸管，作经直肠前列腺活检术，可获确诊。国内顾方六等认为：针吸细胞学检查可提高前列腺癌的早期诊断准确率，值得推荐。同时指出：经直肠超声检查前列腺病变，其结果远比 CT 可靠，前列腺癌诊断的可靠性可达 74.7%~86%，并可确定病变的范围。

2.前列腺纤维化

前列腺纤维化系慢性前列腺炎所致，一般发病年龄较轻，临床表现与前列腺肥大极相似，但直肠指检常发现前列腺缩小，膀胱镜检查可将其与前列腺肥大相鉴别。

3.心理性阳痿

此病无前列腺肥大和其他器质性病变发现。主要与焦虑、抑郁、内疚、缺乏自信等心理性因素有关。NPT 试验可有助于确诊。近年来，动脉造影、阴茎脉搏及血压测量、膀胱压力描记和直接的神经生理学试验新技术，均有助于明确阳痿的神经性因素。

4.肛乳头状瘤

此病易被误诊为内痔，但此瘤质地坚硬，呈三角形或不规则形，灰白色，在排便时可脱出于肛门之外，其性质与内痔不同，系以纤维组织为主体的肛乳头慢性肥大的一种结果。国外有些学者称之为"肛管的纤维性息肉"。

四、临床治疗

（一）提高临床疗效的基本要素

早发现，早治疗，同时结合中医学，发扬传统医学优势是提高临床疗效的基本要素。

（二）辨病治疗

1.Ⅲ期内痔

Ⅲ期内痔可采用结扎、套扎、冷冻或手术切除等方法治疗。Ⅰ、Ⅱ期内痔以出血为主，可采用硬化剂注射法。据李润庭报道，痔手术后，有 80% 的患者可在排尿、性生活等方面有较为明显的改善。

2.前列腺肥大

前列腺肥大的处理包括非手术疗法和手术疗法两种。

（1）非手术疗法　有激素疗法、药物、针灸、按摩、坐浴等。激素主要采用雌激素，可用己烯雌酚，每日 2~5mg，3~4 周为 1 个疗程。少数人主张用雄激素，认为它可能会增强膀胱的收缩力，从而使排尿通畅。中成药前列康片，每次 4~6 片，每日 3 次，临床应用较为广泛，疗效尚可。杨立革报告用 5-F_U 治疗，有较理想的效果。郑汝琪报告用前列通片治疗，有效率为 87.09%。针刺：可取关元、中极、命门、三阴交等穴，对 BPH 和阳痿均有一定疗效。Siegel 等人近来采用局部热疗治疗 BPH，初步结果令人鼓舞，但作用机制不明。对照研究表明，热疗后，前列腺纤维组织的容量成分明显减少，占 37%，而一般人群则为 48%。这种组织学上的良好变化体现出热疗的作用。

（2）手术疗法　如果出现进行性排尿困难，或残留尿超过 100ml，或者膀胱出口完全梗死，出现急性尿潴留，则应行手术治疗。其目的是切除导致梗死的前列腺肥大部分。

然而，有明显肾功能不全、严重尿路感染或心血管系统疾病者，可考虑用留置导尿管解除潴留，当导尿管不能插入时，可作耻骨上膀胱造口术。

（3）国外近年来采用生物反馈技术、阴茎血管再建术和阴茎假体插入术治疗阳痿，取得了一定的进展。中医治疗宜补肾壮阳，可选肉苁蓉、巴戟天、淫羊藿、益智仁、冬虫夏草、枸杞等补肾阳之品和龙骨、牡蛎、五味子、桑螵蛸、山茱萸等补肾固涩药，亦可收到满意的疗效。

（四）辨证治疗

本病在中医学可归属于"癃闭""淋证"范畴。本病的形成，与三焦、肺、脾、肾的关系最为密切。上焦之气不化，当责之于肺，肺失其职，则不能通调水道下输膀胱；中焦之气不化，当责之于脾，脾土虚弱，则不能升清降浊；下焦之气不化，当责之于肾，肾阳亏虚，气不化水，肾阴不足，湿热凝结，均可引起膀胱气化失常，而形成本病。

1. 膀胱湿热型

治法：清利湿热，通利小便。

方药：八正散加减。

车前子30g，木通、栀子、萹蓄、滑石、瞿麦各15g，甘草9g。若舌苔厚腻者，加苍术、黄柏。

2. 肺热壅盛型

治法：清肺热，利水道。

方药：清肺饮加减。

车前子、茯苓各30g，麦冬20g，黄芩、木通、山栀各15g，桑白皮12g。若心火旺者加黄连、竹叶；肺阴不足者加沙参、麦冬、茅根；大便不通者加大黄、杏仁。

3. 肝郁气滞型

治法：疏调气机，通利小便。

方药：沉香散加减。

石韦、滑石各20g，当归、橘皮、王不留行各15g，冬葵子12g，沉香3g。若气郁化火可加龙胆草、山栀。

4. 肾阳衰惫型

治法：温阳益气，补肾利尿。

方药：济生肾气丸加减。

牛膝、茯苓、车前子各20g，肉桂、熟地、丹皮、泽泻各15g，山药、山萸肉各12g。

五、预后转归

本病若得到及时有效的治疗，尿量逐渐增加，便血停止，则是病情好转的标志，通过治疗完全可以痊愈。如果失治或治疗不当，则病情加重，甚则危及生命。

六、预防调护

注意精神舒畅，合理安排睡眠，并注意静养，切勿过劳。

主要参考文献

[1] 黄乃健. 中国肛肠病学 [M]. 济南：山东科学技术出版社，1996.

[2] 张东铭. 盆底与肛门病学 [M]. 贵阳：贵州科技出版社，2000.

[3] 宋太平，巩跃生. 大肠肛门病综合征 [M]. 郑州：河南科学技术出版社，1998.

[4] 沈龙生. 痔疮防治 [M]. 成都：天地出版社，2000.

第十七节　胎粪梗阻综合征

胎粪梗阻综合征是指胎粪集聚于直肠、乙状结肠而引起的新生儿低位肠梗阻，属机械性肠梗阻中的一种特殊类型。从病因学上讲，又具有麻痹性肠梗阻的一些特点。1936年，Dodd首先报告本征。1956年，Clatworthy命名为胎粪梗阻综合征，并对本征作了较为详细的描述。也有人认为本征系由Finkelstein在《婴儿疾病学》一书中所首述。此征多见于低体重新生婴儿，约25%发生于早产婴儿。据Caffey估计，在新生儿中，发病率约为1%左右。

一、病因病机

真实病因不明。有人认为，新生儿高镁血症是致病因子。患妊娠子痫的孕妇用较大量的硫酸镁抗惊厥治疗后，可引起胎儿血液含镁过高。一般认为，当血镁超过6mg/L浓度时，可出现中毒症状，抑制中枢及周围神经系统，并导致横纹肌和平滑肌麻痹，出现反射迟钝，肌肉松弛，无力，腹部膨胀，结肠蠕动功能减退，使胎粪无法排出，而滞留在乙状结肠和直肠内。滞留胎粪中的大量水分被结肠吸收后，可使胎粪表面张力增加而浓缩结块。Clatworthy认为，胎粪成分异常和肠蠕动减弱为本征的主要原因。此外，早产、低体重、缺氧、低体温、分娩产伤和孕妇用药等，均可造成新生儿结肠蠕动异常，而导致本征的发生。

二、临床诊断

新生儿在出生后的 2 日内可无胎粪排出，腹部逐渐膨胀，并可有胆汁性呕吐发生，肠鸣音减弱或消失，表现出一系列低位肠梗阻的症状，如腹胀、腹痛、恶心、呕吐等。

直肠指检可发现肛管紧缩，能触及稠厚的粪块，手指退出可见胎粪污染手指及大量气体随手指退出而排出；如指检不能触及粪块，或手指退出时，极少或无胎粪污染，经用生理盐水适量灌肠后，即可清除胎粪堵塞症状。新生儿指检宜用右手小指进行，最好不用食指。

腹部 X 线检查有助于确诊，可见小肠、结肠弥漫性积气，提示低位结肠梗阻；钡剂低压灌肠造影显示肠道直径正常，结肠内有多个细长的透明区。

三、鉴别诊断

需与先天性巨结肠和胎粪性肠梗阻相鉴别。鉴别的方法除依靠 X 线检查外，可采用生理盐水灌肠，如能解除梗死使胎粪排出，即为本综合征，反之，则应考虑巨结肠和胎粪性肠梗阻。胎粪中胰蛋白酶正常，汗液氯化物测定无增高，可使本征与胎粪性肠梗阻相鉴别。

四、临床治疗

（一）提高临床疗效的基本要素

明确诊断，清除胎粪，合理喂养，保持局部清洁。

（二）辨病治疗

凡早产儿、新生儿出生 24 小时后不能自行排出胎粪者，可行直肠指检引出胎粪或用生理盐水适量灌肠，使胎粪排出，解除阻塞，腹胀消失。本征患儿痊愈后，需随访观察半年。

（三）辨证治疗

本综合征可归属于中医学"腑气不通""大便不通"范畴，主要病因病机为小儿属稚阴稚阳之体，脏腑娇嫩，形气未充，小儿脾常不足，腑气不通而致本病。

1. 腑气不通型

治法：健脾助运，消补兼施。

方药：健脾丸加减。

党参、白术、山楂、神曲、麦芽、枳实、陈皮。药量酌情加减，若腹胀者，可用香砂六君子汤。

五、预后转归

患儿经过治疗，胎粪排出，阻塞解除，腹胀消失，一般预后良好。

六、预防调护

患儿痊愈后，注意随访 1~2 周，并注意喂养得当，防止乳积及食积。

主要参考文献

［1］施诚仁. 新生儿外科学［M］. 上海：上海科学普及出版社，2002.

［2］叶孝礼. 小儿消化系统疾病学［M］. 天津：天津科学技术出版社，1992.

第二十二章　其他大肠疾病

第一节　肠道菌群失调症

在正常情况下，健康人的肠道内经常寄生一些细菌，由于人体有一定的抵抗力与肠内寄生的菌群之间相互适应，保持一种相对稳定的平衡状态。虽然肠道内存在很多细菌，但并不引起疾病。但是生态平衡是相对的，不是绝对的。一旦机体内外环境发生变化，或机体受到某种因素的影响，例如长期大量使用抗生素，破坏了肠道正常菌群的生理性组合，在新的条件下进行新的组合，就可产生菌群失调，但此时并不引起疾病，只有在机体抵抗力降低时才会出现症状，称为菌群失调症。

一、病因病机

（一）西医学认识

1.病因

肠道菌群失调症一般可由以下因素引起。

（1）药物的代谢　肠道菌群在许多药物的代谢中起重要作用，如乳果糖、柳氮磺吡啶等。免疫抑制剂、激素、放射线、抗生素使用不当等均可导致菌群失调。抗生素导致肠道菌群的变化，是由药物的抗菌谱及其在肠腔内的浓度导致，包括大肠埃希菌、克雷伯菌和变形杆菌等异常增殖，而引起肠道菌群紊乱。国内动物实验研究发现，使用长效阿莫西林对猪进行灌肠可致肠道内产丁酸菌和罗氏菌数量减少，肠道发生炎症性改变。消化性溃疡、急慢性胃炎、幽门螺杆菌感染等消化道疾病在使用质子泵抑制剂（PPI）抑酸治疗后，胃肠道内 pH 增高，也会使肠道菌群失调。Freedberg 等发现长期使用 PPI 达 8~12 周，肠道内肠球菌与链球菌数目增加，艰难梭菌感染的风险增加。

（2）恶性肿瘤、内分泌疾病及营养障碍　如糖尿病、早产儿等。

（3）先天性免疫疾患或防御功能缺陷疾患　如慢性肉芽肿、先天性胸腺发育不良综合征。

（4）肠道动力异常　小肠运动，尤其是消化间期移行性运动复合波被认为是阻止肠道菌群失调的一种调控机制。

（5）菌群的变化　菌群组成在不同的个体中差异较大，对同一个人来说，在宿主不同的生理状态、细菌间的相互作用和环境的影响下每个菌种的生态学地位均会有所变化，但在相当长的时期内菌群组成还是十分稳定的。有研究显示在平衡状态下，所有的生态学地位都被占据，细菌的暂时栖生可使生态平衡发生改变。

（6）饮食　运用测定细菌酶类的方法研究菌群代谢活性的结果显示，饮食可使粪便菌群发生明显改变，表现在无纤维食物能促进细菌易位。有研究表明食物纤维能维持肠道菌群正常生态平衡，且细菌代谢纤维的终产物对小肠上皮有营养作用，纤维能维持肠黏膜细胞的正常代谢和细胞动力学。研究发现予以大鼠高糖饮食后，肠道菌群中的大肠埃希菌和梭菌的数量增加而乳酸杆菌数量减少。

（7）胃肠道免疫功能障碍　胃肠道正常免疫功能主要来自黏膜固有层的浆细胞，而浆细胞能产生大量的免疫球蛋白，是重要的胃肠道黏膜屏障，为胃肠道防止细菌侵入的主要物质。一旦黏膜屏障受损，胃肠道黏膜合成与分泌的功能发生障碍，致使胃肠道分泌液中缺乏分泌型 IgA，则可引起小肠内需氧菌与厌氧菌过度繁殖，从而造成菌群失调。

2. 发病机制

人体的胃肠道分泌液中含有分泌型 IgA，这些分泌型的 IgA 是胃肠道防止细菌侵入的主要屏障，一旦缺乏这些分泌型的 IgA 就可引起小肠内需氧菌与厌氧菌过度繁殖，超过正常人的水平，此时即可引起菌群失调导致慢性腹泻，尤其是新生儿更容易引起，因其这种局部抗体尚未成熟或不完善。长期大量使用抗生素，抑制了寄生在肠道内的某些敏感菌群，致使一些不主要的菌群优势繁殖，破坏了肠道菌群生理组合，导致病理组合，引起菌群失调。大剂量使用放射线照射，使机体对细菌侵袭的防御能力降低，而且使血液中白细胞和巨噬细胞及抗体产生减少，造成机体抗感染能力下降。T 细胞主要介导细胞免疫，Treg、Th17 均为 T 细胞亚群，肠道微生物可产生短链脂肪酸（SCFA），其可以促进 Treg 的形成。

肠道菌群在肠黏膜免疫的发育成熟中起到举足轻重的作用。实验发现将炎症性肠病小鼠的粪便移植到正常小鼠的肠道中，可诱导正常小鼠肠道黏膜产生 IL-33，同时可激活 Th2 介导的免疫应答，正常小鼠也可产生结肠炎症，该实验表明肠道菌群的改变可能激活 IL-33 和 Th2，激活肠道免疫反应，诱导炎症产生。

（二）中医学认识

本病属于中医学"泄泻""飧泄""肾泄"等病范畴。中医认为脾胃虚弱，脾肾阳虚，肝气乘脾是其主要发病机制。因胃为水谷之海，主腐熟水谷。脾为胃行其津液，主运化水谷之精微，如脾健胃和，则水谷腐熟，运化正常，即消化吸收，排泄功能正常。如受外界因素干扰，或外感暑湿、寒湿之邪，均可使脾胃受伤，胃伤则水谷不能腐熟，脾伤则水谷之精微不能运化输布。谷不腐熟而为滞，水失运化而为湿，水谷停滞，精微不能输化，升降失司，清浊不分，精微与糟粕并走大肠，混杂而下，即成泄泻。其主要病理机制在于湿。如泄泻日久，脾胃阳虚，必波及肾阳不足。肾阳亏虚，反促使脾胃之阳更虚。脾肾阳虚，命门火衰，阴寒则盛，令人肠鸣泄泻。情志失调也是引起本病的一种病因，如一时过于愤怒，则伤肝，肝气失其疏泄条达，则横逆乘脾犯胃，脾胃受制，虚者愈虚，腐熟运化功能失常，即发生泄泻。

二、临床诊断

（一）辨病诊断

1. 临床表现

凡长期使用放射线、免疫抑制剂、抗生素者，临床突然出现高热、腹痛、腹胀、腹泻等即应考虑本病的可能。腹泻多为淡黄绿色水样便，有时如蛋花样，真菌感染可呈泡沫样稀便，有腥臭味，脓血便。葡萄球菌感染可排黄绿色稀便，每日 3~20 次，伴有腹胀，腹痛一般不显著。白色念珠菌感染一般多从上消化道开始，鹅口疮常是白色念珠菌肠炎最早的信号。如小肠黏膜糜烂或溃疡可引起多次的无臭黏液脓性粪便，有时可呈血性，也可呈水泻，伴有消化不良，如治疗不及时，可扩散到呼吸道、泌尿道，甚至脑组织。铜绿假单胞菌感染可产生蓝绿色荧光素使粪便带绿色，但并不经常引起腹泻，个别病例粪便中有粉红色黏膜样碎片，大小不一。肠道菌群失调者腹泻多数顽固，每日 5~10 次，甚至 20 余次，一般腹痛轻，少数伴恶心、呕吐，重症可发生休克。

2.相关检查

（1）病原学诊断　菌群分析为主要检查方法，有定性分析和定量分析。

①定性分析：如葡萄球菌肠炎粪便涂片革兰染色可发现成堆的阳性葡萄球菌及中性多形核细胞，粪便培养可有大量葡萄球菌生长。白色念珠菌性肠炎可采取病理材料直接涂片，经氢氧化钾溶液处理并革兰染色，镜检可见成簇的卵圆形白色念珠菌。革兰染色阳性，细胞内着色不均匀，细菌培养可形成奶油色表面光滑细菌样菌落，带有酵母气味。

②定量分析：首先需将粪质均质化，并按一定比例稀释，培养后还须计算各类细菌菌落计数以求出细菌总数值。正常菌群分析所用的培养基，要求具有高度选择性，如SS培养基对肠道致病菌。培养方法除需氧培养外，必要时尚需厌氧培养，需氧培养与一般细菌培养相同，厌氧培养则需采用生物厌氧法或厌氧缸法。

（2）现代仪器诊断　结肠镜检查显示，肠黏膜呈弥漫性充血、水肿，血管分支模糊不清或消失，有散在的糜烂溃疡及出血，有时可见黄色假膜附着。

（二）辨证诊断

1.四诊

望诊：面色黄，形体消瘦，体倦无力，舌质淡胖、苔白腻，或质淡红、苔薄白。

闻诊：语言及气味无明显异常。

问诊：便稀或饮食减少，食后脘腹胀满或少腹畏寒，形寒畏冷，下肢较甚，喜热恶寒或肠鸣腹痛，胸胁胀满，两胁窜痛。

切诊：或腹部压痛，或两胁下有触压痛。脉沉细无力或脉弦。

2.辨证分型

（1）脾胃虚弱型

临床证候：长期大便溏稀，次数增多，每食不易消化之食物或生冷刺激食物及气候变冷，则腹泻加重，面色萎黄，形体消瘦，体倦无力，食少及食后脘腹胀满。舌质淡胖、苔白，脉缓无力。

辨证要点：食少，食后脘腹胀满。舌质淡胖、苔白，脉缓无力。

（2）脾肾阳虚型

临床证候：黎明之前，脐下作痛，肠鸣，继而泄泻，泄后则安，大便稀，少腹畏寒，形寒畏冷，下肢较甚，体倦神疲，食少胃满，喜热恶寒，舌质淡胖、苔白，脉沉细无力。

辨证要点：形寒畏冷，喜热恶寒。舌质淡肥胖、苔白，脉沉细无力。

（3）肝气乘脾型

临床证候：心急烦躁易怒，怒则腹泻，肠鸣腹痛，矢气多，胸胁胀闷，两胁串痛。舌质淡红、苔薄白，脉弦。

辨证要点：肠鸣腹痛，胸胁胀闷，两胁串痛。舌质淡红、苔薄白，脉弦。

三、鉴别诊断

（一）西医学鉴别诊断

主要依靠菌群分析鉴别，有定性分析和定量分析两种。定性分析与一般微生物学检查相同，如葡萄球菌性肠炎粪便涂片革兰染色，可发现成堆的阳性葡萄球菌及中性多形核细胞，粪便培养可有大量葡萄球菌生长。应和非特异性结肠炎、直肠癌、细菌性痢疾相鉴别。

（二）中医病证鉴别

本病属于中医学的"泄泻""飧泄""肾泄"等病范畴。乃脾胃虚弱，脾肾阳虚，肝气乘脾所致，腹泻为其主要症状。每食不易消化之食物或生冷刺激食物及气候变冷，则腹泻加重，为脾胃虚弱所致。黎明之前，脐下作痛，肠鸣，继而腹泻，泻后则安，大便稀为脾肾阳虚所致。怒则腹泻，肠鸣腹痛，胸胁胀闷为肝气乘脾所致。

四、临床治疗

（一）提高临床疗效的基本要素

（1）临床上出现高热、腹痛、腹胀、腹泻等，并伴有黄绿色水样便，应考虑有肠道菌群失调的可能。

（2）凡长期接触放射线、免疫抑制剂、激素、抗生素，应考虑有肠道菌群失调的可能。

（3）凡是严重腹泻或有慢性腹泻为主要临床表现的，伴有大便颜色改变的应想到本征的可能。

（4）诊断一旦确立，立即停用原抗生素。尽早使用菌群促进剂、免疫抑制剂、全身支持等疗法。

（5）中草药辨证治疗对本症也有较好的疗效。

（二）辨病治疗

1. 抗菌药物的应用

一旦确诊，立即停用原抗生素，根据菌群分析以及抗菌药敏感试验，针对性选用抗生素以抑制过多繁殖的细菌。

2. 免疫治疗

对免疫缺损的原发病积极进行治疗，注射丙种球蛋白以提高机体免疫力。

3. 全身支持疗法

对施行大手术者，手术前注意补充营养。另外也可用注射转移因子、免疫核糖核酸、胸腺素等。

4. 原因治疗

如由巨结肠、胆囊炎引起的肠球菌过度繁殖；维生素缺乏造成的肠球菌减少或消失；小肠蠕动过快而引起的酵母菌过多等，都必须先除去这些原因，然后再扶持正常菌群方能奏效。

5. 菌群促进剂

口服菌群促进剂，亦可达到正常菌群的目的。

6. 艰难梭菌感染

用粪菌移植治疗复发性、难治性、危重性艰难梭菌感染的有效性和安全性做了一项 Meta 分析显示，临床缓解率为 89.2%。有实验研究用葡聚糖酸钠（DSS）建立溃疡性结肠炎的小鼠模型，发现使用粪菌液灌肠的小鼠较其他治疗组结肠炎症明显减轻，组织中 MPO、TNF-α、IL-1β 降低，IL-10 升高。

（三）辨证治疗

1. 辨证施治

（1）脾胃虚弱型

治法：益气健脾，温中和胃。

方药：健脾止泻汤。

白术、茯苓各 15g，白花蛇舌草、猪苓各 30g，灵芝 30g，党参、诃子肉 12g，炙甘草、生姜各 9g，大枣 5 枚。如滑泄不止、次数多者，可加赤石脂 24g，必要时可暂加炙罂粟壳 9g；如脾胃虚寒，腹中绵绵作痛，腹泻如清水者，可加炮姜 6g、附子 9g。

（2）脾肾阳虚型

治法：温补脾肾，收涩止泻。

方药：加味四神汤。

党参、云苓各 15g，泽泻、白芍、白术、补骨脂、五味子、肉豆蔻、诃子肉、炙甘草、生姜各 9g，桂枝、砂仁、吴茱萸各 6g，大枣 5 枚。如腹泻下坠脱肛不收，气短汗出，可加黄芪、柴胡、升麻等益气升阳药物。

（3）肝气乘脾型

治法：疏肝理气，健脾和胃。

方药：加减四逆散。

云苓 15g，白芍 12g，白术、柴胡、青皮各 9g，广木香、炙甘草各 6g。

2. 外治疗法

（1）吴茱萸、诃子、五倍子各等份，研成细末，用温开水调和，敷脐，隔日换药1次。

（2）艾灸　上脘、天枢（双）、关元、足三里（双）。每日1次，每次20分钟。

（3）拔火罐　在神阙穴、中脘穴，拔罐每日1次，每次20分钟。

（4）针灸　中脘、脾俞、章门、天枢、肾俞、足三里。毫针刺，先泻后补，留针20~30分钟。

（5）耳针疗法　大肠、小肠、脾、胃，每次选2~3穴，捻转，中强刺激，留针20~30分钟，亦可用压豆方法。

3. 成药应用及单方验方

（1）促菌生片　每日3次，每次2片，口服。

（2）双歧因子口服液　每日2次，每次10ml，口服。

（3）附子理中丸　每日2次，每次1丸，口服。

（4）四神丸　每次9g，每日2次，口服。

（5）苹果止泻方　苹果1~2个，本方涩肠止泻。烤熟，去皮，蘸红糖少许食之，每次可服1~2个，每日2次。

（6）三味止泻散　山药150g，诃子肉、石榴皮各60g。本方滋养脾胃，涩肠固泻。如兼有腹凉肢冷加肉桂、煨肉豆蔻各30g。上药共为细面，每次4.5g，每日3次，白开水送服。忌食生冷硬食物。

（四）新疗法选粹

1. 锡类散灌肠

锡类散2~3管加冰硼散1g，0.5%普鲁卡因50~100ml，保留灌肠，每晚1次。

2. 中药灌肠

白头翁20g，黄连12g，苦参5g，黄芪30g，五倍子10g，上药浓煎取汁100ml，于晚上排便后保留灌肠。

（五）医家诊疗经验

宋理琴

四川绵阳中医学校宋琴用理中平胃散辨证加减治疗，取得了较好的疗效。用药1~3剂后见效，总有效率为93.8%。理中平胃散由党参30g，白术、槟榔15g，厚朴、滑石各12g，苍术、陈皮、广木香各10g，干姜6g，甘草5g。根据患者具体情况辨证加减。

五、预后转归

本病除了引起严重吐泻脱水、失血、毒血症、休克预后较差外，一般预后较好。

六、预防调护

合理使用抗生素，在使用抗生素或激素时严格掌握适应证，并作药物敏感试验，选择最敏感的抗生素。在大手术前，应注意配合全身疗法，如提高营养。对年老体弱多病者，在使用抗生素时最好同时口服乳酶生、维生素B族及维生素C等。多食营养丰富，易消化食物，避免食辛辣、刺激、油腻及生冷食物。

七、专方选要

（1）葛根健脾汤　粉葛根3g，赤石脂12g，炒山药、茯苓、罂粟壳、谷芽、补中益气丸（包煎）各9g，米炒荷蒂（先煎）3枚。本方补中益气，健脾止泻。水煎，每日1剂，早晚分服。

（2）参苓白术散　莲子肉、薏苡仁、砂仁、桔梗、白扁豆、白茯苓、人参、炙甘草、白术、山药。董开忠等研究发现参苓白术散能够有效调节抗生素引起的肠道菌群失调，对菌群失调小鼠具有较好的调节作用。

主要参考文献

[1] 安阿玥. 肛肠病学 [M]. 北京：人民卫生

出版社，1998，243-245.

[2] 齐晓涟，张京利，马文晖. 住院患者抗菌药相关性腹泻44例调查分析 [J]. 药物不良反应杂志，2007，9（1）：24-27.

[3] 郑晗晗，江学良. 粪便菌群移植治疗艰难梭菌感染有效性和安全性的Meta分析 [J]. 中国全科医学，2016，19（2）：199-205.

[4] 姬盼盼，周中银，李橛，等. 粪菌移植在小鼠实验性结肠炎中的疗效研究 [J]. 医学研究杂志，2016，45（2）：54-58.

[5] 胡曼琳. 参苓白术散干预危重病患者肠道菌群失调的初步观察 [D]. 广州：广州中医药大学，2013.

[6] 董开忠，高永盛，秦宁恩加，等. 参苓白术散对抗生素引起肠道菌群失调小鼠的影响 [J]. 中国实验方剂学杂志，2015，1：154-157.

第二节 伪膜性肠炎

伪膜性肠炎又称艰难梭菌性肠炎、手术后肠炎、抗生素肠炎、抗生素诱发的艰难梭菌性肠炎，是指在应用抗生素治疗后发生在结直肠及小肠的急性黏膜坏死性炎症，并在坏死的黏膜上有假膜形成。

早在1893年有人报道从尸体解剖中发现一例伪膜性肠炎。20世纪50年代初，根据多年的临床观察，医学界认为伪膜性肠炎是抗生素治疗的一个并发症。最初，在许多应用抗生素治疗后出现腹泻病例的粪便中培养出金黄色葡萄球菌，从此则认为金黄色葡萄球菌是伪膜性肠炎的致病原菌。20世纪70年代，随着抗生素的迅速发展和应用，逐渐注意到林可霉素、氨苄西林常可引起本病发生。虽有不少报道和研究抗生素并发腹泻和伪膜性肠炎，但未能证实确切的致病原。直到1977年，通过大量的临床观察和多次动物实验，证实难辨厌氧梭状芽孢杆菌为伪膜性肠炎的主要致病原。

近年来，随着医学科学技术的发展，才对本病有了全面地认识。

一、病因病机

（一）西医学认识

多数学者认为，本病发生于应用四环素、土霉素、氯霉素、氨苄青霉素等广谱抗生素以后，据Swartzberg报告，1000例林可霉素治疗的感染患者中，伪膜性结肠炎发生率为2%~10%。过去，由于在本病患者的粪便和伪膜中发现凝固酶阳性的金黄色葡萄球菌，曾一度为本病系广谱抗生素所造成的肠道菌群失调，是金黄色葡萄球菌性肠炎的一种类型。目前认为，伪膜性肠炎与金黄色葡萄球菌性肠道感染是两种不同的疾病，而在伪膜性肠炎中，金黄色葡萄球菌仅是一种伴随菌，并不起致病作用。近年来，一些学者从本病患者的大便中分离到另一种梭状芽孢杆菌——艰难梭菌，并证实其能产生一种外毒素，使肠黏膜糜烂坏死。另一方面，伪膜性肠炎还可发生于从未用过抗生素的患者，因机体的免疫-抗病功能低下，致使细菌易于繁殖生长并产生毒素而致病。也有人认为其与肠道局部的施瓦茨曼反应有关，病变可发生在肠道的任何部位，以结肠和小肠为主，病变广泛而严重，呈节段性同时受累，由于细菌毒素在肠黏膜上产生局部性反应，造成小血管内凝血、血栓形成，血管壁坏死而导致肠黏膜缺血性损害，外毒素还刺激黏膜上皮细胞的CAMP系统而使水钠分泌增加，加重腹泻。毒素刺激黏膜分泌增加，混同炎性细胞、黏蛋白及纤维素等形成伪膜。大手术后和慢性消耗性疾病时，可能使机体的免疫抗病功能低下等原因有利于艰难梭菌的繁殖而致病。手术后发生本病时，肠腔内的气体不能进入肠壁，而使病变加重。郭威对56例伪膜性肠炎患者进行回顾性分析探讨伪膜性肠炎发生的相关危险因素，以提高对该病的认识以及制定针对性的预防措施。本组56例患者均为在使用抗生素过程中发病。结果显示年龄、应用免疫抑制剂、住院天数、应用清洁灌肠及泻药、应用抗生素种类≥3天以及抗生素应用时间≥10天这几个因素是危险因素，与伪膜性肠炎密切相关。

本病病变主要限于黏膜和黏膜下层。黏膜表面有多处局限性病灶，稍微突起，大小不一，有的呈孤立点状，有的融合成片状，严重时整个肠段被伪膜所覆盖。伪膜呈黄绿色或棕色，为纤维蛋白黏液、破碎的白细胞和细菌组成，质软而脆，剥离后暴露出溃疡面。未融合的伪膜之间，还可见到正常水肿的黏膜。肠腔扩张，腔内液体增多。概括来说，常见病因为以下几种。

1. 抗生素的使用

几乎所有抗生素均可导致伪膜性肠炎的产生，尤其是广谱青霉素和头孢菌素类。三代头孢菌素和氟喹诺酮类药物的大量应用是近年来引起高毒力艰难梭菌感染的伪膜性肠炎在欧美地区暴发流行的重要原因。这些抗生素往往有抗厌氧菌活性，使肠道菌群失调，破坏其防御屏障。

2. 高龄及伴发基础病

年龄大于60岁患者伪膜性肠炎发病率及治疗后复发率较高，主要是因为该类患者往往合并多种基础疾病如高血压、糖尿病、慢性支气管炎等。这些疾病往往需长期反复住院治疗，且易合并感染而使用抗生素。另外该类患者的免疫力一般较低下，不能完全抵抗病原菌入侵，故容易出现。

3. 外科手术

腹部外科手术特别是胃肠道手术发病率明显较高，结直肠切除术后的发病率甚至达6.8%。腹部外科手术较其他部位手术更易并发。主要因为外科手术特别是腹部外科手术一般需预防性使用抗生素；外科手术特别是腹部外科手术需行肠道准备，这时破坏了肠道正常菌群的保护屏障，且术后肠道蠕动及排空功能往往受到一定程度的影响，尚不能进食，消耗多补充少，免疫功能往往低下，不能抵御病原菌的入侵，条件致病菌此时大量繁殖；外科手术操作，特别是结直肠切除术，将切除正常肠道黏膜细菌防御屏障，导致致病菌大量生长。

4. 恶性肿瘤放化疗

化疗药物的使用可导致肠道黏膜出现不同程度的炎症和坏死，同时可改变正常肠道菌群。化疗药物能诱发细胞因子大量释放导致腹泻，另外可增加病原菌及毒素对肠壁的刺激，使肠道蠕动增快，更容易出现腹泻。腹泻可进一步加重肠道菌群失调，甚至出现伪膜性肠炎。

5. 质子泵抑制剂的使用

质子泵抑制剂的使用有引发肠道菌群失调和细菌过度繁殖的危险，减弱正常胃肠酸度对内脏器官所提供的保护屏障，从而使患者对胃和近端小肠异位细菌感染更为敏感，增加了胃肠炎发生的危险性。长期应用质子泵抑制剂抑制胃酸分泌，将引起胃内细菌大量生长，尤其为艰难梭菌的生长及繁殖创造了有利环境。

（二）中医学认识

中医学认为，本病是由于湿热中阻，升降失司，清浊不分所致。中医一般将其分为四种类型。

（1）因湿热较重，调治失宜，湿热蕴毒，致湿毒热邪互结，阻滞中焦，清浊不分，泄泻无度，毒热入于营血。

（2）因患者素体阴亏，或于产后、术后气血两伤，湿毒热邪久羁，阴血耗伤；又因大泻之后多亡阴，致使阴虚之体衰，毒热之象衰，正虚而邪实，病情危笃。

（3）因素体脾虚，湿浊困脾，运化失职，水趋大肠，不能分别水谷，并入大肠而成泻，再加上湿热浸淫，调治失宜，不但耗伤脾阴，而且伤及脾阳，以致脾虚湿盛。

（4）因泄泻无度必多亡阴，阴竭则阳无依附，致使阴绝阳脱。

二、临床诊断

（一）辨病诊断

1.临床表现

本病一般发生在应用抗生素治疗后，最早可能出现在开始用药后数小时至2日之内，最晚可于用药后5~10日发病。发病时突发热不适，腹痛，有的腹痛很剧烈，似急腹症，恶心，腹胀，腹泻。腹泻可分两型：一为大量绿色水样便，可类似霍乱。另一型为黄绿色黏液便，每天3~4次，多至10余次，量少，部分有血便。少数排出斑块状伪膜，即所谓"管型伪膜"或"结肠管型伪膜"。由于细菌毒素的吸收可导致发热，甚至高热、心动过速、全身软弱，部分患者有意识模糊，定向力障碍或嗜睡等。个别病例可发生中毒性休克，甚至产生肠麻痹或肠穿孔。

庄涵虚等通过对43例伪膜性肠炎患者进行了回顾性分析，研究中所有患者均出现腹泻，轻中度患者25例、重度患者14例、复杂型4例。腹泻前所用抗生素为头孢类25例，喹诺酮类17例，青霉素类15例，大环内酯类4例，其他类抗生素5例。腹泻前抗生素应用时间为3~30日，平均7日。伪膜性肠炎在结肠镜下有其特征性表现。通过结肠镜检查，不仅可以直观显示病变分布的范围、病变程度，还可追踪判断治疗效果。

为了提高检出率，2013年美国胃肠病学会（American College of Gastroenterology，ACG）指南和2009年欧洲临床微生物学和传染病学诊断指南均推荐采用多步骤检测法。先通过敏感度高的艰难梭菌的产物谷氨酸脱氢酶（GDH）进行初步筛查，对阴性者无须进一步检测；对阳性者继续行酶免疫法或细胞毒测定法（CTA），若2个步骤检测结果不一致，则采用第3种检测方式（如核酸扩增检测）。但是仅考虑PCR阳性而忽略毒素检测阴性和临床表现，很可能造成过度诊断、过度治疗和过高的医疗费用。此外，对无症状患者、已治愈患者的检测，以及同次发病后的反复检测无临床意义。

2.相关检查

（1）粪便检查　收集患者粪便，在显微镜下见脓细胞和白细胞增多，隐血试验呈阳性，粪便涂片作革兰染色，可发现阳性球菌大量增多，而阴性杆菌减少。

（2）血液生化检查　可见电解质紊乱，常有低钾、低钠及低蛋白症。人血白蛋白可低于30g/L，白细胞计数可明显增高，且以中性粒细胞为主。

（3）肛门镜、乙状结肠镜及纤维结肠镜的检查　可见黏膜充血、水肿、糜烂、溃疡，直肠乙状结肠有多发性隆起的斑片或融合为大片的灰绿或灰褐色伪膜，是本病的主要征象。严重者互相混合。伪膜邻近的黏膜可呈水肿、充血，触之易出血，也可见散在溃疡。伪膜性病变主要累及左侧结肠或全结肠，少数累及回盲末端。

（4）X线检查　腹部X线平片无特殊发现，可显示肠麻痹或轻中度扩张，偶尔可出现自发性巨结肠。钡剂X线在早期无特殊改变。晚期和重病者，可见结肠蠕动增快、黏膜增厚、肠曲痉挛、扭曲、黏膜溃疡等。

（二）辨证诊断

1.四诊

望诊：或颧红，面色苍白或神疲，形

体消瘦，舌质红、苔白或舌体蜷缩。

闻诊：语言及气味无明显异常。

问诊：便稀或口渴不欲饮，五心烦热，尿短赤，或畏寒怕冷，浮肿。

切诊：或肌肤潮热，或四肢逆冷，脉弦数或脉沉细或脉微欲绝。

2. 辨证分型

（1）毒热炽盛型

临床证候：高热，烦渴，衄血，尿短赤，倾泻暴注，下痢色清或蛋花样稀便，甚则热闭于内，耗精灼液，四肢逆冷，神昏，舌质红，脉弦数或细数。

辨证要点：高热，衄血，尿短赤，蛋花样稀便。舌质红，脉弦数或细数。

（2）热盛阴耗型

临床证候：高热不退，日晡潮热，口干，颧红，五心烦热，便稀，泄泻频作，舌质红，脉数。

辨证要点：高热不退，便稀，泄泻频作。舌质红，脉数。

（3）脾虚湿盛型

临床证候：面色苍白，神疲懒言，食少纳呆，口渴不欲饮，或见畏寒怕冷，浮肿，腹泻。舌苔白，脉沉细。

辨证要点：面色苍白，食少纳呆，口渴不欲饮，畏寒怕冷，浮肿，腹泻。舌苔白，脉沉细。

（4）脾肾虚衰，阳虚欲脱型

临床证候：形体消瘦，四肢逆冷，畏寒倦卧，腹胀，腹痛，泄泻直下，肛门外翻，甚者舌卷囊缩，脉微欲绝。

辨证要点：四肢逆冷，腹胀，腹痛，泄泻直下。舌卷囊缩，脉微欲绝。

三、鉴别诊断

本病应与慢性非特异性肠炎、肠道菌群失调症、急性痢疾、溃疡性结肠炎等加以鉴别。

四、临床治疗

当强烈怀疑重症或伴有并发症的伪膜性肠炎时，无论实验室检测结果如何，均应及早开始经验性治疗，包括停用相关抗菌药物、基础疾病治疗、对症支持治疗等。对于重型、暴发型或伴有严重并发症且内科治疗无效的患者，应手术治疗，但白细胞计数不能 > $50 \times 10^9/L$ 或血乳酸不能 > 5mmol/L。欧洲临床微生物学和传染病学协会、美国胃肠病学会和美国医疗流行病学协会与美国传染病协会联合制定的指南均将甲硝唑和万古霉素作为一线用药。

（一）提高临床疗效的基本要素

（1）对长期使用抗生素的患者，如出现发热、腹痛、恶心、呕吐、腹胀、腹泻等应考虑到伪膜性肠炎可能。

（2）根据临床表现以及实验室检查、肠镜检查可以明确诊断。

明确诊断后立即停用原抗生素，给万古霉素和不易吸收的磺胺药，能有效地治疗预防本病。

（4）中药辨证治疗对本病也有很好的疗效。

（二）辨病治疗

（1）一旦确诊，应立即停用原抗生素。

（2）支持疗法 注意休息，输液纠正水电解质紊乱，纠正蛋白血症，对于水泻，可通过口服葡萄糖盐水来补充氯化钠的丢失，同时纠正酸中毒。

（3）扶植肠道正常菌群，抑制艰难梭菌生长 用正常人粪便 5~10g，用 200ml 生理盐水混匀，过滤后保留灌肠，1~2 次 / 日，连续 3~5 日。也可用含乳酸杆菌的牛乳灌肠或口服维生素 C 与维生素 B 族、叶酸、乳酶生、谷氨酸等。

（4）药物治疗 万古霉素和不吸收的

磺胺类药物，能有效地治疗和预防伪膜性肠炎，可使粪中艰难梭菌及其毒素迅速消失。因此，万古霉素列为首选药物，口服每次 250~500mg，每日 4 次，甲硝唑也能有效地治疗伪膜性肠炎，每日 1.2g，10~15 日为 1 个疗程。

（三）辨证治疗

1. 辨证施治

（1）毒热湿盛，清浊不分型

治法：分利清浊，清热解毒。

方药：黄连解毒汤加减。

黄连 5g，薏苡仁 30g，黄柏、黄芩、茯苓各 10g，陈皮 5g，藿香 3g。

（2）热盛阴耗，清浊不分型

治法：养阴益气，清热解毒。

方药：养阴清热汤。

金银花 30g，沙参、生地各 20g，薏苡仁 15g，通草、柴胡 5g，陈皮 3g，车前子 10g。

（3）脾虚湿盛，清浊不分型

治法：健脾利湿，升清降浊，清利分化。

方药：四君子汤加减。

薏米 30g，白术、茯苓各 10g，人参、甘草、陈皮各 5g，升麻 3g。

（4）脾肾虚衰，阳虚欲脱型

治法：回阳救逆，温补脾肾。

方药：参附汤。

附子 50g，人参、龙骨、牡蛎各 10g。

2. 成药应用及单方验方

①补脾益肠丸：每日 3 次，每次 6g。

②肠炎灵胶囊：每日 1 次，每次 2 粒。

③大黄、黄柏、黄芩、明矾各等份，煎取药液 100ml，每晚保留灌肠 1 次。

（四）新疗法选粹

近年来有学者采用气性坏疽用梭状芽孢杆菌多价抗毒素治疗梭状芽孢杆菌感染，取得了较好的效果。

王瑶等通过大鼠实验研究了粪菌移植对艰难梭菌引起的大鼠伪膜性肠炎的治疗作用和机制。伪膜性肠炎模型造模成功后，每日用粪便混悬液按 1.6ml/kg 灌肠治疗，保持肛门高位 5 分钟，防止液体流出。结果经粪菌移植治疗的大鼠血液中钾、人血白蛋白显著升高，而白细胞、中性粒细胞百分率、C 反应蛋白明显降低，IL-1β 和 IL-17 降低，而 IL-10 和 IL-10/IL-12 含量升高。研究结论认为，粪菌移植治疗伪膜性肠炎的机制可能与血清炎症因子有关。

益生菌治疗伪膜性肠炎的作用尚不确定，一般认为辅助使用能减少伪膜性肠炎的初发和复发，患者耐受好，严重不良反应少。除了传统的益生菌外，2015 年 1 项覆盖了美国、加拿大和欧洲共计 44 个研究中心的 RCT 研究证明，口服非产毒素艰难梭菌 M3（VP20621、NTCD-M3）菌株的孢子能定植于消化道，显著降低伪膜性肠炎复发率，对照组与 NTCD-M3 组的复发率分别为 30% 和 11%（$OR=028$，95%，CI 0.11~0.69；$P=0.006$），耐受性和安全性均较好。

（五）医家诊疗经验

宋光瑞

宋光瑞认为，对本病进行中医辨证分型治疗，可取得较好的疗效。本病可分为热毒炽盛型、热盛耗阴型、脾虚湿盛型和脾肾虚衰型，根据不同的症型采用不同的治疗方法，发挥中医药优势。

五、预后转归

大多数患者经治疗后可获痊愈，极个别患者经治疗后明显好转。重症患者一般死亡率较高，特别是发病急骤和休克严重的患者，死亡率可达 50%~70%，近年来由于医疗技术水平的提高，死亡率也在逐渐降低。

六、预防调护

（1）严格掌握抗生素的使用指征，防止滥用抗生素，对抗生素的预防性应用从严掌握。

（2）氯霉素和林可霉素为有效抗金黄色葡萄球菌和厌氧脆弱类杆菌的药物，但对上述细菌感染时，除非其他药物无效或没有条件应用外，一般不宜使用此两种抗生素，氨苄西林也易诱发伪膜性肠炎，临床使用时亦应予以注意。

（3）临床医务工作者要严格观察使用抗生素的并发症，及早识别和确诊，以免延误治疗。如患者在使用抗生素的过程中突然出现腹泻，应及时停药进行粪便检查，必要时行肠镜检查。尤其对临床疑为伪膜性结肠炎患者或肠道术后有不能解释的发热患者更要注意检查治疗。

（4）治疗期间患者要适当休息，避免食刺激、生冷食物。

主要参考文献

［1］庄涵虚，黄伟平，许勇. 伪膜性肠炎的临床特点及内镜分析［J］. 胃肠病学和肝病学杂志，2017（1）：52-55.

［2］Surawicz CM, Brandt LJ, Binion DG, et al. Guidelines for diagnosis, treatment, and prevention of Clostridium difficile infections［J］. Am J Gastroenterol, 2013, 108（4）：478-499.

［3］郭威. 伪膜性肠炎的相关危险因素研究［J］. 中国全科医学，2012（4）：51-53.

［4］Crobach MJ, Dekkers OM, Wilcox MH, et al. European Society of Clinical Microbiology and Infectious Diseases（ESCMID）：data review and recommendations for diagnosing Clostridium difficile-infection（CDI）［J］. Clin Microbiol Infect, 2009, 15（12）：1053-1066.

［5］Leffler DA, Lamont JT. Clostridium difficile infection［J］. N Engl J Med, 2015, 372（16）：1539-1548.

［6］Bagdasarian N, Rao K, Malani PN. Diagnosis and treatment of Clostridium difficile in adults：a systematic review［J］. JAMA, 2015, 313（4）：398-408.

［7］Cohen SH, Gerding DN, Johnson S, et al. Clinical practice guidelines for Clostridium difficile infection in adults：2010 update by the society for healthcare epidemiology of America（SHEA）and the infectious diseases society of America（IDSA）［J］. Infect Control Hosp Epidemiol, 2010, 31（5）：431-455.

［8］王瑶，杨彪，叶芸，等. 粪便移植对艰难梭菌引起的大鼠伪膜性肠炎的作用机制研究［J］. 中华微生物学和免疫学杂志，2015（8）：582-586.

［9］Gerding DN, Meyer T, Lee C, et al. Administration of spores of nontoxigenic Clostridium difficile strain M3 for prevention of recurrent C. difficile infection：a randomized clinical trial［J］. JAMA, 2015, 313（17）：1719-1727.

［10］黄娇凤. 伪膜性肠炎的临床特点及诊疗分析［D］. 福州：福建医科大学，2014.

第三节 大肠憩室

大肠憩室是指大肠壁向壁外囊样突出所引起的疾病。一般有多个憩室存在并有症状出现时称憩室病。憩室可发生在大肠的任何部位，一般以乙状结肠最为多见，其次是降结肠、直肠、横结肠、升结肠、盲肠和阑尾。憩室在形成时，一般要经过憩室前期、憩室症、憩室炎的过程。憩室发生炎症，可形成脓肿或穿孔，波及邻近脏器可形成粘连。憩室又分为真性和假性两种。真性憩室又称先天性憩室，是指肠壁全层突出，此种憩室以年轻人为多，一般单发、较大，好发于盲肠或升结肠，由于易引起急性腹膜炎症状，常被误诊为阑尾炎。假性憩室是指结肠黏膜或黏膜下层结肠壁肌层薄弱部分突出形成的囊袋，多见于中、老年人，好发于降结肠和乙状结肠。但大肠憩室有共同的特点，不同于消化道其他部位的憩室，该憩室一般不大，多数如小指头大小，但也有拇指大小的，形态通常呈烧瓶形，由食物残渣，粪便异物等进入憩室排出困难，机械性刺激和滞留的内容物分解，发生化学刺激，损伤黏膜，再加上细菌感染，常引起憩室炎。由于憩室炎症，可形成穿孔或脓肿，波及邻近的脏器和组织，形成粘连及硬性肿块，再加上憩室在形成时，经过憩室前期、憩室症、憩室炎的过程在临床上又不易鉴别，所以近几年来在欧美统称为憩室性疾患。

一、病因病机

（一）西医学认识

1. 流行病学

发生于结肠的憩室较其他消化道为多。欧美国家发病率较高，一般估计该病发生率约占总人群的5%；据国外文献统计，因肠道疾患而行钡灌肠检查的病例中，5.67%的患者有结肠憩室存在，而在尸体解剖中发生率为10%。另有资料研究表明，憩室病的发生率与年龄密切相关，且年龄增长与发病率增高呈正比关系。有文献报告，结肠憩室40岁以下者仅占20%，而40岁以上者占80%，亦有人认为结肠憩室高峰发病年龄在50~80岁之间，30岁以下者仅为1%~2%，男女发病率基本相等，但是近年来报道女性发病率略高于男性，最常见发病部位为乙状结肠，约占95%，其次为盲肠，约占5%，降结肠、横结肠也可能发生。据国外考察，此病还可能与不同区域地理的环境因素和饮食习惯有关，特别是西方文化生活。我国一项对1719名健康体检人群结肠镜检查分析发现大肠憩室检出率为0.76%。

2. 病因

结肠憩室的发病因素目前尚不完全清楚，可能与下列因素有关。

（1）先天性因素　先天性的结肠憩室罕见，Evnas提出先天性右半结肠憩室病可能是由于肠壁的胚胎发育异常所致。Waugh则认为盲肠憩室是由于胚胎7~10周时盲肠过度生长造成，正常时该部位发育应该是萎缩的。部分结肠憩室患者有家族史，从先天性生理缺陷病例中发现了家族性结肠憩室，提示可能与遗传有关。

（2）后天性因素

①肠腔内压力增高：腔内压力增高是憩室形成的重要因素。慢性便秘、肠痉挛、低纤维少渣饮食等都可增加结肠内压力，是促成发病的因素，其中饮食习惯被认为是重要原因。世界各国结肠憩室病发病率有明显差异，除种族因素外，与食物成分摄入的不同密切相关。目前认为，摄入高纤维的食物可增加粪便的湿重和直径，按照拉普拉斯定律：肠腔压力与肠壁张力成正比，与直径成反比。肠壁张力增高可减少肠腔压力。近来，用压力计研究证明，连续的分节运动时，结肠特别是乙状结肠可以产生很高的腔内压。结肠内最大的腔内压位于降结肠和乙状结肠，此压力足以引起黏膜突出结肠肌肉形成憩室。

②肠壁的异常：结肠憩室形成的主要部位是环形肌层上血管穿过之处所形成的裂隙。结肠环形肌内的胶原纤维呈交叉分布，使结肠壁保持张力，随着年龄增大，结肠腔内部位的胶原纤维变细，弹性蛋白纤维作用减弱，结肠壁的弹性和张力降低。

因此，最狭窄、最肥厚的乙状结肠是憩室的好发部位。结肠带的肌肉处于收缩状态，故不易发生憩室。已经证实，憩室患者的乙状结肠平滑肌肌束较正常人肥厚，即使没有形成肥厚的平滑肌肌束，异常平滑肌肌束也是憩室前期的一种表现。异常的平滑肌肌束，并不仅仅局限在乙状结肠，亦可表现在结肠的其他部位，如直肠上段。此外，结构蛋白变化造成的结缔组织紊乱也在憩室疾病的早期起一定作用。

③结肠运动能力异常：结肠壁肌间神经丛发生变化，导致神经肌肉运动机制不协调，使正常蠕动的收缩和松弛顺序发生紊乱。结肠肠壁两侧的压力差是由于结肠蠕动和气体扩张所致。肌层异常和持久的痉挛，使得肠肌肥厚和肠腔压力增高，当分节运动时腔内压力增高，结肠带之间薄弱的肠壁在血管进入结肠壁的地方易形成憩室。

④肠壁的顺应性：肠壁的顺应性异常也可能是憩室的病因。有症状的结肠憩室患者对某些药物、食物和扩张气囊表现出过度异常的结肠压力反应，其压力反应的阈值明显低于正常人。结肠壁顺应性降低的原因可能与肥大的平滑肌和结构紊乱的胶原纤维有关。

⑤与种族地区及生活习惯有关：美国及北欧国家发病率高，而地中海的民族、美国黑人、中国人及以米为主食的日本人等发病率则低。

⑥牵拉因素：由于外科手术或其他原因导致腹膜下垂，牵拉肠系膜及大网膜等而形成憩室。

⑦其他相关因素

肥胖：以往曾认为肥胖与憩室病有关，但Hugh等发现皮下脂肪厚度与憩室发生率无关。

心血管病：动脉粥样硬化的患者憩室发病率增加，推测与肠系膜下动脉缺血有关，但高血压与憩室病无相关关系。有心肌梗死病史的男性患者，憩室发病率为57%。

肠炎性疾病：肠炎性疾病与憩室病的关系较为复杂。憩室患者伴有溃疡性结肠炎时结肠内压增高。憩室病合并克罗恩病的患者约2/3出现溃疡和低位瘘管等肛周症状。克罗恩病并发憩室的发病率较正常人高5倍。

3. 发病机制

结肠憩室可分为两类，一类为单纯性多发性憩室病，不伴有肠痉挛和肠肌肥大；另一类即为临床较常见的假性憩室。憩室发生在结肠系膜与系膜对侧两结肠带之间，憩室壁由黏膜、黏膜下层和浆膜构成。受累肠段可见自结肠壁突出的囊状物，或沿结肠带侧面排列成串的结节样突起。如憩室局限于肠壁或隐蔽于肥厚的大网膜脂肪垂附近，结肠外观可无异常。单一憩室可发生于结肠的任何部分，而多发者全结肠可有数百个憩室。

结肠憩室的形成与下列病理过程有关：

（1）结肠壁缺陷 除先天性缺陷外，结肠壁上营养血管穿过的小孔是发生憩室的薄弱点，尤其是老年人肠壁结构的变化，如胶原、弹性蛋白和网状组织的增多，导致结肠壁张力降低而易发生憩室。另外，结肠肌肉薄弱，结肠非推进性收缩的缺陷也易导致压出性憩室。

（2）结肠壁肥厚 有30%~80%结肠憩室患者的肠壁肥厚，其突出的改变是憩室周围的肠壁肌肉呈代偿性肥厚。结肠带除增厚外尚有软骨样变。环肌层的肥厚可形成纹状皱褶。由于长期结肠运动亢进，致使憩室周围肠壁肌肉的肥厚在憩室形成之前已经存在，促进和加速结肠憩室的形成和发展。

（3）肠内压升高 传统概念认为憩室病是因结肠腔内压增加，肠肌过度活动所致。有一些研究表明，结肠动力紊乱是导致憩室病的原因之一，肠易激综合征被认为是憩室的前期病变，也有人认为乙状结肠成为憩室最好发部位，可能与其肠腔狭小，肠内压较高有关。

结肠憩室的变化：在临床中结肠憩室和结肠癌并存的情况很常见，但是由结肠憩室黏膜发展成结肠癌的情况很少见。当结肠癌发生于憩室并向肠壁外生长而不向肠腔内生长时就很难鉴别诊断出结肠癌是由结肠憩室发展来的。

（二）中医学认识

中医认为，此症多为肝气郁结，郁久化热，灼伤肠腑，或瘀血与气滞互结所致。

二、临床诊断

（一）辨病诊断

1.临床表现

大肠憩室本身无明显症状，临床出现症状多因并发症。但有时也可出现便秘和腹泻，间歇性下腹痛。大肠憩室的并发症主要是憩室炎，急性憩室炎症状似阑尾炎，主要表现为腹痛、腹胀、发热、便秘、恶心、呕吐等，左下腹有明显压痛和腹肌紧张，白细胞计数增高。慢性憩室炎的特征是肠壁水肿、增厚、纤维化，并与周围组织粘连，由于反复感染，常可导致不全性或完全性肠梗阻，或者表现为顽固性便秘。由于肠腔变窄，常有阵发性痉挛疼痛，病变区常可扪及增粗、增厚的肠管。此外本病还可并发大肠周围脓肿、大肠穿孔、大肠狭窄和梗阻等。

2.相关检查

（1）直肠指诊 因直肠憩室发生率很低，所以直肠指诊的目的不在于诊断直肠憩室，而是为了排除乙状结肠憩室炎是否在直肠陷窝形成脓肿，一旦有脓肿形成，指诊时直肠前陷窝则有抵抗感和饱满感。

（2）X线检查 X线检查在诊断大肠憩室是具有决定意义的检查方法。

①口服法：口服钡剂24~48小时，X线像可见圆形或椭圆形界限分明的钡残留影，数日后再观察位置不变，指压可见变形或移动或消失。右侧肠憩室易显影，左侧因钡剂的水分被吸收和因憩室炎侧钡剂不易进入而不易显影。口服法优于灌肠法，因为在憩室的颈部周围密集着肌纤维，钡灌肠可诱发这些肌纤维紧张，影响造影剂进入，而口服法因颈口纤维松弛，造影剂则容易进入。

②灌肠法：典型的憩室为突出于肠腔外的圆形或烧瓶样阴影，大约1~2cm与肠腔间有窄颈相连，其底部常可见粪块引起的充盈缺损，致使影像呈杯状，憩室常为多发，多位于乙状结肠，当该肠袢收缩时影响明显，舒张时则可变为不明显甚至消失。钡剂排空时，一些充钡憩室仍清晰可见，有的钡剂可在小囊袋内滞留数日。有时病变肠袢仅呈现毛刺样或锯齿样边缘，是为憩室前期改变。有时则呈刺激征或痉挛，与结肠激惹综合征相似，这时可静脉滴注解痉剂以区别单纯痉挛与病变肠袢的狭窄。后期肠管呈僵直和狭窄。大肠低张气钡灌肠造影是大肠憩室显示的最佳方法，尤其是对右半结肠憩室症的诊断可靠，而低张气钡灌肠造影排便后检查可以提高大肠憩室诊断率，因此，临床上应重视低张气钡灌肠造影后行排便后的检查。曾良成等对96例低张气钡灌肠患者进行分析发现新增大肠憩室病例18例，大肠憩室诊断率提高了18.7%；新增憩室共计35枚，其中直径＜2mm的有28枚，占新增憩室总数80%；位于盲肠到结肠右曲之间的有31枚，占新增憩室总数85.7%。研究者认为低张气钡灌肠排便后检查能提高大肠憩室（特别是右侧结肠小憩室）的诊断率。

（3）内镜检查　一般情况下纤维结肠镜检查对此病诊断很有帮助，镜下可见到憩室的开口，且可以行病理活组织检查，并与肿瘤等其他疾病相鉴别。但当憩室开口很小或开口闭合时，若结肠黏膜水肿、黏液分泌增多、痉挛、管腔狭窄、肠壁固定等，须注气下镜检才可发现，有时未必能做出诊断。注意此方法禁用于炎症期，因有造成憩室穿孔的可能。

（4）CT检查　CT对大肠憩室病患者的结肠壁肥厚程度、脓肿的存在、结肠周围炎症的范围、瘘孔等病变均能做出正确诊断，可列为早期诊断手段之一。研究表明CT对急性憩室炎诊断的灵敏度和特异度均为100%，是急性憩室炎唯一的既安全又准确的诊断方式。多层螺旋CT可有效避免呼吸及胃肠蠕动产生的伪影，超薄层扫描提高了图像空间分辨力，提高结肠憩室炎的诊断率。

三、鉴别诊断

大肠憩室发生憩室炎有临床表现时，常需与下列疾病相鉴别。

1.过敏性大肠症候群

与大肠憩室有类似的临床症状，气－钡双重造影是憩室与过敏性结肠症候群的主要鉴别手段。

2.急性阑尾炎

右侧大肠憩室，尤其是憩室炎，其临床症状酷似急性阑尾炎。

3.溃疡性大肠炎

溃疡性大肠炎和大肠憩室很少并存，依靠乙状结肠镜检及钡剂灌肠X线检查很容易区别。

4.大肠癌

根据肿瘤的大小，X线可见明显的大小不规则的充盈缺损区和黏膜皱襞的破坏，病变部位比较短，而狭窄程度不变，在狭窄的口侧，可见到肠管呈漏斗状扩张。

四、临床治疗

（一）提高临床疗效的基本要素

（1）临床出现腹痛、腹胀、发热、便秘、恶心、呕吐等，左下腹有明显压痛和腹肌紧张，应考虑到大肠憩室的可能。

（2）实验室检查白细胞计数增高。X线检查、内镜检查、CT检查可以确诊。

（3）本病的预防是避免暴饮暴食，食刺激性的食物，多食粗纤维食物，保持大便通畅，应注意泻剂的使用和反复灌肠。

（4）如出现并发症，应禁食、补液、胃肠减压，使用广谱抗生素如大剂量的青霉素或氨苄西林、庆大霉素等，并注意水和电解质平衡，适当应用解痉镇痛剂。

（5）经内科保守治疗症状不能缓解，以及有并发症者，应手术治疗。

（6）中药治疗疗效肯定。

（二）辨病治疗

1.一般治疗

急性憩室炎无并发症时可先采用非手术治疗，70%~80%的患者病情可得到缓解。治疗原则是保持肠道休息、控制感染、预防并发症的发生。包括禁食、胃肠减压、静脉输液以维持正常的血容量、供给足够的热量、维持水与电解质平衡，应用广谱抗生素和严密的临床观察等。有腹痛症状可应用溴丙胺太林、阿托品等解痉止痛药，应注意密切观察病情，包括腹部体征、实验室检查和放射学检查，以了解治疗的效果和有无并发症的发生。

2.手术治疗

（1）择期手术　择期手术的适应证为：①反复发作的结肠憩室炎；②合并结肠膀胱等瘘的形成；③持续的慢性结肠狭窄引起部分梗阻且不能排除肿瘤者；④其他：如长期应用免疫制剂且无法激起足够

炎性反应憩室炎患者，以防止各种并发症的发生。

择期手术的患者术前应强调做全面检查和充分准备，包括肠道清洁和抗生素应用，做到无粪渣残留、肠腔空虚、肠壁水肿不明显。择期手术行病变肠管切除和一期吻合术，切除肠道的长度尽可能包括所有憩室，以防止憩室炎的复发。对于肠道准备不充分者可分期手术，如Hartmann手术，或采用术中近端结肠管腔清洗后一期端端吻合，而不做结肠造口，近年来的发展更倾向于选做一期吻合术。对于合并瘘的患者，在切除瘘管和病变的同时，要注意脏器的修补。一般都行一期修补。也有学者研究发现采用内镜结扎治疗可有效阻止出血症状。

（2）急诊手术　急诊手术适应证：①急性憩室炎经非手术治疗无效者；②并发脓肿形成者；③并发穿孔者；④并发弥漫性腹膜炎者；⑤并发大出血者。急诊手术的并发症发生率和死亡率均较高，以往大多行二期和三期切除术。近年来均倾向于行一期或二期手术。手术的具体方法视患者的全身情况和局部炎症的程度而定，手术方法主要有：①穿孔缝合引流，现已很少采用；②脓肿的切开引流或加做横结肠造口；③切除病变结肠，近侧切端造口，远侧切端缝合或造口，以后再做二期结肠吻合术；④切除病变肠段后一期结肠端缝合术。右半结肠的憩室炎或穿孔可根据情况行憩室单纯切除、回盲部切除或右半结肠切除术。

（三）辨证治疗

1. 辨证施治

此症多为郁结，郁久化热，灼伤肠俯所致。

（1）活血化瘀。

方药：桃仁承气汤加减。

桃仁3g，大黄、当归、丹皮、芒硝各5g，芍药10g。

（2）疏肝行气，活血止痛。

方药：柴胡疏肝散。

陈皮、柴胡各6g，川芎、枳壳、芍药、香附各4g，甘草9g。

2. 外治疗法

（1）封闭疗法　取脾俞、大肠俞、足三里，穴位封闭。

（2）腹痛、腹胀者，艾灸神阙。

3. 成药应用及单方验方

①麻仁丸：每日2次，每次9g。

②生首乌、蜂蜜各60g，先将生首乌水煎取汁，加入蜂蜜分2次服完，适用于习惯性便秘。

（四）新疗法选粹

新乡肛肠医院研制的肠炎丸Ⅰ号、肠炎丸Ⅱ号，对大肠憩室有一定的疗效，能起到润肠通便，消肿止痛，促进肠功能恢复的作用。

（五）医家诊疗经验

吴存亮

吴存亮等使用清热润便，活血消肿的中药，对大肠憩室病有较好的疗效。方用栀子9g，白芍、黄芩、黄连、木香各6g，桔梗3g，槟榔12g，当归10g，赤小豆30g。水煎服，每日1剂。

五、预后转归

结肠憩室病的预后主要取决于疾病的阶段及采用的治疗方法。如能及早发现，并避免大便干结，食刺激性食物，本病一般无明显症状，无须特殊治疗。如出现并发症经内科保守治疗无效后应及时手术，一般预后较好。若全结肠广泛憩室或憩室巨大，伴有严重并发症或憩室并发癌肿时，则预后较差。

六、预防调护

避免食刺激性食物，多食含粗纤维食物，保持大便通畅，心情愉快，特别是老年人要加强锻炼身体，增强抵抗能力。

七、专方选要

可用内疏黄连汤、赤小豆当归散加减，每日1剂，分2次温服。

八、研究进展

近年来，有用胰高糖素缓解肠肌功能失调，治疗时用胰高血糖素 4~5mg，加入生理盐水 250ml 静脉滴注，18 小时内连续 2 次，在静脉滴注后 12 小时可得到缓解，肠功能可部分得到纠正。

主要参考文献

[1] 黄招红，荣颜婷，刘灵丽，等. 1719 例健康体检人群结肠镜检出结直肠疾病分析 [J]. 贵州医科大学学报，2017，42（6）：708-712.

[2] Kayano H, Ueda Y, Machida T, et al. Colon cancer arising from colonic diverticulum: A case report [J]. World J Clin Cases, 2019, 7（13）: 1643-1651.

[3] 黄乃健. 中国肛肠病学 [M]. 济南：山东科学技术出版社，1996：1573-1579.

[4] 徐伟晶，李方. 结肠憩室病因浅析 [C]. 第十五届中国中西医结合大肠肛门病学术交流会议，2012：315.

[5] 曾良成，游斌，高川，等. 低张气钡灌肠排便后检查对提高大肠憩室诊断率的价值 [J]. 中国医药指南，2012（25）：485-487.

[6] 潘壬清，曾红辉，邓周强，等. 结肠憩室炎多层螺旋 CT 诊断及临床应用价值 [J]. 中国 CT 和 MRI 杂志，2017（11）：110-112.

[7] Shiratori Y, Ikeya T, Ishii N, et al. Endoscopic Band Ligation for Acute Lower Gastrointestinal Bleeding [J]. Intern Med, 2019, 58（24）: 3505-3508.

[8] Ishii N, Omata F, Nagata N, et al. Effectiveness of endoscopic treatments for colonic diverticular bleeding [J]. Gastrointest Endosc, 2018, 87（1）: 58-66.

[9] 皮执民，刘栋才，赵华. 肛肠外科手术学 [M]. 北京：军事医学科学出版社，2007.

第四节　结肠血管扩张症

结肠血管扩张症又称结肠血管发育不良、结肠动静脉畸形、结肠血管扩张、结肠血管瘤等。本病是 1960 年 Margulis 等首次用术中肠道动脉造影证实了结肠血管扩张症，1965 年 Baum 等用选择性血管造影确定了肠道出血源，之后，结肠血管扩张症的报告逐渐增多。本病多发生在 60 岁以上的老人，不伴有皮肤或内脏血管瘤病变，好发于盲肠或升结肠的近侧段，为多发性，病变的直径小于 5mm，是下消化道出血的常见病症之一。

一、病因病机

（一）病因

本症病因尚不十分清楚，多数学者认为与下列因素有关。

（1）先天性结肠血管发育不良，结肠动静脉畸形，结肠血管瘤性病变所致。

（2）结肠腔内压力增高，导致结肠黏膜下静脉回流长期受阻，毛细血管扩张，产生毛细血管瘤及小的动静脉瘘等。

（3）随年龄增长而结肠血管发生退行性病变。

（二）发病机制

有人对患血管扩张症的 22 个结肠进行

研究：注入硅酮橡胶的结肠标本，均可见有 0.1~1cm 直径的黏膜血管扩张。这些病变均局限在盲肠和升结肠近端，最远的病变在离回盲瓣23cm处。在血管扩张的下方，见到黏膜下有明显扩张和屈曲的静脉。血管病变组织切片显示有扩张而迂曲的薄壁血管，绝大多数仅有内皮细胞层，偶尔有少量的平滑肌，在结构上相似于扩张的静脉、小静脉和毛细血管，虽然在不同病变处正常血管结构的屈曲程度各异，但是在所有病变中，最常见而明显的早期异常是扩张而增大的黏膜下静脉。更加广泛地进行病变的切片显示：数目增多、扩张而变形的血管，穿过黏膜肌层并侵犯黏膜。最严重的病变切片显示，黏膜被一堆迂曲而扩张的血管代替。

二、临床诊断

（一）症状体征

主要表现为突发间歇、反复的下消化道出血以及由于慢性出血所致的贫血。大便可呈果酱状，稀薄，每日 3~4 次，量中等。这种病变常被描述为间断少量肠出血，而多数患者可因急性大出血而引起休克。出血常呈鲜红色，多数有栗色便，约有 20%~25% 出血发作期间有柏油样便。出血的部位不同，由肛门排出血的颜色各异。右侧结肠和回盲部出血的特点是大量出血为暗红色，少量出血为猪肝色，血液停留较久可呈柏油样；左侧结肠出血的特点是血与粪混合不匀，大量出血时呈血水样。

（二）相关检查

1. 动脉血管造影

（1）早期征象　肠壁内有密度增高，排空延迟的扩张。扭曲的静脉可提示黏膜下静脉有扩张改变。

（2）动脉相　回、结肠动脉分支末端可见有不正常的血管簇集，显影可持续至静脉相，提示病变范围扩展，且累及黏膜小静脉。

（3）静脉早期充盈（6~8 秒即出现）提示静脉瘘存在。

（4）造影剂外溢　为持续存在局限性不良形阴影，是急性出血的表现。

2. 钡灌肠检查

由于结肠血管扩张症的病变为黏膜和黏膜下的血管异常扩张，钡灌肠检查多不能发现病灶。但在下消化道出血的诊断中，可用此项检查排除结肠癌肿、憩室等引起的出血，在本病的诊断中仍是必不可少的一种检查方法。

3. 电子纤维结肠镜

电子结肠镜检查简便易行，尤其对活动性出血患者行急诊肠镜检查诊断率高。此项检查对本病的检出率在很大程度上取决于内镜医师的经验、认真细致的检查和对本病的正确认识。由于血管病变主要存在于结肠黏膜下，纤维结肠镜所见有时与内镜擦伤、吸引伤或炎性充血水肿难以鉴别。

4. 肠系膜血管造影

这是诊断结肠血管扩张症的重要手段，常可发现直径小于 0.5cm 的病变，尤其是在出血期，出血速率 > 0.5ml 时，可见造影剂溢出血管外。肠系膜动脉造影成功的关键，除了插管造影技术外，临床医师和放射科医师对结肠血管扩张症的各种影像形态应十分熟悉和了解。即使是微小的异常形态也不放过，结合病史和其他检查结果相互对照得出结论。

5. 放射性铬测定法

在患者活动出血时，向血管内注射放射性铬，并将一根最细软管插入胃肠道内，边进入边吸引肠内容物，并进行放射性测定，同时检查患者粪便中有无血液存在及有无放射性。如小肠内检查到有出血存在，则通过这一观察至少说明出血部位仅在结肠。

三、鉴别诊断

主要与几种常见的下消化道出血性疾病鉴别。

1. 大肠息肉

以小儿为多见，常有便血，但一般血量不多，以鲜血或暗红色为主，钡剂灌肠和肠镜可确诊。

2. 炎症性肠病

常有便血、黏液便，有腹痛和排便次数增多，以中青年患者为多见，钡剂灌肠或肠镜可见其病理性改变。

3. 肿瘤

常有便血，但以陈旧性血便为主，伴贫血、消瘦，多见于老年人，钡剂灌肠或肠镜可见其占位性病变，组织活检可确诊。

4. 其他

如大肠憩室、肠重复畸形、肠气囊肿病、肠寄生虫感染、肛门直肠疾病、出血性疾病等。

四、临床治疗

（一）提高临床疗效的基本要素

（1）结肠血管扩张症及时的诊断和正确的治疗是提高临床疗效的积极因素。

（2）合理的饮食是预防结肠血管扩张症有效的方法之一。进食易消化，富于营养的食物，不进辛辣刺激的食物，多饮水，多进食蔬菜、水果等，防止大便干结，以免引起下消化道出血。有研究显示在首次出血时有90%的胃肠道血管扩张出血有自愈倾向，但是有再次出血的风险。

（二）非手术治疗

1. 一般治疗

结肠血管扩张出现急性下消化道出血时，可先行非手术治疗。患者卧床休息，给予输血输液，常规使用止血药。

2. 治疗性动脉造影

患者经一般治疗仍出血不止，可采用治疗性动脉造影，在出血部位放置导管输注升压素，初剂量为 0.2U/min，必要时增至 0.4U/min，20~30 分钟后进行动脉造影，以证实血管痉挛和是否已停止出血。如治疗成功，24~48 小时逐渐减量而停用。

3. 硬化剂注射治疗

适用于位置较低的较小的局限性出血。可通过乙状结肠镜或直肠镜进行硬化剂注射治疗，以达到止血和使病变组织萎缩的目的。

4. 微波辐射治疗

对位置较低，出血灶较小的也可用微波局部辐射止血治疗。

目前认为没有出血的患者无须治疗。有出血但无血流动力学改变的患者也以保守治疗为主，除常规使用抗炎、止血药物外，若在动脉造影中发现异常扩张血管和出血部位后，可经导管利用输液泵定量输入垂体后叶素，以 0.2~0.4U/min 灌注。若仍有出血可考虑经导管栓塞出血部位的小动脉分支，达到止血目的。栓塞剂可用吸收性明胶海绵或不锈钢圈。也可经纤维结肠镜进行激光照射、氧气电刀、注射硬化剂或电凝止血。若经检查未发现出血部位，内出血又持续不止，可在活动性出血期剖腹检查。因病变位于黏膜下，术中可与内镜医师密切配合，进行剖腹与内镜联合检查，发现病变予以手术切除。

（三）手术治疗

1. 适应证

（1）如出血不能控制，血管造影又证实结肠有血管扩张，则需紧急手术。

（2）对反复有下消化道出血或有慢性贫血的患者，血管造影检查证实为结肠血管扩张，而这种扩张又是导致出血的原因，则需行手术治疗。

2.手术方法

（1）将可疑病变肠段的营养动脉剖出一段后，用丝线环绕吊起，即可用注射针注入造影剂，一般手术治疗可根据病变范围，做肠段切除及吻合术。如果肠血管畸形广泛，或患者全身衰弱时，Yague主张做相应的动脉结扎术，即结扎肠系膜下动脉、髂内动脉。

（2）对于有反复发作或持续出血表现、诊断明确及出血部位也明确者应行手术治疗。充分切除有病变的肠段是彻底治愈本病的关键。术前要进行充分的检查，盲目地行右半或左半结肠切除治疗效果往往不佳。在术中应仔细扪摸肠管，病段肠管有时肠壁增厚或有质韧感，在系膜缘的浆膜下有时可看到扩张、迂曲的小静脉，似瘀血状，甚至可以看到血管团，相应系膜亦可增厚、血管扩张。但须明确指出，手术探查肠管外观正常并不等于没有病变存在。一般认为本病多发于右侧结肠，右半结肠切除常可以治愈本病。但有时病变或出血部位不在右半结肠范围内。

（3）对于少量出血、病灶局限者，可行内镜下治疗。激光、硬化剂、电凝、APC、钳夹止血、热极等技术均可用于结肠血管扩张的镜下治疗，难称优劣。镜下治疗安全、方便、创伤小、并发症少，对病变较少的患者是一种有效的疗法，尤其适用于合并多种基础疾病、不能耐受手术的老年患者。目前临床较常用的是APC和钛夹钳夹止血治疗。但病变小肠的深度在胃肠道血管扩张治疗中起重要作用，因为这些病变多数是多发的而且在小肠节段比较隐匿的。在内镜治疗失败之后，生长抑素类似物可能对于多发病变或者内镜比较难接近的病变的后续治疗发挥重要作用。

（四）新疗法选粹

目前，贝伐珠单抗是研究相对较多的一种生物制剂，可抑制血管内皮生长因子。此外，有研究表明来那度胺对结肠血管扩张有较好的治疗作用。还有血管生成素-2和TIE-2之类的生物标志物可能能够预测胃肠道血管增生异常病类的存在，并预测未来治疗的靶标。

五、预后转归

本症可致下消化道大出血，在临床要给予高度重视。若诊断明确，必要时经手术治疗，预后良好。

六、预防调护

多食易消化食物，避免食用刺激性食物，要避免出现大便干结的情况。

主要参考文献

［1］Jackson CS, Gerson LB. Management of gastrointestinal angiodysplastic lesions（GIADs）: a systematic review and meta-analysis［J］. Am J Gastroenterol, 2014, 109（4）: 474-484.

［2］邓灵波. 结肠血管扩张症引起下消化道出血的影像诊断进展［J］. 实用放射学杂志, 2014, 30（2）: 328-330.

［3］郝芳. 结肠血管扩张症急诊内镜诊断治疗分析［J］. 甘肃科技, 2016（9）: 126-127.

［4］姜春燕, 吴保卫, 郝瑞瑞, 等. 出血性结肠血管扩张症的临床特点［J］. 临床和实验医学杂志, 2014, 23: 1945-1947.

［5］Sami SS, Al-Araji SA, Ragunath K. Review article: gastrointestinal angiodysplasia-pathogenesis, diagnosis and management［J］. Aliment Pharmacol Ther, 2014, 39（1）: 15-34.

［6］Pinho R, Ponte A, Rodrigues A, et al.

Long-term rebleeding risk following endoscopic therapy of small-bowel vascular lesions with device-assisted enteroscopy [J]. Eur J Gastroenterol Hepatol, 2016, 28 (4): 479-485.

[7] Romagnuolo J, Brock AS, Ranney N. Is Endoscopic Therapy Effective for Angioectasia in Obscure Gastrointestinal Bleeding: A Systematic Review of the Literature [J]. J Clin Gastroenterol, 2015, 49 (10): 823-830.

[8] Holleran G, Hall B, Breslin N, et al. Long-acting somatostatin analogues provide significant beneficial effect in patients with refractory small bowel angiodysplasia: Results from a proof of concept open label mono-centre trial [J]. United European Gastroenterol J, 2016, 4 (1): 70-76.

[9] Iyer VN, Apala DR, Pannu BS, et al. Intravenous Bevacizumab for Refractory Hereditary Hemorrhagic Telangiectasia-Related Epistaxis and Gastrointestinal Bleeding [J]. Mayo Clin Proc, 2018, 93 (2): 155-166.

[10] Khatri NV, Patel B, Kohli DR, et al. Lenalidomide as a novel therapy for gastrointestinal angiodysplasia in von Willebrand disease [J]. Haemophilia, 2018, 24 (2): 278-282.

[11] Holleran G, Hall B, O'Regan M, et al. Expression of angiogenic factors in patients with sporadic small bowel angiodysplasia [J]. J Clin Gastroenterol, 2015, 49 (10): 831-836.

第五节　肛门直肠神经官能症

本症是以肛门直肠的幻觉症状为主诉的一种癔症性表现，是一种顽固性、长期性、难治性疾病，它是由自主神经功能紊乱、直肠功能失调而产生的一组综合征，患者自觉肛门直肠感觉异常，而检查又无器质性改变，称为肛门直肠神经官能症。临床上女性多于男性。

一、病因病机

（一）西医学认识

1.病因

本病多因慢性疾病久治不愈或治疗不当，导致患者长期紧张思虑过度，精神受刺激引起。患者常感肛门坠胀不适，蚁行感或疼痛难忍。无相应的阳性体征，实验室检查亦为阴性。

2.发病机制

一般认为，神经症是由于心理应激超过了患者的反应能力。患者平时喜欢阅读医学书籍，往往似懂非懂，且容易受此类书籍的影响而感到不适。患者身体患病时，过分忧虑和焦急，疑病恐癌，如遇精神创伤、局部疼痛刺激或以往曾受到肛门直肠疾病的折磨及医源性因素等，均可引起大脑功能暂时失去平衡，导致自主神经功能紊乱，周围神经反射受到障碍，肛门直肠神经活动失调而发病。

（二）中医学认识

本症在中医学中属郁症、脏躁、虚劳等病症，其主要病因病机为：

（1）郁怒不畅，肝失调达，气失疏泄，而致肝气郁结，甚则化火。

（2）由于情感不遂，肝郁抑脾，营血渐耗，心脉失养，神失所藏，即所谓忧郁伤神，耗伤心气，而致心神不安。

（3）久郁伤脾，饮食减少，生化无源，则气血不足，或郁久化火或大病久病之后耗伤阴血，心脾两虚，累及于肾，心肾亏虚，阴虚火旺。

二、临床诊断

（一）辨病诊断

根据患者的主诉和病史以及进行必要的肛门直肠检查，一般诊断不难。凡患者以肛门直肠疾病的症状为主诉，检查并无器质性病变。肛门直肠部经常有异样感觉，疑虑重重。医生对其异常感觉的解释，也无法消除患者的固有认识都应考虑本病的可能。

（二）辨证诊断

1.四诊

望诊：精神抑郁，恍惚，面色无华。舌质淡或红、苔薄白或黄。

闻诊：语言及气味未见异常。

问诊：肛门内热痛胀满，排便不畅或诸多异常感觉欲说不清，或胸闷胁痛，脘腹胀满，口干苦，或腰酸遗精，月经失调。

切诊：脉弦细无力或脉弦细而数。

2.辨证分型

（1）肝气郁结型

临床证候：多见于女性，起病快。自觉肛门热痛，肛内胀痛，排便不畅，伴有精神抑郁，善疑多虑或胸闷胁痛，脘腹胀闷，口干苦，纳少，舌苔薄白或黄，脉弦细。

辨证要点：肛门热痛胀满，排便不畅，胸闷胁痛，脘腹胀满，口干苦，纳少。舌苔薄白或黄，脉弦细。

（2）忧郁伤神型

临床证候：自觉肛内有物阻塞，解便不畅，心神不宁精神恍惚，悲忧善哭，舌苔薄白，脉弦细。

辨证要点：自觉肛内有物阻塞，解便不畅，悲忧善哭，舌质淡、舌苔薄白，脉弦细。

（3）心脾两虚型

临床证候：时感肛门不洁，洗之不去，伴瘙痒或蚁行感等，多思善虑，心悸胆怯，夜不成寐，面色无华，头晕神疲，食欲不振。舌质淡，脉细弱。

辨证要点：肛门不洁，洗之不去，伴瘙痒神疲，食欲不振。舌质淡，脉细弱。

（4）心肾阳虚型

临床证候：肛门发冷，似有冷风吹进，病久疲惫，身冷腰酸，头晕耳鸣，遗精，小便清长。舌淡苔少，脉细无力。

辨证要点：肛门发冷，身冷腰酸，头晕耳鸣，小便清长。舌质淡、苔少，脉细无力。

（5）阴虚火旺型

临床证候：肛门诸多不适，欲说不清，心烦易怒，眩晕心悸，少寐，或腰酸遗精，月经失调。舌红、苔少而黄，脉弦细而数。

辨证要点：心烦易怒，眩晕，心悸，少寐遗精，月经不调。舌红、苔少而黄，脉弦细而数。

三、鉴别诊断

（一）西医学鉴别诊断

1.阴部神经症候群

是由于乙状结肠套入直肠引起的一系列肛门直肠异常感觉，但排便、排气和休息后可缓解。

2.肛门瘙痒

此症是以肛周为主的阵发性瘙痒，以夜间较重。长期瘙痒可引起局部潮湿及苔藓样变化，亦可见皱襞肥厚及皮肤放射状皲裂。

3.肛窦炎

此症检查时均可发现相关的阳性体征，给予相应的治疗后，症状可缓解。

4.尾骨病

此病为尾骨向前移位，肛门指诊可触

及尾骨前屈。

5. 坐骨神经痛及尾骨神经痛

肛门直肠局部检查无阳性体征。可有坐骨神经压痛及尾骨区压痛。

6. 肛门直肠痛

即排便时肛门疼痛，直肠坠痛或平时肛门胀痛、灼痛。可因肛门直肠周围感染性疾病、嵌顿痔、肛门直肠肿瘤、肛门直肠损伤等产生，检查时可发现阳性体征。

（二）中医辨证鉴别

本症属郁症、脏躁、虚劳等病症，应从其病因病机上加以鉴别。

病因病机：郁怒不畅，肝失调达，气失疏泄，而致肝气郁结，使肛门内热痛胀满，胸闷胁痛，脘腹胀闷，口干苦。由于情感不遂，肝郁抑脾，营血渐耗，心脉失养，即所谓忧郁伤神，致使患者感到肛内有物阻塞，解便不畅，心神不宁，精神恍惚，悲忧善哭。久郁伤脾，饮食减少，生化无源，则气血不足，或郁久化火或久病大病之后耗伤阴血，心脾两虚，累及于肾，心肾亏虚，阴虚火旺，致使患者心悸胆怯，夜不成寐，面色无华，头晕神疲，食欲不振。

四、临床治疗

（一）提高临床疗效的基本要素

（1）本病主要应从心理精神方面予以治疗。

（2）做一些心理暗示，症状可能暂时消失或减轻。

（二）辨病治疗

1. 心理治疗

首先要求医生对患者寄以同情，关心和体贴，决不厌恶或恶语相伤。坚定地告诉患者，此病有把握治好，以解除患者的思想顾虑。必要时给予暗示治疗，或陪患者找他最信任的医院或医生检查治疗。

2. 加强锻炼

在耐心安慰患者，解除患者顾虑和紧张情绪，树立治愈信心的同时，鼓励患者加强锻炼，练气功，打太极拳和散步等，以增强体质，稳定情绪，解除大脑皮层过度紧张，调节自主神经。

3. 西药对症治疗

可服用安定、奋乃静等镇静药物，还可用异丙嗪针作长强穴位注射以抑制肛门部神经的传导功能，从而阻断病变对中枢神经的不良刺激，同时由于该药具有对中枢神经的抑制作用，能减轻局部变态反应，使症状消失或缓解。

（三）辨证治疗

1. 辨证施治

（1）肝气郁结型

治法：疏肝理气，解郁。

方药：加减四逆散。

柴胡 5g，白芍 10g，木香 4g，白术 10g，云苓 10g，炙甘草 3g。

（2）忧郁伤神型

治法：养心安神，调肝理气。

方药：归脾汤加减。

党参 10g，白术 10g，茯苓 10g，炙甘草 3g，黄芪 15g，酸枣仁 10g，远志 3g，木香 3g，当归 10g。

（3）心脾两虚型

治法：健脾养心，益气补血。

方药：健脾止泻汤。

党参 10g，白术 10g，茯苓 10g，炙甘草 10g，桂枝 5g，白芍 10g，砂仁 3g，玉米 30g，肉豆蔻 5g，诃子 10g，泽漆 10g，生姜 3 片，大枣 3 枚。

（4）心肾阳虚型

治法：温补心肾。

方药：四神丸加减。

党参 5g，白术 5g，茯苓 5g，炙甘草 5g，补骨脂 5g，五味子 5g，肉豆蔻 3g，吴茱萸 4g，生姜 3 片，大枣 3 枚。

（5）阴虚火旺型

治法：滋阴清热。

方药：一贯煎加减。

沙参 20g，麦冬 5g，当归 10g，生地 10g，枸杞子 10g，川楝子 5g，金银花 10g，玉米 15g，山药 30g。

2. 外治疗法

（1）针灸治疗　根据患者病症不同而选穴，一般用神门、内关、三阴交、足三里、百会、长强、腰俞等穴。耳针：取神经衰弱刺激点、皮质下、神门。针刺八髎穴加长强穴可以调畅全身气血，气血畅则病自愈。也有采用针刺八髎穴联合生物反馈治疗此病，效果优于单纯生物反馈治疗。

（2）封闭疗法　对一些具有肛门直肠疼痛、坠胀等症状的患者也可用普鲁卡因和泼尼松或当归注射液作长强穴或骶前封闭注射。

（四）新疗法选粹

1. 微波治疗

新乡肛肠病医院采用微波治疗仪，对肛门直肠神经症患者治疗，取得较好的疗效。方法是每日照射 1 次，每次 10~15 分钟，5 次为 1 个疗程，功率 20~30W，一般 2 个疗程可治愈。

2. 热敏灸联合穴位注射

杨斌等采用热敏灸联合腰俞穴穴位注射治疗肛门神经痛。穴位注射：每周一次予腰俞穴穴位注射，严格按针刺操作规范，局部消毒后，定位在两骶角中间凹陷处，使用 7 号针。注射药液组成为：醋酸地塞米松注射液 5mg + 盐酸利多卡因注射液 5ml + 维生素 B_1 注射液 100mg + 维生素 B_{12} 注射液 50mg + 0.9% 氯化钠溶 10ml，两周为一个疗程。热敏灸：腧穴热敏化特性是艾灸在选穴上的创新，具有良好疗效。

3. 生物反馈治疗

生物反馈疗法因其无创伤、无痛苦、便捷、经济，可较持久改善患者不适症状而成为一种常用辅助手段。可与其他治疗方式合并一起治疗，如用参苓白术散联合生物反馈治疗肛门直肠神经官能症取得良好成效。

4. 氟哌噻吨美利曲辛片治疗

氟哌噻吨美利曲辛片是小剂量氟哌噻吨和小剂量美利曲辛组成的合剂，氟哌噻吨作用于突触前膜 D2 受体，促进多巴胺（DA）的合成与释放，增加突触间隙 DA 含量；美利曲辛通过抑制突触前膜对去甲肾上腺素（NE）、5-羟色胺（5-HT）的再摄取作用，增加突触间隙 NE 和 5-HT 含量，因此氟哌噻吨美利曲辛片能同时提高突触间隙 DA、NE 和 5-HT 含量，从而达到抗焦虑抑郁的作用。氟哌噻吨美利曲辛片已经广泛应用于某些科室的躯体形式障碍治疗中，疗效得到认可。

（五）医家诊疗经验

田振国

对于本病的治疗，田振国认为当于活血化瘀药之中伍以疏肝理气之品，如此则"气通血活，何患疾病不除"。处方用药"活血不忘行气，理气必兼化瘀"。方用桃红四物汤加减。基本方药组成：丹参 30g，桃仁 15g，红花 15g，赤芍 15g，川芎 15g，延胡索 15g，厚朴 15g，滑石 15g，柴胡 15g，川楝子 10g，郁金 10g，甘草 6g。水煎服，每日 1 剂，早晚分服。

从临床患者表现分析，这类疾病患者多数伴有情志不畅病史，针对这类肝郁脾虚的患者采用健脾疏肝汤，组成：柴胡、黄芪、升麻、牡丹皮、山栀子、当归、香附、白术，临床疗效较好。

五、预后转归

大多数患者经治疗后病情明显好转，部分患者可痊愈，极个别患者无效。

六、预防调护

积极彻底治疗原发疾病，避免食辛辣刺激食物，加强锻炼身体，以增强体质，稳定情绪放开思想，多食含维生素类食物。

主要参考文献

[1] 黄乃健. 中国肛肠病学［M］. 济南：山东科学技术出版社，1996：1602-1606.

[2] 龙再菊，关露春. 八髎穴加长强穴在肛门直肠神经官能症中的应用［J］. 中国中西医结合消化杂志，2014（9）：547-548.

[3] 杨斌，杨喜丽. 热敏灸联合腰俞穴穴位注射治疗肛门神经痛的临床观察［J］. 中国医学创新，2018（9）：61-64.

[4] 陈韵宜. 针刺八髎穴联合生物反馈治疗功能性肛门疼痛的临床研究［D］. 昆明：云南中医学院，2018.

[5] 张娇娇. 女性功能性肛门直肠痛的盆底功能障碍症状特点及中医证型研究［D］. 南京：南京中医药大学，2018.

[6] 颜景颖，宗轶. 参苓白术散联合生物反馈治疗肛门直肠神经官能症临床观察［J］. 深圳中西医结合杂志，2013（3）：151-153.

[7] 闫卫军，韩振国. 氟哌噻吨美利曲辛片在肛门直肠神经官能症中的临床研究［J］. 中国药物与临床，2018（11）：1941-1943.

[8] 罗瑞娟，刘艳歌，孙二霞. 田振国教授从"瘀"论治肛门直肠神经官能症［J］. 辽宁中医药大学学报，2013，3（15）：217-218.

[9] 庄轲，曾杰，温付东. 中医特色疗法在肛门直肠神经官能症中的运用［J］. 世界最新医学信息文摘，2016，72：206-208.

[10] 骆淑. 健脾疏肝汤治疗肛门直肠神经官能症（肝郁脾虚证）的临床疗效观察［D］. 长沙：湖南中医药大学，2016.

第六节　缺血性结肠炎

缺血性结肠炎是因心血管疾病和其他一些因素所致肠系膜血管阻塞造成结肠局限性缺血，致使肠黏膜坏死和溃疡形成。此病可发生于任何年龄，糖尿病、高血压患此病的危险性更高。临床上主要表现为腹痛、腹泻、便血和发热等症状。重者病变可累及肌层，但很少发生肠壁全层坏死。

一、病因病机

（一）病因

本病的主要原因是因血管本身病变或血流灌注不足，造成结肠供血突然下降。其发病原因主要包括动脉病变、静脉病变、结肠壁微循环障碍等几个方面。

1. 血管病变

供应结肠血液的肠系膜血管若发生以下情况，均可引起此病。

（1）动脉血栓形成或栓塞，见于动脉硬化、闭塞性血栓性脉管炎、风湿性二尖瓣狭窄、亚急性感染性心内膜炎等。

（2）静脉血栓形成或高血凝状态，见于真性红细胞增多症、血小板增多症、长期口服避孕药、胰腺炎、胰腺癌、腹腔脓毒血症、主动脉造影术后等。

（3）小血管病变，见于糖尿病、结缔组织疾病如结节性多发性动脉炎或硬皮病、淀粉样变等。

2. 结肠壁微循环障碍

如休克、心衰、心律失常等。

3. 药物因素、血液高凝状态

药物因素、血液高凝状态或者患有脉

管炎、结节性多发性动脉炎、乙型肝炎或系统性红斑狼疮的患者也可发展成缺血性结肠炎。

4. 其他

心输出量减少或低血容量性休克引起的结肠动脉灌注损伤，结肠内压或腹腔内压增高达 1.33kPa 时可使黏膜供血减少。有报告结肠癌引起肠狭窄时造成结肠上段肠腔内压增高而发生本病，肠内压上升时伴随的一时性强烈的肠蠕动亦可引起肠管壁缺血性变化。

关于本病高危因素的研究显示其好发于女性，且与合并高血压、腹部手术史密切相关。

（二）发病机制

1. 结肠血管的改变

肠道的血供主要靠腹主动脉的 3 大分支，即腹腔动脉、肠系腹上动脉和肠系膜下动脉。缺血性结肠炎最容易发生在供血本来就较差的区域，如肠系膜上、下动脉的交接处 – 脾曲和左半结肠。内脏血管发生的病变主要包括动脉血栓形成或栓塞、静脉血栓形成或高血凝状态、小血管病变等。

2. 肠系膜血流灌注不足

一些引起低血压或休克的情况，如心力衰竭、脓毒症和神经源性休克可导致较恶性的非闭塞性缺血，缺血是由于肠系膜循环灌注压低，剧烈的血管收缩和短路所致。

3. 结肠的组织改变

（1）急性期　肠腔明显扩张，黏膜充血，水肿，糜烂及不规则的深浅溃疡，黏膜乃至黏膜深层有不同程度的坏死，浆膜面有炎性渗出。组织学检查有黏膜和黏膜下出血，水肿和坏死修复期表现为亚急性、慢性炎症反应和肉芽组织形成。

（2）慢性期　受累肠壁纤维化，疤痕形成和肠腔狭窄，狭窄可发生在病后的数周至数年。本病的发病部位以脾曲、降结肠和乙状结肠最为常见，可占 75%。脾曲是肠系膜下动脉与来自肠系膜上动脉的结肠中动脉分支汇合处，在血流量低时最易受累，病变多分布在降结肠和乙状结肠。直肠无发病，这可能与直肠还受髂内动脉血供有关。

（3）任何原因引起的肠管持续痉挛，均可致结肠局部缺血，如肠梗阻狭窄。

（4）慢性便秘一直被认为与结肠缺血有很大的关系，或许是由于缺血再灌注损伤的肠腔内压力增加、血流量减少及肠壁动静脉氧梯度降低所引起。

本病在全结肠均可发生，重者可累及肠管全层，但以黏膜及黏膜下层病变最明显，表现为水肿、溃疡、出血、坏死及炎性细胞浸润，黏膜下小血管有许多小血栓形成，浆膜面有少数渗出及纤维素沉着。

二、临床诊断

（一）临床表现

结肠缺血并无特有症状和体征。大多数患者表现为急性起病、病变肠段涉及部位的轻微痉挛、腹痛等非坏疽性缺血表现，通常伴随急迫的排便感，腹泻会迅速爆发，随后在起病 12~24 小时内排出少量的鲜红或暗红色的血液，出血量通常很小。此外还可有厌食、恶心或呕吐、烦躁、出汗、腹胀。肠穿孔时有腹膜炎的典型体征，约有半数人可伴有内科疾病，如心血管疾病、糖尿病等。急性期时可有突然腹痛、腹泻伴有呕吐、呕血或血便。但也有一些患者出现迅速的临床恶化，呈低血压、休克和脓毒症，一旦有这些表现常提示结肠壁坏死，需紧急手术。还有一部分患者是在大手术后发生结肠缺血，在这种情况下缺血性结肠炎的诊断是比较困难的，如在术后2~10日发生腹泻、便血、不能解释的白细胞增多、血小板减少、低血压、酸中毒和对液体需要的增多等，对诊断是一线索，应作内镜检查。

研究表明，不同年龄段缺血性结肠炎的临床特征不同，老年人高血压、冠心病、脑梗死、动脉粥样硬化及便秘比例较高，术后发生恶心呕吐、腹胀比例高，白细胞计数、血小板计数及乳酸脱氢酶较高，而部分活化凝血酶原时间较短；中青年人腹部手术史比例较高。

（二）辅助检查

1. 实验室检查

血液浓缩，周围血白细胞数增加，红细胞比容增加，血清尿素氮升高出现蛋白尿和血尿，血清淀粉酶、转氨酶、乳酸脱氢酶皆可升高，但无特异性。

2. X线检查

应恰当掌握钡灌肠时机，疑有肠坏疽及穿孔时应禁忌此种检查。X线腹部平片见肠麻痹性肠梗阻征象，钡剂灌肠发现由于黏膜下水肿、浅表溃疡、皱襞增厚而致的肠袢僵硬和栅栏状，肠黏膜轮廓可呈扇状边缘，拇指印征，多发性息肉状充盈缺损或粗糙锯齿状。

3. 肠镜检查

可见区域性分布的蓝黑色黏膜炎性坏死区，多发大小不等的浅表溃疡，肉芽组织或息肉样变。许多研究表明，结肠镜检查对于确诊缺血性结肠炎具有重大意义。

4. 选择性腹腔动脉造影

可见到造影剂由出血处外溢，血管弓充盈不良，终末血管狭窄或不充盈。但需指出造影阴性不能否定本病，因本病可为微血管病变，致使动脉造影不能显示。

5. 病理检查

可见管状斑样萎缩或浅表凝固坏死，活检为浅表黏膜碎片，能为累及深层的缺血病变提供信息。

6. 磁共振成像

可显示肠系膜动、静脉主干及主要分支的解剖，但对判断狭窄程度有一定假阳性率，对判断血栓的新旧、鉴别可逆性和不可逆性肠缺血有很高价值，另外磁共振作为一种无创诊断方法，也可以早期发现急性缺血性结肠炎的组织病理损害及之后的再灌注情况。

三、鉴别诊断

1. 感染性胃肠炎

呕吐、腹痛剧烈，吐泻交作。

2. 急性结肠憩室病

主要表现为便秘、腹泻或二者交替出现，便血及排尿障碍，便血是其主要症状。憩室存在的部位一般可摸到条索状的固定块，压痛明显。

3. 左侧肾绞痛

阵发性腹部疼痛，腰部为重，向下腹股沟和阴部放射，腰肌软，血尿、尿频、尿痛。

四、临床治疗

（一）提高临床疗效的基本要素

本病治疗的关键在于早期诊断，早期治疗，经内科保守治疗后能迅速产生疗效。对符合手术指征的应尽快手术。

（二）治疗

1. 内科治疗

（1）扩充血容量　可用葡萄糖盐水、低分子右旋糖酐、全血、血浆等。

（2）改善结肠缺血状况　口服或注射扩血管药物，以及活血化瘀的中草药。

（3）吸氧　有助于肠道血液中氧气的供给，可减轻症状。

（4）抗生素 预防和治疗肠道继发感染。

（5）低分子肝素 对急性缺血性结肠炎患者低分子肝素治疗能够有效缓解临床症状，疗效显著，且不会增加不良反应。

（6）中医药联合治疗 在给予一般治疗的基础上联合补阳还五汤加减方可显著改善结肠黏膜溃疡糜烂等症状。

2. 外科治疗

大约有 15%~20% 的缺血性结肠炎患者发生急性血栓形成，需要介入或手术治疗。严重的腹部压痛、发热、腹膜炎等迹象提示坏疽、穿孔的发生，是急诊手术的指征。

坏疽型应立即手术切除坏死肠袢，非坏疽型手术适应证为：溃疡持续出血、出现结肠梗阻症状、不能排除结肠癌者。

五、预后转归

缺血性大肠炎大约有 2/3 患者在采用保守治疗后能迅速产生疗效。余下的 1/3 需要早期做剖腹检查，一般需切除所有缺血的结肠。本病即使早期诊断，死亡率仍可达 30%，延迟诊断则死亡率高达 80%~100%。

六、预防调护

积极治疗原发疾病。对于高血压、动脉粥样硬化的患者给予活血化瘀、扩张血管药物。慎用避孕类药物，忌烟、酒，避免食辛辣刺激性食物，宜食低脂、低盐、高蛋白及高维生素易消化食物。进行适量的体育活动，提高心血管的适应调节能力。避免过度精神紧张及情绪激动。

主要参考文献

［1］安阿玥. 肛肠病学［M］. 第 2 版. 北京：人民卫生出版社，2005：423.

［2］Azam B，Kumar M，Mishra K，et al. Ischemic Colitis［J］. J Emerg Med，2019，56（5）：85–86.

［3］陈振伟，姚飞，胡毕文，等. 缺血性结肠炎发病危险因素分析［J］. 浙江医学，2019，13：1426–1427.

［4］张莉，顾清，张璐，等. 老年与中青年缺血性结肠炎临床特点比较分析［J］. 成都医学院学报，2019（1）：56–59.

［5］潘雅斯，赵晨，余保平. 不同年龄段缺血性结肠炎临床特征的比较［J］. 胃肠病学和肝病学杂志，2019（4）：443–446.

［6］吕胜利. 经结肠镜确诊的缺血性结肠炎的特征性分析［J］. 国际感染病学（电子版），2020（1）：59–60.

［7］王媛媛，李伟. 结肠镜检查在缺血性结肠炎诊断中的应用价值［J］. 中西医结合心血管病电子杂志，2020（11）：68.

［8］刘婕. 缺血性结肠炎内镜表现及病理特点的分析［J］. 西南军医，2019（4）：353–356.

［9］张信娟. 低分子肝素钠治疗急性缺血性结肠炎的临床疗效及安全性分析［J］. 中国社区医师，2019，33：96–97.

［10］Doulberis M，Panagopoulos P，Scherz S，et al. Update on ischemic colitis：from etiopathology to treatment includingpatients of intensive care unit［J］. Scand J Gastroenterol，2016，51（8）：893–902.

第七节 结肠色素沉着症

结肠色素沉着症是指肠黏膜上有黑色或棕色色素沉着的非炎症性、良性可逆性为特征的病变。近年来本症一般使用结直肠黑变病（MC）的名称。色素沉着可发生于结肠的任何部位，一般不超过回盲瓣和齿状线，不累及小肠黏膜。结肠以远端为多见，亦可累及全结肠。

一、病因病机

（一）病因

流行病学资料显示，本病的发生老年男性明显多于同年龄女性，而中青年女性显著多于同年龄男性，这与我国便秘的流行病学特征"女高男低，老高少低"是一致的。

结肠色素沉着症的病因目前尚不清楚，大肠黑变病的病因、发病机制、色素来源尚不清楚，目前的研究多认为结肠黑变病与长期应用泻剂有关，特别是蒽醌类泻剂，如芦荟制剂、番泻叶、果导片等。生活水平提高，脂肪、蛋白质摄入增加，纤维素摄入减少，便秘患者增多，以及直肠前突、直肠内套叠、结肠传送功能减慢而致排粪困难，大量滥用泻剂有关。在未滥用泻剂的炎症性肠病患者中也发现该病的存在。

1. 便秘

由于便秘使食物残渣在肠道滞留过久，蛋白质分解，在酶的作用下转变成色素颗粒，沉积于肠黏膜可致病。由于肠道吸收了细菌合成的色素颗粒，致使固有层内巨噬细胞吞噬色素颗粒所致。

2. 服用蒽醌类泻剂

蒽醌类泻剂是引起色素沉着的主要原因，因蒽醌类泻剂可以增强巨噬细胞的活性，并且可损害肠黏膜上皮细胞，尤其是对隐窝部位上皮细胞的损害，使上皮细胞变性，细胞核固缩，最后上皮细胞坏死脱落，坏死脱落的上皮细胞一部分进入肠腔随粪便排出。另一部分退行性变为结肠上皮细胞，其膜性结构及崩解产物形成所谓脱落小体陷入黏膜固有层，被巨噬细胞吞噬形成脂褐素，而形成色素沉着症。排粪困难，长期服用番泻叶、大黄等中草药也可引起此症，主要是番泻苷及大黄酸的作用。一般认为，本病可能与长期服用蒽类泻剂及接触其他致色素沉着的物质，使肠黏膜上皮细胞损害，巨噬细胞吞噬了大量坏死脱落的细胞器，如线粒体、内质网及细胞碎片等所致。这些物质在巨噬细胞内与初级溶酶体融合形成次级溶酶体，但因溶酶体过载，溶酶体中的溶酶体酶难以消化过载的物质，造成细胞内分解代谢障碍，以致不断形成大量脂褐素，而逐渐演变为色素沉着症。

（二）发病机制

黏膜有不同程度的色素沉着，轻者类似豹皮，重者呈黑褐色，血管纹理不清楚。光镜下可见黏膜固有层内有大量密集或散在分布的巨噬细胞，细胞体积增大，严重者胞质内充满色素颗粒，细胞核被遮盖不易看见。

（三）中医学认识

中医无结肠黑变病病名，据其临床表现可归于"便秘""腹痛"等病症范畴，并以"便秘"为绝大多数。金元时期的朱丹溪在《丹溪心法》中指出老年便秘的病机为"中气不足"和"阴血亏虚"。现代许多学者对便秘提出了自己的观点，刘绍能认为功能性便秘当以气虚为本，在病程中可与气滞、郁热、津亏、血虚等同时存在，其病机关键为气虚推动无力，肠道干涩，腑气不通。董耀林认为中老年人便秘病因、病机多以气血虚弱、津亏肠燥、无水舟停所致。多数医家有"因虚致秘"的理论，认为便秘责之于脏腑、气血、阴阳之不足，证属本虚标实。田振国教授认为该病与传统中医外科所见黄褐斑、老年斑等皮肤色素沉着应有一致性，俱为肝肾阴虚，气郁血虚，肌肤失养所致。

二、临床诊断

（一）临床表现

本病患者多有便秘、腹痛、腹胀、肛

门坠胀等症状，少数患者有腹部隐痛及食欲欠佳。

（二）辅助检查

1.肠镜检查

内镜下结肠黏膜呈黑色、棕色或暗灰色，边缘和早期病变为黄色或粉红色，呈虎皮纹状、槟榔切面样或斑片状，在色素斑块之间可见灰白色、灰黄色黏膜。病变重者，结肠黏膜呈棕色，深褐色豹皮样改变，深褐色斑块间，可见乳白色黏膜。病变区肠黏膜色泽暗淡，反应差。但黏膜完整，不增厚。

2.病理检查

组织学检查为固有膜内有大量含黑色素的大单核细胞浸润及黑色素沉着，肠壁其他层次正常，结肠黏膜固有层中含有黑色素颗粒细胞。

3.化验

血常规一般均正常。少数患者主要出现低钠、低钾、低钙等表现。

4.特殊染色检查

（1）普鲁士蓝染色　色素颗粒呈阴性反应，表示颗粒为非含铁血黄素颗粒。

（2）Lillie硫酸亚铁染色　色素颗粒呈阳性反应。

三、鉴别诊断

1.棕色肠道综合征

多见于成人脂肪泻和维生素E缺乏者，肠褐色素沉积于肠道平滑肌细胞核周围，使小肠和结肠外观完全呈棕褐色，但结肠黏膜则无色素沉着。

2.结肠色素沉着症伴肠癌

少数结肠癌患者可同时出现结肠色素沉着，如无便秘和长期服用蒽醌类泻剂史，而有结肠黏膜色素沉着时，应注意有无结肠癌的可能。

四、临床治疗

（一）提高临床疗效的基本要素

本病的预防胜于治疗，应多活动，多进食新鲜蔬菜、水果等，不用或尽量少用泻剂。

（二）治疗

本病一般无须特殊治疗，一般停用蒽醌类泻药后，色素沉着斑块多可自行消退。解除便秘及排便困难的原因，对引起排粪困难的直肠前突、直肠内套叠、耻骨直肠肌综合征等病应采取相应的治疗措施，如直肠前突修补术、直肠内套叠固定术、耻骨直肠肌部分切除术，以恢复正常排便。对长期服用蒽醌类泻剂的患者应定期做结肠镜检查。对确诊的黑变病患者，应定期随访。结肠息肉和肿瘤应及早治疗。

五、预后转归

本症为可逆性病变，预后良好，一般不发生癌变。有研究显示超过65岁男性的全结肠黑变病是发生结肠息肉的独立危险因素。对结肠黑变病相关基因金属泛激蛋白-1（MPS-1）cDNA序列和氨基酸序列进行分析发现，其与核糖体蛋白S27（RPS27）mRNA的编码序列同源度高，与肿瘤的发生密切相关。

六、预防调护

多吃蔬菜、水果等含纤维多的食物，以及多喝水，多锻炼，减少便秘或排粪困难，避免使用蒽醌类泻剂。

主要参考文献

［1］Wang S，Wang Z，Peng L，et al. Gender，age，and concomitant diseases of melanosis coli in China: a multicenter study of 6090 cases [J]. Peer J, 2018, 6: 4483-4486.

[2] 王华帅. 基于数据挖掘的林爱珍教授诊治功能性便秘用药特点及辨治规律研究 [D]. 武汉: 湖北中医药大学, 2019.

[3] 曹阳, 赵丹玉, 郭隽馥, 等. 中医药诊治老年功能性便秘新理论实践分析 [J]. 辽宁中医药大学学报, 2012 (10): 163-165.

[4] 李小飞. 当归芍药散加减治疗结肠黑变病 [J]. 实用医药杂志, 2014, 1 (31): 20.

[5] 田华, 汪和明, 黄艳春, 等. 大肠黑变病的临床及内镜特征分析 [J]. 现代消化及介入诊疗, 2014 (1): 49-51.

[6] 安阿玥. 肛肠病学 [M]. 第 2 版. 北京: 人民卫生出版社, 2005: 425.

[7] Biernacka-Wawrzonek D, Stępka M, Tomaszewska A, et al. Melanosis coli in patients with colon cancer [J]. Prz Gastroenterol, 2017, 12 (1): 22-27.

[8] Abu Baker F, Mari A, Feldman D, et al. Melanosis Coli: A Helpful Contrast Effect or a Harmful Pigmentation [J]. Clin Med Insights Gastroenterol, 2018, 11 (4): 1-5.

[9] 田甜, 胡文炜, 刘明浩, 等. 结肠黑变病发生结肠息肉的相关因素及与代谢综合征的相关性研究 [J]. 解放军医药杂志, 2019 (7): 59-63.

[10] 刘俊, 王俊平, 张素珍. 结肠黑变病相关基因金属泛激蛋白 -1 cDNA 和氨基酸序列分析 [J]. 中国药物与临床, 2014 (9): 1182-1184, 1309.

第八节　子宫内膜异位症

子宫内膜异位症是指子宫内膜组织离开其正常的所在位置,经输卵管逆流或经静脉和淋巴管转移,或直接移植到大肠所引起的病变。一般先侵犯乙状结肠和直肠的浆膜,然后侵犯肠壁肌层,多见于直肠和乙状结肠交接处,小肠和盲肠少见。异位的子宫内膜还可见于身体的其他部位。发病年龄多数在 20~40 岁育龄妇女,也可见于绝经期后的患者。

一、病因病机

(一) 流行病学

20 世纪 20 年代始,一些西方学者开始注意子宫内膜异位症,一般认为异位症的发病率为 7.5%~10%。Williams 等统计了 5117 例妇科腹部及阴道手术,异位症的发病率为 6.4%;北京协和医院近年开展异位症手术治疗研究,该病在妇科剖腹手术中的发生率由 1985 年的 8.1% 进一步上升至 1989 年的 12.7%;Farinonam 认为结肠或直肠子宫内膜异位好发于育龄期妇女,发病率为 3%~34%;有文献报道约占 15%~40%,小肠受累者占 0.1%~0.2%;Cansac 等收集了 127 例子宫内膜异位症的病例,位于乙状结肠和直肠者 65 例,占 52%;Felice 等认为小肠异位症占胃肠道异位症病例的 16%;并且总是牵涉到远端回肠;有资料证实在所有手术治疗的子宫内膜异位症病例中有 0.8% 的病例有回肠梗阻。

(二) 病因

1. 子宫内膜种植

内膜异位是由月经逆流所形成。由于子宫颈狭窄或闭锁,或子宫后倾、后屈时经血外流受阻,而使子宫内膜碎片随月经倒流,导致子宫内膜异位症的发生。

2. 原始体腔上皮化生

女性生殖系统的上皮均起源于体腔上皮,当受到炎症、创伤、雌激素过高等因素的影响时,可使原始体腔上皮化生而转变为子宫内膜样组织。

3. 基因学说

某些子宫内膜异位症患者,在其家属

中同病的发生率较一般妇女为多，据此推测可能有遗传基因的存在。

4. 痛经

Cramer 等认为月经期痛经，宫缩加强增加了经血倒流的机会，使痛经成为异位症发生的危险因素。

5. 人工流产

近年来，国内作者认为异位症发病率的升高与人工流产的广泛施行有关，并提出医源性子宫内膜异位症。

6. 免疫因素

免疫功能异常是近年异位症病因研究的热门课题。流行病学资料表明，异位症患者中变态反应性疾病的发生率增高。

7. 年龄

异位症可发生于初潮后至绝经前的任何年龄，好发于 25~45 岁之间，异位的子宫内膜病灶增长同正常内膜相似，说明需要一定水平和周期性的卵巢性激素的刺激。

（三）发病机制

在月经周期中，肠道异位的子宫内膜随卵巢激素水平的下降而剥脱出血。血液积聚于组织内，呈棕红色或紫蓝色斑点，随病程进展，积血呈棕褐色。病灶周围有类似感染的炎症反应，纤维组织增生，继而形成瘢痕，或与邻近器官形成粘连。异位的内膜随着月经周期反复脱落出血，病灶内积血逐渐增多，纤维组织增厚，最后形成硬结或包块。在直肠子宫内膜异位症的早期，在子宫直肠陷凹表面或子宫骶骨韧带处可见紫蓝色斑点或灰红色疤痕。以后随病程的进展，直肠与子宫粘连，子宫直肠陷窝变浅，甚至消失。子宫骶骨韧带处可触及多个硬结。肠道子宫内膜异位症的主要病变位于浆膜表面和肌层，偶尔可侵犯黏膜。病变肠段以乙状结肠多见。虽然肠道黏膜很少受累，但肠壁病变严重时，形成的肿块及炎症反应引起的纤维组织和瘢痕性挛缩可导致肠道的梗阻。

二、临床诊断

（一）临床表现

1. 症状

早期 25% 的患者可无任何症状，当病变侵犯肌层和黏膜下层时，则表现为长期便秘，有时便秘与腹泻交替出现。经期排便带血，疼痛，性交不快。如肠腔狭窄明显，可出现肠梗阻症状。痛经是另一个重要症状，在月经前 1~2 日出现盆腔内疼痛不适，月经早期疼痛加重，常放射到直肠、会阴、股部，月经末期开始缓解，月经后 2~3 日症状可以完全消失，有明显的周期性。

陈春生等对 31 例肠道子宫内膜异位症做了报道，认为肠道子宫内膜异位症在临床有以下特点：①症状的多样性与非特异性；②大多数患者并非表现为周期性症状，仅有 38.7% 有周期性表现；③可以只有肠道症状或只有盆腔异位症症状或两者同时出现；④直肠指诊时触碰到的肿块在肠壁外或在黏膜外，有触痛，黏膜光滑完整，借此可与直肠癌相鉴别；⑤B 超、钡灌肠 CT 等影像检查只能提供病变形态，不能确定病变性质。如能提示病变为黏膜外肿块在月经后缩小有助于诊断；⑥结肠镜检查可见肠腔受压变形，腔内隆起性病变或环形狭窄。黏膜可正常，也可有充血、水肿及浅表溃疡，有时可见炎性息肉，偶见黏膜下层暗紫色出血斑，取活检多为黏膜慢性炎症，少数能取到异位子宫内膜腺体或间质。腹腔镜检查有助于诊断。

2. 体征

病变波及直肠与子宫后壁并发生粘连时，直肠阴道隔增厚及形成包块。直肠指诊可发现狭窄，其环周组织明显增厚变硬。

（二）病原学诊断

细针穿刺吸引细胞检查：对子宫直肠陷凹或直肠阴道隔的肿块，可经阴道用细针穿刺，负压吸引，将抽吸物作涂片，固定染色后做细胞学检查。如见到成团的子宫内膜细胞，陈旧的红细胞和含铁血黄素可帮助诊断。

（三）辅助检查

1. X线检查

本病钡灌肠检查的典型表现有：

（1）直肠及乙状结肠有充盈缺损，直肠狭窄，狭窄部边缘清晰而黏膜完整。

（2）狭窄部肠道有轻度炎症表现，而且固定，有触痛，略不规则。

（3）在月经中期及月经的第2天各作1次钡灌肠，观察肠道狭窄部位病变的变化，这一步骤对诊断很有帮助。

2. 肠镜检查

可见肠腔狭窄，黏膜光滑，完整，但有皱缩和充血。

3. 腹腔镜检查

本法是目前诊断子宫内膜异位症有价值的检查方法。通过腹腔镜检查可直接见到病灶的部位，还可以了解病变的范围及程度，并可借以分离轻度的粘连或电凝异位的病灶。

三、鉴别诊断

本病须与直肠癌、结肠癌及炎症性肠道疾病相鉴别。本病一般为生育年龄妇女多发，常有不育和月经异常史，症状加重与经期密切相关。

四、临床治疗

美国生殖医学学会提出，子宫内膜异位症应视为一种需终生治疗的慢性疾病，其目标是尽可能地使用不良反应小的药物治疗，避免手术等侵袭性治疗。

（一）药物疗法

性激素失衡是其发病的核心，表现为雌激素合成增加和孕激素抵抗，故阻断雌激素分泌及其受体活性和激活孕激素受体是激素治疗的主要靶点。目的是控制月经周期，造成闭经或抑制排卵，使病灶停止出血，组织不继续纤维化。

1. 假孕疗法

使用高效孕激素造成人工闭经，适用于病情较轻，要求生育的年轻患者及手术后症状复发者。

2. 假绝经疗法

本法可暂时减少卵巢激素的分泌，使子宫内膜萎缩，是目前治疗子宫内膜异位症较理想的药物。使用药物为达那唑，每日量为400~800mg，分2~4次口服，当出现闭经后减为每日维持量200mg。一般从月经第5天开始服药，连服6个月。

3. 雄激素治疗

可对抗雌激素，直接作用于异位的子宫内膜，使之退化，对消除子宫内膜异位症引起的疼痛及痛经有特效。药用甲睾酮5mg，每日2次，或丙酸睾酮25mg，每周2次，连用2~3个月。但每月用量应不超过300mg，防止出现男性化表现。

4. Elagolix治疗

经典的药物治疗并不能预防或阻止子宫内膜异位症的发展，只能暂时抑制内源性卵巢激素的分泌，故长期使用可导致卵巢储备功能受损、干扰排卵、异常子宫出血及亚生育状态等严重的不良反应。Elagolix属于短效GnRH受体拮抗剂，主要以剂量依赖的方式抑制促性腺激素和卵巢类固醇激素的产生。研究表明，Elagolix在正常剂量范围内不会增加子宫内膜厚度，且在任何剂量水平上都不影响抗米勒管激素水平或卵巢储备。

5. 中医药治疗

田振国总结了子宫内膜异位症的临床特点，结合中医辨证论治理论对其总结为两种证型：风热灼络证，治以清热疏风解毒、凉血止血，方用凉血清肠汤加减；血停气虚证，治以健脾和胃、补气补血，方用参杞补血汤加减。

（二）手术疗法

适用于发生肠梗阻和严重疼痛者。发生肠梗阻者，如因肠管扭曲所致，给予手术松解粘连，切除子宫内膜异位组织，手术后给予药物治疗；如因肠壁侵犯较深较广，引起肠管狭窄所致，可将该段肠管切除并做肠吻合术；如子宫内膜异位组织不能完全切除，症状经药物治疗不能控制，可同时切除子宫、双侧输卵管及卵巢，手术后药物治疗。原则上，40岁以下的患者宜保留子宫及附件，40岁以上或已绝经者可切除子宫及附件。子宫内膜异位症不属于恶性肿瘤，在施行直肠切除时，一要明确诊断，二要避免发生永久性的大肠改道。

（三）RNA治疗

Wang等指出，lncRNA可在子宫内膜异位症中异常表达，并在调节基质细胞生长或雌激素受体表达方面发挥作用，提示lncRNA可成为子宫内膜异位症新的治疗靶点。Zhou等发现，miR-205-5p通过与其3'-UTR结合直接靶向血管生成素-2（Angiopoietin 2，ANGPT2），并通过调控ANGPT2通路参与异位内膜细胞的凋亡、迁移和侵袭。

（四）分子靶向治疗

1. 雷帕霉素靶蛋白（mTOR）抑制剂

动物研究表明，mTOR抑制剂（如依维莫司、雷帕霉素）可抑制病灶形成，并通过自噬作用诱导病变细胞凋亡。

2. 蛋白激酶抑制剂

丝裂原活化蛋白激酶通过激活促炎细胞因子和氧化应激反应来募集免疫细胞并放大炎症反应，针对MAPK级联不同靶点的抑制剂，可靶向子宫内膜异位症相关的炎症反应。

3. 血管内皮生长因子（VEGF）抑制剂

Bakacak等研究表明，使用沙利度胺治疗子宫内膜异位症大鼠，种植体体积和组织病理学评分均下降，任何剂量的沙利度胺都能通过减少细胞增殖和降低血管化程度来减小子宫内膜异位症移植物大小，同时不引起细胞毒性。

4. 纳米技术

一项前瞻性研究指出，含有脂质纳米颗粒的受体在子宫内膜异位症病灶细胞膜上过度表达，且 ^{14}C 标记的含有脂质纳米颗粒被卵巢和深部内膜异位者的异位内膜组织所摄取。含有脂质纳米颗粒药物载体系统有可能成为子宫内膜异位症治疗的新策略。

（五）植物疗法

药用植物、植物化学物质和多成分的草药制剂等酚类化合物具有抗增殖、促凋亡、抗血管生成及免疫调节等功能。有研究显示，给予子宫内膜异位症小鼠白藜芦醇6mg，每日4次，连续处理18~20天，其病灶体积减小80%。丹参酮ⅡA是由丹参根茎提取的化合物，可以通过调节相关蛋白来抑制细胞迁移和侵袭、诱导细胞凋亡、降低病变细胞的生存能力和调节血清CA125水平，显示良好的治疗前景。

五、预后转归

本病一般预后良好，目前还未发现肠道子宫内膜异位症恶性变的报道。

六、预防调护

积极治疗痛经，尽量避免人工流产，

避免食用刺激性食物。

主要参考文献

[1] Barra F, Grandi G, Tantari M, et al. A comprehensive review of hormonalandbiological therapies for endometriosis: latest developments [J]. Expert Opin Biol Ther, 2019, 19（4）: 343-360.

[2] Gheorghisan-Galateanu AA. Hormonal therapy in women of reproductive age with endometriosis: an update [J]. ActaEndocrinol（Buchar）, 2019, 15（2）: 276-281.

[3] Ng J, Chwalisz K, Carter DC, et al. Dose-dependent suppression of gonadotropins and ovarian hormones by elagolix in healthy premenopausal women [J]. Clin Endocrinol Metab, 2017, 102（5）: 1683-1691.

[4] Taylor HS, Giudice LC, Lessey BA, et al. Treatment of endometriosis-associated pain with elagolix, an oral GnRH antagonist [J]. N Engl J Med, 2017, 377（1）: 28-40.

[5] 皮执民, 刘栋才, 赵华. 肛肠外科手术学 [M]. 北京: 军事医学科学出版社, 2007, 7: 497.

[6] Zhou CF, Liu MJ, Wang W, et al. miR-205-5p inhibits human endometriosis progression by targeting ANGPT2 in endometrial stromal cells [J]. Stem Cell Res Ther, 2019, 10（1）: 287-290.

[7] Kacan T, Yildiz C, Baloglu Kacan S, et al. Everolimus as an mTOR inhibitor suppresses endometriotic implants: an experimental rat study [J]. Geburtshilfe Frauenheilkund, 2017, 77（1）: 66-72.

[8] Antônio LGL, Rosa-E-Silva JC, Machado DJ, et al. Thalidomide reduces cell proliferation in endometriosis experimentally induced in rats [J]. Rev Bras Ginecol Obstet, 2019, 41（11）: 668-672.

[9] Bedin A, Maranhão RC, Tavares ER, et al. Nanotechnology for the treatment of deep endometriosis: uptake of lipid core nanoparticles by LDL receptors in endometriotic foci [J]. Clinics（Sao Paulo）, 2019, 74: e989.

[10] Della CL, Noventa M, Ciebiera M, et al. Phytotherapy in endometriosis: an up-to-date review [J]. J Complement Integr Med, 2019: 20190084.

[11] 霍巨, 李楠, 田振国. 田振国教授治疗肠风下血与子宫内膜异位症经验总结 [J]. 辽宁中医药大学学报, 2016（6）: 198-200.

第九节　孤立性直肠溃疡综合征

孤立性直肠溃疡综合征（SRUS）是一种以血便、黏液便、排粪困难及肛门坠胀疼痛为主要症状的慢性、良性直肠疾病。多见于成人，无性别差异。

一、病因病机

（一）病因

本病的病因不明确，慢性便秘和粪便梗阻可能在其发病中有作用。Ruettr 和 riddell 于 1975 年提出 SRUS 与直肠脱垂有密切关系，并指出 SRUS 中所见的组织学改变可能是黏膜脱垂、组织缺血和损伤共同作用的结果。1977 年以来，已有多位学者支持该观点，SRUS 与直肠脱垂的密切关系得到广泛的认同。直肠脱垂所产生的直肠内压力升高可以导致静脉充血和溃疡形成，而且在这些患者中，外括约肌的提升可以使直肠内的压力升高排便费力或排便困难、便秘也可以导致黏膜损伤和溃疡的形成。1966 年，有人提出了"瓣阀"理论，即耻骨直肠肌收缩产生一个瓣阀作用,在其收缩时增加腹内压,直肠前壁被压在肛管的上部,导致出口梗阻,造成直肠黏膜的直接损伤和缺血,导致溃疡发生。而我国学者朱丽音报道 8 例患者大部分有排便次数增多及排便困难等便秘症状,但无直肠脱垂。另外,以下一些因素也应考虑:

(1)缺血:①脱垂的黏膜顶端嵌顿于肛管,加之外括约肌的强力收缩,可致黏膜缺血、压迫性坏死;②黏膜大量脱垂时,黏膜下血管伸展、破裂而缺血;③固有层纤维化及肌层的填充,使黏膜下毛细血管闭塞。

(2)外伤 患者使用手指或器械插入直肠使脱垂黏膜复位时造成损伤。

(3)其他 可能与肠道炎症、血管异常、细菌或病毒感染等有关。

(二)发病机制

由于黏膜肌层先天或后天薄弱而导致上皮陷入黏膜下层而引发为黏液囊肿,由于结肠黏膜长入黏膜下层而形成先天性畸形,多数人认为系由于黏膜下层组织炎性坏死后形成缺损,黏膜上皮长入修复溃疡所致。

病变的表面黏膜有充血、水肿或有浅表溃疡,有的溃疡呈中央脐窝样凹陷,肠壁明显增厚。病变的范围分局限型、节段型、弥漫型。

组织学变化与一般溃疡相同,无特异性。溃疡底部为坏死性肉芽组织,伴有淋巴细胞、浆细胞和纤维细胞浸润。邻近溃疡的小血管壁增厚,偶尔见有血栓形成。如溃疡浸及全层,则可穿孔而形成腹膜炎。在直肠的溃疡,则可见到黏膜固有膜为成纤维细胞和黏膜肌层的肌纤维所浸润而被淹没,这种病变把黏膜隐窝分开。在溃疡边缘的黏膜下层,可见到异位的黏膜组织。

二、临床诊断

(一)临床表现

SRUS 是一种少见病,但其临床表现各异,在一项研究中发现其 85% 伴随直肠出血,75% 伴有便秘等。

1. 直肠溃疡

起病缓慢,而且比较顽固。表现为腹痛、腹泻、黏液血便为主,纯血便少见。在距肛缘 7~10cm 处,可见浅表溃疡,圆形不规则,与正常黏膜间有充血带,分界清楚。

2. 盲肠溃疡

表现为右下腹痛和恶心。腹痛可以是急性的,也可以是慢性的。可出现发热和白细胞增多,出血不常见。有时在右下腹可扪及一触痛的炎性肿块。溃疡穿孔是一种常见的并发症。

3. 乙状结肠溃疡

临床表现为慢性左下腹痛,反复血便,并发穿孔,局部可触及炎性包块。在乙状结肠镜下可见鲜血从溃疡面上涌出。

(二)辅助检查

1. 直肠指诊

肛管直肠交界处可触及增厚而活动的黏膜,有压痛,有时硬变区呈结节状或绒毛状,易误诊为息肉或癌。

2. 内镜

镜下可见直肠壁黏膜充血、溃疡和息肉状改变等。①溃疡位置:溃疡下缘距肛缘 3~15cm,多在 7~10cm 处,高位少见。70% 位于前壁,20% 位于后壁,10% 呈环形,常骑跨于直肠瓣膜处。亦有报告病变位于直肠前壁及前侧壁占 60%~70%;②溃疡数目:70% 为单个,30% 为多个,高位溃疡常为多个。③溃疡外形:溃疡均较浅表,1/3 为不规则葡萄形或卵圆形,1/3 为数毫米到 2cm 的直线形，1/3 为圆形或卵圆形；④溃疡大小：大小不等，可自火柴头到 3cm×5cm，多数直径在 2cm 左右。⑤其他：多数溃疡较浅表，边界清楚，基底覆盖有灰白色坏死物，溃疡周围薄膜呈轻度炎症，也可无溃疡而呈结节样息肉增生。其典型表现为：直肠腔内有黏液、血迹，黏膜充血水肿。而且结肠镜进镜至回肠末端更有利于发现溃疡。

3. 钡灌肠检查

Millward 等认为钡灌肠检查可显示溃疡、息肉、狭窄和结节等直肠壁的慢性病变。NIV 等检查 13 例直肠孤立性溃疡综合征，7 例显示正常，3 例被疑为直肠癌，1 例发现憩室，仅 2 例疑有直肠溃疡，提示此检查效果欠佳。

4. 排粪造影

SRUS 行排粪造影检查可发现直肠内脱垂、直肠前突、盆底痉挛、会阴下降、肠疝和直肠脱垂等变化。

Kuijpers 提出，排粪造影可明确 SRUS 排便障碍的原因，并可指导治疗。Womark 认为排粪造影可提高直肠脱垂（尤其是内脱垂）的诊断率。Halligan 等还报道了 53 例组织学确诊的孤立性直肠溃疡综合征，68% 伴有直肠脱垂（内脱垂 45%，外脱垂 23%），会阴下降的程度明显大于正常人，75% 的患者排粪时间延长。

5. 直肠测压和肌电图测定

Rnooks 报道 20 例 SRUS 患者，肛管静息压均无变化，但肛管最大收缩压降低，50% 模拟排便动作时有耻骨直肠肌反常收缩，75% 肛门外括约肌单根纤维密度增加，60% 阴部神经终末运动潜伏期延长，认为存在外括约肌神经性损伤。肌电图测定可发现模拟排便动作时有耻骨直肠的反常活动。Keighley 报道 16 例测压结果，其中 8 例不能忍受 200ml 空气扩张直肠，6 例缺乏直肠肛门抑制反射，2 例直肠感觉阈值下降。

6. 病理学检查

这是 SRUS 区别于肿瘤、炎症肠病及其确诊的唯一可靠依据。SRUS 最明显的组织学改变是固有层血管闭塞，由纤维化及薄膜肌层的纤维向肠腔生长所致。黏膜下可能有异位腺体，内有黏膜充填及衬有正常结肠上皮。此外，常可见浅表性黏膜溃疡、腺管组织不规则及上皮增生等。根据国内学者病理学的研究指出，SRUS 的典型组织学改变为：①黏膜表面糜烂或浅溃疡形成；②黏膜肌层增生肥厚、平滑肌细胞向固有膜内生长，并围绕肠腺；③固有膜内纤维组织增生；④腺体变性、破坏及增生反应；⑤部分有黏膜层及黏膜下层黏液池形成。根据 SRUS 的病理变化，可分为 2 期：①溃疡前期：表现为黏膜固有层由成纤维细胞和排列规则的肥大黏膜肌层代替，以后乳液腺间平滑肌进一步肥厚并排列不规则，黏膜肌层和固有层增厚；②溃疡期：始为肠腔表面息肉样变及上皮下毛细血管扩张，继之溃疡形成，伴纤维蛋白等渗出物，类似伪膜性肠炎，并出现典型黏膜固有层纤维化闭塞、黏膜肌层排列紊乱增厚，以及黏膜下腺体异位或形成囊性扩张。

三、鉴别诊断

盲肠溃疡应注意与阑尾炎、盆腔炎、卵巢疾病、肠结核或局限性小肠炎鉴别；乙状结肠溃疡则应和乙状结肠憩室相鉴别。

四、临床治疗

（一）保守治疗

1. 一般措施

可针对患者排便困难应用高纤维素饮食、容积性泻剂等一般治疗，让患者养成避免用力排便的习惯，其不但可软化大便，使便柱增粗，减轻用力排便及肛门疼痛等，还能减少或避免直肠脱垂的发生，达到促进溃疡愈合的效果，必要时也可应用糖皮质激素、抗生素、水杨酸柳氮磺吡啶。硫糖铝也有促进溃疡愈合以及细胞保护作用，但长期效果不明确。

2. 生物反馈治疗

Bleijenberg 等认为，生物反馈治疗可改善盆底功能紊乱，适用于盆底功能有障碍的患者。Keihgley 等应用生物反馈治疗 13 例，9 例 1 年后溃疡愈合。在生物反馈中增加直肠治疗比单独使用生物反馈更有效。

3. 药物灌肠

硫糖铝灌肠有促进溃疡愈合以及细胞保护作用，但长期效果不明确。中药苦参汤、紫草油等灌肠治疗也有一定疗效。研究者运用连霉液，也称连栀矾溶液（成都肛肠专科医院院内制剂）进行保留灌肠治疗取得了较好疗效。痛泻药方对 SRUS 的治疗也具有良好疗效。

（二）手术治疗

1. 手术适应证

SRUS 是一种慢性非特异性良性疾病，通常保守治疗有效，症状顽固或恶化的病例才需手术治疗，故对手术适应证应严格掌握。SRUS 的手术适应证应包括：① SRUS 诊断明确，排除恶性疾病；②伴随直肠脱垂或直肠黏膜内脱垂等排便困难疾病；③经半年以上非手术治疗无效，症状严重者。

2. 手术方式

目前文献报道手术方式较多，主要有直肠黏膜局部切除术、Delorme 术、经腹直肠固定术等。由于本病发病率低、手术例数少、病因复杂，因此文献报道的手术效果不尽相同，有些文献相差甚远。一般认为 SRUS 的治疗主要有两个矛盾，一是直肠脱垂（或黏膜内脱垂），另外就是局部孤立性的溃疡，因此采用吻合器直肠黏膜环切吻合术（PPH 术）治疗，在解决脱垂因素的同时一次性切除溃疡，取得了较好疗效。

五、预后转归

溃疡一旦形成，就有经久不愈的趋势，可长达数年甚至几十年。但随着认识的加深，治疗日渐合理，可望改变这一状况，目前未有恶性病变的报道。

六、预防调护

积极彻底治疗肠道急性炎症，食少渣高营养饮食及高纤维食物以保持大便通畅。

主要参考文献

[1] Sharma M，Somani P，Patil A，et al. Endoscopic ultrasonography of solitary rectal ulcer syndrome [J]. Endoscopy，2016，48 Suppl 1 UCTN：E76-E77.

[2] AlGhulayqah AI，Abu-Farhaneh EH，AlSohaibani FI，et al. Solitary rectal ulcer syndrome：A single-center case series [J]. Saudi J Gastroenterol，2016，22（6）：456-460.

[3] Abbasi A，Bhutto AR，Taj A，et al. Solitary Rectal Ulcer Syndrome：Demographic，Clinical，Endoscopic and Histological Panorama [J]. J Coll Physicians Surg Pak，2015，25（12）：867-869.

[4] 胡春玖，张瑜，胡春燕，等. 结肠镜进镜回肠末段的临床价值 [J]. 现代实用医学，2019（6）：780-781.

[5] 程开运，殷云勤. 回肠末端溃疡 106 例临床分析 [J]. 中国现代医生，2016，31：75-77.

[6] Abdi S，Tavakolikia N，Yamini M，et al. Solitary rectal ulcer syndrome：addition

of rectal therapies to biofeedback is more effective than biofeedback alone［J］. Gastroenterol Hepatol Bed Bench, 2019, 12（3）: 197-202.

［7］ Zhang LL, Hao WS, Xu M, et al. Modified Tong Xie Yao Fang relieves solitary rectal ulcer syndrome: A case report［J］. World J Clin Cases, 2019, 7（15）: 2058- 2064.

第二十三章　肛肠性传播疾病

肛肠性传播疾病是传染病，主要通过不洁性交传播或感染各种性病原而得。以往称为性病或花柳病。意指拈花问柳，嫖宿娼妓，乱搞男女关系得来的病。目前国际公认的有：由细菌感染造成的淋病、软下疳、腹股沟肉芽肿，由真菌感染引起的股癣、念珠菌病，由病毒引起的生殖器疱疹、尖锐湿疣，由寄生虫所致的阴虱、滴虫病，由螺旋体引起的梅毒，由衣原体引发的性病淋巴肉芽肿以及多种因素所致的非淋巴性尿道炎等，还有艾滋病也是病毒感染。

性病不仅侵犯性器官，还侵犯淋巴、血液、神经和内分泌，而且可以传给胎儿，贻害后代。严重的性病可造成不育、失明、残疾乃至死亡。性病的危害性不仅在于患者的肿瘤发生率远高于正常人。如子宫癌、淋巴癌、尖锐湿疣的恶变等，还在于患者"脏病怕见人"的负向心理，讳疾忌医，从而使病情更顽固，传染更隐蔽。由于肛门、直肠紧邻生殖器官，在生理、病理上互为影响，所以肛门周围又是性病常见的发病部位。在这个普及性知识、研究性科学、防治性病、消灭性病从而大大提高整个民族素质的社会大工程中，肛肠学科也占有其特殊地位，应当引起足够的重视。下面介绍几种与肛门、直肠有关的性病。

第一节　肛门尖锐湿疣

肛门尖锐湿疣是由人乳头瘤病毒（HPV）引起、发生于肛门的增生性疣状赘生物，又名"尖锐疣""性病疣""肛门生殖器疣""肛门周围乳头状瘤"等。

肛门尖锐湿疣主要临床表现为，肛门周围皮肤黏膜呈米粒样增生，根部带蒂，表面易腐烂，逐渐增大至乳头状或菜花状突起，呈肤色或黄白色，有时可增长如鸡蛋大。分泌物恶臭，可有肛门瘙痒。好发于皮肤黏膜交界处，常见外生殖器、会阴及肛门周围等处，少数亦可见于腋窝、脐窝、齿缝、口腔黏膜等。中医学称之为"千日疮""晦气疮""痂疮""疣目""鼠乳""枯筋箭"等。

一、病因病机

（一）西医学认识

西医学认为，尖锐湿疣（CA）的发病与特异性免疫中的细胞免疫功能低下、T淋巴细胞亚群的数量和功能异常、非特异性免疫细胞抗原提升能力的下降、自然杀伤细胞的免疫活性降低以及免疫分子的表达变化等有关。机体局部和全身的免疫状态与预防本病的复发也密切相关。

本病病原体为人类乳头瘤病毒，目前已发现80多种，主要由HPV1、HPV6、HPV11、HPV18等型HPV引起。HPV根据其亚型与癌症相关性的高低分为高危型和低危型，90%的尖锐湿疣由低危型HPV6、HPV11引起，部分与恶性肿瘤有关，此种病毒需要在温暖、潮湿的环境中繁殖。

人体免疫系统犹如一个复杂的网络，各种免疫细胞及其产生的免疫调节分子之间具有互相促进和制约的作用，以维持机体内环境的平衡。近年来，随着分子生物学和分子免疫学的发展，人们愈来愈意识到免疫细胞免疫调节分子的重要性。细胞免疫功能降低，患者外周血淋巴细胞形成E花环的T细胞显著降低，提示淋巴细胞功能缺陷与肛门尖锐湿疣的发生及病程有密切关系。病程超过1年者，其白细胞移动抑制试验、结核菌素铁蛋白衍生物（PPD）及二硝基氯苯（DNCB）皮肤试验结果均有降低，而病程低于1年者，这些细胞免疫反应多为正常。

总之，肛门尖锐湿疣发病有多种原因，机制较多，有待我们进一步去深入研究。

（二）中医学认识

中医学认为，本病是由于风热之邪搏于肌肤或血虚风燥，或肝虚血燥，筋气不荣，以致气血凝滞，郁于肌肤而生疣，正如《薛氏医案》所说："疣属肝胆少阳经，风热血燥或怒动肝火，或肝克淫气所致。"《外科正宗》亦说："枯筋乃忧郁伤肝，肝无荣养，以致筋气外发。初起如赤至，渐渐微槁，日久破裂，钻出筋头，蓬松枯槁，如花之蕊。"

总之，中医认为肛门尖锐湿疣是由湿热下注，气血失和，腠理不密，复感外邪，凝集肌肤，蕴久成毒，或忧郁伤肝，肝无荣养，以致筋气外发是本病发展的主要病机。

二、临床诊断

（一）辨病诊断

1.临床表现

尖锐湿疣感染后潜伏期为3~8个月，平均3个月。

（1）多数症状不明显，少数患者肛门及肛周皮肤有瘙痒或局部有压迫感，肛门直肠可有疼痛和里急后重感。

（2）肛门尖锐湿疣发病初期，肛门皮肤有淡红色针头大的小丘疹，圆形，柔软。以后丘疹逐渐增大，数目增多，有的孤立散在，有的簇状排列，邻近者互相融合。表面凹凸不平，呈乳头状、菜花样或蕈样，有的根部有蒂。有的尖锐湿疣受肛腺液外溢的浸渍而湿润糜烂，疣乳头间有脓液、渗液，有时出血、恶臭，常因搔抓而引起继发感染。尖锐湿疣患者，自觉瘙痒，瘙痒多呈局限发生，多因摩擦、温度变化而引起发作，有烧灼、蚁走感，持续时间长，可造成衰弱。

少数病例可发生癌变，有报告称部分阴茎癌和女阴癌及肛门癌在尖锐湿疣的基础上发生。

总之，根据以上表现对肛门尖锐湿疣诊断并不困难，根据肛周有散在性或聚集成团状的乳头状、菜花样、柔软、有蒂的增生物即可明确临床诊断，但确诊需要病理检查证实。

2.相关检查

（1）肛门镜检查　齿线上下和直肠末端，可见淡红色乳头或菜花状柔软赘生物，质脆，触之易出血。

（2）病理组织学检查　疣状赘生物角化不全，棘细胞层高度肥厚呈乳头瘤样增生，表皮突延长、分支，形成假性上皮瘤样。棘层及基底层细胞可见有较多核分裂现象，颇似癌瘤，但细胞排列规则。真皮与表皮间境界清楚。粒层及棘层细胞有明显的胞质着色淡而大的空泡细胞，核深染，嗜碱性，大而圆，为诊断本病的主要特征。电镜下观察有病毒颗粒。真皮毛细血管扩张，管周有致密的慢性炎性细胞浸润。

（3）醋酸白试验　用3%~5%醋酸外涂或湿敷，5分钟后，疣体略膨隆，局部病变变白者为阳性。该检查的特异性不高。

（4）阴道镜检查　常见病损为多发性扁平疣状、菜花状，边缘锯齿状，轮廓不规则，多为角型或羽毛型。

（5）细胞涂片　可查见"空泡细胞"，又称"气球细胞""晕轮细胞"或见"不典型空泡细胞"，即核周挖空细胞，见中表层细胞核增大，核形不规则，双核或多核，染色质增多，核周有不规则透亮区；角化不良细胞；湿疣外底层细胞。但不是所有的涂片均能查见以上细胞。

（二）辨证诊断

肛门尖锐湿疣一般为气血失和，腠理不密，复感外邪，凝集肌肤，蕴久成毒而成，但中医辨证分型均以病机为依据，故辨证诊断应合而论之。

1. 四诊

望诊：肛门潮湿，疣面浅灰色，疣底潮红、舌红或暗红、苔黄白或少苔。

闻诊：疣表面或疣乳头间隙肉腐糜烂有臭味，语言及口腔气味无明显异常。

问诊：常伴有两胁闷胀，耳鸣目涩，或肢麻筋急，或头晕目眩，健忘失眠，口咽干燥，腰膝酸软。或烦躁易怒，妇女月经闭止，痛经或经色紫暗有块等。

切诊：或肌肤无发热，胸胁胀满，脉濡数或细数或脉涩。

2. 辨证分型

（1）湿热下注型

临床证候：肛门潮湿不适，疣表面糜烂有渗液，并有臭味，疣基底潮红，舌红苔白，脉濡数。

辨证要点：肛门潮湿，疣基底潮红。舌红苔白，脉濡数。

（2）风热邪毒型

临床证候：肛门痒痛，乳头暗红，疣底潮红，或乳头间隙肉腐糜烂，因继发感染而有脓性分泌物，恶臭，舌红苔黄，脉数。

辨证要点：肛门痒痛，乳头暗红，乳头间隙肉腐糜烂而继发感染有脓性分泌物，恶臭，舌红苔黄，脉数。

（3）肝虚血燥型

临床证候：肛门干涩，疣面浅灰色，常伴有两胁闷胀，耳鸣目涩，或肢麻筋急，舌淡，脉细。

辨证要点：肛门干涩，疣面浅灰色，两胁闷胀，舌淡脉细。

（4）肝肾阴虚型

临床证候：肛门及其周围干涩不适，疣色浅灰或淡黄干瘪，大者如卵，常伴有头晕目眩和健忘失眠，口咽干燥，腰膝酸软，五心烦热，男子遗精，女子月经量少色淡，舌红少苔，脉细数。

辨证要点：肛门周围干涩不适，疣色浅灰或淡黄，头晕目眩，健忘失眠，口咽干燥，五心烦热，男子遗精，女子月经量少，舌红苔少，脉细数。

（5）气滞血瘀型

临床证候：肛周疣物丛生，时痛时痒或有刺痛，常伴有烦躁易怒，胸胁胀满，妇女月经闭止、痛经或经色紫暗有块，乳房胀痛等，舌暗红或舌有瘀斑，脉涩。

辨证要点：肛周疣物丛生，有刺痛，妇女月经闭止，痛经，乳房胀痛，舌暗红或有瘀斑，脉涩。

（6）肝虚血燥型

临床证候：肛周瘙痒、干涩，呈局限性，湿热较盛时，瘙痒加剧，呈阵发性，有烧灼蚁走感，持续时间长，影响睡眠，可造成神经衰弱等。舌暗红，脉细数。

辨证要点：肛周瘙痒、干涩，呈局限性，舌暗红，脉细数。

（7）肝胆湿热型

临床证候：外生殖器及肛周可见乳头样疣状增生，质软脆，易出血，糜烂，渗液，有恶臭，小便黄，大便秘结，舌红、苔黄腻，脉弦数。

辨证要点：肛周可见乳头样疣状增生，大便秘结，小便黄，舌红、苔黄腻，脉弦数。

（8）热毒蕴结型

临床证候：外生殖器或肛周疣状增生呈菜花或鸡冠状，自觉微痒，疼痛，口渴，舌红、苔黄腻，脉滑数。

辨证要点：疣体微痒，疼痛，舌质红，脉滑数。

三、鉴别诊断

（一）西医学鉴别诊断

肛门尖锐湿疣虽是性传播疾病之一，但尚不能认为完全是直接由性传播途径感染的。对本病的流行病学诊断应较慎重，以免对患者产生不适当的影响，临床应与下列疾病相鉴别。

1.扁平湿疣

系二期梅毒皮损，形状扁平，表面分泌物中有大量梅毒螺旋体。临床上常表现为无蒂而呈扁平样隆起，大小不等，疣面潮湿，疣底灰黄色，边缘整齐，境界清楚，有单生或群生。质软，表面多有破溃，分泌物有臭味，常见于女性外阴或会阴部及男性阴茎冠状沟处，好发于肛周，有性病史，梅毒血清检查卡恩试验强阳性，皮损处暗视野显微镜检查可找到梅毒螺旋体。

2.增殖性肛门结核

结核呈疣状或乳头状结节增殖，形成片状，周围有炎症红晕，界线清楚，中央呈乳头状瘤样突起，有脓性分泌物，呈污秽状，分泌物培养可查到结核菌，病理组织检查，可找到结核结节。

3.生殖器癌

宫颈癌、阴茎癌及肛门癌多见于中年以后，单发，有明显浸润，质地坚硬，常形成溃疡，易出血，病理组织检查易于鉴别。

4.肛门生殖器鲍恩样丘疹病

这是近年来才被认识的疾病，为多发性小丘疹，淡红色或棕红色，直径在4mm左右，多见于青壮年，可以自行消退，皮损位于龟头、阴茎、肛门周围等处，临床上很像尖锐湿疣，容易误诊，但组织学上类似鲍恩样病改变，活检可以鉴别。

5.假性湿疣

发生在20~30岁的女性外阴，特别是小阴唇内侧和阴道前庭，为1~2mm大小的白色或淡红色小丘疹，表面光滑如鱼子状，群集分布，无自觉症状。

（二）中医病症鉴别

尖锐湿疣属于中医"疣"的范畴，俗称"瘙疣"。主要因为湿热毒邪而致，而疣属于肝胆少阳经，风热血燥，或怒动肝火或肝客淫气所致。疣在临床上常无典型症状，但有的患者有疼痛及瘙痒，病久疣体可擦烂出血，若继发感染，分泌物增多，可伴有恶臭。在临床上，根据其有性接触史，以及黏膜与皮肤交界处，尤其是外阴、肛周出现淡红色或污秽色的柔软赘生物，肉眼即可观察诊断。

四、临床治疗

（一）提高临床疗效的基本要素

（1）切断一切传播途径，控制传染源。

（2）加强法制教育，制止性乱行为。

（3）灵活运用清热、利湿、解毒药物。

（4）中西医药物合用，权衡祛邪与扶正。

（二）辨病治疗

1.体内用药

迄今还没有明确有效的抗人乳头瘤病毒（HPV）药物来清除HPV感染。因此尖锐湿疣的治疗以去除疣体和减少或预防复发为主要目的，尽可能地消除疣体周围的亚临床感染。

（1）聚肌胞2ml，肌内注射，每天1次，连用10日，停药1~2个月后，再继续用药。或梯洛龙每日3次，每次300mg，停药4日，或隔日口服600mg。

（2）胸腺素5mg，肌内注射，隔日1

次，10 日为 1 个疗程，反复发作者，可试用干扰素。

（3）吗啉胍 0.2g，口服，每日 3 次，10~20 日为一个疗程。

（4）干扰素 100 万 U 肌内注射，每日 1 次，10 日为 1 个疗程。

（5）左旋咪唑 150mg，口服，每 3 日 1 次，10 日为 1 个疗程。

（6）转移因子 2ml，肌内注射，每 1~2 周 1 次，3 个月为 1 个疗程。

（7）博来霉素 15mg，肌内注射，3 日 1 次。或博来霉素 125mg，患部注射，每周 2 次。

（8）阿昔洛韦 5mg/kg，静脉滴注，每日 1 次，5 日为 1 个疗程。

2. 体外用药

对于疣体较小者，可给予下列药物外涂。

（1）足叶草酯酊 20% 足叶草酯液，直接涂于患处，但必须十分小心，要注意保护周围正常皮肤，以免烧伤。第 1 次涂药后 2~4 小时，用肥皂洗掉，每周 1 次，一般 1~3 周即可治愈。用此药后疼痛较重，大面积损害者及孕妇禁用，也不可用于阴道、宫颈及肛管内湿疣。该药可以吸收，用量大时，不良反应较大，故不能让患者自己使用。

（2）疣瘤液 外搽皮损部位，每天 1~2 次，治疗中患者无任何痛苦，疗程短，治愈率高。配制方法：①疣瘤 1 号：以 95% 乙醇配成 25% 三氯醋酸溶液。②疣瘤 2 号：以 75% 乙醇配成 50% 三氯醋酸溶液，主要用于肛门周围，但须注意保护周围健康皮肤，对多发者须分次治疗。

（3）疣敌（足叶草酯毒素） 0.5% WARTEC 溶液，点滴于疣体上，并使药液慢慢浸透到湿疣的基底部，待其自干，每日 2 次，点药后 4 小时用水冲洗，注意女性月经期不宜治疗，3 日为 1 个疗程。如未全

消，7 日后再做 1 个疗程，点药方法同上。

（4）制汗药水点涂 40% 甲醛溶液 5ml、苯酚 2ml、75% 乙醇 50ml、蒸馏水加至 100ml 配制而成。用时以棉签浸透药液点涂病损，每日 3~5 次。用于肛周、外阴时可加入 1% 达克罗宁，以减轻局部刺激。制汗药水对尖锐湿疣疗效满意，其作用原理可能是甲醛与病毒腺嘌呤、鸟嘌呤及胞嘧啶的氨基群发生反应，也可与蛋白质的氨基群发生反应，故对病毒有强大灭活作用。

（5）氟尿嘧啶霜或软膏制剂 直接涂于局部皮损，勿接触正常皮肤和黏膜，每日 1~2 次，孕妇禁用。

（6）3% 酞丁安软膏 以棉签涂于患处，每日 2 次，连续用药 2~3 周。

（7）3% 福尔马林、10% 硝酸银溶液、5%~10% 新洁尔灭、50% 碘溶液、2% 戊二醛、液体碳酸、2% 水杨酸、冰醋酸、25% 普达飞伦脂矿物油混悬剂、95% 乙醇溶液等药物，任选一种涂擦疣体，亦可取得一定疗效。

（8）5% 咪喹莫特霜治疗尖锐湿疣，用手指涂药于疣体上，每隔天 1 次晚间用药，1 周 3 次；用药 10 小时后，以肥皂和水清洗用药部位，最长可用至 16 周。疣体的清除率平均为 56%。该疗法的优点为复发率低，约为 13%。不良反应以局部刺激作用为主，可有瘙痒、灼痛、红斑、糜烂。咪喹莫特是外用免疫增强剂，可以刺激干扰素及其他细胞因子的产生，可单独使用，但起效较慢，目前多与冷冻、CO_2 激光、光动力疗法或其他疗法联合使用，对疣体去除后预防复发有一定的应用价值。妊娠期咪喹莫特的安全性尚未确立，孕妇忌用。

（9）干扰素的应用 人白细胞干扰素采用特定的诱生剂，诱导健康人产生的具有多种生物活性的一组糖蛋白制剂。

主要用于抗病毒、抗肿瘤，并有调节宿主防御机制与增强机体免疫功能作用。无细胞毒性等不良反应，在妊娠期使用也十分安全，对母子均无影响，干扰素喷洒局部病灶，隔日1次，湿疣基底部或肌内注射，每周1次。一般需多次注射，方可治愈。亦可配合激光或手术后应用，激光气化或切除病灶后2日开始用干扰素治疗，局部喷洒干扰素1.5ml，每周2次；病灶基底部注射或肌内注射，每周1次，每次2~5ml，无论单独使用或联合运用，疗效均较满意。

3. 辅助及仪器治疗

在临床上，对于疣体较大，以及局部治疗效果不满意，可采用下列仪器和手术治疗。

（1）激光照射　CO_2激光治疗尖锐湿疣，可直接将疣体烧掉或切除，疗效显著，有效率可达100%，特别对女阴、肛周、阴茎等湿疣最适用，但使用时应注意保护皮肤，术后中药坐浴。

（2）液氮冷冻　适用于小而分散者，用棉签蘸 –196℃液氮，外涂疣体，以其尖部直接接触皮损，以病变表面形成薄霜膜为度，接触时间为：皮肤部位皮损20秒，经1~2分钟，待薄霜消失后再重复1次，冷冻范围不超过皮损，以免冻伤周围健康皮肤黏膜，每隔1周治疗1次，损害范围大的呈团块型、菜花型皮损，需分批治疗。CO_2激光和高频电治疗适用于不同大小及各部位疣体的治疗。液氮冷冻可适用于较多的体表部位，但禁用于腔道疣体的治疗，以免发生阴道直肠瘘等。

（3）烧灼

①小型疣可用硝酸银棒灼烙。

②切除烧灼：用于疣体较大者，方法是：常规消毒后，局麻，助手将烧灼用金属棒置酒精灯上，术者用手术剪将疣体剪去，创面略低于皮肤，紧接着将烧红的烙铁，烧灼创面随即止血，创面呈微白色，外用生肌散敷贴，术毕将切除组织，送病理检查。

（4）手术治疗　巨大湿疣需手术治疗，可在局麻下行广泛切除。如个小有蒂者，可用丝线在湿疣根部结扎，使其坏死脱落，但易复发，需同时配合药物治疗。

（三）辨证治疗

1. 辨证施治

（1）湿热下注型

治法：清热利湿。

方药：萆薢渗湿汤加减。

萆薢10g，薏苡仁10g，黄柏10g，赤茯苓10g，牡丹皮10g，泽泻10g，滑石5g，通草5g。热重于湿可加紫草、大青叶、板蓝根、土茯苓、马齿苋等以清热解毒；湿重于热者可加龙胆草、车前子、木贼等；若瘙痒较甚，可加苦参、蛇床子、土茯苓等。

（2）风热邪毒型

治法：疏风清热解毒。

方药：疏风解毒汤加减。

当归12g，生地12g，蝉蜕12g，金银花30g，连翘30g，马齿苋20g，板蓝根20g，荆芥15g，防风15g，甘草6g，桔梗6g。肛门潮湿者，加黄柏12g、龙胆草30g；便下鲜血者，加牡丹皮12g、槐花炭30g；舌边尖红，口干咽燥者，加黄连12g、桔梗20g。

（3）肝虚血瘀型

治法：养肝活血。

方药：补肝汤加减。

当归12g，川芎12g，白芍12g，熟地30g，酸枣仁30g，土茯苓30g，马齿苋30g，大青叶30g，木瓜15g，麦冬15g，紫草15g，甘草10g。

（4）肝肾阴虚型

治法：滋肝补肾。

方药：杞菊地黄丸加减。

枸杞子 12g，菊花 12g，熟地黄 30g，山萸肉 15g，干山药 15g，泽泻 10g，牡丹皮 10g，茯苓 10g，紫草 20g，板蓝根 20g，苦参 20g。少气乏力者，加黄芪 30~60g；面色无华时，再加当归 15g；腰酸腿软者，加杜仲 15g、淫羊藿 30g。

（5）气滞血瘀型

治法：理气活血。

方药：逍遥散合桃红四物汤加减。

当归 12g，白芍 12g，桃仁 12g，红花 12g，生地 15g，茯苓 15g，柴胡 6g，甘草 6g，延胡索 20g，香附 20g。疣体坚硬，加三棱、莪术各 15g；渗水淋漓者，加黄柏、苦参各 30g。

（6）肝虚血燥型

治法：滋肾水，生肝血，润风燥，荣筋气。

方药：归芍地黄汤加减。

当归 15g，赤芍 15g，白芍 15g，熟地黄 30g，山萸肉 30g，阿胶 18g（烊化），牛膝 10g，川芎 10g。

（7）肝胆湿热型

治法：清热，利湿，解毒。

方药：龙胆泻肝汤加减。

龙胆草 30g，板蓝根 30g，大青叶 30g，茵陈 30g，生地 15g，柴胡 10g，黄芩 10g、山栀子 10g，木通 10g，车前子 15g，甘草 6g。

（8）热毒蕴结型

治法：清热解毒。

方药：黄连解毒汤加减。

黄连 12g，黄柏 12g，黄芩 12g，栀子 12g，金银花 30g，蒲公英 30g，防己 10g，牛膝 10g，木瓜 10g，秦艽 15g，归尾 15g，丹皮 15g。小便短赤者，加车前子 30g、木通 12g；大便干结者，加槟榔 15g、生大黄 6g（后下）。

2. 外治疗法

（1）针刺治疗 局部消毒，以 50mm

的银针从疣体顶端正中垂直进针，直至底部，快速捻转 30 次，同时提插施行"泻针"手法，出针后放血 2~3 滴，再与疣平行皮面沿疣体长轴进针，施行同样手法，每 2 周 1 次。

（2）熏洗法

①木贼、白头翁各 30g，黄柏、苦参各 20g。水煎待温后先熏后洗，每次 20~30 分钟，每日 2~3 次。

②板蓝根、白花蛇舌草各 30g。水煎待温后先熏后洗，每次 20~30 分钟，每日 2~3 次。

③五倍子、乌梅、田基黄、马齿苋、木贼各等份。水煎待温后先熏后洗，每次 20~30 分钟，每日 2~3 次。

（3）涂擦法

①苦参、蛇床子、百部、马齿苋、鹤虱各等份。水煎取汁，涂擦疣体，每日 3~5 次。

②肽丁胺。涂擦局部，每日 3~4 次。有抗病毒作用。

③碳酸、三氯醋酸、间苯二酚、鸦胆子油任选一种。点涂于患处，有强腐蚀作用。

（4）外敷法

①一效散（朱砂、炉甘石、滑石粉、冰片）。撒敷患处，每日 2~3 次。以燥湿收敛、止痛止痒。

②五妙水仙膏。外敷患处，3~5 分钟后擦净，局部用无菌纱布包扎，3 天后即可用中药熏洗。

③蜂胶敷贴。将蜂胶加热呈糊状后，贴敷患处，6 天即可痊愈。

（5）结扎疗法

用丝线在湿疣根部结扎，使其坏死脱落，但易复发，应同时配合药物治疗。

3. 成药应用

①LK 植物液：外涂。

②抗病毒口服液：每次 2 支，每日 2

次，口服。

③双黄连口服液：每次 2 支，每日 2 次，口服。

④清热解毒口服液：每次 2 支，每日 3 次，口服。

⑤吗啉胍：每次 2 片，每日 3 次，口服。

4. 单方验方

①平疣散：大黄 60g，苍术 60g，黄柏 60g，硼砂 60g，木贼 15g，香附 15g，红花 15g，大青叶 30g，板蓝根 30g，鸦胆子 30g，青黛 15g，冰片 15g。洗浴每次 20~30 分钟，每日 2 次。

②解毒消疣汤：黄柏 10g，泽泻 10g，萆薢 10g，牡丹皮 10g，赤芍 10g，黄芩 10g，败酱草 15g，连翘 15g，皂角刺 15g，板蓝根 20g，蒲公英 20g，土茯苓 20g，红藤 20g，生薏苡仁 20g。每天 1 剂，水煎早晚分服，第 1、2 煎服，第 3 煎可外用熏洗，20 日为 1 个疗程。

③消疣方：紫草 15g，苦参 9g，土茯苓 19g，板蓝根 15g，大青叶 15g，丹参 12g，赤芍 9g，红花 9g，干蟾皮 9g，生甘草 9g。每日 1 剂，煎服二次，服用半月。

④鸦胆子油：外涂患处，每日数次。应注意保护周围正常皮肤黏膜。

⑤马齿苋、苦参、大青叶、蛇床子、黄柏、百部、蜂房各 20g，煎水外洗患部，每次 20~30 分钟，每日 1~2 次。

（四）新方法选粹

1. 微波治疗

微波是利用微波的高频振动，使疣体内部水分蒸发，疣体坏死脱落。特别适用于疣体较大、孤立、散在的尖锐湿疣。具有操作简单、疗效明显、不污染、患者受损轻、止血性能好。

2. 低温超高频电刀治疗

该电波刀是主要用于治疗宫颈病变的子宫颈环切电波刀，在临床使用于外阴、阴道尖锐湿疣切（刮）除术，收到立竿见影的效果，在治疗尖锐湿疣方面发挥出独特的作用。

3. 5- 氨基酮戊酸光动力疗法

5- 氨基酮戊酸光动力疗法（ALA-PDT）是近年来用于治疗尖锐湿疣的一种新疗法，尤其是特殊部位（如尿道、宫颈）的尖锐湿疣，具有组织选择性好、无明显痛苦、在特殊人群中可替代传统治疗、不良反应少及可重复治疗的特点，对尖锐湿疣复发也具有很好的预防作用。理论基础是 ALA 转变为原卟啉Ⅸ后，在相应波长的光源（可见光、近红外光或紫外光）照射时，吸收光子能量，由基态变成激发态，处于激发态的光敏物质很不稳定，迅速经过物理退激或化学退激过程释放能量而返回基态。其物理退激过程可以产生荧光，产生活性氧能与多种生物大分子相互作用，产生细胞毒性作用，导致细胞受损乃至死亡。基本要素由光敏剂、光源和氧组成。

（五）医家诊疗经验

1. 蒯向磊

蒯向磊治疗尖锐湿疣通常以清热、解毒、散结、活血化瘀为主。临床治疗中着重于清热解毒，而后活血化瘀。

2. 张东岳

通常治疗尖锐湿疣以清热解毒，辟秽除湿，消肿散结，克削除疣为主要治则，认为在临床上通常热大于湿，所以在治疗中，清热解毒是根除尖锐湿疣的重要特征。

3. 刘庆国

刘庆国认为，尖锐湿疣主要因为"湿热毒邪"，房事不洁，肝胆湿热下注致湿热毒邪凝集于皮肤黏膜而生，所以在治疗上主要以清热利湿解毒为主要特征。

4. 王守忠

王守忠认为，肛门尖锐湿疣以风湿热

毒，客于肌表或肝客淫气怒动肝火者常见。所以在治疗上以清热燥湿，祛风胜湿，解毒止痒为其典型治疗特征。

五、预后转归

肛门尖锐湿疣若早期发现，早期诊断，早期得到正规治疗，90%以上的患者是可以彻底治愈的。但有部分患者治愈后易复发，也有部分尖锐湿疣有癌变的可能。所以在临床上，应早期诊断。疣体较小者，治疗中比较简单，治愈率高，而且不易复发。如一旦确诊尖锐湿疣，应切断一切传染源及传播途径，尖锐湿疣是一种病毒性感染。此病预后良好，无急、慢性之分，只要经过正规治疗，治愈率几乎可达100%。

六、预防调护

（一）预防

尖锐湿疣近几年在我国又死灰复燃，已被列入性传播疾病。并有急剧增长趋势，在肛肠疾病中占有越来越重要地位。所以在预防中应注意下列几点：

（1）洁身自爱，加强法制教育，避免一切性乱行为。

（2）大力宣传卫生知识，使人们了解此病的危害性及传播途径。

（3）加强公共场所的卫生管理，以免间接接触感染。

（4）对污染过的物品、用具等应及时消毒，同时，对患者性伴侣应进行检查和治疗，并于观察期间禁止性生活。

（5）平时养成良好的卫生习惯，保持会阴部清洁。

（二）调护

治疗肛门部尖锐湿疣，应先从患者精神、心理上给予治疗，它并不是可怕的不治之症，一定要到正规医院治疗，不要为了某种药物而四处奔波，应鼓励患者，树立患者战胜疾病的信心，并提醒患者，只要按正规治疗，治愈率是很高的。同时嘱患者要注意：①休息：患病期间，应作适当的休息，避免一切精神及心理上的刺激。②饮食：肛门尖锐湿疣患者一般不影响食欲，无不良的饮食反应，应多吃蔬菜及清淡食物，注意多饮水，以利小便，促进代谢，加速毒素排泄；患病期间忌辛辣、海腥发物等刺激性食物，禁止饮酒。

七、研究进展

（一）病因研究

1.局部细胞免疫的改变，导致HPV感染持续

目前普遍认为造成HPV感染持续的原因是机体不能建立有效的免疫反应，尤其是局部细胞免疫，而亚临床感染是尖锐湿疣复发的重要因素。HPV感染机体组织细胞以及尖锐湿疣发生后皮肤表皮与真皮内局部细胞免疫，主要表现在角朊细胞、血管内皮细胞浸润和朗格汉斯细胞数量上的变化。

2.机体免疫力降低导致易复发

长期运用激素患者、妊娠期等免疫功能降低的患者易患尖锐湿疣，治疗时间长，且易复发。国外研究发现免疫力降低的个体，如肾移植、恶性肿瘤、糖尿病、艾滋病、免疫抑制性化疗、应用糖皮质激素等，其尖锐湿疣复发率增加，且疣体体积也增大。

3.不良生活方式、习惯与复发的关系

尖锐湿疣患者不良生活方式和习惯可能是尖锐湿疣复发的危险因素。一项研究收集286例尖锐湿疣患者，均有尖锐湿疣典型的临床表现，醋酸白试验阳性。通过能完成治疗及坚持复查来了解复发因素，结果显示，尖锐湿疣患者中嗜烟、嗜酒、熬夜者也易导致复发，提示治疗同时应注意提醒患者保持健康的生活习惯。

4.精神因素与复发的关系

近期一项研究证实，复发性尖锐湿疣患者存在不同程度的心理健康障碍，这种心理失衡可使机体的免疫功能和抗病毒能力下降，利于病毒的繁殖，成为尖锐湿疣复发、难治愈的原因。而病情反复发作会进一步加重尖锐湿疣患者的抑郁、焦虑情绪，形成恶性循环。因此对尖锐湿疣患者有必要识别是否有抑郁情绪，并对抑郁情绪进行有效干预，以利于减少该类患者的复发率，提高其临床治愈率，改善其生活质量。

5.尖锐湿疣患者存在亚临床感染、治疗不彻底而容易复发

尖锐湿疣亚临床感染的存在，即肉眼看不见疣体，此类患者可无症状，但是病毒携带者，通过性接触可传染给他人，还可不断发展，成为临床型。有文献报道：用5%的醋酸涂于尖锐湿疣表面及周围，发现尖锐湿疣周围存在亚临床感染病灶，以及微小疣状物和白斑状皮肤损害，即使去除了表面疣体亚临床型也会长出新的疣体。

（二）药物治疗

中医方面以清热解毒，燥湿祛疣为主要治法，外用抗病毒中草药药浴、熏洗，提高身体免疫抗病能力，促进切口愈合。作用于局部，使药力直接渗透患处，有利于药物的吸收，降低复发率，提高治愈率。

西医当前应用于临床的鬼臼毒素剂型主要是软膏、酊剂、凝胶剂等，而纳米载药新剂型，如脂质体、微乳凝胶、固体脂质纳米粒、醇质体、纳米脂质载体等仍处于实验室研究阶段，但其具有对皮肤、黏膜靶向性好、刺激性小、系统吸收少等优点。

鬼臼毒素（POD）亦名足叶草毒素，为小檗科桃儿七根茎部提取的有效成分。体外试验证明，鬼臼毒素作用于微管而抑制细胞的有丝分裂，使其停止于M期，即阻止微管蛋白形成微管；能通过DNA拓扑异构酶Ⅱ而起作用，使细胞周期终止于G期（DNA合成前期）。鬼臼毒素酊剂是目前临床使用最为广泛，也是人们研究最多的一种剂型。但是观察发现，随着疗程的增加，不良反应的发生率也在提高，这可能与用药次数的增多以及药物总量的增加有关。WHO不推荐将POD应用于阴道和宫颈，也不能大面积应用于皮肤。

为了减少鬼臼毒素酊剂对皮肤的刺激性，改善其作用时间短等缺点，研制出了鬼臼毒素涂抹剂和凝胶剂，使用后迅速在病灶上形成一片不溶解于水的薄膜，使残留药物只渗透到薄膜下的病灶，而不污染周边正常皮肤，从而避免了引起的周边正常皮肤溃烂等不良反应。

王江等人实验证明，由于鬼臼毒素的溶解性较低，为了保证进一步临床的应用，往往采用包埋、纳米载药物、碳纳米管等方式进行包埋处理，以增加其溶解性，增加给药部位的药物浓度，鬼臼毒素对癌细胞有破坏作用，同时具有抑制肿瘤细胞增殖及抗病等作用。

包振宇等人认为，光动力疗法（PDT）应用于病毒性感染尤其是尖锐湿疣治疗的效果非常显著。5-ALA作为一种光敏剂，因其对肿瘤细胞和增生旺盛细胞的选择性杀伤作用，常被应用于尖锐湿疣的PDT中。利用5-ALA的光敏特性及病变组织的选择性吸收特点，不仅可以去除肉眼可见的小疣体，同时还能清除疣体周围组织内的病毒，有利于降低复发率。5-ALA-PDT可以使尖锐湿疣的复发率降为10%左右。

孙建民等将34例尖锐湿疣患者随机分为两组，治疗组用鸦胆子酊剂治疗，取适量鸦胆子酊剂外敷于疣体；对照组用碘苷

和局部外用 5- 氟尿嘧啶。治疗组总有效率 94.12%，对照组总有效率 70.98%。

陈敏等将 96 名患者依据随机数字表法分为实验组与对照组。实验组以激光联合重组人干扰素 α-2b 凝胶治疗，对照组以 5- 氨基酮戊酸光动力（ALA-PDT）联合液氮冷冻治疗，跟踪回访 6 个月，实验组复发率（6.98%）比对照组复发率（7.14%）低，但激光联合重组人干扰素 α-2b 凝胶治疗尖锐湿疣在经济上更具有优势，值得应用于临床。

杨兆林等将 ALA-PDT 应用于宫颈尖锐湿疣的临床治疗，其有效率为 77.5%，复发率为 22.5%。蔡艳桃等以 ALA-PDT 治疗宫颈 HPV 亚临床感染，完全缓解率达 73.53%，1 年随访期结束 HPV 阴转率为 88.24%，显著高于对照组 32.35%。ALA-PDT 联合物理或化学治疗尖锐湿疣疗效较为显著。

一般来说激光、冷冻、外科切除等物理方法是治疗妊娠尖锐湿疣最适宜的选择，三氯醋酸应用于妊娠患者时也未发现不良反应。鬼臼树脂、鬼臼毒素和 5- 氟尿嘧啶由于其潜在的致畸作用而禁用于妊娠患者。

（三）评价及展望

中医药治疗尖锐湿疣的效果是肯定的。只要经过早期诊断、彻底治疗，治愈率是比较高的。控制一切传染途径，加强污染物品的管理，洁身自爱是避免发生本病的关键。

中医有五千多年的悠久历史，中医中药在治疗尖锐湿疣方面积累了一些经验，有一定的优势。现代药理研究证实，在中医治疗尖锐湿疣所选的药物中，如板蓝根、玄参、苦参、蛇床子、土茯苓、紫草、薏苡仁、地肤子、香附等均有较强的抗病毒作用，黄芪、白术、薏苡仁、当归、丹参有较强的调整加强机体免疫功能作用，黄

柏、土茯苓、龙胆草、玄参还可提高机体免疫力，促使免疫细胞的吞噬和杀灭病毒的作用，而且中药价格低廉，利用中药配合西药及物理方法治疗效果良好，值得推广。

非药物及手术方法是一个辽阔的领域，多年来没有发展。目前，尖锐湿疣的疗效判断主要通过疣体是否彻底去除和疣体去除 6~9 个月是否复发来判断疗效，缺乏尖锐湿疣患者治疗预后转归的评估，其治疗后复发、疗效判定及预后转归一直是临床工作中的棘手问题。缺乏有效预防 HPV 病毒传播的措施。今后对这方面应开发研究，积极采用非药物方法，以减少患者心理负担。

主要参考文献

［1］解方，李承新. 尖锐湿疣免疫学发病机制研究进展［J］. 传染病信息，2015，28（3）：175-178.

［2］尖锐湿疣临床诊疗与防治指南（一）［J］. 中国艾滋病性病，2015，21（2）：172-17.

［3］王双，张玉洁，王荣. 中西医结合治疗肛门尖锐湿疣的 Meta 分析［J］. 陕西中医药大学学报，2019，42（1）：69-74.

［4］郑慧敏，程浩. 自噬基因与人乳头瘤病毒感染的关系［J］. 国际流行病学传染病学杂志，2019（5）：411-414.

［5］陈思华，杨健，杨文林. 临床尖锐湿疣流行病学与复发的相关危险因素的研究［J］. 中国性科学，2015，24（7）：47-50.

［6］王江，王庆峰，蒋亦昕，等. 海藻酸钠/鬼臼毒素凝胶载药体系制备、释放及对结肠癌的抑制效果［J］. 中国组织工程研究，2018，22（22）：3498-3505.

［7］包振宇，邹先彪，杨宇光，等. 光动力疗法治疗尖锐湿疣的研究进展［J］. 传染病信息，2015，28（3）：189-192.

［8］陈敏，何燕燕，陈云芳. 激光联合重组人

干扰素 α-2b 凝胶治疗尖锐湿疣的临床研究
[J]. 中国性科学, 2016, 25 (6): 90-92.

[9] 杨兆林, 邵艳玲, 廖翠仙, 等. 5- 氨基酮
戊酸光动力疗法治疗宫颈尖锐湿疣的临床
效果 [J]. 广东医学, 2015, 36 (3): 462-
464.

第二节　艾滋病

艾滋病即获得性免疫缺陷综合征（AIDS），是一种由人类免疫缺陷病毒（HIV）引起的，以严重的免疫缺陷为根本病变，以严重的免疫缺陷、卡波西肉瘤、慢性淋巴结肿大、非霍奇金淋巴瘤、各种条件所致瘤性病毒感染为主要临床表现的人体细胞免疫缺陷的病毒性传染病。其特点是辅助性 T 细胞免疫功能被 HIV 严重破坏，以传播迅速，发病缓慢，抵抗力下降而易致条件性感染和并发恶性肿瘤为临床特征。HIV 在人体内的潜伏期短者 1 年，长者达十年余，患艾滋病以前，可以没有任何症状地生活和工作多年。主要经性接触、输入污染的血和血液制品、共用污染的注射器及针头传播，也可经破损的皮肤、黏膜或母婴传递等方式传播，男性同性恋及静脉吸毒者发病率较高。本病预后不佳，死亡率极高。

艾滋病于 1978 年首先在非洲发现，随后迅速向世界各地传播，病原体于 1983 年分离成功，1985 年传入我国。既往中医学无记载，近年来开展了对本病的研究，认为属于"疫毒""虚劳"的范畴。对本病的治疗与西医同样处在探索之中。

一、病因病机

（一）西医学认识

1. 流行病学

患者的精液、血液、唾液、眼泪、乳汁、尿液、阴道分泌物中均可分离出 HIV，但主要是通过精液、血液及含有血液的分泌物经血流和破损的皮肤与黏膜传入全身，一般有以下三种传播方式。

（1）性接触传染　艾滋病患者的精液中含大量 HIV，通过性交容易传染，异性和同性之间的性接触均可传播。欧美等国报道，男性同性恋的患者最多，而在非洲地区则两性间相互传染也很常见。

（2）血源传染　输血或注射各种血液制品，如血浆、丙种球蛋白等容易传染艾滋病，尤其是治疗血友病的第Ⅷ因子而感染艾滋病的更多。嗜麻醉品者，相互共用不洁注射器也易发生感染。

（3）母婴垂直传播　被艾滋病毒感染的孕妇可经血流传染胎儿，产程中亦可通过血液传染婴儿，或产后母乳喂养传给婴儿。

另外有一些传播途径尚未得到证实，如在日常工作中、学校中与 HIV 感染者一般的社交接触，经水和食物的传播，经空气、粪便或经口的传播、昆虫的传播等。这些途径的传播即使不能完全排除，其重要性也要小得多。HIV 感染者血浆高病毒载量、低 $CD4^+T$ 细胞计数可能与 HIV 易感性有关，细胞因子波动变化与 HIV 易感性有关。

2. 发病机制

艾滋病病原体人类免疫缺陷病毒（HIV）是一种反转录的 RNA 病毒，有嗜 T4 淋巴细胞和神经细胞的作用（也有致癌作用），T4 细胞表面有 HIV 的受体，HIV 进入 T4 细胞内进行繁殖，使后者不断地遭到破坏。该病毒有膜，成熟病毒颗粒有浓缩的、偏心的、圆形和条状核心。在人体内有选择性地侵犯辅助性 T 淋巴细胞（TH），并在其中增殖，导致细胞的肿胀、破裂，病毒自受染细胞释出再感染其他细胞，由于 TH 的破坏，使患者免疫功能明显

低下，失去抵抗力，从而使患者极易发生一系列的原虫、蠕虫、真菌、细菌和病毒等条件性病原体的感染。最后发生少见的恶性肿瘤。

总之，艾滋病的发病机制较多，病因尚未完全阐明，仍有很多问题有待深入研究。

3. 分期

按照临床症状分为3个时期。

（1）潜伏期　一般6~24个月，儿童为1年，也有长达数年者。大部分无明显临床症状，或有些出现如第2期较轻微的症状。

（2）淋巴结病综合征　可见泛发性淋巴结肿大（除腹股沟外至少有2个部位，并持续3个月以上），体重减轻超过原体重的10%、发热、腹泻、乏力、夜汗及原发性血小板减少，淋巴细胞和白细胞减少。部分患者可见肝脾大、皮疹。

（3）显性艾滋病　以临床并发症为特征，淋巴结肿大不常存在，由机遇性病原体所致的感染及（或）卡波西肉瘤及（或）网状系统肿瘤，此由细胞性防御的崩溃所决定。

（二）中医学认识

中医认为，本病的外因是淫秽疫毒，内因是正气亏损，疾病的本质属本虚标实。多因房事不节，恣情纵欲，施泄过度，或吸毒成瘾等先伤肾精。由于下元虚急，正气日损，再遭淫秽疫毒侵袭，疫毒循于精窍，窜于血络，伏于脏腑，其病乃成。初发时，疫毒侵犯三焦，直扰营血，外窜经络，内攻脏腑，以致疫毒充斥表里上下而出现一派热毒。极盛见症，疫毒久羁，损气耗血，伤阴损阳，可致全身脏腑、阴阳、气血之亏虚。至此正虚抗邪无力，容易感受诸多外邪。它邪再至又加重脏腑、阴阳、气血之耗损，两者反复交替，形成恶性循环，从而出现虚实、阴阳、寒热夹

杂的病理状态。在病变过程中，由于邪攻脏腑，常致肝失条达；气不运血，常致血行不畅；气不化津，常致痰浊内生。故有气郁、血瘀、痰浊之患，证之于临床则有"瘰疬""积聚""痰包"等。

二、临床诊断

（一）辨病诊断

诊断标准：HIV/AIDS的实验室检测主要包括HIV抗体检测、HIV核酸定性和定量检测、CD4$^+$T淋巴细胞计数、HIV耐药检测等。HIV-1/2抗体检测是HIV感染诊断的金标准，HIV核酸检测（定性和定量）也用于HIV感染诊断；HIV核酸定量（病毒载量）和CD4$^+$T淋巴细胞计数是判断疾病进展、临床用药、疗效和预后的两项重要指标；HIV耐药检测可为鸡尾酒疗法HAART方案的选择和更换提供指导。

1. 临床表现

（1）症状　发热、出汗、嗜睡、厌食、肌痛、关节痛、腹泻等以及精神萎靡或抑郁、幻觉、头痛、头晕等。

（2）体征　疼痛或无疼痛，肿瘤或无肿瘤，条件性感染或无感染。

（3）血液检查

①血白细胞减少，主要淋巴细胞减少；

②血清抗HIV阳性；

③HIV特异性检查分离检测阳性。

2. 病原学诊断

艾滋病病毒诊断可参考下列动态指标，具有重要的诊断意义：

（1）血清HIV抗体阳性（常用酶联免疫吸附试验筛选并用蛋白印迹法或细胞培养分离出HIV证实）。

（2）TH细胞减少（< 0.4 × 10^9/L），T4/T8比例降低（正常为1.75~2.1）< 1.0。

（3）血白细胞减少，主要是淋巴细胞减少。辅助性T淋巴细胞明显减少而TH/

TS（致抑制性 T 淋巴细胞）小于等于1，不同程度贫血、血小板减少、红细胞沉降率增快，血清免疫球蛋白增加。

3.世界卫生组织发布的艾滋病诊断标准

本诊断适用于成人及年龄大于 12 岁的青少年。如果 HIV 抗体检查阳性，有一个或更多的下列症状出现，就可诊断为艾滋病：

（1）体重减轻大于或等于10%，或恶病质伴有腹泻或发热，或两者均有并持续或间歇热超过 1 个月以上（排除其他疾病）；

（2）脑膜炎隐球菌感染；

（3）肺结核或肺外结核；

（4）卡波西肉瘤；

（5）神经系统症状，如不能独立进行日常活动（排除其他疾病）；

（6）食管念珠菌感染；

（7）临床诊断有生命威胁疾病或复发性肺炎（病因明确或不明确）；

（8）侵袭性子宫颈癌。

（二）辨证诊断

根据艾滋病临床表现特点，它应归属于中医"温病""疫毒""虚痨"的范畴。但病名诊断虽有"瘰疬""积聚"之别，但辨证分型均以病机、临床表现为依据，故辨证诊断合而论之。

1.四诊

望诊：神疲乏力，面色萎黄或潮红，舌质红或紫暗、苔薄白或薄腻。

闻诊：或口气秽臭，或语言及气味无明显异常。

问诊：潮热、出汗、腰酸、胸闷、头痛，或嗳气，不思饮食、心烦躁扰等。

切诊：肌肤发热，胁下痞块，脉细数、濡数或细弦。

2.辨证分型

（1）气阴两虚型

临床证候：疫毒久羁，阴津暗耗，正气受损。本证见于艾滋病前期，主要为潮热、盗汗、咽干口燥、干咳少痰、神疲乏力、形瘦气怯，舌质淡红、苔薄白，脉细弱。

辨证要点：疫毒久羁，阴津暗耗，正气受损，潮热、盗汗、神疲乏力，舌质淡红，脉细弱。

（2）气血亏损型

临床证候：疫毒久羁，耗损阴血，消耗正气，以致气血亏损。本证见于艾滋病前期。主要为气短、自汗、倦怠乏力、心悸怔忡、失眠、面色萎黄，舌淡、苔薄白，脉细缓。

辨证要点：气短、自汗，舌淡、苔薄白，脉细缓。

（3）脾胃虚弱型

临床证候：疫毒侵入，内攻脏腑，其在中焦者，常致脾胃气机升降失职，日久致脾胃虚弱。本症见于艾滋病前期，主要为厌食、纳差，胃脘或腹部胀满，神疲肢倦，形瘦乏力，大便溏或腹泻，舌苔薄白或薄腻，脉细缓。

辨证要点：纳差、厌食，神疲乏力，舌苔薄白或薄腻，脉细缓。

（4）肝肾阴虚型

临床证候：纵情恣欲，肾精先亏，淫秽疫毒，深入下焦，损伤肝肾之阴，阴不制阳而致虚火上炎。本症见于艾滋病前期及艾滋病活动期。主症为头痛、头晕、耳鸣、目干畏光、急躁易怒、潮热盗汗、腰酸、两足痿弱、毛发脱落，舌红少津，脉细弦。

辨证要点：头痛、头晕、耳鸣、潮热盗汗、腰酸、两足痿弱、毛发脱落，舌红少津，脉细弦。

（5）肺肾阴虚型

临床证候：疫毒久羁，耗损真阴，肺失肾水濡润而燥热内生。本症多见于艾滋病活动期。主症为干咳少痰，口干咽燥，潮热盗汗，面色潮红，耳鸣、耳聋，腰酸遗精，两足痿软，舌红少津，脉细数。

辨证要点：干咳少痰，口干咽燥，潮热盗汗，面色潮红，耳鸣、耳聋，腰酸遗精，舌红少津，脉细数。

（6）肝气郁结型

临床证候：疫毒内侵，脏腑气机升降失调，肝郁气结。本症见于艾滋病各期。主症为精神抑郁，沉默寡言，胸闷，胁肋胀痛，脘胀嗳气，不思饮食，大便不调，乏力肢倦。苔薄白或薄腻，脉弦。

辨证要点：精神抑郁，沉默寡言，胸闷，胁肋胀痛，脘胀嗳气，不思饮食，苔薄白或薄腻，脉弦。

（7）湿热内蕴型

临床证候：疫毒内攻，脏腑失调，气机阻滞，气不布津，津液酿成痰湿。本症多见于艾滋病活动期。主症为高热缠绵，汗出而黏，头痛如裹，胸闷纳呆，口舌溃腐，大便黏滞臭秽，解而不畅。肛门灼热，舌苔黄腻或如积粉，脉濡数。

辨证要点：疫毒内攻，脏腑失调，气机阻滞，气不布津，津液酿成痰湿，舌苔黄腻，脉濡数。

（8）热毒炽盛型

临床证候：疫毒久羁，正气受损，再遭它邪，邪毒侵入血络，以致气血俱热。重者可有闭窍动风之变。本证多见于艾滋病活动期伴感染者。主症为高热，昼轻夜重，多汗，心烦躁扰。舌红，脉细数。热盛动血者，可见皮肤黏膜紫褐色斑块，或皮肤多发性出血点；热盛动风，内闭心包者，则神昏谵语，惊厥抽搐。

辨证要点：高热，昼轻夜重，多汗，心烦躁扰，舌红，脉细数。热盛动血者，皮肤黏膜紫褐色斑块，或皮肤多发性出血点；热盛动风，见神昏谵语，惊厥抽搐。

（9）痰蒙清窍型

临床证候：疫毒侵犯三焦，直扰营血，内攻脏腑，致肝肾阴虚，虚阳上扰，疫毒化火，灼津成痰。痰热蒙蔽清窍。本症多见于艾滋病活动期并有神经系统感染者。主症为神思恍惚，健忘痴呆，时而癫痫，头晕目眩，腰酸腿软，舌红苔腻，脉细数或濡数。

辨证要点：神思恍惚，健忘痴呆，时而癫痫，头晕目眩，腰酸腿软，舌红苔腻，脉细数或濡数。

（10）痰凝血瘀型

临床证候：疫毒之羁，正气虚衰，气血运行无力而成瘀，水湿运化失调而成痰，以致痰瘀互结。本症多见于艾滋病活动期并发卡波西肉瘤或其他肿瘤者。主症为胁下痞块、恶核、肿瘤，形体消瘦，面色萎黄或黧黑，神疲乏力，舌质紫暗或有瘀斑，脉细涩。

辨证要点：胁下痞块，形体消瘦，面色萎黄或黧黑，神疲乏力，舌质紫暗或有瘀斑，脉细涩。

三、鉴别诊断

（一）西医学鉴别诊断

艾滋病通过病史流行病学及实验室检查，均可以明确诊断，但应与下列疾病相鉴别。

1. 原发性免疫缺陷

原发性免疫缺陷的发生或遗传与先天缺陷有关，大多数婴幼儿以反复感染为主要临床表现，而艾滋病多见于成人，T4淋巴细胞减少，有病毒学和血清学检查可以鉴别。

2. 继发性免疫缺陷病

在其他疾病的基础上发生免疫功能缺陷，由皮质类固醇激素、化疗、放疗或原先已经存在的恶性肿瘤，以及严重的蛋白质——热能性营养不良所引起。可通过血液学和免疫学改变进行鉴别。

3. 血液病

当患者出现发热、肝脾肿大、淋巴结

肿大，淋巴细胞减少，可通过骨髓穿刺或淋巴结活检进行鉴别。

4. 传染性单核细胞增多症

当艾滋病高危人群出现传染性单核细胞增多症的症状时，应立即进行抗病毒或病毒抗原的检测，如 HIV 抗体检测。

5. 肺部真菌感染 可根据病史及有关的艾滋病实验室检查进行鉴别。

6. 中枢神经系统病变

艾滋病患者中枢神经系统病变较多。由于患者常隐瞒不洁性交史，症状又不十分典型。所以诊断比较困难。必须详细询问病史及进行艾滋病的实验室检查来鉴别。

（二）中医病证鉴别

艾滋病根据临床表现属于"温病"和"虚痨"的范畴。主要症状有不规则发热、盗汗、消瘦、食欲不振、头痛、全身乏力、淋巴结肿大、皮疹和容易发生各种感染及恶性肿瘤。根据这些症状、体征，临床上又分为不同病期进行诊断。中医认为艾滋病的发病有内外两因，外因是感染温邪淫毒，内因是正气内伤，气血亏损，正虚邪实，湿邪热毒横行，内窜五脏六腑，外犯皮毛肌肉而引起一系列症状。根据这些不同表现与体征，诊断各期病症就很容易了。

四、临床治疗

（一）提高临床疗效的基本要素

（1）洁身自爱 切断一切传染源及传播途径。

（2）知常达变 活用滋养五脏六腑药物。

（3）根据病程时期，运用清热、凉血、解毒药物。

（4）活血化瘀，解毒养阴，涤痰开窍药物应用。

（5）中西医结合，权衡祛邪与扶正。

（6）早期诊断，早期治疗。

（二）辨病治疗

1. 一般治疗

最好住院隔离治疗。给予高蛋白、高维生素饮食，保证维生素 A、维生素 C 和类脂、氨基酸、葡萄糖及锌的供应，适当休息。

2. 抗病毒治疗

（1）苏拉明 150mg，静脉滴注，每日 1 次，连续用药 6 周。

（2）齐多卡定，每日每千克体重 5mg，口服，每日 6 次。或 100~150 毫克 / 次，静脉滴注，每日 6 次。

（3）利巴韦林，每次 200mg，口服，每日 4 次。

（4）双脱氧肌苷 体重 > 75kg 者，每次 300mg，口服，每日 2 次。体重 50~75kg 者，每次 200mg，口服，每日 2 次。体重 35~49kg 者，每次 125mg，口服，每日 2 次。儿童每次 25~100mg，口服，每日 2 次。

（5）双脱氧胞苷，每次 0.375~0.75mg，口服，每日 3 次。

（6）其他抗人类免疫缺陷病毒药物 3- 硫胞苷、2,3 双脱氢 -3- 脱氧胸腺嘧啶、脱氧氟胸腺嘧啶等，但这些药物目前仍处于临床验证阶段。

3. 免疫疗法

（1）α- 干扰素 每次 1000~10000 万 U，静脉滴注，每日 1 次，3~6 个月为 1 个疗程。

（2）胸腺素 每次 2~10mg，肌内注射，每日 1 次，3 个月为 1 个疗程。

（3）转移因子 每次 2ml，皮下注射，每 1~2 周一次，3 个月为 1 个疗程。

（4）白细胞介素 -2 每次 50~2000U，静脉滴注，每次 1000U 肌内注射。

4. 抗机会感染的治疗

（1）细菌感染的治疗 对于合并非条件或条件性致病菌感染者，应针对细菌培养加药物敏感试验结果选用敏感的抗生素。无条件者可选用青霉素、链霉素、利福平、红霉素、复方新诺明等。

（2）卡氏肺囊虫肺炎的治疗

①乙胺嘧啶：每次 25mg，肌内注射每日 4 次。或磺胺嘧啶每次 1~1.5g，肌内注射，每日 4 次。同时，肌内注射四氢叶酸每次 6mg，每日 3 次，2~4 周为 1 个疗程。

②戊双咪：每日每千克体重 4mg，分 1~2 次，肌内注射，12~14 日为 1 个疗程。

③复方新诺明：每次 2 片口服，每日 2 次，15 日为 1 个疗程。

（3）其他感染的治疗 依病原体选择抗生素，如白色念珠菌感染，可用氟康唑、酮康唑或制菌霉素；隐孢子虫感染，可用螺旋霉素；鸟分枝杆菌感染，可用利福布汀及氯苯噻吩联合治疗；巨细胞病毒、单纯疱疹病毒感染，可用阿昔洛韦、阿糖腺苷；弓形虫病，可用乙胺嘧啶和磺胺嘧啶治疗。

5. 抗肿瘤的治疗

目前尚无特效方法，一般采用手术疗法、放射疗法、免疫疗法、化学疗法相结合的综合治疗。常用药物有长春新碱、博来霉素、阿霉素、鬼臼毒素等。

（三）辨证治疗

1. 辨证施治

（1）气阴两虚型

治法：补气养阴。

方药：黄芪生脉饮。

炙黄芪 15g，炒党参 10g，麦冬 10g，五味子 10g，知母 10g，地骨皮 10g，天门冬 10g，玄参 10g，石斛 10g，甘草 5g。

（2）气血亏损型

治法：益气养血。

方药：八珍散加减。

黄芪 15g，茯神 15g，当归 15g，大枣 15g，党参 10g，白术 10g，熟地 10g，白芍 10g，炙甘草 10g。

（3）脾胃虚弱型

治法：健脾养胃。

方药：补中益气汤加减。

党参 15g，黄芪 15g，茯苓 15g，白术 10g，山药 10g，柴胡 10g，升麻 10g，白扁豆 10g，薏苡仁 10g。

（4）肝肾阴虚型

治法：滋补肝肾。

方药：六味地黄丸合二至丸。

生地 10g，山萸肉 10g，茯苓 10g，丹皮 10g，白芍 15g，女贞子 12g，旱莲草 20g，枸杞子 20g。

（5）肺肾阴虚型

治法：滋补肺肾。

方药：沙参麦冬汤合大补阴丸加减。

北沙参 15g，麦冬 15g，玉竹 15g，天花粉 15g，生地 12g，知母 12g，枸杞子 12g，女贞子 10g。

（6）肝气郁结型

治法：疏肝理气。

方药：柴胡疏肝散加减。

柴胡 12g，白芍 12g，川芎 12g，青皮 12g，佛手 10g，郁金 10g，枳壳 10g，香附 6g，甘草 5g。

（7）温热内蕴型

治法：芳香化浊，清热解毒。

方药：甘露消毒丹。

藿香 15g，茵陈 15g，白蔻仁 15g，滑石 10g，射干 10g，大青叶 20g，黄柏 10g，赤芍 10g，菖蒲 12g，黄连 6g。

（8）热毒炽盛型

治法：清热凉血解毒。

方药：清瘟败毒饮加减。

生地 15g，连翘 15g，金银花 15g，丹皮 12g，赤芍 10g，黄芩 10g，玄参 10g，犀角（水牛角代）6g，黄连 6g。若抽搐者，加钩藤 10g，羚羊角 6g；神昏者，加紫雪丹或安宫牛黄丸、至宝丹。

（9）痰蒙清窍型

治法：清热养阴，涤痰开窍。

方药：大补元煎合涤痰汤加减。

生地 15g，山药 15g，山萸肉 15g，枸杞 12g，郁金 12g，牡蛎 12g，鳖甲 10g，石菖蒲 10g，半夏 6g，胆南星 6g，枳实 6g，陈皮 6g。

（10）痰凝血瘀型

治法：活血化瘀，解毒散结。

方药：桃红四物汤合消瘰丸。

熟地 15g，牡蛎 12g，川芎 12g，赤芍 12g，桃仁 10g，红花 10g，山慈菇 10g，贝母 10g，半夏 5g，莪术 5g，天南星 5g。

2. 外治疗法

针刺治疗：艾滋病采用针灸治疗国内外都屡有报道，大多数学者认为取穴的原则是循经取穴与局部取穴相结合，或针或灸，或补或泻，或留针或不留针，完全根据患者情况而定。

常用穴位有足三里、三阴交、肺俞、膈俞、神门、关元、气海、命门、外关、列缺、合谷、曲池、大椎穴等。

3. 成药应用

①抗病毒口服液：每次 2 支，每日 2 次，口服。

②双黄连口服液：每次 2 支，每日 2 次，口服。

③清热解毒口服液：每次 3 支，每日 2 次，口服。

④归脾丸：每次 2 丸，每日 2 次，口服。

⑤六味地黄丸：每次 2 丸，每日 2 次，口服。

4. 单方验方

①人参 10g，黄芪 30g，甘草 10g。水煎服，适用于肺胃虚弱型。

②肉豆蔻 10g，补骨脂 15g，五味子 12g，吴茱萸 10g。水煎服，适用于脾肾两亏型。

③黄芪 30g，太子参 30g，麦冬 15g，五味子 10g。水煎服，适用于艾滋病早期。

④女贞子 30g，旱莲草 20g。水煎服，适用于艾滋病中后期。

（四）新疗法选粹

鸡尾酒疗法创始人何大一在《科学》（期刊）报道了 GSK744 的纳米缓释制剂使得药物能够存在血液中 3~4 个月。

（五）医家诊疗经验

林长军

林长军认为，在艾滋病发热治疗中，"柴胡证"和"桂枝证"出现频率较高，与艾滋病患者长期出现发热、腹泻等慢性消耗性症状导致机体气血阴阳亏虚，进而出现"柴胡体质"和"桂枝体质"有关，合并外感风寒后也就容易出现"虚人感冒"特征，可运用小柴胡汤、桂枝汤、柴胡桂枝汤、桂枝人参汤加减治疗。

五、预后转归

对于艾滋病，至少在目前，一无有效疫苗，二无治疗药物，发病后死亡率 100%。所以说，预后极差。故应早期发现、早期诊断、早期治疗，用于预防和控制这种艾滋病毒，以延长患者的生存时间。大多数患者于 5 年内死亡，据美国对最初发现的 3000 例患者的统计，16% 的患者在诊断后 3 个月死亡，23% 在 6 个月内死亡，2 年内死亡者占 57%，3 年内死亡者达 81%。艾滋病被称为"超级癌症"，艾滋病的流行被称为人类历史上第四次传染病大浩劫。

六、预防调护

（一）预防

做好艾滋病的预防宣传，了解艾滋病的主要临床表现及防护措施。禁止与艾滋患者发生性接触，不可避免者，提倡使用阴茎套。严禁吸毒、嫖娟、卖淫及同性恋。加强对供血者及血液制品的检疫工作。不共用针头及注射器，不共用牙刷，剃须刀或其他可能被血液污染的物品。艾滋病患者应避免妊娠。已孕者中止妊娠和已分娩者不哺乳。加强国境检疫，严防艾滋病传入。

（二）调护

艾滋病一旦确诊，早期应适当休息，中、晚期绝对卧床休息，不要避讳就医，应早期诊断，早期治疗，提高生存质量，延长生存时间，不要乱求医，延误病情。到中后期应对症治疗，宜多吃清淡易消化食物，避免辛辣及刺激性食物，禁止饮酒及妊娠，以免加重各个脏器的代谢负担，从而加重病情。

七、专方选要

（1）健肺养胃汤　黄芪20g，甘草10g，人参10g（另煎），当归12g，陈皮5g，升麻12g，柴胡10g，白术15g。本方健脾和胃，本方适用于脾胃虚损型。水煎，每日1剂，早晚分服。

（2）钩藤汤　钩藤15g，羚羊角10g，全蝎10g，人参10g，天麻12g，甘草5g。本方清热育阴，涤痰开窍。本方适用于热盛痰蒙型。水煎，每日1剂，早晚分服。

（3）补阴肝肾汤　莲子肉15g，薏苡仁15g，砂仁5g，桔梗12g，白扁豆20g，茯苓20g，人参10g，甘草5g，白术15g，怀山药20g。本方清热，凉血，解毒。每日1剂，早晚分服。

八、研究进展

（一）病因病机

李正等采用频数统计方法，检索1981年至2012年中国期刊网（CNKI）数字图书馆中有关中医艾滋病病因、病机、病性及病位的相关理论和临床研究文献资料，结果发现，疫毒、湿、热、瘀血、痰饮是艾滋病的常见病因；正气虚弱，元气损伤，肺脾肾三脏亏虚为艾滋病的常见病机；气虚、火热、湿、疫毒为常见的病理性质；艾滋病发病常侵袭五脏六腑，其中以肾、脾、肺最为多见，以脾气虚最为常见。艾滋病常见的病机共1356条记录，出现频率较高的病机依次是：脾气虚131次（9.7%）、正气虚弱114次（8.4%）、元气损伤97次（7.2%）、肾阴虚88次（6.5%）、肾阳虚87次（6.4%）、肺气虚81次（6.0%）、气虚75次（5.5%）、脾阳虚68次（5.0%）、肾气虚65次（4.8%）、阴虚58次（4.3%）、肺阴虚56次（4.1%）、气血两虚56次（4.1%）、气虚血瘀47次（3.5%）、血虚44次（3.2%）、肾精不足40次（2.9%），共计1107次（81.6%）。

谢世平等仔细查阅"五省中医药治疗艾滋病项目"河南地区艾滋病患者的病历资料，发现艾滋病发热患者发热的证候分布以气血亏虚证、气虚外感证、风寒侵袭证、五脏气血阴阳虚证最为常见，病性分布以虚证最为多见，外因主要为风、热、湿之邪，且以湿热之邪为主，内因为气阴不足。

目前国内诸多学者对于艾滋病的认识和看法不一，尚未达成共识，该状况势必会影响有关艾滋病的中医理论、临床和实验研究的规范开展。故艾滋病中医基础理论研究的方法有待于进一步改进和完善。

（二）相关因素

近年来全球高效抗反转录病毒治疗（HAART）工作的广泛开展，使得更多的艾滋病患者获得及时治疗，2005~2012年全球艾滋病死亡人数呈下降趋势。但在一些国家和地区，艾滋病死亡人数仍呈平稳或上升趋势。在中国，截至2011年底，存活的艾滋病病毒 HIV 感染者 /AIDS 患者（简称 HIV/AIDS 患者）约 78 万，当年 AIDS 相关死亡 2.8 万。

Iwuji 等发现，≥ 50 岁 HIV/AIDS 患者的死亡风险是 < 50 岁 HIV/AIDS 患者的 2.87 倍。进一步分析发现，≥ 50 岁人群中晚发现病例的比例较高，且同年龄组内，$CD4^+$ T 淋巴细胞水平较低的个体短期死亡率较高。提示，CD4 细胞水平对 HIV 作用的影响可能比年龄的影响更大，未明确年龄增加本身与 AIDS 超额死亡率的关系。

一些混杂因素的存在导致性别对死亡影响的研究结果存在差异。Maskew 等从患者接受抗病毒治疗开始随访 36 个月后发现，男性的死亡风险是女性的 1.2 倍；进一步比较发现，男性治疗期间的 CD4 细胞水平低于女性。Melekhin 等发现，不纳入血红蛋白因素进行多因素模型分析时，女性的死亡风险是男性的 1.46 倍；而纳入血红蛋白因素后，两性间死亡风险无差异。综上，当发现性别间死亡率存在差异时，应进一步考虑是否存在混杂因素。

郝阳等利用国家艾滋病综合防治信息系统收集的信息进行分析，随着国家各种政策的实施，2004~2013 年间，具备艾滋病病毒初筛和确认检测能力的实验室分别增加 6.1 和 7.9 倍，年检测人数增加近 5 倍，2013 年达 1.11 亿人次，当年新确诊病例 90119 人。抗病毒治疗当年新增治疗人数增加 7.4 倍，截至 2013 年底，全国累计治疗 282529 人，在治 227489 人。目前使用 8 种抗病毒治疗药品，5 个品种为国内仿制。累计为 5000 万名孕产妇提供了 HIV 抗体检测，2013 年阳性孕产妇抗病毒药物应用率达到 80.9%。美沙酮维持治疗门诊数从 8 个扩大到 763 个，至 2013 年底累计治疗 41.27 万人，在治 20.17 万人。

Jiang 等对补充微量元素与 HIV/AIDS 患者死亡率的关系进行 Meta 分析发现，对于只感染 HIV 的成人，补充多种微量元素可以降低 25% 的死亡率；但对合并结核感染的患者，补充微量元素对降低其死亡率没有意义。在未接受 HAART 的 HIV/AIDS 患者中，已有随机对照试验证明，补充复合维生素 B、维生素 C 和维生素 E 组，进展到 WHO 艾滋病临床 4 期或死亡的风险较对照组低。但在 HAART 时代，随机对照试验研究并未明确补充高剂量复合维生素可以降低死亡率。

CD4 细胞计数是影响 HIV/AIDS 患者相关死亡最重要的因素，具有参考价值。Gabillard 等对 3917 例成年 HIV/AIDS 患者随访 10154 人年，按 CD4 细胞计数分层，各层死亡率分别为：20.6/100 人年（≤ 50/mm^3 层）、11.8/100 人年（50~100/mm^3 层）、6.7/100 人年（100~200/mm^3 层）、3.3/100 人年（200~350/mm^3 层）、1.8/100 人年（350~500/mm^3 层）、0.9/100 人年（500~650/mm^3 层）和 0.3/100 人年（> 650/mm^3 层），较为全面地反映了 CD4 细胞计数不同水平的 HIV/AIDS 患者的死亡率。也有研究表明，在开始 HAART 前 CD4 细胞计数每增加 100/mm^3，死亡风险降低 51%。

国外有研究探讨 $CD4^+$T 淋巴细胞计数对 HIV/AIDS 患者死亡的影响。Gohil 等发现，在调整年龄、病毒载量、CD4 细胞计数和 HAART 情况之后，CD8 细胞计数 < 400/mm^3 组的死亡风险是 401~800/mm^3 组的 1.45 倍。提示 CD 细胞计数或可成为预测 AIDS 死亡率的生物学指标之一。

（三）药物研究

目前用于艾滋病抗病毒治疗的药物具有抑制 HIV 反转录酶及干扰 HIV 核心蛋白合成的作用，用后可缓解病情，延长存活期。但它不能杀 HIV，停药后 HIV 会再度出现。有学者主张 HIV 药物联合使用，诊断联合使用可增强疗效，减轻药物的不良反应，对抗 HIV 的耐药性。

针对艾滋病的免疫缺陷使用免疫增强剂，其目的是使患者增强免疫功能，以达到控制静止状态的 HIV 继续发展的目的。但临床观察发现，其疗效有限，有学者认为免疫增强剂与抗 HIV 药物联合应用可增强疗效。

从 1982 年起国内外学者开展了以中医药对艾滋病防治的探讨，取得了一定的成就。若艾滋病以免疫受损为主者，可结合辨证选用下列增强免疫的药物。

（1）补气类　灵芝、人参、黄芪、党参、甘草等。

（2）滋阴类　地黄、旱莲草、枸杞、女贞子、玄参、黄精、何首乌等。

（3）温肾壮阳类　仙茅、巴戟天、淫羊藿、附子、肉桂等。艾滋病以感染为主者则选用大青叶、贯众、板蓝根、蒲公英、金银花、黄芩、黄连、野菊、连翘等。

若艾滋病以并发恶性肿瘤为主者，可选用白花蛇舌草、海藻、夏枯草、山慈菇、鳖甲等。

对于适合使用蛋白酶抑制剂 PI 治疗的艾滋病患者，2012 年美国卫生部的 HIV 治疗指南中推荐的首选药物是阿扎那韦和达芦那韦。阿扎那韦是含有氮杂环结构的新型蛋白酶抑制剂，它具有两个显著的优点，首先它将服药剂量减少到一天一次，这大大地简化了剂量疗程；其次，阿扎那韦没有显示会增加患者的胆固醇和三酰甘油含量，而这是其他蛋白酶抑制剂不同程度都会遇到的问题。达芦那韦是最新上市的 PI，它也是继替拉那韦之后全球第二个非肽类蛋白酶抑制剂。由于它具有完全不同于现有肽类蛋白酶抑制剂的结构，因此可以对所有对肽类蛋白酶抑制剂产生抗药性的病毒株发挥有效的抑制作用。

高效抗反转录病毒治疗（HAART）大大降低了 HIV 病毒携带者的发病率和艾滋病患者的死亡率。现在的治疗指南推荐的 4 种首选治疗方案中有 2 种是以蛋白酶抑制剂（PI）为基础的。PI 与非核苷类反转录酶抑制剂（NNPTI）的抗病毒效力相当，但 PI 的耐药性基因屏障明显优于其他种类药物。对于最优治疗方案的选择需要最终依据每一位患者的自身情况而决定。

主要参考文献

［1］林长军. 小柴胡汤加味治疗艾滋病发热 17 例［J］. 河南中医，2010，30（12）：1191.

［2］李正，徐立然，郑志攀，等. 艾滋病中医病因、病机、病性、病位相关文献分析［J］. 中医学报，2014，29（1）：1-3.

［3］谢世平，许前磊，张淼，等. 艾滋病发热患者临床特征及中医症候的因子分析［J］. 中国全科医学，2015，18（2）：133-137.

［4］戴色莺，沈张伟，范引光，等. 我国艾滋病预防控制中流行病学研究进展［J］. 中华疾病控制杂志，2015，19（12）：1282-1285.

［5］郝阳，孙新华，夏刚. "四免一关怀" 政策实施 10 年中国艾滋病防治主要进展［J］. 中国艾滋病性病，2014，20（4）：228-232.

［6］中华医学会感染病学分会艾滋病丙型肝炎学组，中国疾病预防控制中心. 中国艾滋病诊疗指南（2018 版）［J］. 协和医学杂志，2019，10（1）：31-52.

［7］韩梅，张波. HIV 新发感染的实验室检测方法进展［J］. 国际检验医学杂志，2014，4（8）：1013-1015.

［8］程明浩，邹先彪. 2014 年欧洲梅毒管理指南解读［J］. 中国临床医生杂志，2015，43（8）：87-90.

［9］于海英，叶艺，张娜，等. 检测 HIV-1 新发感染的限制性抗原亲和力方法的重复性与稳定性评价［J］. 中国艾滋病性病，2013，195：318-321.

第三节　梅毒

梅毒是由梅毒螺旋体（即苍白螺旋体）感染的慢性全身性传染病，属于性病的一种，在该病发展过程中，可侵及任何器官和组织。据中医学书籍记载，梅毒是16世纪后由欧洲传到我国广东，以后逐渐蔓延全国，在此以前，未见类似梅毒症状的描述。根据其形态、位置、性质、区域的不同，又称为翻花杨梅、杨梅豆、杨梅斑、杨梅圈、棉花疮等。

梅毒俗称花柳病，90%以上是通过直接性交或间接胎传而引起的性传播疾病。本病初起即是全身性感染，病程缓慢。在肛肠方面多表现为肛周梅毒疹、肛门部下疳、肛门扁平湿疣、梅毒性直肠炎和直肠梅毒瘤等。

一、病因病机

（一）西医学认识

1. 流行病学

梅毒可按传染方式不同分为后天（获得性）梅毒和胎传（先天）梅毒。

（1）后天（获得性）梅毒　获得性梅毒通常是通过性交及其他性行为（包括男性同性恋）中。当健康人皮肤及黏膜与患者排出梅毒螺旋体的损害紧密接触（特别是性行为），螺旋体即可通过较难避免的微小裂隙进入皮肤或黏膜，并传遍全身。而通过接触生活用具，如马桶圈、毛巾、澡盆、餐具、公厕及一般生活及工作上的联系都只有在极特殊情况下才偶尔可造成感染。医疗中意外地螺旋体感染的器械或注射器等刺伤或输入带有螺旋体的血液，虽可造成感染，但只要注意消毒隔离，操作时注意安全措施及对献血人及血液生物制品及移植组织进行有关梅毒的检验，这种感染是极少发生的。

（2）先天（胎传）梅毒　胎传梅毒妊娠18周以后，胎儿在子宫中受到母亲的梅毒螺旋体感染所引起的。它的直接发生相当于二期梅毒的损害，故对胎儿的危害极重。

2. 发病机制

梅毒的病原体系梅毒螺旋体，亦称苍白螺旋体，它的形状似螺旋体的纤维，6.0~20μm长，0.25~0.3μm宽，有8~12个排列均匀的螺旋。在暗视野镜下可见其运动似波浪形，或向两侧摆动或环绕长轴旋转。它在人体外的生活能力较低，在干燥环境中和阳光直射下迅速死亡。普通的消毒剂和热肥皂水均能在短时间内使其死亡。在40℃时失去传染力，48℃可生存30分钟，60℃时存活3~5分钟，100℃立即死亡，但在-10℃时可生存3小时。

当人体感染了梅毒螺旋体后，先侵入皮肤淋巴间隙，数小时可侵入附近的淋巴结。2~3天后即进入血液循环而播散全身。此时机体尚未发生反应，故无任何症状。大约经3周左右的潜伏期，才在梅毒螺旋体进入处产生梅毒初期损害，称作下疳。

下疳发生约1周后，局部淋巴结肿大，约在传染后6周血清反应呈阳性。由于局部的免疫反应，下疳可以"不治自愈"。但潜伏在机体内的梅毒螺旋体仍继续繁殖，在感染后8~10周大量进入血液循环而产生全身广泛性早发梅毒疹，它也可以不治而愈。当人体抵抗力低下时，残留在体内的梅毒螺旋体伺机活动，而又进入血液循环，产生复发性梅毒疹（约在传染后1~2年内出现），这以上发生症状都属于第二期梅毒。

梅毒疹在4年以上复发者称为第三期梅毒（晚期梅毒），它的损害不仅限于皮肤黏膜，并可侵犯任何内脏器官或组织，传染力虽小，梅毒螺旋体亦不易找到，但破坏性极大，病程长可危及生命，血清反应大多阳性。

（二）中医学认识

中医对梅毒的认识是以发病过程及临床表现为依据的。一般多将其成因分为毒邪侵袭，湿热内蕴两端，其中毒邪侵袭是发病的主要病因。毒邪侵袭，湿热内蕴，发于肌肤所致。其病理机制是毒热内蕴、毒发肤腠、毒腐肌骨、毒犯心脾、毒侵经络、肝肾亏损。

二、临床诊断

（一）辨病诊断

1. 临床表现

梅毒的诊断应根据病史及起病缓慢及相应的临床症状、体征及实验室检查进行，诊断梅毒并不困难。

（1）病史 应着重询问性接触史，（包括时间、性伴侣及配偶的性病情况，患者既往是否有传染性疾病及现病史，有无抗梅毒治疗、药物及剂量）。

（2）症状 硬下疳及特异性梅毒疹等。

（3）体征 根据各期的临床表现不同，体征也不尽相同。

①一期梅毒：潜伏期平均周3~4周，在螺旋体侵入处出现初疮，称硬下疳。

②二期梅毒：梅毒螺旋体经淋巴管及血管进入血液，在体内大量繁殖，出现广泛皮肤黏膜损害。

③三期梅毒：这期病程缓慢，除皮肤黏膜损害外，内脏（尤其是心血管系统）、骨骼以及中枢神经系统均可受累（如脊髓痨、麻痹性痴呆）。

④胎传梅毒：因胚胎期血行感染，故不发生硬下疳，自生后已进入二期感染阶段，心血管系统受犯少，而眼、耳、鼻等感官系统被累及者多见。影响营养发育，

骨骼损害亦较多见。

（4）赫氏反应 赫氏反应（又称梅毒吉海反应、赫克斯海默尔反应）是治疗时可能发生的不良反应之一。此反应通常会在1小时后开始出现并持续24个小时，其症状为发热、肌肉疼痛、头痛及心搏过速。其原因是免疫系统为了响应梅毒病菌在爆裂时所释放的脂蛋白而释放了细胞因子。

2. 病原学诊断

梅毒的病原学诊断可根据梅毒螺旋体检查及血清学检查的指标，具有重要的病原学诊断意义。

（1）暗视野镜检 一般凡在性接触过的地方，可见到活的梅毒螺旋体的形态和运动特征。螺旋形态固定不变，有6~12个螺旋，其运动缓慢而速度均匀，能旋转、波动及前后移动。

（2）免疫荧光染色（ELISA） 用异硫氰酸荧光素（FITC）标记的抗梅毒螺旋体抗血清，待检早期梅毒损害分泌物，在免疫荧光显微镜下观察，可见梅毒螺旋体呈亮绿色荧光，敏感性差。

（3）梅毒血清学试验 可分为非特异性抗原（脂类抗原）血清试验和螺旋体抗原血清试验。

①非特异性梅毒脂类抗原血清试验（TRUST）：梅毒螺旋体感染人体后，宿主迅速对螺旋体表面的脂质做出免疫应答，在3~4周产生抗类脂质抗原的抗体（反应素），此时TRUST试验可呈阳性。由于其抗原是非特异性的，易出现假阳性反应。

②特异性梅毒血清试验（TPPA）：准确率高，假阳性率低，故临床常用，具有确诊意义。

③快速血浆反应素环状卡片试验（RPR）：本试验阳性作为梅毒的筛查。初次感染梅毒数周后，效价可高达1：（4~256）。

（4）脑脊液检查 神经梅毒可经检查患者脑脊液中的细胞计数和蛋白质量以及

进行性病研究实验室试验、环状卡片试验或甲苯胺红不加热血清学试验予以诊断。

（二）辨证诊断

梅毒在临床上根据传染途径和临床表现不同，分为后天（获得性）梅毒和先天性（胎传）梅毒。其中获得性梅毒多属毒邪侵袭湿热内蕴，发于肌肤所致。但辨证分型多以病机为依据，故辨证诊断应合而论之。

1. 四诊

望诊：患处欣红肿胀，有多形性皮损——梅毒疹，神疲乏力，面色无光，手足挛急，舌质淡红，苔少或薄白。

闻诊：腐烂组织有腥臭味，语言及口味无明显异常。

问诊：全身不适、咽痛、头痛、关节酸痛、肢体萎软无力、目眩发落、咽干耳鸣等。

切诊：皮肤呈树胶样肿，肤生大小不等杨梅结毒，脉细缓无力或弦数、细数。

2. 辨证分型

（1）毒热内蕴型

临床证候：起病较急，患处欣红肿胀，溃烂成疮，脓汁臊臭，大便秘结，小便淋涩，脉弦数，舌质红、苔薄黄。

辨证要点：起病急，患处溃烂成疮，大便秘结，舌质红、苔薄黄，脉弦数。

（2）毒发肤腠型

临床证候：周身可见多形性皮损，如斑丘疹、玫瑰疹、溃疡疹等；伴有全身不适、微痒、乏力、咽痛、头痛、骨节酸痛等，脉细数，舌质淡红、苔少。

辨证要点：周身可见多形性皮损，伴有全身不适症状，舌质淡红、苔少，脉细数。

（3）毒腐肌骨型

临床证候：树胶样肿：肤生大小不一的杨梅结毒。唇缺、鼻塌、腭穿，破溃则腐臭不堪。脉虚细，舌质淡、苔少。

辨证要点：树胶样肿，肤生大小不一的杨梅结毒，破溃则腐臭不堪，舌质淡、苔少，脉虚细。

（4）毒犯心脾型

临床证候：心悸不安，怔忡，健忘，失眠，面色无华，神疲气短，食少倦怠，头晕目眩，脉细缓无力，舌质淡红、苔薄白。

辨证要点：心悸不安，失眠，健忘，神疲气短，头晕目眩，舌质淡红、苔薄白，脉细缓无力。

（5）毒侵经络型

临床证候：头痛，颈背强直，肢体酸重，或见手足挛急，甚则角弓反张，脉弦数，舌质暗红、苔黄微腻。

辨证要点：头痛、颈背强直，手足挛急，甚则角弓反张，舌质暗红、苔黄微腻，脉弦数。

（6）肝肾亏损型

临床证候：病程旷久，肢体痿软无力，腰背酸软，不能久立，目眩发落，咽干耳鸣，舌质红、少苔或无苔，脉细数。

辨证要点：病程旷久，肢体痿软无力，腰背酸软，舌质红、少苔或无苔，脉细数。

（7）肝经湿热型

临床证候：淫秽疫毒之邪并湿热外感，浸淫肝经，下注阴器，气机阻滞，湿热疫毒之邪凝聚，发为疳疮（硬下疳）横痃。主症为外生殖器及肛门等处，皮疹栗起或硬块，或腹股沟淋巴结肿大坚硬，胁肋胀痛，纳呆，厌食油腻，尿短赤，大便秘结，舌苔黄腻，脉弦数。

辨证要点：肛门及外生殖器皮疹栗起或硬块，腹股沟淋巴结肿大，尿短赤，大便秘结，舌苔黄腻，脉弦数。

（8）气郁痰结型

临床证候：淫秽疫毒循肝经下注并凝集于阴器，气血壅阻，痰瘀互结成横痃。主症为腹股沟一侧或两侧淋巴结肿大，坚硬不疼，微热不红，胸闷不舒，口苦，舌红，脉数。

辨证要点：腹股沟淋巴结肿大，坚硬不痛，微热不红，口苦，舌红，脉数。

（9）正虚邪陷型

临床证候：淫秽疫毒蕴结，横痃溃破，日久气血受损，正虚无力托邪外达。主症为腹股沟一侧或两侧肿大的淋巴结溃破，口大日久不敛，时有臭脓，面色黄而少华，神疲乏力，舌质淡、苔薄白，脉虚细，见于一期梅毒淋巴结肿大合并感染。

辨证要点：腹股沟淋巴结溃破久不愈合，时有臭脓，舌质淡、苔薄白，脉虚细。

（10）风热壅盛型

临床证候：病程日久，卫外失固，风邪趁势而入，风热相搏，以致热壅于里，风热疫毒郁于肌肤发为杨梅疮，见于二期梅毒疹。主症为胸、腰、腹、四肢屈侧、颜面、颈部等处出现鲜红皮疹或斑块，伴恶寒发热、头痛、口苦咽干、便秘尿黄、苔黄干燥、脉数。

辨证要点：全身各部出现鲜红皮疹或斑块，伴恶寒发热，口苦咽干，便秘尿黄，苔黄干燥，脉数。

（11）湿热蕴结型

临床证候：淫秽疫毒并湿热外感，邪郁于里，气机受阻，邪郁肌肤发为杨梅疮。见于二期梅毒疹，主症为胸、腹、四肢屈侧、颜面、颈等处先后出现红中透白的杨梅疹、杨梅痘或杨梅斑，腹胀纳差，便溏，渴不欲饮，苔白腻，脉濡或滑。

辨证要点：身体四肢各部出现红中透白的杨梅疹、杨梅痘或杨梅斑，便溏，苔白腻，脉濡或滑。

（12）风毒蕴结型

临床证候：疫毒内蕴日久，沉于骨髓，自里外发，并风邪郁于肌肤，随处结为杨梅结毒，见于三期梅毒。主症为筋骨疼痛，日轻夜重，随处结肿，其色暗红，黄

水泛溢而腐臭，口渴，心烦，舌红、苔黄，脉数。

辨证要点：筋骨疼痛，随处结肿，溃不愈合而腐臭，舌红、苔黄，脉数。

（13）脾虚湿困型

临床证候：素体脾虚湿盛，淫秽疫毒久羁，自里外发而为杨梅结毒。见于第三期梅毒，主症为毒肿小如豌豆，大及胡桃，其色褐，无压痛，溃后难以敛，疮口凹陷，边界整齐，腐肉败臭，筋骨疼痛，胸闷不饥，食少便溏，肢体困倦，舌苔黄，脉濡数。

辨证要点：毒肿溃后难以敛口，腐肉败臭，筋骨疼痛，食少便溏，肢体困倦，舌苔黄，脉濡数。

（14）气血两虚型

临床证候：杨梅结毒溃破，大泄脓血，气血受损，见于三期梅毒。主症为结毒溃疡面肉芽苍白，脓水清稀，久而不敛，面色苍白或萎黄，头晕眼花，少气懒言，舌淡苔白，脉虚细。

辨证要点：结毒溃疡面肉芽苍白，脓水清稀，久而不敛，少气懒言，舌淡苔白，脉虚细。

（15）小儿遗毒型

临床证候：胞胎内禀受父母精血遗毒（胎传梅毒）。主症为消瘦，皮肤干枯，貌似老人，口角有光亮斑片及大小疱，臀部皮肤剥落溃烂，鼻孔肿胀，有脓血鼻涕，呼吸、吮乳均困难，膝踝关节肿胀，或有鼻骨塌陷。治疗参考以上各型辨治。

辨证要点：消瘦，皮肤干枯，貌似老人，口角有光亮斑片及大小疱，臀部皮肤溃烂，呼吸吮乳困难，膝踝关节肿胀，或有鼻骨塌陷。

三、分期鉴别诊断

梅毒在临床上根据在人体内潜伏期长短不同，所表现也不尽相同。根据各期临

床表现不同，各期的鉴别诊断也不一样，现就各期的临床症状与以下疾病作以鉴别。

梅毒是由一种致病微生物螺旋体经过性交、血液潜伏人体，经3~4周后感染此病，实验室梅毒血清反应呈现阳性，即可诊断此病。

（一）一期梅毒

主要表现为硬下疳。它可根据性病传染史特异性皮损（单发，质地坚韧，周边坚硬隆起，溃疡基底平坦，无脓液），症状轻微可自愈。可查见梅毒螺旋体及梅毒血清学检查阳性等，易于诊断。一期梅毒应与下列疾病相鉴别。

（1）生殖器疱疹　初起微凸起红斑，1~2日后成为簇集性水疱，自觉疼痛，基底不硬，1~2周可消退，常可复发，组织培养为单纯疱疹病毒 Tzanck 涂片检查阳性。

（2）下疳样脓皮症　病原菌为链球菌，皮损与下疳极相似，但无典型硬度，无暗红色浸润，无不洁性生活史，附近淋巴结早期肿大，疼痛，但病愈后即可消失。

（3）软下疳　亦为性病之一，由杜克雷嗜血杆菌引起，潜伏期短，发病急，炎症著明，基底柔软，溃疡较深表面有脓性分泌物，疼痛剧烈，常易复发。

（4）结核性溃疡　皮损亦为单个孤立浅在性圆形溃疡，表面常覆有结痂，常可伴有内脏器官结核，自觉症状轻微，可查见结核杆菌。

（5）贝赫切特综合征　可在外生殖部位发生溃疡，有时较深，自觉疼痛易复发，常伴有眼及口腔症状。

（6）固定性药疹　可见于阴茎包皮内叶及冠状沟等处。为局限性红斑及糜烂，无硬下疳特征，自觉痒，有服药史。

（二）二期梅毒

根据感染后9~12周全身出现特异皮疹，缺乏自觉症状，可以自愈，有一期梅毒史，梅毒血清反应强阳性等可以诊断，它应与下列疾病鉴别。

（1）药疹　有服药史，发病迅速，皮损颜色鲜红，伴有显著瘙痒，无性接触史及硬下疳史，梅毒血清反应阴性。

（2）玫瑰糠疹　皮疹椭圆形，长轴皱纹一致，附有糠状屑，常可见有较大母斑，自觉瘙痒，淋巴结不大，梅毒血清反应阴性。

（3）扁平苔藓　为紫红色多角形扁平丘疹，有蜡样光泽，但瘙痒剧烈，且泛发者少，发于阴囊者常呈环状，易与环状梅毒疹相混，检查梅毒螺旋体及梅毒血清反应即可鉴别。

（4）尖锐湿疣　呈菜花状或乳头状隆起，基底较细。呈淡红色，为性传播疾病之一，由病毒引起，梅毒血清反应阴性。

（三）三期梅毒

此期皮损较为严重，可出现结节性梅毒疹及树胶样肿，根据皮损特点，参考病史，可以诊断。故应与下列各病鉴别。

（1）慢性小腿溃疡　多见于小腿静脉曲张患者，形状多与梅毒性溃疡类似。但无暗红色硬性浸润，溃疡不呈马蹄形，常继发静脉炎，梅毒血清反应阴性，梅毒治疗无效。

（2）瘰疬性皮肤结核　亦发自皮下，以颈部多见，溃疡边缘菲薄，呈潜蚀状。发展较梅毒缓慢，常形成瘘管，分泌的脓液稀薄，治愈后瘢痕呈索条状，抗梅毒治疗无效。梅毒血清反应阴性，结核菌素试验阳性。

（3）孢子丝菌病　初发亦为无痛坚硬结节，其排列系沿淋巴管经络，溃疡周围无浸润，质地不硬，分泌物培养可见孢子真菌。

（4）基底细胞癌　溃疡边缘坚韧，翻卷，肉芽高低不平，易出血，浸润较浅，活检易于证明。

四、临床治疗

（一）提高临床疗效的基本要素

对于梅毒患者，目前还没有特效的新疗法。早期诊断、早期治疗是提高临床疗效的关键。巩固治疗，防止复发，控制传染源，切断一切传播途径，是提高远期疗效的基本保证。中西医药治疗是治疗梅毒各期病程的有效疗法。

（二）辨病治疗

治疗此病临床上重点在于抗生素应用及对症治疗。

（1）青霉素疗法　青霉素是目前治疗梅毒的首选药物，可用青霉素G钾，每次80万单位肌内注射，每天2次，连用2周。

（2）红霉素疗法　对不能采用青霉素或砷剂治疗的各期患者，可应用红霉素治疗，每次0.5g，每天4次，40g为1个疗程。可单独应用或并用铋剂，需要时隔2~3周，可重复第2疗程。

（3）米诺环素　每次100mg，每日3次，连续15日为1个疗程，肌内注射。

（4）氨苄西林　每次1.0g肌内注射，每周1次，共3次。

（三）辨证治疗

1.辨证施治

（1）毒热内蕴型

治法：泻火解毒。

方药：黄连解毒汤合五味消毒饮。

黄连10g，焦山栀10g，金银花30g，野菊花30g，蒲公英30g，地丁30g，土茯苓15g，炒槐花15g。

（2）毒发肤腠型

治法：托毒外出，消瘀止痛。

方药：桔梗解毒汤加减。

土茯苓30~60g，黄芪5g，芍药5g，大黄5g，甘草5g，桔梗10g，玄参10g，威灵仙10g，川芎10g。

（3）毒腐肌骨型

治法：解毒化瘀，扶正固本。

方药：化毒散加减。

大黄10g，归尾10g，僵蚕10g，山慈菇10g，党参12g，黄芪12g，浙贝母12g，桃仁6g，琥珀6g，金银花15g，甘草15g，金头蜈蚣1条。

（4）毒犯心脾型

治法：补血养心，扶脾安神。

方药：归脾汤加减。

黄芪12g，党参12g，白术12g，干地黄12g，当归10g，龙眼肉10g，炙甘草10g，广木香10g，远志10g，茯神15g，枣仁15g，丹参6g，石菖蒲6g，川芎6g。

（5）毒侵经络型

治法：涤痰息风，护阴通络。

方药：蠲痹消毒散加减。

葛根6g，姜黄6g，羌活6g，独活6g，石菖蒲6g，陈皮10g，法夏10g，贝母10g，郁金10g，僵蚕10g，当归12g，丹参12g，川芎12g，土茯苓15g，干地黄15g，生白芍15g，全蝎4.5g。

（6）肝肾亏损型

治法：滋补肝肾，添精益髓。

方药：刘氏地黄饮子加减。

熟地12g，巴戟天12g，肉苁蓉12g，黄柏12g，山药15g，山茱萸15g，龟甲（先煎）15g，陈皮10g，白芍10g，牛膝10g，熟附子10g，五味子6g。

（7）肝经湿热型

治法：清泄肝经湿热。

方药：龙胆泻肝汤加减。

木通15g，车前子15g，生地15g，土茯苓15g，龙胆草10g，黄芩10g，栀子10g，泽泻10g，当归10g，甘草5g。

（8）气郁痰结型

治法：清热解毒，化痰散结。

方药：犀黄丸加减。

牛黄0.3g，麝香0.1g，乳香9g，没药9g，金银花10g，土茯苓10g，皂角刺10g，穿山甲（以他药代替）10g。

（9）正虚邪陷型

治法：益气养血，扶正托邪。

方药：托里消毒散加减。

熟地15g，黄芩15g，土茯苓15g，金银花15g，人参15g，川芎10g，当归10g，白芍10g，白芷10g，白术10g，桔梗6g，皂角刺6g，甘草5g。

（10）风热壅盛型

治法：解表通里，清热解毒。

方药：防风通圣散加减。

防风12g，荆芥12g，大黄12g，芒硝12g，黄芩12g，连翘12g，山栀12g，当归10g，川芎10g，白芍10g，白术10g，桔梗15g，滑石15g，石膏15g，甘草5g。

（11）湿热蕴结型

治法：清热解毒利湿。

方药：土茯苓合剂。

土茯苓15g，金银花15g，威灵仙10g，白鲜皮10g，苍耳子5g，生甘草5g。

（12）风毒蕴结型

治法：祛风清热解毒。

方药：搜风解毒汤加减。

土茯苓15g，薏苡仁15g，木通15g，金银花10g，防风10g，木瓜10g，白鲜皮10g，皂角刺10g，当归10g，人参5g，甘草5g。

（13）脾虚湿困型

治法：健脾渗湿，清热解毒。

方药：参苓白术散合土茯苓合剂。

土茯苓15g，金银花15g，威灵仙15g，白鲜皮15g，白术10g，怀山药10g，莲肉10g，砂仁10g，桔梗10g，苍耳子6g，甘草5g。

（14）气血两虚型

治法：补益气血。

方药：八珍汤加减。

熟地15g，茯苓15g，当归15g，白芍10g，川芎10g，生姜10g，大枣10g，人参5g，甘草5g。

2. 外治疗法

（1）熏洗法　可用大豆甘草汤（黑豆500g，甘草30g，赤皮葱3根，槐条200cm。）煎汤外洗，每天2次。也可用蛇床子60g，地骨皮30g，桑枝30g，槐枝60g。煎汤外洗，适用肛周梅毒疹、肛门部下疳、肛门扁平湿疣。

（2）敷药法　可用珍珠散敷于肛门部溃疡处。《医宗金鉴》方：珍珠、黄连、黄柏、铅粉、轻粉、象牙末、五倍子、儿茶、没药、乳香各等份，共研极细末，先以米泔水洗患处，再撒此药，适用于肛门下疳溃疡糜烂；也可用红玉膏敷于肛门部溃疡处，早晚更换一次，适用于各种难愈性创面，具有提脓生肌的作用。

3. 成药应用

（1）成药

①清热解毒口服液：每次2支，每日3次，口服。

②抗病毒口服液。每次2支，每日2次，口服。

③双黄连口服液。每次2支，每日3次，口服。

④黄连上清丸。每次2丸，每日2次，口服。

⑤归脾丸。每次2丸，每日2次，口服。

4. 单方验方

①龙胆泻肝汤加土茯苓30g、夏枯草30g，适用于肛门部下疳。

②五味消毒饮加土茯苓30g、紫草30g，适用于肛周梅毒疹。

③黄连解毒汤加薏苡仁30g、土茯苓30g，适用于肛门扁平湿疣。

⑤葛根芩连汤加车前草30g、萹蓄15g、

土茯苓 30g、吴茱萸 12g，水煎服，适用于梅毒性直肠炎。

⑥白头翁汤加土茯苓 30g，三七粉 2g（冲服），水煎服，适用于直肠梅毒瘤。

⑦解毒天浆散：花粉、防风、防己、皂角针、白鲜皮、连翘、川芎、当归、风藤木瓜、金银花、蝉蜕、薏苡仁、甘草、土茯苓。适用于筋骨疼痛，不问新久。

⑧归灵汤：川芎、当归、白芍、熟地、薏苡仁、木瓜、防己、天花粉、金银花、白鲜皮、人参、白术、甘草、威灵仙。适用于元气虚弱阶段。

⑨土茯苓合剂：土茯苓、马齿苋各 60g，金银花 30g，蒲公英 15g，甘草 6g。

⑩七宝丹：土茯苓、蝉衣、金银花、僵蚕、甘草、皂角刺、杏仁。伴关节炎时加独活、牛膝、海桐皮、桔梗、忍冬藤。

五、预后转归

梅毒在临床上一旦确诊，应及早治疗，使一、二期梅毒病损迅速丧失传染性，以免传染他人。在最短的时间内达到完全治愈，使Ⅲ期梅毒性炎症在组织内消除，损害的组织被瘢痕代替。这种疾病呈慢性和进行性发展，若不彻底进行驱梅治疗，其病变会由局部向全身播散。其传染性特强，潜伏 3~5 年后转变为慢性坏死性病变，破坏机体的各个重要器官。最后造成各个器官的功能衰竭而死亡。因此，梅毒患者应及早确诊，及早治疗，彻底治疗则预后良好，治疗越早，效果越好。

六、预防调护

（一）预防

1. 加强传染源的管理

（1）梅毒患者一经确诊，应隔离彻底治疗，加强消毒管理。

（2）坚决取缔暗娼，建立卖淫妇女及嫖娼男子的收容机构，切断传染源。

（3）严禁与梅毒患者接吻或性交，避免使用被梅毒患者污染的物品及用具。

2. 切断传播途径

（1）提高个人卫生水平，做好各种性病防治宣传工作。

（2）洁身自爱，不乱搞男女关系，注意公共场合卫生是防治梅毒的最佳途径。

（3）梅毒患者使用过的物品及用具应严格消毒将其毁灭。

（4）有冶游史者，应及时查血，及早治疗，治疗彻底，以免感染他人。

3. 易感人群的保护

（1）对未感梅毒患者的人，实行一夫一妻制，婚前应做婚姻健康状况检查，不乱搞男女关系，是不会患梅毒及性病的。

（2）早期梅毒患者在治疗期间应禁止性生活，心血管及神经梅毒患者应随访终生。

（3）建立及健全性病防治机构，及时掌握流行动态传染来源，影响因素等，这对于消灭梅毒将是一个牢固的基础。

（二）调护

治疗梅毒最重要的是一经确诊，需到正规医院进行正规治疗，应早诊断，彻底治疗，就不会留下后遗症。应说服患者不要讳疾忌医或暗访游医、巫医，盲目乱治，耽误病情延长时间，造成更严重后果，对顽固的梅毒恐惧症患者不妨进行一些心理行为疗法，如暗示疗法或安慰剂治疗等。

（1）休息　梅毒患者二期可作适当休息，避免剧烈活动，避免性交，控制性生活，三期梅毒患者病毒已累及心脏，应绝对卧床休息，等彻底治愈后，梅毒血清检查阴性，全身特异性症状逐渐消失后，再经 1 个月观察无异常，方可逐渐恢复正常活动。

（2）饮食　梅毒早期患者，无须禁忌

特别食物，晚期梅毒患者，应禁忌辛辣及刺激性食物，以免加重病情，宜吃清淡、新鲜、易消化并含有一定的蛋白质、糖类和维生素类食物。应强调高蛋白、低脂肪食物，如瘦肉、鸡蛋、动物肝脏等，宜多吃新鲜蔬菜、水果，多饮水，以利小便，促进毒素排泄。

（3）食疗　薏苡仁土茯苓粥：先将大米 150g，薏苡仁 50g 洗净，土茯苓 50g 洗净，用纱布包好，同煮至米烂粥浓，去土茯苓，吃粥。大米甘平，健脾和胃，薏苡仁甘淡微寒，健脾利湿，土茯苓甘凉，解毒祛湿。全方清热化湿。

七、专方选要

（1）土茯苓复方　土茯苓 1500g，金银花 500g，萆薢 240g，甘草 240g，泽泻 240g，当归 120g，黄柏 120g，白芷 120g。将上述药切碎加水煮沸 1 小时，去渣过滤，再煎二煎煮沸 2 小时，将二汁混合，浓缩至 2~3kg 收膏。用法：每次服 30~50ml，每日 3 次，开水冲服，20~24 日为 1 个疗程。

（2）苦翘丸　苦参 50g，地肤子 20g，蛇床子 20g，枯矾 10g，黄柏 10g，连翘 20g。将以上药物混合一起，共研细末，制备成胶囊，或制备成水丸，每天 3 次，每次 6g 开水冲服。口服，1 个月为 1 个疗程。

八、研究进展

（一）病因病机

梅毒属于中医"霉疮""花柳病"的范畴，并指出梅毒多为淫秽疫毒引起的。其病机主要为毒邪侵袭，湿热内蕴，发于肌肤所致，病位在心、肝、脾、肾。围绕本病的临床症候，当代医家通过审证求因，对其病机的研究日趋深刻。其病机可概括为淫秽疫毒→脏腑虚弱，肾气虚衰→肝脾功能失调→血脉受阻→梅毒。

（二）分型证治

目前临床上以梅毒的临床表现及侵犯器官的程度，将梅毒分期论治，分述如下。

1. 一期梅毒

（1）泻火解毒，以黄连解毒汤合五味消毒饮加减。常用药物有：黄连、金银花、野菊花、蒲公英、紫花地丁、土茯苓、槐花等。

（2）清热解毒，化痰散结，以犀黄丸加减。常用药物有牛黄、麝香、乳香、没药、金银花、土茯苓、穿山甲（以他药代替）等。

（3）益气养血，扶正托邪，以托里消毒散加减。常用药物有熟地、黄芪、金银花、土茯苓、人参、川芎、当归、白芍、白术、桔梗、甘草等。

2. 二期梅毒

（1）托毒外出，消瘀止痛，桔梗解毒汤加减。常用药物有土茯苓、黄芪、芍药、大黄、甘草、玄参、川芎等。

（2）解表通里，清热解毒，防风通圣散加减。常用药物有防风、荆芥、大黄、当归、川芎、白芍、甘草等。

（3）清热解毒利湿　土茯苓合剂，常用药物土茯苓、金银花、威灵仙、苍耳子、生甘草等。

3. 三期梅毒

（1）解毒化瘀，扶正固本，化毒散加减。常用药物有大黄、归尾、党参、黄芪、浙贝母、金银花、甘草等。

（2）补血养心，扶脾安神，归脾汤加减。常用药物有黄芪、党参、白术、当归、龙眼肉、广木香、茯神、丹参等。

（3）涤痰息风，护阴通络，蠲痹消毒散加减。常用药物有葛根、姜黄、羌活、独活、川芎、土茯苓、生白芍、全蝎等。

（4）滋补肝肾，添精益髓，刘氏地黄饮子加减。常用药物有熟地、肉苁蓉、黄柏、山药、山茱萸、陈皮、白芍、怀牛膝、五味子等。

（三）实验室检查

肖霞等选取了150例非梅毒患者进行TP-ELISA法、TPPA法、RPR法三种方法同时检测，并对比三种方法的应用价值。检测结果显示：在敏感性方面，检测梅毒特异性抗体的TPPA法在一期梅毒及二期梅毒的检测敏感性略低于TP-ELISA法检测，但不具统计学意义；RPR法敏感性最低。RPR法检测的为梅毒非特异性抗体，即类脂质类抗体，其出现较特异性抗体晚，因此其在一期梅毒的敏感性要低于TPPA和TP-ELISA法，类脂质类抗体会随着梅毒有效治疗而逐渐消失，这也是引起RPR检测的检出率在各期梅毒均低于TPPA及TP-ELISA的原因之一；在特异性方面，TPPA法在三种检测方法中特异性最高，RPR法特异性最低。TPPA法和TP-ELISA法仍存在约1%的假阳性率，如老年患者、肿瘤患者、自身免疫性疾病患者、孕妇、长期吸毒患者，及部分合并其他螺旋体感染的患者均会引起特异性抗体检测的生物学假阳性反应，而且梅毒特异性抗体的阳性结果无法区分患者处于是发病期还是继往感染，因此不能够单纯依据检测结果进行诊断梅毒。

王娜等人认为聚合酶链反应（PCR）对血浆、血清、皮肤破损部位组织液、淋巴穿刺液和脑脊液等标本进行梅毒螺旋体核酸检测。梅毒螺旋体不能体外培养，通过PCR技术扩增梅毒螺旋体DNA以检测病原体是最有潜力的诊断方法，其优点是特异性较高，对早期梅毒、神经梅毒、先天性梅毒和伴获得性免疫缺陷综合征（AIDS）梅毒的诊断，以及梅毒发病期与既往感染梅毒螺旋体的鉴别诊断均具有重要价值。

魏春波等研究显示，脑脊液蛋白定量与症状性神经梅毒的发生显著相关，脑脊液蛋白定量升高为其危险因素，且每升高1g/L，发生症状性神经梅毒的风险增加1.056倍。

谭燕等研究显示，采用青霉素治疗的神经梅毒患者1年内病情加重的概率较高，但重复治疗后远期预后较好，并且脑脊液蛋白定量和脑脊液PRP试验滴度与远期预后密切相关，即脑脊液蛋白定量和脑脊液PRP试验滴度越高、远期预后越差，而血清PRP试验滴度与病情严重程度和远期预后无关联性。

美国疾病控制中心认为，非螺旋体试验抗体滴度与梅毒活动期相关，可以用于评价疗效。治疗后非螺旋体试验抗体滴度可以下降甚至转阴，有些患者规范治疗后非螺旋体试验抗体可以持续存在，称为"血清固定"。大部分梅毒患者螺旋体试验可以终生持续阳性。螺旋体试验抗体滴度与疗效无关。

邓美霞提出WB是凝胶电泳与固相免疫相结合的一种分子生物学技术，把梅毒螺旋体破碎，各种蛋白质抗原经SDS-PAGE凝胶电泳分离并转到硝酸纤维薄膜上。根据各种抗原相对分子质量大小不同，其在电场中脉动的速度不同，在硝酸纤维薄膜上所占据的位置也不一样，与患者血清中对应的抗体免疫反应，由标记的抗原抗体反应就能显示出可见的结果。梅毒螺旋体外膜脂蛋白相对分子质量分别为47000、45000、17000、15000，已经检测到具有较好免疫活性的梅毒螺旋体特异性蛋白治疗。

（四）治疗

王千秋对美国、加拿大、欧洲、我国的诊疗方案进行比较，认为我国治疗早期梅毒苄星青霉素疗程偏长（2周与其他指南的 1 周），妊娠梅毒的疗程也偏长（我国推荐妊娠早期与晚期各 1 个疗程）。鉴于我国的实际情况，单独列出了心血管梅毒的治疗方案。如有心力衰竭，首先治疗心力衰竭，待心功能可代偿时，可注射青霉素，但从小剂量开始以避免发生赫氏反应，造成病情加剧或死亡。水剂青霉素 G，第 1 天 10 万 U，1 次肌内注射；第 2 天 10 万 U，共 2 次肌内注射；第 3 天 20 万 U，共 2 次肌内注射；自第 4 天起按下列方案治疗：普鲁卡因青霉素 G，80 万 U/ 日，肌内注射，连续 20 日为 1 个疗程，共 2 个疗程（或更多），疗程间停药 2 周；或苄星青霉素 240 万 U，分为两侧臀部肌内注射，每周 1 次，共 3 次。

陈俞霖、谭中荣观察 53 例不同初治期妊娠梅毒的妊娠结局，结果发现：< 16 孕周组 28 例，正常足月分娩 27 例（96.4%），≥ 16 孕周 25 例，正常足月分娩 13 例（52%），两组结果具有显著性差异（P < 0.01）；新生儿阿氏评分，< 16 孕周组平均 8.75 分，≥ 16 孕周组平均 6.96 分（P < 0.05）；新生儿体重：< 16 孕周组平均 3.21kg，≥ 16 孕周组平均 2.76kg（P < 0.05）。结论是 16 孕周前确诊并开始治疗的妊娠梅毒患者，通过正规驱梅治疗，其胎儿相对安全；16 孕周后确诊并开始治疗的妊娠梅毒患者其妊娠风险很大。

闫宁等观察头孢曲松钠联合苄星青霉素治疗潜伏梅毒患者血清快速血浆反应素（RPR）的转归，随访 24 个月后，早期潜伏梅毒患者有 16 例血清 RPR 转阴，痊愈率为 69.57%，晚期潜伏梅毒患者有 6 例血清 RPR 转阴，痊愈率 27.27%；得出结论头孢曲松钠联合苄星青霉素治疗早期潜伏梅毒的效果较单一使用苄星青霉素显著，表现在血清 RPR 阴转时间缩短，转阴率高，血清固定率降低，对晚期潜伏梅毒患者的治疗效果与单纯使用苄星青霉素没有差异。

冯维勇采用苄星青霉素联合头孢由松治疗梅毒，一年后随访的快速血浆反应素试验 RPR 阴性率（治愈率）为 95.6%，远高于两个单药治疗组，临床效果较两种药物的治愈时间更短，RPR 阴性率更高，治疗效果更加明显。

赵晓冬等通过临床观察，在早期梅毒疾病的治疗上，头孢曲松钠与普鲁卡因青霉素两种抗生素的治疗效果都十分明显，且效果相当，仅在治疗后 1 个月，头孢组与普鲁卡因组患者的 TRUST 滴度相比较，差异有统计学意义，在治疗后 3、6 个月的 TRUST 滴度、2 年内转阴率等相比无差异。

李永双等采用匹多莫德分散片、乌灵胶囊及苄星青霉素针联合治疗梅毒产妇血清固定者，采用流式细胞仪检测外周血 T 淋巴细胞（CD3/CD4/CD8），发现 TRUST 转阴率、滴度降低率均高于匹多莫德分散片、乌灵胶囊组，但 TRUST 滴度降低幅度差异无统计学意义。

朱翠云提出合并艾滋病的治疗方案，即：①对一、二期梅毒合并 HIV 感染患者：苄星青霉素 240 万 IU（分双侧臀部肌肉内注射），1 次 / 周，共 2 次。对青霉素过敏患者的推荐方案：多西环素 100mg，2 次 / 日，连服 15 日；或使用头孢曲松 1g，1 次 / 日，肌肉内注射或经静脉给药，连用 10~14 日。②对早期隐性梅毒合并 HIV 感染患者：苄星青霉素 240 万 IU（分双侧臀部肌内注射），1 次 / 周，共 2 次。但对合并 HIV 感染的晚期隐性梅毒或梅毒感染持续时间不明的患者，治疗方案为：苄星青霉素 240 万 IU（分双侧臀部肌内注射），1 次 / 周，共 3 次。对青霉素过敏患者的推荐方案：多西环素 100mg，2 次 / 日，连服 15 日。③对神经梅毒合并 HIV 感染患者推荐方案：青霉素每日 1800 万 ~2400 万 IU，以每 4 小时经静脉滴注 300 万 ~400 万 IU 方法用药，连用 10~14 日；然后改用苄星青霉素 240 万

IU（分双侧臀部肌内注射），1次/周，共3次。对青霉素过敏患者的推荐方案：头孢曲松2g，1次/日，肌内注射或经静脉滴注，连用10~14日；或使用多西环素100mg，2次/日，连服30日。

孙继伟采用头孢曲松钠联合胸腺喷丁治疗早期梅毒血清固定患者，与水剂青霉素钠和苄星青霉素治疗做对照，随访1年后，其复发率低于对照组，认为可降低复发率。

韩芸观察青霉素治疗胎传先天梅毒，在青霉素皮试阴性后，给予水剂青霉素每日5~10μg/kg，肌内注射，连用15天，结果26例患儿经过治疗血清梅毒螺旋抗原试验（TPPA）25例全部阴转，1例（12岁女童）晚期先天梅毒未转阴。

主要参考文献

[1] 肖霞，滕春燕，马慧，等. 三种梅毒螺旋体血清学检验方法的临床应用分析 [J]. 中国实验诊断学，2020，24（2）：286-289.

[2] 王娜，张馨月，张吴琼，等. 神经梅毒诊断与治疗新进展 [J]. 中国现代神经疾病杂志，2016，16（7）：397-403.

[3] 樊尚荣，梁丽芬. 2015年美国疾病控制中心性传播疾病诊断和治疗指南（续）——梅毒的诊断和治疗指南 [J]. 中国全科医学，2015，18（27）：3260-3264.

[4] 邓美霞，张晓红，赵飞骏. 梅毒实验室检测方法的研究进展 [J]. 微生物学免疫学进展，2016，44（1）：76-82.

[5] 张亮，胡迪. 探讨自制"红玉膏"对难愈性创面和烧烫伤治疗效果 [J]. 辽宁中医药大学学报，2016，18（11）：171-174.

[6] 王千秋. 中外梅毒诊疗指南介绍 [J]. 皮肤病与性病，2016，38（3）：165-169.

[7] 赵晓冬，隋红艳，杨海龙，等. 不同抗生素对早期梅毒的临床疗效观察 [J]. 中国现代药物应用，2015，9（3）：94-95.

[8] 孙继伟. 头孢曲松钠联合胸腺五肽治疗早期梅毒血清固定患者的临床效果观察 [J]. 中国卫生标准管理，2015，6（1）：165-166.

[9] 薛如君，张锡宝. 中外最新梅毒指南的解读、比较及更新内容 [J]. 皮肤性病诊疗学杂志，2017，24（1）：52-56.

第四节　阴部疱疹

阴部疱疹是一个古老的疾病，早在公元100年左右，罗马医生海德突斯就描述这个病。直到1967年才被证实为由Ⅱ型单纯疱疹病毒（HSV-2）引起。这种病是由单纯疱疹病毒感染所致的发生在泌尿生殖器官的一种性传播疾病。本病复发率高，危害严重，可导致不孕、流产、新生儿死亡等，故越来越受到人们的重视。

该病初发平均年龄为22岁，男性25岁，疱疹常发生于外阴、肛周、臀部，后二者多发生于同性恋者。

一、病因病机

（一）西医学认识

1.流行病学

阴部疱疹病毒感染近十几年来呈上升趋势，而且比较迅速，美国从1966年到1979年发病率增加了10倍，大学生的发病率可以比淋病高10倍。有人调查发现单纯疱疹病毒2型抗体的阳性率：娼妓为70%，而修女仅为3%，说明性接触与本病有密切关系。

2.发病机制

阴部疱疹常因性交或类似性行为的接触，感染了单纯疱疹病毒2型所致。潜伏期3~5日，外阴部或肛门周围、臀部出现数个红色丘疹及小水疱，互相融合，四周有红晕，初起水疱透明，2~3日后转混浊，4~5日后结痂脱落，留有色素沉着痕迹，不久可自行消退。当性接触时，疱疹破溃，分泌物含有大量病毒，极易传染对方。

HSV-2 侵入人体后，病愈后可能会有病毒残存在神经轴索而长期潜伏，待受到外伤、感染、月经等刺激时，病毒沿着神经轴索下行至破损的皮肤和黏膜，所以临床上容易复发。

（二）中医学认识

中医对于阴部疱疹的认识是以病史和发病过程及临床表现为依据的，中医认为本病多因湿毒下注，或饮食不洁，脾失健运，积湿蕴热，或肝经湿热、阴虚内热而发生。本病的病位在肝、脾、肺、肾。本病的病理机制为肺胃蕴热证及气阴两虚证。

二、临床诊断

（一）辨病诊断

根据病史、临床表现、体征及分泌物病毒分离阳性即可明确诊断。

1. 症状

患处先有发紧、烧灼、瘙痒或微痛感，继而有红色丘疹、成簇水疱，破溃后糜烂，继而干燥结痂。常发生在黏膜与皮肤交界处，如外阴部、肛门、肛周。

2. 体征

疱疹发病于尿道口者，排尿有刺痛感，肛门处周围的疱疹破溃后难以愈合。

3. 实验室检查

从患者发病处的疱疹中取出分泌物，在实验室检查下病毒分离呈阳性反应。组织培养可发现带状疱疹病毒；免疫荧光检测在血清中可见有抗体；水疱中含有补体结合抗原；疱液涂片检查可见多核气球状细胞；电镜检查可迅速做出可靠的诊断。

（二）辨证诊断

阴部疱疹根据病史及反复发作的临床症状，中医诊断并不困难，但辨证分型均以病机为依据。

1. 四诊

望诊：患处脓疱疹，脓液外溢，小便混浊，大便秘结，心慌气短，肢体倦怠，舌质淡红、苔少或无苔。

闻诊：患处脓液恶臭，语言及气味无明显异常。

问诊：口苦咽干，纳欲不香，夜寐欠安，小便疼痛，大便秘结。

切诊：肌肤发热不适，患处感觉有灼热感或刺痛，脉浮弱或细弱。

2. 辨证分型

（1）肺胃蕴热型

临床证候：外生殖器突然感觉灼热或刺痛，继而发现小如粟米，大如豆粒的丘疱疹，迅即疱液混浊，脓液少许外溢，自述口苦咽干，发热不适，纳呆，偶见小便混浊或大便秘结，舌质红、苔少，脉浮数。

辨证要点：患处丘疱疹疱液混浊，脓液外溢，小便混浊，大便秘结，舌质红、苔少，脉浮数。

（2）气阴两虚型

临床证候：疱疹反复发作，轻者每年3~4次，重者每日1次，自述心慌气短，肢体倦怠，嗜卧少言，口干目涩，夜寐欠安。舌质淡红、苔少或无苔，脉细弱。

辨证要点：疱疹反复发作，致使人体心慌气短，肢体倦怠，嗜卧少言，口干目涩，舌质淡红、苔少或无苔，脉细弱。

三、鉴别诊断

（一）西医学鉴别诊断

一般认为阴部疱疹的诊断并不困难，患者有性接触史及同性恋病史，再加上典型的临床症状及患者疱疹分泌物中提取的病毒分离阳性即可诊断。但临床上性病种类较多，很容易被误诊为此病。

如何鉴别阴部疱疹，应从以下几个方面考虑。

（1）看病史和特征　就这点来说，并无多大困难，根据特殊病史及临床典型特征进行鉴别。

（2）病原学检验异常　可以从患者丘疱疹的疱液内提取少量分泌物，在高倍显微镜下分离病毒，呈现阳性反应者，即可诊断。

（二）中医病症鉴别

阴部疱疹属于中医"热疮"范畴。主要病因为湿热秽毒。《圣济总录》论述本病说："热疮本于热盛、风气因而乘之，故特谓之热疮。"说明热疮多发生于高热病的过程中。而本病是内有蕴热，加之外感风热邪毒，热毒结聚于肺胃二经，传热于肝胆，以致肝胆湿热下注二阴而发病。在治疗上还要注意湿热与热盛相区别，湿重者以清利湿热为主，热盛者以清热泻火为主。热除湿祛，风邪不能入内，湿热秽毒不能侵入人体，故热疮也就消失。

四、临床治疗

（一）提高临床疗效的基本要素

（1）洁身自爱，加强法制观念，积极防治性病的发生。

（2）制止性乱行为，大力宣传性病的发生与发展。

（3）大量抗病毒药物应用。

（4）知常达变，灵活运用清热利湿药物。

（5）注意局部清洁卫生，加强室外锻炼，适当应用免疫剂，提高人体免疫能力。

（6）早期诊断，早期治疗，缩短病程及治疗时间。

（二）辨病治疗

临床上重点在于抗病毒及对症治疗。

1. 抗病毒剂

（1）阿昔洛韦　2.5~5mg/kg，每日 3 次，5~10 日肌内注射。

（2）病毒唑　10~15mg/kg，每日 2 次，10 日为 1 个疗程，肌内注射。

（3）清开灵注射液　每次 60ml，加入 5%GS 250ml 中静脉滴注，10 日为 1 个疗程。

（4）双黄连注射液　每次 60ml，加入 5%GS 250ml 中静脉滴注，10 日为 1 个疗程。

2. 免疫抑制剂

（1）注射卡介苗可减少生殖疱疹的复发率，每周 1 次，共 6~8 次。

（2）免疫调节肽，每次 4ml 肌内注射，每天 1 次，10 日为 1 个疗程。

3. 局部外用药

局部涂抗生素软膏，可减少渗液和避免细菌感染，外用药有 0.5% 新霉素软膏、0.25% 碘苷软膏、1% 樟脑水、5% 硫黄炉甘石水粉剂、2.5% 氧化氨基汞软膏、金黄膏或茶调金黄散等。

（三）辨证治疗

1. 辨证施治

（1）肺胃蕴热型

治法：清宣肺热，解毒止痛。

方药：解毒清热汤加减。

蒲公英 30g，野菊花 30g，大青叶 30g，紫花地丁 30g，重楼 15g，天花粉 15g，青蒿 15g，生地 15g，黄芩 12g，焦山栀 10g，泽泻 10g，柴胡 6g，莲子心 6g，灯心草 3 扎。水煎服，每日 2 次。

（2）气阴两虚型

治法：益气养阴，扶正固本。

方药：四妙汤加味。

生黄芪 15g，党参 15g，白术 15g，甘草 15g，白芍 15g，麦冬 12g，天冬 12g，玄参 12g，石斛 12g，山药 30g，干地黄 30g，炒杜仲 30g，生薏苡仁 30g。水煎服，每日 2 次。

2. 外治疗法

（1）中药坐浴　可用苦参汤坐浴、熏洗，每次30分钟，每日1~2次，可清热，燥湿，解毒。常用药有黄柏、苍术、苦参、板蓝根、白鲜皮、地肤子等。

（2）疱疹初期，仅有灼热或刺痛时，选用马齿苋水洗剂，煎汁，湿敷；若见糜烂时，选用青黛散，香油调擦，或外敷黄连膏。

3. 成药应用

①板蓝根冲剂：每次1包，每日3次，冲服。

②抗病毒口服液：每次2支，每日3次，口服。

③双黄连口服液：每次2支，每日3次，口服。

④清热解毒口服液。每次2支，每日3次，口服。

⑤龙胆泻肝丸：每次6g，每日3次，口服。

⑥黄连上清丸：每次2丸，每日3次，口服。

4. 单方验方

①清肺抑火丸：黄芩210g，黄柏60g，前胡60g，栀子120g，天花粉120g，桔梗120g，贝母90g，苦参90g，大黄180g，贝母135g。研细末，水泛为丸，每日2次，每次6g。适用于初期和体质尚可者。

②黄连上清丸：黄连、黄芩、大黄、菊花、川芎、连翘，每日2次，每次6~12g，口服。

（四）新疗法选粹

（1）采用周林频谱仪局部照射治疗，也可缓解症状。

（2）采用远红外线治疗仪，局部照射，效果满意。

（3）高频电刀局部治疗效果满意。

五、预后转归

阴部疱疹由单纯疱疹病毒引起，经性交及产道传播的性传播疾病。以生殖器部位出现簇集性水疱，极易破溃、糜烂，局部疼痛明显为特征。孕妇分娩时，也可将病毒传染给新生儿，引起新生儿疱疹，新生儿疱疹预后极差，病毒侵入人体以后，潜伏在人体内，待人体免疫力下降或受到某种刺激时，即在脊神经内大量繁殖，引起脑炎及败血症。也可伴有腹股沟淋巴结肿大、压痛、排尿困难、尿潴留等一系列症状。这些病症如能早期治疗，也能收到一定疗效。如延期治疗，预后极差。所以当人体一旦患上阴部疱疹，应严格控制性接触及终止妊娠。早期诊断、早期治疗也能缩短病程的治疗期限，能收到良好的效果。

六、预防调护

（一）预防

（1）加强个人卫生和性卫生教育。

（2）本病患者不论男女，在未治愈前不宜性生活，同时要防止通过接吻及其他直接、间接接触的机会而引起感染。

（3）妊娠妇女发生原发性或复发性阴部疱疹感染时，在破水之前，最好行剖宫产术。

（4）对反复发作的患者，为预防复发，应注意除去诱因，并可使用脊髓灰质炎疫苗，每日口服1次，每次4粒，连服3个月。以提高机体免疫力，可获得一定疗效，有防止复发的效果。

（二）调护

（1）休息　对初期阴部疱疹患者，应进行适当休息，病情好转后进行适当的体育锻炼，以提高机体抵抗能力，预防复发。

（2）饮食　避免吃刺激及辛辣性食物，

加重病情转变及发展。宜吃营养丰富的高蛋白、高维生素、清淡食物及新鲜蔬菜。注意多饮水，以利小便，促进代谢，加强毒素排泄。

七、专方选要

（1）胆芪重楼汤　生黄芪 30g，薏苡仁 20g，土茯苓 20g，龙胆草 12g，白花蛇舌草 12g，重楼 12g，甘草 12g，穿山甲（以他药代替）6g，黄精 12g，枸杞 12g 等，煎水代茶常饮。清利肝胆湿热，清热解毒。

（2）疱疹汤　金银花 20g，蒲公英 20g，地丁 20g，黄芩 10g，丹皮 10g，赤芍 10g，生地 10g，全蝎 6g，蜈蚣 2 条，生甘草 3g。本方清热解毒，疏肝燥湿。适用于急性发作期，每日 1 剂水煎服。清热解毒，通络止痛，凉血利湿。

（3）知柏地黄汤加减　知母 10g，黄柏 10g，生地 15g，山药 10g，丹皮 10g，茯苓 10g，泽泻 10g，山茱萸 10g，土茯苓 10g，白花蛇舌草 10g，虎杖 10g，甘草 5g。每日 5 次，水煎服。

八、研究进展

（一）病因病机

阴部疱疹多属于中医"热疮"范畴，多由湿热秽毒所致。其病机主要为外感风热之毒，客于肺胃，内热熏蒸，肝胆湿热蕴郁，下注外阴，热腐皮肤，而成斯疾。病久热邪伤津，阴虚内热，则病情反复发作，其病位在肝、胆、肺、胃。围绕本病的临床症候，当代医家通过"审证求因"，对其病机的研究日趋深入。综上所述，其致病过程为风湿疫毒→侵入肝、胆、肺、胃→功能失调→浸淫肌肤→热疮。

（二）药物疗法

洪彪运用胆芪重楼汤（口服，代茶饮）、乙肝清热解毒胶囊（6 粒 / 次，每日 3 次）配合马应龙痔疮膏（外擦，每日 2 次。）外擦治疗生殖器疱疹 32 例，治愈率 68.7%。其自拟胆芪重楼汤方中，龙胆草善清下焦湿热，泻肝胆实火，用治肝经热盛；生黄芪、薏苡仁健脾利湿；重楼、土茯苓、白花蛇舌草清热解毒；黄精、枸杞补益肝肾；薏苡仁清热解毒排脓，生黄芪托毒生肌；甘草补脾益气，缓急止痛，清热解毒，调和诸药。乙肝清热解毒胶囊：清肝利胆，利湿解毒。马应龙痔疮膏：清热解毒，活血化瘀，去腐生肌。共具清利肝胆湿热，健脾利湿，清热解毒，补益肝肾之功。

欧柏生外治方：白花蛇舌草 30g，马齿苋 30g，黄连 15g，黄芩 15g，黄柏 15g，野菊花 15g。水煎液冷湿敷或外洗。

陈达灿治疗时在发作期常选紫草、虎杖、大黄、甘草水煎，待凉后外洗患处，清热解毒以消肿，疱疹溃破后的糜烂面可以紫草油外搽，凉血解毒生肌而直折病势。

胡彦军自拟丹栀银龙汤：牡丹皮 15g，栀子 15g，金银花 15g，龙胆草 10g，柴胡 10g，黄芩 10g，白芍 20g，山豆根 10g，白花蛇舌草 20g，炙黄芪 30g，女贞子 10g 水煎口服，加用苦参 15g、黄柏 15g 同煎，取汁外用。苦参、黄柏清热燥湿杀虫，外用可清局部疮毒。内服外用，内外兼治，共奏扫除外生内留疮毒之效，达到提高治愈率、降低复发率的目的。

贺成彪通过中西医结合配合穴位自血疗法治疗该病，证实比单纯西药治疗治愈率更高，且复发率明显降低，认为穴位自血疗法可刺激机体的非特异性免疫反应，促进白细胞吞噬作用，通过调理人体的内环境，降低机体敏感性和增强机体免疫力，从而达到治愈生殖器疱疹的目的。

（四）评价及展望

中医药治疗阴部疱疹的效果是肯定

的，临床多以清热、利湿两大类药物为主治疗，取得了较为满意的疗效。辨证论治有着顽强的生命力，但由于缺乏严格的客观指标、临床分型，治疗多以个人经验为凭，疗效难以提高，经验难以重复。现在最重要的是应建立客观的观察指标、将治疗方案置于系统、全面规范之下，以便于临床治疗和研究。临床研究表明，中医药对抗病毒、调节机体免疫有着巨大的优势，开发前景广阔，有待我们进一步挖掘利用。

非药物疗法是一个辽阔的海洋，多年来未有开发，今后应加强这方面的开发研究，以减少各类药物对人体的不良反应。

主要参考文献

[1] 王千秋，刘全忠，徐金华，等. 梅毒，淋病，生殖器疱疹，生殖道沙眼衣原体感染诊疗指南 [J]. 中华皮肤科杂志，2014，47（5）：369–371.

[2] 洪彪. 胆芪蚤休汤治疗生殖器疱疹的疗效观察 [J]. 湖北中医杂志，2011，33（11）：41.

[3] 谢凤英. 实用传染病手册 [M]. 长沙：湖南科学技术出版社，2000：4.

[4] 沈明森. 自拟疱疹汤治疗带状疱疹30例 [J]. 浙江中西医结合杂志，2013，23（10）：847–848.

[5] 刘翔，匡琳，陈晋广. 知柏地黄汤加减治疗复发型生殖器疱疹的临床观察 [J]. 中医药导报，2010，16（6）：57–58.

[6] 欧柏生，魏飞，冯杲，等. 益气养阴清热法治疗生殖器疱疹体会 [J]. 辽宁中医杂志，2012，39（10）：1918.

[7] 刘俊峰，李鸿涛. 陈达灿治疗复发性生殖器疱疹经验 [J]. 中医杂志，2012，53（11）：967.

[8] 胡彦军，李芳琴. 丹栀银龙汤内服外洗治疗生殖器疱疹75例 [J]. 长春中医药大学学报，2011，27（4）：633.

[9] 贺成彪. 中西医结合治疗复发性生殖器疱疹临床疗效观察 [J]. 中国性科学，2011，20（6）：36.

第五节　性病淋巴肉芽肿

性病淋巴肉芽肿（LGV）又称第四病、腹股沟淋巴肉芽肿或称花柳性淋巴肉芽肿。本病是沙眼衣原体属中的淋巴肉芽肿衣原体通过性交传染的一种急性或慢性疾病，其主要临床表现为生殖器部位出现一过性水疱性损害，局部淋巴结肿大，未经治疗晚期可发生象皮肿和直肠狭窄，对组织的破坏性强。此病目前在我国较为罕见。

一、病因病机

（一）西医学认识

1. 流行病学

性病淋巴肉芽肿一般多见于热带与亚热带，如南美、西印度、东南亚、东西非及北美洲，在印度马德拉斯占性传播疾病中的6%；在尼日利亚、赞比亚及卢萨卡占2%；温带国家较少。我国少见，发病年龄多在30岁左右。

2. 发病机制

本病是由 L1、L2 或 L3 血清型沙眼衣原体引起的。沙眼衣原体大小介于细菌与病毒之间，直径为 300~400nm，结构类似一般细菌，含染色体组，有 DNA、RNA 和核糖体等。电镜下观察可见到细胞膜，呈有丝分裂繁殖。人通过性交传染，可引起外生殖器、淋巴结或直肠的炎症反应，少数病例可伴发脑炎。

感染病原体后，肛门直肠及会阴生殖器部位出现原发损害，继而发生一侧或两侧腹股沟淋巴结肿大。女性的原发损害在阴唇，呈小丘疹，衣原体由子宫和阴道后穹窿，经淋巴管到盆内淋巴结，然后至直肠周围淋巴结，引起直肠周围炎症，纤维变性，造成直肠狭窄。男性原发病损在龟头、包皮、阴茎、阴囊和腹股沟淋巴结，衣原体由淋巴管直接到直肠周围淋巴结，也可经腹股沟淋巴管到盆内筋膜和淋巴结，引起炎症和狭窄。主要病变呈溃疡、直肠炎、左侧结肠炎或全结肠炎、脓肿、肛瘘、直肠阴道瘘进而引起直肠狭窄。

（二）中医学认识

初起由不洁性交染毒，湿热下注，交阻于肌肤，而见生殖器等部位疮烂。以后肝气郁结，气滞伤脾，脾失健运，痰热内生，结于腹胯，而成横痃；或由肺肾阴亏，阴虚火旺，灼津生痰，痰火凝结而为结核。后期，肝郁化火下灼肾阴，热盛内腐成脓，耗伤气血，日久可转为虚损。

二、临床诊断

（一）辨病诊断

1. 临床表现

根据实验室及病理检查的阳性体征结合发病时间和临床症状及体征以及直肠组织活检发现肉芽肿和包涵体，诊断性病淋巴肉芽肿并不困难。

（1）症状 根据临床表现，潜伏期5~21日，有不洁性交史，该病先出现外生殖器炎症性丘疹、疱疹、破溃、糜烂，继而腹股沟淋巴结肿大。

（2）体征 临床分三期：原发损害期、淋巴播放期、后遗症期。

①原发损害期：先出现针尖至黄豆大小的丘疱疹、脓疱，破溃后形成溃疡，直径1~4mm，周围有红晕，不痛，10~20日可自行消退，不留瘢痕。

②淋巴播放期：初疱后3周，出现腹股沟横痃，病菌经淋巴管直接到腹股沟淋巴结，引起淋巴结肿大，渐渐融合在一起与周围皮肤组织粘连继而中央软化，肤色暗红色，有轻微胀痛、压痛，破溃外溢黄绿色稠脓和多个瘘管，常迁延数月难以愈合，女性可导致外阴残缺、穿孔及急性直肠炎症。

③后遗症期：表现为慢性淋巴管炎引起的外生殖器象皮肿和瘢痕收缩引起的直肠狭窄，造成排便严重困难。

2. 病原学诊断

性病淋巴肉芽肿诊断可参考下列指标，具有其中一项者都有诊断意义。

（1）血清抗体检测 主要有微量免疫荧光试验、酶联免疫吸附试验等。检出高滴度的抗沙眼衣原体对诊断该病有重要意义。

补体结合试验：取患者血清与致本病的衣原体抗原作补体结合试验，常在感染几周后出现阳性，1∶64以上有诊断意义。

（2）衣原体培养、抗原检测法、核酸检测法 衣原体培养是诊断该病最特异的方法，但敏感性不太高。培养标本取自肛门及周围皮肤、外生殖器、直肠、宫颈或肿大的腹股沟淋巴结等部位。如腹股沟淋巴结肿大，标本可由波动的淋巴结中抽取脓汁来分离，但针头应从邻近的正常组织部位插入，脓液接种到细胞之间必须用生长培养基做1∶1稀释，以避免对其细胞产生毒性。抗原检测法如酶免疫法较为简便、快速，但敏感性也不高。核酸检测法十分敏感和特异，也可用于该病的实验室检查。

3. 组织病理学检查

有该病的相对特异的组织病理学改变，在诊断上有一定的参考价值，必须指出的是：临床上即便是该病的诊断确立，也应做梅毒、生殖器疱疹、软下疳等溃疡性疾病的实验室检测，以排除合并这些感染的可能。

病理检查：特征性变化在淋巴结，主要为三角形或卫星状脓肿，其中心为坏死及多形核的细胞。中间区域为上皮样细胞，上皮样细胞可见中等量的郎格罕细胞，有纤维及大面积的凝固坏死。

（二）辨证诊断

性病淋巴肉芽肿的病机为淫毒内攻，湿热下注，蕴久成毒。但中医临床上常以辨证分型为诊断依据，故辨证诊断应合而论之。

1. 四诊

望诊：患处红肿，疱疹，破溃后有脓液外溢，舌质红、苔少或薄黄。

闻诊：脓疱破溃后有腥臭味，口腔及呼吸无异常气味。

问诊：常伴有发热、恶寒、困倦乏力、头痛、食少等全身症状。

切诊：憎寒壮热，小便涩滞，腹内急痛，小腹痞闷，脉弦数或细弱。

2. 辨证分型

（1）淫毒内攻型

临床证候：初发常在染毒后10日左右，腹股沟脊核肿大，其大小如蚕豆至鸡卵。肤色正常或微红，自觉轻微胀痛、压痛及牵引痛，伴有发热、恶寒、困倦乏力、头痛等全身症状。舌质红、苔少，脉细数。

辨证要点：腹股沟脊核肿大，有轻微胀痛、压痛及牵引痛。伴有不同程度的全身症状。舌质红、苔少，脉细数。

（2）湿热下注型

临床证候：患处肿痛，或玉门焮肿作痛，或见丘疱疹、脓疱等，伴有憎寒壮热，小便涩滞，腹内急痛，或小腹痞闷，舌质红、苔薄黄，脉弦数。

辨证要点：憎寒壮热，小便涩滞，腹内急痛，小腹痞闷，舌质红、苔薄黄，脉弦数。

（3）余毒残留型

临床证候：患处结肿逐渐软化，溃破后黄绿色脓液外溢，疮口站立则合，身曲又张，形如鱼口开合之状，迁延日久难以愈合。舌质淡红、苔少，脉细弱。

辨证要点：患处结肿逐渐软化，有脓液外溢，疮口久不愈合，舌质淡红、苔少，脉细弱。

三、鉴别诊断

性病淋巴肉芽肿的诊断并不困难，患者有典型的临床症状和体征，再加上实验室检查、病理检查及补体结合试验等即可确诊。但有些疾病的临床症状与本病很相似，故很容易误诊，所以应与下列疾病相鉴别。

1. 生殖器疱疹

为表浅性小水疱，可破溃糜烂或成浅表溃疡，需与性病淋巴肉芽肿初期相鉴别。不同点是生殖器疱疹数目较多，疼痛或灼热感较重，多为再发性。

2. 软下疳

软下疳横痃疼痛明显，化脓时为单腔性，穿孔时只有一个瘘管，同时发热畏寒等反应较重，链杆菌苗试验阳性，而Frei试验阴性。

3. 梅毒性淋巴结炎

梅毒引起的腹股沟淋巴结肿大不融合，为孤立性，很少化脓破溃，有生殖器硬下疳或下疳史，生殖器硬下疳为糜烂性丘疹，较大，直径约1cm，表面平坦，周围略高呈纽扣状。

4. 直肠癌

性病淋巴肉芽肿至晚期有类似直肠癌的直肠包块，为瘢痕组织而非菜花状肿块，必要时活检可鉴别。

5. 直肠克罗恩病

早期可有左下腹疼痛，多在餐后加重

排便及排气后减轻，伴有里急后重，便次增多，便质稀或腹泻，后期直肠可有环状狭窄环，病理组织切片可以鉴别。

四、临床治疗

（一）提高临床疗效的基本要素

（1）大力宣传性病的发生与防治。

（2）加强个人卫生管理，制止性乱行为。

（3）大量抗生素应用，预防感染。

（4）灵活运用清热、利湿、解毒药物。

（5）知常达变，活用清肝泻火，疏通气血药物。

（二）辨病治疗

临床上重点在于应用大量抗生素及对症处理。

1. 抗生素

①磺胺药物对本病有良好效果，常口服，磺胺嘧啶或磺胺异噁唑 1g，每日 4 次，首次加倍。1 周后可将剂量减少，每日 1~1.5g，连续用药 21 日。

②红霉素，每次 0.5g 口服，每日 4 次，连续 14 日。

2. 对症治疗

①发生直肠狭窄或便秘，可用麻仁润肠丸、番泻叶、液体石蜡等保持大便通畅。也可用中药大黄、白芍、白及粉、冰片、夏枯草等煎水 200ml，每次 50~100ml 保留灌肠，每天 2~3 次。

②发生急性直肠炎可口服诺氟沙星 0.2~0.4g，每日 3 次，连服 14 日。

③淋巴结化脓时（有波动感）应抽出脓液，不必切开排脓以免延期愈合。

④晚期直肠狭窄（环状狭窄）经药物治疗后，可用直肠扩张器扩张，重者（管状狭窄）需作直肠切除术。

⑤有包皮及阴囊象皮肿严重者，亦可手术切除。

（三）辨证治疗

1. 辨证施治

（1）淫毒内攻型

治法：疏散淫毒。

方药：透骨搜风散加减。

透骨草（白花者更佳）10g，羌活 6g，独活 6g，牛膝 12g，生芝麻 12g，紫葡萄 12g，六安茶 30g，小黑豆 30g，胡桃肉 30g，炒槐角 15g，红枣 5 枚，白糖适量。煎服。

（2）湿热下注型

治法：清肝泻火，疏通气血。

方药：逍遥散加减。

柴胡 6g，丹皮 6g，炒栀子 6g，当归 10g，白芍 10g，茯苓 10g，白术 10g，川楝子 12g，延胡索 12g，僵蚕 12g，金银花 12g，天花粉 12g，浙贝母 12g，白茅根 30g，赤小豆 30g。水煎服。

（3）余毒残留型

治法：益气托毒，解毒敛疮。

方药：芙蓉内托散加减。

芙蓉花 6g，高丽参 4.5g（另煎兑入），当归 10g，川芎 10g，白芷 10g，黄芪 10g，连翘 10g，杏仁 10g，金银花 12g，茯苓 12g，川牛膝 12g。小便涩滞加黄柏、瞿麦、琥珀。小腹牵引疼痛加青皮、血竭、制乳香、制没药。患处结块不化加土鳖虫、全蝎、生牡蛎、皂角刺，或服犀黄丸。

2. 外治疗法

（1）结肿未溃时，选用如意金黄散，凡士林调膏外敷。

（2）化脓未溃时，可适时抽脓或切开排脓，外掺五色灵药，盖琥珀膏。

（3）肛门或尿道狭窄时，应施手术疗法。

（4）轻泻剂 发生肠狭窄，可用麻仁润肠丸、番泻叶、液体石蜡等保持大便通畅。

（5）灌肠法 药用大黄、白芍、白及粉、冰片、夏枯草等煎水 200ml，每次 50~100ml 保留灌肠，每天 2~3 次。

（6）手术疗法 如狭窄尚未完全肠梗阻时可用扩肛术，每周 1 次。若出现完全性肠梗阻，则行结肠造口术以缓解症状。

3. 成药应用

①板蓝根冲剂：每次 1 包，每日 3 次，冲服。

②病毒灵口服液：每次 2 支，每日 3 次，口服。

③清热解毒口服液：每次 2 支，每日 3 次，口服。

④龙胆泻肝丸：每次 6g，每日 3 次，口服。

⑤补中益气丸：每次 6g，每日 3 次，口服。

⑥犀黄丸：每次 3g，每日 3 次，口服。

⑦双黄连注射液：每次 30ml 兑入 5%GS 500ml 中，静脉滴注，每日 1 次，10 日为 1 个疗程。

⑧清开灵注射液：每次 20~40ml 兑入 5%GS 500m 中，每日 1 次，10 日为 1 个疗程。

4. 单方验方

①山甲内消散：当归梢、甘草节、大黄各 10g，炒穿山甲（以他药代替）、土木鳖各 3 个（片），僵蚕、黑牵牛子各 3g，水煎服。适用于初疮未成脓阶段。

②红药散瘀汤：当归尾、皂角刺、红花、苏木、僵蚕、连翘、石决明、穿山甲（以他药代替）、乳香、贝母各 3g，大黄 10g，牵牛子 6g，水酒各半煎汁，空腹服，适用于瘀精浊血凝结。

③通水丹：芫花（拣净）不拘多少，研细末，每次用 1.5g，放入去核的大枣内，空心嚼下，冷茶过口，适用于初疮体质壮实者。

④九头狮子草 3g，贝母 10g，煎服，适用于横痃。

⑤川贝母 10g，甘草 3g，无灰酒煎服，孕妇忌服，适用于妇人鱼口。

（四）医家诊疗经验

1. 曹吉勋

曹吉勋认为，性病淋巴肉芽肿是由于人体湿热阻滞，肝气郁结，气滞伤脾，脾失健运，痰热内生或由肺肾阴亏，阴虚火旺，灼津为痰，痰火凝结而生此病，所以在治疗上多以清除湿热为主，多以健脾和胃清热泻火为辅来联合治疗。

2. 徐宜厚

徐宜厚认为，性病淋巴肉芽肿是由于人体内湿热下注，淫毒侵入肌体，交阻于肌肤而生此病，经过反复发作，余毒残留于体内，而引起反复发作的后遗症。所以在治疗上主张疏散淫毒，清肝泻火，解毒敛疮是治疗本病的关键。

五、预后转归

性病淋巴肉芽肿是由沙眼衣原体引起的急性或亚急性淋巴结炎，一般由不洁性交引起。本病早期彻底治疗，效果尚好。如果延期治疗，忽视求医或更长时间之后，生殖器由于淋巴管慢性炎症而致橡皮样肿，其皮肤表面可呈疣状增殖及息肉样生长，也可出现直肠阴道瘘。并在该区组织破坏形成凹形性溃疡及瘢痕，直肠、肛门狭窄，变形更为严重，甚至可能发生癌变。本病无遗传性，但可并发后遗症。在女性易引起盆腔感染，可能影响生育。所以早期彻底积极治疗，是治愈本病的一个关键。

六、预防调护

（一）预防

（1）加强性病管理，大力宣传性病的危害性。

（2）洁身自爱，避免与此患者或可疑带菌者发生性接触。

（3）病者绝对禁止与配偶发生性行为，最好与家人分床居住。

（4）养成良好的个人卫生习惯，加强自我保护意识。

（5）不轻易使用进口的血液制品。

（6）以道德准则规范自己的行为，此病是可以预防的。

（二）调护

1.休息

性病淋巴肉芽肿在治疗期间应适当休息，治疗期间禁止与他人发生性行为。

2.饮食

此病患者饮食上宜食清淡食物，治疗期间多吃高蛋白、高维生素食物，以增强机体抗病能力，避免吃辛辣及刺激性食物。

七、专方选要

（1）消瘰丸　贝母5g，牡蛎10g，玄参6g。本方疏肝解郁，软坚散结，适用于中期性病淋巴肉芽肿患者。水煎，每日1剂，口服。

（2）六味地黄汤加味　熟地黄10g，山药10g，茯苓10g，丹皮5g，泽泻5g，山茱萸10g。本方滋肺补肾，适用于晚期性病淋巴肉芽肿患者。水煎，每日1剂，口服。

八、研究进展

（一）病因病机及流行病学

性病淋巴肉芽肿与中医论述的"鱼口""便毒"非常接近，并指出此病多为不洁性行为染毒，湿热下注，交阻于肌肤而发病。其病机主要为淫毒内攻，湿热下注，余毒残留而致肝气郁结，脾失健运，痰热内生，肺肾阴亏。日久可转为虚损，其病位在肝、脾、肺、肾。围绕本病的临床症候，当代医家通过"审证求因"对其病机的研究日趋深刻。

本病主要流行于非洲、东南亚、南美和加勒比群岛等热带和亚热带地区，在欧美等发达国家被认为是极少发生的性病，少数散发病例的报道均认为是输入性感染。至2006年1月份，荷兰共报告179例LGV病例，其中2003年报告65例，2004年报告76例，2005年报告38例。2004年5月为报告发病人数最多的时期，之后的流行趋势逐渐趋于平稳。

一项回顾性病例对照研究显示，HIV阳性是男男性行为人群（MSM）中LGV感染的独立相关危险因素；直肠镜检查有阳性发现，直肠拭子涂片检查白细胞计数升高，是相关的临床危险因素。另有研究表明，MSM人群中LGV的发病与HIV感染、过去6个月多性伴相关，与非LGV引起的CT感染相比，直肠流血、分泌物、便秘、直肠疼痛等临床表现更为常见。

（二）辨证思路

（1）疏散淫毒是治疗此病的关键。

（2）灵活运用清热、利湿、解毒药物。

（3）疏肝泻火、软坚散结药物的应用。

（4）滋肺补肾、疏通气血是治疗此病的一大环节。

（三）外治疗法

曹吉勋、周竞成利用下列几种外治方法治疗此病，疗效显著。

初期：用单味药千里光120~150g或用马齿苋60g，蒲公英30g，金银花30g，牡丹皮15g，加水适量，煮沸后待温凉，用之淋洗创面，每日1~2次。

中期：对已有波动的淋巴结脓肿，忌切开排脓或切除淋巴结。可从正常皮肤入针，抽出脓液。局部可用中药外敷。常用方：①千捶膏（经验方）：嫩松香360g，轻粉 30g，东丹、银朱各 60g，蓖麻籽油 90g，先将松香和蓖麻籽油入砂锅内，炖烂后离火，以木棒搅匀，约 5 分钟后再缓入银朱、东丹，最后缓入轻粉搅匀成膏。用文火保温，摊于纸上（所有药 1 次摊好备用），同时将千捶膏涂于肿核上，4~6 日一换。②五倍子炒黄研末，百草霜和匀，醋调敷。

后期：①红花、黄升丹、血竭各等份，冰片适量，共研为细末，以麻油或菜籽油调和，用之涂患处，轻者每日 1~2 次，重者每日 3 次，以纱布包扎。②壁虎 30g，清水洗净，焙干研末，过筛，高压消毒，再加入磨碎的冰片 1~2g，煅珍珠 3g，拌匀。用时将所用之引流条均匀敷上述药粉，置入窦道，每日 1 换。③龟甲火煅存性，埋净土中 7 昼夜；青果阴干，火煅存性，共为细末，敷于溃破口。

蒋爱军等报告腹股沟嗜酸性淋巴肉芽肿伴肺部浸润一例，局部麻醉下行右侧腹股沟肿块活检术，术中见肿块大小 5cm×3cm，质软，有包膜，沿包膜完整切除肿块。病理检查报告：镜下见大量淋巴滤泡增生和嗜酸粒细胞浸润，广泛小血管增生和血管壁增厚。术后予醋酸泼尼松 60mg 每日 2 次口服，1 周后剂量调整为 30mg，连用 3 周，3 周后渐减量至停用。随访 1 年未复发。Kim 等认为最佳放疗剂量为 20~30Gy；而张学成等认为最佳的放疗剂量应为 30~40Gy，剂量 < 30Gy 易出现局部复发。

本病一般可用激素长时间控制病情，但停用皮质激素后常致复发。腹股沟病灶局限，采用术后局部放疗，DT40Gy/20F，肿瘤几近完全消退，肺部浸润灶予口服泼尼松控制。

目前各国的治疗指南推荐的一线治疗药物是多西环素，治疗方案为 100mg，每日 2 次，连续服用 3 周。替代治疗方案为红霉素 500mg 口服，每日 4 次，连续服用 3 周。

（五）评价及展望

中西药联合治疗性病淋巴肉芽肿的疗效是肯定的。一般多采用清利湿热、解郁散结、滋肝补肾三种药物治疗。现在临床上尚有部分医家除用上述方法外，又加以调理气血，也取得较为满意的疗效。辨证论治是治疗本病的重要方法，辨证论治有着较强的生命力，但由于临床上分型缺乏严格的客观指标，所以治疗上多以个人经验为凭，疗效难以提高，经验难以重复。

临床研究表明，中药对此病治疗有巨大开发优势。但由于临床上用药过程比较繁琐，限制了许多药物的应用，影响其疗效的发挥。今后应改革中药服药方法，对那些确有良效而受传统的给药方式及途径限制的药物，进行提炼、加工，制成针剂、丸剂，采取多渠道给药以提高药物对此病的疗效，以便更多的药物被发掘利用。

各种理疗仪器对此病有广阔的开发前景，今后应加强开发利用，以使更多的患者在无痛苦中早日恢复健康。

主要参考文献

[1] Van de Laar MJ, Koedijk FD, Gotz HM, et al. A slow epidemic of LGV in the Netherlands in 2004 and 2005 [J]. Euro Surveill, 2006, 11: 150-152.

[2] Van der Bij AK, Spaargaren J, Morre SA, et al. Diagnostic and clinical implications of anorectal lymphogranuloma venereum in men who have sex with men: a retrospective case-control study [J]. Clin Infect Dis, 2006, 42 (2): 186-194.

[3] Waalboer R, van der Snoek EM, van der Meijden WI, et al. Analysis of rectal Chlamydia trachomatis serovar distribution

including L2（lymphogranuloma venereum）at the Erasmus MC STI clinic, Rotterdam［J］. Sex Transm Infect, 2006, 82（3）: 207-211.

［4］蒋爱军, 姚元虎, 王建设. 腹股沟嗜酸性淋巴肉芽肿伴肺部浸润一例并文献复习［J］. 临床误诊误治, 2014, 27（10）: 80-82.

［5］张学成, 石梅, 朱勇, 等. 放射治疗嗜酸性淋巴肉芽肿 19 例疗效分析［J］. 现代肿瘤医学, 2006, 14（3）: 344-345.

［6］McLean CA, Stoner BP, Workowski KA. Treatment of lymphogranuloma venereum［J］. Clin Infect Dis, 2007, 44（Suppl 3）: S147-152.

［7］张泰昌. 大肠肛门病学［M］. 北京: 北京科学技术出版社, 2010.

第六节　直肠淋病

直肠淋病是一种由淋病奈瑟球菌引起的急性直肠化脓性感染, 它是一种性传播疾病, 1985 年国际疾病命名委员会在编印《国际疾病命名》中把淋菌侵袭肛门、直肠引起的病变, 正式命名为肛门直肠淋菌性疾病。

直肠淋病的临床症状以肛门直肠肿胀、疼痛、脓血样便、伴里急后重、左下腹疼痛为主要症状。中医学认为其仍属于"淋病"范畴之内。

一、病因病机

（一）西医学认识

1. 流行病学

淋病患者及无症状带菌者是各种淋菌感染性疾病的传染源, 18%~34% 的肛门直肠淋菌感染是无症状或症状很轻的, 这些患者作为传染源, 在流行病学方面, 特别是对根除和消灭淋病, 有很重要的意义。

直肠淋病多因同性恋通过肛门性交时, 肛门直肠受到创伤, 淋球菌由创口侵入和感染而致病。也可因物品用具直接感染所致, 如公共浴池、灌肠、肛温计等, 除上述直接和间接感染途径外, 在女性也可由尿道生殖器病灶直接扩展, 而造成肛肠淋菌感染, 是含有淋球菌的脓液由外阴流入肛门蔓延直肠而发病。

在淋病的传播中, 女性较男性更易被感染。但是由于肛管直肠淋菌性感染性疾病常多发生于男性同性恋者, 故此类疾病的发病率, 男性高于女性。

2. 发病机制

淋球菌经过性交或其他方式进入人体后, 首先借菌毛上的黏附因子侵入局部的柱状上皮一面, 淋菌所释放的 IgA 分解酶, 破坏了黏膜 IgA 抗体, 使黏附变得更容易, 继而细菌被柱状上皮细胞吞噬, 遂得以进入细胞内。淋菌在细胞内增殖, 使上皮细胞消解, 细菌即可排出细胞外、黏膜下层。进入组织的淋菌, 死亡后可分泌内毒素, 其表面外膜产生的淋菌内毒素脂多糖, 与补体 IgM 等协同作用, 抵抗巨噬细胞吞噬, 并能诱导中性多形核、白细胞聚集、吞噬, 产生局部的炎性反应, 出现充血水肿、化脓、黏膜上皮损伤、坏死。局部粘连炎症后组织修复时, 上皮均由鳞状细胞所代替, 使黏膜增厚、变硬、易出血。黏膜下层、腺窝等的修复, 多充以结缔组织, 因而可出现纤维化, 造成管腔的狭窄。

肛管以下的上皮组织为鳞状上皮, 对淋菌有较强的抵抗力, 因而肛管淋菌少见。直肠淋菌感染, 多侵袭肛管与直肠移行区上皮组织、直肠隐窝和直肠黏膜的柱状上皮, 在严重情况下, 可发生淋菌性直肠炎。

（二）中医学认识

中医对直肠淋菌发病机制的认识有以

下几点。

1. 湿热下注

湿热毒邪内蕴，下注所致。

2. 脾气下陷

感病日久，脾气虚弱，脾虚不能传输精微，清浊不分，则时有白浊淋下。

3. 阳虚下脱

淋浊日久，久病及肾，肾阳亏虚，下脱不固，精浊不走。

二、临床诊断

（一）辨病诊断

1. 临床表现

根据病史、体检及实验室检查结果，诊断直肠淋病并不困难。

（1）病史 有同性恋和不洁性交史，有否肛交史，更易确诊，以及女性患者的泌尿生殖器淋病史等。

（2）体格检查 指诊可摸到直肠黏膜发热，压痛肿胀。直肠镜检查，可见病变多在直肠中段，直肠黏膜发红，肿胀，有黄白色脓汁分泌。

（3）实验室检查 直肠分泌物涂片镜检，可查到细胞内革兰阴性双球菌（淋球菌）。

2. 病原学诊断

直肠淋病的病原学诊断可参考下列动态指标，每项都具有重要的诊断意义。

（1）涂片 在直肠黏膜上，取糜烂点或溃疡处分泌物涂片，可查到细胞内革兰阴性双球菌（淋球菌）。

（2）用10%羊血平板培养基放于含$5\%CO_2$的玻璃瓶中，经36℃，24小时培养后，刮取少许菌落作涂片染色检查，可见到革兰阴性双球菌（同时应作药敏试验），不灭活血清反应素（USR）试验一般为阳性。

（3）淋巴细胞转化试验，均低于38%以下（正常值70%），提示细胞免疫功能低下。

TANGSheng 通过实验比较，1∶20为免疫荧光法检测的抗体最佳稀释度（即50μg/ml 为抗体最适浓度），因其特异性染色强，且背景低。淋病奈瑟球菌检测试剂盒和分离培养法两种方法检测淋球菌的总符合率为97.64%，阳性符合率为93.28%，阴性符合率为98.17%，一致性系数 Kappa 为0.8819，可见两种试剂盒的检测结果无显著差异。

（二）辨证诊断

直肠淋病多属中医"淋病"范畴，辨证分型均以病机为依据。

1. 四诊

望诊：或神疲乏力，少言寡语，痛苦面容等，舌红，苔黄腻。

闻诊：或语言及口味无明显异常，肛门部直肠分泌物有恶臭味。

问诊：口渴、肛门瘙痒及烧灼感，时有里急后重，有大量脓性及血性分泌物排出。

切诊：少腹拘急，肛门坠胀，脉细弱或弦弱。

2. 辨证分型

（1）热毒内蕴型

临床证候：外感热毒，湿热秽浊，侵入机体，大便次数增多，里急后重。致脾胃积湿蕴热，下注膀胱，引起尿频数、涩痛、会阴胀痛。或伴发热，口渴，舌红、苔黄腻，脉滑数。

辨证要点：外感热毒，湿热秽浊侵入机体，大便次数多，肛门下坠，舌红、苔黄腻，脉滑数。

（2）脾虚湿蕴型

临床证候：病程较长或治疗不彻底，死灰复燃，大便有血性、脓性分泌物，面色萎黄，纳谷不香，口渴，四肢不温，腰膝酸软，舌质红、苔白滑，脉虚缓。

辨证要点：病程较长，大便有血性、

脓性分泌物，面色萎黄，口渴，四肢不温，舌质红、苔滑，脉虚缓。

（3）肾虚血瘀型

临床证候：情志不调，气血不畅，神疲乏力，腰酸背痛，大便次数增多，大量黄白色脓液分泌物，舌质红、苔黄腻，脉弦数。

辨证要点：情志不调，气血不畅，腰酸背痛，大便有黄白色脓性分泌物，舌质红、苔黄腻，脉弦数。

三、鉴别诊断

（一）西医学鉴别诊断

一般认为直肠淋病的诊断并不困难，患者有急性期的临床表现与体征，再加上直肠分泌物涂片染色检查阳性即可确诊。但事实上并非如此，首先是有些直肠淋病患者，在早期根本找不到淋球菌，早期临床症状较不典型，故容易被误诊、漏诊，所以，如何鉴定直肠淋病应从以下几个方面考虑。

1.首先诊断是否为直肠淋病

就这点来说并无太大困难，特别是急性期直肠淋病。如前所说，急性期的临床症状及体征，加上直肠分泌物涂片异常，即可确诊。早期虽然临床症状、体征不典型，但属急性发病，应反复、多次作细菌培养和涂片检查，诊断亦不困难。

2.直肠淋病的病原学检查异常

（1）直肠分泌物涂片可查到细胞内革兰阴性双球菌。

（2）细菌菌落染色培养后可查到革兰阴性双球菌，不灭活血清反应素，一般为阳性。

（3）淋巴细胞转化试验，均低于正常值。

（二）中医病症鉴别

直肠淋病多属于中医"淋病"范畴，多由于湿热秽毒侵入机体，蕴积乃久，脾虚下陷，侵入直肠，而引发大便习惯性改变及分泌物异常。在中医学上，应区分热毒与湿热，综合辨证，即可确诊直肠淋病。

四、临床治疗

（一）提高临床疗效的基本要素

（1）杜绝不洁性交。

（2）大量抗生素及抗病毒药物应用。

（3）清热利湿是治疗本病的关键。

（4）健脾补肾，活血化瘀是必不可少的治疗方法。

（5）双管齐下，中西医药物联合治疗。

（二）辨病治疗

临床上多主张对症治疗。

（1）首先青霉素240万U，肌内注射，每日2次。

（2）维生素B族和C族应给予适量补充，以增加机体抵抗能力。

（3）激素的应用　早期大剂量应用激素是加速病情控制的有效措施，病情好转后逐渐停用。

（4）抗病毒药物应用　抗生素用药的基础上，适当补充一些抗病毒药物，双管齐下，联合治疗，是治愈本病关键。

（三）辨证治疗

1.辨证施治

（1）热毒内蕴型

治法：清热利湿，解浊败毒。

方药：龙胆泻肝汤加味。

龙胆草30g，山栀15g，黄芩15g，柴胡15g，泽泻12g，赤芍12g，生地12g，木通12g，金银花20g，蒲公英20g，车前草20g。

（2）脾虚湿蕴型

治法：健脾升阳，除湿化浊。

方药：补中益气汤加减。

人参5g，黄芩10g，白术10g，甘草5g，当归5g，陈皮10g，升麻10g，柴胡10g。

（3）肾虚血瘀型

治法：滋阴补肾，固精止浊。

方药：知柏地黄汤加味。

黄柏15g，熟地15g，茯苓15g，知母12g，丹皮12g，泽泻12g，山萸肉10g、车前子30g，金银花藤30g。

2.外治疗法

（1）针刺治疗　取膀胱俞、中极、阴陵泉、行间、太溪等穴位用平泻法，每日1次，7日为1个疗程。若有血便配血海、三阴交；尿石配委阳、然谷；尿浊如脂配气海、百会；气虚配气海、水道；少腹满痛配曲泉。

（2）毫针法　取心俞、白环俞。方法：施平补平泻法针刺得气后，留针30分钟，每日1次。

（3）灸法　取章门、曲泉。方法：直接灸，每次持续5~10分钟。间接灸，可在生姜片上放置5~7壮，每日1次。

3.成药应用

①青霉素：青霉素G钾120万U，每日2次，肌内注射。连续2日或持续快速静脉滴注青霉素800万U，或阿莫西林3.0g，并同时口服丙磺舒1.0g。

②红霉素：每次500mg，每日服4次，共用7日。

③氯霉素针2g：加入生理盐水100ml中保留灌肠，每日1次，连用5日。

④诺氟沙星：每次200~300mg，每日2次，连服5日，也可每次800mg口服，每日1次，连服5日。

⑤头孢曲松。每次250mg，肌内注射，每日1次。

4.单方验方

①滑石30g，车前子30g，黄芩30g，甘草10g。每日1剂，水煎内服。

②黄芪10g，人参3g，每日1剂，水煎，内服。

③冬葵根适量，水煎代茶饮。

④赤茯苓20g，大蓟30g，小蓟30g，黄柏15g。每日1剂，水煎内服。

⑤珍珠粉丸：珍珠粉、黄柏各等份，研细末为丸，每次6g，每日2次。

（四）医家诊疗经验

吴存亮

吴存亮认为，直肠淋病是由于湿热过重，秽毒侵入肌体而致病，临床上多以清热解毒，清利湿热为主，可收到较佳疗效。

五、预后转归

直肠淋病是一种由淋球菌引起的性传播疾病。直肠淋病患者中有18%~34%是无症状的亚临床感染，淋菌性直肠炎是直肠淋病的严重而典型的表现，症状可随炎症的轻重不同而有差别。初期为黏膜的急性炎症，充血、水肿，病程较长时可出现息肉样炎性增生，有里急后重，常常有大量脓性分泌物由肛门流出，黄白色，有臭味，稀淡如奶，有时带有血丝，腹泻黏液脓血便，偶有血便，肛门部皮肤糜烂，有裂口，患者感觉疼痛。在早期彻底诊断清楚，彻底治愈，此病还是可以治疗的，但到晚期，病程较长时，治疗上比较困难，预后较差。患者炎症严重时，可并发脓肿以至于形成瘘管。严重的淋菌性直肠炎在愈合时，可因瘢痕的形成和收缩，而出现肛门和直肠狭窄，造成不可逆转的局面。所以早期彻底治愈，是预后良好的关键。

六、预防调护

（一）预防

（1）加强道德伦理教育，禁止卖淫，

普及群众性防治知识，提高自我监护能力。

（2）早期诊断，及时做直肠分泌物涂片，为早期治疗提供条件。

（3）避免直接接触被淋球菌污染的物品，禁止肛交，杜绝同性恋，可能有些防范作用。

（4）淋球菌的某些菌种产生了抗药性，已侵袭世界各国，导致青霉素治疗失败率正在逐渐上升，建议患者找皮肤病专家咨询，将会得到科学的指导。

（二）调护

直肠淋病急性期患者要卧床休息，至少避免过度劳动，不过多地进行直肠的指检、肛镜检查，经常以温热水清洗肛门，凡沾染了分泌物的衣裤和日用品，均需进行消毒处理。切忌以沾染了脓性分泌物的手指和布巾擦眼睛，家中有婴儿、幼儿更要加以保护。

1. 休息

急性期应卧床休息，待症状明显好转后，可以适当增加一些体育锻炼，以提高机体抗病能力，经彻底治愈后，方可逐渐恢复正常活动。

2. 饮食

直肠淋病患者，饮食宜清淡，多吃新鲜、易消化、并含有一定的蛋白质、糖类及维生素类食物，宜多吃新鲜蔬菜、水果、少食牛奶，并可以大量饮水，以增加毒素的排泄，禁食刺激性食物，忌烟酒。

七、专方选要

（1）草薢分清饮加味 川草薢6g，黄柏（炒褐色）2g，白术1g，莲子心1g，丹参4.5g，石菖蒲1g，茯苓1g，车前子4.5g。每日1剂，分早晚2次服。

（2）土茯苓薏米煎 土茯苓30g，生薏米30g，绵茵陈30g，白茅根30g，滑石20g，甘草梢10g，黄芩10g，黄柏10g，栀子10g，黄连15g，金银花20g，连翘20g，每日1剂，水煎服。

八、研究进展

（一）病因病机

直肠淋病属于中医"淋病"范畴，此病多为湿热毒邪内蕴下注所致。其病机主要为湿热下注，脾气下陷，阳虚下脱，久病及肾，肾阳亏虚，精浊下走。其病位在脾、肾。围绕本病的临床症候，当代医家通过"审证求因"对其病机的研究日趋深入，谢凤英认为热毒蕴积是本病的致病诱因。

（二）评价及展望

中医药治疗直肠淋病的效果是肯定的，一般采用清热利湿类药物，尚有部分医家除用清热利湿药之外，又根据自己的临床体会加以补肝益肾，活血化瘀药物，取得了较为满意的临床疗效。辨证论治是治疗本病重要方法，现有不少学者从不同角度进行探讨研究，但都在利湿清热，调理气血上达成了共识。

主要参考文献

[1] 王千秋，刘全忠，徐金华，等. 梅毒，淋病，生殖器疱疹，生殖道沙眼衣原体感染诊疗指南[J]. 中华皮肤科杂志，2014，47（5）：367-369.

[2] 刘全忠，王千秋. 性传播疾病[M]. 北京：人民卫生出版社，2011.

[3] 王千秋，张国成. 性传播疾病临床诊疗指南[M]. 上海：上海科学技术出版社，2007.

[4] 唐盛，林恒先，龚海涛，等. 免疫荧光法检测奈瑟氏淋球菌方法的建立及其临床应用评价[J]. 标记免疫分析与临床，2011，18（2）：107-111.

［5］杨立刚. 直肠部位淋球菌及沙眼衣原体感染的诊治［J］. 中华皮肤科杂志，2011，44（7）：32-533.

［6］尹跃平. 性传播疾病实验室诊断指南［M］. 上海：上海科学技术出版社，2007.

［7］Centers for Diseases Control and Prevention. Sexually Transmitted Disease Treatment Guidelines［J］：2010，MMWR，2010，59：RR-12.

［8］李娟，王大利. 草薢分清饮治疗淋病临床疗效观察［J］. 亚太传统医药，2013，9（12）：206.

［9］刘志超. HLA-DQ基因多态性及外源性吲哚与泌尿生殖道沙眼衣原体慢性持续感染的相关性研究［D］. 天津：天津医科大学，2013.

附

录

临床常用检查参考值

一、血液学检查

指标			标本类型	参考区间
红细胞（RBC）	男			$(4.0{\sim}5.5)\times10^{12}/L$
	女			$(3.5{\sim}5.0)\times10^{12}/L$
血红蛋白（Hb）	新生儿			170~200g/L
	成人	男		120~160g/L
		女		110~150g/L
平均红细胞血红蛋白（MCV）				80~100fl
平均红细胞血红蛋白（MCH）				27~34pg
平均红细胞血红蛋白浓度（MCHC）				320~360g/L
红细胞比容（Hct）（温氏法）	男			0.40~0.50L/L
	女			0.37~0.48L/L
红细胞沉降率（ESR）（Westergren法）	男		全血	0~15mm/h
	女			0~20mm/h
网织红细胞百分数（Ret%）	新生儿			3%~6%
	儿童及成人			0.5%~1.5%
白细胞（WBC）	新生儿			$(15.0{\sim}20.0)\times10^{9}/L$
	6个月至2岁时			$(11.0{\sim}12.0)\times10^{9}/L$
	成人			$(4.0{\sim}10.0)\times10^{9}/L$
白细胞分类计数百分率	嗜中性粒细胞			50%~70%
	嗜酸性粒细胞（EOS%）			0.5%~5%
	嗜碱性粒细胞（BASO%）			0~1%
	淋巴细胞（LYMPH%）			20%~40%
	单核细胞（MONO%）			3%~8%
血小板计数（PLT）				$(100{\sim}300)\times10^{9}/L$

二、电解质

指标		标本类型	参考区间
二氧化碳结合力（CO_2-CP）			22~31mmol/L
钾（K）			3.5~5.5mmol/L
钠（Na）	成人	血清	135~145mmol/L
氯（Cl）			95~105mmol/L
钙（Ca）			2.25~2.58mmol/L
无机磷（P）			0.97~1.61mmol/L

三、血脂血糖

指标		标本类型	参考区间
血清总胆固醇（TC）			2.9~6.0mmol/L
低密度脂蛋白胆固醇（LDL-C）（沉淀法）			2.07~3.12mmol/L
血清三酰甘油（TG）			0.56~1.70mmol/L
高密度脂蛋白胆固醇（HDL-C）（沉淀法）	成人	血清	0.94~2.0mmol/L
血清磷脂			1.4~2.7mmol/L
α- 脂蛋白			男性（517±106）mg/L
			女性（547±125）mg/L
血清总脂			4~7g/L
血糖（空腹）（葡萄糖氧化酶法）			3.9~6.1mmol/L
口服葡萄糖耐量试验服糖后 2 小时血糖			＜ 7.8mmol/L

四、肝功能检查

指标		标本类型	参考区间
总脂酸			1.9~4.2g/L
胆碱酯酶测定（ChE）（比色法）	乙酰胆碱酯酶（AChE）		80000~120000U/L
	假性胆碱酯酶（PChE）		30000~80000U/L
铜蓝蛋白（成人）		血清	0.2~0.6g/L
丙酮酸（成人）			0.06~0.1mmol/L
酸性磷酸酶（ACP）			0.9~1.90U/L
γ- 谷氨酰转移酶（γ-GGT）	男		11~50U/L
	女		7~32U/L

指标			标本类型	参考区间
蛋白质类	蛋白组分	清蛋白（A）	血清	40~55g/L
		球蛋白（G）		20~30g/L
		清蛋白/球蛋白比值		（1.5~2.5）：1
	总蛋白（TP）	新生儿		46.0~70.0g/L
		＞3岁		62.0~76.0g/L
		成人		60.0~80.0g/L
	蛋白电泳（醋酸纤维膜法）	α_1球蛋白		3%~4%
		α_2球蛋白		6%~10%
		β球蛋白		7%~11%
		γ球蛋白		9%~18%
乳酸脱氢酶同工酶（LDiso）（圆盘电泳法）		LD_1		（32.7±4.60）%
		LD_2		（45.1±3.53）%
		LD_3		（18.5±2.96）%
		LD_4		（2.90±0.89）%
		LD_5		（0.85±0.55）%
肌酸激酶（CK）（速率法）		男		50~310U/L
		女		40~200U/L
肌酸激酶同工酶		CK-BB		阴性或微量
		CK-MB		＜0.05（5%）
		CK-MM		0.94~0.96（94%~96%）
		CK-MT		阴性或微量

五、血清学检查

指标	标本类型	参考区间
甲胎蛋白（AFP，αFP）	血清	＜25ng/ml（25μg/L）
小儿（3周~6个月）		＜39ng/ml（39μg/L）
包囊虫病补体结合试验		阴性
嗜异性凝集反应		（0~1）：7
布鲁斯凝集试验		（0~1）：40
冷凝集素试验		（0~1）：10
梅毒补体结合反应		阴性

指标		标本类型	参考区间
补体	总补体活性（CH50）（试管法）	血浆	50~100kU/L
补体经典途径成分	C1q（ELISA法）	血清	0.18~0.19g/L
	C3（成人）		0.8~1.5g/L
	C4（成人）		0.2~0.6g/L
免疫球蛋白	成人		700~3500mg/L
IgD（ELISA法）	成人		0.6~1.2mg/L
IgE（ELISA法）			0.1~0.9mg/L
IgG	成人		7~16.6g/L
IgG/白蛋白比值			0.3~0.7
IgG/合成率			-9.9~3.3mg/24h
IgM	成人		500~2600mg/L
E-玫瑰花环形成率		淋巴细胞	0.40~0.70
EAC-玫瑰花环形成率			0.15~0.30
红斑狼疮细胞（LEC）		全血	阴性
类风湿因子（RF）（乳胶凝集法或浊度分析法）		血清	< 20U/ml
外斐反应	OX19		低于1：160
Widal反应（直接凝集法）	O		低于1：80
	H		低于1：160
	A		低于1：80
	B		低于1：80
	C		低于1：80
结核抗体（TB-G）			阴性
抗酸性核蛋白抗体和抗核糖核蛋白抗体			阴性
抗干燥综合征A抗体和抗干燥综合征B抗体			阴性
甲状腺胶体和微粒体胶原自身抗体			阴性
骨骼肌自身抗体（ASA）			阴性
乙型肝炎病毒表面抗原（HBsAg）			阴性
乙型肝炎病毒表面抗体（HBsAb）			阴性
乙型肝炎病毒核心抗原（HBcAg）			阴性

指标	标本类型	参考区间
乙型肝炎病毒 e 抗原（HBeAg）	血清	阴性
乙型肝炎病毒 e 抗体（HBeAb）		阴性
免疫扩散法		阴性
植物血凝素皮内试验（PHA）		阴性
平滑肌自身抗体（SMA）		阴性
结核菌素皮内试验（PPD）		阴性

六、骨髓细胞的正常值

指标		标本类型	参考区间
增生程度		骨髓	增生活跃（即成熟红细胞与有核细胞之比约为 20∶1）
粒系细胞分类	原始粒细胞		0~1.8%
	早幼粒细胞		0.4%~3.9%
	中性中幼粒细胞		2.2%~12.2%
	中性晚幼粒细胞		3.5%~13.2%
	中性杆状核粒细胞		16.4%~32.1%
	中性分叶核粒细胞		4.2%~21.2%
	嗜酸性中幼粒细胞		0~1.4%
	嗜酸性晚幼粒细胞		0~1.8%
	嗜酸性杆状核粒细胞		0.2%~3.9%
	嗜酸性分叶核粒细胞		0~4.2%
	嗜碱性中幼粒细胞		0~0.2%
	嗜碱性晚幼粒细胞		0~0.3%
	嗜碱性杆状核粒细胞		0~0.4%
	嗜碱性分叶核粒细胞		0~0.2%
红细胞分类	原始红细胞		0~1.9%
	早幼红细胞		0.2%~2.6%
	中幼红细胞		2.6%~10.7%
	晚幼红细胞		5.2%~17.5%

指标		标本类型	参考区间
淋巴细胞分类	原始淋巴细胞	骨髓	0~0.4%
	幼稚淋巴细胞		0~2.1%
	淋巴细胞		10.7%~43.1%
单核细胞分类	原始单核细胞		0~0.3%
	幼稚单核细胞		0~0.6%
	单核细胞		0~6.2%
浆细胞分类	原始浆细胞		0~0.1%
	幼稚浆细胞		0~0.7%
	浆细胞		0~2.1%
其他细胞	巨核细胞		0~0.3%
	网状细胞		0~1.0%
	内皮细胞		0~0.4%
	吞噬细胞		0~0.4%
	组织嗜碱细胞		0~0.5%
	组织嗜酸细胞		0~0.2%
	脂肪细胞		0~0.1%
分类不明细胞			0~0.1%

七、血小板功能检查

指标		标本类型	参考区间
血小板聚集试验（PAgT）	连续稀释法	血浆	第五管及以上凝聚
	简易法		10~15s 内出现大聚集颗粒
血小板黏附试验（PAdT）	转动法	全血	58%~75%
	玻璃珠法		53.9%~71.1%
血小板第 3 因子		血浆	33~57s

八、凝血机制检查

指标		标本类型	参考区间
凝血活酶生成试验		全血	9~14s
简易凝血活酶生成试验（STGT）			10~14s
凝血酶时间延长的纠正试验		血浆	加甲苯胺蓝后，延长的凝血时间恢复正常或缩短5s以上
凝血酶原时间（PT）		全血	30~42s
凝血酶原消耗时间（PCT）	儿童		> 35s
	成人		> 20s
出血时间（BT）		刺皮血	（6.9±2.1）min，超过9min为异常
凝血时间（CT）	毛细管法（室温）	全血	3~7min
	玻璃试管法（室温）		4~12min
	塑料管法		10~19min
	硅试管法（37℃）		15~32min
纤维蛋白原（FIB）		血浆	2~4g/L
纤维蛋白原降解产物（PDP）（乳胶凝聚法）			0~5mg/L
活化部分凝血活酶时间（APTT）			30~42s

九、溶血性贫血的检查

指标		标本类型	参考区间
酸化溶血试验（Ham试验）		全血	阴性
蔗糖水试验			阴性
抗人球蛋白试验（Coombs试验）	直接法	血清	阴性
	间接法		阴性
游离血红蛋白			< 0.05g/L
红细胞脆性试验	开始溶血	全血	4.2~4.6g/L NaCl溶液
	完全溶血		2.8~3.4g/L NaCl溶液
热变性试验（HIT）		Hb液	< 0.005
异丙醇沉淀试验		全血	30min内不沉淀
自身溶血试验			阴性
高铁血红蛋白（MetHb）			0.3~1.3g/L
血红蛋白溶解度试验			0.88~1.02

十、其他检查

指标		标本类型	参考区间
溶菌酶（lysozyme）		血清	0~2mg/L
铁（Fe）	男（成人）		10.6~36.7μmol/L
	女（成人）		7.8~32.2μmol/L
铁蛋白（FER）	男（成人）		15~200μg/L
	女（成人）		12~150μg/L
淀粉酶（AMY）（麦芽七糖法）			35~135U/L
		尿	80~300U/L
尿卟啉		24h 尿	0~36nmol/24h
维生素 B_{12}（$VitB_{12}$）		血清	180~914pmol/L
叶酸（FOL）			5.21~20ng/ml

十一、尿液检查

指标			标本类型	参考区间
比重（SG）			尿	1.015~1.025
蛋白定性	磺基水杨酸			阴性
	加热乙酸法			阴性
蛋白定量（PRO）	儿童		24h 尿	< 40mg/24h
	成人			0~80mg/24h
尿沉渣检查	白细胞（LEU）		尿	< 5 个 /HP
	红细胞（RBC）			0~3 个 /HP
	扁平或大圆上皮细胞（EC）			少量 /HP
	透明管型（CAST）			偶见 /HP
尿沉渣 3h 计数	白细胞（WBC）	男	3h 尿	< 7 万 /h
		女		< 14 万 /h
	红细胞（RBC）	男		< 3 万 /h
		女		< 4 万 /h
	管型			0/h

指标			标本类型	参考区间
尿沉渣12h计数	白细胞及上皮细胞		12h尿	< 100万
	红细胞（RBC）			< 50万
	透明管型（CAST）			< 5千
	酸度（pH）			4.5~8.0
中段尿细菌培养计数			尿	< 10^6 菌落/L
尿胆红素定性				阴性
尿胆素定性				阴性
尿胆原定性（UBG）				阴性或弱阳性
尿胆原定量			24h尿	0.84~4.2μmol/（L·24h）
肌酐（CREA）	成人	男		7~18mmol/24h
		女		5.3~16mmol/24h
肌酸（creatine）	成人	男		0~304μmol/24h
		女		0~456μmol/24h
尿素氮（BUN）				357~535mmol/24h
尿酸（UA）				2.4~5.9 mmol/24h
氯化物（Cl）	成人	以Cl⁻计		170~255mmol/24h
		以NaCl计		170~255mmol/24h
钾（K）	成人			51~102mmol/24h
钠（Na）	成人			130~260mmol/24h
钙（Ca）	成人			2.5~7.5mmol/24h
磷（P）	成人			22~48mmol/24h
氨氮				20~70mmol/24h
淀粉酶（Somogyi法）			尿	< 1000U/L

十二、肾功能检查

指标			标本类型	参考区间
尿素（UREA）			血清	1.7~8.3mmol/L
尿酸（UA）（成人酶法）	成人	男		150~416μmol/L
		女		89~357μmol/L

指标			标本类型	参考区间
肌酐（CREA）	成人	男	血清	53~106μmol/L
		女		44~97μmol/L
浓缩试验	成人		尿	禁止饮水 12h 内每次尿量 20~25ml，尿比重迅速增至 1.026~1.035
	儿童			至少有一次比重在 1.018 或以上
稀释试验				4h 排出所饮水量的 0.8~1.0，而尿的比重降至 1.003 或以下
尿比重 3 小时试验				最高尿比重应达 1.025 或以上，最低比重达 1.003，白天尿量占 24 小时总尿量的 2/3~3/4
昼夜尿比重试验				最高比重 > 1.018，最高与最低比重差 ≥ 0.009，夜尿量 < 750ml，日尿量与夜尿量之比为（3-4）∶1
酚磺肽（酚红）试验（FH 试验）	静脉滴注法		尿	15min 排出量 > 0.25
				120min 排出量 > 0.55
	肌内注射法			15min 排出量 > 0.25
				120min 排出量 > 0.05
内生肌酐清除率（Ccr）	成人		24h 尿	80~120ml/min
	新生儿			40~65ml/min

十三、妇产科妊娠检查

指标			标本类型	参考区间
绒毛膜促性腺激素（hCG）			尿或血清	阴性
绒毛膜促性腺激素（HCG STAT）（快速法）	男（成人）		血清，血浆	无发现
	女（成人）	妊娠 3 周		5.4~7.2IU/L
		妊娠 4 周		10.2~708IU/L
		妊娠 7 周		4059~153767IU/L
		妊娠 10 周		44186~170409IU/L
		妊娠 12 周		27107~201615IU/L
		妊娠 14 月		24302~93646IU/L
		妊娠 15 周		12540~69747IU/L
		妊娠 16 周		8904~55332IU/L
		妊娠 17 周		8240~51793IU/L
		妊娠 18 周		9649~55271IU/L

十四、粪便检查

指标	标本类型	参考区间
胆红素（IBL）	粪便	阴性
氮总量		< 1.7g/24h
蛋白质定量（PRO）		极少
粪胆素		阳性
粪胆原定量	粪便	68~473μmol/24h
粪重量		100~300g/24h
细胞		上皮细胞或白细胞偶见 /HP
潜血		阴性

十五、胃液分析

指标		标本类型	参考区间
胃液分泌总量（空腹）		胃液	1.5~2.5L/24h
胃液酸度（pH）			0.9~1.8
五肽胃泌素胃液分析	空腹胃液量		0.01~0.10L
	空腹排酸量		0~5mmol/h
	最大排酸量		3~23mmol/L
细胞			白细胞和上皮细胞少量
细菌			阴性
性状			清晰无色，有轻度酸味含少量黏液
潜血			阴性
乳酸（LACT）			阴性

十六、脑脊液检查

指标		标本类型	参考区间
压力（卧位）	成人	脑脊液	80~180mmH$_2$O
	儿童		40~100mmH$_2$O
性状			无色或淡黄色
细胞计数			（0~8）×10^6/L（成人）
葡萄糖（GLU）			2.5~4.4mmol/L
蛋白定性（PRO）			阴性

指标			标本类型	参考区间
蛋白定量（腰椎穿刺）				0.2~0.4g/L
氯化物（以氯化钠计）	成人		脑脊液	120~130mmol/L
	儿童			111~123mmol/L
细菌				阴性

十七、内分泌腺体功能检查

指标			标本类型	参考区间
血促甲状腺激素（TSH）（放免法）			血清	2~10mU/L
促甲状腺激素释放激素（TRH）				14~168pmol/L
促卵泡成熟激素（FSH）	男		24h尿	3~25mU/L
	女	卵泡期		5~20IU/24h
		排卵期		15~16IU/24h
		黄体期		5~15IU/24h
		月经期		50~100IU/24h
促卵泡成熟激素（FSH）	男		血清	1.27~19.26IU/L
	女	卵泡期		3.85~8.78IU/L
		排卵期		4.54~22.51IU/L
		黄体期		1.79~5.12IU/L
		绝经期		16.74~113.59IU/L
促肾上腺皮质激素（ACTH）	上午 8:00		血浆	25~100ng/L
	下午 18:00			10~80ng/L
催乳激素（PRL）	男		血清	2.64~13.13μg/L
	女	绝经前（＜50 岁）		3.34~26.72μg/L
		黄体期（＞50 岁）		2.74~19.64μg/L
黄体生成素（LH）	男		血清	1.24~8.62IU/L
	女	卵泡期		2.12~10.89IU/L
		排卵期		19.18~103.03IU/L
		黄体期		1.2~12.86IU/L
		绝经期		10.87~58.64IU/L

指标			标本类型	参考区间
抗利尿激素（ADH）（放免）			血浆	1.4~5.6pmol/L
生长激素（GH）（放免法）	成人	男	血清	< 2.0μg/L
		女		< 10.0μg/L
	儿童			< 20.0μg/L
反三碘甲腺原氨酸（rT₃）（放免法）				0.2~0.8nmol/L
基础代谢率（BMR）			—	-0.10~+0.10（-10%~+10%）
甲状旁腺激素（PTH）（免疫化学发光法）			血浆	12~88ng/L
甲状腺 ¹³¹I 吸收率	3h ¹³¹I 吸收率		—	5.7%~24.5%
	24h ¹³¹I 吸收率		—	15.1%~47.1%
总三碘甲腺原氨酸（TT₃）			血清	1.6~3.0nmol/L
血游离三碘甲腺原氨酸（FT₃）				6.0~11.4pmol/L
总甲状腺素（TT₄）				65~155nmol/L
游离甲状腺素（FT₄）（放免法）				10.3~25.7pmol/L
儿茶酚胺总量			24h 尿	71.0~229.5nmol/24h
香草扁桃酸	成人			5~45μmol/24h
游离儿茶酚胺	多巴胺		血浆	血浆中很少被检测到
	去甲肾上腺素（NE）			0.177~2.36pmol/L
	肾上腺素（AD）			0.164~0.546pmol/L
血皮质醇总量	上午 8:00			140~630nmol/L
	下午 16:00			80~410nmol/L
5- 羟吲哚乙酸（5-HIAA）	定性		新鲜尿	阴性
	定量		24h 尿	10.5~42μmol/24h
尿醛固酮（ALD）				普通饮食：9.4~35.2nmol/24h
血醛固酮（ALD）	普通饮食（早 6 时）	卧位	血浆	（238.6 ± 104.0）pmol/L
		立位		（418.9 ± 245.0）pmol/L
	低钠饮食	卧位		（646.6 ± 333.4）pmol/L
		立位		（945.6 ± 491.0）pmol/L
肾小管磷重吸收率			血清 / 尿	0.84~0.96
肾素	普通饮食	立位	血浆	0.30~1.90ng/（ml·h）
		卧位		0.05~0.79ng/（ml·h）
	低钠饮食	卧位		1.14~6.13ng/（ml·h）

指标			标本类型	参考区间
17- 生酮类固醇	成人	男	24h 尿	34.7~69.4μmol/24h
		女		17.5~52.5μmol/24h
17- 酮类固醇总量（17-KS）	成人	男		34.7~69.4μmol/24h
		女		17.5~52.5μmol/24h
血管紧张素Ⅱ（AT-Ⅱ）	立位		血浆	10~99ng/L
	卧位			9~39ng/L
血清素（5- 羟色胺）（5-HT）			血清	0.22~2.06μmol/L
游离皮质醇			尿	36~137μg/24h
（肠）促胰液素			血清、血浆	（4.4±0.38）mg/L
胰高血糖素	空腹		血浆	空腹：17.2~31.6pmol/L
葡萄糖耐量试验（OGTT）	口服法	空腹	血清	3.9~6.1mmol/L
		60min		7.8~9.0mmol/L
		120min		＜ 7.8mmol/L
		180min		3.9~6.1mmol/L
C 肽（C-P）	空腹			1.1~5.0ng/ml
胃泌素			血浆空腹	15~105ng/L

十八、肺功能

指标		参考区间
潮气量（TC）	成人	500ml
深吸气量（IC）	男性	2600ml
	女性	1900ml
补呼气容积（ERV）	男性	910ml
	女性	560ml
肺活量（VC）	男性	3470ml
	女性	2440ml
功能残气量（FRC）	男性	（2270±809）ml
	女性	（1858±552）ml
残气容积（RV）	男性	（1380±631）ml
	女性	（1301±486）ml

指标		参考区间
静息通气量（VE）	男性	（6663±200）ml/min
	女性	（4217±160）ml/min
最大通气量（MVV）	男性	（104±2.71）L/min
	女性	（82.5±2.17）L/min
肺泡通气量（VA）		4L/min
肺血流量		5L/min
通气/血流（V/Q）比值		0.8
无效腔气/潮气容积（VD/VT）		0.3~0.4
弥散功能（CO吸入法）		198.5~276.9ml/（kPa·min）
气道阻力		1~3cmH$_2$O/（L·s）

十九、前列腺液及前列腺素

指标			标本类型	参考区间
性状			前列腺液	淡乳白色，半透明，稀薄液状
细胞	白细胞（WBC）			＜10个/HP
	红细胞（RBC）			＜5个/HP
	上皮细胞			少量
淀粉样小体				老年人易见到，约为白细胞的10倍
卵磷脂小体				多量，或可布满视野
量				数滴至1ml
前列腺素（PG）（放射免疫法）	PGA	男	血清	13.3±2.8nmol/L
		女		11.5±2.1nmol/L
	PGE	男		4.0±0.77nmol/L
		女		3.3±0.38nmol/L
	PGF	男		0.8±0.16nmol/L
		女		1.6±0.36nmol/L

二十、精液

指标	标本类型	参考区间
白细胞		< 5 个 /HP
活动精子百分率		射精后 30~60min 内精子活动率为 80%~90%，至少 > 60%
精子数		39×10^6/ 次
正常形态精子	精液	> 4%
量		每次 1.5~6.0ml
黏稠度		呈胶冻状，30min 后完全液化呈半透明状
色		灰白色或乳白色，久未排精液者可为淡黄色
酸碱度（pH）		7.2~8.0

《当代中医专科专病诊疗大系》
参 编 单 位

总主编单位

开封市中医院　　　　　　　　　　广州中医药大学第一附属医院

海南省中医院　　　　　　　　　　广东省中医院

河南中医药大学　　　　　　　　　四川省第二中医医院

执行总主编单位

首都医科大学附属北京中医医院　　北京中医药大学深圳医院（龙岗）

中国中医科学院广安门医院　　　　北京中医药大学

安阳职业技术学院　　　　　　　　云南省中医医院

常务副总主编单位

中国中医科学院西苑医院　　　　　沈阳药科大学

吉林省辽源市中医院　　　　　　　中国中医科学院望京医院

江苏省中西医结合医院　　　　　　河南中医药大学第一附属医院

中国中医科学院眼科医院　　　　　山东中医药大学第二附属医院

北京中医药大学东方医院　　　　　四川省中医药科学院中医研究所

山西省中医院　　　　　　　　　　北京中医药大学厦门医院

副总主编单位

辽宁中医药大学附属第二医院　　　包头市蒙医中医医院

河南大学中医院　　　　　　　　　重庆中医药学院

浙江中医药大学附属第三医院　　　天水市中医医院

新疆哈密市中医院（维吾尔医医院）中国中医科学院西苑医院济宁医院

河南省中医糖尿病医院　　　　　　黄冈市中医医院

贵州中医药大学

广西中医药大学第一附属医院

辽宁中医药大学第一附属医院

南京中医药大学

三亚市中医院

辽宁中医药大学

辽宁省中医药科学院

青海大学

黑龙江省中医药科学院

湖北中医药大学附属医院

湖北省中医院

安徽中医药大学第一附属医院

汝州市中西医结合医院

湖南中医药大学附属醴陵医院

湖南医药学院

湖南中医药大学

咸宁市中医医院

中国中医科学院

南阳理工学院张仲景国医国药学院

长垣中西医结合医院

成都中医药大学附属医院

成都中医药大学第二附属医院

兰州市中医医院

扬州市中医院

高安市中医医院

馆陶县中医医院

江西中医药大学

辽宁中医药大学附属第三医院

盐城市中医院

河南省人民医院

云南中医药大学

常务编委单位
（按首字拼音排序）

安钢职工总医院

安徽中医药大学第二附属医院

安阳市中西医结合医院

安阳市中医院

安阳市肿瘤医院

百色市中医医院

北海市中医医院

北京市昌平区中西医结合医院

北京市平谷区中医医院

北京中医药大学第三附属医院

澄迈县中医院

赤水市中医医院

重庆市北碚区中医院

重庆市中医院

重庆医科大学中医药学院

重庆医药高等专科学校

重庆中医药学院第一临床学院

德江县民族中医医院

防城港市中医医院

福建中医药大学附属康复医院

广西中医药大学

广西中医药大学第一附属医院（仙葫院区）

广元市中医医院

桂林市中医医院

海口市中医医院

河南省骨科医院

河南省洛阳正骨医院

河南省中西医结合儿童医院

河南省中医药研究院

河南省中医院

河南中医药大学第二附属医院

河南中医药大学第三附属医院

南昌市洪都中医院

南京市中医院

黑龙江省中医医院

湖北省妇幼保健院

湖北省中医院

湖南中医药大学第一附属医院

黄河科技学院附属医院

江苏省中西医结合医院

焦作市中医院

开封市第二中医院

开封市儿童医院

开封市光明医院

开封市中心医院

来宾市中医医院

兰州市西固区中医院

梨树县中医院

辽宁省肛肠医院

聊城市中医医院

洛阳市中医院

南京市溧水区中医院

南京中医药大学苏州附属医院

南阳市骨科医院

南阳张仲景健康养生研究院

南阳仲景书院

内蒙古医科大学

宁波市中医院

宁夏回族自治区中医医院暨中医研究院

宁夏医科大学附属银川市中医医院

平顶山市第二人民医院

平顶山市中医医院

钦州市中医医院

青海大学医学院

山西中医药大学

陕西省中医药研究院

陕西省中医医院

陕西中医药大学第二附属医院

上海市浦东新区光明中医医院

上海中医药大学附属岳阳中西医结合医院

上海中医药大学附属上海市中西医结合医院

上海中医药大学针灸推拿学院

深圳市中医院

沈阳市第二中医医院

苏州市中西医结合医院

天津市中医药研究院附属医院

天津武清泉达医院

天津医科大学总医院

田东县中医医院

温州市中西医结合医院

梧州市中医医院

武穴市中医医院

徐州市中医院

义乌市中医医院

银川市中医医院

英山县人民医院

张家港市中医医院

长春中医药大学附属医院　　　郑州大学第一附属医院

浙江省中医药研究院基础研究所　　郑州市中医院

镇江市中医院　　　　　　　　中国疾病预防控制中心传染病预防控制所

郑州大学第二附属医院

郑州大学第三附属医院　　　　中国中医科学院针灸研究所

编委单位
（按首字拼音排序）

三门峡市中医院　　　　　　　　邢台市中医院

厦门市中医院　　　　　　　　　兴安界首骨伤医院

陕西省中医药研究院　　　　　　兴化市人民医院

商水县中医院　　　　　　　　　沂源县中医医院

上海仁爱医院　　　　　　　　　长治市上党区中医院

石家庄市中医院　　　　　　　　昭通市中医医院

天门市中医医院　　　　　　　　郑州大学第五附属医院

尉氏县中医院　　　　　　　　　郑州市金水区总医院

温县中医院　　　　　　　　　　郑州澍青医学高等专科学校

温州市中医院　　　　　　　　　中国人民解放军陆军第 83 集团军医院

湘潭市中医医院　　　　　　　　中国中医科学院中医临床基础医学研究所

新乡市中医院　　　　　　　　　珠海市中西医结合医院

新乡医学院第三附属医院